D1747967

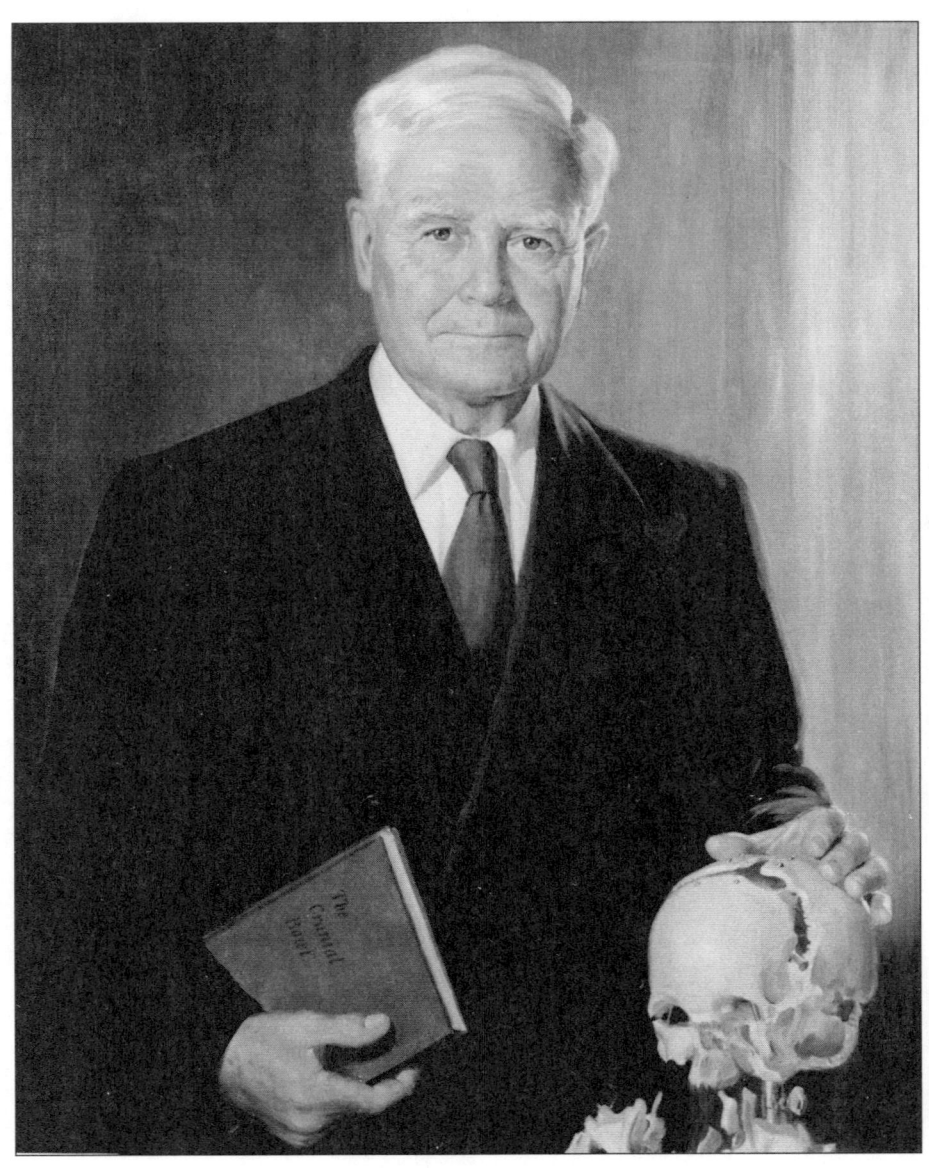

Bild 1: William Garner Sutherland D. O. (1873-1954).
Gemälde aus dem Still National Osteopathic Museum, Kirksville, 2003.

# DAS GROSSE SUTHERLAND-KOMPENDIUM

**Titel der Originalausgaben**
*Teachings in the Science of Osteopathy* (1990)
*Contribution of Thoughts* (1967, Nachdruck 1994)
*The Cranial Bowl* (1939)
*With Thinking Fingers* (1962)

**Das große Sutherland-Kompendium**
© JOLANDOS, 2004

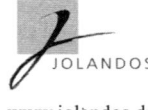

www.jolandos.de

Ammerseestr. 52, D-82396 Pähl, info@jolandos.de
Bestellungen: Logistik Center, Neuschmied 31, D-83246 Unterwössen
tel 0800-56526367, fax 0700-56526367, order@jolandos.de

**Herausgeber**
Christian Hartmann

**Übersetzung und Überarbeitung**
Christian Hartmann (I-IV), Dr. Sandra Jesse (IV)
Noori Mitha D. O. (III, IV), Eva Möckel D. O. M. R. O. (I-IV)
Christine Lindner (III), PD Dr. Martin Pöttner (I-IV)
Ariane Salm (II), Kerstin Salm (II), Lydia Saal (I)

**Satz**
Sarah Wiemann, Stuttgart
**Druck**
Alfaprint, Slowakei
**Handbindung**
Berufsbildungswerks für Hör- und Sprachgeschädigte, München

Jede Verwertung von Auszügen dieser deutschen Ausgabe ist ohne Zustimmung von JOLANDOS unzulässig und strafbar.

ISBN 3-936679-61-4

## Vorwort für die deutsche Ausgabe

Dieses *Sutherland Kompendium* ist ein wichtiger Schritt, um W.G. Sutherlands Lehre der osteopathischen Gemeinschaft auf der ganzen Welt zugänglicher zu machen. Der Übersetzungsprozess war sorgfältig, die Übersetzung der zwei größeren Werke wurde sowohl von deutsch- als auch englischsprachigen Osteopathinnen überprüft. Dies geschah um sicher zu sein, dass der Sinn von Dr. Sutherlands Worten durchgängig erhalten bleibt.

Einige Punkte in Bezug auf den Übersetzungsprozess möchte ich hier gerne erwähnen. Als Dr. Anne Wales ursprünglich *Unterweisungen in der Wissenschaft der Osteopathie* herausgab, wollte sie keinesfalls Dr. Sutherlands Worte ändern, auch an Stellen, wo die Bedeutung nicht ganz offensichtlich war. Sie wollte, dass die Leser Dr. Sutherlands Absichten selbst interpretierten. Genauso haben wir in den Übersetzungen für dieses *Kompendium* die Zweideutigkeiten dort im Text belassen, wo der Sinn nicht ganz klar ist.

Eine andere Herausforderung bei der Übersetzung dieser Werke war, dass Dr. Sutherland viele umgangssprachliche Ausdrücke benutzte und so sprach, wie es Anfang 1900 üblich war – sein Stil wurde so weit wie möglich belassen. Bei einigen Gelegenheiten, wo wir keine präzise Übersetzung für das Englische finden konnten, beließen wir das englische Wort oder gaben sowohl ein englisches Wort als auch ein ihm nahestehendes deutsches Äquivalent an.

Das Wort „Potency" ist dafür ein Beispiel. Das deutsche Wort „Kraft, Macht" schien nicht in ausreichender Weise die Bedeutungen zu reflektieren, welche Dr. Sutherland sinngemäß darin enthalten sah, obwohl es eine wörtliche Übersetzung ist. Daher haben wir das Wort Potency im Text belassen und überlassen es dem Leser, seine Bedeutung zu ergründen.

In Bezug auf *Einige Gedanken* gibt es einen wichtigen Kommentar von Rollin E. Becker D.O. in seinem Bericht als Präsident für die Sutherland Cranial Teaching Foundation in 1964. Er schrieb Folgendes:

> „Meiner Meinung nach ist es am einfachsten (Dr. Will Sutherlands Texte) zusammenzutragen, indem Adah (Sutherland) und Anne Wales sie in der historischen Zeitfolge zusammenstellen... Auf diese Weise deutet man auf die stetige Entwicklung und das Wachstum bei Dr. Sutherland hin... Ein Nachteil dabei ist, dass Dr. Will die Potency in der Zerebrospinalen Flüssigkeit schon kannte und benutzte, während er sein Verständnis des Kranialen Konzeptes zwischen 1900 und 1925 entwickelte; uns aber gab er diese Information erst 1946 oder 1947. Jedoch können Fußnoten in dem zusammengestellten Material diesen und andere Punkte dort klären, wo sie auftreten."

Dr. Sutherland ermunterte seine Studenten ständig, sowohl bei Dr. Still als auch in seinen Texten „zwischen den Zeilen zu lesen". Ich möchte alle Leser ermutigen, das Gleiche zu tun. Sorgfältiges Lesen und noch einmal Lesen dieser Texte wird immer neue Erkenntnisse mit sich bringen. Da es nun über fünfzig Jahre her ist, seitdem Dr. Sutherland ein Lehrerkollegium bildete, um seine Arbeit weiterzugeben, hat es sowohl eine Evolution als auch eine Verbreitung des von ihm gelehrten Konzeptes gegeben, aber auch eine gewisse Entstellung. Dies ist ein unvermeidlicher Prozess in jeder Lehre, die weitergegeben wird; und dieser Prozess macht es dringend notwendig, den originalen Gedanken und Behandlungsansatz zu verstehen. Nur mit diesem Verständnis kann man darauf folgende Ansätze richtig einschätzen.

Die Sutherland Cranial Teaching Foundation möchte Christian Hartmann von JOLANDOS und Eva Möckel D. O. für ihre Arbeit danken, mit der sie zu der Qualität dieser Übersetzung beigetragen haben. Dank geht auch an Noori Mitha D. O. für ihre Überprüfung der zwei kürzeren Werke in diesem Kompendium und Herrn Dr. Martin Pöttner für die sorgfältige Überarbeitung.

Rachel E. Brooks, M. D.
Mitglied des Board of Trustees
Sutherland Cranial Teaching Foundation, Inc.

## Vorwort des Herausgebers

Wie schon bei den Texten seines großen Vorbilds, Andrew Taylor Still (1828-1917), dem Entdecker der Osteopathie, geht es auch bei Sutherlands Werken um eine ganz besondere Lese- und Lernerfahrung. Neben einer detaillierten Darlegung der Kranialen Osteopathie eröffnen sich beim intensiven Studium der kompakten und bisweilen lyrischen Beschreibungen vollkommen neue Dimensionen für die osteopathische Behandlung. Mit Stills Osteopathie vergleichbar, wächst auch Sutherlands Kraniale Osteopathie auf dem Boden fundierter anatomischer Kenntnis, exakter naturphilosophischer Beobachtungen und einem spirituellen Wesenskern, aus dem alles andere entsteht. Diese „therapeutische Dreifaltigkeit" – Wissen, Philosophie und Spiritualität – sind maßgeblich für die immense Dichte und Tiefe in den Werken dieser beiden wohl bedeutendsten Osteopathen. Insbesondere die letzten beiden Punkte sucht man in den aktuellen osteopathischen Lehrbüchern zumeist vergeblich.

Ein kleiner Tipp: Lesen Sie die einzelnen Kapitel nicht analytisch-deskriptiv, sondern reflektieren Sie stets offen und vorurteilsfrei, was Sutherland Ihnen mit seinen Ausführungen für eine tiefere Einsicht vermitteln möchte. Nur so werden Sie die Bedeutung seines Lebenswerks gänzlich erschließen und großen Nutzen für Ihre Behandlungen erfahren.

Das Sutherland-Kompendium enthält ausschließlich historisch unverfälschte Originaltexte. Nur an ihnen lässt sich ermessen, ob die Geschichtsschreibung im Laufe der Zeit – sei es aus Nachlässigkeit oder aus Absicht – verfälscht wurde. So steht heute der Name des amerikanischen Osteopathen John E. Upledger stellvertretend für die Kraniosakrale Osteopathie. Sutherland hingegen scheint der eigentliche Begründer dieser Therapieform zu sein.

Die größte Herausforderung bei der Übersetzung stellte erwartungsgemäß die medizinische Terminologie dar. Sutherland mischt lateinische und amerikanische Ausdrücke in jener für Amerika so typischen Art und Weise. Der deutschsprachige Leser würde durch den ständigen Wechsel hingegen im Lesefluss erheblich beeinflusst werden. Daher habe ich mich entschieden, in den meisten Fällen die gängige medizinische Terminologie nach dem aktuellen Gegenstandskatalog des Medizinstudiums zu wählen. Dies mag bei einigen Begriffen etwas ungewohnt erscheinen, gewährleistet aber eine innere Konsistenz und damit ein besseres Verständnis der Texte. Für den anatomisch unsicheren Leser empfiehlt es sich, bei der Lektüre ein anatomisches Nachschlagewerk griffbereit zu halten.

Das „c" wurde – mit wenigen Ausnahmen – in den lateinischen Anatomieausdrücken wie *Os occipitale* belassen und ansonsten dem deutschen Sprachgebrauch angepasst. Ein Beispiel hierfür wäre *okzipitale Strains*.

Spezialausdrücke der Kranialen Osteopathie, wie etwa *Potency* blieben unübersetzt und unkommentiert, da es sich um vollkommen eigenständige Begriffe der Kranialen Osteopathie handelt. Um Sutherlands Werk entsprechend zu würdigen, wurden in diesem Kompendium zusätzlich und erstmalig einige Kernbegriffe gänzlich in Großbuchstaben gesetzt: *Kraniale Osteopathie, Reziproke Spannungsmembran, Zerebrospinale Flüssigkeit, Primäre/r Respiratorische/r Atmung/Mechanismus.*

Die deutsche Übersetzung wurde bewusst textnah und auf Kosten eines bequemen Leseflusses belassen, denn bei einer „Glättung" der Passagen wären wesentliche Bestandteile der ursprünglichen Aussagen Sutherlands verloren gegangen. Zudem sollte berücksichtigt werden, dass insbesondere *Unterweisungen in der Wissenschaft der Osteopathie*, aber auch große Teile von *Einige Gedanken* auf Tonbandmitschnitten basiert, und sich daher sprachlich per se ungeschliffener darstellen.

## DANKSAGUNG

Wie beim Still-Kompendium verdanke ich die Umsetzung des „Sutherland-Projektes" der Mithilfe zahlreicher Menschen. Eine zentrale Rolle spielten hierbei Frau Eva Möckel D. O. M. R. O., Noori Mitha D. O. und PD Dr. Martin Pöttner, welche die vier Einzelwerke in monatelanger akribischer Arbeit immer und immer wieder überarbeitet haben. Frau Möckel stand dabei stets in engem Kontakt mit Rachel Brooks von der *Sutherland Cranial Teaching Foundation*, um eine absolut korrekte und im Sinne der SCTF gebilligten Übersetzung zu gewährleisten.

Daneben gilt mein Dank den „Rohübersetzerinnen" Dr. Sandra Jesse, Ariane und Kerstin Salm, Christine Lindner und Lydia Saal. Unerwartet großzügige Unterstützung erhielt ich von meinem Vater Dr. Friedrich Hartmann, Martin Buch, Helmut und Maria Herrmann und Daniela Stief.

Bei der Produktion des Buches wurde ich von Sarah Wiemann, Alfaprint und dem Berufsbildungswerk für Hör- und Sprachgeschädigte unter der Leitung von Herrn Gerhard Strobl vorbildlich beraten.

Abschließend möchte ich noch an jene drei Frauen erinnern, ohne die es keine einzige in Buchform veröffentliche Zeile von W. G. Sutherland geben würde: Adah S. Sutherland, Anne L. Wales und Rachel Brooks. Ohne sie würde die Kraniale bzw. Kraniosakrale Osteopathie in ihrer heutigen Form nicht existieren. Allein aufgrund dieser enormen Leistung verdienen sie unseren allerhöchsten Respekt.

Christian Hartmann
Pähl, Januar 2004

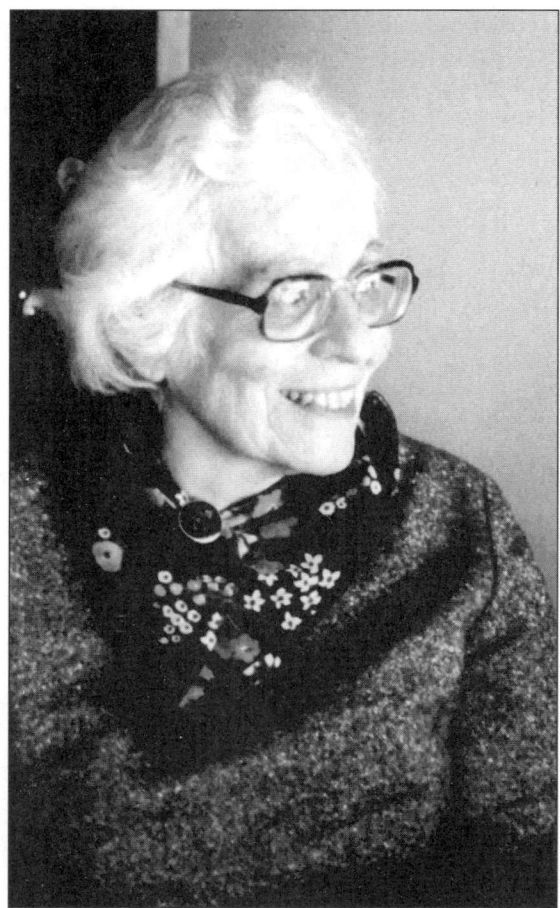

Bild 2: Anne L. Wales (geb. 1904), 1990. Zusammen mit Dr. Sutherlands Frau Adah erstellte AL Wales zwischen 1961-1966 das Manuskript für „Einige Gedanken", das aber erst 1972 auf Betreiben von Herb Miller, einem Fakultätsmitglied des Kirksville College of Osteopathic Medicine gedruckt und bei der Sutherland Cranial Teaching Foundation veröffentlicht wurde. 1983-84 folgte ein weiteres Manuskript auf der Basis von 22 Tonbandkassetten aus zwei Seminaren, die Sutherland 1949 bzw. 1950 hielt. Daraus entstand schließlich „Unterweisungen in der Wissenschaft der Osteopathie", das in enger Zusammenarbeit mit Rachel Brooks 1990 bei der Sutherland Cranial Teaching Foundation veröffentlicht wurde.

# Bildverzeichnis

**Vorspann**

| | | |
|---|---|---|
| Bild 1 (N) | Gemälde von W. G. Sutherland, 2003 | II |
| Bild 2 (S) | Anne L. Wales, 1990 | IX |

**I. Unterweisungen in der Wissenschaft der Osteopathie**

| | | |
|---|---|---|
| Bild 3 (N) | Apparatur für Selbstversuche, ca. 1930 | I- 22 |
| Bild 4 (N) | Sutherland-Schaukasten des NSOM, 2003 | I- 24 |
| Bild 5 (S) | W. G. Sutherland vor der Tafel, ca. 1948 | I- 29 |
| Bild 6 (S) | W. G. Sutherland ca. 1950 | I- 40 |
| Bild 7 (S) | H. Lippincott, C. Handy, R. Lippincott, 1948 | I- 51 |
| Bild 8 (S) | W. G. Sutherland beim Unterricht, ca. 1950 | I-161 |
| Bild 9 (S) | W. G. Sutherland mit Gründungsurkunde, 1953 | I-177 |
| Bilder A.xx | Behandlungsbilder im Anhang (Lippincott) | ab I-203 |

**II. Einige Gedanken**

| | | |
|---|---|---|
| Bild 11 (S) | W. G. Sutherland, ca. 1949 | II- 82 |
| Bild 12 (N) | W. G. Sutherland, ca. 1950 | II-146 |
| Bild 13 (S) | Des Moines Iowa-Lerngruppe 1948 | II-169 |
| Bild 14 (S) | C. Handy, Sutherlands, A. Wales, ca. 1950 | II-216 |
| Bild 15 (S) | W. G. Sutherland bei der Behandlung, ca. 1951 | II-258 |
| Bild 16 (S) | W. G. Sutherland, ca. 1947 | II-287 |

**III. Die Schädelsphäre**

| | | |
|---|---|---|
| Bild 17 (N) | Umschlagentwurf für *Die Schädelsphäre*, 1939 | III- i |

**IV. Mit klugen Fingern**

| | | |
|---|---|---|
| Bild 18 (N) | W.G. und A. S. Sutherland, ca. 1950 | IV- ii |
| Bild 19 (S) | A.S. Sutherland, ca. 1946 | IV- 6 |
| Bild 20 (N) | W. G. Sutherland, 1900 | IV- 21 |
| Bild 21 (N) | Sutherland-Schaukasten im NSOM, 2003 | IV- 40 |
| Bild 22 (N) | Sutherlands vor ihrer Klinik, ca. 1952 | IV- 76 |
| Bild 23 (S) | Sutherlands in Pacific Grove, 1951 | IV- 83 |
| Bild 24 (S) | Grabstein von W.G. Sutherland, 2002 | IV- 89 |

Mit freundlicher Genehmigung des **National Still Osteopathic Museum** in Kirksville, Missouri (N) und der **Sutherland Cranial Teaching Foundation**, Fort Worth, Texas (S).

Inhaltsverzeichnis

## I – Unterweisungen in der Wissenschaft der Osteopathie

*Teachings in the Science of Osteopathy.*
© Sutherland Cranial Teaching Foundation Inc., 1990, ISBN 0-930298-00-5, hrsg. durch Anne Wales.
Previously published by Rudra Press, ISBN 0-915801-26-4.
All Rights reserved.


## II – Einige Gedanken

*Contribution of Thoughts.*
© Sutherland Cranial Teaching Foundation Inc.
Rudra Press, 1967, hrsg. durch Rachel Brooks, ISBN 0-915801-74-4.
All Rights reserved.


## III – Die Schädelsphäre

*The Cranial Bowl – A Treatise Relating To Cranial Articular Mobility, Cranial Articular Lesions and Cranial Technic.*
© Dr. William G. Sutherland D. O., 1939, Mankato, Minnesota.
Free Press Company. Reprinted 1994.


## IV – Mit klugen Fingern

*With Thinking Fingers.*
© Adah S. Sutherland, 1962
The Cranial Academy, ISBN 1-141430-25-8.

# Unterweisungen in der Wissenschaft der Osteopathie

Für Adah Strand Sutherland

# Unterweisungen in der Wissenschaft der Osteopathie

William Garner Sutherland D.O.
Edited by Anne L. Wales D.O.

Sutherland Cranial Teaching Foundation

# Liste der Zeichnungen

| | |
|---|---:|
| 1. Das Os occipitale als Rad | 36 |
| 2. Das Os sphenoidale als Rad | 39 |
| 3. Koxialkabel | 42 |
| 4. Die Reziproke Spannungsmembran – kranialer Anteil | 47 |
| 5. Flexion der Schädelbasis | 49 |
| 6. Cerebrum – Querschnitt | 57 |
| 7. Dritter Ventrikel mit benachbarten Strukturen | 61 |
| 8. Gelenkige Aspekte des Os sphenoidale | 71 |
| 9. Gelenkige Aspekte der Ossa palatina und des Proc. pterygoideus | 87 |
| 10. Ganglion sphenopalatinum | |
|     A. laterale Ansicht | 91 |
|     B. mediale Ansicht | 92 |
| 11. Schädel mit Sutura palatomaxillaris | 96 |
| 12. Os occipitale bei der Geburt | 103 |
| 13. Das Os sphenoidale bei der Geburt | 107 |
| 14. Dr. Sutherlands lymphatische Behandlung bezeichnet den Verlauf des Ductus thoracicus | 124 |
| 15. Verhältnis der kostovertebralen Verbindung zum sympathischen Ganglion | |
|     A. Antero-posteriore Ansicht | 128 |
|     B. Transversale Ansicht | 129 |
| 16. Sidebending/Rotations- und Torsionsmuster | 138 |
| 17. Vertikale und laterale Strains | 145 |
| 18. Das Diaphragma mit benachbarten Strukturen | 183 |

# Inhaltsverzeichnis

| | |
|---|---|
| Vorwort – Rollin E. Becker D.O. | xii |
| Vorwort – Anne L. Wales D.O. | x |
| Einführung | xiv |
| | |
| 1. Wissen erlangen, nicht Informationen sammeln | 18 |
| 2. Primärer Atemmechanismus | 26 |
| 3. Die Fluktuation der Zerebrospinalen Flüssigkeit | 41 |
| 4. Die Reziproke Spannungsmembran | 46 |
| 5. Die Motilität des Neuralrohrs | 56 |
| 6. Die gelenkige Beweglichkeit der Schädelknochen und die unwillkürliche Mobilität des Sakrum | 67 |
| 7. Die angewandte Anatomie des menschlichen Gesichts | 78 |
| 8. „Krumm gewachsene Zweige": Kompression der kondylären Anteile des Os occipitale | 100 |
| 9. Strains der membranösen Gelenke | 109 |
| 10. Dysfunktionen im vaskulären System | 116 |
| 11. Engpass-Neuropathie | 126 |
| 12. Trauma | 131 |
| 13. Diagnose und Behandlung | 135 |
| 14. Klinische Erfahrungen bei der Anwendung der Osteopathie | 160 |
| 15. Osteopathie in der Allgemeinmedizin: Einige allgemeine Behandlungsmethoden | 167 |
| 16. Probleme der Säuglinge und Kinder | 188 |
| 17. Die Reise der Elritze | 196 |

Anhang:

| | |
|---|---|
| „Die osteopathische Behandlung von William Garner Sutherland D.O." von Howard A. Lippincott D.O. | 200 |
| Bibliographie | 248 |
| Über die Herausgeberin | 248 |
| Über die Sutherland Cranial Teaching Foundation | 249 |

# VORWORT

**OSTEOPATHIE IM BEREICH DES SCHÄDELS**

Die Wissenschaft der Osteopathie umfasst das Wissen der Philosophie, Anatomie und Physiologie des gesamten Körpers, und die klinische Anwendung dieses Wissens, sowohl bei Diagnose als auch bei Behandlung – so hat sie ihr Begründer, Dr. Andrew Taylor Still, konzipiert.[1] *Die Osteopathie im Bereich des Schädels* ist ein Teil dieses Konzepts der ganzheitlichen Sorge für die Gesundheit des gesamten Körpers. Dr. Still, der Arzt an der vordersten Grenzlinie Amerikas war, führte die Wissenschaft der Osteopathie 1874 nach langjähriger intensiver Forschung ein. Die erste Schule der Osteopathie wurde 1892 in Kirksville, Missouri, eröffnet.

William Garner Sutherland war Schüler an dieser ersten Schule, der *American School of Osteopathy*. An einem Tag im Jahr 1899, während seines letzten Studienjahres, betrachtete er einen auf einem Sockel aufgestellten, präparierten Schädel. Die kompliziert abgeschrägten Kanten, die an den großen Flügeln des Os sphenoidale und den Partes squamosae der Os temporale im Bereich der Sutura sphenosquamosa zu sehen waren, erregten seine Aufmerksamkeit. Wie ein Blitz kam ihm der Gedanke, „... abgeschrägt wie die Kiemen eines Fisches; und das weist auf einen mobilen, einer Atembewegung dienenden Gelenkmechanismus."

Dr. Sutherland verbrachte die nächsten 30 Jahre damit, die genauen anatomischen und physiologischen Beziehungen des kraniosakralen Mechanismus, so wie er ihn sah, zu untersuchen. Seine Sicht der Dinge war wiederum ein Teil der gesamten Wissenschaft der Osteopathie, so wie sie von Dr. A.T.Still gesehen wurde.

Dieser stellte in seinen Schriften fest: „Alle Teile des gesamten Körpers gehorchen dem einen ewigen Gesetz von Leben und Bewegung." Das kraniale Konzept, wie es von Dr. Sutherland entwickelt und gelehrt wurde, schließt folgende Prinzipien ein:

1.) Die Fluktuation der Cerebrospinalen Flüssigkeit, oder die Potency der Gezeiten.
2.) Die Funktion der Reziproken Spannungsmembran
3.) Die Motilität des Neuralrohrs
4.) Die gelenkvermittelte Mobilität der Schädelknochen
5.) Die unwillkürliche Mobilität des Sakrum zwischen den Hüftknochen

Dr. Sutherland nannte die zusammengehörige Struktur und Funktion dieser fünf Komponenten den Primären Atemmechanismus. Dabei spricht die Anwesenheit von physiologischen Zentren am Boden des vierten Ventrikels, die für die Lebensprozesse notwendig sind für seine Einschätzung des gesamten Mechanismus als von primärer

---

1. Zur allgemeinen Beschreibung der Osteopathie und des Lebens von Dr. Still (1828-1917) siehe: George W. Northup, *Osteopathic Medicine: An American Reformation* (American Osteopathic Association, 1979).

Bedeutung. Dr. Sutherland betrachtete die Fluktuation der Zerebrospinalen Flüssigkeit als erstes und fundamentalstes Merkmal des Primären Atemmechanismus.

Der Primäre Atemmechanismus hält einen eigenen, rhythmischen, automatischen und unwillkürlichen „Lebens- und Bewegungs-Kreislauf" aufrecht, der in gesundem Zustand eine Mobilität und Motilität von zehn bis zwölfmal pro Minute aufweist. Dies führt zu einer rhythmischen Flexion sämtlicher Strukturen entlang der Körpermittellinie zusammen mit einer Außenrotation aller paarigen lateralen Strukturen, im Wechsel mit der Extension derselben Strukturen der Körpermittellinie mit einer Innenrotation aller paarigen lateralen Strukturen. Jede Zelle und alle Körperflüssigkeiten drücken dieses rhythmische unwillkürliche Prinzip von „Leben und Bewegung" ihr ganzes Leben hindurch aus. Diese Mobilität und Motilität sind wichtige Faktoren zur Erhaltung der Gesundheit in der lebenswichtigen Homöostase von Struktur und Funktion für das Zentrale Nervensystem, das endokrine System und andere, zur Physiologie des Körpers gehörigen Funktionseinheiten.

Klinisch gesehen, gibt es zwei grundlegende Arten von Mobilität und Motilität im gesamten Ablauf der Körperfunktionen: willkürliche und unwillkürliche. Willkürlich ist das, was wir durch unseren sensorischen Input und motorischen Output projizieren. Das Unwillkürliche ist sogar noch bemerkenswerter, da es nur aus Flexion und Extension der Strukturen entlang der Körpermittellinie und einer Außen- und Innenrotation der bilateralen Strukturen besteht. Es schließt alles von den Flüssigkeiten über die weichen Gewebe bis zum knöchernen Skelett mit ein; in der Tat ist jede einzelne Zelle des Körpers daran beteiligt. Demzufolge ist es notwendig, die Beziehungen all dieser Elemente untereinander zu untersuchen. Jeder einzelne Bestandteil der Anatomie und Physiologie ist aufgrund seiner ihm eigenen Form und Gestalt so angelegt und koordiniert, dass diese wechselnde rhythmische Bewegung zustande kommt. Diese rhythmische Bewegung des unwillkürlichen Mechanismus bleibt unverändert, egal ob der Körper sich im Ruhezustand oder in willkürlicher Bewegung befindet.

Für den Behandler ist es notwendig, eine denkende, fühlende und wissende Berührung zu entwickeln, durch welche die unwillkürliche Mobilität und Motilität wieder hergestellt, und somit das volle Funktionspotenzial in der grundlegenden Anatomie und Physiologie der Gesundheit erreicht werden kann. Wenn sich die unwillkürliche Funktion wieder herstellt, geschieht dies auch mit der willkürlichen Funktion.

Strukturelle und funktionelle Probleme in irgendeinem Teil des Körpers können den Primären Atemmechanismus beeinträchtigen. Umgekehrt trifft es auch zu, dass strukturelle und funktionelle Probleme im Primären Atemmechanismus den übrigen Körper beeinflussen können. Der gesamte Körper in seiner Struktur und Funktion ist davon betroffen.

Die Osteopathie im Bereich des Schädels lässt sich bei allen Altersgruppen anwenden, vom Neugeborenen bis ins hohe Alter. Sie kann in alle Disziplinen der medizinischen Wissenschaft eingebettet werden. Sie kann die erste Versorgung sein, die bei einem bestimmten Trauma oder einer Krankheit nötig ist, oder sie kann eine zusätzliche Therapie in bestimmten Fällen sein, die noch weitere medizinische oder chirurgische Maßnahmen erfordern. Probleme, die im Bereich des Schädels auftauchen, verlangen klarerweise nach einer Lösung für diesen speziellen Mechanismus. Zudem gibt es Probleme, die an anderen Stellen im Bereich der Körperphysiologie auftreten. Sie lassen sich leichter lösen, wenn die kranialen Mechanismen mit einer anderen Therapie koordiniert werden.

Es gibt viele Prinzipien, die in der Behandlung angewendet werden können, wenn „Leben und Bewegung" durch Trauma oder Krankheit eingeschränkt sind. Eines dieser Prinzipien stellte Dr. Sutherland 1947 auf, als er sagte: „Erlaube der physiologischen Funktion im Innern, ihre eigene unfehlbare Potency zu zeigen, anstatt eine blinde Kraft von Außen anzuwenden." Sein Gedanke handelte spezifisch von den Mustern der Gesundheit und Krankheit im kraniosakralen Mechanismus, er kann aber auch auf die Physiologie des gesamten Körpers angewandt werden.

Ein Arzt oder Zahnarzt, der Interesse daran hat, die Osteopathie im Bereich des Schädels zu studieren, sollte die darin integrierte Philosophie, Anatomie und Physiologie des Primären Atemmechanismus kennen. Sie stellen eine Grundlage für die Entwicklung palpierender und manueller Fähigkeiten dar, die man benötigt, um die rhythmische unwillkürliche Mobilität und Motilität des „Lebens in Bewegung" innerhalb des kraniosakralen Mechanismus zu „lesen" und sie in Diagnose und Behandlung anwenden zu können.

Rollin E. Becker D. O.

# I. UNTERWEISUNGEN IN DER WISSENSCHAFT DER OSTEOPATHIE

## VORWORT

Dieses Buch stellt eine Sammlung von Vorträge dar, die William Garner Sutherland D. O. D. Sc. (hon.) während Seminaren in Providence, Rhode Island, hielt. Die Seminare wurden im Mai 1949, Mai 1950 und Juni 1950 abgehalten und schlossen zwei zweiwöchige Einführungskurse und einen zusätzlichen einwöchigen Kurs über das Os occipitale ein.

Bei diesen Kursen hielt Dr. Sutherland mindestens eine Vorlesung am Tag. Die übrigen Vorträge wurden von Mitgliedern der Fakultät abgehalten. Sie hielten auch die von Dr. Sutherland geplanten Behandlungsbanken-Sitzungen ab. Er hielt es für notwendig, das Wissen um die manuellen Behandlungsmethoden der Osteopathie „von-Hand-zu-Hand" weiterzugeben. Um diese Von-Hand-zu-Hand-Anleitung zu ermöglichen, hatte jedes Mitglied der Fakultät die Aufgabe, jeweils vier Teilnehmer des Seminars an den Behandlungsbänken zu betreuen. Jeder Teilnehmer machte die Erfahrung sowohl Patient, wie auch Behandler zu sein. Die Leitung dieser Kurse in Providence übernahm Chester L. Handy D. O.

Im Laufe der Jahre hielt Dr. Sutherland viele Seminare an anderen Orten ab. Obwohl die Leiter dieser Seminare und die Mitglieder der dazugehörigen Fakultäten wechselten, blieb der Kursaufbau weitestgehend unverändert. Dr. Sutherland unterrichtete auch zu Hause und in seiner Praxis in St. Peter, Minnesota, in welcher er kleinere Gruppen unter seiner eigenen Leitung anleitete.

In Dr. Sutherlands Fakultät arbeiteten folgende Mitarbeiter bei den Kursen in Providence mit:

Chester L. Handy D. O. Direktor
(1911-1963) Philadelphia College of Osteopathy, 1935.
Howard A. Lippincott D. O.
(1893-1983) American School of Osteopathy, 1916.
Rebecca C. Lippincott D. O.
(1894-1986) Philadelphia College of Osteopathy, 1923.
Anne L. Wales D. O.
(1904- ) Kansas City College of Osteopathy and Surgery, 1926.
Ward C. Bryant D. O.
(1885-1975) Still College of Osteopathy, 1907.
Elsie W. Weeks D. O.
(1891 -?) Massachusetts College of Osteopathy, 1922.
Edith Tordoff D. O.
(? – 1978) American School of Osteopathy, 1924.
Anna L. Slocum D. O.
(1903-1988) Des Moines Still College of Osteopathy, 1938.

*Vorwort*

1939 veröffentlichte Dr. Sutherland ein kleines Buch, *Die Schädelsphäre*, das er mit der Absicht schrieb, Anfragen von seinen Kollegen anzuregen. Es hatte bald seinen gewünschten Effekt, und so wurde er eingeladen, seine Gedanken bei zahlreichen Konferenzen vorzutragen. Eine besonders wichtige Präsentation, die ihm viele Türen öffnen sollte, stellte ein zwanzigminütiger Vortrag dar, den er bei der Konferenz der *International Society of Sacro-Iliac Technicians* in St. Louis, Missouri, im Juli 1940 hielt.[2] Der Titel des Vortrags lautete „Die Kernverbindung zwischen Schädel- und Beckenschale". Hierauf gab es zahlreiche Nachfragen bzgl. einer Ausbildung.

Als Dr. Sutherland zu unterrichten begann, fing er mit Bereichen an, von denen er glaubte, dass sie seinen Berufskollegen am vertrautesten waren. Dann führte er nach und nach Bereiche seiner Gedanken ein, von denen er wusste, dass sie ihnen neu waren.

Weil so viele seiner Schriften und Ansprachen lediglich darauf ausgerichtet waren, anderen Menschen seine Gedanken vorzustellen, schrieb Dr. Sutherland für die Wissenschaft der Osteopathie nie ein formelles, alles zusammenfassendes Buch über sein kraniales Konzept. Viele Artikel wurden von seinen Studenten als Ergebnis der Erfahrungen, die sie bei der Anwendung seiner Lehre gemacht hatten, geschrieben. Harold Ives Magoun Sr. D. O. stellte einen Text zusammen und gab ihn unter dem Titel *Osteopathy in the Cranial Field* heraus. Der Text stellte eine wertvolle Ergänzung zum üblichen Lehrprogramm dar, weil er eine Änderung im Aufbau der Seminare, nämlich eine Reduzierung ihrer Dauer von zwei Wochen auf fünf Tage, ermöglichte. Eine Broschüre, *Compression of the Condylar Parts of the Occiput*, wurde von Howard A. Lippincott D. O. und Rebecca C. Lippincott D. O. im Jahre 1945 geschrieben. (Vorträge von den Doktoren Howard und Rebecca Lippincott zu diesem Thema sind im vorliegenden Buch enthalten.) Obwohl diese Werke äußerst nützlich waren, sind sie doch nicht seine eigene Darstellung.

Die Veröffentlichung der vorliegenden Vorträge von Dr. Sutherland kommt einer vollständigen Darstellung seines Konzepts und seiner Lehre am nächsten. Sie enthält nicht alles, was er dachte oder lehrte, aber sie stellt die umfassendste, uns zur Verfügung stehende Präsentation dar.

Bei der Arbeit mit Aufzeichnungen von Vorträge wird klar, dass es einen Unterschied gibt zwischen dem gesprochenen Wort und der geschriebenen Seite. Dies macht eine Art Übersetzung nötig. Während des Prozesses, lesbare Sätze daraus zu machen, wurden seine ausgesprochenen Gedanken mit aller Sorgfalt ausgewählt, um sicherzugehen, dass ihre Bedeutung erhalten blieb. Außerdem habe ich versucht, die Art und Weise, wie Dr. Sutherland die Gedanken seiner Lehre ausdrückte, beizubehalten.

Der Prozess der Buchveröffentlichung machte auch die Entwicklung einer Einteilung notwendig. Die Themenbereiche in den Skripten wurden in Kapitel aufgeteilt. In einigen Fällen entstanden aufgrund der Natur des Materials Wiederholungen. In anderen Fällen kam es vor, dass er über bestimmte Themen keine Vorträge hielt. In

---

**2.** Die *International Society of Sacro-Iliac Technicians* war eine informelle Organisation von osteopathischen Ärzten, die sich jährlich trafen, um neue Gesichtspunkte und Konzepte im Bereich der Osteopathie zu besprechen. Ihr Vorsitzender 1940 war George W. Goode D.O.

diesen Fällen habe ich statt dessen seine Schriften verwendet. An einigen Stellen entstanden inhaltliche Lücken, da die Mitglieder der Vereinigung dazu angehalten waren, diese zu präsentieren. Die Hauptquelle seiner schriftlichen Abhandlungen stellt *Einige Gedanken* dar, eine Sammlung von Dr. Sutherlands Schriften zwischen 1914 und 1954.

Wenn an ein paar Stellen im vorliegendem Buch Hintergrundinformation fehlte, ergänzte ich sie aus verschiedenen Lehrbüchern. In einigen Fällen wurde die anatomische Terminologie und Rechtschreibung der modernen Form angepasst.

Um die Beschreibung vieler im Buch erwähnter Techniken zu vertiefen, findet sich im Anhang ein Artikel mit dem Titel „The Osteopathic Technique of Wm. G. Sutherland". Dieser, von Dr. Howard Lippincott geschriebene Artikel, wird mit Erlaubnis der *American Academy of Osteopathy* abgedruckt. Ich habe auch ein Glossar erarbeitet, um nicht vertraute Fachbegriffe und Begriffe zu definieren, die Dr. Sutherland auf besondere Art verwendete. Die Illustrationen des Textes wurden von Rachel Brooks, M. D. konzipiert und von Marcia Williams aus Newton, Massachusetts, gezeichnet.

Viele glückliche Begebenheiten führten zu der Veröffentlichung dieser Vorträge von Dr. Sutherland: Erstens liefen 1949 und 1950 zwei Tonbandgeräte im Seminarraum mit, zweitens wurden die Aufnahmen aufbewahrt und nach und nach auf Kassetten überspielt und drittens brachten Freunde seine Worte von den Kassetten zu Papier und stellten mir die Aufzeichnungen zur Verfügung.

Im Herbst 1983 bot mir Dr. Rachel Brooks an, den Text mehrerer Kassetten aufzuschreiben. Der Zustand der Aufnahmen erschwerte die Arbeit, aber ihre Bemühungen ergaben Aufzeichnungen, mit denen man arbeiten konnte. Dann, im Jahre 1984, bot mir Rev. Elyn MacInnis an, weitere Tonbandaufnahmen schriftlich aufzuzeichnen, und schließlich arbeitete ihr Ehemann, Rev. Peter MacInnis, auch mit. Am Ende leisteten all diese Freunde fachmännische Hilfe und so wurden alle 22 Kassetten aufgeschrieben.

Ohne diese Hilfe hätte dieses Projekt nie begonnen, und ohne beträchtliche Unterstützung hätte es nie zu Ende geführt werden können. Rollin E. Becker D. O. und John H. Harakal D. O. F.A.A.O. standen mit Ratschlägen und Feedback über das gesamte Projekt zur Verfügung. Unterstützung bei einer Vielzahl von technischen Aspekten leisteten James Gronemeyer D. O., Duncan Soule M. D. und Edgar Miller D. O. F.A.A.O. Eine Anzahl von Leuten unterstützten aufgrund ihrer Wertschätzung für das Werk von Dr. Sutherland die Arbeit auch finanziell. Allen voran stellte Swami Chetanananda einen beträchtlichen Betrag für die Herausgabe dieses Werkes zur Verfügung.

Im Verlauf der Arbeit und nach Vervollständigung sämtlicher Manuskriptentwürfe, machten Dr. Harakal und Dr. Brooks ihre durchdachten und kritischen Kommentare. Nach meinem dritten Entwurf übernahm Dr. Rachel Brooks schließlich die wichtige Aufgabe, das Manuskript für den Verlag aufzubereiten. Diese Arbeit bedeutete, für

## Vorwort

Illustrationen zu sorgen und beim Auffinden und Korrigieren von schwierigen und unklaren Stellen zu helfen. Ich möchte all diesen Leuten danken, die so freizügig so viel von ihrer Zeit opferten.

Diese Vorträge sind für die Arbeit der *Sutherland Cranial Teaching Foundation, Inc.* gedacht. Sie stellen kein Lehrbuch dar. Bei Seminaren wird heutzutage das Lehrbuch *Osteopathy in the Cranial Field* von Harold I. Magoun Sr. D. O. F.A.A.O. verwendet. Wir hoffen aber, dass dieses, in Dr. Sutherlands eigenen Worten verfasste Buch im Unterricht hilfreich sein wird und den Leser unterstützt, sein kraniales Konzept in der Wissenschaft der Osteopathie zu verstehen.

Anne L. Wales D. O.
Herausgeberin

# I. Unterweisungen in der Wissenschaft der Osteopathie

## EINFÜHRUNG

Man kann Dr. Sutherlands Gedankengänge innerhalb der Wissenschaft und Anwendung der Osteopathie von seinen Studententagen an der *American School of Osteopathy* in Kirksville, Missouri, bis hin zu den letzten Vorträgen, die er auf einem Seminar im Januar 1953, erneut in Kirksville, hielt, mitverfolgen. Diesen Sachverhalt verdanken wir der Tatsache, dass Mrs. Sutherland eine Biographie ihres Ehemannes schrieb, *Mit klugen Fingern*, und dass sie seine Aufzeichnungen in einem anderen Buch sammelte, welches sie *Einige Gedanken* nannte.

Vor diesem so gut dokumentierten Hintergrund kann man erkennen, dass Dr. Sutherland als Arzt und Osteopath das praktizierte, was er gelernt hatte. Durch sein Verständnis von Dr. Stills Lehre war er überzeugt, dass Dr. Andrew Taylor Still den lebenden menschlichen Körper als eine Einheit, als einen Gesamtorganismus, betrachtete. Er erkannte auch, dass Dr. Still seinen Unterricht auf das beschränkte, was die Studenten seiner Meinung nach im ersten Jahrzehnt der Lehre der Osteopathie erfassen und sinnvoll anwenden konnten. Ebenso erkannte er, dass Dr. Still die Saat einer umfassenderen Sichtweise in seiner Lehre und in seinen Schriften pflanzte. Und natürlich drückte Dr. Still sein Verständnis der Anatomie, des Skelettsystems und des Konzepts der Osteopathie in der Sprache seiner Zeit aus.

Dr. Sutherland bemerkte oft, dass das kraniale Konzept nicht seines wäre, sondern das von Dr. Still. Jener hatte behauptet, dass es in einem gesunden, lebenden menschlichen Körper keine Synarthrosen gäbe. Zu jener Zeit glaubte die Mehrheit, dass das Iliosakralgelenk eine Synarthrose und daher unbeweglich sei. In seiner Lehre analysierte Dr. Still nur die Iliosakralgelenke; Dr. Sutherland erkannte jedoch später, dass diese Betrachtungsweise auch auf den knöchernen Schädel angewandt werden konnte.

Dr. Still sprach oft von einem besonderen Entwurf, der die Bewegung in den Gelenken ermöglichte. Um dies besser darzustellen, waren anatomische Ansichtsexemplare im College ausgestellt. Sie konnten von den Studenten genau studiert werden. Wäre dies nicht der Fall gewesen, so wäre Dr. Sutherland nie zu dem Augenblick in seinem Leben gelangt, als ihn ein Geistesblitz überfiel und er die Artikulation der Sutura sphenosquamosa als einen Entwurf für Beweglichkeit erkannte, die auf einen Atemmechanismus schließen ließ – ähnlich wie die „Kiemen eines Fisches". Da er in anatomischen Lehrbüchern gelesen hatte, dass die Suturen und andere Gelenke im Bereich des Schädels und des Gesichts beim Erwachsenen verschmelzen oder verknöchern, begegnete er seiner Einsicht jahrelang mit Skepsis und Zurückhaltung.

Schließlich wollte Dr. Sutherland die Unsicherheit vertreiben, indem er die Fakten in seinem Gehirn ordnete, und begann, die Gelenkflächen der einzelnen Knochen genau zu untersuchen. Damit wollte er sich selbst beweisen, dass eine Beweglichkeit zwischen den Knochen des Schädels an den Suturen unmöglich sei. Dies konnte er

*Einführung*

nicht beweisen und so musste er sich der Tatsache stellen, dass eine Beweglichkeit möglich ist, die nicht durch Muskeln hervorgerufen wird.

In seinen Vorträgen erklärte er, dass jeder, der die gleichen Untersuchungen anstellte, den gleichen Schock bekäme, wenn er diese Realität verstände. Die Untersuchung der Bewegungslehre von Gelenken im lebendigen menschlichen Körper ließen ihn Kräfte in seinen Patienten erkennen, die Probleme und gesundheitliche Beanspruchungen beseitigen konnten. Die Natur der Gelenkmechanismen im Endo-Skelett, die mechanischen Prinzipien in Bezug auf bestehende Probleme und auf deren Selbstkorrektur führten zur Entdeckung neuer Diagnose- und Behandlungsmethoden am Patienten.

Im zunehmenden Verständnis der Osteopathie, wie sie von Dr. Still gelehrt und vorgestellt wurde, wurzelte die Entwicklung seiner Fähigkeiten als Arzt. Gegründet auf das, was ihn die Patienten lehrten, entwickelte Dr. Sutherland viele verschiedene Wege, Osteopathie zu praktizieren. Als seine Patienten von seinen Behandlungsmethoden zumindest profitierten und im besten Falle wieder gesund wurden, schloss er daraus, dass er sich eine grundlegende Wissenschaft zunutze machte, die dabei war ihre Wahrheiten zu entfalten. Als Behandler besaß er die Fähigkeit, das jeweilige Problem ausfindig zu machen. In seinen Vorträgen betonte er, dass die Diagnose das schwierigste sei. Sobald man das versteht, ist die Behandlung einfach.

Viele seiner Kollegen studierten bei ihm, da sie lernen wollten, die Osteopathie so zu praktizieren, wie er es tat. Dieser Wunsch war Grundlage für jene Kurse, die er in den 1940ern und 1950ern abhielt. Er begründete auch eine dazugehörige Fakultät, deren Mitglieder von ihm ausgebildet wurden.

Fast alle Teilnehmer an diesen Studiengängen spürten die Notwendigkeit, ihr Wissen in Anatomie und Physiologie nochmals zu überdenken. Sie fanden es in diesem Zusammenhang einfacher und interessanter, gemeinsam zu lernen. Als Konsequenz daraus bildeten sich landesweit Studiengruppen, und einige von ihnen beschlossen, ihre Aufmerksamkeit ganz auf den Schädel und die Lehre von Dr. Sutherland zu richten.

Die meisten der Kursteilnehmer bei Dr. Sutherland waren Mitglieder der *Academy of Applied Osteopathy*. Diese Organisation stellte eine Quelle der Unterstützung für seinen Unterricht dar. Im Juli 1946 versammelte sich eine Gruppe jener Interessierten auf der Konferenz und dem wissenschaftlichen Seminar der *American Osteopathic Association* in New York City. Dort wurde der Anstoß zur Gründung der *Osteopathic Cranial Association* als einer Tochter der *Academy of Applied Osteopathy*[3] gegeben. Im Juli 1947, beim Jahrestreffen in Chicago, wurde dieser Organisationsprozess abgeschlossen.

Die Arbeit der *Osteopathic Cranial Association* schloss die Organisation von Konferenzen und die Aufbereitung von Material zum Zweck der Veröffentlichungen und für Studiengruppen ein. Während dieser ganzen Zeit lief Dr. Sutherlands

---

3. Zu jener Zeit waren Perrin T. Wilson D. O. und Thomas L. Northup D. O. an der *Academy of Applied Osteopathy* beschäftigt und konnten dazu beitragen, dass Dr. Sutherlands Unterricht ermöglicht wurde.

# I. Unterweisungen in der Wissenschaft der Osteopathie

Unterrichtsprogramm weiter und schloss die Nutzung der Räumlichkeiten des *Des Moines Still College of Osteopathy* und des *Chicago College of Osteopathy*[4] ein. Zusätzlich reiste Dr. Sutherland in Gegenden, die für jene, welche sein kraniales Konzept studieren wollten, günstig lagen. Kurse, die er in Providence, Rhode Island, in den Jahren 1948, 1949 und 1950 abhielt, gehörten zu diesen regionalen Kursen.

Im Lauf der Zeit erkannte Dr. Sutherland die Notwendigkeit zur Schaffung einer Einrichtung, die es seinem Ausbildungsprogramm erlauben würde, unter Leitung seiner Fakultät weiterzulaufen. So veranlasste er die Gründung der *Sutherland Cranial Teaching Foundation* in Denver, Colorado, im September 1953.

Die *Sutherland Cranial Teaching Foundation, Inc.,* stellt eine Ausbildungseinrichtung dar, deren Zweck die Weiterführung des von Dr. Sutherlands organisiertem Unterrichtsprogramm ist. 1960 organisierte sich die *Academy of Applied Osteopathy* neu und änderte ihren Namen in *American Academy of Osteopathy*. Zeitgleich änderte die *Osteopathic Cranial Association* ihre Verbindung zur Akademie von einer lediglich angegliederten Gesellschaft zu einem festen Bestandteil und änderte ihren Namen in *Cranial Academy*.

Den Mitgliedschaften in all diesen Organisationen ist eines gemeinsam: Das kontinuierliche Studium der Wissenschaft der Osteopathie und die Weiterentwicklung der Fähigkeiten in ihrem Anwendungsbereich. Es gibt Veröffentlichungen, Studiengemeinschaften, Seminare und Konferenzen. Ebenso stehen klinisch tätigen Behandlern, die osteopathische Colleges oder Krankenhäuser besuchen, Programme zur Verfügung.

Die *Sutherland Cranial Teaching Foundation* unterrichtet Studenten und bildet Mitglieder der medizinischen und zahnmedizinischen Berufe in den Einzelheiten der Philosophie, Anatomie und Physiologie des Primären Atemmechanismus aus. Der Unterricht lehrt die Kursteilnehmer Palpation und andere manuelle Fähigkeiten im Bereich der klinischen Anwendung des kranialen Konzepts in Gesundheit und ebenso bei Problemen, die den Primären Atemmechanismus negativ beeinflussen, wie Krankheiten und Traumata. Das Zusammenspiel mit der Anatomie und der Physiologie des gesamten Körpers wird dabei betont.

Anne L. Wales D. O.
Herausgeberin

---

**4.** Zum ersten Mal im Jahre 1944 traf Paul E. Kimberley D. O., Professor für Anatomie am *Des Moines Still College of Osteopathy*, Vorkehrungen, dass Dr. Sutherland die Räumlichkeiten des College benutzen konnte, um Kurse in der Osteopathie im Bereich des Schädels abzuhalten. Im Verlauf dieser Kurse revidierte Dr. Kimberley die Anatomie des menschlichen Kopfes. Die ersten Mitglieder der dazugehörigen Fakultät waren Raleigh S. McVicker D. O. aus The Dalles, Oregon und Beryl E. Arbuckle D. O. aus Philadelphia, Pennsylvania. Nach diesen Anfängen wurde die Fakultät, die Dr. Sutherland für den Unterricht ausbildete, langsam vergrößert.

*Vorwort*

## WILLIAM GARNER SUTHERLAND
### BIOGRAPHISCHE INFORMATIONEN

William Garner Sutherland D. O. Dr. Sc. (hon.) (1873-1954) wurde in Portage County, Wisconsin, geboren. Er lebte mit seiner Familie in Minnesota und zog später mit ihr nach South Dakota. In Blunt war er ein Druckerjunge bei der lokalen Zeitung, dem *Blunt Advocate*. Bis 1890 hatte er sich zum Vorarbeiter empor gearbeitet. September 1893 ging er nach Fayette, Iowa, um die Upper Iowa University zu besuchen. Anschließend kehrte er zur Zeitung zurück und wurde schließlich der Herausgeber des *Daily Herald* in Austin, Minnesota. In dieser Stellung hörte er 1898 von Dr. Still und seinen Unterricht der Osteopathie in Kirksville, Missouri. Noch im selben Jahr schrieb er sich in der *American School of Osteopathy* ein und schloss seine Ausbildung mit dem Jahrgang von 1900 ab.

# 1. WISSEN ERLANGEN, NICHT INFORMATIONEN SAMMELN

Hatten Sie jemals einen Gedankenblitz? Ich habe schon oft von jenem Gedankenblitz erzählt, den ich hatte, bevor ich meinen Abschluss an der *American School of Osteopathy* im Jahre 1900 machte. Als ich den präparierten Schädel betrachtete, welcher sich in Dr. Stills Besitz befand, weckten die Details an den Gelenkflächen der Sutura sphenosquamosa mein Interesse. Die Vorstellung, dass diese Sutur ein Hinweis auf einen für Bewegung konzipierten Entwurf darstellte, prägte sich mir ein.

Die Squama occipitalis sah den Kiemen eines Fisches so ähnlich, dass der nächste Gedanke nur allzu logisch war. Es traf mich wie ein Blitz, dass dieser Bewegungsentwurf auch eine Funktion repräsentieren musste. So kam ich zu dem Schluss, dass eben diese Funktion zwingend einen Atemmechanismus darstellte. Wenn Sie die Schriften von Dr. Andrew Taylor Still genau durchlesen, auch zwischen den Zeilen, werden Sie feststellen, dass seine Denkweise derselben Spur folgte. Sie werden bemerken, dass das kraniale Konzept in der Wissenschaft der Osteopathie seine Entdeckung war, und nicht meine.

Die Wissenschaft der Osteopathie begegnete Dr. Still in einem der traurigsten Abschnitte seines Lebens. Er schickte ein Gebet an seinen SCHÖPFER und bat IHN um Führung. Von dort kam die Osteopathie, vom MEISTER DER BEWEGUNGSLEHRE. Dies ist der Bezugspunkt in all seinen Schriften. Er fragte sich: „Wie alt ist die Osteopathie?" und seine Antwort lautete: „So alt wie der Schädel selbst." Er erklärte, dass die Wissenschaft der Osteopathie, so wie andere Wahrheiten zuvor, zum Nutzen der Menschheit entstanden war. Dieser Gedanke, der zu mir kam, „abgeschrägt wie die Kiemen eines Fisches und Hinweis auf einen *Primären Atemmechanismus*", kam mir nicht nur, er blieb bei mir. Deshalb, um mir selbst zu beweisen, dass die Beweglichkeit zwischen den Schädelknochen beim Erwachsenen ein Ding der Unmöglichkeit ist, begann ich mit meinen Untersuchungen. Obwohl es damals als anerkannt galt, dass es zum Zeitpunkt der Geburt keine anderen Gelenkverbindungen außer den atlantookzipitalen Gelenken gibt, lehrten sämtliche anatomischen Bücher jener Zeit, dass die Suturen erst dann verschmelzen oder verknöchern, wenn der Körper zum adulten Menschen herangewachsen ist. Viele Osteopathen stehen der erwähnten Beweglichkeit skeptisch gegenüber. Sie sind nicht skeptischer als ich es am Anfang war.

Ich begann meine Studien am Schädel eines menschlichen Skelettes, welches sich in meinem Besitz befand. Glücklicherweise handelte es sich um einen normaleren Kopf als die meisten, die uns heutzutage zur Verfügung stehen. Ich wurde wie ein Uhrmacher, der eine schwierige Technik entwickelte. Nachdem ich den Mechanismus verstanden hatte, lernte ich den Schädel in seine Einzelteile zu zerlegen und wieder zusammenzusetzen.

Es kam der Tag, an dem ich eine Arbeit an einen Professor am College von Kirksville, mit der Bitte zur Überprüfung, schickte. Seine Reaktion erfolgte prompt. Er behauptete, dass man die Knochen des Schädels nicht einmal mit einem Brecheisen auseinander bekommen kann. Das zeigt uns deutlich, dass der menschliche Schädel, zum Zwecke des Schutzes, sehr stabil ist. Zu dem Zeitpunkt, als ich diese Antwort erhielt, hatte ich jedoch bereits zwei kleine Ossa temporalia inklusive Partes petrosae lediglich mit der kleinen Klinge eines Taschenmessers von einem Schädel entfernt.

Ich stimme darin überein, dass diese mit einem Brecheisen nicht herauszubekommen gewesen wären. Das wäre ein viel zu großes Werkzeug für diesen feinen Mechanismus gewesen. Wenn man den Mechanismus versteht, erwarten einen wunderbare Möglichkeiten. Denjenigen, die ihn noch entdecken müssen, entging bisher einiges. Wenn ich nicht meine eigene Nase hineingesteckt und nachgeforscht hätte, wäre ich wahrscheinlich noch heute skeptisch.

Aufgrund meiner eigenen Zweifel gegenüber der Beweglichkeit der Schädelknochen, musste ich viele ernsthafte Experimente an meinem eigenen Schädel durchführen. Diese Experimente konnte ich nicht an den Köpfen anderer Menschen durchführen. Sie mussten jedoch an einem lebendigen Kopf stattfinden, da es notwendig war, das Wissen zu erlangen, welches man bei der Untersuchung eines toten Exemplars in einem anatomischen Labor nicht erfahren kann. Um zu beweisen, dass eine Beweglichkeit zwischen den Schädelknochen eines lebenden Erwachsenen unmöglich ist, musste ich mir Wissen über viele Dinge aneignen. Hätte ich zudem die Experimente an einer anderen Person durchgeführt, wäre ich lediglich an die Informationen gelangt: Sie hätte gewusst, was es bedeutet.[5]

Meine Berufung ist die *funktionelle Anatomie*. Informationen, die ich in Büchern fand, leiteten mich und gaben mir viele Hinweise. Die Feststellung, dass sämtliche physiologischen Zentren im Bodenbereich des vierten Ventrikels lokalisiert sind, auch das der Atmung[6], war ausgesprochen wichtig für mich. Ich erkannte, dass dieser Boden die Medulla oblongata bildete und dass der Ventrikel nicht nur einen Boden, sondern auch ein Dach besaß. Ich hatte also einen Hinweis und Informationen, um mit dem Ausdruck zu beginnen: „die Atmung eingeschlossen". Hier fing ich an, etwas herauszufinden, in Bezug auf den Atemmechanismus des lebendigen menschlichen Körpers. Ich erlangte Wissen über die Tide und etwas der Tide Innewohnendes, das ich den „ATEM DES LEBENS" nenne – *n*icht das Einatmen von Luft

Es gelang mir nicht, zu beweisen, dass es keine Mobilität zwischen den Knochen des lebendigen menschlichen Schädels gibt. Nun musste ich weiterforschen, um mehr über die Beweglichkeit der Schädelgelenke und über den Primären Atemmechanismus herauszufinden. Um etwas über die Bildung der Knochen zu lernen, ging ich in meinen Studien bis in die pränatale Phase zurück. Das Knochengewebe wird dort von

---

5. Die Experimente werden detailliert beschrieben in Dr. Sutherlands Biographie: Adah Strand Sutherland, *Mit klugen Fingern*, The Cranial Academy, 1962.
6. „Im unteren Bereich des vierten Ventrikels... befinden sich sehr wichtige Zentren, wie zum Beispiel die Zentren für das Herz, Vasomotorik, Atmung, Erbrechen und Schlucken." Samson Wright, *Applied Physiology* (London: Oxford University Press, 1928), Seite 108.

der Dura mater und Knorpel zusammengehalten. Es ist so angeordnet, dass sich der kindliche Kopf dem mütterlichen Geburtskanal anpassen kann. Die Ossa parietalia können sich über das Os frontale und Os occipitale und zwischen die Ossa temporalia schieben, um dem Kind so einen einfacheren Weg in die Welt zu ermöglichen. Bezweifelt irgendjemand, dass zu jenem Zeitpunkt eine Beweglichkeit vorhanden ist? Die Knochen weisen zwar keine Beweglichkeit aufgrund von Gelenken auf, aber dennoch besteht eine Beweglichkeit. Der normale Schädel bei Säuglingen und Kindern hat Raum für Wachstum, aber bis zum Alter von zehn Jahren finden wir dort, außer in kleineren Ansätzen hier und da, keine bedeutenden Gelenkvorrichtungen. Ab dem zehnten Lebensjahr und die Adoleszenz hindurch bilden sich, während die Kinder wachsen, allmählich die Gelenke als Schaltstellen, bis sie die ausgereifte Anatomie der Erwachsenen erreicht haben.

Wenn Sie beginnen, einen älteren Schädel zu erforschen, können Sie etwas über die verschiedenen Sorten von Verschaltungen, die nun entstanden sind, herauslesen. Es gibt sowohl innere als auch äußere Abschrägungen mit Kontakt zur gegenüberliegenden Seite. Dies lässt auf eine Gleitbewegung schließen. Es gibt auch gewellte Suturen, die quer, diagonal usw. verlaufen. Die Suturen sind so angelegt, dass sich wurmförmige, konische, kompensierende, kryptische, reibende und schraubenförmige Schaltungen finden. Man begegnet Gelenkvorrichtungen wie Kugel und Pfanne, kurbel-, wellen-, wiegen-, rollen- und grubenförmige Gelenke.

Ausgleichende Führungs- und Hemmelemente, flexible Schafte, Kraftpumpen, Siebe und das Fulkrum sind ebenfalls zu finden. Es ist verwunderlich, wenn man einige dieser anatomischen Exemplare betrachtet, egal ob sie ganz oder auseinander genommen sind und jeden Alters, sobald die Verschaltungen der Gelenke sich gebildet haben. Die Vielfältigkeit im Detail, wenn ein Schädel mit einer Asymmetrie gewachsen ist, ist erstaunlich. Solche pathologischen Exemplare dienen als Verständnisgrundlage für das, was wir bei einigen unserer Patienten vorfinden. Einige „krumme Zweige", wie ich sie nenne, haben ihren Ursprung in einer falschen Ausrichtung kurz nach der Geburt oder vielleicht sogar bereits vor der Geburt, und wuchsen nach ihren Möglichkeiten. Dies entspricht zwar mechanisch betrachtet nicht gerade dem Idealbild eines normalen menschlichen Kopfes, aber der Schädel hat dennoch die Fähigkeit zu funktionieren, und er tut es auch – solange jedenfalls, bis das Wachstum auf Widerstand stößt und so an einer beliebigen Stelle zu Fehlfunktionen führt. Sie müssen Ihre Vorstellungskraft oft erweitern, um zu verstehen, was das Normale für Ihren Patienten ist. Ein perfektes Bild der Anatomie bildet die notwendige Grundlage, um zu verstehen, was wir an vielen lebendigen Köpfen zu sehen bekommen. Es ist ein Prozess und im Grunde einfach, wenn wir mit Verständnis dafür, welche Adaptionen möglich sind, hinsehen und fühlen. Das Ziel ist, mit Ihren Patienten den Weg zu einem gesunden Funktionieren des Mechanismus, so wie sie ihn mitbringen, zu finden. Um sich leiten zu lassen, benötigt man eine mental vollkommene Vorstellung; dennoch ist es keineswegs gut, dem Kopf, so wie man ihn vorfindet, dieses Ideal aufdrücken zu wollen. Wenn Sie das Sakrum untersuchen, welches zwischen den Ilia an Bändern aufgehängt ist, findet man Hinweise auf eine Beweglichkeit der Gelenke, die sich anders darstellt als die haltungsbedingte Beweglichkeit der Ilia gegenüber dem Sakrum. Dann denken Sie an das unter dem Os frontale befestigte Os sphenoidale und beginnen zu experimentieren. Ich fand heraus, dass das Anbringen eines kleinen Polsters unter dem Apex sacralis, selbiges in Rückenlage in seine Flexionsposition[7] brachte. Dementsprechend konnte ich es in Extension bringen, sobald ich das Polster zur Basis hinaufbewegte. Als nächstes stellte ich fest, dass etwas im Kopf vor sich ging, sobald ich das Polster dort beließ. Dies wies auf eine Verbindung zwischen dem Sakrum und der normalen Fluktuation der Tide hin. So fand ich Wissen – es waren nicht einfach nur Informationen.

Lernen Sie Informationen im kranialen Bereich der Osteopathie, und hier besonders über die Zerebrospinale Flüssigkeit, sorgfältig zu prüfen, sodass Sie in der Lage sind, Kritik im wissenschaftlichen Sinn zu üben. Gründen Sie Ihr Denken nicht auf Feststellungen, die Jahrhunderte lang ohne kritische Prüfung weitergegeben wurden. Studieren Sie den lebenden menschlichen Körper, ebenso wie den Leichnam. Studieren Sie das Prinzip des Lebens und kommen Sie dem Verständnis dessen näher, was ich mit dem „ATEM DES LEBENS" meine. Dr. Still tat sein Bestes, um uns in dieses Phänomen einzuführen, aber wir waren noch nicht dazu bereit.

Erkennen Sie die physiologische Funktion in der Fossa cranialis posterior? Können Sie sich den Primären Atemmechanismus bei jedem beliebigen Patienten im Bereich jener Zentren in der Medulla oblongata vorstellen? Hier eine Demonstration: Der Patient liegt auf der Behandlungsbank auf dem Rücken. Meine Hände liegen unter dem Os occipitale und den Ossa temporalia. Meine Finger verschränken sich unter der Pons. Wenn ich stehe, stellen meine Arme das Cerebellum dar.

Ich führe meine Arme zusammen nach oben, sodass der vierte Ventrikel verkleinert wird. So wird seine Ausdehnung modifiziert. Bemerken Sie eine kontrahierende Motilität im Cerebellum, im Brachium pontis, der Pons und dem vierten Ventrikel? Diese jedenfalls spürte ich während zahlreicher Experimente, die ich an mir selber durchführte. Ist es Ihnen möglich zu erkennen, dass die Motilität im Truncus cerebri auf diese Weise den Vorgang des Primären Atemmechanismus reflektiert?

Ich fand heraus, wie ich die Begrenzungen meines eigenen Supraocciput mithilfe eines Baseballhandschuhs leicht medial biegen konnte. Ich nahm zwei Handschuhe, einen linken und einen rechten, band sie an den Enden zusammen, platzierte auf dem einen eine Schnalle, auf dem anderen einen Riemen und legte sie in Form eines V hin, sodass das Supraocciput an den äußeren Begrenzungen nur auf dem V auflag. Dann zog ich den Riemen durch die Schnalle, wodurch ich allmählich die Spannung erhöhen konnte.

Unterhalb des Pivotpunktes in der Sutura lambdoidea sind die Kanten nach außen abgeschrägt. Das Cerebellum befindet sich vor dem Supraocciput. Was geschieht nun mit dem Cerebellum, wenn man die Begrenzungen der Squama occipitalis gegenein-

---

7. In diesem Konzept bezieht Dr. Sutherland die Position des Sakrum zwischen den Ilia auf die Position der sphenobasilaren Verbindung in der Schädelbasis.

ander bewegt? Was geschieht mit der Pons, der Medulla und dem vierten Ventrikel, wenn das Cerebellum seine Gestalt ändert, weil die Begrenzungen des Supraocciput leicht gebogen worden sind? An jenem Tag, an dem ich dieses Experiment an meinem eigenen Kopf ausführte, erfuhr ich einiges darüber.

An diesem Tag ging ich so weit, dass ich nicht wusste, ob ich jemals wieder zurückkommen würde. Als Antwort auf Fragen dazu, möchte ich einen kleinen Spruch vorlesen, der mir an meinem 77ten Geburtstag geschickt wurde: „Wie du sehen wirst, besteht das große Geheimnis darin, nicht an dich zu denken, an deinen Mut oder deine Verzweiflung, an deine Stärke oder Schwäche, sondern an IHN, für den du diese Reise unternimmst." Ich habe Ihnen bereits mitgeteilt, dass diese Arbeit meine Berufung ist. Ich musste diese Dinge also tun. Nun werden Sie verstehen, dass ER Ihnen keine Aufgabe stellen kann, ohne Sie auch dazu zu befähigen, diese zu erfüllen.

Da war ich nun, ziemlich weit weg, und versuchte etwas darüber herauszufinden, was dieser Mechanismus eigentlich ist. Ich fand es tatsächlich heraus, doch wie sollte ich da wieder herauskommen? Es gelang mir schließlich – ich weiß nicht wie – meine Vorrichtung zu lösen. Sobald ich sie gelöst hatte, spürte ich plötzlich Wärme durch mein gesamtes Supraocciput strömen. Mir wurde auch die Bewegung meines Schädels bewusst, die Bewegung des Sakrum und die Fluktuation der Zerebrospinalen Flüssigkeit – die Fluktuation der Tide.

Ich könnte Ihnen mehr und mehr erzählen von den Erfahrungen, die ich hatte,

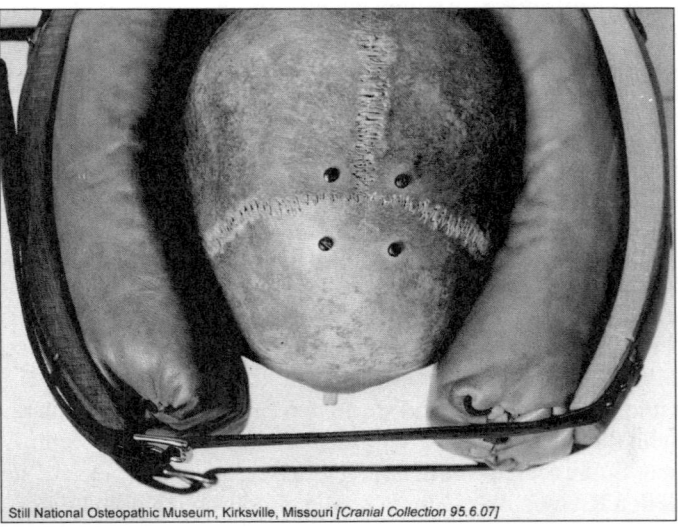

Still National Osteopathic Museum, Kirksville, Missouri *[Cranial Collection 95.6.07]*

BILD 3: EINE DER APPARATUREN, MIT DENEN SUTHERLAND SEINE BERÜHMTEN SELBSTVERSUCHE DURCHFÜHRTE. DIESE KONSTRUKTION BESTAND AUS ZWEI ZUSAMMENGEKLAPPTEN BASEBALLHANDSCHUHEN, DIE MIT RIEMEN SO AM SCHÄDEL BEFESTIGT WURDEN, DASS MAN EINE GEREGELTE KOMPRESSION DES SUPRAOCCIPUT UND DAMIT AUCH DES VIERTEN VENTRIKEL APPLIZIEREN KONNTE.

wie man sie benennen könnte und was man von ihnen lernen kann. Nachdem ich etwas über den Primären Atemmechanismus erfahren hatte, führte ich so präzise wie es ging Experimente durch, welche die Effekte von traumatischen Ereignissen nachstellten. Eines dieser Experimente brachte mich so durcheinander, dass ich fast bereit für einen Aufenthalt in der Psychiatrie gewesen wäre. Aber ich fand auch da einen Weg heraus. Bevor ich aber von einem der frühen Experimente erzähle, wollen wir den Schädel betrachten. Anatomische Lehrbücher sagen uns, dass die Knochen der Schädelbasis aus Knorpel, und die Knochen des Schädeldeckels aus Deckknochen entstanden sind. Wenn man die Schädelbasis betrachtet, welche aus einer chondralen Matrix verknöchert ist, ist es logisch zu denken, dass im Falle der Existenz einer Beweglichkeit zwischen den Knochen der Basis, es auch eine Beweglichkeit zwischen den Knochen des Schädeldeckels geben muss. Wenn Sie im Schädeldach eine Art Deckel[8] haben, die aus Membran verknöchert ist, muss es eine Kompensationsmöglichkeit für die Beweglichkeit in der Schädelbasis geben oder die Beweglichkeit im Dach wäre gestört. Die besondere Verzahnung innerhalb der Sutura sagittalis des Schädeldeckels ist der Beweis für eine solche Kompensation. Betrachten Sie nun zum Beispiel die Ossa parietalia: beim Erwachsenen haben sie zwei Wände, mit einer Diploe dazwischen.

Außerdem sind die beiden Knochen an der Sutura sagittalis eng miteinander verzahnt. Die Diploe innerhalb der Knochen des Schädeldaches ist ein Teil des Blutbildungssystems und die Ossa parietalia besitzen interne Flexibilität zusätzlich zu ihrer gegensinnigen Beweglichkeit an der Sutura. Ich erkannte, dass ich die Schädelbasis nicht im körperlichen Sinne berühren konnte, ebenso wenig, wie ich die Wirbelkörper berühren konnte.

Über die Kontakte an den uns zugänglichen Wirbeln kann man jedoch etwas über die Wirbelkörper erfahren. So erschien es mir nur vernünftig, anzunehmen, dass ich die Position der Knochen der Schädelbasis durch Untersuchungen am Schädeldach fühlen konnte.

Ich suchte eine Art Instrument, durch welches ich etwas nachstellen konnte, was ich die Inhalationsposition der sphenobasilaren Verbindung nenne. In einem Sportgeschäft fand ich einen Football-Helm. Ich entfernte die Anhängsel, indem ich sie einfach abschnitt. Dann suchte ich nach einem guten Stück Leder, etwas das sich weder dehnen noch drücken ließ. Nachdem ich den Helm an meinen Kopf angepasst hatte, wickelte ich eine etwa fünf Zentimeter breite Bandage darum, wobei ich zwei Enden überstehen ließ, welche nach oben über den Helm gezogen werden konnten. Ich befestigte die Enden mit Klemmen, sodass ich die Bandage aufrollen und einspannen konnte. Stellen Sie sich die Bandage außen herum und darunter vor, mit den Enden, die nach oben und darüber gehen. Sobald ich die Klemmen drehte, würde der Helm die Ossa parietalia seitlich und nach oben anheben. Anschließend reduzierte ich die Spannung wieder. So brachte ich den Schädel in die Inhalationsposition. Ich brauchte nichts zu unternehmen, um die Extensionsstellung während der Exhalation

---

**8.** Anm. d. Übers.: „cap" bedeutet eigentlich „Kappe". Um jedoch die Zusammengehörigkeit und den abschließenden Charakter dieses oberen mit dem unteren Schädelabschnitt zu betonen, wird im Bedarfsfall der Begriff „Deckel", bzw. „Schädeldeckel" anstatt „Schädelkappe" oder „,-dach" verwendet.

## I. Unterweisungen in der Wissenschaft der Osteopathie

nachzustellen, weil der Schädel einfach von selbst in diese Position zurückging.

Wie konnte ich nun die Sidebending/Rotationstellung untersuchen? Mit dem Helm war mir das nicht möglich. So suchte ich nach anderen Hilfsmitteln. Ich schaute mich um und fand eine alte hölzerne Butterschüssel, die eine Farmerfrau benutzt hatte, um die Butter nach dem Schlagen zu mischen. Ich schnitt diese Schüssel auf die gleiche Größe wie den Helm zu, beließ ihre konvexe Seite auf der einen Seite und gestaltete die andere konkav.

Dann schuf ich entsprechend dem Clivus in der Schädelbasis mit einem biegsamen Lineal, wie es Bauzeichner benutzen, eine nach oben gerichtete Konvexität. Sobald ich es zu einer Seite bog, tat es dies nicht ohne Rotation. So hatte ich also ein Anschauungsobjekt für die Sidebending/Rotation der Schädelbasis. Aufgrund der Rotation liegt die konvexe Seite tiefer als die konkave Seite. Ich benannte diese Stellung nach der konvexen Seite. Nun war ich auch bereit, die Butterschüssel zu benutzen.

Ich befestigte die Schüssel mit einer Bandage an meinem Schädel und legte die Bandage herum bis zur konkaven Seite. Durch das Festziehen der Bandage schuf ich auf der einen Seite eine konkave und auf der anderen eine konvexe Form. So spürte ich die Sidebending/Rotation der sphenobasilaren Verbindung nach rechts und nach links. Ich spürte sie tatsächlich. Ich wusste es und ich musste einfach Gewissheit erhalten.

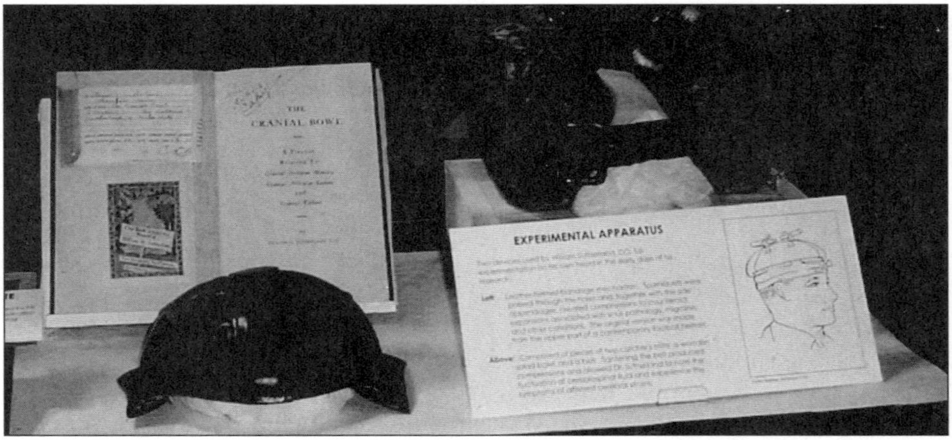

Bild 4: Diese Ausstellungsstücke befinden sich im National Still Osteopathic Museum in Kirksville, Missouri, 2003. Links erkennt man eine Weiterentwicklung der oben beschriebenen Vorrichtung aus einem Footballhelm vor einer handsignierten Erstausgabe Die Schädelsphäre. Rechts hinten befindet sich die aus Baseballhandschuhen gebaute Vorrichtung zur Kompression des Supraocciput (vierten Ventrikel). Davor sehen Sie eine Kurzbeschreibung beider Vorrichtungen.

*Wissen erlangen, nicht Informationen sammeln*

Dann wollte ich eine Drehung sehen. Ich nahm wieder den Helm und befestigte die Bandage diesmal so, dass auf einer Seite vorne und auf der anderen Seite hinten, ein Zug nach oben entstehen würde. Ich zog an ihnen und befestigte sie mit einer Klemme. Als ich diese Anordnung ausprobierte, bewegte sich auf der rechten Seite der Ala major des Os sphenoidale nach oben, während sich der Proc. basilaris des Os occipitale auf der linken Seite nach oben bewegte. So hatte ich ein Muster für die Torsion bei elevierter Ala major rechts. Auf diese Art und Weise lernte ich die Basis vom Schädeldach aus zu bewegen.

Vor einiger Zeit durften Dr. Howard Lippincott und ich ein altes Skelett benutzen das lange Zeit im College in einem Koffer gelegen hatte. Wir schnitten ein paar Fenster in das Schädeldach, sodass wir die Bewegung der Reziproken Spannungsmembran sehen konnten. Ich legte meine Finger auf die Alae majores des Os sphenoidale und brachte sie in Flexionsstellung. Dr. Lippincott legte seine Finger so auf die Ossa temporalia, dass er sie in Extension bringen konnte. Wir bemerkten, dass sich die Dura mater – die Reziproke Spannungsmembran des Schädels, dieses alten vertrockneten Exemplars – bewegte. Bei einem lebendigen Menschen muss man lediglich die Alae majores des Os sphenoidale berühren und sie nach vorne in Flexion bringen und die Reziproke Spannungsmembran wird sich bewegen. Bringen Sie das Os sphenoidale zurück in die Ausgangsstellung und sie wird sich wieder bewegen, es sein denn, etwas hält die Bewegung zurück. Sie wissen es genau, wenn sie sich richtig bewegt – oder etwa nicht?

## 2. PRIMÄRER ATEMMECHANISMUS

Ich möchte, dass Sie sich nun mit dem Primären Atemmechanismus auseinander setzen. Um zu analysieren, was ich unter dem Primären Atemmechanismus verstehe, wollen wir seine Merkmale untersuchen. Das erste Merkmal ist die Fluktuation der Zerebrospinalen Flüssigkeit – die Potency der Tide. Das nächste Merkmal, das zweite Prinzip, ist die Funktion der Reziproken Spannungsmembran. Als drittes Prinzip bezeichnen wir die Motilität des Neuralrohrs – das heißt, die dem Gehirn und dem Rückenmark innewohnende Motilität. Das vierte Prinzip besteht schließlich in der gelenkähnlichen Mobilität der Schädelknochen und der unwillkürlichen Mobilität des Sakrum zwischen den Ilia. Diese unwillkürliche Mobilität darf nicht mit der schwerkraftbedingten Einstellungsmobilität der Ilia gegenüber dem Sakrum verwechselt werden.

### DIE FLUKTUATION DER ZEREBROSPINALEN FLÜSSIGKEIT

Die Definition des Wortes *Fluktuation* in meinem Konzept entspricht jenem in Websters Wörterbuch: „Die Bewegung einer Flüssigkeit, welche sich in einem natürlichen oder künstlichen Hohlraum befindet und durch Palpation oder Perkussion beobachtet werden kann". Die Fluktuation, das erste Merkmal des Primären Atemmechanismus, repräsentiert die Bewegung der Zerebrospinalen Flüssigkeit in ihrem natürlichen Hohlraum. Ich möchte auf die Bemerkung in *The Philosophy and Mechanical Principles of Osteopathy* von Dr. Still hinweisen, in dem er anmerkt:

> „Es kommt ihm der Gedanke, dass die Zerebrospinale Flüssigkeit das höchste bekannte Element ist, welches der menschliche Körper enthält. Wenn das Gehirn diese Flüssigkeit nicht in großzügiger Fülle herstellt, wird es eine eingeschränkte Funktion des Körpers geben."[9]

Innerhalb dieser Zerebrospinalen Flüssigkeit gibt es ein unsichtbares Element, das ich als den „ATEM DES LEBENS" bezeichne. Visualisieren Sie diesen „ATEM DES LEBENS" als eine Flüssigkeit innerhalb der Flüssigkeit, etwas, das sich nicht vermischt, etwas, was diese Potency hat als die Kraft, die es sich bewegen lässt. Ist es wirklich nötig zu wissen, was die Flüssigkeit in Bewegung bringt? Stellen Sie sich eine Potency vor, eine intelligente Kraft, die intelligenter ist als Ihr eigener menschlicher Verstand.

Sie wissen aus Ihrer Erfahrung als Patient, dass die Tide wechselt; sie ebbt ab und flutet an, sie kommt herein und geht hinaus – die Meeresgezeiten. Sie werden auch ihre Potency und ihre Intelligenz beobachtet haben. Verlassen Sie sich darauf, dass sie Ihre Arbeit für Sie tut. Mit anderen Worten, versuchen Sie nicht, den Mechanismus durch irgendeine äußere Kraft anzutreiben. Verlassen Sie sich auf die Tide.

---

**9.** Still, *Philosophy and Mechanical Principles of Osteopathy*, Seite 44.

Sie als intelligenter Techniker oder Ingenieur des menschlichen Körpers können den Tonus, den rhythmischen Tonus der Reziproken Spannungsmembran, welche durch die Fluktuation der Tide bewegt wird, durch Ihre kluge, fühlende, sehende und wissende Berührung spüren. Sie können die Tide auch dazu benutzen, um eine Betonung im Rhythmus des Gleichgewichts innerhalb dieser Membran zu erfassen, was wiederum notwendig bei der Reduzierung von Strainmustern ist. Bei der Arbeit mit der Tide müssen Sie lediglich einen kleinen „Anstoß" geben, um die Bewegung in eine gegebene Richtung anzuregen.

Wenn sie sich in einem kleinen Boot weit draußen auf dem Ozean befänden, und die Wellen hoch auf die Küste zu rollten, würden sie die Spannung des Fulkrum in Übereinstimmung mit dem Balancepunkt bringen. In spiritueller Intelligenz, in einem spirituellen Fulkrum, würden Sie in Ihrem kleinen Boot von der Tide gelenkt werden. Sie können sich auf die Intelligenz der Tide und auf die Potency dieser Flüssigkeit, die Fluktuation dieser Flüssigkeit verlassen.

Stellen Sie sich nun die Wände des Gehirns als Rahmen eines Hauses vor, und verfrachten sie dieses Haus nun mitten in den Ozean. Beachten Sie, dass die Wände des Gehirns – ebenso wie jene des Hauses – Räume umschließen. Dann beobachten Sie, dass es offene Türen gibt und eine kleine Verlängerung, wie eine an das Haus gebaute Garage. Diese repräsentiert das Rückenmark. Die Räume stellen die Ventrikel innerhalb der Wände des Gehirns dar: die beiden seitlichen Ventrikel, der dritte und der vierte Ventrikel. Es gibt auch Gänge: das Aquaeductus cerebri und der Canalis centralis des Rückenmarks. Ebenso gibt es dann offene Türen, die aus dem vierten Ventrikel herausführen, offene Türen in der Wand des Gehirns.

Wo befindet sich das Gehirn? Worin ist es eingeschlossen? In einem knöchernen Gewebe. Hier trifft man auf die Bewegung einer Flüssigkeit, welche sich in einem natürlichen Hohlraum befindet. Die Höhle befindet sich innerhalb des Gelenkmechanismus des Schädels und auch innerhalb der Kammern des Gehirns mit ihren offenen Türen. Die Flüssigkeit ist dieselbe innerhalb wie außerhalb der Ventrikel. Derselbe Flüssigkeitskörper existiert um das Gehirn herum ebenso wie innerhalb der Kammern. Die Zerebrospinale Flüssigkeit umgibt das Neuralrohr, das Gehirn und das Rückenmark innen wie außen.

Beachten Sie nun die Fluktuation der Tide – eine Bewegung, die durch Inhalation anflutet und durch Exhalation verebbt. Sind die Wellen, welche die Küste entlangrollen – sind sie die Gezeiten? Nein. Die Bewegung der Tide ist die Bewegung des gesamten Wasserkörpers namens Ozean. Betrachten Sie die Potency in den Gezeiten; da ist mehr Kraft und ist mehr Potency in dieser Tide als in den einzelnen Wellen, die sich an der Küste brechen.

Erinnern Sie sich daran, wie das Wasser aus jenem breiten Fluss unten bei Fort Myers, Florida, während eines Hurrikans abfloss; es lief hinaus und ließ das Flussbett trocken zurück. Dann kam es zurück – nicht die Wellen, sondern die Tide. Und diese Potency? Ich möchte, dass Sie die Potency in der Fluktuation der Zerebrospinalen

Flüssigkeit verstehen. Und vor allem, dass der ATEM DES LEBENS in diese Gestalt aus Lehm geblasen und der Mensch so zu einer lebendigen Seele wurde.[10]

Wenn Sie ein Glas Wasser nehmen, es auf einen Tisch stellen, und diesen rütteln, dann wird das Wasser verschüttet. Wenn ich aber meine Hand zu Hilfe nehme und den Tisch mit meiner Schulter vibrieren lasse, könnten Sie feststellen, dass das Wasser mit einem kleinen Beben in der Mitte des Glases nach oben steigt. Dies sollen Sie über die Potency der Tide in der Zerebrospinalen Flüssigkeit verstehen. Nicht diese Fluktuation nach oben und unten durch Inhalation und Exhalation, sondern den Zustand, in welchem die Bewegung an einen Balancepunkt zwischen In- und Exhalation gelangt, ein Punkt in der Mitte. Dieser Mittelpunkt ist es, an dem Sie eine kurze Zeitspanne zur Verfügung haben, in der wir beobachten können, dass sich das Diaphragma sanft auf einem Fulkrum bewegt. Dann bemerken Sie die Vibration zum Zentrum der Tide, diesem Punkt, an dem Sie vielleicht sagen könnten, dass sie an Etwas angelangt seien, das in einer Hymne als „The Still Small Voice"[11] bezeichnet wird. Sie kennen dieses Loblied „Be Still and Know that I am"[12] Verstehen Sie, worum es hier geht? Es ist die Stille der Tide, nicht die stürmischen, an der Küste sich brechenden Wellen, welche die Potency, die Macht besitzt. Wenn Sie das mechanische Prinzip der Fluktuation der Tide wirklich verstanden haben, können sie als Mechaniker des menschlichen Körpers die Fluktuation an diese kurze rhythmische Periode, diese Stille, heranführen.

Dann erst beginnen Sie das tiefe Anschwellen des Ozeans, die Verschiedenheiten der Tide, der Wellen etc. zu begreifen. Dort begegnet man einer spiralförmigen Bewegung. Sie haben bereits von den unterschiedlichen Bewegungen des Gehirns gehört. Lassen Sie uns nun eine andere untersuchen – die spiralförmige Bewegung der Tide. Zeichnen Sie ein Diagramm mit einem Stift auf ein Stück Papier. Machen Sie an einer bestimmten Stelle einen Punkt. Beginnend an diesem Punkt zeichnen Sie eine spiralförmige Linie immer weiter um ihn herum.

Zeichnen Sie anschließend eine unterbrochene Linie um die erste Linie zurück zum Ausgangspunkt. Dies soll eine spiralförmige Bewegung illustrieren.

Falls Sie dieses Diagramm verwenden wollen, um etwas Materielles darzustellen, bestimmen Sie einen positiven und einen negativen Pol. Dann erhalten wir etwas zwischen dem positiven und dem negativen Pol, was uns die langsame Bewegung der Tide, diese Spirale, dieses Hinausbewegen und Zurückkommen erkennen lässt. Wie viele spiralförmige Bewegungen können Sie sich in der Tide vorstellen? Wie viele kleine Spiralen?

Gehen sie mit mir eine Küste entlang, an der viel Seetang wächst. Beobachten Sie, wie sich dieser Seetang rhythmisch mit dem Wasser bewegt – einer im Uhrzeigersinn, der andere gegen ihn. Der Seetang dreht sich spiralförmig mit dem tiefen Anschwellen des Ozeans.

Betrachten Sie einen Hurrikan. Sehen Sie die Potency im Auge des Hurrikans,

---

10. „Da machte GOTT der HERR den Menschen aus Erde vom Acker und blies ihm den ATEM DES LEBENS in seine Nasenlöcher. Und so wurde der Mensch eine lebendige Seele." (Gen 2,7)
11. Die kleine ruhige Stimme.
12. „Und nach dem Erdbeben ein Feuer, der HERR aber war nicht in dem Feuer. Und nach dem Feuer der Ton eines leisen Wehens." (1. Könige 19,12); „Lasst ab und erkennt, dass ich Gott bin." (Psalm 46,11).

nicht die Zerstörung an der Außenseite. Erkennen Sie die Potency des Auges, die Stille der Tide, die spiralförmige Bewegung.

## DIE REZIPROKE SPANNUNGSMEMBRAN

Mein nächster Vortrag besteht aus zwei Teilen. Im ersten geht es um die *Reziproke Spannungsmembran*, mit Betonung auf Spannung. Im zweiten Anteil geht es um das Fulkrum. Die Funktion dieser beiden stellt das zweite Prinzip im Primären Atemmechanismus dar. Nachdem es keine muskuläre Unterstützung gibt, die eine Bewegung zwischen den Schädelknochen an den Suturen begründen könnte, muss es eine andere Erklärung dafür geben. Die knochenverbindende Struktur ist die intrakraniale, beziehungsweise Dura spinalis.

Der verstorbene Ray G. Hulburt D. O.,[13] Herausgeber des *Journal of the American Osteopathic Association*, war so freundlich und las sich die Kapitel des Buches *Die Schädelsphäre* vor ihrer Drucklegung durch. Er machte wertvolle Vorschläge, und nach einigen Diskussionen verstand er wie einfach die Terminologie ist, die diese Funktion beschreibt. Als Beispiel wählten wir das Tauziehen mit einer Gruppe an

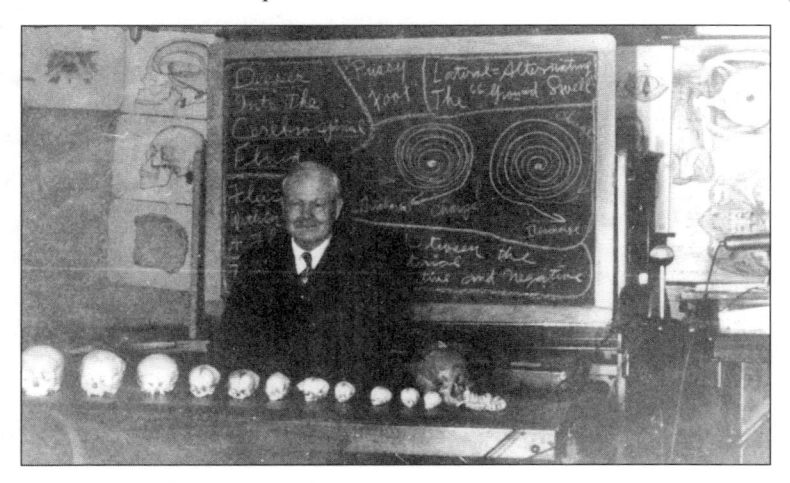

BILD 5: W.G. SUTHERLAND, INMITTEN SEINER FÜR IHN TYPISCHEN UNTERRICHTSMITTEL, CA. 1948. AN DER WAND HÄNGEN EINIGE DER VON A.S. SUTHERLAND GEZEICHNETEN ANATOMISCHEN LEHRTAFELN. VOR IHM SEHEN SIE EINE SCHÄDELREIHE DIE VOM UNGEBORENEN FÖTUS BIS ZUM ERWACHSENEN REICHEN. AUF DER TAFEL HINTER IHM STEHT:
„TIEFER HINEIN IN DIE ZEREBROSPINALE FLÜSSIGKEIT; FLÜSSIGKEIT IN DER FLÜSSIGKEIT"; „KATZENPFOTE"; „LATERAL = ALTERNIEREND"; „DAS ‚SCHWELLEN VOM GRUND'";
DIE BEIDEN ZWEISPURIGEN SPIRALEN SIND MIT DEN BEGRIFFEN „KRANKHEIT" UND „ÄNDERUNG" GEGENSINNIG GEKENNZEICHNET UND BEZEICHNEN SUTHERLANDS VORSTELLUNG DER ENTSTEHUNG UND BEHEBUNG VON STÖRUNGEN IM MENSCHLICHEN KÖRPER.

---

13. (1884-1947) American School of Osteopathy, 1920

jedem Ende des Seils. Das Seil sollte die Reziproke Spannungsmembran darstellen.

Sie können das Seil hierhin ziehen, sie können es dahin ziehen, egal – es bleibt kontinuierlich unter Spannung. Dann kommen die Gruppen vielleicht an einen Punkt der Balance, zu einem Punkt der Stille. Dies entspräche dem Fulkrum einer Waage. Nicht einem Hebel. Ein Hebel bewegt sich über ein Fulkrum, zurück und nach vorn.

Das Fulkrum stellt in der Aktivität der Reziproken Spannungsmembran im membranösen Gelenkmechanismus des lebendigen menschlichen Schädels einen Punkt der Stille dar, um den oder über den die ständig angespannte Membran die Pole der Befestigung am Knochen bewegt.

Sie werden bemerken, dass ich die Stellen der Befestigung der Reziproken Spannungsmembran schematisch dargestellt habe – als Anheftung der Falx cerebri und des Tentorium cerebelli. Ich habe einen hinteren Pol (Os occipitale), zwei seitliche Pole (Kanten der Partes petrosae), einen vorderen oberen Pol (Crista galli) und einen vorderen unteren Pol (Proc. clinoidei) bestimmt. (Siehe Zeichnung 4).

Beachten Sie einen weiteren, durch diesen Mechanismus bewegten Gelenkpol am Sakrum. Ich habe die Betonung auf die Anspannung, den Zug, der Reziproken Spannungsmembran zwischen den Polen der Knochenansätze im Mechanismus des Schädels gelegt. Diese schematischen Namen dienen allein dazu zu zeigen, dass alle Knochen des Neurocranium mit jenem Mechanismus verbunden sind, der sie in Bewegung bringt. Sie können die Aktion spüren, wenn Sie kraniale membranöse artikuläre Strainmuster lösen. Es ist das gleiche mechanische Prinzip wie an der Wirbelsäule, wenn Sie dort ein ligamentäres Strainmuster der Gelenke lösen. Sie können dort die Aktivität der Bänder spüren, die ein Gelenk zwischen den Wirbeln zusammenhalten und dessen Bewegungsradius zulassen.


DIE MOTILITÄT DER NEURALRÖHRE

Das dritte Prinzip des Primären Atemmechanismus betrifft Gehirn und Rückenmark – das Zentrale Nervensystem. Dieses System bildet sich im frühen Embryonalstadium als Rohr und behält diese Form später bei. Diese Feststellung an sich zeigt schon, dass es sich um ein einfaches System handelt. Betrachtet man es einfach als Neuralrohr, ist das Gehirn nicht so schwer zu verstehen.

Wenn die Großhirnhemisphären im Kopf nach oben wandern, bedeutet dies nur eine Drehung von unten nach oben. Das ist alles. Aber da gibt es noch etwas anderes – die Motilität. Physiologische Aktivität manifestiert sich als Bewegung der Zellen und des Gehirns, die mechanische Merkmale besitzen, also Motilität. Diese Motilität übernimmt im Ausdruck des Primären Atemmechanismus eine mechanische Funktion. Deshalb hat das Neuralrohr neben seiner neurophysiologischen Aktivität, der Übermittlung von Nachrichten, auch eine mechanische Aktivität. Die Mobilität der Schädelknochen passt sich dieser Motilität innerhalb des Gehirns und des Rückenmarks und der Fluktuation der Zerebrospinalen Flüssigkeit an.

Jedes einzelne Merkmal der Gelenkflächen an den Schädelknochen bedeutet einen Hinweis auf Gelenkbeweglichkeit. Derartige Gelenkflächen existieren während der Entwicklung der Schädelknochen vor dem dritten, vierten und fünften Lebensjahr noch nicht. Zum Zeitpunkt der Geburt stellt das Gelenk zwischen Os occipitale und Atlas das einzig ausgebildete Gelenk des Schädels dar. Es scheint, als habe der SCHÖPFER DER MECHANIK für die Konfiguration des knöchernen Mechanismus am Schädel gesorgt, damit bei einer normalen Geburt eine sichere Passage durch den Geburtskanal gewährleistet ist.

Später beginnt die Motilität des Neuralrohrs knöcherne Gelenkführungen für den Mechanismus zu gestalten. Diese Motilität von Gehirn und Rückenmark beschreibt also das dritte Prinzip in unserer Analyse des Primären Atemmechanismus. Motilität. Was geschieht innerhalb der Wirbelsäule? Das Rückenmark bewegt sich während der Inhalation nach oben wie der Schwanz einer Kaulquappe. Während der Exhalation wandert es nach unten. Und was macht das Gehirn zur gleichen Zeit? Die Ventrikel, welche den Körper der Zerebrospinalen Flüssigkeit enthalten, dehnen sich aus und ziehen sich zusammen. Nicht nur das, es gibt Nervenbahnen, die sowohl Motilität als auch die Funktion der Leitung von Nervenimpulsen besitzen. Andernfalls wäre die Flüssigkeit auf ihrem Weg vom vierten zum dritten oder umgekehrt, behindert. Diese Wände erlauben eine Ausdehnung und eine Verengung des Aquaeductus cerebri.

Betrachten Sie nun das Innere des Gehirns. Sehen Sie sich dieses Ventrikelmodell an. Man erkennt, wie der dritte und vierte Ventrikel den Körper eines Vogels bilden.

Der Canalis centralis des Rückenmarks soll der Schwanz des Vogels sein. Die beiden seitlichen Ventrikel sehen aus wie seine Flügel. Woran sind sie befestigt?

Dort, wo die Flügel an einem Vogel befestigt sind: am vorderen oberen Winkel des Corpus. Der dritte Ventrikel, der vordere Anteil des Corpus, ist eine Flüssigkeitskammer. Während der Inhalation möchte ich nun, dass Sie sehen, wie sich diese Ventrikel ebenso bewegen, wie ein Vogel, der zum Flug ansetzt. Sobald sich die Flügel ausbreiten, gleiten sie hinten ein wenig mehr nach oben als vorne. Und was passiert mit dem Flügel eines Vogels, wenn dieser sich auf einem Ast niederlässt? Er faltet sich in Exhalation zusammen.

## I. Unterweisungen in der Wissenschaft der Osteopathie

**„Die Reise der Elritze[14]"**

*Anmerkung der Herausgeberin: Von Zeit zu Zeit erzählte Dr. Sutherland aus dem Stegreif etwas über das Gehirn. Er nannte dies „Die Reise der Elritze". Eine weitere Erzählung findet sich in Kapitel 17. Keine Erzählung glich der anderen.*

Die kleine Elritze in meiner Vorstellung sieht die Formation, die wir Cerebellum nennen. Sie betrachtet die beiden Hemisphären und denkt über den Entwurf dieses Mechanismus nach. Er scheint ungefähr wie der Blasebalg eines Schmiedes zu arbeiten. Mit anderen Worten, die Konvoluten der Hemisphären des Cerebellum sehen wie ein Blasebalg aus. Dann gibt es da noch die Nervenbahnen, die vom Cerebellum aus vor die Medulla oblongata und die Brücke, die auch Pons genannt wird, verlaufen.

Die kleine Elritze beginnt, sich über zusätzliche Funktionen Gedanken zu machen, physiologische Funktionen neben der Übertragung von Nervenimpulsen. Diese Funktionen werden durch den lebendigen, aktiven Körper angedeutet, durch die Motilität der Wände. Durch das kleine aufwärts führende Aquädukt gelangt sie an das obere Ende einer Spalte. Sie bemerkt enge Wände und als nächstes erkennt sie, dass sich diese Wände bewegen, um eine V-Form aus dem Spalt zu machen. Sie bewegen sich erneut, um sie zu schließen. Die V-Form erscheint während der Inhalation, die Verengung während der Exhalation. Sie möchte das untere Ende (dieser Spalte) betrachten, also taucht sie durch die Flüssigkeit ab und stößt auf den Hypothalamus. Wir wollen sie hier verlassen. Besser doch nicht. Sie soll noch etwas anderes tun:

Wir lassen sie zur Reziproken Spannungsmembran hinaufschwimmen, zur Falx cerebri; dort soll sie das Os ethmoidale wie eine Glocke läuten. Dazu kann sie die Crista galli benutzen, mit der sie das Os ethmoidale wie die Glocke einer Lokomotive schwingt. Während der schaukelnden Bewegung können wir erkennen, was mit den Bulbi olfactorii geschieht, die auf der Lamina cribrosa ruhen und von welcher die Geruchsnerven herabhängen. Sie wissen, dass es Zerebrospinale Flüssigkeit in diesen Bulbi gibt und in diesen Bahnen, von denen man sagt, sie gehören zum Gehirn. Es handelt sich dabei um einen anderen Aufbau als bei den übrigen Hirnnerven. Sie können über die Experimente, die Speransky[15] auf diesem Gebiet machte, nachlesen. Ich möchte Sie auf dieses System, welches die Nasenschleimhaut schützt, aufmerksam machen.

Lassen Sie uns zurück zum dritten Ventrikel gehen, jene enge Spalte, die sich bei der Inhalation weitet. Ich möchte, dass sie die tatsächliche Ausdehnung des Daches während der Inhalation visualisieren. Richten Sie ihre Aufmerksamkeit auf den Plexus choroideus im Dach, nicht auf jenen innerhalb des Ventrikels. Ich möchte,

---

**14.** Eine Elritze ist ein kleiner, ca. 8-10 cm langer Fisch.
**15.** Speransky war ein russischer Wissenschaftler, der Experimente durchführte, bei denen er ein Kontrastmittel verwendete und die Existenz einer direkten Verbindung zwischen dem Lymphsystem des Halses und dem entsprechenden Netzwerk der Nasenhöhle bewies. Er hatte schon davon gesprochen, dass der Ausgang aus der Schädelbasis durch die perineuralen Räume um die „Fila olfactoria" herum verläuft. Er stellte fest, dass die Farbe in der Zerebrospinalen Flüssigkeit in die Nasenhöhle passierte und unmittelbar darauf in den Lymphknoten des Halses zu finden war. A. D. Speransky, *A Basis for the Theory of Medicine*, hrsg. und übers. von C. P. Dutt (New York: International Publishers, 1943), Seite 111.

dass Sie sehen, wie er sich während der In- und Exhalation abwechselnd ausdehnt und wieder verknäult. So begegnet uns das mechanische Prinzip des Austauschs zwischen Blut und *Zerebrospinaler* Flüssigkeit. Machen Sie sich die Motilität des Gehirns und die Motilität des Plexus bewusst. Letzterer ist ein Anteil der Pia mater und des Blutgefäßsystems, nicht aber des Nervensystems. Gehen Sie nun in die Wände der seitlichen Ventrikel und Sie werden den gleichen Aufbau vorfinden, einen Vorhang zwischen Plexus choroideus und Ventrikel. Kehren Sie in den vierten Ventrikel zurück und erkennen Sie die gleiche mechanische Struktur.

Ich habe Ihnen eine Beschreibung jenes materiellen Mechanismus gegeben, welchen der Mensch nutzt, während er auf der Erde ist. Ich möchte Sie nun auf die Lage der physiologischen Zentren am Boden des vierten Ventrikels aufmerksam machen. Sie regulieren die sekundären Mechanismen im lebenden Körper. Die Lokalisation dieser lebenswichtigen primären Zentren zeigt meinen Beweggrund, den Primären Atemmechanismus *primär* zu nennen. Die große Batterie, die Tide, wirkt durch dieses Gebiet. Verstehen Sie, dass das „höchste bekannte Element" diese physiologische Zentren transmutiert. Auch die Hirnnervenkerne erfahren eine Transmutation von diesem „höchsten bekannten Element", von jener Batterie, die den „Saft" enthält.

## DIE GELENKBEWEGLICHKEIT DER SCHÄDELKNOCHEN UND DIE UNWILLKÜRLICHE BEWEGLICHKEIT DES SAKRUM

Das vierte Prinzip bei der Analyse des Primären Atemmechanismus beschreibt die Beweglichkeit der Schädelknochen an den Suturen und die unwillkürliche Beweglichkeit des Sakrum zwischen den Ilia. Beachten Sie bitte, dass ich hier nicht von der haltungsbedingten Mobilität der Ilia in Bezug auf das Sakrum spreche. Es gibt eine Bewegung, die durch die Reziproke Spannungsmembran vermittelt wird. Sie sehen, dass die Dura mater wie eine Membrana interossea sämtliche Teile miteinander verbindet, das Sakrum eingeschlossen.

Nachdem die Führungen der Gelenkflächen an den Schädelknochen sich gebildet haben, ist die volle Mobilität des Ganzen da. Sie können behaupten, dass das Gehirn keine muskuläre Unterstützung braucht, um diesen Mechanismus zu bewegen. Sie können das jedem Skeptiker jederzeit und zur vollsten Zufriedenheit beweisen. Wenn jene also das Modell ihres Schädelmechanismus kritisieren, so wie sie es bei mir getan haben und fragen: „Wo sind denn die Muskeln, die für diese Bewegung der Gelenke verantwortlich sind?" brauchen Sie lediglich auf das Sakrum verweisen.

Dr. Still bewies die Gelenkbeweglichkeit der Iliosakralgelenke sogar zu einer Zeit, als sie in den Lehrbüchern noch als Synarthrosen bezeichnet wurden.

Fragen Sie Ihre Kritiker, ob sie irgendein Muskelgewebe finden können, das vom Sakrum zu den Ilia verläuft. Lassen Sie sie danach suchen. Es existiert keinerlei muskuläre Unterstützung für die Bewegungen der Gelenke zwischen Ilia und Sakrum.

Sie werden aber feststellen, dass das Sakrum durch Bänder zwischen den Ilia aufgehängt ist. Die Gelenkflächen sind L-förmig. In zwei Artikeln des *Journal of the American Osteopathic Association* machte Walford A. Schwab D. O., ein Professor am Chicago College of Osteopathy, auf die Form dieser Gelenkflächen aufmerksam. Er stellte nicht nur ihre L-Form fest, sondern bemerkte zudem eine dezente Vertiefung auf einer Oberfläche und eine kleine Erhebung auf der Anderen. Beide haben einen funktionellen Sinn.[16]

Setzen Sie sich mit der Beschreibung der Schale des knöchernen Schädels in den Standardwerken auseinander. Sie stoßen auf die Feststellung, dass die Knochen der Schädelbasis aus Knorpel und die Knochen des Schädeldeckels aus Membranen hervorgehen. Wenn Sie die aus Knorpelgewebe entstandenen Knochen betrachten, sagt Ihnen die Vernunft: „Eine gelenkartige Beweglichkeit der Schale des Schädels". Nun setzen Sie eine Kappe auf die Schale. Wäre keine Kompensation durch die Suturen gegeben, würde der membranöse Schädeldeckel die gelenkige Beweglichkeit der Knochen an der Schädelbasis stören. Zum Beispiel ist die auffallend übereinstimmende fingerförmige Verzahnung der Ossa parietalia an der Sutura sagittalis ein Merkmal, welches auf eine Anpassungsfähigkeit an die Knochen der Schädelbasis, die in der chondralen Matrix vorgeformt werden, hinweist. Beim Erwachsenen besitzen die Knochen des Schädeldaches zwei Wände mit der Diploe dazwischen. Sie sind an den Suturen sowohl in sich flexibel als auch anpassungsfähig.

Der lebende menschliche Körper ist ein Mechanismus. Dazu gehören die knöchernen Gelenke, den Blutfluss in Arterien und Venen, der feine und komplizierte Mechanismus des Lymphsystems und dieses große hydraulische System, die Zerebrospinale Flüssigkeit.

Diese intrakranialen Bilder müssen Sie sich für Diagnostik und Behandlung vor Augen halten. In der Wissenschaft der Osteopathie, wie sie von Dr. Still vorgestellt wurde, liefert uns das kraniale Konzept ein Bild, dessen sich der Therapeut ständig bewusst sein muss, um das eigentliche Problem diagnostizieren und behandeln zu können.

Dann schaue ich weiter und begegne einem venösen Kanal der anders ist als sonst. Das Bild membranöser Gewebe, die venöse Kanäle bilden, legt nahe, dass eine dortige Restriktion zu einem pathologischen Befund im Gehirn führen könnte. Meine Überlegungen sind nun Folgende: Falls es keine Mobilität im Mechanismus des Schädels gibt, die das venöse Blut vorwärtsbewegt, dann wird es eine Stauung im Blutkreislauf geben. Da es eine Kompensation für die Bewegung in der Schädelbasis geben muss, betrachtete ich den Mechanismus im Schädeldach. Ich fand heraus, dass die Dura mater aus zwei Wänden besteht, einer Inneren und einer Äußeren. Dazwischen befinden sich die venösen Blutleiter. Die Suturen des Schädeldaches können sich bewegen und diese kompensierende Bewegung bewegt das venöse Blut.

Als ich den Angulus posterius inferior ossium parietalium, den Angulus mastoi-

---

**16.** Die Texte erschienen erstmals 1928 und 1932 und wurden dann neu gedruckt: Walford A. Schwab, „Anatomical Mechanics, *Year Book*, Academy of Applied Osteopathy, 1952, Seite 141-142.

deus, untersuchte, fand ich heraus, dass die Sinus laterales exakt über der Innenseite dieser Anguli verlaufen. Unmittelbar danach werden sie zu den Sinus sigmoidei, welche das venöse Blut zu den Foramina jugulares weiter transportieren. Dann bemerkte ich die gewellte Verzahnung in den parietomastoidalen Gelenken. Sie zeigen die Bewegungsrichtung der Ossa parietalia nach innen und nach außen. Ich verstand, dass die Bewegung der Anguli mastoidei und der Ossa parietalia, zusammen mit der Bewegung der Ossa temporalia die Wände der Sinus laterales bewegen – jener aus Dura mater gebildeten Hirnleiter.

Was bewegt das Blut die Sinus petrosi entlang, die sich ebenfalls in der Dura mater befinden? Ich dachte mir also weiter, dass die Partes petrosae der Ossa temporalia in einer schaukelnden Bewegung nach innen und anschließend nach außen rotieren. Dann gibt es noch den Sinus cavernosus, der seinerseits membranöse Wände besitzt. Und was bewegt das Blut hier entlang? Ich überlegte, dass das Os sphenoidale nach vorne und zurück zirkumrotiert, und dass die bereits erwähnten Wände durch diese Bewegung ebenfalls bewegt werden.[17]

Sie können den Mechanismus sehen, der das venöse Blut vorwärts bewegt, wenn die mit den Knochen verbundene Reziproke Spannungsmembran sich verändert und dabei die Bewegung des einen oder anderen Knochen reguliert.

* * *

Unser nächstes Studienobjekt ist das Os occipitale. Zunächst müssen wir uns mit dem Umfang des Os occipitale befassen. Dazu gehören der Proc. basilaris, die Kondylen und die gebogene Squama. Das Os occipitale nimmt den größten Anteil der Rückseite des Kopfes und einen großen Anteil der Schädelbasis ein. Das Foramen magnum befindet sich beim Menschen im unteren Bereich. Betrachten Sie den Knochen als ein Rad. Nehmen Sie bestimmte Bereiche als Speichen des Rades oder als Punkte auf dem Umfang. Sobald das Os occipitale während der Inhalation rotiert, bewegt es sich nach vorne und ein wenig nach oben, sodass die sphenobasilare Verbindung im Clivus nach vorne und oben bewegt wird. Das Foramen magnum bleibt nicht in der tiefen Stellung. (Siehe Zeichnung 1)

Ich hebe das Foramen magnum besonders hervor, da die Dura mater fest an seinem Rand befestigt ist. Hier ist die obere Aufhängung der intraspinalen Dura mater, eine Fortsetzung der inneren Schicht der Dura mater des Schädels. Die intraspinale Dura mater ist nicht am Atlas befestigt. Sie ist am zweiten und zuweilen auch am dritten Halswirbel fixiert. Von dieser Region hängt sie einem hohlen Rohr vergleichbar quasi lose hinab bis zum Sakrum, an dem sie ebenso fest am Knochen befestigt ist. Wenn sich das Os occipitale bei der Inhalation nach vorne bewegt, kann man feststellen, dass sich das Foramen magnum nach oben in eine höhere Position bewegt. Sie sehen, wie sich die intraspinale Dura mater hebt und das Sakrum mitnimmt. Verstehen Sie, worauf ich hinaus will?

---

**17.** *Zirkumrotieren* wird in Websters Wörterbuch als „sich drehen wie ein Rad" definiert. Die Bewegung des Os sphenoidale und des Os occipitale ist eine Rotation um eine transversale Achse. Dr. Sutherland benutzte den Ausdruck „Herumführung".

# I. Unterweisungen in der Wissenschaft der Osteopathie

Es gibt eine Bewegung in der Reziproken Spannungsmembran des Canalis spinalis, die das Sakrum in eine Position mitnimmt, bei welcher sich die Basis sacralis nach oben und der Apex nach vorne bewegt (Flexion).

*Anmerkung der Herausgeberin: Vor kurzem angestellte anatomische Untersuchungen haben ergeben, dass die Dura mater am Canalis vertebralis in der Lendengegend befestigt ist. Die anterioren Verbindungen sind kurz und stark, die posterioren Verbindungen schwächer und länger. Die anterioren und anterolateralen Verbindungsgewebe hängen am Lig. longitudinale posterius. Die Bänder sind in Höhe L5-S1 am stärksten, in der oberen Lendengegend am schwächsten. Die Wurzelscheiden des N. duralis sind auch anterior am Lig. longitudinale posterius und lateral an der Knochenhaut der Pediculi inferiores befestigt.*[18]

Nehmen Sie die Alae majores des Os sphenoidale als Speichen eines weiteren Rades. Betrachen Sie den kleinen Grat des Os ethmoidale als eine weitere Speiche, welche zusammen mit den Proc. pterygoidei und der Sella turcica auf dem Os sphenoida-

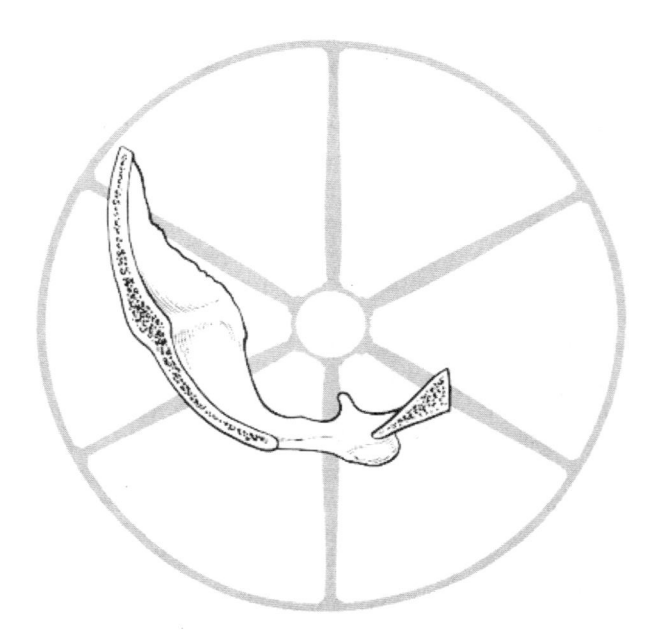

Zeichnung 1: Das Os occipitale dargestellt als ein Rad; die verschiedenen Punkte wechseln ihre Position während sich das Os occipitale um seine Achse dreht.

---

**18.** I. G. Parkin und G. R. Harrison, „The Topographical Anatomy of the Lumbar Epidural Space," *Journal of Anatomy* 141 (1985): 211-217, und David L. Spencer, George S. Irwin und J. A. A. Miller, „Anatomy and Significance of Fixation of the Lumbosacral Nerve Roots in Sciatica," *Spine* 8, No. 6 (1983): 672-679.

le-Rad sitzt. Diese Knochen, also Os occipitale und Os sphenoidale, rotieren. Die Speichen des Rades bewegen sich auf unterschiedlichen Höhen, sobald sich die Räder drehen. Dieses Bild vor Augen kann Ihnen helfen, den Mechanismus zu verstehen.

Das nächste Thema ist das Os temporale. Ich beschreibe diesen Knochen oft als ein wackeliges Rad. Sie können sich ein wackeliges Rad bestimmt vorstellen. Das Os temporale bewegt sich auf diese Art. Nehmen Sie die Pars petrosa des Os temporale als Achse. Wenn ich in diesem Konzept von der internen und externen Rotation des Os temporale spreche, beziehe ich mich dabei auf die Pars petrosa. Ich tue dies, da die Partes petrosae der Ossa temporalia sich am Boden der Schädelbasis befinden und mit dem Proc. basilaris des Os occipitale eine Gelenkverbindung vom Zungen- und Furchen-Typ aufweisen. So wie auch die Wirbelkörper ist der Proc. basilaris des Os occipitale für den Therapeuten unerreichbar. Sie können beide nicht berühren und Sie können beide nicht sehen. Aus diesem Grund sind Sie gezwungen, sich die Situation bildlich vorstellen, ebenso wie Sie es bei den Wirbelkörpern und den Rippenköpfchen machen

Ich spreche von den Partes petrosae in externer oder interner Rotation. Die physiologische Bewegung während der Inhalation, wenn sich das Os occipitale also in seine Flexionsposition bewegt, bringt die Partes petrosae in Relation zum Proc. basilaris in eine Außenrotation. Deshalb nenne ich die Pars petrosa auch die Achse, um die sich das Os temporale bewegt. Vergessen Sie nicht, dass die Partes petrosae sich vorne einander annähern und nach hinten auseinandergehen. Damit folgen sie dem physiologischen Design sämtlicher Gelenke der Wirbelsäule und des Schädels.

Diese Achse, die Pars petrosa des Os temporale, dreht sich auf dem Proc. jugularis des Os occipitale wie auf einem Pivotpunkt. Die Pars squamosa des Os temporale ist so situiert, dass sie sich bei einer Außenrotation der Pars petrosa nach außen bewegt, wohingegen der Proc. mastoideus nach innen wandert. Stellen Sie sich das Rad vor, die Scheibe des Rades, wie es wackelt. Bei der Gegenbewegung, der Innenrotation, bewegt sich die Pars squamosa entsprechend nach innen und der Proc. mastoideus nach außen. Dies ist das Bild des wackeligen Rades bei der Innen- und Außenrotation der Pars petrosa als Achse des Os temporale.

Ich nenne das Os temporale den „Unruhestifter" oder den „Clown" im Gelenkmechanismus des Schädels. Diese Bemerkung bedeutet, dass ich auf mehr Probleme gestoßen bin, die von diesem kleinen Os temporale verursacht wurden, als von irgendeinem anderen Knochen des Schädels.

Wenn Sie im Sinne Dr. Stills „osteopathisch denken", denken Sie nicht nur über Knochengewebe nach, sondern auch über die Ursprünge und Ansätze der weichen Gewebe, Muskeln und Faszien. Berücksichtigen Sie Zug an den Faszien und die Menge von Muskelgewebe an bestimmten Stellen der Partes petrosae. Rufen Sie sich ins Gedächtnis, dass sobald der Proc. basilaris des Os occipitale lateral angehoben wird, die Pars petrosa auf der betreffenden Seite immer nach innen rotiert.

Daraus folgt, dass die Pars petrosa der Gegenseite, der abgesenkten Seite, immer nach außen rotiert. Wenn der Proc. basilaris an der spenobasilaren Verbindung in einer extremen Flexionsposition steht, werden sich beide Ossa temporalia in starker Außenrotation befinden.

*Anmerkung der Herausgeberin: Dies basiert auf der Tatsache, dass das Os occipitale die Ossa temporalia auf den Proc. jugulares trägt. Daraus folgt, dass die Ossa temporalia automatisch in die angegebene Position gebracht werden, sobald das Os occipitale auf seiner anterior-posterioren Achse gedreht wird. In diesem Fall gibt es zwischen den beiden Knochen Os temporale und Os occipitale, keine Bewegung zu beachten.*

Stellen Sie sich bildlich vor, wie unter diesen Umständen das gesamte Bindegewebe zwischen dem Os sphenoidale, dem Proc. basilaris des Os occipitale und den Partes petrosae an der Außenseite der Schädelbasis, unterhalb dieser Knochen, zusammengedrängt und komprimiert wird. Es gibt kein Ende für die Tiefe dieses Bildes, weder nach Innen oder nach Außen.

Betrachten Sie die Proc. pterygoidei des Os sphenoidale, die Alae majores und minores des Os sphenoidale. Stellen Sie sich die unterschiedlichen Positionen der Speichen des Rades vor, der Grat des Os ethmoidale eingeschlossen, sobald sich das Rad des Os sphenoidale in Bewegung setzt.

Sie nehmen zur Kenntnis, dass das Promontorium des Os sphenoidale sich nicht vor oder zurück bewegt, es bleibt auf seiner Position. Es ist wie ein aufgehängtes Rad, welches zirkumrotiert, sodass seine kleinen Speichen oder deren Projektionen an verschiedene Positionen bewegt werden. Folgen Sie diesen Projektionen. Das wird Ihnen helfen, sich bei Ihrer Arbeit die Stelle der Dysfunktion besser vorzustellen.

Auf diese Art und Weise können Sie den gesamten Mechanismus des Schädels studieren. Sie werden auf Probleme stoßen und Lösungen für die Probleme finden. Beweisen Sie jedem Skeptiker, auch wenn er noch skeptischer ist, als ich es am Anfang war, dass der lebendige menschliche Kopf nicht nur schützende Stabilität, sondern auch eine gelenkartige Beweglichkeit besitzt. Wenn diese Leute dann versuchen zu beweisen, dass die Knochen des erwachsenen menschlichen Schädels unbeweglich sind, werden sie, je mehr sie sich damit befassen, ebenso geschockt sein wie ich es damals war. Sie werden an jeder Gelenkfläche dieses Mechanismus Hinweise auf Mobilität finden.

*Primärer Atemmechanismus*

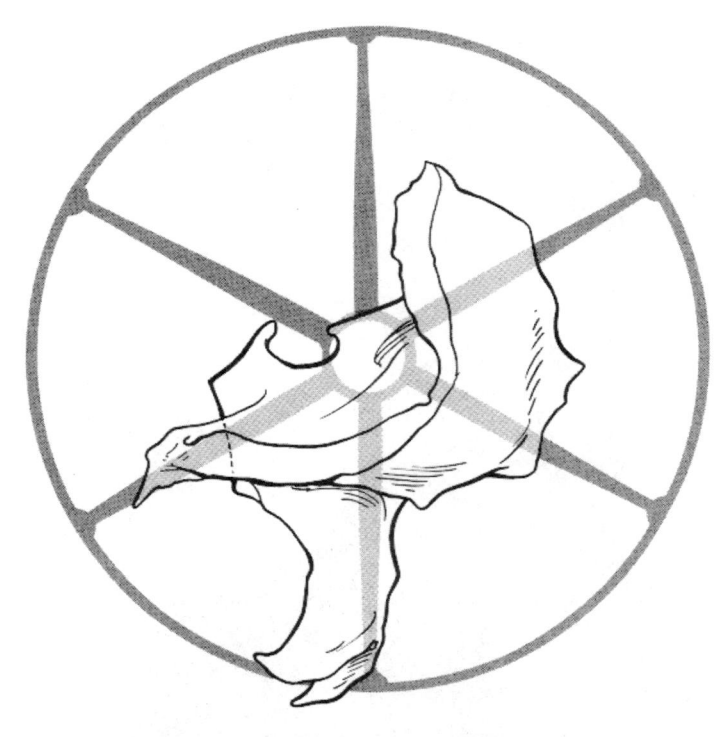

ZEICHNUNG 2: DAS OS SPHENOIDALE ALS RAD DARGESTELLT; DIE ORIENTIERUNGSPUNKTE UND PROCESSI WECHSELN IHRE POSITION, WÄHREND SICH DAS OS SPHENOIDALE UM SEINE ACHSE DREHT.

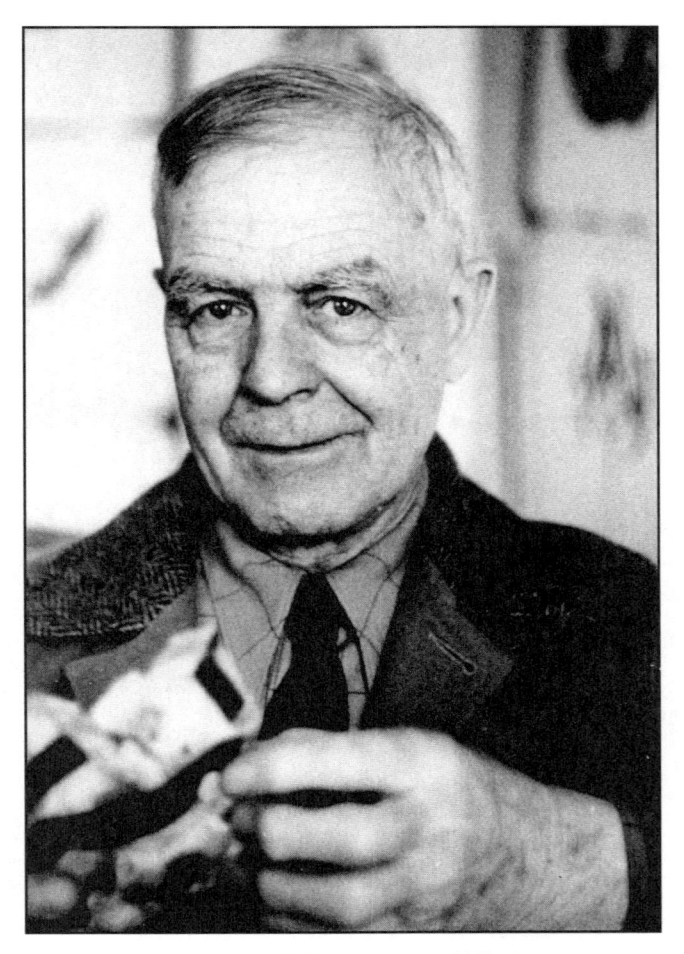

# I. Unterweisungen in der Wissenschaft der Osteopathie

Bild 6: W.G. Sutherland, ca. 1950.
Demonstration einer Technik vermutlich am Os temporale.

## 3. DIE FLUKTUATION DER ZEREBROSPINALEN FLÜSSIGKEIT

Wir wollen uns nun weiter mit der Zerebrospinalen Flüssigkeit im Schädel und ihrer Beziehung zum gesamten Körper beschäftigen. Bedienen wir uns dafür mehrerer mentaler Bilder. Für mich ist der ATEM DES LEBENS, und ich meine dabei nicht das Einatmen von Luft, das Wichtigste davon. Das Einatmen von Luft ist nur eines jener materiellen Elemente, das die menschliche Seele während ihres Erdenlebens gebraucht.

Wie ich herausfand, besitzt das erste Prinzip im Primären Atemmechanismus, die Fluktuation der Zerebrospinalen Flüssigkeit, eine Potency, die intelligent ist. Diese Potency ist eine unsichtbare Flüssigkeit innerhalb der Zerebrospinalen Flüssigkeit. Die Potency der Tide müssen wir berücksichtigen – etwas mit mehr Stärke, um Strainmuster im Membran- und Gelenksystem des Schädels zu reduzieren, als jede andere Kraft, die Sie sicher von außen anwenden können.

Ihre Funktionsweise ist ausgesprochen intelligent. Behalten Sie dieses im Gedächtnis und auch das mentale Bild, welches als Antwort auf die Frage entsteht: „Wie halten diese Membrangewebe die Fluktuation der Tide zurück?"

Was sind Knochen anderes als Flüssigkeit, eine andere Form von Flüssigkeit? Was ist jenes kleine Hagelkorn, das vom Himmel fällt, anderes als Flüssigkeit? Was ist diese Erde hier, diese Welt, in der wir leben, anderes als Flüssigkeit? Es sind alles materielle Erscheinungen und dahinter: Flüssigkeit – wenn wir lernen wie Dr. Andrew Taylor Still zu denken. Er lebte näher bei seinem SCHÖPFER als rein materielles Atmen. Verstehen Sie, worauf ich hinaus will?

Die Tide. Sie beobachten die Gezeiten des Meeres, und Sie beobachten das Fährschiff, das von Oakland aus über die San Francisco Bay fährt. Kommt die Fähre in die Nähe von Treasure Island, trifft sie auf etwas. Zeit oder Gezeiten? Sie werden feststellen, dass der Kapitän das Steuerrad so hält, dass sich das Boot an einem Balancepunkt befindet und nur durch die Potency der hereinkommenden Flut herumgedreht wird. Dann, auf der nächsten Fahrt, fragen wir uns, warum der Kapitän einen anderen, etwas weiter von Treasure Island gelegenen Kurs einschlägt? Es liegt einfach eine andere Gezeitensituation vor.

Oder vielleicht trifft er auf das tiefe Anschwellen der Dünung, ein Emporkommen und Fallen der Wellen. Es gibt so viele Dinge, die man bei den Gezeiten des Meeres lernen muss.

Vergleichen Sie das mit der Flüssigkeit im lebenden Körper, jener Tide im Körper mit der ihr eigenen Potency. Dies ist es, was wir in diesem ersten Prinzip vor uns haben: Die INTELLIGENZ, die in der Potency der Tide liegt. Wir sprechen von der kraftvollen Fluktuation dieser Tide und von etwas Unsichtbarem und Intelligentem. Wir sprechen vom ATEM DES LEBENS in dieser Tide.

# I. Unterweisungen in der Wissenschaft der Osteopathie

Sie können sich einen Röntgenstrahl vorstellen, der von einem positiven zu einem negativen Pol springt. Zwar sehen Sie den Apparat, aber den Strahl, der den Film belichtet und das Bild, das Schattenbild, herstellt, bleibt unsichtbar für Sie. Es gibt hier eine Potency in etwas Unsichtbarem. Dies entspricht dem grundlegenden Prinzip des Primären Atemmechanismus, jenem „höchsten bekannten Element", auf das Dr. Still bereits aufmerksam machte. Er meinte nicht die materielle Flüssigkeit, die wir sehen können, sondern dieses Element in der Tide, innerhalb dieser Flüssigkeit.

Ich möchte Sie auf das Wasser, das klare Wasser, in der Batterie Ihres Autos hinweisen. Es befinden sich Chemikalien in diesem Wasser, materielle Chemikalien. Aber Sie können das unsichtbare Element, den elektrischen „Saft", der aus diesem Wasser kommt und das Kabel entlang läuft, welches zum Motor ihres Autos führt, nicht sehen. Das ist die Potency, die Kraft, die aus der Batterie kommt. Von Zeit zu Zeit müssen Sie das Wasser der Batterie austauschen.

Es gibt interessante Fragen und Anmerkungen in dem kleinen Text *Dr. Still in the Living* von Robert E. Truhlar D. O.[19]

An einer Stelle heißt es: „*Der Große Architekt des Universums baut ohne den Lärm von Hämmern, die Natur tut ihre Arbeit leise.*" An anderer Stelle: „*Elektrizität ist eine Erscheinung, die von Natur aus benötigt wird, um Muskeln zusammenzu-*

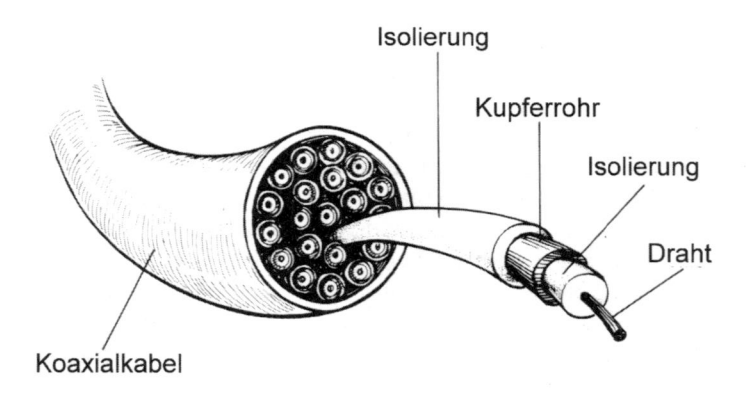

Zeichnung 3: Ein koaxiales Kabel dient zur gleichzeitigen Übertragung und Verstärkung von einer Vielzahl von Radio-, Fernseh- oder Telefonsignalen. In einem Kabel können zwanzig oder mehr Koaxiale untergebracht sein, die jeweils aus einem äußeren röhrenförmigen Leiter bestehen, der einen inneren Leiter umgibt, welcher von elektrisch isolierendem Material umgeben ist. Das Rohr schirmt das Signal von äußeren elektrischen Störungen ab und verhindert, dass das Signal abgeschwächt wird.

---

**19.** Privat verlegt in Cleveland, Ohio, 1953.

*Die Fluktuation der Zerebrospinalen Flüssigkeit*

*ziehen und Gase aus dem Körper auszustoßen."* Können Sie sich die Tide als eine Art Batterie mit einer Flüssigkeit, in der sich Chemikalien befinden, vorstellen? Was haben Sie in dieser Verbindung? Den „Saft", diese unsichtbare Potency, die Batterie des menschlichen Körpers.

Um ein anderes mentales Bild zu nehmen, mit dem wir arbeiten können, denken Sie einmal an all die Fasern in einer Nervenbahn. Haben Sie jemals ein Kabel oder eine Abbildung eines Kabels gesehen, das dem transatlantischen Kabel entspricht, und wissen Sie, wie es funktioniert? Viele kleine Kupferrohre umschließen jeweils einen stromdurchflossenen Leiter. Zwischen diesem von Strom durchflossenen Leiter und dem Kupferrohr befindet sich die Information, kleine Stückchen an Information. Sie könnten hier oder dort am Kupferrohr einen Knopf herunterdrücken, wie bei einem Radio, und Sie bekämen Zugriff auf das jeweils gewünschte Programm. Alle Programme laufen über dieses Kupferrohr. Die „feineren Nerven, die sich innerhalb der Lymphbahnen befinden" könnten dem Übertragungsmechanismus dieser Rohre ähneln und sich so von der üblichen Nachrichtenübermittlung von Nervenbahnen unterscheiden.[20] Dieses Bild schließt auch eine Transmutation der Zerebrospinalen Flüssigkeit ein, jenem „höchsten bekannten Element", das im „Kupferrohr" gebildet wird. Und es gibt auch die „Schalter", wenn Sie sie so nennen möchten, die mit dieser oder jener Station im Rohr eine Verbindung herstellen. Es ist einfach ein wundervoller Prozess.

Stellen Sie sich jenes „Etwas" in der Zerebrospinalen Flüssigkeit vor, das in den Nervenzellen oder -bahnen eine Transmutation durchläuft. Es fließt nicht die Nervenbahnen entlang, als ob sie Drähte wären. Es handelt sich um eine Zustandsänderung, wenn Sie so wollen. Es ist nicht so, dass es etwas funktionieren lässt. Dieses „Etwas" befindet sich in den Rohren, etwa so wie sich eine Einheit zwischen verschiedenen Radiostationen befindet.

Was meint Dr. Still damit, wenn er davon spricht, dass „in den Lymphgefäßen noch feinere Nerven sind als im Auge?" Finden Sie Lymphbahnen in den Nerven? Nein. Er deutet auf etwas anderes hin. Er möchte, dass wir dieses „Kupferrohr" und den Draht darin, die elektrische Kraft, erkennen. Dieses Prinzip findet Verwendung bei jenen Kabeln, welche die Nachrichten über den Atlantischen Ozean transportieren. Nachrichten, viele verschiedene Nachrichten, laufen über dieses Kupferrohr.

Was wissen Sie über Wetterleuchten? Sie können seine Erscheinung durch die ganze Wolke hindurch sehen, obwohl es die Wolke nicht berührt. Ich möchte, dass Sie dieses unsichtbare „flüssige Licht" betrachten oder dass sie den ATEM DES LEBENS als eine Art Wetterleuchten und als eine Transmutation verstehen; ein Wetterleuchten durch die Nerven hindurch, ohne dass das „Kupferrohr" berührt wird. Die Transmutation ist das, was Dr. Still seinerzeit als „Nervenkraft" bezeichnete. Er versuchte, uns das verständlich zu machen, indem er das Beispiel der elektrischen Kraft, beziehungsweise des elektrischen „Safts" verwendete, welcher einen Draht entlangläuft. Das entlanglaufende Signal braucht eine Bahn, auf dem es laufen kann.

---

**20.** „Über die Lymphgefäße weiß man wahrscheinlich weniger als über jeden anderen Bereich der lebenserhaltenden Maschinerie des Menschen... In den Lymphgefäßen befinden sich noch feinere Nerven als im Auge." Still, *Philosophy and Mechanical Principles of Osteopathy*, Seite 66.

# I. Unterweisungen in der Wissenschaft der Osteopathie

Es handelt sich um eine Schaltvorrichtung, eine Einstellung innerhalb des menschlichen Körpers. Aber eingestellt auf was? Auf das „höchste bekannte Element", den ATEM DES LEBENS – nicht das Atmen von Luft. Ich will einen anderen Text zitieren:
> Bei der Schaffung des Menschen wurde der ATEM DES LEBENS in die aus Lehm geformten Nasenlöcher geblasen und der Mensch wurde eine lebende Seele.[21]

*Anmerkung der Herausgeberin: Dr. Sutherland weist auf Möglichkeiten hin; er skizziert hier die Idee, dass innerhalb des Nervensystems mehr als eine einfache Übertragung von elektrischen Impulsen stattfindet.*

Ich beginne zu verstehen, was er mit einem feineren Element innerhalb des Lymphsystems meint. Betrachten Sie die Lymphbahnen und ihre Knoten. Sie transportieren Gewebeflüssigkeit und Lymphe in das venöse System zurück, bevor das venöse Blut das Herz erreicht. Liegt eine Infektion vor, vergrößern sich die Lymphknoten, sie schwellen an, da sie etwas zurückhalten. Sie halten es solange zurück, bis eine Nachricht kommt und eine Elektrolyse stattfindet, die den Lymphknoten so beeinflusst, dass sich die Lymphe verändert, bevor sie in das Blut befördert wird. Nun können Sie verstehen, wie das Lymphsystem arbeitet, und noch besser, wie die Viszera arbeiten.

Sie werden in der Lage sein, den Inhalt von vergrößertem Lymphgewebe zu verteilen, ohne dass es zu spontanen Ausbrüchen oder Abszessbildungen kommt. Die Stauung wird verschwinden, so wie in jenen Situationen, in denen die Fluktuationen der Zerebrospinalen Flüssigkeit unter der Kontrolle eines kranialen Behandlers war. Dies ist nicht einfach nur eine Behauptung. Die Möglichkeiten, welche Ihnen die Wissenschaft der Osteopathie bietet, entsprechen folgendem Zitat: „In den Lymphgefäßen gibt es noch feinere Nerven als im Auge." Können Sie das glauben?

Werfen Sie einen Blick auf das Infundibulum, das den Hypothalamus mit der Hypophyse in der Sella turcica verbindet. Stellen Sie sich das Infundibulum als ein Kupferrohr mit einem Spannungspotenzial darin vor, einem elektrischen Strom auf einem Leiter und einer Isolierung darum – das heißt, zwischen ihm und dem Kupferrohr. Dann denken Sie an eine Transmutation der elektrischen Spannung und Kraft in einer Batterie, die in das Kupferrohr hinausläuft.

Sobald Sie Nachrichten über dieses Rohr versenden, stehen Ihnen Schalter zur Verfügung wie jene, mit denen Sie die vielen Radiostationen einstellen können. Nur ein „Kupferrohr" also, mit vielen Drähten darin. Vielleicht wird ihnen das helfen, das Infundibulum zu verstehen.

* * *

Lassen Sie mich von einem Erlebnis erzählen, das ich im Zusammenhang mit dem ATEM DES LEBENS[22] hatte. Es geschah am Ufer des Lake Erie, dessen Wassertiefe seewärts einen Kilometer oder länger kaum über Kniehöhe hinausgeht. Ein Mann und

---

**21.** Nach Gen 2,7. Der vollständige Vers siehe Fußnote 10 Seite I-28.
**22.** Diese Geschichte findet sich auch in einer Fußnote in *Die Schädelsphäre*. Dr. Sutherland beschreibt sie als einen Fall, der „... mir erschien wie der Schock einer Bombe für den Bereich der Meningen..."; Sutherland, *Die Schädelsphäre*, Seite III-30.

*Die Fluktuation der Zerebrospinalen Flüssigkeit*

sein Freund gingen ins Wasser hinaus, um zu baden. Sie hatten irgendeinen Fusel getrunken – was in jenen Tagen der Prohibition eben gerade zu bekommen war.

Der Mann wurde krank, er brach im Zustand eines meningealen Schocks zusammen und sein Begleiter trug ihn zum Ufer. Er war nicht ertrunken, denn es war kein Wasser in seinen Lungen. Die Leute dort machten sich mit den üblichen Methoden der Wiederbelebung erfolglos an ihm zu schaffen. Ich bemerkte den Aufruhr und ging hin.

Ich fand ihn vor wie einen toten Menschen, steif wie ein Stock und blau wie ein Wetzstein. Es gab keine Anzeichen von Atmung. Ich griff nach den Ossa temporalia und brachte die Partes petrosae in Außenrotation, während ich das Os occipitale in Flexionsposition bewegte. (Sie werden später lernen, diese Positionen besser zu verstehen). Was war die Folge?

Das Tentorium cerebelli ist an den oberen Enden der Partes petrosae der Ossa temporalia und an der Innenseite der Squama occipitalis befestigt. Die vorderen Bereiche des Tentorium cerebelli sind an den Proc. clinoidei der Sella turcica des Os sphenoidale fixiert. Als ich die Knochen mit meinen Händen bewegte, wurde demnach das Zelt bewegt.

Unter dem Tentorium cerebelli ist ein Zerebrospinaler Flüssigkeitskörper anzutreffen, der den Truncus cerebri und das Cerebellum umgibt und auch innerhalb des Truncus cerebri zu finden ist. In diesem Flüssigkeitskörper befindet sich jenes „höchste bekannte Element", auf das Dr. Still hinwies; innerhalb des Truncus cerebri wiederum, innerhalb der Medulla oblongata, trifft man auf jene primären Zentren, welche die Körperfunktionen, allen voran das Atemzentrum, kontrollieren.

Nachdem ich diese Knochen bewegt hatte, spürte ich ein Gefühl der Wärme in meinen Händen. Die Atmung begann. Als ich den Mechanismus losließ, hörte sie wieder auf. Jemand sagte freundlich: „Warum rufen Sie keinen Arzt?" Ich versuchte das Experiment nochmals und das gleiche Gefühl der Wärme kam zurück. Sein Kopf zuckte plötzlich und er begann zu seiner Schwester zu sprechen.

Der physische Mechanismus des Mannes war bereits tot gewesen. Er war in einem meningealen Schock blockiert; die Membrana arachnoidea hatte sich über dem Gehirn blockiert. Glücklicherweise befand sich aber der ATEM DES LEBENS in diesem Flüssigkeitskörper. Alles was ich tat, war „den Motor wieder anzukurbeln". Ich weiß von zwei anderen kranialen Behandlern, die in einer ebenso kritischen Situation ein ähnliches Experiment durchführen konnten.

Wenn Sie über einen solchen kritischen Zustand nachdenken, werden Sie verstehen, warum ich von Zeit zu Zeit sage: „Wenn Sie nicht wissen, was sie sonst tun sollen, komprimieren Sie den vierten Ventrikel." Behalten Sie die Tide mit ihrer intelligenten Potency im Gedächtnis. Sie ist etwas, auf das Sie sich verlassen können. Etwas, das weiß, wie es läuft. Wenn Sie sich in einigen Fällen nicht ganz sicher in der Diagnose sind, denken Sie an die Tide und komprimieren Sie den vierten Ventrikel.

## 4. DIE REZIPROKE SPANNUNGSMEMBRAN

Wenn Sie die Wirbelsäule betrachten, sehen Sie die Bänder, die ihre Gelenke zusammenhalten und ihnen einen gewissen Bewegungsradius ermöglichen. Dann werfen Sie einen Blick in den Schädel, um jene Strukturen zu finden, welche dort genau die gleiche Funktion übernehmen wie die Bänder der Wirbelsäule. Im Schädel befindet sich eine Membrana interossea, welche die Knochen des Neurocranium zusammenhält und an den Artikulationen einen gewissen normalen Bewegungsradius erlaubt.

Die Membrana interossea im Schädel wird Dura mater genannt. Es handelt sich um eine derbe, nicht dehnbare, faserige Membran, die sich aus einer äußeren und einer inneren Wand zusammensetzt. Die äußere Wand dient als Periost. Die innere Wand besitzt die Besonderheit, dass sie zwischen einzelnen Anteilen des Gehirns in Falten herunterhängt. Die Falte, die zwischen den Hemisphären in Richtung der Sagittalebene herabhängt, wird als Falx cerebri bezeichnet. Jene Falte wiederum, die sich über das Cerebellum spannt, nennt man Tentorium cerebelli. Die gesamte Dura mater mit ihren Falten ist an sämtlichen Knochen des Neurocranium befestigt. Der Name Falx bezieht sich auf die Sichelform der Falx cerebri. Wenn Sie sich eine Seite des Tentorium cerebelli anschauen, sehen Sie ein weiteres sichelförmiges Gebilde. Die gegenüberliegende Seite sieht entsprechend aus. Auf diese Weise betrachtet, können Sie somit drei Sicheln sehen, die sich im hinteren Anteil der Schädelinnenseite treffen.

Die Falx cerebri ist an der Crista galli des Os ethmoidale befestigt, am Os frontale, an den beiden Ossa parietalia und am interparietalen Anteil des Os occipitale. Sie ist zäh, kräftig und gespannt.

Normalerweise behaupte ich, dass Sie das Os ethmoidale wie eine Glocke läuten können, wenn Sie nur dort hinein kämen und an der Falx zögen. Das bedeutet, das Os ethmoidale vor und zurück zu schwingen wie die Glocke einer Lokomotive. Das ist der vordere obere Pol der Befestigung der Falx cerebri.

Betrachte ich das Tentorium cerebelli, fällt mir dabei auf, dass es die Form zweier Sicheln hat. Dadurch bin ich geneigt von einer „Falx tentorium" zu sprechen. Da es sich oberhalb des Cerebellum befindet, könnte man auch von einer „Falx cerebelli" sprechen, dennoch bevorzuge ich den Begriff „Tentorium", so wie ich ihn auch bisher benutzt habe.

Die zwei Sicheln bilden ein „Zelt". Dieses „Zelt" ist diagonal entlang der gesamten Innenseite der Squama occipitalis auf halber Höhe befestigt und bildet so die Sinus laterales. [Dr. Sutherland nannte das Tentorium cerebelli gewöhnlich „das Zelt". – Hrsg.]

Von dort verläuft die „Falx tentorium" über die Innenseite der hinteren unteren Ecken der Ossa parietalia. Dies entspricht dem Winkel des Proc. mastoideus genau über den Suturae parietomastoideae. Von dort verläuft das „Zelt" weiter auf den

## Die reziproke Spannungsmembran

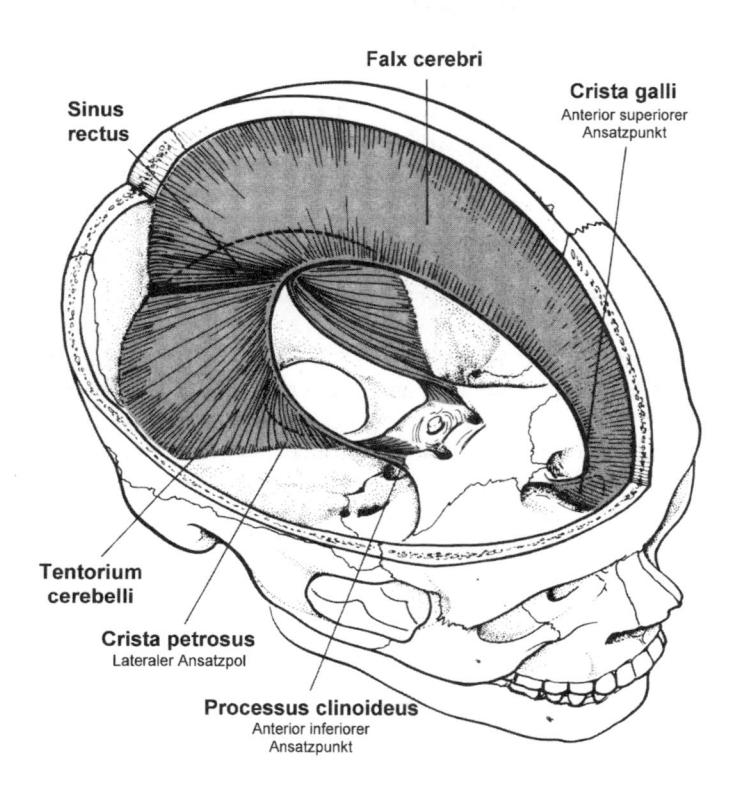

*Zeichnung 4: Der kraniale Anteil der Reziproken Spannungsmembran, mit der schematischen Darstellung seiner Befestigungspole.*

oberen Begrenzungen der Partes petrosae der Ossa temporalia. Diese an den Partes petrosae befestigten Enden werden, schematisch betrachtet, die seitlichen Pole der Befestigung des Tentorium cerebelli genannt. Weiter nach vorne sind sie an den hinteren Proc. clinoidei der Sella turcica des Os sphenoidale fixiert. Aufgrund der Sichelform hat das Zelt eine freie Begrenzung. Sie bildet die Einbuchtung des Zeltes. Dieser innere Saum beschreibt einen Bogen, bevor er nach vorne hin verläuft zu den vorderen Proc. clinoidei der Sella turcica des Os sphenoidale.

Dieses Gebiet, an dem die vorderen Ausläufer des Tentorium cerebelli an den vier Proc. clinoidei der Sella turcica befestigt sind, bezeichnet den vorderen unteren Pol der Befestigung. Das Diaphragma sellae bedeckt die Sella turcica, in welcher sich wiederum die Hypophyse befindet. Vom Hypothalamus aus verläuft das Infundibulum in den hinteren Anteil der Hypophyse. Diese Anordnung ist eine jener kleinen Dinge, die in der osteopathischen Wissenschaft eine große Sache sein können.

Wenn wir die zwei sichelförmigen Hälften des „Zelts" zusammen mit der Falx cerebri betrachten, sehen wir drei Sicheln, die sich genau in dem Bereich des Sinus rectus treffen, dort also, wo die Falx sich mit dem „Zelt" verbindet. An den beiden Hälften des „Zelts" können Sie feststellen, dass die Kurve genau an den Befestigungsstellen der Partes petrosae der Ossa temporalia abgeschnitten ist. Beide Seiten entsprechen sich, und diese seitlichen Aufhängungspole sind ein wichtiger Anteil des gesamten Innenraums des Neurocranium. Beachten Sie, dass die Partes petrosae nach vorne zusammenlaufen und nach hinten auseinander gehen. Mit anderen Worten, sie verlaufen diagonal nach vorne.

Wenn Sie die Innenseite des Schädels betrachten, sehen Sie, wie die Falx cerebri und die „Falx tentorium" (Tentorium cerebelli) an allen Knochen des Neurocranium befestigt sind. In der Sagittalebene der Falx cerebri verläuft der Sinus sagittalis superior. Das Tentorium cerebelli bildet vom Sinus confluens aus die Sinus laterales. An der inneren Protuberantia des Os occipitale transportiert der Sinus rectus venöses Blut vom Sinus sagittalis inferior und der Vena magna (V. Galena) heran, damit es weiter in die Sinus laterales fließen kann. Dieses Gebiet stellt in meiner schematischen Beschreibung den hinteren Pol der Befestigung sowohl der Falx als auch des „Zelts" dar.

Beachten Sie, dass die drei Sicheln als Besonderheit der inneren Schicht der Dura mater auf der Schädelinnenseite eine Struktur bilden, die sämtliche Knochen zusammenhält. Diese Struktur bezeichne ich als *Reziproke Spannungsmembran* des menschlichen Schädels. Sie erlaubt den Knochen an den Suturen einen normalen Bewegungsradius. Die Spannung in dieser Membran wird betont, da es ohne ihre dauerhafte Anspannung keinen reziproken Mechanismus geben kann. Dies trifft nicht nur für eine normale Position, sondern auch auf Strainmuster zu. Die Spannung bleibt ebenso kontinuierlich erhalten, so wie das Neuralrohr das ganze Leben hindurch eine Rohr bleibt.

Betrachten Sie ein Modell, das die drei Sicheln zeigt, wie sie aneinander befestigt sind. Solch ein Modell kann die schematische Idee zwar gut veranschaulichen, was aber bedeutet diese Struktur im Schädel tatsächlich für uns? Was bedeutet die Sichelform? Wenn Sie eine Sense haben, die ja nichts anderes ist als eine große Sichel, wie benutzen Sie sie? Sie benutzen sie nicht dazu, das Gras einfach umzuhauen. Sie benutzen sie wie vorgesehen als ein Werkzeug, das man in einem großen Kreis nahe über dem Boden herumschwingt. Sie selbst bewegen sich dabei nach hinten, sobald das Ganze nach vorne geht. Wenn Sie an die vorderen Enden der Falx und des „Zelts" kommen, stellen Sie fest, dass diese sich nach hinten bewegen. Dies ist der Vorteil der Sichelform für jene inneren Strukturen.

Die Falx cerebri zieht das Os ethmoidale posterior, wenn die Crista galli nach

*Die reziproke Spannungsmembran*

oben steigt. Die Proc. clinoidei des Os sphenoidale kommen im gleichen Moment nach hinten sobald die „Falx tentorium" nach vorne kommt.

Dies zeigt uns, wie die Reziproke Spannungsmembran an diesen Gebieten zieht. An den seitlichen Befestigungspolen werden die Partes petrosae der Ossa temporalia angehoben und in Außenrotation gebracht. Der hintere Pol der Befestigung an der Squama occipitalis bewegt sich nach vorne.

Der gesamte Effekt auf das Neurocranium ist eine Formveränderung, die ich Flexion nenne, da die sphenobasilare Verbindung am Clivus verstärkt nach oben konvex wird.

Sie können die Wirkung auf das Ganze an dieser schematischen Beschreibung erkennen. Der Abstand von vorne nach hinten verkürzt sich, ebenso die Strecke von oben nach unten, und der Abstand von einer Seite zur anderen verlängert sich.

Wenn die Formveränderung eintritt, die ich Extension nenne, gibt es eine entgegengesetzte Bewegung: der Abstand von vorne nach hinten und von oben nach unten verlängert sich, und die Strecke zwischen der einen und der anderen Seite wird kürzer.

In der Extensionsstellung nimmt die nach oben gerichtete Konvexität der sphe-

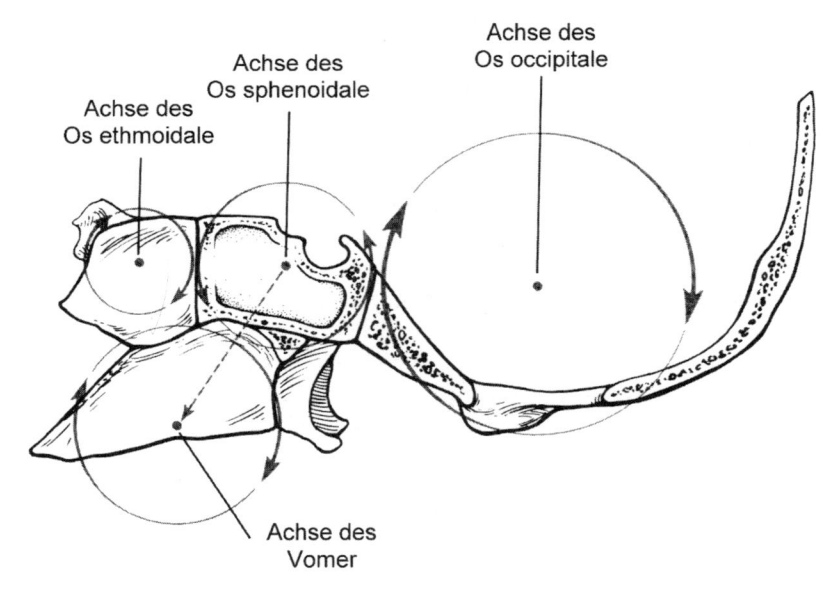

ZEICHNUNG 5: DIE SCHÄDELBASIS IN FLEXIONSPOSITION UND DIE DAMIT VERBUNDENEN STATTFINDENDE ROTATION UM PARALLELE TRANSVERSALE ACHSEN. ZU BEACHTEN IST, DASS SICH OS ETHMOIDALE UND OS OCCIPITALE GLEICHSINNIG DREHEN, WÄHREND OS SPHENOIDALE ENTGEGENGESETZT DREHT, SO WIE ES BEI DREI INEINANDER GREIFENDEN ZAHNRÄDERN DER FALL IST. DIE GESTRICHELTE LINIE STELLT JENEN KRAFTVEKTOR DAR, DER DURCH DIE BEWEGUNG DES OS SPHENOIDALE DURCH DAS VOMER ÜBERTRAGEN WIRD.

nobasilaren Verbindung im Clivus ab. Diese sich abwechselnde Formveränderung stellt eine normale physiologische Aktivität dar, die von der Reziproken Spannungsmembran in Bewegung gesetzt und kontrolliert wird.

Wie funktioniert das? Ich verwende dafür die Bezeichnung *sich automatisch verlagerndes Fulkrum*. Um sich vorstellen zu können, was diese Worte ausdrücken sollen, betrachten Sie bitte einmal den Mechanismus dieser kleinen hängenden Waage, die ich hochhebe. Wo ist das Fulkrum, über das die Hängewaage arbeitet? Genau hier, an jenem Punkt, an welchem der Balken aufgehängt ist. So wie ich sie jetzt halte, reagiert die hängende Waage automatisch auf die Luftströmungen in diesem Raum. Jetzt ändere ich meinen Griff und damit auch die Position des Balkens, worauf sich die Waage in eine andere Stellung bewegt; jeder einzelne Punkt befindet sich nun an einer anderen Stelle, dennoch arbeitet das Ganze noch immer über das Fulkrum. Das Fulkrum ist also ein Ruhepunkt, um den die Waage weiterhin auf Luftströmungen reagiert.

Wenn Sie einmal die Gelegenheit dazu haben, versuchen Sie ein kleines Experiment mit einer Waage, indem Sie einen Finger unter dem Fulkrum positionieren. Wir fanden einmal eine große Waage, die in einem Laden in Aptuxet unten am Cape Cod von der Decke hing. Als jeder von uns abwechselnd seinen Finger unter das Fulkrum dieses Mechanismus legte, spürte er die Vibration; man konnte die Betonung in der Hin-und-Her-Bewegung lesen. Wir alle spürten den Rhythmus, als die Waage sich in den Luftströmungen bewegte. Damit wurde uns die Bedeutung eines aufgehängten Fulkrum deutlicher.

Edith Dovesmith D. O.[23] aus Niagara Falls, New York, verglich die Hin-und-Her-Bewegung mit einem Square Dance. Dieses Bild bringt jenen Rhythmus ins Spiel, welcher um den notwendigen Balancepunkt in der Reziproken Spannungsmembran besteht. Der Balancepunkt ist zugleich das Fulkrum, um das sich die Handlung abspielt, und das sich automatisch von Position zu Position verlagert. Dennoch bleibt das Fulkrum still – das Fulkrum, an welchem Sie einen Blick auf die Balance bekommen.

Was meine ich mit Aufhängung? Ich meine damit nicht, dass das Fulkrum an seinen Befestigungen aufgehängt ist. Nein. Das Fulkrum befindet sich an jenem Punkt, an dem sich die Falx dem „Zelt" *nähert*. Beachten sie, dass ich nicht sage, wo sie *zusammentreffen*. Es liegt dazwischen, im Bereich des Sinus rectus. Stellen Sie sich die Aufhängung vor, wenn Sie einen Kopfstand machen und Ihre Falx cerebri von Ihrem Tentorium cerebelli hängt. Wenn Sie sich auf die Seite drehen, ist die eine Hälfte des Zelts an der anderen Hälfte und an der Falx cerebri aufgehängt. Die gleiche Situation ergibt sich, wenn Sie sich auf die andere Seite drehen. Stehen Sie aufrecht, hängt das Tentorium cerebelli an der Falx cerebri. Meiner Ansicht nach hängen die zwei „Falces tentoria" von der Falx cerebri. Schauen Sie sich die Stelle der Annäherung der drei Sicheln an und Sie verstehen die automatische Veränderung in der Balance.

Die drei Sicheln werden durch eine Reduplikation der inneren Wand der Dura

---

**23.** (1895-1970) American School of Osteopathy, 1918.

*Die reziproke Spannungsmembran*

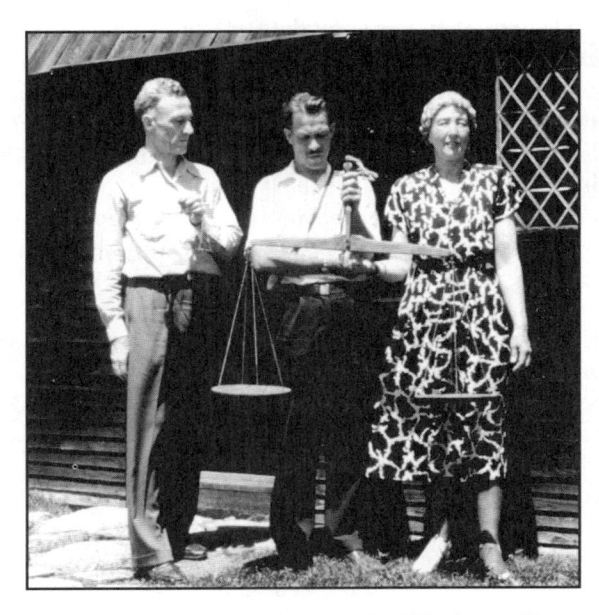

BILD 7: V.L.N.R.: HOWARD LIPPINCOTT (1893-1983), CHESTER HANDY (EHEMANN VON ANNE L.WALES; 1911-1963); REBECCA LIPPINCOTT (1894-1986). DIE ENGSTEN VERTRAUTEN VON W. G. SUTHERLAND DEMONSTRIEREN 1948 DAS PRINZIP DES FULKRUM AN EINER KLEINEN WAAGE.

mater, der duralen Membran, gebildet. Schauen Sie, wie sie sich über das Cerebellum und zwischen den Hemisphären ausbreiten. Beobachten sie den Spannungszustand in der Membran. Sie ist immerzu angespannt. Es gibt eine Umlenkung, um einen Sinus venosus entlang der Sutura sagittalis superior zu bilden. Sie sehen den Kanal für den Sinus rectus, an welchem sich die Sicheln einander nähern. Dieser venöse Kanal ist der wichtigste, da er die tiefe venöse Drainage aus dem Gehirn ermöglicht. Dieser Bereich verändert automatisch seine Position. Wenn nicht, gäbe es eine Verletzung an der Stelle, an der die Vena magna in den Sinus rectus eintritt.

Es war Harold I. Magoun Sr. D. O. ein Bedürfnis diesen wichtigen funktionellen Punkt das „Sutherland Fulkrum" zu nennen, als er das automatisch sich verändernde, aufgehängte Fulkrum in der Mechanik der Reziproken Spannungsmembran verstanden hatte.

Ich war mit dieser Idee lange Zeit nicht einverstanden. Jetzt, da ich es bin, möchte ich ihre Bedeutung betonen.

\* \* \*

Meine nächsten Ausführungen vertiefen die Beziehung zwischen der Beweglichkeit der Knochen und der Reziproken Spannungsmembran. Wir haben bereits die gefaltete Verdoppelung der inneren Wand der Dura mater beobachtet, und wie sie sich trennt, um venöse Kanäle zu bilden. Denken Sie über die Tatsache nach, dass die Dura mater zwischen diesen Kanälen, an denen die Wände zusammenkommen, sehr stark gespannt ist.

Was ist eine *Reziproke Spannungsmembran*? Stellen Sie sich vor, ich stelle zwei Stangen auf und verbinde ihre Spitzen mit Draht, einem gespannten Draht. Wenn ich an der einen Stange ziehe, zieht sie die andere Stange mit sich. Dann kehre ich die Situation um. Ich ziehe die Stangen in ihre Ausgangsposition zurück. Dies ist eine reziproke Handlung, zurück und wieder vor. Die Spannung des Drahtes ist für den Zug in diesem System verantwortlich.

Deshalb lege ich bei der gelenkigen Beweglichkeit des kranialen Mechanismus so großen Wert auf die Spannung – auf die Reziproke Spannungsmembran zwischen ihren Polen der Befestigung.

*Anmerkung der Herausgeberin: Das Wörterbuch definiert Spannung als mechanischen Zug, der auf einen Stab oder eine Schnur wirkt, wenn sie ein Teil eines Systems ist, ob im Gleichgewicht oder Bewegung.*

Aus schematischer Sicht haben wir einen vorderen oberen Pol, einen vorderen unteren Pol, einen hinteren Pol und zwei seitliche Pole der Befestigung an den Knochen des Neurocranium. Diese Idee einer Struktur in Form eines Dreifußes und von drei Sicheln in Aktion soll Ihnen helfen, sich das Ganze bildlich besser vorzustellen.

Die Sichelform passt zum Mechanismus, wenn sie nach vorne geht und in einem Bogen schwingt; die Spitzen bewegen sich nach hinten und umgekehrt.

Die Bewegung im Schädel sieht nun folgendermaßen aus: Während der Inhalation bewegt sich die Reziproke Spannungsmembran nach vorne; während der Exhalation hingegen nach hinten. Wenn Sie sich diesen Mechanismus in allen drei Dimensionen innerhalb des Schädels bildlich vorstellen, merken Sie, wie kompliziert er ist.

Sehen Sie, das ein Fulkrum in diesem Bewegungsablauf nötig ist? Ein Fulkrum ist der Stillpunkt, von dem man die Kraft erhält, um etwas Schweres anzuheben.

Wenn Sie ein Brecheisen als Hebel benutzen wollen, um etwas Schweres anzuheben, dann legen Sie es über einen stillen Punkt, ein Fulkrum, um genau die Kraft und den mechanischen Vorteil zu bekommen, die sie ohne ihn nicht haben. Sie können dieses Fulkrum von einem Ort zum andern verschieben und somit ihre Vorgehensweise verändern.

Sie haben ein aufgehängtes Fulkrum im Schädel, an welchem sich die Falx dem „Zelt" annähert. Halten Sie sich das Bild des Schädelinneren vor Augen. So verstehen Sie die Notwendigkeit, dass sich dieser Stillpunkt, das Fulkrum, verschieben muss, um die Knochen zu bewegen. Es gibt eine automatische Verlagerung des aufgehängten Fulkrum während der Inhalation, Exhalation, bei Sidebending/Rotation und bei der Torsion. Behalten Sie dieses innere Bild des Schädels im Gedächtnis, damit Sie es bei Ihrer Arbeit fühlen können.

*Die reziproke Spannungsmembran*

---

Versuchen Sie, diesen Balancepunkt, den Punkt der Stille, zu spüren, wenn Sie Strainmuster der Membranen und Gelenke des kranialen Mechanismus behandeln. Ich möchte, dass Sie diese sich verändernde, wechselnde Stellung erfahren. Wenn Sie den Balancepunkt fühlen, schauen Sie, was mit den Hebeln über dem Fulkrum, über dem Dreifuß, geschieht. Es handelt sich um eine fließende Angelegenheit. Behalten Sie dieses wichtige mentale Bild des sich automatisch verlagernden Fulkrum im Gedächtnis. Es passt sich den verschiedenen Mustern des Mechanismus an.

Fühlen Sie. Sie erkennen wieder, was Sie im Schädel fühlen, ebenso wie Sie die Spannung im Gewebe der Bänder in Beziehung zu den Synovialgelenken spüren.

Sie lassen Ihre Finger ständig fühlen, sehen, wissen und denken und kennen so Ihren Mechanismus. Sie brauchen diese kluge und fühlende Berührung, um zu wissen, was Sie spüren, wenn Sie eine Innen- oder Außenrotation am Humerus diagnostizieren wollen. Dann besteht Ihre Therapie nicht aus einem bloßen Rucken hier oder einer Manipulation dort. Die Bänder werden für Sie in der externen oder internen Rotation des Humerus die Korrektur übernehmen, wenn Sie den Mechanismus zu einem Balancepunkt bringen.

Wie aber können Sie sich sicher sein, ob Sie das Gelenk in den Punkt der Balance gebracht haben, wenn Ihre Finger gar nicht da an da an der Stelle sind, um die Bänder zu ertasten, die das Gelenk zusammenhalten und ihm einen bestimmten Bewegungsradius erlauben?

Es ist das Gleiche, wenn Sie die Strainmuster der Bänder und Gelenke in der Wirbelsäule diagnostizieren und behandeln. Es ist eine *Kunst*. Diese *Wissenschaft* kam von Dr. Still.

Sehen Sie nun, was Sie bei diesem sich automatisch verlagernden Fulkrum in der Reziproken Spannungsmembran haben. Sie haben die Zerebrospinale Flüssigkeit und das Neuralrohr. Sie haben die Tide. Sie können nicht nur die physiologischen Zentren der Medulla oblongata erreichen, Sie können sogar bis zu einem gewissen Grad die Bewegung des Fulkrum, an dem so viele Strainmuster des Mechanismus ihren Ursprung haben, kontrollieren.

Indem Sie einfach die Tide im vierten Ventrikel kontrollieren oder auch vom Sakrum aus, können Sie die Reduktion einiger Zustände im Knochengewebe dieses Mechanismus aktivieren. Indem Sie die Fluktuation herunterbringen zu der kurzen rhythmischen Periode, zeigt Ihnen die Tide mit ihrer intelligenten Potency, dass sie etwas ist, auf das Sie sich verlassen können, etwas, das weiß, wie es funktioniert.

Bei einem Befund in frühen Lebensabschnitten unterscheidet sich Ihre Art, zu arbeiten. Der besagte Mechanismus arbeitet ab einem gewissen Alter mit „Schaltungen ", die sich an den Gelenkflächen gebildet haben. Sie müssen sich darüber im Klaren sein, dass vor der Ausprägung dieser Merkmale zunächst eine Fluktuation der Zerebrospinalen Flüssigkeit existiert. Erst im Anschluss daran gehen die Membranen ans Werk und ziehen die Knochen in ihre Position.

Betrachten Sie diese zwei Pole, vielleicht Telefonmasten, mit einem zwischen den Masten verlaufenden Draht. Überlegen Sie, was bei einem Schneesturm geschieht.

Die Drähte, beladen mit Schnee und Eis, ziehen die Masten aus ihrer Stellung. Sie sehen die gleiche Situation vor sich, wenn während der Geburt oder später bei Stürzen irgendeine traumatische Kraft intrakranial am Draht der Mutter Dura zieht und die Knochen aus ihrer Stellung bringt.

Es ist notwendig, die Membrane, also die Drähte, zu benutzen, um diese Dysfunktionen zu behandeln und so diese kleinen Knochen wieder in ihre korrekte Stellung und Beziehung zueinander zu bringen.

Auch nach einer normalen Geburt, bei welcher sich die Knochen zusammengeschoben haben, um dem Neugeborenen einen sicheren Durchtritt zu ermöglichen, werden Sie das Kind schreien und tief einatmen lassen, damit die Zerebrospinale Flüssigkeit hinauf in den Schädel fluktuiert. Jetzt fangen die Membranen an zu arbeiten, um die Knochen in ihre richtige Stellung zu bringen. Die Kraft liegt im Fulkrum, der rhythmischen Balance. Der Ausdruck *Reziproke Spannungsmembran* sagt Ihnen also etwas. Diese Terminologie bedurfte eines genauen Studiums, bevor sie Verwendung finden konnte.

Er muss nicht notwendigerweise ausschließlich für die Membranen des Schädels verwendet zu werden; es gibt auch eine Reziproke Spannungsmembran des Canalis vertebralis.

Wo befindet sich die Reziproke Spannungsmembran des Canalis vertebralis? Sie ist eine Weiterführung der inneren Schicht der Dura mater des Schädels, sie ist am Rand des Foramen magnum im Os occipitale befestigt und verläuft bis zum Sakrum. Kleine Neugeborene und Kinder brachten mich dazu, ihren Nutzen zu verstehen. Alles, was ich bei der Behandlung eines Kleinkinds, das alt genug war, um auf dem Behandlungstisch zu krabbeln, zu tun hatte, war, das Sakrum zu halten. Sehen Sie die Reziproke Spannungsmembran im Canalis vertebralis, wie sie das Sakrum mit dem Os occipitale verbindet? Sobald sich das Neugeborene vorwärts bewegt, wird auch die Fluktuation der Zerebrospinalen Flüssigkeit beeinflusst. Das gleiche Prinzip ist auch beim erwachsenen Patienten anwendbar, wenn wir ihn auf unsere Knie setzen, ihn sich nach vorne beugen und die Arme auf die Behandlungsbank legen, und ihn schließlich mit seinen Ellbogen vorwärts krabbeln lassen, wobei der Therapeut das Becken zurückhält. (Zur Beschreibung der Schoß-Technik siehe Seite I-169).

Sie verstehen, was dabei geschieht. Die Fluktuation der Zerebrospinalen Flüssigkeit ist aktiv, die intraspinale Reziproke Spannungsmembran ist damit beschäftigt, die Stellung des Sakrum und des Os occipitale zu verändern. Die firme Befestigung der Dura mater um das Foramen magnum des Os occipitale und die Befestigung am Sakrum im Canalis vertebralis macht beide zu zwei miteinander verbundenen Knochen.

Wenn das Rad des Os occipitale in Flexion zirkumrotiert, wird das Foramen magnum höher positioniert. (siehe Zeichnung 1). Dies liegt daran, dass sich alles in die Richtung bewegt, die auch die Flexionsposition an der sphenobasilaren Verbindung verursacht.

*Die reziproke Spannungsmembran*

Beobachten Sie, wie diese Spannung das Sakrum am anderen Ende anhebt. Dann, wenn sich das Rad des Os occipitale zurück in die Extensionsposition dreht, bewegt sich das Foramen magnum zurück und lässt das Sakrum in seine Extensionsposition absinken. Stellen Sie sich den ganzen Weg entlang – den Proc. basilaris, den Proc. jugularis, und so weiter – die Speichen an einem Rad vor. Beachten Sie die unterschiedlichen Höhen während der Inhalations- und der Exhalationsposition.

Die Funktion der Reziproken Spannungsmembran ist ein weiteres Prinzip des Primären Atemmechanismus. Die Befestigung an den Knochen ist dabei nicht der springende Punkt. Diese entspricht der Befestigung von Bändern an den Knochen eines Synovialgelenkes. Die Spannung liegt dazwischen, so wie ich es bei der Beschreibung des Fulkrum – des sich automatisch verändernden, aufgehängten Fulkrum – erklärt habe.

## 5. DIE MOTILITÄT DER NEURALRÖHRE

Mit der Analyse des dritten Prinzips des Primären Atemmechanismus kommen wir zu einem Thema, dass in einer einzigen Vorlesung nicht ausreichend behandelt werden kann. Die Motilität des Neuralrohrs, das heißt die Motilität von Gehirn und Rückenmark, ist jedoch eine wichtige Aktivität des lebendigen Körpers. Wenn man sich mit diesem Thema beschäftigt, ist es sinnvoll, mit der Entwicklung des Embryos zu beginnen. Die Entwicklung des Neuralrohrs beginnt beim Embryo sehr früh.

Sobald eine Keimplatte mit Ektoderm, Mesoderm und Endoderm angelegt ist, wird das Ektoderm zum Entwicklungsfeld für des Nervensystem und die Haut. Zuerst erscheint die Mitte entlang ein verdicktes, flaches Band. Dieses Band bildet dann Schichten heraus, und die seitlichen Ränder wachsen schneller als der zentrale Bereich. Das Ergebnis dieses ungleichen Wachstums ist die Bildung der neuralen Rinne. Die Rinne selbst wird auf jeder Seite durch eine erhöhte neurale Falte begrenzt. Während sich die Rinne vertieft, treffen die neuralen Falten aufeinander und verschmelzen dorsal. Dieses Stadium etabliert das Neuralrohr. Bei Beendigung dieses Prozesses liegt das Rohr unterhalb der Oberfläche des Ektoderms und separat. Der neurale Kamm teilt sich und kommt in einer dorsolateralen Position zu liegen. Die Ganglionzellen sowohl der Gehirn- also auch der Rückenmarksganglien gehen aus dem neuralen Kamm hervor.

Das primitive Neuralrohr bildet sich durch die Faltung der neuralen Rinne zu einem Epithelrohr.

Die Rinne beginnt sich an der Mitte des Körpers sehr bald zu bedecken und schließt sich dann fortschreitend in beide Richtungen. Das kaudale Ende verschließt sich kurz nach dem rostralen Ende; und in dieser Zeit ist dann die Bildung des Neuralrohrs vollendet. Die drei primären Gehirnbläschen (Prosencephalon, Mesencephalon und Rhombencephalon) werden durch die Schließung und Vergrößerung des rostralen Endes gebildet. Das Neuralrohr unterhalb dieser Bereiche besitzt einen kleineren Durchmesser und wird zum Rückenmark.

In diesem frühen Stadium kann das gesamte Neuralrohr durch konzentrische Ringe und Längsstreifen analysiert werden. Die primitiven Vorder- und Rückwände sind von ihrer Struktur her primär ependymal und tragen nicht zur Verdickung der seitlichen Wände bei. Sie werden zur Boden- und zur Deckenplatte. Der Sulcus limitans markiert die Teilung in die sensorische rückseitige Platte und die motorische vordere oder Basisplatte.

Während sich das Neuralrohr in diese grundlegenden Anlagen des Zentralen Nervensystems formt, verdichtet sich das umgebende Mesenchym und wird zur äußeren Decke des Gehirns und des Rückenmarks. Dies sind die Meningen und das knöcherne Neurocranium.

Die Dura mater ist eine harte, aus Fasern bestehende, umschließende Membran direkt unter dem knöchernen Schädel. Die Membrana arachnoidea bedeckt die vie-

*Die Mobilität des Neuralrohrs*

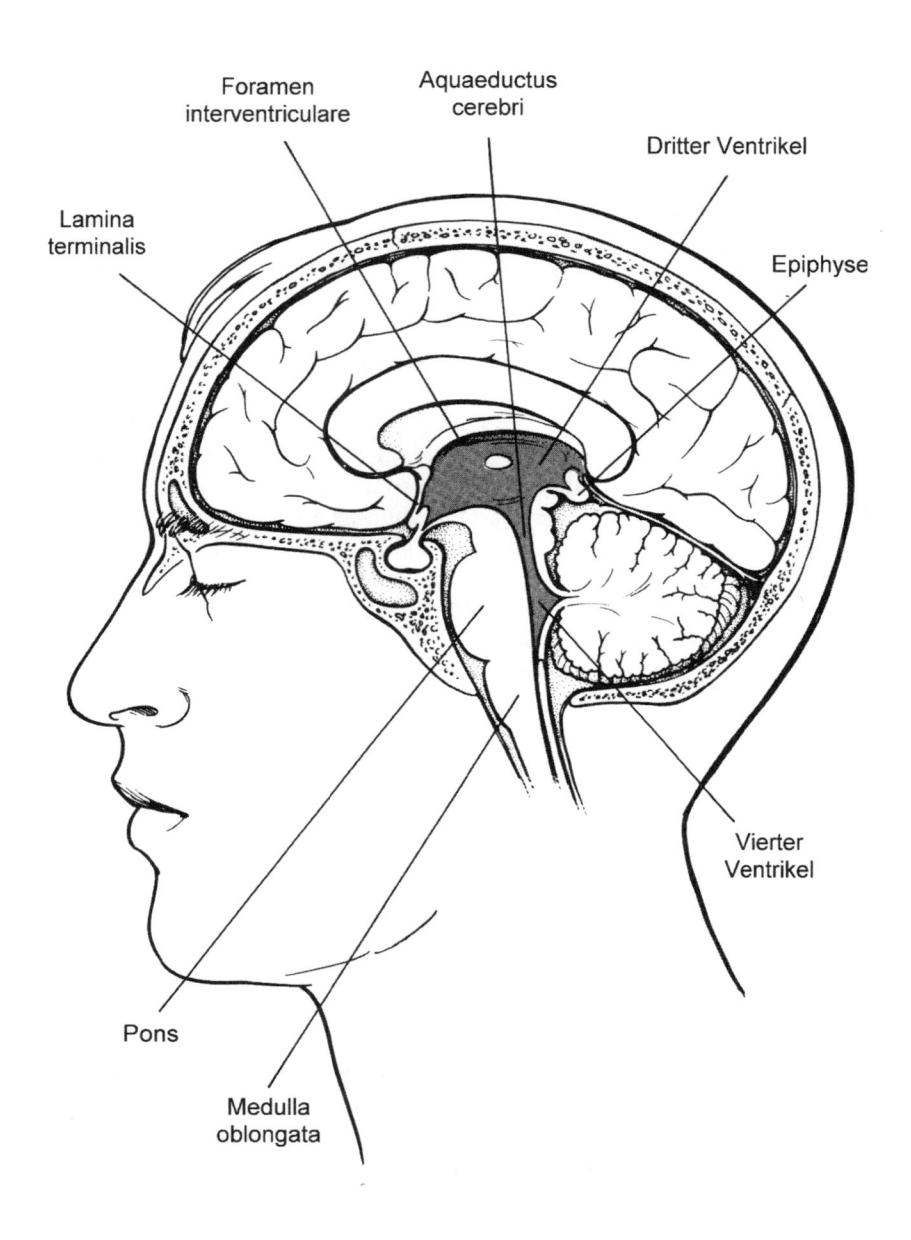

ZEICHNUNG 6: DAS GEHIRN IM QUERSCHNITT.

len Spalten des Gehirns. Die Pia mater legt sich in einer festen Verbindung an jede Unregelmäßigkeit der Oberfläche des Gehirns.

Auf der Oberfläche des Gehirns gibt es Hügel und Täler, die als Gyri und Sulci bezeichnet werden. Die Zerebrospinale Flüssigkeit verteilt sich an der Außenseite des Neuralrohrs unterhalb der Membrana arachnoidea im Spatium subarachnoidale. Innerhalb des Neuralrohrs ist sie im Rohrlumen und in den Ventrikeln vorhanden.

Wenn sich das Neuralrohr entwickelt hat und innerhalb des Schädels angelegt ist, hat es zwei Hemisphären und in jeder Hemisphäre vier Lobi. Diese sind wie voneinander getrennte Kontinente, die durch drei Fissuren abgegrenzt werden. Es ist hilfreich, sich diese Gehirngeographie im Gedächtnis zu behalten, solange man nicht vergisst, *dass diese Landkarte nicht das Land selbst ist*?[24]

Unterhalb der Großhirnhemisphären befindet sich der Truncus cerebri und das Rückenmark. Das Cerebellum liegt oberhalb jener Teile des Truncus cerebri, die Pons und Medulla oblongata genannt werden. Die Medulla oblongata befindet sich gerade noch innerhalb des Schädels dort am Foramen magnum, wo sich das Rückenmark an seiner Eintrittsstelle erweitert. [Dr. Restak nennt diesen Bereich die „magischen Zentimeter" – Hrsg.]. Dort sind die Kontrollzentren lokalisiert, die den Blutdruck, die Herzfrequenz, das Schlucken, Erbrechen, die Atmung, Sprechen und Singen regulieren. Die kleinste Abteilung des Truncus cerebri ist das Mesencephalon, welches oberhalb der Pons liegt und mit dem Diencephalon verbunden ist, dem ersten Anteil des Prosencephalons.

Mit dieser kurzen Übersicht richten wir unsere Aufmerksamkeit auf die physiologischen Zentren am Boden des vierten Ventrikels, in jener Schlüsselzone (dem „magischen Zentimeter") der Medulla oblongata. Das Atemzentrum hier ist von primärer Bedeutung für das Diaphragma und die Physiologie von Herz und Lunge. Ich bewies dies zu meiner eigenen Zufriedenheit an meinem eigenen Körper. Es war klar, dass die Zentren am Boden des vierten Ventrikels von primärer Bedeutung sind, und dass die Funktion von Diaphragma, Herz und Lunge sekundär ist.

Innerhalb des Truncus cerebri werden das dritte und das vierte Ventrikel durch den Aquaeductus cerebri im Mesencephalon verbunden. Der Canalis centralis des Rückenmarks liegt unterhalb des vierten Ventrikels. Der vierte ist ein ziemlich geräumiger kleiner Ventrikel mit offenen Türen in den Wänden. Es befindet sich auch eine ganze Menge Zerebrospinale Flüssigkeit darin. Am Boden verteilt und daneben befinden sich die Nuclei des dritten bis zum zwölften Hirnnerven. Diese sind für Funktionen zuständig, ohne die wir nicht leben könnten. Die Medulla oblongata und die Pons bilden den Boden des vierten Ventrikels.

Der vierte Ventrikel hat ein Dach und das Cerebellum liegt darüber. All diese Bereiche füllen die Fossa cranialis posterior unterhalb des Tentorium cerebelli. Das Mesencephalon liegt in der Einbuchtung des Zelts und genau oberhalb der sphenobasilaren Verbindung auf dem Clivus der knöchernen Schädelbasis.

Die offenen Türen in den Wänden des vierten Ventrikels lassen eine Verbindung

---

**24.** Entnommen und bearbeitet aus: Richard Restak, *The Brain* (New York: Bantam Books, 1984), Seite 8-14.

*Die Mobilität des Neuralrohrs*

zu zwischen der Zerebrospinalen Flüssigkeit, die sich innen befindet – der ventrikulären – mit der außerhalb verteilten Flüssigkeit – der subarachnoidalen.

Die Ansammlung von Flüssigkeit in den Spatia subarachnoidea unterhalb des Gehirns wird Cisterna basalis genannt. Diejenige um den Truncus cerebri herum wird Cisterna magna genannt. John Hilton nannte diese Cisternae das „Wasserbett", auf dem das Gehirn ruht.

In der Tat ruhen die zentralen Teile der Gehirnbasis nicht auf den Knochen des Schädels, sondern auf dieser Ansammlung Zerebrospinaler Flüssigkeit, die ein wunderschönes, wirkungsvolles und perfekt angepasstes Wasserbett für sie bildet...[25]

Gehirn und Rückenmark sind von ihrer Konsistenz her wie weicher Pudding. Das gesamte Neuralrohr wird zum Schutz von Zerebrospinaler Flüssigkeit umgeben, sowohl innen als auch außen. Dieser gesamte Komplex, der in die Leptomeninx eingehüllt ist (Membrana arachnoidea – Pia mater), lebt innerhalb des knöchernen Neurocranium, welches sich aus Knochen bildet, die durch die Dura mater und ihre Spezialisierungen, die Falx cerebri und das Tentorium cerebelli zusammengehalten werden. Bei der Geburt ähnelt der gesamte Schädel einem Ei mit weicher Schale, denn es gibt zwischen den Knochen keine Gelenke außer jenem einen zwischen Atlas und Os occipitale.

Durch die Funktionen des Primären Atemmechanismus hängen die physiologischen Zentren in der Medulla mit der sekundären Physiologie des lebenden menschlichen Körpers zusammen. Durch diese große Batterie, die Tide, kommt es, dass das „höchste bekannte Element" zu diesen physiologischen Zentren transmutiert. Die Nuclei der Hirnnerven werden auch von dieser Tide transmutiert, von der Batterie, die den „Saft" enthält, der aus den materiellen Elementen herausgefiltert wurde, derer sich der Mensch bedient. Sehen Sie all diese Dinge statisch da liegen, wie bei einem Toten? Nein. Sie sehen sie in Inhalation und Exhalation, in mechanischer Funktion.

Der lebende menschliche Körper ist ein Mechanismus, der nicht nur aus den Gelenke zwischen den Knochen besteht, sondern auch aus dem Fluss des Blutes in den Arterien und Venen, dem feinen Mechanismus, der als Lymphsystem bekannt ist, den weichen Geweben, den Eingeweiden und jenem großen hydraulischen System, die Zerebrospinale Flüssigkeit.

Das Zentrale Nervensystem ist ein Netzwerk, das nicht lediglich Nervenimpulse weiterleitet, sondern es ist auch eine Struktur, welche die physiologische Funktion der Motilität ausdrückt.[26] Es gibt Bahnen, die durch den Boden des vierten Ventrikels verlaufen. Innen, außen und in den Wänden bewegt es sich – in jenen gebogenen Wänden und in den Pedunculi und Bahnen, die zum Cerebellum hinauf verlaufen. Stellen Sie sich die Seitenwände des Neuralrohrs bildlich vor, sie besitzen sowohl

---

25. Hiltons Buch erschien das erste Mal in London im Jahre 1863. Eine neuere Ausgabe wurde 1950 veröffentlicht: John Hilton, *Rest and Pain*, hrsg. von E. W. Walls, Elliot E. Philipp, H. J. B. Atkins (London: J. B. Lippincott Company, 1950), Seite 24.

26. „Was einer Zelle ihre Form gibt, kann möglicherweise auch ihre Gene kontrollieren. Auf den ersten Blick erweckt das Cytoskelett einer Säugetierzelle nicht den Eindruck, dass es eng zusammenhängt mit dem genetischen Ausdruck. Das Cytoskelett, ein komplexes Netzwerk von Proteinen und anderen Molekülen, gibt der Zelle ihre Form und ermöglicht ihre Beweglichkeit. Die Gene dagegen verkörpern die Information, die zum Aufbau der Proteine notwendig ist. Entgegen aller Erwartungen scheint das Cytoskelett jedoch ein äußerst wichtiger Faktor in der Kontrolle der genetischen Disposition zu sein." John Benditt, „The Genetic Skeleton," *Scientific American* 259, No. 1 (Juli 1988), Seite 40.

Motilität als auch die Funktion, motorische Impulse übertragen zu können.

Visualisieren Sie nun die Formveränderung des Neuralrohrs innerhalb des Neurocranium und des Rückenmarkskanals, die ich als Inhalation und Exhalation bezeichne. Bedenken Sie zum Beispiel, wie sich das Rückenmark während der Inhalation hochzieht wie der Schwanz einer Kaulquappe und während der Exhalation wieder herunterkommt. Sie können einen Mechanismus erkennen, der die ganze Zeit über mit der gelenkigen Beweglichkeit des knöchernen Mechanismus zusammenarbeitet.

Als nächstes möchte ich, dass Sie den Aufbau des Cerebellum im Gegensatz zum Cerebrum kennenlernen. Sehen Sie sich den Cortex cerebelli an, weit entfernt von Nervenbahnen, mit Zellen, die dort wie Antennen aufgestellt sind, so wie die Antennen, die einige Käfer vor sich ausstrecken. Dort oben im Kortex des Cerebellum gibt es keine Nervenkerne. Wenn man die Zellen von dort oben unter dem Mikroskop betrachtet, sieht man, dass sie den Zellen der Nervenkerne nicht gleichen. Man kann sehen, wie sie sich bewegen und zucken wie Zilien, nicht wie von Menschen gemachte Mechanismen.

Ich beginne etwas dort oben zu sehen – vielleicht eine Radiostation? Wir kennen die langen Wellen, die Nachrichten übertragen, und die Antennen, die von unseren Häusern oder Scheunen aus senden und empfangen, und die Empfangsgeräte, mit denen wir Sendungen auswählen können. Haben wir hier eine Anleitung für diese von Menschen gemachten Geräte vor uns?

Ich möchte, dass Sie sich die Motilität im Cerebellum vorstellen. Es ist dem Blasebalg vergleichbar, den ein Schmied verwendet, um sein Feuer anzufachen. Während der Inhalation hat es eine Form, während der Exhalation eine andere. Motilität, nicht Mobilität, ist dafür verantwortlich. Folgen Sie jenen kleinen, in Schichten aufgebauten Bahnen, die Pedunculi genannt werden. Sie sehen, wie sie das Rückenmark hinunter verlaufen, unterhalb und um die Pons herum, um den vierten Ventrikel herum und hinauf entlang des Mesencephalon bis zu den Verbindungen mit der Epiphyse.

Stellen Sie sich vor, dass meine ausgestreckten Arme jeweils einen der Pedunculi des Cerebellum (Brachium pontis) darstellen. Die Pons befindet sich in meinen Fingern; meine Ellbogen können eine Kontraktion des vierten Ventrikels verursachen; dann kann ich sie lockern und es erweitert sich wieder.

Hier im Primären Atemmechanismus haben wir eine Motilität, die sich kontrahieren kann. Nehmen Sie diese Motilität wahr, die getrennt ist von der Bewegung, die mit dem Hin-und-Herfließen des Blutes zusammenhängt. Das ist auch eine physiologische Bewegung. Chirurgen sehen die Bewegungen des lebenden Gehirns, die mit dem Blutfluss zusammenhängen; davon spreche ich aber nicht.

Ich spreche über eine physiologische Motilität – über die Bahnen, die sich dort drinnen bewegen und auch über die Bewegungen der Gehirnwindungen. Zusätzlich zu ihrer Funktion der Weiterleitung von Nervenimpulsen besitzen die Bahnen Motilität.

*Die Mobilität des Neuralrohrs*

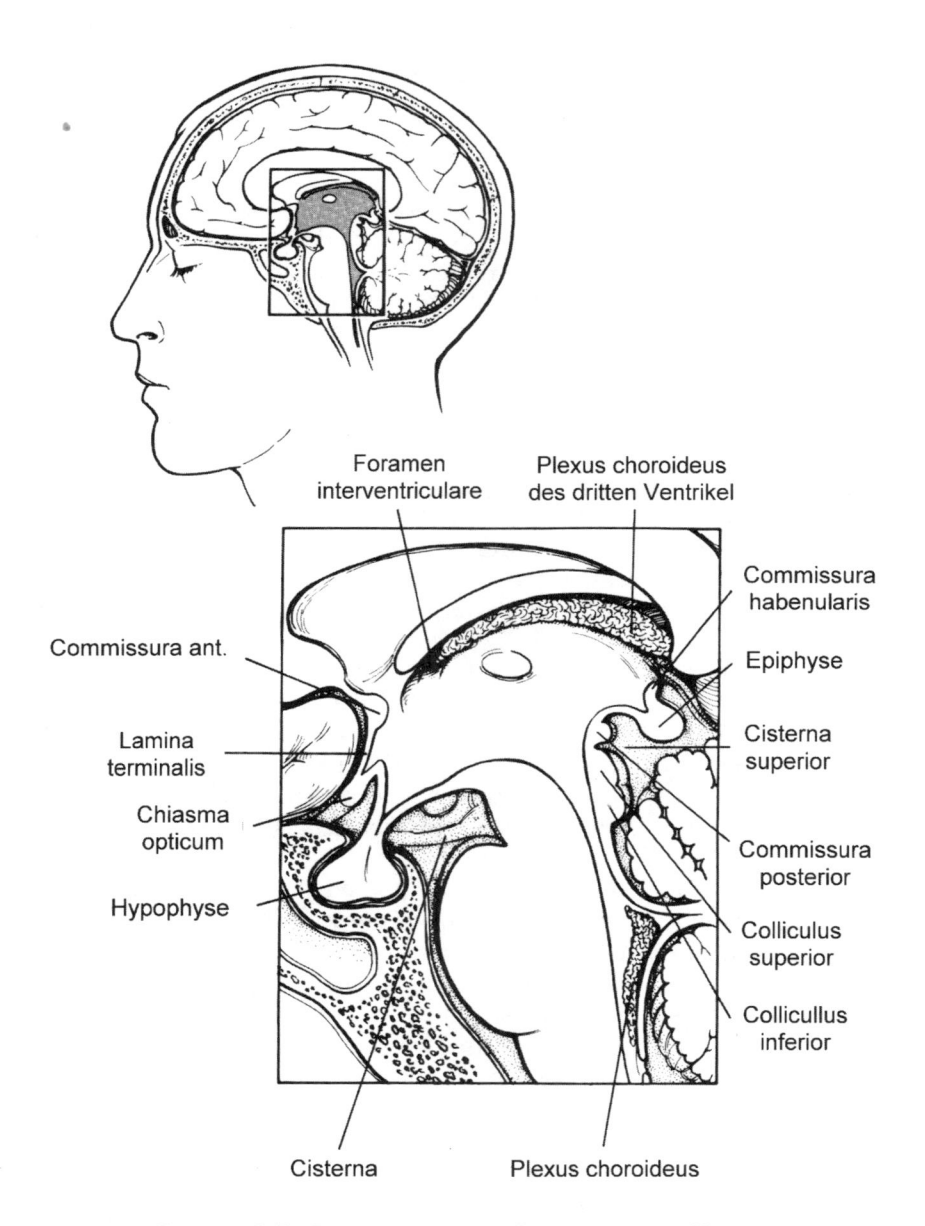

ZEICHNUNG 7: EIN QUERSCHNITT DURCH DEN BEREICH DES DRITTEN VENTRIKELS.

Nehmen Sie zum Beispiel den Aquaeductus cerebri; Sie sehen, dass es sich nicht um ein hohles, unbewegliches Rohr handelt. Achten Sie auf die Aktivität seiner Wände. Er kann seine Form verändern und damit der Zerebrospinalen Flüssigkeit erlauben, hindurchzufließen. Betrachten Sie andere Bahnen und die Gehirnwindungen mit ihren lokalen Verbindungen. Sie können sich über den Mechanismus viele Gedanken machen, ohne auf Grenzen zu stoßen.

Am Dach des dritten Ventrikels, an der Verbindung des Mesencephalon mit dem Diencephalon, befindet sich ein kleines Ding, das Epiphyse genannt wird. Verschiedene Namen und Funktionen werden ihm zugesagt, aber dass es sich um ein materielles Ding an einem bestimmten Ort handelt, an welchem es eine mechanische Funktion haben kann, wird nicht erwähnt. Wenn ich sie mir so ansehe, sehe ich einen kleinen Zapfen mit einem Stamm. Sie besitzt eine Nische, die sich zum dritten Ventrikel hin öffnet. Wenn Sie sich innerhalb des dritten Ventrikels vorstellen, können Sie die Epiphyse oben auf dem Dach sehen.

Es herrscht die gleiche Situation wie unten, wo das Infundibulum durch das Diaphragma sellae hindurch zur Innenseite des hinteren Lobus der Hypophyse (der Neurohypophyse) verläuft.

Hypophyse und Epiphyse haben sowohl eine Außenseite als auch eine Innenseite. Ihre Innenseite ist die Innenseite des Neuralrohrs, und direkt mit dem dritten Ventrikel verbunden. Die Außenseite der Epiphyse liegt in der Cisterna subarachnoidea, die sich in der großen Querfurche des Gehirns befindet. Diese wird Cisterna superior genannt. Die Vena magna verläuft auch dort, bevor sie in den Sinus rectus eintritt. Der kleine Zapfen befindet sich genau über den Colliculi superiores auf dem Dach des Mesencephalon. Er kann sich bewegen, wenn sich das dritte Ventrikel bei Inhalation zu seiner V-Form erweitert und bei Exhalation wieder ein schmaler Spalt wird. Das bedeutet, dass sich die Epiphyse durch die Motilität des Neuralrohrs locker hin und herbewegen kann. Beim lebenden Menschen findet man ein anderes Bild vor als bei einer Leiche.

Ich möchte, dass Sie verstehen, wie dieser Zapfen, die gesamte Außenseite der Epiphyse, locker heruntergehängt auf die Colliculi superiores, sodass die Position bei einer Leiche nicht die gleiche ist wie die in einem lebendigen Gehirn, wenn sich das Dach des dritten Ventrikels während der Inhalation weitet. Bei der „Reise der Elritze" stelle ich fest, dass der kleine Fisch, wenn er in den dritten Ventrikel schwimmt, die Nische der Epiphyse finden und hineinblasen kann. (Siehe Kapitel 17).

Am Dach des dritten Ventrikels gibt es einen Plexus choroideus mit der Tela choroidea. Dieser liegt an der Außenseite des Neuralrohrs. Zwischen diesem und der Innenseite des dritten Ventrikels gibt es einen Vorhang. Manche sagen, dass die Zerebrospinale Flüssigkeit dort produziert wird. Wenn man jedoch einen Toten untersucht, sieht man, dass dort dieser Plexus choroideus völlig zusammengedrückt ist.

Bei bestimmten Experimenten fand ich heraus, dass während der Inhalation eine Veränderung in den Wänden und im Dach des dritten Ventrikels stattfindet. Diese

*Die Mobilität des Neuralrohrs*

Veränderung besteht darin, dass sich das Dach weitet, während der Ventrikel die Form eines V annimmt. Der dortige Austauschprozess könnte eine kleine Prozedur sein, die derjenigen der Nieren ähnelt, in welcher auch ein Austausch zwischen den Körperflüssigkeiten stattfindet.

In den Plexi choroidei gibt es einen Austausch zwischen Blut und Zerebrospinaler Flüssigkeit, keine Produktion von Flüssigkeit. Es wäre schwierig, wenn wir die Flüssigkeiten des Gehirns durch solch einen Prozess wieder auffüllen müssten. Es handelt sich hier um eine Prozedur des Austausches zwischen allen Flüssigkeiten des Körpers. Wenn Sie etwas der Zerebrospinalen Flüssigkeit hinzufügen, werden Sie es später im Blut wieder finden.

Das Dach des Diencephalon wird zum großen Teil durch eine ependymale Schicht gebildet, welche übergangslos übergeht in diejenige, die den übrigen Teil des dritten Ventrikels auskleidet. Diese ependymale Schicht ist eng verbunden mit der darüberliegenden vaskulären Pia mater.

Im kaudalen Anteil des Daches und in den angrenzenden seitlichen Wänden des Diencephalon befinden sich die Nuclei habenularum und ihre Commissura, die Epiphyse oder Zirbeldrüse, und die Commissura posterior. Alle diese zusammen bilden den Epithalamus. Die Commissurae habenularum und posteriores kreuzen die Mittellinie in den kranialen und kaudalen Laminae des Epiphysenstammes.

> Die Epiphyse ist ein kleines, erbsenförmiges, rötlich-graues Organ, das in der Senke zwischen den Colliculi superiores sitzt. Die Epiphyse ist etwa 8 mm lang, und ihre Basis, die nach vorne verläuft, ist durch ein Pedunculus oder einen Stamm, befestigt, der sich nach vorne in zwei Laminae aufteilt, eine obere und eine untere, die durch die Nische der Epiphyse im dritten Ventrikel voneinander getrennt sind. Die Lamina inferior enthält die Commissura posterior und die Lamina superior enthält die Commissura habenularum. Nervenfasern treten in die rückwärtigen und rückwärtig-seitlichen Wände der Epiphyse aus dem Bereich des Tentorium cerebelli ein und bilden dort einen einzelnen oder paarigen N. conarii. Dieser verläuft subendothelial in der Wand des Sinus rectus und seine Fasern stammen von den Zellen des oberen Halsganglions. Die Nervenfasern sind sympathischen Ursprungs und verlaufen in Verbindung mit Blutgefäßen und parenchymalen Zellen.[27]

Sehen Sie, wie die Wurzeln der Strukturen der Epiphyse verknüpft sind mit den Wänden des Aquaeductus cerebri? Es sind Nervenzellen in den Wänden, die in den Wurzeln des vorderen Lobus, des alten Bereichs des Cerebellum, vor- und zurückverlaufen.

Es handelt sich dabei um eine mechanische Gangschaltung, wenn Sie es so nennen möchten. Ich meine damit eine strategische Verlagerung der Mechanik des

---

27. Entnommen und bearbeitet aus: Henry Gray, *Anatomy of the Human Body*, 26. Aufl., Hrsg. Charles Mayo Goss (Philadelphia: Lea and Fabiger, 1954), Seite 891-898.

Truncus cerebri, das Cerebellum eingeschlossen, die in Verbindung mit der Motilität des Cerebellum arbeitet und das Aquädukt erweitert. Dies funktioniert alles in Verbindung mit dem dritten Ventrikel.

Betrachten Sie den unteren Bereich des dritten Ventrikels und das Infundibulum. Das Infundibulum verbindet den Hypothalamus mit der Hypophyse. Die Hypophyse ist in der Sella turcica durch das Diaphragma sellae festgezurrt. Dies alles sitzt oben auf dem Corpus sphenoidalis, welches auf seiner transversalen Achse hin und her rotiert.

Wenn sich der untere Bereich des dritten Ventrikels wie der Schwanz einer Kaulquappe nach oben bewegt, während der Ventrikel in der Inhalationsphase die V-Form einnimmt, bewegt sich das Infundibulum in einem Bogen nach oben mit der Sella turcica. Gleichzeitig dreht sich das Os sphenoidale in seine Flexionsposition. Dies ist ein weiterer Bereich vieler wichtiger Nuclei. Es gibt sowohl funktionelle als auch strukturelle Verbindungen. Es gibt eine Verknüpfung von Nervenzellen, welche die Wand des Aquäductus entlang und sogar zurück ins Cerebellum laufen. Denken Sie daran, wie die Motilität im Truncus cerebri und im Cerebellum die Bereiche mit einschließt, in denen sich die physiologischen Zentren und Hirnnerven befinden.

*Anmerkung der Herausgeberin: Dr. Sutherland betont die Wichtigkeit der mechanischen Aktion. Er lehrte, dass die Mobilität der Hypophyse innerhalb der Sella turcica für ihre Funktion unbedingt notwendig ist.*

Erweitern Sie nun ihre Vorstellungskraft. Ich sage nicht, dass Sie es sofort können, aber Sie können erkennen, dass dieser Bereich den materiellen Mechanismus für Ihren Weg auf der Erde darstellt. Denken Sie, dass es möglich ist, diese „Gangschaltung" mental in Gang zu setzen? Ist es möglich, die Epiphyse sich rein als Mechanismus locker hin- und herbewegen zu lassen? Wenn Sie wollen, dann können Sie dort oben hingehen und den Bereich blockieren, sodass die Fluktuation der Zerebrospinalen Flüssigkeit zum Stillstand kommt und die Motilität im Körper aufhört. Ein Zustand wäre die Folge, den Dr. Still ein „vertrocknendes Feld" nannte.

> „Wer vernünftig denken kann, wird erkennen, dass dieser große Fluss des Lebens (die Zerebrospinale Flüssigkeit) angezapft werden muss und das vertrocknende Feld sofort bewässert werden muss, sonst ist die Ernte der Gesundheit für immer verloren."[28]

Denken Sie an die Verteilung der Zerebrospinalen Flüssigkeit an der Außenseite des Truncus cerebri und des Cerebellum. Sie fließt überall um es herum und läuft in jede Nische; sie rollt hinauf und herum und hinaus, immer im Spatium subarachnoidale an der Außenseite des Gehirns. Denken Sie an die Cisterna basalis, die Cisterna chiasmaticus, die Cisterna interpeduncularis und die Cisterna magna.

Denken Sie an die Motilität des Cerebellum in jenen kleinen geschichteten Bahnen, die Pedunculi genannt werden, im Dach des Mesencephalon, und in der Epiphyse.

---

28. Still, *Philosophy and Mechanical Principles of Osteopathy*, Seite 45.

*Die Mobilität des Neuralrohrs*

Denken Sie an die Motilität in den Bahnen, die das Rückenmark hinunter verlaufen und um den vierten Ventrikel und unterhalb der Pons verlaufen. Können Sie nun die mechanische Physiologie in den Funktionen des Primären Atemmechanismus erkennen?

Als nächstes denken Sie an das Bild der Membrangewebe, welche die venösen Kanäle bilden. Denken Sie an Restriktionen in diesen Kanälen, die zu einem pathologischen Befund im Gehirn führen können. Diese Denkweise weist auf viele der Möglichkeiten hin, die sich bei der Anwendung der Wissenschaft der Osteopathie, wie sie Dr. Andrew Taylor Still eingeführt hat, bieten. Behalten Sie dieses Bild in ihrem beruflichen Gedächtnis, als Hilfe bei der Diagnose und Behandlung der Probleme, mit denen Ihre Patienten zu Ihnen kommen.

★ ★ ★

Ein anderer Ort, an dem Sie die Tide kontrollieren können, sind die lateralen Ventrikel. Diese beiden Ventrikel befinden sich in den. Sie eröffnen sich im Bereich der Lamina terminalis an den Foramina interventriculares. Die Motilität des Truncus cerebri und des Rückenmarks endet an der Lamina terminalis. Die besagten Foramina befinden sich hoch in der abschließenden Wand des dritten Ventrikels. Die lateralen Ventrikel erstrecken sich vom dritten Ventrikel aus entlang dem Neuralrohr.

Beobachten Sie die Spiralform, in der sich der Cortex cerebri, das Telencephalon, an jeder Seite ausdrückt, wenn sie sich oberhalb des Tentorium cerebelli in den Schädel einpasst. Erinnern Sie sich, dass die Falx cerebri in der Mitte zwischen den Hemisphären platziert ist.

Was ist die mechanische Bedeutung der Spiralform? Sehen Sie, welche Veränderungen durch ihr Ein- und Ausrollen entstehen können? Sie verstehen, dass die Zerebrospinale Flüssigkeit in den Ventrikeln sich innerhalb des Neuralrohrs befindet und dass die Flüssigkeit im Spatium subarachnoidale außerhalb des Neuralrohrs fließt. All dies befindet sich genau unterhalb des Schädeldaches, welches leicht manuell erreichbar ist. Sie können das Schädeldach in der Exhalationsphase halten, indem Sie die hinteren unteren Winkel der Ossa parietalia medial halten und ihren Patienten ausatmen lassen. Das Prinzip entspricht der Kompression des vierten Ventrikels. Es ist im Allgemeinen höchst praktisch den vierten Ventrikel zu komprimieren, weil Sie dort einen Einfluss auf sämtliche physiologischen Zentren haben, eingeschlossen das Atemzentrum. Denken Sie nun an die Apotheke, von der Dr. Still in seiner Autobiographie schrieb:

> (I) „weiter wird erklärt, dass der Körper des Menschen Gottes Apotheke ist und alle Flüssigkeiten, Arzneimittel, Schmierstoffe, Opiate, Säuren und Laugen in sich trägt, welche die Weisheit Gottes für das Glück und die Gesundheit der Menschen für notwendig erachtete."[29]

---

**29.** Still, *Autobiography of A. T. Still*, Seite 182.

Betrachen Sie die Plexi choroidei, an denen der Austausch zwischen all den chemischen Stoffen, zwischen der Zerebrospinalen Flüssigkeit und dem arteriellen Blutfluss, stattfindet. Was haben Sie hier: einen Austausch zwischen den chemischen Stoffen in der Zerebrospinalen Flüssigkeit und jenen des Blutes, wenn sie es so betrachten können. Sie werden zum Apotheker in seinem Labor, der die chemischen Stoffe in der Zerebrospinalen Flüssigkeit und im Blut mischt, alles zur gleichen Zeit.

Dann, vergessen Sie nicht jenes „höchste bekannte Element", jene „Flüssigkeit innerhalb einer Flüssigkeit", die was nährt? Die Nervenzellen, welche die Impulse entlang der Nervenbahnen durch eine Transmutation weiterleiten.

Vergessen Sie auch nicht jene „feineren Nerven, die sich in den Lymphgefäßen befinden". Wenn Sie die Wasser des Gehirns anregen, indem Sie den vierten Ventrikel komprimieren, schauen Sie, was im Lymphsystem geschieht. Stellen Sie sich den Lymphknoten vor, der einiges Gift enthält, das sich dort angesammelt hat, und wie sich die Zusammensetzung ändert, bevor die Lymphe in das venöse System transportiert wird.

Denken Sie noch einmal an das Gehirn und an das Rückenmark, das Zentrale Nervensystem, als Teil des Primären Atemmechanismus. Sie sind sich der Motilität des gesamten Neuralrohrs bewusst, sowohl der Bahnen als auch der Konvoluten, im lebendigen Zusammenhang mit all den Bewegungen des Gehirns. Sie sehen die Veränderungen im Rückenmark, Cerebellum und Truncus cerebri bis hoch zur Lamina terminalis. Sehen Sie das Ein- und Ausrollen der Spiralen der Hemisphären, welche ihren Ursprung an den Foramina interventriculares haben.

Berücksichtigen Sie auch den Aquaeductus cerebri und Sie verstehen, dass es sich nicht um eine hohles unbewegliches Rohr handelt, sondern es der Ventrikel des Mesencephalon ist. Seine Wände bewegen sich, sodass, durch seine Formveränderung bedingt, Flüssigkeit durch ihn hindurchfließen kann. Wie ich schon gesagt habe, Sie können sich über diesen Mechanismus Gedanken machen, ohne auf Grenzen zu stoßen.

Ein Modell des Ventrikelsystems des menschlichen Gehirns sieht für mich wie ein Vogel aus. Es spiegelt das Innere des Gehirns wieder. Der dritte und vierte Ventrikel können der Körper des Vogels sein und der Canalis centralis des Rückenmarks der Schwanz. Die seitlichen Ventrikel sehen wie die Flügel eines Vogels aus und sind dort befestigt, wo es auch die Flügel eines Vogels sind – am vorderen oberen Winkel des Körpers. Legen Sie eine Hemisphäre um jeden Ventrikel und Sie haben zwei Flügel für diesen Vogel. Diese sind an der Spitze der Lamina terminalis befestigt, der vorderen Wand des dritten Ventrikels, welches eine Flüssigkeitskammer ist.

Ich möchte, dass Sie diese Dinge in der Inhalationsphase betrachten, wie sie das Gleiche tun, was ein Vogel tut, der zum Flug ansetzt. In jenem Augenblick heben sich die Flügel hinten ein wenig mehr nach oben als vorne. Was tut der Vogel bei der Landung auf einem Zweig anderes, als sich in Exhalation zusammenzufalten?

# 6. DIE GELENKIGE BEWEGLICHKEIT DER SCHÄDELKNOCHEN UND DIE UNWILLKÜRLICHE MOBILITÄT DES SAKRUM

*Anmerkung der Herausgeberin: Dieses Kapitel handelt von dem Thema, das Dr. Sutherland in seinem kranialen Konzept in der Wissenschaft der Osteopathie als erstes zum Ausdruck brachte. In seinen Unterricht überließ er es in späteren Jahren oft Mitgliedern seiner Fakultät, dieses Thema zu unterrichten. So kommt es, dass auf den zwischen 1949 und 1950 aufgenommenen Bändern über dieses Thema nur wenig aus seinem eigenen Munde zu finden ist. Als Konsequenz daraus habe ich sein geschriebenes Wort[30] dort verwendet, wo keine mündlichen Aufzeichnungen vorhanden waren.*

Meine Aktivitäten in Bezug auf die gelenkige Beweglichkeit des Schädels datieren zurück in das Jahr 1899, als ich ein Student an der American School of Osteopathy in Kirksville, Missouri, war. Die Idee wurde geboren, als ich die einzelnen Knochen eines Schädels betrachtete, der Dr. Andrew Taylor Still gehörte und in der North Hall des A.T.Still-Hospitals ausgestellt war. Die Gelenkflächen jener Knochen schienen mir darauf hinzuweisen, dass sie für eine gelenkige Mobilität entworfen wurden. Ich stellte fest, dass anatomische Lehrbücher die Knochen bezüglich ihrer Gestalt und ihrer äußeren und inneren Oberflächen zwar genau beschrieben, jedoch nur wenig über jene Oberflächen zu sagen hatten, welche für die Studenten der Osteopathie am allerwichtigsten sind – die Oberflächen der Gelenke.

Das Studium des lebendigen Schädels und der angewandten Anatomie lässt einen großen Unterschied zwischen der Beschaffenheit der Gewebe im lebenden Körper und deren Beschaffenheit im toten Körper erkennen.

Ich betrachte die Gelenkstruktur des Schädels und die unwillkürliche Beweglichkeit des Sakrum zwischen den Ilia als einen Funktionsmechanismus des lebenden menschlichen Körpers.

*Anmerkung der Herausgeberin: Anders als Dr. Sutherlands Untersuchungen am lebendigen Mechanismus führten anatomische Untersuchungen am Toten zu anderen Schlussfolgerungen:*
*Allgemein gesprochen ist es wesentlich wichtiger den Schädel als Gesamtes genau zu kennen, als seine einzelnen Knochen, weil (außer im Falle der Mandibula und der Gehörknöchelchen) die Knochen entweder durch Suturen oder Synchondrosen miteinander verbunden sind und somit zwischen ihnen keine Bewegung stattfindet. Muskelansätze, knöcherne Vertiefungen, Linien und Erhebungen, Hirnleiter, Faszien usw. erstrecken sich ohne Rücksicht auf diese Gelenke quer über die Knochen;*

---

**30.** Entnommen und bearbeitet aus: Sutherland, *Die Schädelsphäre* und *Einige Gedanken*.

*demnach sind die Positionen, an denen sich die unbeweglichen Gelenke befinden und welche die einzelnen Knochen begrenzen, nur von geringer Bedeutung.*[31]

Gelenkige Beweglichkeit existiert im Bereich der Schädelbasis und auch der Gesichtsknochen; das Schädeldach kompensiert durch Ausdehnung und Zusammenziehen für die basilare Beweglichkeit.

Ich betrachte die Gelenkstruktur des Schädels als Teil eines Primären Atemmechanismus, und stelle fest, dass er in Verbindung mit dem Gehirn, den Ventrikeln und den intrakranialen Membranen funktioniert.

Die Summe der Gelenkflächen des Schädels ist größer als die der Iliosakralgelenke. Es gibt zahlreiche einzelne Gelenkflächen im Bereich des Craniums, während es an den Iliosakralgelenken nur zwei gibt. Die einzelnen Gelenkflächen müssen im mentalen Bild des kranialen Mechanismus als Einheit betrachtet werden. Dieses Wissen kann man nur durch intensives Studium der Gelenkflächen, wie wir sie an den einzelnen Knochen eines auseinandergenommenen Schädels sehen können, bekommen. In anatomischen Lehrbüchern fehlen hier Informationen.

Am besten beschreibt man die gelenkige Beweglichkeit des Schädels in drei Bereichen; dabei muss man aber im Gedächtnis behalten, dass das Ganze alle einzelnen Teile umfasst und dass die Bewegung in allen Teilen gleichzeitig auftritt.

1.) Die Schädelbasis besteht aus Os occipitale, Os sphenoidale, Os ethmoidale und den zwei Ossa temporalia.
2.) Das Schädeldach umfasst den interparietalen Anteil des Os occipitale, das Os frontale, die beiden Ossa parietalia, einen Anteil der Partes squamosae ossium temporalia und die Spitzen der Alae majores des Os sphenoidale.
3.) Die Knochen des menschlichen Gesichts sind das Vomer, die Mandibula, je zwei Ossa zygomatica und Ossa palatina, das Os lacrimale und das Os nasale sowie die Ossa maxillaria und die zwei Conchae nasales inferiores.

*Anmerkung der Herausgeberin: Die folgenden Ausschnitte aus verschiedenen Texten verweisen auf das grundlegende anatomische Wissen, das Dr. Sutherland gewöhnlich vermittelte, bevor er das Thema der Beweglichkeit zwischen den Schädelknochen an den Suturen unterrichtete.*

Das Chondrocranium, wie es in der Fachsprache heißt, beschränkt sich also hauptsächlich auf die Schädelbasis, während sich die Knochen der Seiten, des Daches und des Gesichts aus Bindegewebe[32] bilden... Die Verknöcherung des Chondrocranium beginnt schon früh im dritten (intrauterinen) Monat; einige aus Bindegewebe hervorgegangene Knochen verknöchern sogar noch früher.[33]

Es ist offensichtlich, dass, obwohl die Knochen der Basis hauptsächlich aus Knorpel entstehen, sie auch einen substantiellen Anteil aus Membarnen enthalten.

---

**31.** J. C Boileau Grant, *A Method of Anatomy*, 4. Ausg. (Baltimore: The Williams and Wilkins Company, 1948), Seite 785.
**32.** Anm. der Übers.: embryonalem Mesenchym, von Dr. Sutherland „membrane" genannt.
**33.** Leslie Brainerd Arey, *Developmental Anatomy* (Philadelphia: W. B. Saunders, 1931), Seite 317.

*Die gelenkige Beweglichkeit der Schädelknochen...*

Die übrigen Knochen der Seiten und des gesamten Schädeldachs gehen vollständig aus Membranen hervor.[34]

Im allgemeinen bildet sich der ältere Schädelanteil aus Knorpel, während die jüngeren Knochen des Gesichts und des Daches intramembranös gebildet werden.[35]

**Das Os sphenoidale**

Das Os sphenoidale befindet sich an der Schädelbasis vor den Ossa temporalia und der Pars basilaris des Os occipitale. Es ähnelt irgendwie einer Fledermaus mit ausgebreiteten Flügeln und besteht aus einem mittleren Bereich oder dem Corpus, zwei Alae majores und zwei Alae minores, die sich von den Seiten des Corpus nach außen erstrecken, und zwei Proc. pterygoidei, die unten aus ihm herausragen. Das Os sphenoidale hat Gelenkverbindungen mit zwölf Knochen: mit dem Vomer, dem Os ethmoidale, dem Os frontale, dem Os occipitale und den paarigen Ossa parietalia, Ossa temporalia, Ossa zygomatica und Ossa palatina.[36]

Das Os sphenoidale ist für die gelenkige Beweglichkeit des kranialen membranösen Mechanismus von großer Wichtigkeit. Wenn man diesen Knochen richtig herauslöst, zeigt die Verbindungsstelle der Hinterseite des Os sphenoidale mit der Pars basilaris des Os occipitale, die sphenobasilare Verbindung, ein wichtiges Gelenk. Es scheint mir die Modifikation eines typischen Gelenks zwischen den Wirbelkörpern zu sein. Ich habe ein wertvolles Exemplar, das ich benutze, um kraniale Techniken zu demonstrieren und das die Existenz eines Discus intervertebralis eindeutig beweist. Dieses Exemplar stammt wahrscheinlich von einem Erwachsenen im Alter von ungefähr 25 bis 30 Jahren.

*Anmerkung der Herausgeberin: Die Verbindung zwischen Os sphenoidale und Os occipitale am Clivus stellt eine Synchondrose dar. Das bedeutet, zu Beginn findet man hier hyalinen Knorpel, der sich im weiteren Verlauf des Lebens in spongiosen Knochen umwandelt. Diese Umwandlung ist normalerweise nicht vor dem 25.-30. Lebensjahr abgeschlossen. Dr. Sutherland glaubte, dass der spongiose Knochen, der sich so gebildet hatte, das ganze Leben hindurch eine bestimmte Flexibilität behielt.*

Die besagte sphenobasilare Verbindung, jener gelenkige Bereich, befindet sich am nach oben konvexen Clivus. Hier sind Flexion, Extension, Sidebending/Rotation und Torsion mögliche Bewegungen. Ich habe mehrere Schädel von Erwachsenen gefunden, bei denen ich lediglich durch Druck mit den Händen eine Bewegung zwischen Os sphenoidale und Proc. basilaris des Os occipitale bewirken konnte.

Gleichzeitig bemerkte ich eine gleitende Bewegung der Partes squamosae ossium temporalia gegenüber den Ossa parietalia und eine Erweiterung der Fissura sphenomaxillaris am Boden der Orbita.

---

**34.** Ebd., Seite 319.
**35.** Bradley M. Patten, *Human Embryology* (Philadelphia: Blakiston Co., 1946), Seite 277.
**36.** Gray, *Anatomy of the Human Body*, Seite 213-214.

Ich konnte die Bewegungen von Flexion, Extension, Sidebending/Rotation und Torsion zwischen dem Os sphenoidale und dem Proc. basilaris des Os occipitale auch an älteren, lebenden Personen demonstrieren.

Bei jüngeren Erwachsenen stelle ich mir einen Discus am sphenobasilaren Übergang vor, und später im Leben einfach eine bewegliche Verbindung, welche nach dem gleichen Schema funktioniert.

Die oberen Gelenkflächen der Alae majores des Os sphenoidale sind im Kontakt mit zwei kleinen L-förmigen Gelenkflächen an der Unterseite des Os frontale. Diese beiden frontosphenoidalen Gelenke gleichen den beiden Iliosakralgelenken, wenn sie auch viel kleiner sind. Es scheint, dass das Os sphenoidale zwischen den beiden Teilen des Os frontale hängt, so wie das Sakrum zwischen den Ilia.

*Anmerkung der Herausgeberin: Dr. Sutherland hielt es für sinnvoll, zwischen dem Os frontale als einer Struktur und seinen beiden Hälften, die mechanisch gesehen wie zwei Teile funktionieren, zu unterscheiden. So wie die Einheit aus Ala major und Proc. pterygoidei des Os sphenoidale in Relation zum Corpus sphenoidalis mobil sein kann, ist es klar, dass die Beziehung zu den Ossa frontalia mit paarigen lateralen Strukturen zu vergleichen ist. Eine Wiederholung der Anatomie des Os frontale ist vielleicht bei dieser Unterscheidung nützlich:*

Die Verknöcherung findet innerhalb des membranösen Gewebes statt und beginnt in der siebten intrauterinen Woche, ausgehend von den Tubera frontales. Bei der Geburt besteht das Os frontale aus zwei Hälften; diese verschmelzen etwa im fünften Lebensjahr an der interfrontalen oder metopischen Sutur. Überreste dieser Sutura bleiben an der Glabella bestehen.[37]

Die hinteren Gelenkflächen der Alae majores des Os sphenoidale beginnen mit einem steilen Winkel am Ende der oberen Fläche des Os sphenoidale. Wenn Sie die einzelnen Schädelknochen studieren, achten Sie darauf, an welchen Stellen die Wechsel der Abschrägung in der Sutura auftreten. In der Mitte dieser hinteren Gelenkfläche gibt es einen Wechsel.

Danach verläuft die Abschrägung in der unteren Hälfte unverändert. In der Mitte befindet sich eine kleine Einbuchtung. Die hintere Gelenkfläche der Alae majores des Os sphenoidale bildet ein Gelenk mit der vorderen Gelenkfläche der Partes squamosae ossium temporalia. Diese Einbuchtung im Winkel des Os sphenoidale korrespondiert mit einem entsprechenden Vorsprung am Winkel der Pars squamosa des Os temporale.

Oberhalb dieses Punktes in der Mitte sind die Alae majores auf Kosten der äußeren Oberfläche, die Partes squamosae hingegen auf Kosten der inneren Oberfläche abgeschrägt. Unterhalb dieses Punktes in der Mitte ist die Abschrägung genau anders herum. Die Bedeutung dieser Charakteristik an den sphenosquamösen Verbindungen sollte genauestens studiert werden.

---

37. Entnommen und bearbeitet aus: Grant, *A Method of Anatomy*, Seite 786.

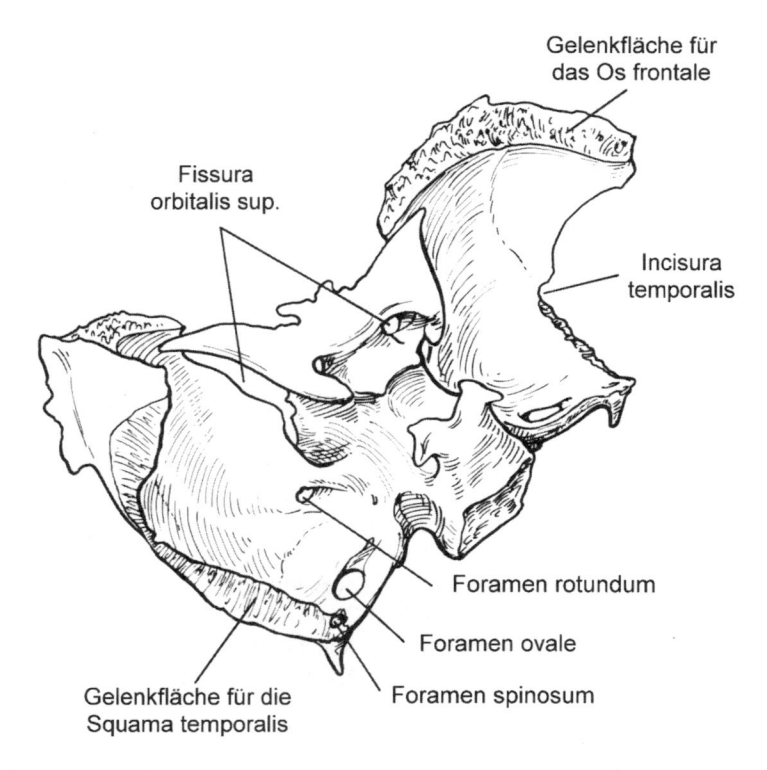

*Die gelenkige Beweglichkeit der Schädelknochen...*

ZEICHNUNG 8: DAS OS SPHENOIDALE. HIER WERDEN DIE L-FÖRMIGEN GELENKFLÄCHEN FÜR DIE VERBINDUNG MIT DEM OS FRONTALE GEZEIGT. EBENSO IST DER WECHSEL IN DER ABSCHRÄGUNG DER SUTURA ZWISCHEN DEM OS SPHENOIDALE UND DER SQUAMA TEMPORALIS SICHTBAR.

Dieser Kontakt an der Sutura zwischen Os sphenoidale und Os temporale zeigt uns ein mechanisches Prinzip, das schon für sich alleine, ohne Hinweis auf andere Merkmale, eine Anordnung zur gelenkigen Bewegung zwischen den Knochen der Schädelbasis demonstriert. Es war diese interessante Gelenkfläche, die bei mir den ersten Gedanken aufkommen ließ, dass hier die Möglichkeit einer gelenkigen Mobilität am Schädel besteht. Man muss diese kleinsten Details genau studieren, um sich ein mentales Bild zu schaffen, das schließlich zur Diagnose und Behandlung von Strainmustern des membranösen Schädelmechanismus führt.

**Die Ossa temporalia**

Die beiden Ossa temporalia sind für die gelenkige Mobilität der Schädelbasis von einzigartiger Bedeutung und kommen deshalb in unseren Studien als nächstes an die Reihe. Die Betrachtung eines Knochens kann für beide gelten. Die Sutura squamosa erregt zuerst unsere Aufmerksamkeit. Sie ist vom Mittelpunkt der Sutura sphenosquamosa aus auf Kosten der inneren Fläche durchgehend abgeschrägt und verläuft so weiter lateral am Kopf entlang nach hinten, um das Os parietale an der Sutura squamosa zu überlappen.

Dieser Aufbau weist auf eine Gleitmobilität zwischen der Seite der Ossa parietalia und der Squama temporalis hin, die sich bis zur Incisura parietale und zur Sutura parietomastoidea erstreckt.

Wenn sich das Os temporale bewegt, trägt die obere Gelenkfläche der Pars mastoidea den hinteren unteren Winkel des Os parietale, den Angulus mastoideus. Dieses parietomastoidale Gelenk hat Wellen oder Rillen, die darauf hindeuten, welche Art von Bewegung hier stattfindet. Sie geben auch einen Hinweis auf die Richtung der Bewegung. Es handelt sich um eine Art schaukelnde Bewegung.

Wenn man um das Os temporale herum weiter nach hinten geht, ändert sich die Richtung der obere Gelenkfläche mit einem scharfen Winkel, um die hintere Gelenkfläche als Verbindung mit dem Os occipitale zu bilden.

Die hintere Gelenkfläche zum Os occipitale hin hat eine Abschrägung nach innen an der Pars mastoidea des Os temporale. Am Proc. jugularis des Os occipitale verläuft die Abschrägung nach außen.

Hier finden wir Rinnen und Verzahnungen, die ein Fulkrum bilden, damit eine Anpassung an die schaukelnde Bewegung des Os temporale möglich ist.

Die Ausrichtung der Gelenkfläche der Pars mastoidea des Os temporale und der Gelenkfläche des Os occipitale an der Sutura occipitomastoidea ist ein wichtiger Punkt, den wir gründlich studieren müssen. Am lateralen Anteil des Os occipitale ist der Knochen konkav und die Gelenkfläche ist nach außen gerichtet. Die Pars mastoidea des Os temporale ist entsprechend elliptisch geformt und die Gelenkfläche nach medial gerichtet.

Am Endpunkt dieses elliptischen Bereichs befindet sich unmittelbar im Anschluss an die Incisura jugularis eine Rinne. Am Proc. basilaris des Os occipitale gibt es einen Fulkrum-Kontakt mit dieser Rinne. Ich bezeichne ihn als Fulkrum aufgrund des mechanischen Dienstes, den die kreuzweise Platzierung der Rinne und des Fulkrum der schaukelnden Bewegung des Os temporale leistet. In meinen frühen Aufzeichnungen nannte ich diesen Bereich und jenen der Sutura lambdoidea eine „aus Kardanwelle und Drehzapfen kombinierte mechanische Vorrichtung" für die gelenkige Beweglichkeit der Schädelbasis.

*Anmerkung der Herausgeberin: Mechanisch betrachtet stellt eine Kardanwelle einen oszillierenden Stab dar, der zur Übertragung von Bewegung verwendet wird, wie beispielsweise an der Verbindungsstelle zwischen einem Motor und einem Rad. Das Ende des Schaftes ruht und rotiert in einem Lager, das als Drehpunkt fungiert – jener Bereich also, um den sich der Stab dreht, beziehungsweise oszilliert. Dr. Sutherland betrachtete das Os occipitale als den Drehzapfen-tragenden Anteil und den temporoparietalen Mechanismus als die Kardanwelle.*

**Die Knochen des Schädeldaches**

Wenn wir die Kappe des Schädels studieren, beobachten wir zuerst die Suturen um die Ossa parietalia herum. Die Verbindung mit den Ossa temporalia an den Squamae und im parietomastoiden Bereich haben wir bereits betrachtet.

Sehen Sie sich nun die Suturae lambdoideae zwischen dem Os occipitale und den beiden Ossa parietalia an. Sie führen vom oberen Winkel des Squama occipitalis im Lambda-Bereich in einer Kurve nach außen und unten. Zusammen ähneln sie einem Wunschknochen. Die Gelenkfläche am oberen Anteil jeder Sutura lambdoidea ist nach innen hin abgeschrägt, sodass die Squama occipitalis die beiden Ossa parietalia in dieser mittleren Region überlappt. Im unteren Anteil der Sutura lambdoidea findet man die umgekehrte Anordnung. Beobachten Sie sorgfältig, wie diese Wechsel in der Abschrägung dazu dienen, eine gelenkige Beweglichkeit zwischen den Knochen der Schädelbasis zu ermöglichen. Es gibt bei den Knochen dieses Bereichs Variationen. Manchmal ist der interparietale Anteil des Os occipitale ein separater Knochen, und öfters gibt es zahlreiche Suturaknochen. Diese Variationen scheinen die Flexibilität noch zu erhöhen.

Wenn wir die Sutura sagittalis, die beiden Ossa parietalia gemeinsam ist, studieren, bekommen wir besondere Hinweise auf eine Bewegung zwischen ihnen. Am Bregma, dem Treffpunkt von Sutura sagittalis und Sutura coronaris, beginnend, sind die Zacken fein und eng aneinander liegend. Dies zieht sich etwa über ein Drittel der Sutura hin. Dann stehen die Zacken vereinzelter und weiter voneinander entfernt. Kommt man schließlich in die Nähe des Lambda im hinteren Drittel, stehen die Zacken sogar noch weiter auseinander. Meiner Meinung nach weist diese Unterschiedlichkeit darauf hin, dass im hinteren Drittel der Sutura sagittalis ein Gebiet von größerer Expansion ermöglicht wird, zusammen mit einer Erweiterung im Bereich von Lambda.

Die gezackten Gelenkflächen der Sutura coronalis zwischen der Squama frontalis und den beiden Ossa parietalia weisen die gleichen Wechsel in der Abschrägung auf, wie sie an der Sutura lambdoidea zu finden sind. Als Resultat daraus überlappt in der Mitte die Squama frontalis die Ossa parietalia. Die Ossa parietalia dagegen überlappen das Os frontale im lateralen Bereich, bis hin zum Angulus sphenoidalis.

Sie können die Ossa frontalia also so sehen, als ob sie am Bregma von den Ossa parietalia hängen und so ein Scharnier bilden, sodass sie im unteren Bereich nach vorne und hinten schwingen können.

Diese Tatsache kann in Situationen sehr wichtig sein, in denen eine Krafteinwirkung von außen auf die Stirn das Os frontale an der Sutura coronalis zwischen die Ossa parietalia geschoben hat.

In einem solchen Fall bewirkt das Os frontale eine gelenkige Fixation der Alae majores des Os sphenoidale. Dieser Zustand begrenzt das normale Bewegungsausmaß der Schädelbasis.

Wir betrachten hier die Squama frontalis als einen Knochen, wie er bei den meisten Erwachsenen anzutreffen ist. Beim Kleinkind befindet sich dort die vordere Fontanelle, und es ist deutlich, dass das Os frontale noch aus zwei Hälften besteht.

Erinnern Sie sich an Dr. Stills Aussage: „Ein Osteopath stellt aus seinem anatomischen Wissen heraus Überlegungen an. Er vergleicht die Arbeit des anormalen mit der des normalen Körpers."[38] Er sagte auch, dass wir die Position und dem Zweck eines jeden Knochens kennen und mit jedem seiner Gelenke vertraut sein müssen. Wir müssen ein vollkommenes Bild des normalen Zustandes der Gelenke vor Augen haben, die wir korrigieren wollen. Der Schädel ist ein komplexer Mechanismus und verlangt ein gründliches Studium seiner komplizierten Gelenkflächen.

Beobachten Sie die L-Form der frontosphenoidalen Gelenke, jeweils eine für jede Ala major. Bei der Geburt gibt es am Kopf keine ausgebildeten Gelenke, lediglich das Gelenk zwischen Os occipitale und Atlas und es gibt, realistisch gesehen, zwei Ossa frontalia. Manchmal, wenn die Sutura metopica erhalten bleibt, findet man diese zwei auch noch beim Erwachsenen.

In Verbindung mit den Alae majores des Os sphenoidale ist die Unterteilung des Os frontale in zwei Hälften funktionell bedeutsam. Wir werden nun unsere Überlegungen auf der Basis von zwei Ossa frontalia anstellen. Wir können die Bewegung von Os sphenoidale und Sakrum in bezug auf die Mittellinie betrachten indem wir verschiedene Ähnlichkeiten in ihren Zusammenhängen feststellen.

Das Os sphenoidale ist an den L-förmigen Gelenken zwischen den beiden Ossa frontalia aufgehängt. Das Sakrum ist zwischen den beiden L-förmigen Iliosakralgelenken aufgehängt. Diese beiden Knochen der Mittellinie bewegen sich vor und zurück. Beide haben auch eine drehende Bewegung in ihrer gelenkigen Mobilität.

*Anmerkung der Herausgeberin: Manchmal nützt es, die Architektur des Schädels in Hinsicht auf seine wesentlichen Stützfunktionen zu betrachten. Der Atlas trägt den gesamten Kopf am oberen Ende der Wirbelsäule, wobei die Kondylen des Os occipitale sich in die Facetten des Atlas einpassen. Diese Konstruktion für Stabilität und Gleichgewicht erlaubt einen normalen Bewegungsradius zwischen Atlas und Os occipitale und ist eine häufig anzutreffende Architektur anteriorer Divergenz und*

---

**38.** Still, *Osteopathy: Research and Practice*, Paragraf 10.

*posteriori Konvergenz.* Da die Facetten des Atlas ebenfalls nach unten konvergieren und nach oben divergieren, ist damit die Bewegung des einfachen Nickens, das „Ja" bedeutet, möglich.
*Der Atlas trägt also das Os occipitale und das Os occipitale trägt seinerseits die Ossa temporalia. Sobald das Os occipitale sich auf seiner Anterior-posterior-Achse dreht und dadurch der Proc. basilaris sich auf einer Seite oben und auf der anderen unten befindet, werden die Ossa temporalia automatisch mitbewegt. Dies ist nicht vergleichbar mit der gelenkigen Bewegung zwischen den beiden. Die Ossa temporalia tragen die Ossa parietalia an der Sutura parietomastoidea. Das (die) Os frontale (Ossa frontalia), an welchem Os sphenoidale, Os ethmoidale und Gesichtsknochen hängen, wird/werden wiederum von den Ossa parietalia am Bregma gestützt.*

## Der Mechanismus des Gesichts

Beobachten Sie die Spina ossis ethmoidalis, jenen kleinen flachen Fortsatz in der Mitte des vorderen oberen Bereichs des Corpus sphenoidalis. Sie passt in eine kleine Furche im hinteren, oberen Bereich der Mitte des Os ethmoidale. Das ist eine mechanische Konstruktion für die Bewegung des Os ethmoidale, sobald sich das Os sphenoidale vorne nach unten bewegt. Direkt an der Seite der Spina ethmoidalis, auf der oberen Gelenkfläche der Alae minores des Os sphenoidale, hat das Os sphenoidale eine artikuläre Verbindung mit den hinteren Gelenkflächen der Laminae orbitales des (der) Os frontale.

Die Incisura ethmoidalis des Os frontale befindet sich zwischen den beiden Hälften der Laminae orbitales. Dieses Gelenk zwischen den Alae minores des Os sphenoidale und dem (den) Os(sa) frontale(ia) ist ein Anzeichen dafür, dass es eine laterale Bewegung während der Inhalation und eine mediale Bewegung während der Exhalation gibt. Die Spitzen der Alae minores haben keine Gelenkverbindung. Die Crista sphenoidalis auf der Mittellinie der vorderen Oberfläche des Corpus sphenoidalis hat eine Gelenkverbindung mit der Lamina perpendicularis des Os ethmoidale, die einen Anteil des Septum nasi bildet.

Das Vomer bildet ein Gelenk mit dem Rostrum an der Unterfläche des Corpus sphenoidalis. Es bildet einen zusätzlichen Anteil des Septum nasi und hat eine Gelenkverbindung mit der Lamina perpendicularis des Os ethmoidale. Das Rostrum ist ein schnabelähnlicher Fortsatz, der die tassenähnliche Oberfläche, die durch die Alae des Vomer gebildet wird, aufnimmt. Die Bewegung zwischen Vomer und dem Rostrum ähnelt einem Universalgelenk.

Das Vomer und die Lamina perpendicularis des Os ethmoidale erstrecken sich nach vorne über den Gaumen, der durch die Laminae horizontales der Ossa palatina und der Maxilla gebildet wird. Der Nasenknorpel vervollständigt das Septum nasi. Diese Strukturen komplettieren die Mittellinie in der Schädelbasis und im Gesicht.

Das Os sphenoidale erbringt die Bewegung, die zwischen den Knochen des Gesichtsmechanismus auftritt. Es besitzt im Regelfall kein Gelenk mit der Maxilla. Ebenso haben die Ossa temporalia keinen artikulären Kontakt mit den Maxillen. Die Ossa zygomatica und palatina dienen in dieser Region als Vermittler.

Die Ossa zygomatica hängen an den seitlichen Enden der Margo supraorbitalis des Os frontale und bilden so ein Drittel der Orbitaränder. Die Maxillen hängen mit ihren Proc. frontales in der Incisura nasalis vom Os frontale und bilden Gelenke mit den Ossa nasalia, welche zwischen ihnen sitzen. Die Proc. zygomatici der Ossa temporalia bilden Gelenke mit den Proc. temporales der Ossa zygomatica. So werden die Jochbögen an der Seite des Kopfes gebildet.

Die Alae majores des Os sphenoidale artikulieren an den seitlichen Wänden der Orbita mit den Ossa zygomatica. Die Ossa zygomatica sind mit der Oberseite des Corpus maxillaris als Gelenk verbunden.

Wenn sich das Os sphenoidale während seiner Flexionsphase nach vorne, unten und außen bewegt, schwingen die Alae majores die Ossa zygomatica in Außenrotation, und erweitern damit die Orbita. Sobald sich der vordere Bereich des Os sphenoidale in seiner Extensionsbewegung nach oben bewegt, ziehen die Alae majores die Ossa zygomatica nach innen und verengen und vertiefen die Orbitae.

Das Gelenk zwischen Ossa zygomatica und temporale dient auf verschiedenste Weise als Vermittler, als Zwischenstück zwischen Maxillen und Ossa temporalia. Das Zusammenspiel zwischen den Ossa zygomatica und den Knochen der Schädelbasis lässt sich am Orbitaboden an den Änderungen im Bereich der Fissurae sphenomaxillaris erkennen.

Die Ossa palatina befinden sich an der Rückseite der Nasenhöhlen zwischen den Maxillen und den Proc. pterygoidei des Os sphenoidale. Sie tragen zu den Wänden dreier Höhlen bei: am Boden und der Seitenwand der Nasenhöhlen, bei dem Dach des Mundes und dem Boden der Orbita. Sie kommen in diesen drei Fossae und in einer Fissur – der Fissura sphenomaxillaris – vor. Auf der hinteren Oberfläche bilden zwei Furchen ein Gelenk mit den Enden der Proc. pterygoidei.

Die Proc. pyramidei vervollständigen den unteren Anteil der Fossa pterygoidea. Den senkrechten Anteil am hintersten Anteil des Orbitabodens bezeichnet man als Proc. orbitalis. Der waagerechte Teil, zusammen mit dem waagerechten Anteil der Maxilla, bildet den Nasenboden und das Dach des Mundes.

Die Lamina pterygoidei sind auf beiden Seiten, medial und lateral, in ihrer Form konvex und hängen nach unten am Corpus des Os sphenoidale. Wenn sich das Os sphenoidale im Bereich der Alae majores nach vorne und unten dreht, dann bewegen sich diese Proc. nach hinten. Auf jeder Seite bewegen sich die Enden der Proc. pterygoidei wie die Kufen von Schaukelstühlen in ihren Furchen auf der Rückseite der Ossa palatina. Wenn sich das Os sphenoidale im Bereich der Alae majores nach hinten und oben dreht, dann bewegen sich die Enden der Proc. pterygoidei in den Furchen auf der Rückseite der Ossa palatina nach vorne. (Siehe Zeichnung 9.)

*Die gelenkige Beweglichkeit der Schädelknochen...*

Studieren Sie die anatomischen Details dieses Gelenkbereiches und ebenfalls die Oberflächen zwischen den Ossa palatina und den Maxillen.

Die Ganglia pterygopalatina befinden sich in den Fossa pterygopalatina (Siehe Zeichnungen 10 A und 10 B.). Sie hängen mit zwei Wurzeln an den Nn. maxillares, welche über die Oberseite der Fossa und anschließend um die Proc. orbitales der Ossa palatina herum verlaufen, bevor sie als Nn. infraorbitales in die Maxillen eintreten.

Denken Sie in Begriffen von Bewegung und studieren Sie die Mechanik dieser Bereiche. Mit etwas Verständnis für den Normalzustand werden Sie erkennen, dass eine Gelenkfixierung das Ganglion pterygopalatinum bedrängen und somit seine Funktion stören kann.

Eine mechanische Aufgabe der Ossa palatina ergibt sich aus der Tatsache, dass sie zwischen das Os sphenoidale und den Maxillen eingepasst sind. Diese drei Knochen sitzen hintereinander an der Rückseite des Gesichts. Das Os sphenoidale liegt höher als die Ossa palatina und diese liegen ihrerseits höher als die Maxillen. Das Vor- und Zurückdrehen des Os sphenoidale hat ein größeres Bewegungsausmaß als die Bewegung der Ossa palatina; diese wiederum bewegen sich mehr als die Maxillen. Also erfüllen sie die Aufgabe einer „Geschwindigkeitsbremse". Die anderen zwischengeschalteten Knochen, die Ossa zygomatica, hatten wir bereits untersucht.

Die Orbitahöhlen sind nicht mit dem Acetabulum der Ilia zu vergleichen. Sie sind für Bewegung konstruiert. Vier der extrinsischen Muskeln des Augapfels, die geraden Augenmuskeln, sind an dem Ursprung der Alae minores des Os sphenoidale an einem Ring um die Foramina optici befestigt. Bewegt sich das Os sphenoidale nach vorne, bewegen sich die Augäpfel ebenfalls nach vorne. Bewegt es sich nach hinten, bewegen sich die Augäpfel entsprechend nach hinten. Beobachten Sie die Fissura orbitalis superior zwischen den Alae majores et minores des Os sphenoidale und dann die Fissura sphenomaxillaris zwischen Os sphenoidale und Maxilla. Beachten Sie dabei, dass die Vv. ophthalmicae in beide Sinus cavernosi führen, die bei den Fissurae orbitalis superiores liegen. Machen Sie sich Gedanken darüber, wie die Funktion der Mobilität in den Wänden der Orbita mit der venösen Drainage in Verbindung steht.

Rufen Sie sich in Erinnerung, dass die Tuberae auditivae einen aus dem Mittelohr herausführenden knöchernen Anteil besitzt, und dann einen chondralen Teil, der zwischen den Partes petrosae der Ossa temporalia und den hinteren Rändern der Alae majores des Os sphenoidale liegt, und einen bindegewebigen Anteil in den Pharynxwänden, der zu den Fossa Rosenmüller führt. Ich glaube, dass die Innen- und Außenrotation der Partes petrosae der Ossa temporalia die Funktion haben, die Öffnung der Tuberae auditivae zu öffnen und zu schließen.

Im Falle einer Dysfunktion, die eine Bewegung zwischen den Partes petrosae der Ossa temporalia und den Alae majores des Os sphenoidale einschränkt, kann die Auswirkung auf den chondralen Bereich der Tubera auditiva diese Öffnung geöffnet oder verschlossen halten.

# 7. DIE ANGEWANDTE ANATOMIE DES MENSCHLICHEN GESICHTS

Das menschliche Gesicht ist ein besonders empfindlicher und komplizierter Mechanismus. Ich muss dabei an einen Ausspruch von Dr. Andrew Taylor Still denken: „Es sind die kleinen Dinge, die in der Wissenschaft der Osteopathie von großer Bedeutung sind." Studieren Sie die zarten, komplizierten, kleinen Dinge im Gesichtsmechanismus und beginnen Sie dann, die mechanische Physiologie in diesem Bereich einzusetzen. Das ist angewandte Anatomie. Dieses ist das Fach, welches wir früher bei Dr. William Smith an der American School of Osteopathy in Kirksville, Missouri, studierten. Wenn jemand damals nicht im osteopathischen Sinne über die Physiologie nachdachte, war Dr. Still mit seinem hölzernen Stock oft da, um dafür zu sorgen, dass die Mitglieder der Fakultät regelmäßig den osteopathischen Standpunkt vertraten.

*Anmerkung der Herausgeberin: Bei den Kursen, die auf Band aufgenommen wurden, hielt Dr. Sutherland zwei einzelne Vorlesungen über das Thema des Gesichtsmechanismus. Die beiden Vorträge überschneiden sich teilweise; hier sind jedoch beide einbezogen, um ein möglichst vollständiges Bild zu schaffen.*

### Der Bereich des Os ethmoidale

Hinter dem Gesicht befindet sich eine kleine Sache, die eigentlich eine große Sache ist, nämlich das, was wir die Spina ethmoidalis auf der vorderen oberen Fläche des Corpus sphenoidalis nennen. Dieser kleine „Jigger"[39] passt in eine Rinne in der Mitte der Rückseite der oberen Fläche des Os ethmoidale. Dieser Mechanismus wird durch das Os sphenoidale betrieben.

Sie wissen, dass das Os ethmoidale zu den Knochen der Schädelbasis gehört. Dieses Arrangement alleine verdeutlicht uns schon ein mechanisches Prinzip, das auf eine gelenkige Beweglichkeit der Schädelknochen hinweist, ganz zu schweigen von der Vielzahl anderer Gelenkflächen, die Ähnliches zeigen.

Wenn Sie die Lamina cribrosa des Os ethmoidale betrachten, bemerken Sie, dass sobald sich die Vorderseite des Körpers des Os sphenoidale nach unten bewegt, sich auch die Rückseite des Os ethmoidale nach unten bewegt. Die kleine Spina ethmoidalis verdeutlicht uns diesen Vorgang (Siehe Zeichnung 5.). Wenn sich diese Lamina hinten nach unten bewegt, geht es vorne nach oben. Was befindet sich auf dieser Lamina cribrosa? Die Bulbi olfactorii, die eine Verlängerung des Gehirns sind. Die Bezeichnung *cribrosa* bedeutet Sieb, und die Geruchsnerven kommen von der oberen Nasenschleimhaut durch dieses Sieb. Inwiefern trägt die schaukelnde Bewegung

---

**39.** Anm. der Übers.: „Dieses kleine herausstehende Stück", oft eine Führung in einer Maschine.

der Lamina cribrosa zur physiologischen Funktion dieser Strukturen bei?

Die Lamina perpendicularis des Os ethmoidale artikuliert mit der Crista sphenoidalis auf der Vorderseite des Corpus sphenoidalis. Die Crista galli des Os ethmoidale ist die Verlängerung der Lamina perpendicularis nach oben. Dies ist der vordere obere Pol der Befestigung der Reziproken Spannungsmembran, jene Stelle, an der die Falx cerebri vorne fixiert ist. Wenn die Falx an der Crista galli zieht, senkt sich während der Inhalation das hintere Ende jener Lamina nach unten. Entsprechend hebt es sich während der Exhalation. Ohne diese Bewegung kann der Mechanismus in den Bulbi olfactorii – sie stellen ihrerseits einen eigenen Mechanismus dar – nicht normal funktionieren. Die Hirnhäute umhüllen die Bulbi olfactorii und umschließen sie mit einer Schicht von Zerebrospinaler Flüssigkeit. Wenn Sie jemanden niesen hören, sagen Sie ihm nicht, dass er sich erkältet hat. Er schützt vielmehr seine Nasenschleimhaut mit Liquor. Dieser Dienst ist eine der physiologischen Funktionen der Bulbi olfactorii.

Obwohl das Os ethmoidale zur Schädelbasis gehört, funktionieren seine Conchae innerhalb des Gesichtes. Die Conchae nasales sind bei Nebenhöhlenbeschwerden oft expandiert. Man könnte in einem solchen Fall sagen, dass sich die frontoethmoidalen Gelenke ebenso in Expansion befinden.

## Die Region der Orbita und der Nebenhöhlen

Studieren Sie die verschiedenen Teile, aus denen sich die Orbita zusammensetzt. Sie sehen das Gelenk zwischen den Alae majores des Os sphenoidale und den Ossa zygomatica. Das ist ein weiterer wichtiger Mechanismus, den wir beachten müssen, wenn wir das Gesicht beobachten. Wenn ein kleines Kind einen Schlag auf den Proc. zygomaticus bekommt, behandeln Sie das bitte. Ansonsten könnte es zu einer pathologischen Situation am Auge kommen. Das Os zygomaticum wird häufig in einer Fehlstellung vorgefunden und da es seine Funktionen in der Mechanik der Orbita hat, kann eine Verletzung hier möglicherweise das Auge beeinträchtigen.

Denken Sie an das Weiter- und Engerwerden der Fissura pterygomaxillaris. Denken Sie auch an jene andere Fissur, die Fissura orbitalis superior, welche durch die Alae minores et majores des Os sphenoidale gebildet wird. Auch sie wird während Inhalation und Exhalation weiter und enger. Erinnern sie sich daran, was an ihnen befestigt ist: die Wände des Sinus cavernosus. Eine Restriktion des venösen Rückflusses jenes gut durchbluteten Organs, des Augapfels, könnte die Folge eines kleinen Schlags, einer kleinen traumatischen Krafteinwirkung auf das Os zygomaticum sein. Manche ernsthafte Augenerkrankungen waren Folge solcher Vorkommnisse.

Betrachten wir nun den Hohlraum im Körper der Maxilla. Hier sehen wir noch mehr funktionelle Anatomie des Gesichts. Da sich die Maxillen aus Bindegewebe entwickeln, sind die Wände der Sinus maxillares knöchernes Bindegewebe. Es gibt Conchae oder Muscheln an den Innenwänden der Nase, die sich einrollen und ausrollen. Die oberen und die mittleren Conchae gehören zum Os ethmoidale. Die Conchae sphenoidalis und die Conchae inferiores sind eigenständige Knochen. Das Nasennebenhöhlensystem besteht aus dem Hohlraum im Corpus sphenoidalis, den Stirnhöhlen, den Luftzellen im Os ethmoidale, den Sinus maxillares, dem Mittelohr und den pneumatischen Zellen des Proc. mastoideus. Es handelt in allen Fällen um luftgefüllte Hohlräume, die kontinuierlich mit Schleimhaut ausgekleidet sind. Anscheinend gibt es irgendeinen Prozess, durch welchen die Luft in diesem System während der Inhalation und Exhalation ausgetauscht wird, sonst kommt es zu einer Stauung der Luft. Mikroorganismen könnten sich dann ungehindert vermehren. Welcher Mechanismus kann einen solchen Prozess bewerkstelligen?

Betrachten Sie das Gelenk des Os zygomaticum mit der Maxilla. Es befindet sich genau an der Spitze des Proc. zygomaticus, an der Spitze die pyramidenförmigen Maxillen. Ein L-förmiger Bereich auf der Maxilla ist mit einem L-förmigen Bereich am Os zygomaticum gelenkig verbunden.

Das Os Zygomaticum funktioniert als eine inter-ossale mechanische Vorrichtung zwischen Os sphenoidale und Maxilla, und ebenso zwischen den Ossa temporalia und Maxilla.

Schauen Sie nun das Vomer an. Seine Wände, welche die Alae bilden, passen exakt über das Rostrum des Os sphenoidale. Von dort erstreckt es sich über die horizontalen Laminae der Ossa palatina und Maxillen (das Dach des Mundes) und bildet einen Anteil des Septum nasi. Während der Inhalation bearbeiten die Ossa zygomatica und das Vomer den Sinus sphenoidalis und die Sinus maxillares ungefähr wie die Saugglocke eines Klempners. Diese Funktion sieht in meinen Augen wie ein Mechanismus zum Austausch von Luft aus.


**Der Augapfel**

Kleine Dinge wie Ursprung und Ansatz der extrinsischen Muskeln des Augapfels werden Ihre Fähigkeiten als Osteopath herausfordern. Einer der Muskeln hat seinen Ursprung im Dach der Orbita, ein anderer an ihrem Boden. Die übrigen vier entspringen einer Manschette um das Foramen opticum, mit Ansatzstellen zwischen den Wurzeln der Alae minores et majores des Os sphenoidale. Nn. optici und Aa. ophthalmicae treten durch dieses Foramen in die Kegelspitze der Orbita ein. Die Nerven, welche diese vier Muskeln versorgen, nämlich der dritte und der sechste Hirnnerv, verlaufen durch die Fissura orbitalis superior. Die Form dieser Fissur wechselt, wenn sich die Beziehung zwischen den Alae minores et majores des Os sphenoidale während der Inhalation und Exhalation verändert.

Wäre die Orbita ein Hohlraum mit festen knöchernen Wänden, wo könnte dann dem gesundem Menschenverstand nach eine Anpassung an die zirkulatorische

Physiologie des Augapfels, eines vaskulären Organs, stattfinden? Sie sehen in den kegelförmigen Raum und bemerken diese zwei auffallenden Spalten – die Fissurae orbitalis superiores und inferiores. Fragen Sie sich, ob es dort nicht den Beweis für eine Einrichtung gibt, die mechanische Veränderungen aufgrund von Bewegung möglich macht.

Ich denke an einen Tag zurück, als ich von draußen auf dem Land mit den Worten angerufen wurde: „Unser Sohn hat eine spinale Meningitis." Man erzählte mir, dass der Arzt der Familie gesagt hatte, er wäre sich in der Diagnose nicht sicher, da der Patient kein Fieber hatte. Lediglich seine Augäpfel waren nach hinten oben verdreht. Man machte mich mit der Vorgeschichte vertraut: Eine dieser altmodischen Türen, die aus einer oben angebrachten Angel schwingen, war heruntergefallen und hatte den Jungen direkt oberhalb seiner Stirn getroffen. Ich stellte fest, dass das Os frontale beidseitig zurückgedrückt und auf die Alae minores et majores des Os sphenoidale getrieben worden war.

So entstand in diesem Bereich eine mechanische Blockierung. Es war eine kleine Sache in diesem zarten, komplizierten Mechanismus, die sich leicht korrigieren ließ. Die Augäpfel kehrten in ihre normale Position und zu ihrer normalen Beweglichkeit zurück. Es hört sich einfach an und es ist es auch, wenn Sie gut verstehen, was durch diesen Schlag passiert ist. Um das Problem zu beseitigen, bediente ich mich jener Technik, die ich den „cant hook" nenne.[40] Wenn Sie bei dieser Technik einen guten Kontakt mit dem Os frontale haben, vergewissern Sie sich, dass Sie zuerst das Os frontale *nach oben* und *weg* von sowohl dem großen wie auch kleinen Ala des Os sphenoidale *anheben, bevor* Sie ihn in seine Ursprungsposition bringen.

## Die Blutversorgung

Es gibt beim Gesichtsmechanismus und seiner Beziehung zur Schädelbasis eine Menge zu bedenken. Frischen Sie Ihr Wissen über Anatomie in diesem Bereich auf. Achten Sie darauf, welche Nerven durch bestimmte Foramina und Kanäle verlaufen. Folgen Sie dem Verlauf der Nerven bis zur extrinsischen Augenmuskulatur und überlegen Sie, welchen Vorteil die Passage durch den Sinus cavernosus hat.

Beachten Sie, dass die A. carotis Wände wie alle Arterien besitzt und den Verlauf durch den Sinus cavernosus. Denken Sie an den Schutz der arteriellen Blutversorgung des Gehirns und den unterschiedlichen Verlauf im Vergleich mit dem venösen Blut auf seinem Weg aus dem Schädel.

Es wird behauptet, dass 95% des venösen Blutes den Schädel durch die Foramina jugulare verlassen. Jedes Foramen jugulare wird durch die Anatomie und die Artikulation zwischen Pars petrosa des Os temporale und Proc. basilaris des Os occipitale gebildet. Sie haben also ein Foramen vor sich, das mittels einer Gelenkverbindung zweier Knochen gebildet wird. Eine Luxation an dieser Stelle

---

**40.** Ein Kanthaken ist ein mit einem Handgriff versehener eiserner Haken der von den Hafenarbeitern beim Laden und Löschen insbesondere von Holz, zum Anfassen des Packstückes verwendet wird. Die frontosphenoidale Technik, in der der „Kanthaken" angewandt wird, wird in dem Buch von Magoun, *Osteopathy in the Cranial Field*, Seite 170-171, detailliert beschrieben.

könnte den venösen Blutfluss aus dem gesamten Kopf einschränken. Auch die Plexi choroidei wären davon betroffen. Es liegt eine tiefe Bedeutung darin, dass ein Foramen von zwei Knochen gebildet wird.

Vergessen Sie auch nicht die Sinus petrosae, sowohl den oberen als auch den unteren. Überlegen Sie, in welcher Beziehung sie zum Sinus cavernosus stehen, dem venösen Hauptkanal der Augen. Eine Restriktion dieses Kanals irgendwo zwischen den Orbitae und den Foramina jugulare, könnte einen Zustand hervorrufen, der ein Glaukom in seiner Entstehung begünstigt. Denken Sie bei Ihrem nächsten Glaukom-Fall daran.

**Der Oropharynx und die Tuba auditiva**

Neulich fragte mich jemand wegen Stotterns. Ich erzählte daraufhin dem Arzt über meine Erfahrungen, die ich in einer Klinik für Stotternde gemacht hatte. Dort gab es eine therapeutische Übung, bei der die Zunge eingerollt werden sollte, aber manche Menschen waren dazu nicht in der Lage. Nachdem ich das kleine Os palatinum so bearbeitet hatte, dass die Beziehung zwischen dem Ursprung und dem Ansatz des vorderen Stützpfeilers[41] verändert wurde, bereitete es ihnen keine weiteren Schwierigkeiten, die Zunge einzurollen.

Unterhalb der Partes petrosae der Ossa temporalia und des Os sphenoidale gibt es zahlreiche anatomische Details, die man beachten muss. Der Ursprung der beiden folgenden kleinen Muskeln, M. levator veli palatini und M. tensor veli palatini ist auf Knochen. Der Ansatz liegt im muskulären Gewebe des weichen Gaumens. Von diesem geht ein weiterer Muskel, der vordere Stützpfeiler hin zur Zunge. Ein weiterer Muskel, der hintere Stützpfeiler[42] verläuft zum Pharynx. Überlegen Sie, wie ein Strainmuster auf den Ursprung und Ansatz jener Muskeln in Verbindung mit dem weichen Gaumen, dem Pharynx und den Tonsillen wirken könnte.

Denken Sie nun an die Anatomie unterhalb der sphenobasilaren Verbindung. Achten Sie besonders darauf, was passiert, wenn die sphenobasilare Verbindung sich in einer extremen Flexionsposition befindet und beide Ossa temporalia in starker Außenrotation stehen. Sie sehen, wie sämtliches Weichgewebe unter der Schädelbasis nun zusammengedrängt ist.

Sehen sie auch das Bild, wie der Proc. basilaris des Os occipitale die Partes petrosae der Ossa temporalia trägt, wenn das Os occipitale auf seiner Anterior-posterior-Achse gedreht wird. Also wenn es auf einer Seite oben und auf der anderen unten steht. Erinnern Sie sich daran, dass, wann immer der Proc. basilaris des Os occipitale auf einer Seite hoch steht, die Pars petrosa auf derselben Seite in Innenrotation geht. Die Pars petrosa auf der tiefer liegenden Seite wird deutlich in Außenrotation stehen. Deshalb kann man aus der Position das Os temporale auf die Stellung des Proc. basilaris schließen. Die Tiefe dieses Bildes ist unermesslich, ob von außen oder innen.

---

**41.** Anm. der Übers.: M. palatoglossus.
**42.** Anm. der Übers.: M. palatopharyngeus.

Die Bildung des chondralen Anteils der Tuba auditiva findet am distalen Ende des knöchernen Bereichs statt. Sowohl der vordere Bereich der Pars petrosa des Os temporale als auch der hintere Bereich der Ala major des Os sphenoidale sind daran beteiligt. Deshalb ist die Beziehung von Os temporale und Os sphenoidale von mechanischer Bedeutung. Der bindegewebige Bereich der Tuba auditiva befindet sich in der Wand des Pharynx und endet in der Fossa von Rosenmüller. Die Öffnung ist gerade oberhalb des weichen Gaumens.

Wenn die Pars petrosa des Os temporale nach außen rotiert, folgt die Tuba auditiva und ihr Eingang öffnet sich. Dementsprechend können wir feststellen, dass er sich schließt, sobald die Pars petrosa nach innen rotiert. Verstehen Sie, dass das Mittelohr ein luftgefüllter Sinus ist. Wenn die Pars petrosa entgegen der Norm in externer Rotation gehalten und der Ausgang der Ohrtrompete so offengehalten wird, können Sie das Rauschen hören. Sie können es möglicherweise ebenso wie der Patient hören. Andererseits, wenn sie nur teilweise, wie eine Flöte verdreht wird, kann es zu einem pfeifenden Ton kommen.

Wenn die Pars petrosa in Innenrotation gehalten und somit die Öffnung der Tuba auditiva geschlossen gehalten wird, beklagt sich der Patient über ein Gefühl, als hätte er Watte in den Ohren. Schwimmer und Taucher kommen oft mit solchen Beschwerden zu Ihnen. Sie können sich als Osteopath auf Probleme des Auges, des Ohres, der Nase und des Pharynx spezialisieren, wenn Sie die Funktion der Pars petrosa des Os temporale verstehen.

Beim Treffen der International Society of Sacro-Iliac Technicians wurde ich gebeten, einen jungen Mann zu behandeln, der im Dunkeln von einem Brett ins Wasser gesprungen war, das nicht so tief war, wie er es erwartet hatte. Er war gegen etwas gestoßen. Seine Hauptbeschwerde war das Gefühl, Watte im Ohr zu haben. Meine Behandlungsdemonstration vor der Gruppe verlief erfolgreich. Der Pars petrosa des Os temporale, der die Öffnung der Tuba auditiva verschlossen hielt, wurde korrigiert und diese Entspannung hatte zur Folge, dass das seltsame Gefühl in seinem Ohr verschwand.

*Um osteopathisch* im Sinne Dr. Stills zu *denken,* gehört die vollständige Betrachtung und Untersuchung des gesamten Körpers dazu. Dies schließt den Ursprung und Ansatz von Muskeln, weichen Geweben und Faszien ein, nicht nur die Knochen. Dr. Still erklärte, dass er seine Denkweise Osteopathie nannte, da man mit den Knochen beginnt. Wenn Sie an die Faszien denken, betrachten Sie sie von allen Gesichtspunkten: innen, außen, an beiden Enden der Knochen, Muskeln oder jede andere Struktur. Denken Sie daran, dass zur Kunst des Wissens nicht nur die Faszien gehören, sondern auch, welche Resultate ein Zug auf die Faszien hat. Können Sie erkennen, dass in bestimmten Positionen der Partes petrosae der Ossa temporalia Muskelgewebe zusammengedrängt wird?

**Der N. facialis**

Lassen Sie mich vom N. facialis erzählen. Wo beginnt er? Wo befindet sich sein Nucleus? Welchen Verlauf nimmt er? Wo führt er hin? Haben Sie ihn je durch die Ossa temporalia behandelt? Können Sie sich an seine Verbindungen mit anderen Nerven erinnern? Sie wissen, dass er die mimische Muskulatur im Gesicht versorgt.

Im Falle einer Facialisparese wissen Sie, dass der siebte Nerv seine Aufgabe nicht erfüllt oder so gereizt ist, dass dies zu einem Krampf führt. Das Entrapment-Syndrom erklärt beide Probleme. Lassen Sie uns die Osteopathie im Sinne von Dr. Still studieren und konzentrieren wir uns dabei nun auf den N. facialis.

Der N. facialis ist efferent von seinem motorischen Nucleus in der Pons. Die Fasern verlaufen lateral und verlassen das Gehirn medial vom Ganglion acusticus. Von dort aus führen sie kaudal weiter und verlieren sich im Gewebe des Hyoidbogens. Die sensorischen Fasern des N. facialis entstammen den Zellen des Ganglion geniculatum.

Der N. facialis versorgt Abkömmlinge des zweiten Kiemenbogens. Bei Säugetieren handelt es sich dabei um jene Muskeln, die Haut und Knorpel der Augenlider, Nasenflügel, Mund und Ohren bewegen. Der M. stylohyoideus, der hintere Bauch des M. digastricus, und die Mm. stapedii des Mittelohres werden ebenfalls vom N. facialis versorgt. Im inneren Gehörgang begleitet der N. acusticus den N. facialis. Wo die beiden sich trennen, macht der N. facialis innerhalb des Os temporale einen scharfen Knick nach hinten, um in den Kanal des Nervus facialis einzutreten, der bogenförmig über dem superioren und dorsalen Aspekt des Mittelohres verläuft.

Er verlässt das Os temporale an dessen Unterseite durch das Foramen stylomastoideus.

Innerhalb des Kanals des Nervus facialis besitzt dieser eine winzige Abzweigung zum M. stapedius, welcher das ovale Fenster des Mittelohrs zur Anpassung an laute Geräusche anspannt. Der Hauptnerv beschreibt eine Kurve vorwärts und lateral über den Unterkiefer in der Substanz der Glandula parotis. Er verzweigt sich dort, um den M. frontalis, M. buccinator und jene Muskeln, die sich um Auge, Nasenflügel und Mund herum befinden, zu versorgen. Er kann verletzt werden, was zu einer Facialisparese führt. In einem solchen Fall hängt der Mundwinkel nach unten, die Nasenlippenfurche glättet sich und die Lidspalte erweitert sich. Ein Gesichtskrampf ist das Gegenstück zur Facialisparese und kann als Resultat einer Reizung des N. facialis irgendwo in seinem Verlauf entstehen. Er beginnt mit ungewolltem Zwinkern und dehnt sich auf andere Muskeln aus, wobei es zu einem charakteristischen schnellen Zucken kommt.

*Die angewandte Anatomie des menschlichen Gesichts*

**Der N. trigeminus**

An Vorderseite der Spitze der Partes petrosae der Ossa temporalia liegt in einer kleinen Vertiefung das wichtige Ganglion trigeminale. Ich nenne das Ganglion trigeminale ein „Rolypoly"[43], weil es in die eine und dann die andere Richtung gerollt wird, wenn die Pars petrosa sich während der Inhalation und Exhalation in Außen- und Innenrotation dreht. Es gehört zum fünften Hirnnerv und entspricht dem dorsalen Spinalganglion eines Spinalnerven.

Der fünfte Hirnnerv wird N. trigeminus genannt, da er drei Äste besitzt. Alle Äste schließen sensorische Nerven für allgemeine Empfindungen vom Gesicht, Kopfhaut und den Schleimhäuten der oralen und nasalen Pharynx ein. Der die Kaumuskulatur versorgende motorische Anteil verläuft mit dem N. mandibularis nach unten durch das Foramen ovale.

Eine Restriktion der internen und externen Rotation der Partes petrosae des Os temporale hat zahlreiche Probleme zur Folge, welche sich im Gesicht zeigen.

Betrachten Sie die Zirkumrotation des Os sphenoidale. Das Promontorium bewegt sich weder vor noch zurück. Das Ganze entspricht einem aufgehängten Rad (Siehe Zeichnung 2.). Folgen Sie dem Umfang des Rades und betrachten sie die verschiedenen Punkte darauf als Speichen. Es wird Ihnen bei Ihrer Arbeit helfen, den Punkt der Dysfunktion zu visualisieren, wenn Sie an die Stellung eines jeden Teils des Rades denken. Betrachten Sie die Höhenunterschiede zwischen Sella turcica, Spina ethmoidalis, Alae minores, den Spitzen der Alae majores, den Wurzeln der Proc. pterygoidei, Rostrum, und der Spina angularis auf der Unterseite der Alae majores. Erinnern Sie sich daran, dass in der Wissenschaft der Osteopathie die kleinen Dinge große Dinge sind.

Eines jener kleinen Dinge am kleinen Os palatinum ist seine orbitale Oberfläche. Es ist eine kleine, dreieckige, glatte Fläche, die ganz hinten im Boden der Orbita heraussteht.

Man beginnt sich zu fragen, wozu sie eigentlich da ist. Denken Sie sich zurück, entlang des N. maxillaris bis hin zum Ganglion trigeminale. Wenn Sie dem mittleren Ast des fünften Hirnnervs geradewegs hinaus durch das im Os sphenoidale gelegene Foramen rotundum folgen, werden Sie feststellen, dass er genau um jene glatte Oberfläche auf dem Proc. orbitalis des Os palatinum herum verläuft.

Als N. infraorbitalis tritt er anschließend in eine Rinne der Maxillen ein, um an der Vorderseite der Maxillen durch das Foramen infraorbitalis auszutreten.

Beachten Sie den Verlauf dieses Nervs von der Spitze des vorderen Aspektes der Pars petrosa des Os temporale bis zum Foramen rotundum, von dort weiter bis zum Proc. orbitalis des Os palatinum, in den Körper der Maxilla hinein und hindurch – vier Knochen sind hintereinander aufgereiht in Aktion, wobei sich jeder einzelne auf seine ihm eigene Art bewegt. Betrachten Sie dann die Fissura sphenomaxillaris, die durch das Os sphenoidale, das Os palatinum und die Maxilla gebildet wird. Hier

---

43. Anm. der Übers.: Rolypoly ist ein gerollter, mit Marmelade gefüllter Kuchen oder Pudding.

findet sich kein Gelenk, lediglich ein Raum, der sich mit der Bewegung der Knochen ändert. Sie erkennen, dass dieser aus dem Os sphenoidale austretende Nerv die Fossa kreuzt, jene kleine Oberfläche auf dem Os palatinum umfährt, um dann an der Rinne in die Maxilla einzutreten. Wenn wir Ihnen nun von der Mobilität der Orbitae berichten, von einer Erweiterung und Verengung während der Inhalation und Exhalation; was, denken Sie, hat das für eine Wirkung auf diesen Nerv?

Ohne diese kleine Vorrichtung, den Proc. orbitalis des Os palatinum, gäbe es eine Spannung mit einer erschöpfenden Wirkung auf den N. maxillaris. Haben Sie sich schon einmal die Funktionsweise einer Dreschmaschine angesehen, wie dort ein Band läuft und ein kleiner Spannungsregulator dieses Band begleitet? Der kleine Proc. orbitalis des Os palatinum dient als Spannungsregulator, der verhindert, dass der Nerv durch Inhalation und Exhalation allmählich zerstört wird.

**Das Os palatinum**

Ein weiteres kleines Ding in der funktionellen Anatomie des Gesichts ist das kleine Os palatinum. Dieser empfindliche kleine Knochen ist ein Mediator zwischen Os sphenoidale und Maxilla. Auf der Rückseite des senkrechten Teils befinden sich zwei Furchen, die eigenartig konkav geformt sind.

Eine ist medial, die andere lateral. Der Proc. pyramidalis der Ossa palatina passt genau zwischen die Laminae pterygoideae des Os sphenoidale. Seine Funktion kann man mit dem „Herzstück" einer Weiche bei der Eisenbahn vergleichen, das bei einem Umstellen der Weiche die Ausrichtung der Schiene ermöglicht.

Die Mechanik der Bewegung zwischen den konvexen Enden der Proc. pterygoidei und den konkaven Furchen auf der Rückseite der Ossa palatina ist vergleichbar mit dem Schiffchen einer Nähmaschine, das vor und zurück gleitet.

Die beiden Furchen auf der Rückseite des Os palatinum machen nicht den gesamten Mechanismus aus. Der gesamte Mechanismus ähnelt dem einer Nähmaschine. In der Mechanik einer Nähmaschine gibt es eine kleine Art Schiffchen, die Spulenkapsel, welche in einer Konkavität verläuft und dabei vor und zurück gleitet. Die Proc. pterygoidei verhalten sich in den konkaven Furchen auf den Ossa palatina wie diese Schiffchen. Beide Proc. pterygoidei hängen vom Corpus des Os sphenoidale herunter. Jeder besitzt eine mediale und laterale Lamina. Ihre Enden sind glatt und passen in die medialen und lateralen Furchen der Ossa palatina. Die Enden konvergieren anterior und divergieren posterior.

Die empfindliche kleine Gleitbewegung zwischen den Enden der Laminae pterygoideae auf dem Os sphenoidale und den Furchen auf dem Os palatinum ist eines der großen Dinge in der osteopathischen Wissenschaft. Es ist eines der wichtigen mechanischen Prinzipien, welches Sie verstehen müssen. Es muss zu Ihrem Wissen über den kranialen Mechanismus dazugehören.

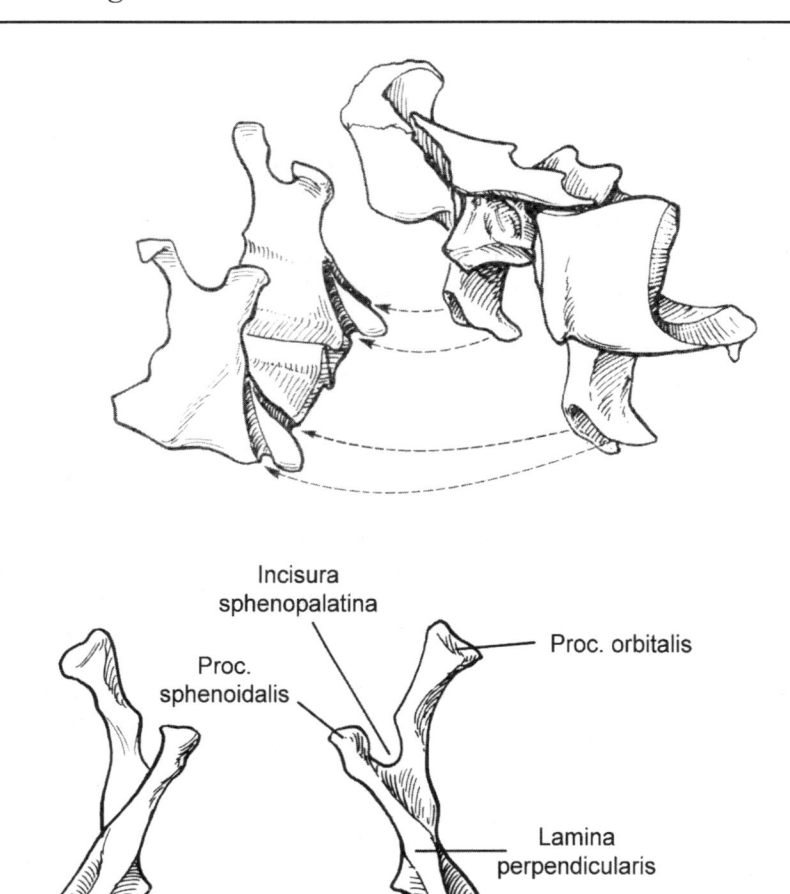

*Die angewandte Anatomie des menschlichen Gesichts*

ZEICHNUNG 9: DIE HINTERE GELENKFLÄCHE DER OSSA PALATINA UND IHRE BEZIEHUNG ZU DEN PROC. PTERYGOIDEI. ES WERDEN DIE FURCHEN POSTERIOR AUF DEM OS PALATINUM GEZEIGT, IN DENEN DIE LAMINAE PTERYGOIDEAE GLEITEN. BEACHTEN SIE DEN PROC. ORBITALIS DES OS PALATINUM.

Wenn Sie den menschlichen Kopf in seiner Gesamtheit anschauen, sehen Sie, dass er anterior konvergiert und posterior divergiert. Denken Sie an all die kleinen Stellen im Kopf, an denen dieses mechanische Prinzip im Entwurf zur Wirkung kommt. Von den Facetten der Gelenke auf dem Atlas und den Kondylen des Os occipitale bis hin zu den Alae majores des Os sphenoidale, von der Incisura ethmoidalis in den Ossa frontalia bis zur Mandibula sind anteriore Konvergenz und posteriore Divergenz deutlich sichtbar. Bedenken Sie die strukturellen und mechanischen Vorteile dieses Entwurfs in Hinsicht auf Stabilität und Mobilität.

\* \* \*

Als nächstes möchte ich, dass Sie mich zum Bereich des kleinen Os palatinum begleiten. Es befindet sich unterhalb der Fossa nasalis, in einer Linie mit dem Dach des Mundes. Auf der Rückseite des senkrechten Teils sehen Sie zwei kleine Rinnen oder Furchen, die dem mechanischen Prinzip der Konvergenz nach vorne und Divergenz nach hinten folgen. Es gibt zwei Ossa palatina und jedes von ihnen besitzt doppelte Furchen. Stellen Sie sich einen Lastwagen mit Doppelbereifung vor. Wenn er auf einer schlammigen Straße fährt, hinterlassen die zwei Reifen auf ihrem Weg ähnliche Furchen.

Wenn Sie nun rückwärts fahren wollten, bewegen sich die Räder in diesen Furchen zurück. Ein Reifen befindet sich in der einen Rille und der andere in der anderen. Innerhalb dieser Furchen können die Räder rotieren.

Sie sehen nun die Enden der medialen und lateralen Proc. pterygoidei des Os sphenoidale. Hier gibt es einen Knochen, der zwei Proc. pterygoidei besitzt, und jeder hat wiederum zwei Laminae. Diese Proc. pterygoidei konvergieren vorne und divergieren hinten.

Sie sind wie die Reifen auf den Rädern jenes Lastwagens. Der Mechanismus des Os palatinum ist dort, wo die Enden der Proc. pterygoidei sich in den Furchen auf der Rückseite der kleinen Ossa palatina bewegen. Dieses Os palatinum artikuliert mit der Maxilla auf jeder Seite des Gesichts.

Wenn das Os sphenoidale zirkumrotiert, können Sie die Proc. pterygoidei als Speichen des sphenoidalen Rades sehen. Dreht sich das Rad in eine andere Position, machen sie mit den kleinen Ossa palatina das Gleiche, was die Alae majores mit dem Os ethmoidale und den Ossa frontalia tun: die Bewegung des Os sphenoidale lässt sie weiter werden. Wenn die Proc. pterygoidei in den Furchen auf den Ossa palatina reiten, drehen sie diese nach außen in externe Rotation. Die Ossa palatina drehen ihrerseits die Maxillen, die vom Os frontale herabhängen, in Außenrotation.

Dreht das Os sphenoidale um sich selbst in Extension, fahren die Proc. pterygoidei in den Furchen der Ossa palatina zurück und ziehen die Ossa palatina und die Maxillen in Innenrotation. Können Sie sich das bildlich vorstellen? Erkennen Sie den

Mechanismus? Es ist ein Mechanismus, der häufig auf mechanische Weise gebremst wird.

Wenn Sie den Mechanismus des Os palatinum unten stören, beeinträchtigen Sie damit auch den Mechanismus im oberen Bereich. Andere Zusammenhänge werden dann gestört, am häufigsten die physiologische Funktion des Ganglion sphenopalatinum. Am wahrscheinlichsten ist eine Störung an jener Stelle, an welcher der N. maxillaris um den kleinen Proc. orbitalis des Os palatinum hinten in der Orbita verläuft. So sieht es aus, wenn Sie einige der mechanischen Strainmuster im Mechanismus der Gesichtsknochen angehen.

Ich habe die Behauptung aufgestellt, dass Sie eine erfolgreiche Fachpraxis eröffnen können, wenn Sie nichts anderes tun, als Beeinträchtigungen des Os palatinum zu diagnostizieren und angemessen zu behandeln. Ist Ihnen nun klar, wieso es sich so verhält? Sie als Mechaniker in der Kunst, diesen Mechanismus zu kennen und das Wissen mithilfe des Gesetzes der Arterien und der Nährstoffversorgung auch technisch umzusetzen, könnten das Ganglion sphenopalatinum beeinflussen.

Die meisten Infektionen gelangen in das System, indem sie in den materiellen Atemapparat eindringen. Dazu gehören der Hals, der Larynx und so weiter. Was ist an diesen kleinen Ossa palatina anderes befestigt, als das, was wir den weichen Gaumen, ein muskuläres Gewebe, nennen? Von dort ausgehend haben wir ein muskuläres Gewebe, das sich bis zu den Stützpfeilern erstreckt, welche die Tonsillen umgeben; jene kleinen Unruhestifter, die voller Infektionen sein können.

Der vordere Stützpfeiler erstreckt sich bis zur Zunge und der hintere Stützpfeiler erstreckt sich bis zum Pharynx – muskuläres Gewebe. In eben diesen weichen Gaumen treten auch die Mm. levator veli palatini und die Mm. tensor veli palatini ein, Muskeln, die an und unterhalb der chondralen Bereiche der Tubae auditivae entspringen. Mit anderen Worten, direkt an und unterhalb der Partes petrosae des Os temporale und den Alae majores des Os sphenoidale. Sie wissen, dass Ursprung und Ansatz von Muskeln durch Distorsion positionell verändert sein können. Dieses spezielle Problem tritt zum Beispiel bei einem Armbruch auf. Was bedeutet es für die Funktion dieses Mechanismus, wenn die damit verbundenen Muskeln in ihrem Ursprung und ihrem Ansatz beeinträchtigt sind?

Sehen Sie sich die Situation bei einer Tonsillitis an, nachdem sich die Infektion dort eingenistet hat. Dies kann bei einer Grippe, dem Beginn einer Pneumonie oder irgendeinem akuten Infekt der Atemwege der Fall sein, sobald sich die kleinen „Bazillen" vermehren. Erfassen Sie das mechanische Prinzip der Lage der Tonsilla, die zwischen diesem muskulären Gewebe der beiden Stützbögen liegt. Das ist der Moment, in dem Sie Ihre Kunst *des Wissens* auf jenes kleine Os palatinum anwenden und sehen, wie der Mechanismus den Prozess aufhalten und die kleinen Bazillen in diesem Gebiet loswerden kann. Ich möchte, dass Sie das ausprobieren. Ich spreche aus Erfahrung. Dies ist nicht einfach nur so eine Behauptung, die ich ohne Grund aufstelle.

**Das Ganglion sphenopalatinum**

Der mittlere Ast des N. trigeminus, der N. maxillaris, verlässt das Innere des Schädels durch das Foramen rotundum. Nach seinem Durchtritt überquert er die Fossa pterygopalatina oben. Während er sie überkreuzt, gibt er zwei Wurzeln nach unten ab, an denen das Ganglion sphenopalatinum in besagter Fossa hängt. Im Anschluss daran verläuft er auf der Rückseite des Orbitabodens um den Proc. orbitalis des Os palatinum. Dann tritt er in den Sulcus infraorbitalis ein und wird zum N. infraorbitalis. Die beiden Wurzeln, von denen das Ganglion sphenopalatinum in der Fossa pterygopalatinum hängt, hängen wie jene Kabel, an denen die großen Ampeln an Straßenkreuzungen befestigt sind. Wie diese Verkehrsampel kann auch das Ganglion im Raum vor und zurück schwingen.

Vom Ganglion haben wir Abzweigungen zur Schleimhaut, die das gesamte obere Atemsystem auskleidet, inklusive der Öffnung der Tuba auditiva, der Tonsillen und weiterer Bereiche.

Nehmen wir an, Sie bekommen einen Schlag auf die Ossa frontalia oder auf die Ossa zygomatica: sehen Sie, wie ein solcher Schlag das kleine Os palatinum zurück auf das Ganglion sphenopalatinum drückt und es ebenso beeinflusst, wie ein Kontakt mit dem unpaarigen Ganglion, dem Ganglion coccycealis, die Funktionen stimuliert. Versuchen Sie ein kleines Experiment an sich selbst. Platzieren Sie einen Zeigefinger innen an Ihrer Wange und führen Sie ihn um den Körper der Maxilla, um die laterale Lamina pterygoidea zu berühren. Lassen Sie dann ihren Kopf hinunter auf Ihre Fingerspitze sinken. Dies bringt Ihren Berührungspunkt nahe an die Wurzel des Proc. pterygoideus. Lassen Sie Ihren Kopf so verweilen, während Ihre Atmung für Bewegung sorgt. Beachten Sie die prompte Reaktion, besonders der Gll. lacrimales, auf diese Stimulation. Ich nenne diese reichliche Versorgung mit Tränen „Zwiebeltränen", weil sie die Reaktion auf eine Irritation sind.

Diese Reaktion auf eine experimentelle mechanische Stimulation zeigt uns die Auswirkung eines Traumas auf das Ganglion sphenopalatinum. Es handelt sich dabei auch um einen Effekt, den man in der Praxis nutzen kann.

Sie verstehen, dass das kraniale Konzept nichts Außergewöhnliches ist. Es wirkt gemäß der osteopathischen Wissenschaft zum Nutzen Ihrer Patienten. Wenn Sie die mechanischen Probleme im Gesichtsmechanismus beherrschen, können Sie damit wunderbare Arbeit leisten.

Fehlstellungen der Maxilla können bei Beschwerden der Nase, den Bereichen hinter der Nase und des Pharynx als ätiologische Faktoren angesehen werden. Der Proc. frontalis kann so gedreht sein, dass die oberen und mittleren Conchae des Os ethmoidale sowie die unteren Conchae zusammengedrängt werden. Eine solche Fehlstellung verengt die Fissura sphenomaxillaris in der Orbita. In Extremfällen wird das Os palatinum bedrängt und so die Funktion des Ganglion pterygopalatinum gestört.

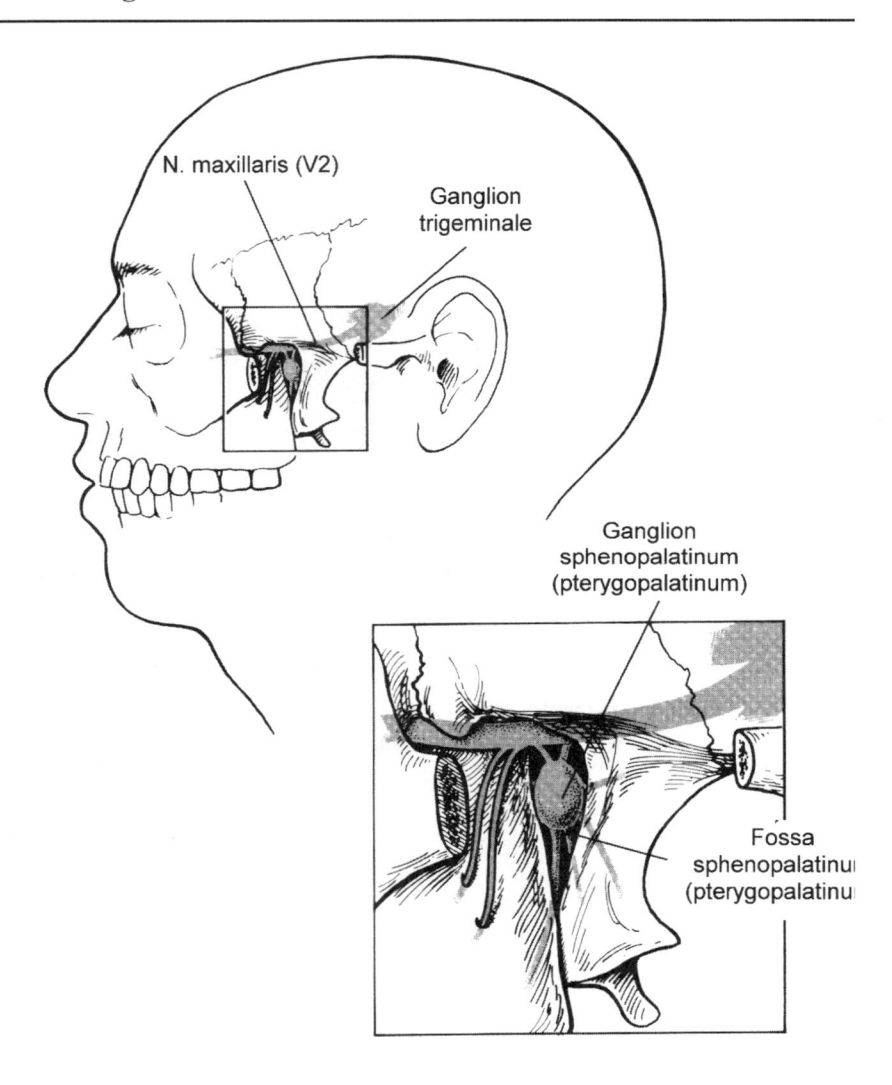

ZEICHNUNG 10A: SEITENANSICHT DES GANGLION SPHENOPALATINUM (PTERYGOPALATINUM). DIE ZEICHNUNG ZEIGT, WIE DAS GANGLION INNERHALB DER FOSSA PTERYGOPALATINUM VOM N. MAXILLARIS HÄNGT.

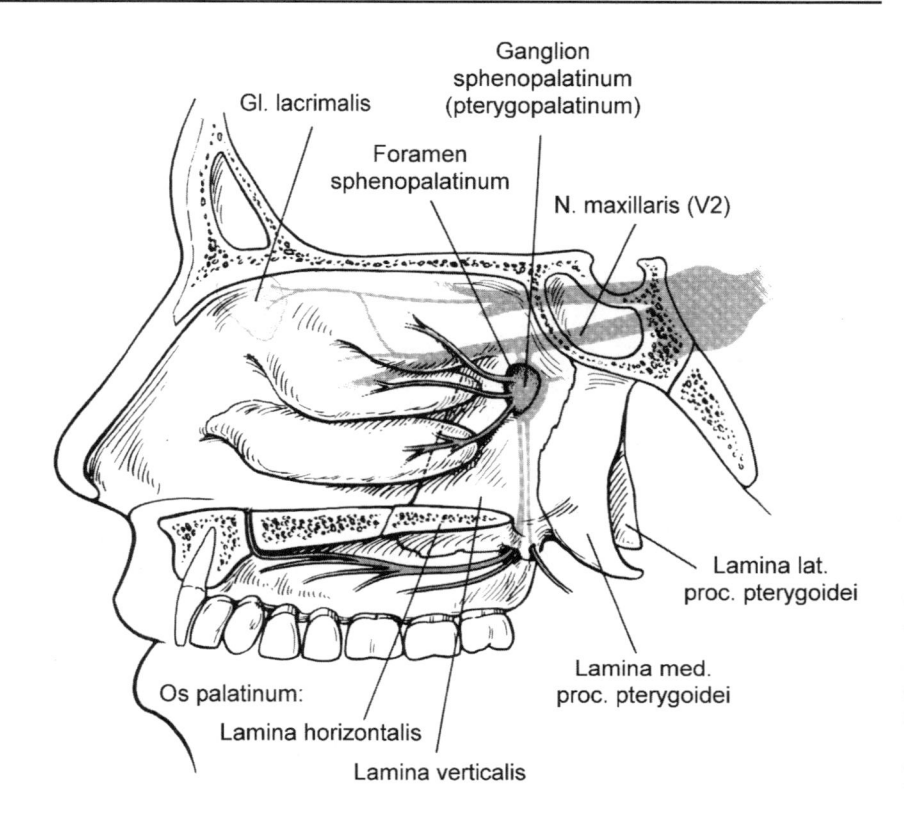

ZEICHNUNG 10 B: ANSICHT DES GANGLION SPHENOPALATINUM (PTERYGOPALATINUM) VON MEDIAL. ES WIRD SEINE BEZIEHUNG ZU DEN KNÖCHERNEN ORIENTIERUNGSPUNKTEN UND SEINE INNERVATION VON STRUKTUREN IM ORALEN UND NASALEN PHARYNX GEZEIGT. BEACHTEN SIE DEN AST, DER ABSTEIGT, UM ZUR INNERVATION DER GL. LACRIMALIS BEIZUTRAGEN.

Die Ossa palatina sind gewöhnlich bei einem Trauma der Maxilla betroffen. Sie bilden zudem einen Anteil der Gelenkbereiche der Orbita und müssen demzufolge auch bei Augenbeschwerden beachtet werden.

In Extremfällen wird das Os palatinum bedrängt und so die Funktion des Ganglion pterygopalatinum gestört.

Die Gaumenbeine sind gewöhnlich bei einem Trauma der Maxilla betroffen. Sie bilden zudem einen Anteil der Gelenkbereiche der Orbita und müssen demzufolge auch bei Augenbeschwerden beachtet werden.

Das Ganglion pterygopalatinum ist eines jener kleinen Dinge im Mechanismus des Gesichtes. Zwischen dem kleinen Os palatinum und dem Corpus des Os sphenoidale liegend hängt es wie die Verkehrsampeln an einer Kreuzung von zwei Kabeln herunter. Sie sehen es in der Fossa pterygopalatinum vor und zurück schwingen. Vergleichen Sie dieses Schwingen, das Schaukeln der Bulbi olfactorii und die rollende Bewegung des Ganglion trigeminale miteinander. Erkennen Sie die Unterschiede in den Bewegungen? Denken Sie an das Wesentliche all dessen, was diese kleinen Dinge uns zeigen: Motilität.

Dies ist der Punkt, den ich herausarbeiten möchte. Alles ist in Bewegung. Die Lamina cribrosa des Os ethmoidale schaukelt die Bulbi olfactorii und die Rotation der Partes petrosae der Ossa temporalia rollt die Ganglia trigeminale. Die Beziehung zwischen dem Os sphenoidale und den Ossa palatina erlaubt es den Ganglia pterygopalatini zu schwingen. Diese Ganglia sind Relaystationen der Nn. petrosi majores. Sie verbinden sich mit vasomotorischen und sensorischen Wurzeln, und was am wichtigsten ist, sie versorgen die Schleimhaut des oberen Atemapparates mit Nährstoffen.

Sie können einen Kontakt herstellen, der das Ganglion pterygopalatinum beeinflusst.[44] Sie können einen Finger nahe an die Wurzel der Laminae pterygoideae bringen und den Patienten bitten, seinen Kopf auf ihren Finger sinken zu lassen. Die Wirksamkeit des Einflusses zeigt sich durch erhöhten Tränenfluss von der Gl. lacrimalis. Die Sekretion der Gl. lacrimalis ist eines der besten Antiseptika oder Augenreiniger, für die Augen. Außerdem ernährt sie die Augen. Diese reichliche Sekretion ist beinahe ebenso stark wie jenes Tränenfließen, welches beim Zwiebelschälen vorkommt. Deshalb nenne ich diese Reaktion auch „Zwiebeltränen".

Stellen Sie sich bildlich vor, was geschieht, wenn Sie diese Reaktion bekommen. Ausläufer des Ganglion laufen hinaus in die Conchae nasales und hinunter zum Pharynx. Das Ausmaß des Einflusses jenes kleinen Ganglion pterygopalatinum wird Ihnen mehr und mehr bewusst, wenn Sie über funktionelle Physiologie nachdenken, jenes Fach, auf das Dr. Still so großen Wert legte.

Denken Sie noch einmal über die Situation nach, wenn sich die Maxillen in einer Fehlstellung befinden, dadurch auf das kleine Os palatinum drücken und jenen Raum, in dem das kleine Ganglion sitzt, verkleinern. Ein solcher Druck kann etwas Stärkeres bewirken als der leichte Druck ihres Fingers, der es nicht einmal richtig berührt. Ein solcher Druck kann die normale physiologische Funktion (des Ganglion) verändern.

Betrachten Sie die Sache aus einem anderen Blickwinkel und stellen Sie sich das Corpus des Os sphenoidale bildlich vor. Es könnte eine Fehlstellung mit einer Kompression nach vorn vorliegen, in Richtung der Fossa, in der das kleine Ganglion liegt. Je länger Sie diesen Mechanismus studieren, umso zahlreicher werden die Einflüsse und Möglichkeiten, die mit jenem Ganglion pterygopalatinum verbunden sind. Angewandte Physiologie ist ein lebendiger Teil meines Berufslebens. Die Tiefe

---

44. Dr. Sutherland vergleicht den Kontakt, den man mit dem Ganglion sphenopalatinum herstellen kann, mit dem „Kontakt, den Sie mit dem unpaarigen Ganglion, das den Blutkreislauf im Kopf verändert", herstellen können.

all dieser kleinen Dinge, wie sie in der Wissenschaft der Osteopathie gesehen werden, führt zur Erkenntnis von Möglichkeiten, die so großartig sind wie der unendliche Himmel.

**Überlegungen über die Behandlung**
*Behandlung des Os palatinum*

Die Kunst, diese Behandlungsmethode beim Ganglion sphenopalatinum anzuwenden, entspricht der Kunstfertigkeit eines Uhrmachers, der eine kleine Damenuhr zu reparieren hat, im Vergleich zu den Fähigkeiten eines Mechanikers, der Autos repariert.

Es handelt sich um ein kleines Ding, das mit Fingerspitzengefühl behandelt werden muss, nicht mit einer entschiedenen Manipulation. In der Kunst Ihres Wissens um den Mechanismus benutzen Sie einen so leichten sanften Kontakt, wie Sie ihn beobachten können, wenn ein Vogel auf einem Zweig landet, ohne die Rinde zu verletzen.

Dann erlauben Sie den Kräften der Natur, eine Korrektur durchzuführen. Verstehen Sie? Wie viele aus der Profession der Osteopathen sind sich dessen wirklich bewusst?

Warum habe ich Ihre Aufmerksamkeit auf die Divergenz jener kleiner Furchen gelenkt, die mit den Enden der Proc. pterygoidei artikulieren und die gleichermaßen nach hinten divergieren und nach vorne konvergieren? Als Uhrmacher müssen Sie dieses mechanische Prinzip berücksichtigen.

Wenn Sie die Spur nehmen, in der ein Lastwagen fährt und diese Spur ist am Ende schief, hätten Sie Schwierigkeiten, durch diese Spur zu kommen. Das ist das Prinzip. Betrachten Sie die mechanische Situation, wenn diese Furche entweder in Außen- oder Innenrotation gedreht wird. Sie sehen die Störung im Bewegungsablauf der Proc. pterygoidei oder der Lastwagenräder, die in der Spur laufen sollen.

Als nächstes müssen Sie verstehen, wie man das besagte Os palatinum in die richtige Richtung drehen kann, sodass es mit den Proc. pterygoidei übereinstimmt. Rufen Sie sich in Erinnerung, dass sie posterior divergieren. Demnach müssen Sie sich bemühen, den hinteren Rand des Os palatinum lateral zu drehen, um es an die Divergenz der Proc. pterygoidei anzupassen. Verstehen Sie, worauf ich hinauswill? Wenn Sie das Os palatinum medial drehen, induzieren Sie es in die falsche Richtung. Sie könnten die Bewegung des Proc. pterygoideus in der Furche blockieren und somit die Bewegung des Os sphenoidale.

Ich möchte, dass Sie die Kunst, die *osteopathische Kunst*, anwenden, um das Problem des kleinen Os palatinum in seiner Beziehung zum Proc. pterygoideus des Os sphenoidale zu lösen. Ich möchte, dass Sie nachdenken und solange üben, bis Sie die Kunst beherrschen, die mechanischen Probleme der Ossa palatina zu lösen. Es wird Ihnen viel Arbeit ersparen und Ihren Patienten nutzen. Als erstes werden Sie bemerken, dass Patienten von nah und fern kommen.

Ich möchte Ihnen nun ein paar Anweisungen für die meines Erachtens korrekte Behandlungsmethode zur Behebung einer Fehlstellung des Os palatinum geben:

- Als erstes nehmen Sie einen Schädel und betrachten die Unterseite, um sich die Verbindung des Os palatinum mit der Maxilla und mit den Enden des Proc. pterygoideus des Os sphenoidale vor Augen zu führen (Siehe Zeichnung 11.).
- Zweitens untersuchen Sie das Os palatinum von allen Seiten, vor allem die schmale Kurve auf der hinteren Oberfläche der waagerechten Platte. Unsichtbar dahinter verlaufen jene doppelten Furchen, die posterior in seitlicher Richtung divergieren. Diese Richtung entspricht dem Verlauf der Proc. pterygoidei.
- Drittens benötigen Sie eine sanfte Behandlungsmethode, die in die Lage ist, das Os palatinum nach lateral zu drehen: nicht rückwärts, vorwärts oder aufwärts, sondern lateral. Das muss so sein, damit die Kufe und die Rille in der Furche aufeinander passen.
  Die Furche auf der Rückseite des Os palatinum passt genau zu den Enden der Proc. pterygoidei, die darin hin und herlaufen, wie ein Schiffchen.

Wenn Sie das Os palatinum lateral drehen, drehen Sie es in die gleiche Richtung, in welcher der Proc. pterygoideus hängt. Das Os sphenoidale ist ein einziger Knochen. Beim Os palatinum haben wir jedoch zwei Knochen, einer auf jeder Seite.

So drehen Sie die Rille, nicht den Proc. pterygoideus, um eine glatte gelenkige Beweglichkeit zu haben. Wie werden Sie das tun?

Wenn Sie sich die Unterseite des Schädels an der Rückseite der Choanen anschauen, sehen Sie etwas hinunterhängen. Das ist der Hamulus an der Lamina medialis des Proc. pterygoideus. Seien Sie vorsichtig.

Gehen Sie dort nicht hinein. Es gab einen Vorfall, bei dem jemand ihn abbrach. Er ist jedoch ein Hinweis. Sie brauchen nun nicht in den Mund zu sehen. Wenn Sie auf der Seite des Patienten stehen, an der Sie gerade arbeiten, nehmen Sie Ihren Zeigefinger und führen Sie ihn auf der Kaufläche der oberen Zähne so weit entlang, bis Ihr Finger auf den Hamulus trifft, den Führer, der Ihnen zeigt, dass Sie weit genug gegangen sind.

Den Patienten macht es im Allgemeinen nichts aus, wenn Sie sie an der Kaufläche der Zähne berühren. Alles, was Sie als nächstes tun müssen, ist, Ihren Finger auf dem Fulkrum der Zähne zu drehen und die Fingerspitze an die hintere Begrenzung der Lamina horizontalis des Os palatinum, an die Kurve, sinken zu lassen. Dies ist ein praktischer Kontakt für Ihre Fingerspitze.

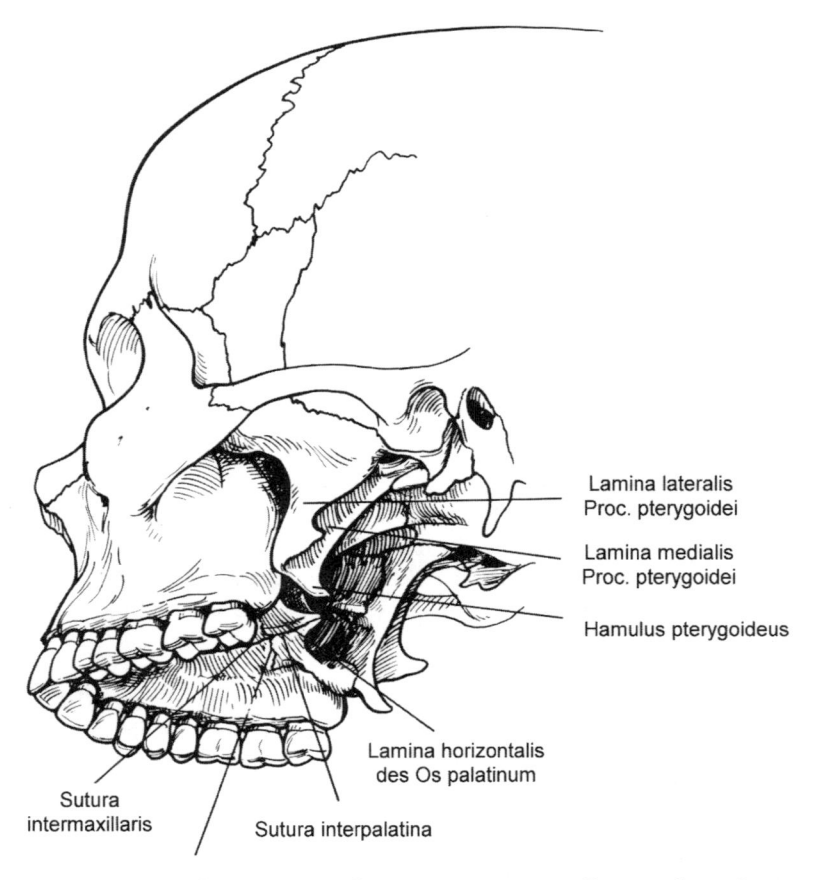

ZEICHNUNG 11: ANSICHT DES SCHÄDELS MIT DER SUTURA PALATOMAXILLARIS. BEACHTEN SIE DIE LAGE DES HAMULUS AUF DER LAMINA PTERYGOIDEA MEDIALIS.

Der weiche Gaumen beginnt an dieser Kurve. Wenn Ihr Finger dort hingesunken ist, haben Sie das Weichgewebe etwas zusammengefaltet, sodass Sie etwas oberhalb des Bogens sind. Jetzt drehen Sie Ihren Finger herum, indem Sie das Fulkrum benutzen, um den Bogen zu erreichen. Jetzt müssen Sie lediglich Ihren Finger so drehen, dass er das Os palatinum lateral dreht.

Wenn Sie Ihren Mechanismus verstehen, brauchen Sie nicht in den Mund zu sehen, denn Sie wissen genau, wo Sie sich befinden und was Sie zu tun beabsichtigen. Während Sie Ihren Zeigefinger auf den Zähnen entlang führen, bleibt der proximale Anteil Ihres Fingers auf den Zähnen, um als Fulkrum zu dienen. Besitzt der Patient keine Zähne mehr, können Sie den Finger auch auf dem Zahnfleisch entlang führen.

Benutzen Sie das Fulkrum, das durch Ihren auf den Zähnen balancierten Zeigefinger entsteht. Sobald Sie ihren Finger auf dem Fulkrum drehen, lassen Sie ihn über diesen Bogen auf den hinteren Rand des Gaumens sinken.

Sie können den Bogen fühlen. Ebenso können Sie den Strain in den Nebenhöhlen fühlen und auch die Veränderung, die durch diese Art von Strain entstanden ist. Alles, was Sie nun tun müssen, ist Ihren Finger zu drehen.

Schieben Sie nichts, manipulieren Sie nichts – das ist nicht die Wissenschaft. Drehen Sie Ihren Finger nur ganz sanft und Sie werden wissen, wann sich der Knochen lateral dreht.

Sie werden auch wissen, wann und ob Sie Ihren Finger in die falsche Richtung gedreht haben. Sie sind erfahrene Behandler in dieser Kunst und Sie werden wissen, wie Sie diesen Knochen durch die Drehung Ihres Fingers seitlich drehen können. Es spielt keine Rolle, ob die Dysfunktion sich in Innen- oder Außenrotation zeigt; Sie müssen den Knochen lediglich lateral drehen, um ihn an die Divergenz nach posterior des Proc. pterygoideus anzupassen. Das ist der springende Punkt. Sie können dazu Atemkooperation oder die Tide zu Hilfe nehmen. Seien Sie einfach, sanft und schnell. Benutzen Sie die Ossa frontalia, um das Os sphenoidale mit Ihrer anderen Hand gleichzeitig in Flexion zu bringen.

Wenn Sie diese Vorgehensweise in der Praxis anwenden und herausfinden, welch eine Hilfe es bei Ihrer gesamten Behandlung darstellt, besitzen Sie eine zuverlässige Methode, um Probleme, in denen es um die Verbindungen der Ossa palatina geht, schnell zu beseitigen. Bei sämtlichen Dysfunktionen im Bereich des Schädels ändert sich der Faktor vordere Konvergenz und hintere Divergenz nicht. Das Os palatinum ist Torsionstraumen und Fehlstellungen ausgeliefert. Das versteckte Problem, dem abgeholfen werden muss, verlangt Wiederanpassung und Berichtigung. Wenn Sie die Alae majores mit einem Kontakt an den Ossa frontalia drehen, können Sie die Bewegung oder die fehlende Bewegung der Proc. pterygoidei in den Furchen auf der Rückseite der Ossa palatina spüren. Sie wissen es, wenn Sie die richtige Position haben.

Untersuchen und studieren Sie, ob Ursache eines Problems am Os palatinum nicht ein Problem der Maxilla gewesen sein könnte. Dann beobachten Sie das Os zygomaticum in der Relation zur Maxilla.

Stellen Sie sich den Mechanismus zwischen Os zygomaticum und Maxilla, der den Sinus maxillaris lüftet, bildlich vor. Erinnern Sie sich daran, dass ein L-förmiger Bereich auf beiden Knochen die Gelenkfunktion darstellt. Ist Ihnen aufgefallen, wie viele L-förmige Bereiche an diesen zahlreichen Mechanismen beteiligt sind? Nicht nur im Gesicht, sondern auch an den Iliosakralgelenken.

# I. Unterweisungen in der Wissenschaft der Osteopathie

**Die Behandlung des Vomers**

Wenn wir über die Pumpenfunktion des Os zygomaticum am Sinus maxillaris nachdenken, kommen uns die Beziehung des Vomers zum Sinus sphenoidalis in den Sinn. Das Vomer ähnelt von der Gestalt her einer Pflugschar.

Es ist dünn, besteht aber aus zwei Schichten, die sich aufspalten, um Alae zu bilden, die glatt über das Rostrum des Os sphenoidale passen. Diese Verbindung befindet sich unterhalb des Corpus sphenoidalis mit dem Sinus sphenoidalis. Dieser luftgefüllte Hohlraum braucht Bewegung zum Luftaustausch, andernfalls gibt es eine Stauung der Luft. Sie sehen, dass das Vomer eine weitere Pumpe auf der zentralen Linie der beiden Kammern im Corpus des Os sphenoidale ist, die Luft ansaugt und wieder hinausdrückt.

Betrachten Sie nun die nasenseitigen Conchae im lebenden Körper, wie sie sich während In- und Exhalation eindrehen und ausdrehen. Sie verstehen ihre Funktion des Luftaufwärmens und -anfeuchtens, bevor diese in die Lungen strömt. Sie denken an die mechanische Aktion der Ossa frontalia in ihrer Beziehung zum Os ethmoidale. Verstehen Sie, was hier während Inhalation und Exhalation passiert.

Denken Sie dann an die unterschiedlichen Beschwerden, mit denen Ihre Patienten zu Ihnen kommen. Zu diesen Beschwerden gehören Stauungen im der Nase angrenzenden sinoidalen System mit übermäßiger Sekretbildung, Entzündungen, Stasis und Polypen. Denken Sie an den physiologischen Einfluss des Os sphenoidale auf den gesamten Mechanismus des Gesichtes. Was bedeutet eine Fehlstellung des Os sphenoidale für die Physiologie des Gesichts? Sehen Sie sich das Septum nasi an und denken Sie über Abweichungen und Ausbuchtungen der Lamina perpendicularis des Os ethmoidale und des Vomers nach. Wenn die „Wagendeichsel" sich verbiegt, warum wechseln wir nicht den „Wagen" und betrachten, wie sich die „Deichsel" wieder auf ihre richtige Spur begibt?

Es gibt eine Behandlung der Ossa palatina und des Vomers, die ich die „Wagendeichsel" nenne. Dies lässt sich durch das Bild eines Wagens mit Rädern und einer Deichsel bildlich darstellen. Wenn Sie ein hölzernes Pferd nehmen und unter die Deichsel stellen, entsteht ein Fulkrum. Dann setzen
Sie sich auf das Ende der Deichsel und gehen die Räder des Wagens hinauf. Lassen Sie uns die Proc. pterygoidei die Räder nennen, das Vomer
die Deichsel, und den Finger des Therapeuten das hölzerne Pferd oder das Fulkrum.

Legen Sie einen Finger im Bereich der Sutura cruciata an das Munddach. Bitten Sie den Patienten, seinen Kopf vorsichtig auf Ihren Finger sinken zu lassen. Wenn er dies tut, wirkt das Fulkrum so, dass die Proc. pterygoidei nach oben in ihre Extensionsposition angehoben werden (Siehe Zeichnung 5.). Sie können den Patienten beibringen, das bei sich selbst auszuführen. Sie können am Ende der „Wagendeichsel" auch hinaus- und am Dach des Mundes nach vorne entlang gehen und es sanft anheben, um eine Bewegung am anderen Ende auszulösen.

Während wir über diesen Bereich nachdenken, führen Sie sich noch etwas anderes vor Augen. Wenn das Os sphenoidale sich in Exhalation so bewegt, dass es die Anguli laterales der Ossa frontalia nach innen zieht, tritt die Sutura metopica nach vorne. Gleichzeitig verengen und verlängern sich die Orbitae. Dies verändert ihre Gestalt ähnlich charakteristisch, wie dies auch bei Kurzsichtigkeit der Fall ist. Die Incisura ethmoidalis ist in diesem Moment verengt, und die Lamina perpendicularis des Os ethmoidale hebt sich zusammen mit der Spina ethmoidalis des Os sphenoidale. Während also alles enger wird, was passiert nun mit den Conchae nasales? Was machen die Bulbi olfactorii? Was geschieht mit all den luftgefüllten Hohlräumen? Wenn Sie sich das alles bildlich vor Augen geführt haben, sehen Sie, was Sie Ihren Patienten zeigen können, was diese alles für sich selbst tun können. Sie werden überrascht sein, zu erfahren, wie diese einfachen Techniken Ihren Patienten nützen können.

# 8. „KRUMM GEWACHSENE ZWEIGE": KOMPRESSION DER KONDYLÄREN ANTEILE DES OS OCCIPITALE

Das Thema der „krumm gewachsenen Zweige" beruht auf Dr. Stills Ausspruch „das Loch im Baum".[45] Ich nehme an, dass er das Foramen magnum mit jenem „Loch im Baum" meint, und dass er sich darauf bezieht, dass das Os occipitale bei der Geburt aus vier Anteilen besteht – zwei Partes laterales oder condylares, Pars sqamosa und Proc. basilaris. Diese Teile sind um das Foramen angeordnet und tragen direkt zur Form des „Loches" bei. Zum Zeitpunkt der Geburt besteht das Os sphenoidale aus drei Teilen – dem Corpus und den beiden Einheiten, die jeweils aus einem Ala major und Proc. pterygoideus bestehen. Das Os temporale besteht bei der Geburt ebenfalls aus drei Teilen: der Pars petrosa, Pars sqamosa und dem tympanischen Ring.

Wenn man darüber nachdenkt, ist der lebendige menschliche Kopf zum Zeitpunkt der Geburt schon eine bemerkenswerte Struktur. In diesem Alter kann man ihn leicht als ein weichschaliges Ei oder einen modifizierten Globus bezeichnen, wohingegen es später im Leben schwieriger ist, ihn sich so vorzustellen. Alle Knochenanteile werden durch die Dura mater, die „Mutter Dura", zusammengehalten, die wie eine Membrana interossea funktioniert. So hält der Kopf des Neugeborenen zusammen und passt sich gleichzeitig an, um eine sichere Passage durch den Geburtskanal möglich zu machen. Denken Sie darüber nach!

Das Gelenk zwischen den Kondylen des Os occipitale und den Facetten des Atlas ist das einzige Gelenk, das bereits bei der Geburt voll ausgebildet ist. Sonst gibt es keine Gelenkflächen, da es zum Zeitpunkt der Geburt noch keine Gelenke mit „Führungen" gibt.

In der Tat wachsen die unterschiedlichen Teile der einzelnen Knochen der Schädelbasis, bis die einzelnen Knochen verknöchert und ihre Teile miteinander verschmolzen sind. Als Teil des Wachstumsvorganges treffen die verschiedenen Knochen aufeinander, und so beginnen sich zwischen ihnen allmählich Gelenke und Gelenkflächen zu entwickeln. Gelenkführungen für die gelenkige Bewegung zwischen den Knochen des menschlichen Schädels, an den Suturen, werden um das siebte bis neunte Lebensjahr oder sogar noch später, gebildet.

Diese Tatsachen erfordern eine Analyse der vorherrschenden Bedingungen im Skelettsystem und insbesondere im Kopfbereich während des Säuglingsalters und der frühen Kindheit. Der von der Dura mater geführte Mechanismus ähnelt dem Bild zweier Telefonmasten mit einem von Mast zu Mast gespannten Kabel. Bei einem Schneesturm werden die Kabel vom Schnee so beladen, dass die Masten aus der Senkrechte geneigt werden, aber miteinander verbunden bleiben, sodass sie im gleichen Winkel schief stehen.

---

**45.** Dr. Still betrachtete die Osteopathie als eine Wissenschaft, eine Philosophie und eine Kunst, deren Potenzial noch nicht vollständig erkannt worden war, gerade so, wie ein Eichhörnchen, das nur teilweise in einem Baumloch zu sehen und daher noch nicht ganz zu erfassen ist. Seiner Ansicht nach war momentan lediglich der Schwanz des Eichhörnchens sichtbar.

Ich möchte, dass Sie dieses Bild auf den Kopf des Kleinkindes übertragen, wenn äußere Kräfte seine Gestalt beeinflussen. Denken Sie an irgendein Trauma, entweder aufgrund der Anpassung an den Geburtskanal oder aufgrund späterer Stürze. Stellen Sie sich einen Zug an der „Mutter Dura" vor, der die Knochen aus ihrer normalen Stellung und ihren normalen Beziehungen herauszieht. Man muss die Membranen benutzen, um diese kleinen Knochen wieder in ihre normale Position zu bringen. Die Membranen werden bei der Wiederherstellung der normalen Stellung wie die Kabel zwischen den Masten funktionieren.

Sogar nach einer normalen Geburt finden wir eine Situation vor, die beachtenswert ist. Der Kopf des Kindes hat sich während der Geburt an den Geburtskanal mechanisch angepasst. Wenn das Neugeborene schreit und unter Mithilfe des atmosphärischen Drucks einatmet, ist der Schrei normalerweise kräftig, ein besonderer Schrei, mit oder ohne Klaps auf das Sakrum. Dieser Vorgang bringt die Zerebrospinale Flüssigkeit in Bewegung. Im Anschluss daran machen sich die Membranen an die Arbeit und ziehen die Knochen in Position.

Die Merkmale der okzipitoatlantalen Gelenke sind bei diesem Vorgang wichtig. Die Facetten des Atlas sind konkav. Sie konvergieren anterior und divergieren nach hinten. Sie konvergieren ebenfalls inferior und divergieren superior. Das Lig. transversum des Atlas hält sie in dieser Position. Die kleinen Kondylen auf der unteren Oberfläche der kondylären Teile des Os occipitale sind konvex und passen in die Facetten des Atlas. Die Kondylen laufen ihrerseits anterior zusammen und posterior auseinander, inferior zusammen und superior auseinander. Denken Sie daran, dass die Gelenke zwischen den Kondylen des Os occipitale und den Facetten des Atlas in diesem Lebensabschnitt die einzigen am Kopf bestehenden Gelenke sind.

Oberflächlich betrachtet, ähneln jene Gelenke bicondylären Gelenken, die zwei Gelenkcavitäten haben, sich jedoch funktionell als Einheit verhalten. Die atlantookzipitalen Gelenke, zum Beispiel, sind paarig angelegt. Man betrachtet sie aber besser als ein einzelnes Eigelenk mit einem großen zentralen Defizit an seinen Gelenkflächen.[46]

Die konkaven Facetten des Atlas nehmen die Kondylen des Os occipitale auf. Die Gelenke reichen auf beiden Seiten vom vorderen Ende der kondylären Anteile bis zum Proc. basilaris des Os occipitale.
Die Squama occipitalis grenzt an die hinteren Enden der Partes condylares. Die okzipitoatlantalen Gelenke sind bandgestützte Gelenkmechanismen.

*Anmerkung der Herausgeberin: Die folgenden Informationen wurden während des Kurses von Howard A. Lippincott D. O.[47] präsentiert. Dr. Sutherland beschrieb diese Lektion folgendermaßen: Sie liefert „Informationen, die für das Verständnis einiger Probleme notwendig sind, welche in diesem Mechanismus unter verschiedenen Umständen vorkommen."*

---

46. C. H. Barnett, D. V. Davies, und M. A. MacConaill, *Synovial Joints: Their Structure and Mechanics* (Springfield, IL: Charles C. Thomas, 1961), Seite 170.
47. (1893-1983) American School of Osteopathy, 1916.

Dieses Zusammentreffen der vorderen Enden der Kondylen und dem hinteren Ende des Proc. basilaris ist keine transversale Gelenkverbindung. Die Gelenkfläche auf dem Proc. basilaris orientiert sich nach lateral; diejenige des Pars condylaris zeigt nach medial.

In vielen Fällen befindet sich die Verbindungsstelle beinahe auf der Sagittalebene. Der Pars basilaris ist zum Zeitpunkt der Geburt ziemlich gut ausgebildet: Er ist bereits verknöchert, aber zwischen den drei Teilen befindet sich Knorpel. Wenn die Partes laterales zusammenkommen, zusammengedrückt aufgrund der Konvergenz der Facetten des Atlas, beginnen sich die Kondylen gegen den zwischen dem Proc. basilaris und Partes condylares liegenden Knorpel hineinzudrücken. Sie neigen dazu, aufeinander zuzugleiten. Da das Lig. transversum den Facetten des Atlas nicht erlaubt, nachzugeben, ist ein bestimmter Grad von Kompression die Folge.

Asymmetrien des Foramen magnum erscheinen häufig als Verengung des vorderen Anteils. Manchmal ist die Verformung nur minimal; in anderen Fällen zeigen seine Umrisse jedoch Variationen mit beträchtlichen Asymmetrien. Diese werden direkt durch die Position beeinflusst, in welcher sich der Proc. basilaris befand, während er komprimiert wurde. Selten gibt es in diesem Bereich Fälle von Entwicklungsanomalien. Abgesehen davon gibt es kaum etwas, was eine Divergenz der Kondylen verursachen kann, wenn sie in die Konvergenz des Atlas hineingedrückt wurden.

Eine Kompression oder ein Abknicken kann auch am posterioren Ende der kondylären Teile, also an der condylosquamalen Verbindung auftreten. Die Squama occipitalis ist kreisförmig, mit dem Inion als Zentrum. Der zentrale Orientierungspunkt am hinteren Rand des Foramen magnum befindet sich am Ende eines Radius vom Inion. Er wird als Ophisthion bezeichnet. Die Squama kann sich im oder gegen den Uhrzeigersinn um das Inion herum drehen. Diese Bewegung positioniert das Ophisthion nach rechts oder nach links. Diese Information sollte Teil einer strukturellen Untersuchung sein.

Abhängig davon, wie sich das Squama gedreht hat, kann man den Druck auf das hintere Ende der Partes condylares analysieren. Es besteht ein anterior-posteriorer Druck auf einer und ein mediolateraler Druck auf der anderen Seite. Die condylosquamale Verbindung kann auch in Beziehung zu den kondylären Teilen abgeknickt sein. Mit anderen Worten: der Winkel zwischen Squama und Partes condylares kann spitzer oder stumpfer sein als gewöhnlich.

Die verschiedenen Zustände, die sich durch die Beziehungen zwischen den vier Teilen des Os occipitale ergeben können, genügen um die unterschiedlichen Formen des Foramen magnum zu erklären.

Wenn diese Asymmetrien während des Wachstums im Säuglings- und Kindesalter weiter bestehen, lassen sie das genannte Prinzip Wirklichkeit werden: „So wie der Zweig gebogen wird, krümmt sich der Baum."

Deshalb ist es äußerst wichtig, ein Neugeborenes genau und sorgfältig zu un-

"*Krumm gewachsene Zweige*"

Squama:
interparietalis
supraoccipitalis

Kerckring'sche Zentrum

Knorpel

Pars condylaris

Condylus occipitalis

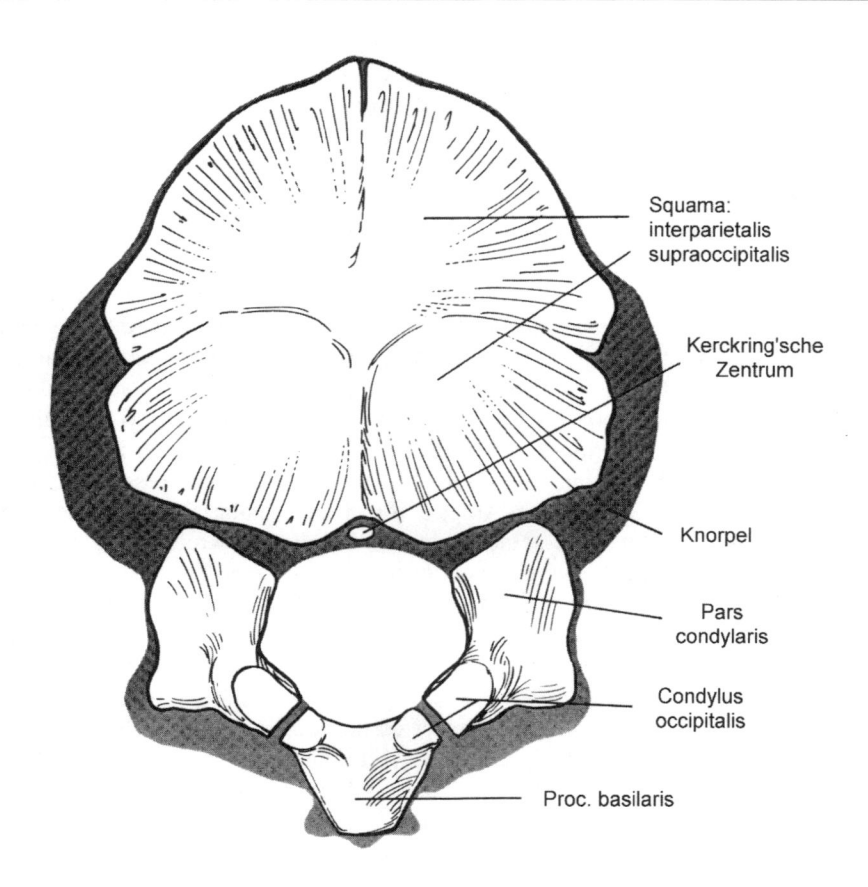

Proc. basilaris

Zeichnung 12: Das Os occipitale bei der Geburt, bestehend aus vier Teilen innerhalb einer chondralen Matrix. Beachten Sie, dass die Gelenkkondylen zum einen Anteil auf den Partes condylares, zum andern Anteil auf der Pars basilaris des Os occipitale sitzen.

tersuchen. Zu jenem Zeitpunkt ist es einfach, die bereits handelnden Kräfte des Primären Atemmechanismus zu unterstützen, damit sich zwischen den einzelnen Schädelknochen, besonders zwischen den vier Anteilen des Os occipitale, normale Positionen und Beziehungen einstellen können.

Vielerlei Behandlungsmethoden kann man benutzen, um Probleme zu beseitigen, die von solchen Asymmetrien des Säuglingsschädels, wie sie Dr. Lippincott beschreibt, hervorgerufen werden. Sie alle aber hängen vom richtigen Verständnis des Mechanismus und besonders der Reziproken Spannungsmembran ab, da diese die Knochen bewegt.

Ich habe schon auf die Ähnlichkeit des Tentoriums cerebelli mit der Falx cerebri aufmerksam gemacht und erklärt, dass es diese drei Sicheln gibt, die sich um ein Fulkrum herum bewegen. Das können Sie sich nun zu Nutze machen, um die Kompression auf die kondylären Anteile zu verringern, bevor die „Führungen" gebildet werden. Die Reziproke Spannungsmembran wird ebenso genutzt als eine der Kräfte, welche die Kompression im erwachsenen Schädel reduzieren.

Ich möchte, dass Sie Folgendes verstehen: Wenn man auf das Os frontale einer Seite eine kleine Spannung in eine bestimmte Richtung – sagen wir rechts – induziert, kommt es hinten bei der Squama occipitalis zu einer Bewegung, die sie nach links herumschwenken lässt, sodass das anteriore Ende des kondylären Anteils sich nach außen bewegt. Es ist von Nutzen, das Bild der Membranen an einem anatomischen Modell eines Neugeborenenschädels zu studieren. Dort können Sie sehen, dass sich der hintere Befestigungspol der Reziproken Spannungsmembran an der Innenseite der Squama occipitalis befindet. Wir nutzen die Membranen in Verbindung mit der Fluktuation der Zerebrospinalen Flüssigkeit, um eine Dekompression zu bekommen und die besagten kondylären Anteile vom Proc. basilaris zu entfernen, sodass er seinen normalen Platz und seine normalen Relationen wieder einnimmt. Wenn die Kondylen nach unten oder anterior in die Facetten des Atlas gedrückt werden, wird die Beziehung zwischen den Kondylen und dem Atlas gestört. Dadurch ist eine Belastung der okzipitoatlantalen Bänder und Gelenke entstanden. Zuerst muss man diese Dysfunktion korrigieren. Um diese Korrektur durchzuführen, werden die Bänder genutzt.

Da man den Atlas manuell unmöglich erreichen kann, zielt die Behandlung darauf ab, den Atlas zum Therapeuten zu führen. Der Therapeut lässt seinen Mittelfinger vom Inion bis nach unten zum Opisthion das Os occipitale herunter gleiten. Der Kopf des Patienten liegt in der Hand des Therapeuten wie in einer Wiege. Die Hand des Therapeuten bleibt ruhig, die Kuppe seines Mittelfingers ist einfach unten nahe des Randes des Foramen magnum platziert.

Wenn es dem Patienten möglich ist, arbeitet er mit. Dies erfolgt, indem er das Kinn ein wenig Richtung Brust sinken lässt, ohne seinen Hals zu beugen. Während er so nickt, bewegt sich das Opisthion zurück und das Tuberculum posterior auf dem hinteren Bogen des Atlas bewegt sich auf den Finger des Therapeuten zu. Dies stabilisiert den Atlas und ermöglicht es den Kondylen des Os occipitale, sich auf die Divergenz des Atlas hinzuzubewegen, wodurch die Dysfunktion gelöst wird. Die okzipitoatlantalen Bänder bringen den Mechanismus des Gelenks wieder ins Gleichgewicht. Der Therapeut kann im Anschluss daran fortfahren, die Kompression der kondylären Anteile entsprechend der Diagnose zu lösen. Danach kann die Behandlung des Gelenks zwischen Os occipitale und Atlas, wenn nötig, noch einmal wiederholt werden, um noch einmal auszubalancieren.

## „Krumm gewachsene Zweige"

*Anmerkung der Herausgeberin: Bei Neugeborenen oder Kleinkindern, die noch nicht durch Kopfnicken mitarbeiten können, kann der Therapeut ihren Kopf mithilfe eines sanften Kontaktes in der Region des Os frontale leicht nach vorne neigen.*

Nützlich ist es, ein geistiges Bild von jener Stelle vor Augen zu haben, an der die Kondylen des Os occipitale auf das hintere Ende des Proc. basilaris treffen, denn man kann unmöglich direkt feststellen, wie der Proc. basilaris auf die Kompression reagiert hat. Ein kleiner Anteil des Gelenks mit seiner synovialen Membran befindet sich tatsächlich auf dem Proc. basilaris (Siehe Zeichnung 12.). Wir können nicht wissen, wie sich die kompressiven Kräfte verteilt haben. Deshalb besteht das Ziel jeder Behandlungstechnik lediglich darin, die Anteile voneinander zu lösen. Am Kopf eines Neugeborenen sind die hinteren Enden der kondylären Teile dem Therapeuten zugänglich.

Sind die vorderen Enden beider kondylären Teile des Os occipitale symmetrisch in Richtung hinteres Ende des Proc. basilaris komprimiert, ist eine bilaterale Dekompression möglich. Dies kann durch die Korrektur der okzipitoatlantalen Dysfunktion geschehen, aber es kann auch einfacher sein, jede Seite einzeln zu behandeln.

Nehmen Sie Kontakt mit einer Seite auf und stabilisieren Sie sie. Dann, mit Ihrem Kontakt auf der anderen Seite, rotieren Sie diese Seite weg und dirigieren dabei die Tide von der gegenüberliegenden Seite des Schädeldaches. Dies ist eine delikate Vorgehensweise, die durch die Wahrnehmung des Therapeuten, von seinem Kontakt und von der Spannung am anderen Ende des kondylären Teils geleitet wird.

Falls nötig, kann dies auf der anderen Seite wiederholt werden. Eine präzise Atemkooperation findet oft durch ein gesundes und kräftiges Schreien des Patienten statt. Danach sollte das Ausbalancieren des Gelenks zwischen Os occipitale und Atlas folgen.

Das Prinzip des „krummen Zweiges" zeigt sich am deutlichsten beim Erwachsenen. Asymmetrie des Foramen magnum, hervorgerufen im Säuglings- oder Kindesalter, wird durch das Wachstum noch verstärkt und durch Stürze oder andere Verletzungen eventuell noch komplizierter gemacht.

Dieses Problem erfordert auch bei einem erwachsenen Patienten oft eine Lösung. Die Vorgehensweise bei der Dekompression ist die Gleiche, nur dass die Kooperation sowohl durch Haltung als auch durch Atmung möglich ist. Um eine bilaterale Wirkung oder eine Wirkung auf die Mittellinie zu erreichen, bietet die Dorsalflexion beider Füße zur Stabilisierung des Behandlungsbereichs eine gute Möglichkeit. Bei der Behandlung eines unilateralen Problems bitten Sie den Patienten, den gegenüberliegenden Fuß dorsal zu flektieren. Bauen Sie die Spannung in Ihrer Berührung langsam auf und lösen Sie sie entsprechend langsam. Nach der Behandlung Erwachsener ist es sogar noch wichtiger, den Atlas wieder ins Gleichgewicht zu bringen, als bei Kindern.

Die Behandlung von Asymmetrien zwischen der Squama und den hinteren Enden der kondylären Anteile des Os occipitale folgt den gleichen Grundprinzipien: Wir nutzen die Dura mater, die Tide und die Atem- und Haltungskooperation des Patienten.

Die genaue Planung eines jeden Schrittes der manuellen Vorgehensweise ist notwendig für eine erfolgreiche Behandlung. Es werden in der medizinischen Literatur zahlreiche Asymmetrien in den Beziehungen der Knochenanteile der Schädelbasis bei der Geburt beschrieben. Die Folgen für die Zukunft eines solchen Kindes wurden jedoch weder ausreichend beachtet noch wurde eine Behandlung entwickelt, um die normalen Beziehungen wiederherzustellen. Ein grundlegendes Verständnis derartiger Probleme gibt es in der Wissenschaft der Osteopathie.

Mütter sind oft aufgrund der Kopfform ihres Kindes direkt nach der Geburt in Sorge. Meist werden sie von den Krankenschwestern und Ärzten beruhigt, dass sich solche Asymmetrien innerhalb von ein paar Tagen wieder geben.

Oft ist es auch so, dass die Form wieder so normal wird, wie es die Eltern gerne sehen.

Es ist äußerst interessant darüber nachzudenken, was hier arbeitet, um eine solche Veränderung zu bewerkstelligen.

Schreien und Saugen des Säuglings haben auf verschiedenartige Weise die Funktion, die Knochen und Knochenteile wieder in die richtige Position zu bringen. Zudem unterstützt die regelmäßige Atemtätigkeit die Bewegung der Zerebrospinalen Flüssigkeit. Das hydraulische Liften, welches die Fluktuation der Zerebrospinalen Flüssigkeit dem Kopf des Kindes von innen gibt, ist ebenso sanft wie kräftig. Seine Arbeit wird durch das Schreien des Säuglings verstärkt. Die Probleme, die durch diese natürlichen Vorgänge verhindert werden, können nur dann verstanden werden, wenn bestimmte Umstände deren Wirksamkeit einschränken.

*Anmerkung der Herausgeberin: Der übrige Text dieses Kapitels wurde aus Dr. Sutherlands Schriften in* Einige Gedanken *entnommen und bearbeitet.*[48]

Wenn Trauma den Kopf von oben oder hinten trifft, pränatal, postnatal und zuweilen während des normalen Durchtritts des Säuglings durch den Geburtskanal, kommt es zu einer bestimmten Anpassung. Beim normalen Geburtsverlauf schieben sich die Ossa parietalia während der Passage über die Ossa frontalia, und das interparietale Os occipitale und der Kopf als Gesamtes passt sich so an, dass er ganz natürlich durch das mütterliche Becken hindurchtreten kann. Nach der Geburt kann es jedoch vorkommen, dass sich diese Adaptionen nicht wieder in die normale Position zurückbewegen.

---

48. Kapitel 8: „Krumm gewachsene Zweige": Säuglinge und Kinder und Das Loch im Baum, Seite 100f.

## Weitere intraossäre Beziehungen

Zusätzlich zu den Verbindungen durch Membranen und Knorpel während der pränatalen und kindlichen Entwicklungsphase besitzen Os occipitale und Os sphenoidale auch intraossäre epiphysäre Einheiten, die ich beim Studium des kranialen Konzepts äußerst wichtig finde. Diese intraossären epiphysären Einheiten sind häufig Luxationen unterworfen. Diese entwickeln sich leicht zu prädisponierenden Faktoren, die zu schweren Störungen innerhalb des Zentralen Nervensystems führen, sofern sie nicht auf eine gekonnte und intelligente Art behandelt werden. Im Os sphenoidale gibt es zwei Einheiten oder Verbindungen innerhalb des Knochens:

Eine zwischen dem oberen Bereich des Corpus und den Alae minores. Die andere zwischen dem Corpus und den Alae majores mit den Proc. pterygoidei.

Wenn die Verbindung mit den Alae minores eine Verschiebung der Alae minores gegenüber der Laminae orbitalis der Ossa frontalia zulässt, kann der Effekt des „krummen Zweiges" das Erscheinungsbild der Augen beeinflussen oder Fehlstellungen in den Wänden der Orbita verursachen, wie sie beim Strabismus häufig anzutreffen sind. Bei den verschiedenen Arten des Strabismus zieht ein kranialer Diagnostiker die Ursprünge der extrinsischen Muskeln des Augapfels um das Foramen opticum und am Boden und Dach der Orbita mit in Betracht.

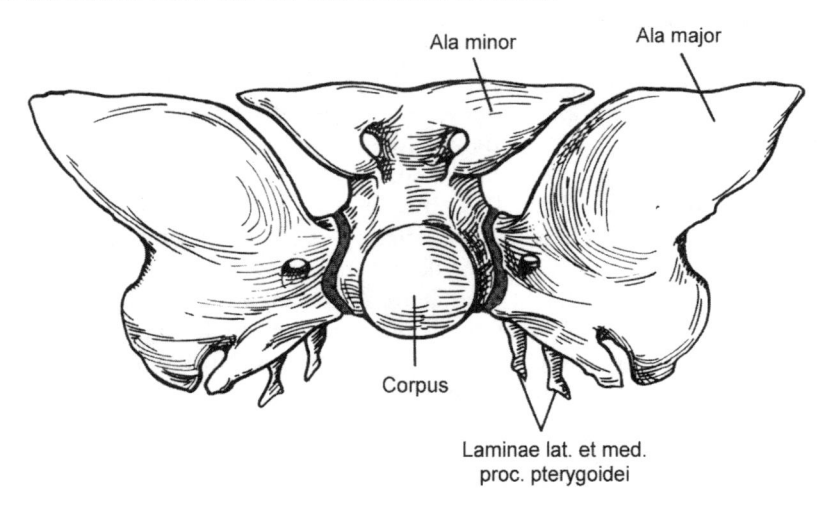

ZEICHNUNG 13: DAS OS SPHENOIDALE ZUM ZEITPUNKT DER GEBURT, BESTEHEND AUS DREI TEILEN. KÖRPER UND ALAE MINORES SIND EINE EINHEIT, DIE ALAE MAJORES UND DIE PROC. PTERYGOIDEI SIND EINE EINHEIT; BEIDE EINHEITEN SIND CHONDRAL VERBUNDEN.

Mechanische Faktoren der Orbitastruktur, so wie sie mit der Augenmuskulatur in Relation stehen, müssen zusammen mit anderen Aspekten berücksichtigt werden, welche mit Problemen des Strabismus assoziiert werden.

Während der pränatalen und frühkindlichen Entwicklungsphase bezeichnet man die intraossäre Verbindung zwischen dem unteren Bereich des Corpus sphenoidalis und der Einheit von Alae majores und Proc. pterygoidei als Gomphosis. Dies ist eine mechanische Verbindung, die der von Zahn und Zahnfach gleicht.

Diese Verbindung wird später von einer knochigen Formation umgeben, welche ein ovales Pivotarrangement zurücklässt, sodass eine mechanische Anpassung bei einer normalen rotatorischen Bewegung der Einheit in Relation zum Körper möglich ist.

Diese Verbindung unterliegt auch Verschiebungen durch traumatische Kräfte, insbesondere Kompressionen. In diesem Falle halten Sie Ausschau nach Auswirkungen auf das Os palatinum und nach einer Irritation des Ganglion pterygopalatinum. Komprimierende Kräfte, welche die intraossären Verbindungen im Os sphenoidale beeinträchtigen, haben eine tiefe Wirkung auf Sinus sphenoidalis, maxillaris, ethmoidalis und auch auf die Tuba auditiva.

Das Os temporale kann auch Probleme intraossären Ursprungs haben, die während oder vor der Geburt oder während des kindlichen Wachstums entstehen. Dies kann Entwicklungsanomalien der Ohren, verbunden mit einer angeborenen Taubheit und der Anfälligkeit für Mittelohrentzündungen, erklären. Anormale Verdrehungen in den Partes petrosae können die Ursache für Krankheiten des Innenohres sein. Die Ossa temporalia müssen bei unserer Betrachtung traumatischer und komprimierender Kräfte auf intraossäre Anteile mit eingeschlossen werden.

Am Schädeldach können verschiedene Asymmetrien auftreten, die durch Anpassung an Asymmetrien oder Deformierungen der Schädelbasis hervorgerufen werden. Anomalien, Unzulänglichkeiten, Verletzungen und mechanische Belastungen des Sakrum und der Beckenknochen können zu Problemen führen, sobald ein kleines Kind sitzt, steht oder herumläuft. Intraossäre Luxationen und epiphysäre Distorsionen können zu einem funktionellen Ungleichgewicht führen. Daher können Dinge, die noch toleriert werden können, wenn sie klein sind, mit dem Wachstum zu einem größeren Problem werden.

# 9. STRAINS DER MEMBRANÖSEN GELENKE

*Anmerkung der Herausgeberin: Dr. Sutherland erklärt hier sein Verständnis von den Strains, die an verschiedenen Stellen der membranösen und ligamentären Gelenkmechanismen auftreten können. Dieses Kapitel besteht zum Teil aus Auszügen, die seinen Schriften entnommen und bearbeitet wurden.[49] Dies liegt daran, dass bei den Vorträgen, auf denen das Buch ja basiert, der Unterricht über dieses Thema hauptsächlich von anderen Mitgliedern der Fakultät übernommen wurde.*

In der Ankündigung von Dr. Sutherlands Vorträgen beim Treffen der American Osteopathic Association in Detroit, Michigan, im Jahre 1932, war Folgendes zu lesen:

> Dr. W. G. Sutherland beschreibt die Anatomie und die Physiologie, die den Dysfunktionen der Gelenke im Schädelbereich zugrunde liegen. Seiner Meinung nach sind diese osteopathischen Dysfunktionen in anderen Bereichen des Körpers sehr ähnlich und einer Behandlung ebenso zugänglich.[50]

Bei der Beschreibung von Dysfunktionen der Wirbelsäule bevorzuge ich den Ausdruck *ligamentäre Strains der Gelenke*; für Dysfunktionen im Schädelbereich den Begriff *membranöse Strains der Gelenke*. Eine Dysfunktion der Wirbelsäule betrifft sowohl Bänder als auch Gelenke. Eine Dysfunktion am Schädel betrifft sowohl die Membranen innerhalb des Schädels als auch die Gelenke.

Die Bänder als Kontrolleure der willkürlichen muskulären Bewegung regulieren durch ihre Spannung die Bewegung an den Gelenken der Wirbelsäule.

Man könnte sie *reziproke Spannungsbänder* nennen. Die Gelenke des Kopfes besitzen nur eine unwillkürliche Beweglichkeit; ihre Bewegung kommt nicht durch Muskelarbeit zustande. Sie haben aber ein spezielles membranöses Gewebe innerhalb des Schädels, das nicht nur als Vermittler agiert, sondern auch als reziproker Spannungsausgleich funktioniert, welcher den normalen Bereich der Gelenkmobilität begrenzt.

Dieser Vermittler der Gewebespannung funktioniert ungefähr wie die Unruhe einer Uhr, welche die Hin-und-Her-Bewegung des Mechanismus reguliert oder einschränkt. Um die Funktion der Membranen innerhalb des menschlichen Schädels zusammen mit der spinalen Dura mater zu beschreiben, wurde aus diesem Grund der Begriff *Reziproke Spannungsmembran* gewählt.

Es ist wichtig, die besonderen Befestigungspole der Falx cerebri und des Tentorium cerebelli zu beachten (Siehe Zeichnung 4.). In meiner schematischen Darstellung

---

**49.** Sutherland, *Einige Gedanken* und *Die Schädelsphäre*.
**50.** Sutherland, *Einige Gedanken*, Seite II-54.

gibt es einen anterioren superioren Befestigungspol an der Crista galli des Os ethmoidale und einen anterioren inferioren Befestigungspol an den Proc. clinoidei des Os sphenoidale. Die lateralen Pole der Befestigung befinden sich am Margo superior der Partes petrosae der Ossa temporalia. Der posteriore Befestigungspol befindet sich an der Innenseite der Squama occipitalis.

Während der Inhalationsphase bewegen sich diese Befestigungspole auf charakteristische Art und Weise. Während der Exhalationsperiode tritt an den verschiedenen Befestigungspolen eine entgegengerichtete Bewegung auf. Dies ist das normale Ausmaß der Hin-und-Her-Bewegung im Mechanismus der Membranen und Gelenke des Schädels. Es handelt sich um einen anatomisch-physiologischen Mechanismus, der das gesamte Leben hindurch anhält.

Am lebenden Schädel findet sich an allen Gelenken im Bereich der Basis und des Gesichts eine normale Mobilität. Diese Mobilität wird durch eine Anpassung der Gelenkfunktion kompensiert, welche im Bereich der Suturen des Schädeldeckels aufgrund ihrer gezackten und exakt passenden Form geleistet wird. Solange wir leben, verknöchern diese Suturen nicht vollständig.

Die Falx cerebri und das Tentorium cerebelli besitzen weder elastische noch muskuläre Fasern.

Sie bestehen aus zähem fibrösem Bindegewebe, sind straff und gespannt. Sie schaffen eine Balance, die sich zwischen den verschiedenen Gelenkpolen abwechselnd vorwärts und zurück bewegt. In ihrer reziproken Bewegung erkennen wir einen Rhythmus, der ein wichtiges Merkmal der materiellen Erscheinungsform des Lebens ist

*Anm. der Herausgeberin: Erinnern Sie sich an den Vergleich, welchen Dr. Sutherland im Kapitel vier zwischen der Reziproken Spannungsmembran und einer Hängewaage anstellt.*

Die Dura des Schädels ist jener Anteil des gesamten Mechanismus, der dem gleichen Zweck dient wie die Bänder in den ligamentären Mechanismen der Gelenke. Sowohl die Dura als auch die Bänder bewegen Knochen an Gelenken.

Die Osteopathie kennt ligamentäre Strains der Gelenke der Wirbelsäule. Ebenso gibt es membranöse Strains der Gelenke am Schädel. Diese verursachen eine Einschränkung der normalen membranös gelenkigen Funktion. Solche Einschränkungen verändern die Fluktuation der Zerebrospinalen Flüssigkeit, die Physiologie des arteriellen und venösen Blutstroms im Cranium und die Physiologie der Lymphe in Hals und Kopf. Mit der Einschränkung der Funktionen beginnt der pathologische intrakraniale Zustand.

Das Sakrum ist durch die intraspinale Reziproke Spannungsmembran (die Kernverbindung zwischen Schädel- und Beckenschale) mit dem Os occipitale verbunden. Deshalb können traumatische Ereignisse, die den Mechanismus des Beckens treffen, durch Stürze hervorgerufen und Situationen, in denen ein schwunghafter Impuls auf Trägheit trifft, sich als Dysfunktion zeigen, die sich mehr im Cranium offenbart als im Becken.

Dies ist besonders der Fall bei Wochenbettdepression oder Psychosen. In der Tat ist es für einen Arzt und Osteopathen unmöglich, das betreffende Problem bei seinem Patienten ausfindig zu machen, ohne sämtliche Gelenke des menschlichen Körpers in Betracht zu ziehen und zu analysieren.

\* \* \*

Um die Bewegung des Os sphenoidale und des Os occipitale zu verdeutlichen, wollen wir uns Räder mit Speichen vorstellen. Stellen Sie sie sich vor, wie sie sich vor und zurück drehen – das heißt, sich um sich selbst drehen. Sobald sich das Os sphenoidale dreht, bewegen sich die unterschiedlichen Punkte auf dem Rad wie es Speichen tun. Das Os occipitale dreht sich ebenfalls und die Punkte darauf bewegen sich im Raum. Beide Räder drehen sich gleichzeitig.

Folglich bewegen sich die Sella turcica und das anteriore Ende des Proc. basilaris des Os occipitale in der Flexionsphase nach oben und die nach oben gerichtete Konvexität des Clivus wird verstärkt. In der Extensionsphase bewegen sich beide nach unten und so wird die Konvexität des Clivus verringert. In der Extension geschieht einfach das Entgegengesetzte wie in der Flexion.

Die Verbindung des Os sphenoidale und des Os occipitale am Clivus hat die Form eines Bogens. Sie ähnelt der Brücke über den Chicago River, die sich auf beiden Seiten gleichzeitig bewegt, entweder zum Öffnen oder zum Schließen. Obwohl sie sich schließt, bleibt die Brücke ein Bogen, wenn sie nach unten geht. Dieser Punkt ist wichtig, wenn man sich bei der Behandlung die Bewegung an der sphenobasilaren Verbindung vorstellt. Die erwähnte Verbindung ist ein Bereich im kranialen Mechanismus, den man nicht direkt palpieren kann. Sie müssen ihn visualisieren. Es ist wie bei den Wirbelkörpern der Wirbelsäule: Sie können einen Wirbelkörper nicht ertasten, aber Sie haben ein mentales Bild von ihm. Sie können die Proc. spinosi und die Proc. transversi der Wirbelsäule berühren und dabei eine Beobachtung machen, die Ihnen die Position des Wirbelkörpers verrät. Sie können lernen, die Position an der Verbindung zwischen dem Corpus sphenoidalis und dem Proc. basilaris des Os occipitale durch Tastsinn und Propriozeption wahrzunehmen. Das ist nicht schwierig, obwohl es zunächst so aussieht.

Wir könnten uns die Falx cerebri und das Tentorium cerebelli so vorstellen, dass sie mit den kranialen Gelenken in physiologischen Bewegungen zusammenarbeiten, und zwar rhythmisch mit denen des Diaphragma. Bei dieser Bewegung kann man die Proc. mastoidei der Ossa temporalia während der Exhalation nach außen rotieren und bei der Inhalation nach innen zurückkehren sehen, wobei andere kraniale Gelenke daran beteiligt sind. Diese Bewegung unterstützt den Strom des Blutes und der

Lymphe im Körper. Die Betrachtung der in einigen Fällen verzahnten und in anderen Fällen abgeschrägten Schädelsuturen und die eigene Erfahrung führen einen immer weiter an die Möglichkeit, in die Wissenschaft der Osteopathie des Alten Doktors vorzudringen.[51]

Wenn wir weiter und weiter in den „Löchern" graben, uns mit den Gelenken der Schale des Schädels immer mehr befassen, kriegen wir möglicherweise den Schwanz des „Eichhörnchens im Baumloch" des Alten Doktors zu fassen.

Wenn wir uns daran machen, die beiden Ossa temporalia in ihrem Zusammenhang mit der Bewegung an der Schädelbasis zu untersuchen, denken wir zunächst über ihre Form und ihre Position zwischen Os sphenoidale und Os occipitale nach. Sodann beobachten wir, was uns die Untersuchung der Gelenkflächen über den Mechanismus ihrer Bewegung sagt, wenn sich Os sphenoidale und Os occipitale an der sphenobasilaren Verbindung in der Flexions- und Extensionsphase um sich selbst drehen. Dieses mentale Bild wird uns ein Verständnis der normalen Bewegung, die andauernd in der Schale des Schädels vor sich geht, ermöglichen.

Ausgehend von unserem Verständnis der Normalität werden wir in der Lage sein, Abweichungen und Anormales festzustellen und mechanisch zu interpretieren, wenn diese bei unseren Patienten auftauchen. Wir brauchen schließlich eine praktikable Diagnose, bevor wir über Dysfunktionen in diesem Bereich und ihre Behandlungsmöglichkeiten nachdenken können.

Die Ossa temporalia bewegen sich wie zwei wackelige Räder. Denken Sie daran, dass die Partes petrosae in einer Diagonale angeordnet sind, deren Ausrichtung nach vorne in den Kopf hinein zeigt. Wenn Sie einen zerlegten Schädel untersuchen, positionieren Sie an der Schädelbasis die Ossa temporalia zwischen Os occipitale und Os sphenoidale. Kombinieren Sie die Rillen an den Partes petrosae mit den zungenförmigen Fortsätzen an den Seiten des Proc. basilaris am Os occipitale. Dies ist das Bild für Bewegung – oder besser: für das gleitende Muster jener Bewegung, die ein Nut- und Federgelenk erlaubt.

Wenn sich Os sphenoidale und Os occipitale in Flexion bewegen, rotieren die Partes petrosae nach außen. Wenn sich Os sphenoidale und Os occipitale in Extension bewegen, rotieren die Partes petrosae nach innen. Die relative Rotation der Partes petrosae im Inneren des Schädels ist auch an der Außenseite des Schädels spürbar. Man kann dies ertasten und damit ein mentales Bild der Positionen im sphenobasilaren Bereich erstellen.

Aufgrund der Zungen-und-Rillen-Gelenke zwischen dem Proc. basilaris und den Partes petrosae der Ossa temporalia können wir die Stellung des Proc. basilaris des Os occipitale von den Ossa temporalia aus wahrnehmen. Der Bewegungsmechanismus zwischen Os occipitale und Ossa temporalia ist komplex.

Man muss ihn eingehend studieren. Bis zu einem bestimmten Grad bewegen sich die Ossa temporalia mit dem Os occipitale, da sie auf dem Proc. jugularis mitgetragen werden. Merkwürdig daran ist, dass sich die Partes petrosae der Ossa temporalia

---

**51.** In späteren Jahren wurde Dr Still respektvoll der Alte Doktor genannt.

### Strains der membranösen Gelenke

mit dem Proc. basilaris drehen, sobald sich dieser als Speiche im okzipitalen Rad dreht. Und doch gibt es gleichzeitig eine Bewegung zwischen den beiden Knochen, die der Bewegung zwischen einem Marmeladenglas und seinem Deckel ähnelt.

\* \* \*

Was ist eine kraniale Dysfunktion? Was ist ein membranöser Gelenkstrain? Um dies zu beantworten, nehmen wir die Flexion als Beispiel. Wenn die sphenobasilare Verbindung sich ein wenig über ihren normalen Bewegungsradius in Richtung Flexion hinausbewegt hat und in dieser Position fixiert wird, kommt es zu einer Einschränkung der Bewegung in Extensionsrichtung. Bei Ihrer Diagnose werden Sie all die Erscheinungsbilder vorfinden, die mit der Flexionsposition einhergehen. Wenn Sie die Bewegung überprüfen, werden Sie feststellen, dass der Bereich sich in Richtung Flexion und nicht in Extension bewegen kann. Man nennt diese Situation eine *Flexionsdysfunktion*. Das Gegenteil ist eine *Extensionsdysfunktion*.

Zudem sind weitere Muster bei den Bewegungen der Schädelbasis möglich. Die Bewegung der *Sidebending/Rotation* an der sphenobasilaren Verbindung umfasst ein Muster, das Os sphenoidale und Os occipitale auf einer Seite nach oben und auf der anderen Seite nach unten bringt. Auf der höheren Seite nähern sie sich an, während sie auf der tieferen Seite auseinander gehen. Folglich gibt es eine relative Konkavität auf der oberen und eine relative Konvexität auf der unteren Seite. In der schematischen Darstellung benenne ich diese Positionen nach der Seite der Konvexität. Es gibt demzufolge ein Muster, das *Sidebending/Rotation mit der Konvexität auf der rechten Seite*, und eines, das *Sidebending/Rotation mit der Konvexität auf der linken Seite* genannt wird. Wenn wir unsere diagnostischen Bewegungstests anwenden, folgen wir dem für Flexion gegebenen Beispiel.

Das *Torsion* genannte Muster ist einfach eine Verdrehung an der sphenobasilaren Verbindung. Das bedeutet, das Os sphenoidale dreht sich auf einer anterior-posterioren Achse in eine Richtung, und das Os occipitale dreht sich entgegengesetzt. Deshalb gibt es zwei Torsionsmuster, die nach der Position der höheren Ala major des Os sphenoidale benannt werden. Es gibt eine *Torsion mit einer erhöhten Ala major auf der rechten Seite* und eine *Torsion mit einer erhöhten Ala major auf der linken Seite*. Das gleiche Prinzip, wie es am Beispiel der Flexion aufgezeigt wurde, wird für bei den diagnostischen Bewegungstests angewendet (Zu einer detaillierteren Ausführung dieser Muster siehe Seite I-137f und Zeichnung 16.). Dies sind die grundlegenden Muster von Position und Bewegung, mit denen Sie es zu tun haben, wenn Sie membranöse gelenkige Strains des Schädels erfassen. Die Bezeichnungen lauten *Flexion, Extension, Sidebending/Rotation mit der Konvexität rechts oder links* und *Torsion mit einer Ala major hoch rechts oder links*.

*Anmerkung der Herausgeberin: Bei jeder Person, die Sie untersuchen, werden Sie das eine oder andere dieser Strainmuster feststellen. Dies ist gewöhnlich jenes Muster, das die betreffende Person seit ihrem Säuglingsalter mit sich getragen hat und das wahrscheinlich auf den Vorgang der Geburt zurückzuführen ist. Spätere traumatische Kräfte können dem ursprünglichen ein weiteres Belastungsmuster aufsetzen oder sogar zu einer Verschiebung des gesamten Musters führen.*
*Dr. Sutherland betonte ständig, dass diese Muster der membranösen Strains der Gelenke ein Schema sind. Sie dienen als ein Art Orientierungshilfe für Beobachtungen, die während einer Behandlungsreihe aufgezeichnet und verfolgt werden.*

Obwohl es der membranöse Anteil ist, der den Strain oder die Belastung aufgenommen hat, zeigt sich der Gesamteffekt an den Beziehungen zwischen den Knochen. In der Praxis werden unterschiedliche Dysfunktionen und Strains am Cranium vorgefunden. Gewöhnlich sind diese an der sphenobasilaren Verbindung anzutreffen, mit Folgen für alle Gelenke im gesamten Mechanismus.

Die Einwirkung einer äußeren Kraft auf den lebenden Schädelmechanismus muss in Bezug auf alle ihre individuellen Details analysiert werden.

Es ist gut, wenn man sich daran erinnert, dass es in solchen Fällen sehr wahrscheinlich mehr als nur eine Folge geben wird. Diese Dysfunktionen bezeichnet man als traumatischen Ursprungs. Die Analyse der beteiligten Kräfte und der Trägheit in der jeweiligen Situation stellen ein weites Untersuchungsfeld dar. Spezifische Strains können im Körper des Patienten möglicherweise als Nebeneffekt bei Operationen durch Chirurgen oder Zahnärzte oder bei Bewusstlosigkeit auftreten. Strains können auch nach einer extremen Anstrengung erfolgt sein oder wenn sich der Patient in einer überlastenden Haltung befand.

\* \* \*

Der Mechanismus ist einfach, wie das bei allen physiologischen Prinzipien ist, die „nicht von Menschenhand geformt" wurden.

> „Ich beanspruche nicht, der Urheber der Wissenschaft der Osteopathie zu sein. Keine menschliche Hand machte seine Gesetze; ich möchte keine größere Ehre als die, sie entdeckt zu haben."[52]

Wenn man den Mechanismus richtig versteht, ist er der Schlüssel für ein einfaches Lösen der membranösen Strains an den Schädelgelenken. Mir gefällt der Gedanke an einen Rhythmus in der Dura. Daraus ergibt sich notwendigerweise, dass man die Tensionsqualität eher durch den Tastsinn erkennt, und nicht eine rei-

---

52. Still, *Autobiography*, Seite 302.

ne Gewebemanipulation durchführt. Wenn wir in harmonischer Balance mit den Prinzipien des Mechanismus arbeiten, haben wir den Ausdruck einer nicht-schneidenden chirurgischen Fähigkeit.

Ich möchte mich noch einmal auf Dr. Stills Lehre berufen: Wir müssen die Position und den Zweck eines jeden Knochens kennen und mit jedem seiner Gelenke völlig vertraut sein. Wir müssen eine perfekte Vorstellung von der Normalität der Gelenkverbindungen besitzen, die wir korrigieren wollen.[53]

Wir als Mechaniker des menschlichen Körpers sind zugleich Mechaniker in der Wissenschaft des *Verstehens*, wenn wir die grundlegenden Prinzipien des Primären Atemmechanismus durchdringen. Deshalb ist es so wichtig, die Grundlagen dieses Teils des lebendigen menschlichen Körpers vom Blickwinkel der osteopathischen Wissenschaft aus zu begreifen: die membranösen Strains der Schädelgelenke und ihr Einfluss auf den Rest des Körpers.

---

**53.** Ebd., Seite 277. (Bearbeitet).

## 10. DYSFUNKTIONEN IM VASKULÄREN SYSTEM

Die Wissenschaft der Osteopathie ist einfach. Sie verstehen, dass Sie nicht nur ein Mechaniker des Skelettsystems, sondern auch der Körperflüssigkeiten sind. Das Knochengewebe besteht ebenfalls aus Flüssigkeit. Sie können der Apotheker sein, weil Sie die Chemikalien in „Gottes Apotheke" mischen, wie es Dr. Still nannte. Er sagte, dass der Körper „Gottes Apotheke sei, in dem alle Medikamente, Schmierstoffe, Opiate, Säuren und jede Art von Medizin, welche die Weisheit Gottes für die Gesundheit und das Glück des Menschen für notwendig erachtete, enthalten seien."[54] Er hatte diese Dinge erkannt und wie ich schon gesagt habe, war es nicht immer leicht für ihn, Andere dazu zu bringen, dies zu verstehen. Es geht also darum, die Vision von Dr. Still zu verstehen und nicht die meinige. Wie auch immer, der Boden muss vorbereitet werden, um wieder zur *Wissenschaft der Osteopathie* zurückzukehren.

Lernen Sie, nicht jede Information einfach zu schlucken, die Ihnen unter die Augen kommt. Untersuchen Sie den menschlichen Körper – sowohl den lebendigen menschlichen Körper als auch den toten. Studieren Sie das Prinzip des Lebens und Sie kommen dem Verständnis dessen näher, was wir unter dem ATEM DES LEBENS verstehen. Dr. Still tat sein Bestes, diesen vorzustellen und begreiflich zu machen, aber wir waren noch nicht so weit.

Denken Sie an jene Apotheke, den Plexus choroideus, in welcher der Austausch zwischen all den Chemikalien, der Zerebrospinalen Flüssigkeit und dem arteriellen Blutstrom stattfindet. Sie finden dort den Austausch zwischen den Chemikalien in der Zerebrospinalen Flüssigkeit und jenen im Blut, wenn Sie es sich auf diese Weise vorstellen können.

Ich möchte, dass Sie in den dritten Ventrikel hineinsehen, oben am Dach, und diesen Plexus choroideus visualisieren. Am Sektionsexemplar finden Sie alles zusammengedrückt vor. Warum? Der Patient starb während der Exhalation und der Mechanismus zog sich zurück. Der dritte Ventrikel fiel in sich zusammen.

Was machen die flügelförmigen ersten und zweiten Ventrikel während der Inhalation? Sie schwingen nach außen und der dritte Ventrikel nimmt eine V-Form an. Während der Inhalation dehnt sich der Plexus choroideus, der sich auf dem Dach und nicht innerhalb des dritten Ventrikels befindet, aus. Das Dach ist ein Schurz zwischen der Innen- und der Außenseite, und der Plexus choroideus befindet sich auf der Außenseite des Gehirns. Es ist dieses Dach, das sich während der Inhalation ausdehnt und während der Exhalation zusammenbauscht, wenn die Wände des dritten Ventrikels zusammenkommen.

Erkennen Sie den Mechanismus – einen Mechanismus, der sich durch das Ganze hindurch erstreckt? Folgen Sie dann dem kleinen arteriellen Blutstrom, der zum Plexus choroideus hinaufläuft, um ihn mit arteriellem Blut zu versorgen. Folgen Sie dem Strom der Zerebrospinalen Flüssigkeit – wohin strömt sie? Folgen Sie der

---

**54.** Still, *Autobiography*, Seite 182.

Arterie, die an der Außenseite des Gehirns oberhalb des dritten Ventrikels geradewegs zum Plexus choroideus verläuft und denken Sie darüber nach, was die Fachleute sagen. Sie behaupten, dass sich hier die Stelle befindet, an der der chemische Austausch zwischen der Zerebrospinalen Flüssigkeit und dem Blut stattfindet.

„Aha!", sagen Sie. Wäre es für einen kranialen Behandler möglich, die Bewegung dieses Mechanismus zu ändern? Könnte er dadurch einen physiologischen Austausch herbeiführen? Wenn der Mechanismus blockiert wäre, könnten Sie seine Bewegung so wiederherstellen, dass eine normale physiologische Funktion besteht, um einen normalen Austausch zwischen der Zerebrospinalen Flüssigkeit und dem Blut an allen Plexi choroidei zu gewährleisten?

Auf diese Möglichkeit hat Dr. Still Sie in allen seinen Schriften hingewiesen. Woher kam denn die *Wissenschaft der Osteopathie* zu Dr. Still, wenn nicht von unserem SCHÖPFER, der den gesamten Mechanismus durchschaut. Darum verfügen wir über so viele Möglichkeiten, weit jenseits jeder anderen Wissenschaft, welche behauptet, alles für die Reparatur dieses menschlichen Mechanismus zu tun. Wir können verstehen, warum wir Mechaniker sind. Wir behandeln einen Mechanismus. Unsere Behandlung bedeutet nicht, irgendetwas einfach zu ölen oder so ähnlich.

Es handelt sich um eine „Apotheke"; wenn wir den Mechanismus wieder so herstellen, dass wir eine normale Funktionsweise beziehungsweise einen chemischen Austausch am Plexus choroideus haben, dann werden wir zum Apotheker im Gehirn, der das Rezept ausfüllt. Ist das Ihnen verständlich?

Dann sehe ich mich um und stoße auf einen venösen Kanal, der sich von den üblichen venösen Kanälen innerhalb des lebenden Körpers unterscheidet. Ich stelle fest, dass er durch eine Membran im Schädel gebildet wird, die zwei Wände besitzt: eine innere und eine äußere Membran. Meine Überlegungen sind folgendermaßen: Falls es im Mechanismus des Schädels nicht irgendeine Mobilität gibt, um dieses venöse Blut in Bewegung zu bringen, wird es eine Stauung im Blutkreislauf geben.

Im Schädel gibt es die äußere Membran, in welcher sich die Knochen bilden. Sie ist auf der Außenseite rau und innen glatt. Beim Erwachsenen befindet sich Blut zwischen den Wänden des Schädeldeckels, der aus der Membran vorgeformt wurde. Die Wände der Dura mater teilen sich, um in den Falten, die durch die Verdoppelung der inneren Schicht entstehen, venöse Blutgefäße zu bilden. Die äußerste Wand (das knöcherne Schädeldach) hat kleine, gezackte Suturen, die so ineinander passen, dass sie die Expansion zur Kompensierung der Gelenkbeweglichkeit zwischen den Knochen der Basis ermöglichen. Die Knochen der Basis werden aus Knorpel vorgeformt. Diese gleiche kompensatorische Bewegung ermöglicht den Transport des venösen Blutes.

Meine Aufmerksamkeit richtet sich nun auf die Rinnen, die lateral entlang der Innenseite der Squama occipitalis verlaufen. Zunächst einmal bin ich ratlos. Diese Rinnen gehören zu den Sinus laterales bzw. transversales. Es gibt in jenem Bereich keine Kompensation, um das venöse Blut in dieser membranösen Wand weiterzubewegen.

Ein Stückchen weiter komme ich zum posterior-inferioren Angulus der Ossa parietalia und finde auf seiner Innenseite eine Rinne. Der Sinus lateralis verläuft direkt über diesen Angulus des Os parietale, bevor er zum Foramen jugularis hinunter zieht. Betrachte ich die Gelenkfläche der posterioren inferioren Anguli der Ossa parietalia, entdecke ich eine Wellenform – und die Partes mastoidei der Ossa temporalia passen dazu. Dieses Arrangement zeigt, dass sich die Ossa parietalia hier in Konjunktion mit den Ossa temporalia nach innen und außen bewegen. Diese Bewegung nimmt die Wände der Sinus laterales mit, also jene membranösen Kanäle, die das venöse Blut transportieren.

Woher kommt das Blut in den Sinus laterales? Das Confluensinum auf der Innenseite der Squama occipitalis erhält venöses Blut aus dem Sinus sagittalis superior. Dieser Sinus formiert sich am vorderen Ende der Falx cerebri und wird allmählich größer, während er über den höchsten Punkt des Kopfes und hinunter zur inneren Protuberantia occipitalis verläuft. Außerdem erhält der Sinus lateralis Blut vom Sinus rectus. Der Sinus rectus bildet sich dort, wo die Falx cerebri und das Tentorium cerebelli aufeinandertreffen.

Woher kommt das Blut, das in den Sinus rectus eintritt? Es kommt vom Sinus sagittalis inferior am freien Rand der Falx cerebri und von der V. cerebri magna. Diese Vene besitzt Wände, die den Venen außerhalb des Schädels ähneln.

Die Gewebe der Wände der V. cerebri magna bzw. des Sinus rectus sind also deutlich unterschiedlich. Letztere bestehen aus zähen faserigen Wänden der Dura mater.

Die V. cerebri magna erhält das venöse Blut von den tiefen Hirnvenen, von den Venen des Cerebellum und von den Plexi choroidei, die wir schon erwähnt haben. Sie beginnen sich zu fragen, ob der besagte Bereich, in welchem die große V. cerebri magna in den Sinus rectus eintritt, nicht empfindlich gegen mechanische Belastungen reagiert. Besonders, wenn sich der Kopf des Säuglings während der Geburt an das mütterliche Becken anpasst. Befindet sich dort die Stelle, an der Risse eine subdurale Blutung zur Folge haben können? Ist dies ein Ort, an welchem bestimmte Ereignisse auftreten können, aus der eine Art zerebrale Parese resultiert?

Aufgrund solcher Möglichkeiten muss ich Ihnen davon abraten, zu versuchen, die Position des Proc. basilaris des Os occipitale zu verändern, indem man ihn auf seiner unteren Oberfläche durch Mund und Nasopharynx kontaktiert. Denn Sie können Ihr Vorhaben nicht durchführen, da Sie ihn nur als Ganzes zurückschieben können.

Sie haben in dieser Situation keinerlei Kontrolle über die Folgen einer solchen Technik. Außerdem riskiert man einen Riss, der eine subdurale Blutung zur Folge haben kann. Ich kenne zwei Fälle, bei denen dies geschehen ist. Zudem ist es auch nicht notwendig. Einfacher, wissenschaftlicher und intelligenter ist es, die Spannung des Fulkrum der Reziproken Spannungsmembran an diesem dreipoligen Arrangement zu nutzen.

Dann wird die Fluktuation der Zerebrospinalen Flüssigkeit, welche natürlicherweise der Agent der Reduktion ist, die Korrektur ausführen. Vermeiden Sie es, den Mechanismus weiter zurückzuschieben und damit die Möglichkeit einer Verletzung zu riskieren.

Dieses System, welches venöses Blut innerhalb des Schädels zu den Ausgängen an den Foramina jugulares transportiert, ist nicht das Einzige, welches auf diesen Ausgang hinarbeitet. Es gibt noch die Sinus cavernosi, gleichfalls mit membranösen Wände ausgestattet, die an den Fissurae orbitalis superiores beginnen, dort wo die Vv. ophtalmicae eintreten. Sie führen entlang der Seiten des Corpus sphenoidalis nach hinten und befördern Blut zu den Sinus petrosi. Was bewegt das Blut entlang dieser großen Kanäle? Wir beginnen zu überlegen, dass die Rotation des Os sphenoidale, wenn es während der Inhalation nach vorne abtaucht, zusammen mit der ein- und auswärts gerichteten Schaukelbewegung der Partes petrosae der Ossa temporalia diese Wände bewegen könnte. Spüren Sie, wie dieser Mechanismus der Reziproken Spannungsmembran, der die Beweglichkeit der Schädelknochen reguliert, auch als Mechanismus dafür dient, das venöse Blut entlang der Falx cerebri und des Tentorium cerebelli zu bewegen.

* * *

Hier eine Übung, die für die Gehirnzellen eine saubere arterielle Erfrischung bringt, wenn nicht noch mehr.

Gehen Sie hinaus an die frische Luft und atmen Sie tief und langsam aus. Wenn sich das Diaphragma nach oben bewegt, lassen Sie den Kopf zur Brust sinken und drehen Sie gleichzeitig die Proc. mastoidei der Ossa temporalia lateral. Halten Sie einen Moment inne. Jetzt atmen Sie langsam ein. Wenn das Diaphragma nach unten sinkt, richten Sie den Hals auf und nehmen Sie gleichzeitig die Proc. mastoidei nach innen.

Meiner Ansicht nach bedeutet eine Anspannung in der Falx cerebri und im Tentorium cerebelli mit einer Einschränkung der physiologischen Beweglichkeit am Foramen jugularis und in den postnasalen Geweben eine unvollständige Drainage von Gehirn und Gesichtsbereich. Eine vollständige Drainage ist aber ebenso notwendig, wie das vollständige Entfernen von Altöl eines Motors, bevor frisches Öl wieder eingefüllt wird. Darum ist eine Pause nach dem Ausatmen so wichtig, um das venöse Blut vollständig ausfließen zu lassen, bevor der „Denktank" wieder aufgefüllt wird. In der Pause wird das Foramen jugularis weit geöffnet und die postnasalen Gewebe sind entspannt. Eine vollständige Drainage ist möglich.[55]

Da sich das Foramen jugularis jeweils zur Hälfte zwischen dem Ossa temporalia und dem Os occipitale befindet, ist es wahrscheinlich, dass dies das physiologische Expansionsarrangement liefert, welches sich durch eine Rotationsbewegung seiner Gelenke öffnet. Das Foramen jugularis kann man mit den Foramina intervertebrales

---

55. Nach: Sutherland, „Technik am Krankenbett", *Einige Gedanken*, Seite II-41.

in ihrer Gelenkformation vergleichen. Augenscheinlich muss eine Einschränkung der Expansionsfunktion an den Foramina jugulares, die durch die Rotation an den Gelenken geschieht, vom Osteopathen ebenso beachtet werden, wie eine okzipitoatlantale knöcherne Dislokation. Meiner Meinung nach ist eine Restriktion am Foramen jugularis von größerer Bedeutung für die Beeinträchtigung der venösen Drainage aus der inneren Region des Schädels als eine im okzipitoatlantalen Bereich.[56]

* * *

Lateral zur sphenobasilaren Verbindung sehen wir die Foramina lacera und die inneren Aa. carotis, wie sie durch einzelne Kanäle in den Partes petrosae der Ossa temporalia in den Schädel einfließen. Wie bereits erwähnt, glaube ich, dass das venöse Blut durch die Aktivität der Membran zu den Ausgängen an den Foramina jugulares transportiert wird.

Behalten Sie im Gedächtnis, dass die venösen Hauptkanäle innerhalb des Schädels deutlich andere Wände besitzen als jene außerhalb des Schädels. Das venöse Blut findet seinen Weg aus dem Schädel durch Ausgänge, welche durch die Gelenkverbindung zweier Knochen gebildet werden; die Foramina jugulares sind Beispiele dafür. Die Arterienwände jedoch sind innerhalb und außerhalb des Schädels gleich und besitzen die gleiche Innervation. Zusätzlich werden die Wände der Arterien auf ihrem Weg in den Schädel geschützt, da sie durch jeweils eigene Kanäle in den einzelnen Knochen hindurchtreten.

Daraus können wir schließen, dass eine Restriktion der Membranen den venösen Blutfluss und die Fluktuation der Zerebrospinalen Flüssigkeit beeinträchtigt. Während kraniale Dysfunktionen die primäre Ursache sein mögen, sind die intrakranialen Membranen, einschließlich der Dura mater und der Membrana arachnoidea, die eigentlich beeinträchtigenden ursächlichen Faktoren, die zu einer Krankheit oder Störung in der Hirnfunktion führen können.

Zum Beispiel treten heftige Vibrationen auf einem Kriegsschauplatz auf. Sie finden danach den Mechanismus ebenso blockiert vor, wie es manchmal zu einer Blockierung des hydraulischen Bremssystems Ihres Autos kommen kann. In einem plötzlichen Notfall verriegelt es buchstäblich. Bei den Erschütterungen auf dem Schlachtfeld kann es zu einem Schock der Dura mater kommen, sodass sie sich abschottend über alle Fissuren und Sulci des Gehirns legt. Darauf folgt eine Störung der Fluktuation der Zerebrospinalen Flüssigkeit in diesem Bereich, dem kortikalen Bereich.

Ich sah viele junge Soldaten, die von den Kriegsschauplätzen zurück nach San Francisco kamen. Es waren junge Männer mit grauem Haar. Ich interpretiere dies als einen Block der Membrana arachnoidea über die äußeren Fissuren des Neuralrohrs. Was würde dies mit der Pia mater anstellen, die für die Blutversorgung zu den Perivaskulärräumen zuständig ist?

---

**56.** Nach: Sutherland, Technik am Krankenbett, *Einige Gedanken*, Seite II-41.

## Dysfunktionen im vaskulären System

Studieren Sie die Auswirkungen des „Absenken des Sakrum" und eines „faszialen Zugs" auf das gesamte Gefäßsystem, eingeschlossen der Rückkehr der Lymphe zum Herzen. Haben Sie von Dr. Stills Parabel von der Ziege und dem Felsbrocken gehört? Die Ziege kommt einen Bergpfad hinuntergelaufen und rennt kopfüber in einen Felsbrocken. Ihr Schwanz fliegt hoch. Sie geht zurück und läuft noch einmal los.

Als sie dieses Mal gegen den Felsbrocken anrennt, fliegen ihre Hinterbeine nach oben. Sie geht noch einmal zurück, ganz weit hoch, kommt den Bergpfad hinuntergerast und rammt den Felsbrocken, sodass „das ganze verdammte Ding nach oben fliegt." (Eine genauere Ausführung über diese Parabel finden Sie auf Seite II-188.)

In dieser Parabel ist der Bergpfad die Aorta. Der Felsbrocken sind die Cruraa diaphragmaticae in ihrer Kreuzung oberhalb der Aorta und des Cisterna chyli. Die Ziege stellt die Herzklappen dar, die das Blut vorantreiben, welches die Aorta hinunterfließt.

Wenn wir die Crura studieren, lässt sich viel finden: Ein Zug auf die Faszien, auf das Centrum tendineum des Diaphragma, auf die mediastinalen Faszien, die zwischen dem Herzen und den Lungen verlaufen und sich dann hinten um die Halsmuskulatur legen. Haben Sie je innegehalten, um darüber nachzudenken, dass die prävertebrale Faszie oben um die gleichen Muskeln verläuft? Dieselbe Faszie befindet sich im Bereich der sympathischen Ganglien, welche vasomotorische Regulatoren sind. Jene gleiche Faszie ist an der Außenseite des Proc. basilaris des Os occipitale befestigt. Sie sehen, wir sind Ingenieure des mechanischen menschlichen Körpers, Ingenieure höchster Qualität.

Wenn wir ein Blutdruckmessgerät anlegen, pumpen wir das Gerät auf und bremsen den arteriellen Blutstrom ab. Was finden Sie dort oben im Falle einer Hirnblutung anderes vor als einen arteriellen Blutfluss? Die einzigen Gelegenheiten, bei denen ich jenes Gerät gebraucht habe, waren nötig, um die Lebensversicherungsgesellschaften mit Zahlen für ihre Akten zufriedenzustellen.

# I. Unterweisungen in der Wissenschaft der Osteopathie

**Das Lymphsystem**

Betrachten Sie nun ein weiteres Schutzsystem im grundlegenden Prinzip der Fluktuation der Zerebrospinalen Flüssigkeit, das durch die Funktion der Transmutation an den Lymphknoten wirkt. Das bedeutet, sie?[57] kümmert sich um das Gift, das im Lymphsystem gesammelt wurde. Fühlen Sie, wie Sie die Tide mit Ihren zehn Fingern und mit Ihrem Verstand kontrollieren können. Mit der Kunst, diesen Mechanismus zu verstehen, können Sie das grundlegende Prinzip des Primären Atemmechanismus mit seiner höheren Intelligenz und mit seiner Potency zu dieser kurzen rhythmischen Periode seiner Fluktuation bringen.

Wenn Sie die Fluktuation zu diesem stillen, ruhigen Punkt gebracht haben, erreichen Sie einen sofortigen Austausch zwischen allen Körperflüssigkeiten. Dazu gehört auch die Elektrolyse in den Lymphknoten, welche die Lymphe auf ihre Rückkehr in den Blutstrom vorbereitet. Dies entspricht der Demonstration, welche ich Ihnen bereits mit dem Wasserglas und der übertragenen Vibration vorführte (vgl. Seite I-28.). Versuchen Sie einmal, dieses Prinzip bei Ihrem nächsten Fall von entzündlichem Rheumatismus oder rheumatischer Arthritis anzuwenden.

Sie werden nicht viele Fälle von Morb. Hodgkin sehen, aber ein solcher Zustand stellt Ihnen die Aufgabe, mit sehenden, klugen und wissenden Fingern nachzudenken. Vielleicht haben Sie die Informationen vergessen, die Sie über die damit verbundene Pathologie gelernt haben. Wenn der „Bock der Vernunft" des Alten Doktors Ihr Frontalhirn zu rammen beginnt, denken Sie an einige dieser Ströme, die aufgestaut werden, weil sich irgendwo am Ausgang des Flusses eine Blockade befindet.

Hier haben wir eine vaskuläre Störung. Ich würde sagen, ein Aufstauen von etwas – ein Aufstauen von Lymphe. Es gibt einen starken Stau und dieser wird zu einem ziemlich großen ätiologischen Faktor in jener Pathologie. Irgendwann muss es einen allgemeinen Zug auf die Faszien gegeben haben – nicht nur einem lokalen, spezifischen Zug auf die Faszien, sondern einen allgemeinen Zug auf diese wichtige Reziproke Spannungsmembran.

Wo würden wir nach einer Obstruktion der hauptsächlichen Lymphdrainage suchen? Die Drainage des gesamten Körpers außer der des rechten oberen Quadranten? Denken Sie an den Ductus thoracicus, der von der Cisterna chyli wegführt, in welche die Lymphe von unterhalb drainiert. Die Lymphe wird im Anschluss daran den Ductus hinauf transportiert und in die linke V. subclavia entleert. Denken Sie wieder an die Ziege des Alten Doktors auf dem Bergpfad, die an jener Stelle gegen den Felsbrocken läuft, an der die Crura diaphragmatica oberhalb der Aorta und der Cisterna chyli kreuzen. Können Sie es sich nun bildlich vorstellen?

Lassen Sie uns jetzt über die Anwendung der Wissenschaft der Osteopathie sprechen. Wie können wir den normalen Fluss des Lymphstromes regulieren und sicherstellen? Ich möchte diese Anwendung als eine Demonstration nicht-schneidender Medizin bezeichnen.

---

**57.** Anm. der Übers.: die Fluktuation der Zerebrospinalen Flüssigkeit.

## Dysfunktionen im vaskulären System

Es ist bei jeder Behandlung notwendig, sich als ersten Schritt des Vorgehens ein mentales Bild des Mechanismus zu machen. Beachten Sie, dass das physikalische Ausleeren des Lymphstromes in das venöse System am Eintrittsort des Ductus thoracicus in die V. subclavia sinistra passiert. Diese physiologische Entleerung verlangt einen sanften und ziemlich einzigartigen siphonartigen, ansaugenden Vorgang im Ductus thoracicus.

Dieser Vorgang kann mithilfe fühlender, sehender, kluger und wissender Finger unterstützt und erleichtert werden. Eine solche Unterstützung unterscheidet sich eindeutig von manueller Manipulation. Während der Behandlung stellen die Finger der einen Hand den Kontakt zu den Lymphknoten her, während durch die andere Hand, die darüber gelegt wird, eine sich übertragende Vibration verursacht wird. Zwischen den Anwendungen sollte eine Ruhepause erfolgen.

Die erste Anwendung wird am oberen linken Thorax nahe der Axilla durchgeführt. Die zweite geschieht mit einem Lift im Bereich oberhalb der Cisterna chyli. Die dritte Anwendung erfolgt mit einem Lift am großen Omentum.

Diese sich übertragende Vibration setzt einen siphon-artigen, saugenden Prozess in Gang. Der erste ansaugende Vorgang tritt an jener Stelle im oberen linken Bereich des Thorax auf der Ebene der Axilla auf, wo sich Lymphknoten befindenWenn Sie sie nicht finden, schauen Sie nach den *Chapman Reflexen*. Dann gehen Sie hinunter zum Epigastrium. Dort befinden sich weitere Lymphknoten. Als nächstes gehen Sie zum Omentum hinunter und heben es an. Das Ziel beim Liften des großen Omentums ist, es umzudrehen.

Lymphknoten befinden sich auch dort. Diese kleinen Dinge, durch die „feinere Nerven verlaufen als sogar im Auge".[58] Dies gilt für das gesamte Lymphsystem des Körpers. Ich kann mich an einen Patienten erinnern, einen Kriegsveteranen, mit einem schlimmen Fall eines Lymphstaus und all den daraus resultierenden Folgen. Nachdem der Stau aufgehoben war, kam es zu einem der überraschendsten Ergebnisse, die sich je vor den Augen eines Behandlers abspielten.

Alles, was dazu gehört, ist das Ziel, die Lymphe durch ihre normalen Kanäle und all die kleinen Knoten fließen zu lassen. Das System sammelt ständig Stoffe an. Es handelt sich um das Klärsystem des Körpers, welches die Stoffwechselabfälle abtransportiert, die Gifte und die Moleküle, denen die Kapillaren verschlossen sind. Es ist ein wunderbares System.

Sie haben sicherlich schon von Millers lymphatischer Pumpe gehört. Sie macht das gleiche mithilfe des sekundären Atmungssystems.

*Anmerkung der Herausgeberin: C. Earl Miller D. O. lehrte etwa 1920 eine Methode, wie man den oberen Rippenkorb zur Erleichterung des Lymphstromes sanft federt.*

Mit der von mir beschriebenen Methode zur Erleichterung des Lymphstromes und der Kontrolle der Tide, indem man die Fluktuation auf ihre kurze rhythmische

---

**58.** Zitat siehe Fußnote 20 auf Seite 43.

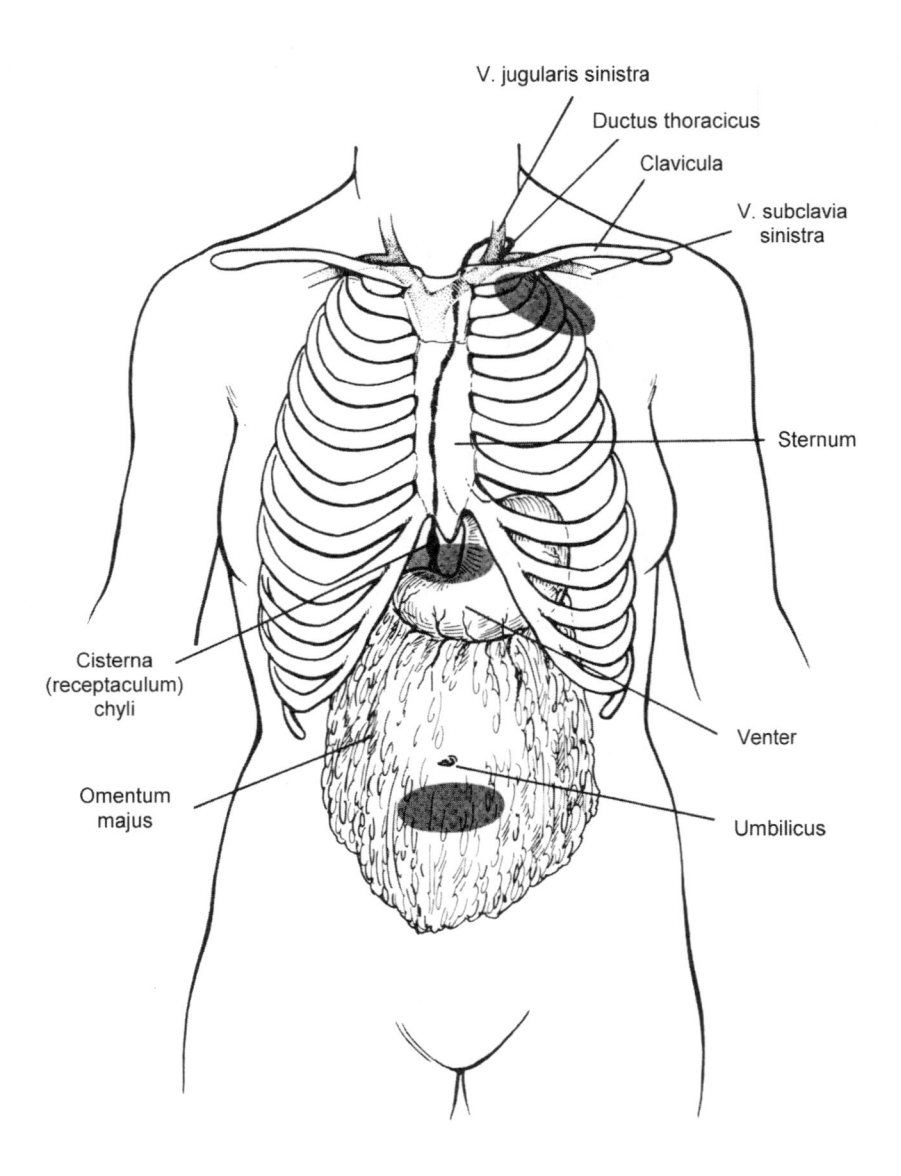

# I. Unterweisungen in der Wissenschaft der Osteopathie

Zeichnung 14: Die Anwendungsbereiche für die Behandlung der Lymphe nach Dr. Sutherland. Gezeigt wird das Gebiet der Verbindungsstelle zwischen Ductus thoracicus und V. subclavia, der Verlauf des Ductus thoracicus und das Omentum.

## Dysfunktionen im vaskulären System

Periode herunterbringt, haben Sie einen Austausch sämtlicher Körperflüssigkeiten. Wenn Sie den Primären Atemmechanismus nutzen, müssen Sie keinen mechanischen Aufwand betreiben. Durch das Halten der Wände des vierten Ventrikels bekommen Sie eine Transmutation. Sie haben es mit dem Motor zu tun, der die Arbeit durch die primären Atemzentren am Boden des vierten Ventrikels übernimmt. Über diese physiologischen Zentren können Sie das gesamte System erreichen.

Von Zeit zu Zeit werden Sie mich sagen hören, dass der arterielle Blutstrom übergeordnet ist; aber die Zerebrospinale Flüssigkeit hat das Kommando. Ich hoffe, Sie werden verstehen, dass das kraniale Konzept ein Gedankenbeitrag ist, der die Aufmerksamkeit auf einen bis dahin unerforschten Bereich oder Zweig der Wissenschaft der Osteopathie lenkt. Es ist ein Gedanke, der sich in keiner Weise von der Wissenschaft der Osteopathie entfernt. Machen Sie sich das klar. Keine Trennung. Es handelt sich nicht um eine Spezialisierung an sich; es ist nicht einfach eine Behandlungsmethode. Wir haben es mit einer *Wissenschaft* zu tun.[59]

---

59. Nach: Sutherland, *Einige Gedanken, Seite II-122.*

## 11. ENGPASS-NEUROPATHIE

Es ist wichtig, die Nervenfasern und Ganglien in ihrer Beziehung zur Bewegung der Knochen zu visualisieren, um ein komplettes diagnostisches Bild der Probleme Ihrer Patienten zu bekommen. Ich möchte mit Ihnen einige meiner Erfahrungen in bestimmten Situationen teilen. Denken Sie aber daran, dass die Möglichkeiten endlos sein können. Lernen Sie, mit Ihrem Wissen über den Verlauf, den die Nerven von ihren Nuclei zu ihrem jeweiligen Ziel nehmen, zu arbeiten. Berücksichtigen Sie dabei vor allem, dass unendlich kleine Strains im kranialen Bereich möglich sind.

Betrachten Sie die durale Umhüllung des fünften Hirnnervs an seiner Verzweigung, dort wo die einzelnen Zweige das Ganglion trigeminale verlassen. Fokussieren Sie ihre Aufmerksamkeit auf einen unendlich kleinen Strain der duralen Umhüllung des mittleren Zweiges, dem N. maxillaris, wenn eine Rotation der Pars petrosa des Os temporale die Spannung in diesem Bereich erhöht. Eine solche Situation besteht häufig im Falle eines Trigeminusneuralgie. Stellen Sie sich vor, wie unangenehm es für einen Menschen ist, eine enganliegende Ärmelmanschette zu tragen. Dies ist ein passendes Bild für einen Vergleich mit dem unangenehmen Gefühl im Gesicht, das man bei einem Trigeminusneuralgie verspürt.

Es gibt eine weitere kleine Situation, die man beim Trigeminusneuralgie erkennen muss. Es handelt sich dabei um einen besonderen Strain im Verlauf des N. infraorbitalis, der durch eine Überdehnung hervorgerufen wird. Die enganliegende durale Umhüllung ist möglicherweise beeinträchtigt im Verlauf des Nervs, um die schmale Rinne am Proc. orbitalis des Os palatinum und weiter durch die Rille in der Maxilla, bis zu seinem Ausgang am Foramen infraorbitale unterhalb des Os zygomaticum.

Ich rate zu einer genauen Untersuchung, um zu wissen, ob minimal kleine Strains in der Beziehungsmechanik zwischen den Ossa palatina und den Maxillen vorkommen. Denken Sie dabei immer an Auswirkungen auf das Ganglion pterygopalatinum. Diese Art Strain, durch Überdehnung hervorgerufen, kann auch im Verlauf des N. ischiadicus vorkommen. Es gibt spezifische Stellen im Verlauf all dieser Nerven, an welchen dieses Entrapment-Problem auftauchen kann.

Stellen Sie sich die Auswirkung von Bewegung auf die physiologische Funktion des Ganglion trigeminale vor. Letzteres befindet sich in der Nähe der Spitze der Partes petrosae der Ossa temporalia, an der diese spezielle rollende, rotierende Bewegung die gesamte Zeit regelmäßig stattfindet. Fühlen Sie die schaukelnde Bewegung der Lamina cribrosa des Os ethmoidale in Verbindung mit den Bulbi olfactorii. Sehen Sie nun die „Bewegungsvision" in der Aufhängung des Ganglion ciliare in den Orbitae.

Strains dieser Art kann man auch möglicherweise im Bereich des Truncus cerebri zwischen Aquaeductus cerebri und dem Canalis centralis des Rückenmarks finden – das heißt, im Bereich des vierten Ventrikelbodens.

*Anmerkung der Herausgeberin: Dieser Bereich unterliegt Torsions- und Extensions- bzw. Flexionsstrains, wodurch das Lumen des Aquaeductus cerebri verengt wird.*

Erinnern Sie sich an die Position der Nuclei und daran, wie die Hirnnerven verlaufen. Mit Ausnahme der ersten beiden verlassen alle Hirnnerven den Schädel, also denken Sie auch besonders an die Foramina. Sie verstehen den Mechanismus des lebenden Gehirns, der in einem beweglichen Schädel sitzt und unter bestimmten Umständen allen möglichen Strains ausgesetzt ist. Betrachten Sie alle Austrittslöcher der Hirnnerven, um zu sehen, ob für ihre Passage genügend Raum vorhanden ist.

Denken Sie insbesondere an die Foramina jugulares. Man kann sie mit intervertebralen Foramina und die Partes petrosae der Ossa temporalia mit Rippenhälsen vergleichen. Was befindet sich dort am Foramen jugularis außer der V. jugularis interna? Der neunte, zehnte und elfte Hirnnerv auf ihrem Weg aus dem Schädel heraus. Können Änderungen der Größe und der Gestalt jenes Foramens, das durch zwei Knochen geformt wird, zu einer Entrapment-Neuropathie führen? Das ist möglich.

Nun wollen wir die Rippen und ihre dazugehörigen Wirbel betrachten. Denken Sie über die Auswirkung eines winzigen Strains im normalen Gelenkspiel der Rippenköpfchen nach. Dies könnte die nahegelegenen sympathischen Ganglien stören. Gleichzeitig halten Sie Ausschau nach Strains zwischen Wirbeln, die zusammen gehören und die Auswirkung auf die interkostalen Nerven, wobei Sie an die Gesamtverteilung jener Nerven denken. Prüfen Sie den gesamten Nervenverlauf eines Schmerzsignals zum dorsalen Wurzelganglion auf mechanische Faktoren, welche die Funktion und das Wohlbefinden stören können. In Fällen von Interkostalneuralgie, Neuritis und Herpes Zoster ist dies eindeutig nötig.

Eine Rippe rotiert während der Inhalation und Exhalation in Bezug auf die Mittellinienstrukturen nach innen und außen, ebenso wie alle paarigen lateralen Strukturen überall sonst im Körper. Stellen Sie sich den Rippenhals bildlich vor. Erinnert er Sie an die Bewegung einer Jalousie? Wenn die Jalousie geschlossen ist, gibt es noch Platz zwischen ihr und der Fensterscheibe. Sehen Sie sich sämtliche Rippenhälse beidseits der hinteren Thoraxwand an. Drehen Sie die Rippen in Gedanken, wie sich Jalousien drehen. Achten Sie dabei auf die Änderung des Raumes zwischen der Rippe und dem Gewebe davor – namentlich den Lungen. Visualisieren Sie die prävertebrale Faszie, die nahe an den sympathischen Ganglien und Blutgefäßen verläuft. Was geschieht, wenn die Jalousien, die Hälse der Rippen, nach innen oder außen rotieren? Die Bewegung verändert den Raum, den prävertebralen Raum zwischen Rippen und Lungen.

Nehmen wir an, eine dieser Jalousien (Rippen) luxiert entweder in Außen- oder Innenrotation, zusammen mit einer Störung der funktionellen Physiologie der Grenzstrangganglien – der sympathischen Ganglien. Was geschieht in der Nähe dieses Ganglion mit dem Rippenköpfchen, wenn die Rippe in einer Position festgehalten wird? Sie haben dann die gleiche Art von Störung vor sich, als ob jenes kleine Ding,

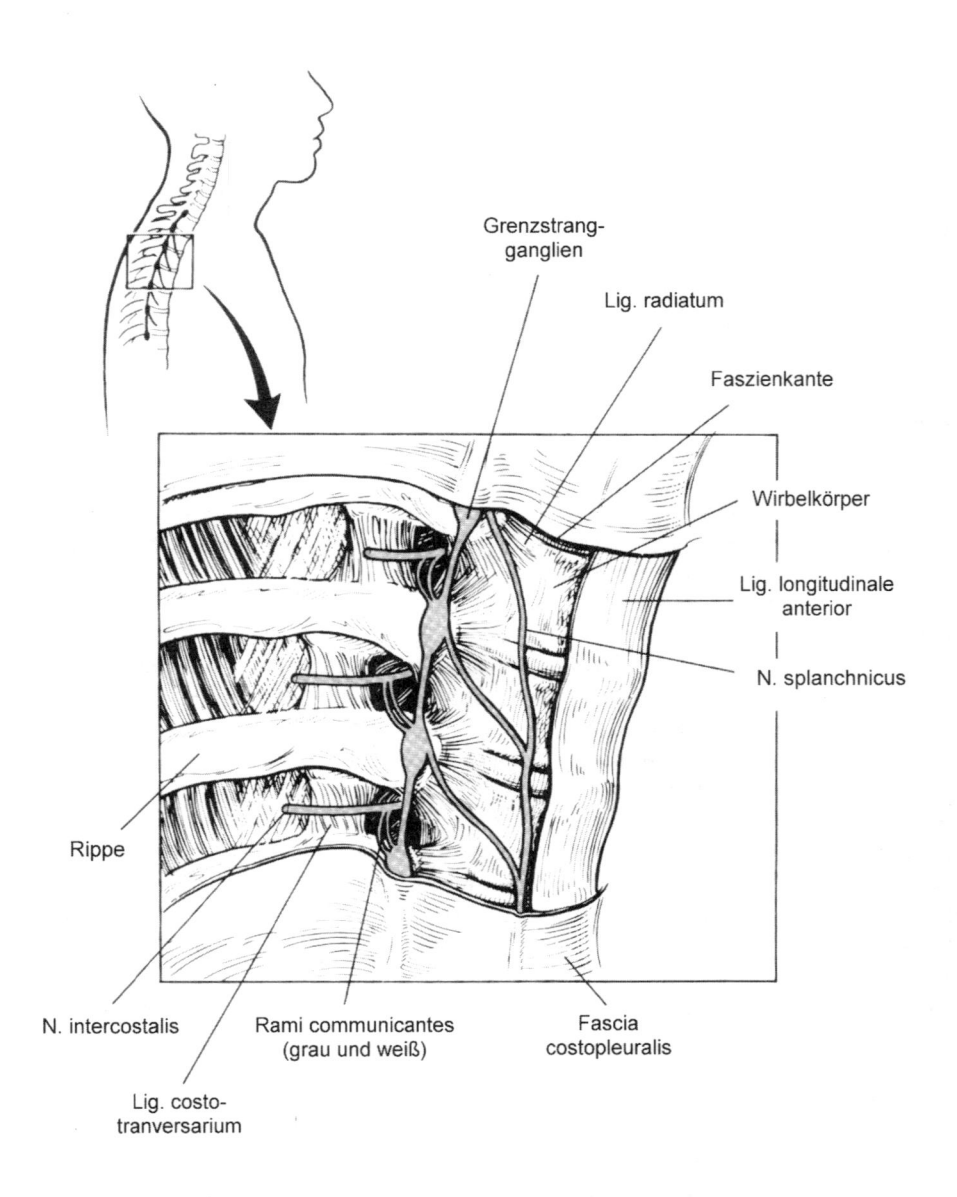

I. Unterweisungen in der Wissenschaft der Osteopathie

Zeichnung 15A: Die hintere Thoraxwand in einer Ansicht von vorne. Gezeigt wird die Beziehung der sympathischen Grenzstrangganglien zu den kostovertebralen Gelenken.

## Engpass-Neuropathie

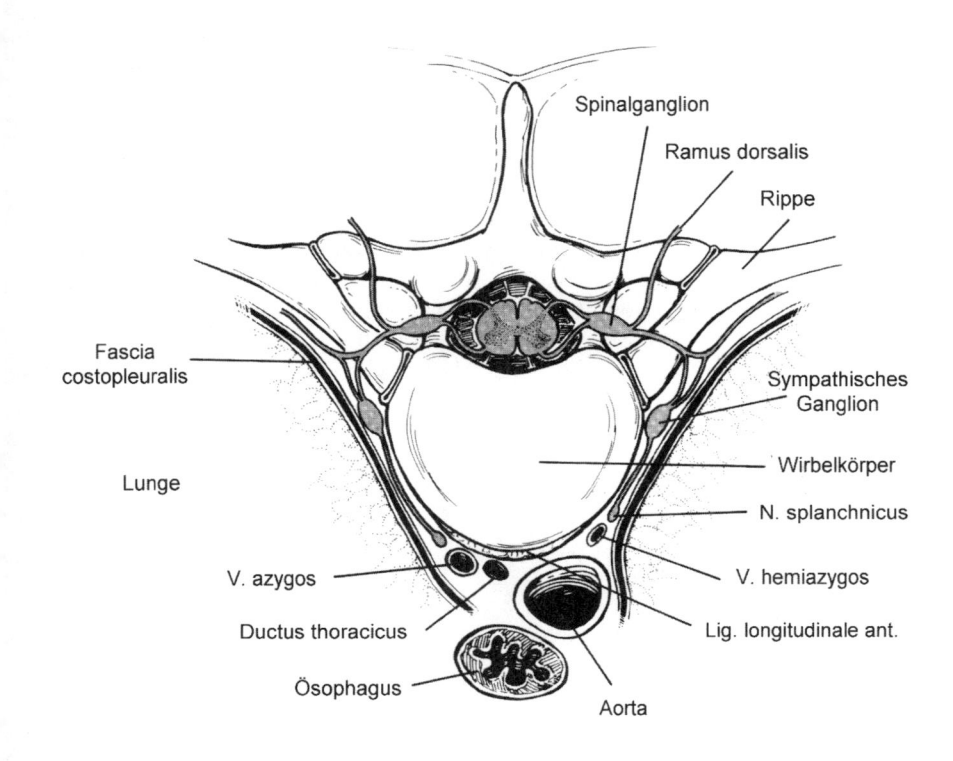

*Anatomisches Diagramm mit Beschriftungen:*
- Spinalganglion
- Ramus dorsalis
- Rippe
- Fascia costopleuralis
- Sympathisches Ganglion
- Lunge
- Wirbelkörper
- N. splanchnicus
- V. azygos
- V. hemiazygos
- Ductus thoracicus
- Lig. longitudinale ant.
- Ösophagus
- Aorta

ZEICHNUNG 15B: EIN TRANSVERSALER QUERSCHNITT DES KOSTOVERTEBRALEN GELENKS MIT IHRER BEZIEHUNG ZU EINEM SYMPATHISCHEN GRENZSTRANGGANGLION.

das Ganglion pterygopalatinum genannt wird, nicht richtig arbeitet.

Angenommen Sie haben einen Patienten mit einer Hyperextension im Bereich der oberen oder mittleren Brustwirbelsäule: Sie haben sich bemüht, eine Änderung herbeizuführen, aber Sie haben keine Fortschritte gemacht. Warum bekommen Sie nicht das Ergebnis, um welches Sie sich bemüht haben? Weil der Kopf einer Rippe die zu ihr gehörigen Wirbel in dieser Position hält.

Um diesen Zustand zu behandeln, müssen Sie lediglich die Schraube – das heißt die Rippe – in einer Position zu halten. Es macht keinen Unterschied, ob Sie sie in Innen- oder Außenrotation halten. Sie halten die Schraube und bitten den Patienten die Mutter zu drehen – das heißt das Facettengelenk oder die Facettengelenke der dazugehörigen Wirbel. Der Patient tut dies, indem er die gegenüberliegende Schulter wegdreht oder vielleicht nur seinen Kopf. Wenn Atemkooperation zusätzlich zur

Haltungskooperation angewandt wird, werden die mit den betroffenen Gelenken verbundenen Bänder, welche das Rippenköpfchen im Gelenk halten, es wieder in eine normale Position zurückführen.

Sie wenden die gleiche Haltungs- und Atemkooperation bei der entsprechenden Rippe der Gegenseite an. (Zur Erläuterung des Schrauben-Mutter-Prinzips siehe Seite I-165.)

Was geschieht nun mit jener so genannten chronischen Extensionsdysfunktion im Bereichs des Thorax, wenn die normale Bewegungsfreiheit wieder hergestellt ist? Die gleichen Ergebnisse die Sie vorfanden, als Sie bei Strains im kranialen Bereich Erleichterung verschafften. Die Entrapment-Neuropathie ist beseitigt.

# 12. TRAUMA

*Anmerkung der Herausgeberin: Es gibt drei verschiedene wichtige Aspekte, wenn wir über den lebendigen menschlichen Körper inklusive Schädel nachdenken. Der erste ist die Betrachtung der unwillkürlichen Physiologie, so wie sie ununterbrochen abläuft, mit ihren dazugehörigen mechanischen Aspekten. Hier beobachten wir die Flexion und Extension der Mittellinienstrukturen zusammen mit der externen und internen Rotation der paarigen lateralen Strukturen.*
*Der zweite wichtige Aspekt ist die Anpassung, welche diese lebendige Struktur aufgrund von haltungsbedingtem und diversen Belastungen durchführen muss. Dadurch entstehen Muster, die bei einer strukturellen osteopathischen Untersuchung bemerkt werden. Solche Muster sind beim Erwachsenen Ausdruck kleiner Strains, die zuerst in der Kindheit entstanden sind und sich später mit dem Wachstum vergrößert haben, das Phänomen des „krummen Zweiges".*
*Der dritte Aspekt sind die Traumen, im Sinne einer Verletzung durch die Einwirkung einer Kraft von außen auf den lebendigen Schädel. Falls sich der Kopf während der Übertragung einer solchen Kraft als Ganzes bewegen kann, werden die Auswirkungen auf den Mechanismus minimiert. Aber die Auswirkungen von einem schwunghaften Impuls auf Trägheit (Sobald also ein sich bewegendes Objekt auf ein stehendes trifft) zeigen ein Spektrum schwerwiegender Folgen und auch eine unbegrenzte Vielzahl damit verbundener Konsequenzen. Dieser kurze Vortrag von Dr. Sutherland vermittelt längst nicht alles, was er in den vielen Jahren seiner Unterrichtszeit zu diesem Thema zu sagen hatte.*

Die Folgen eines Schädeltraumas sind in der osteopathischen Praxis sehr häufig anzutreffen. Strains im Bereich der kranialen membranösen Gelenke sind oft die Auswirkung von Operationen, die aufgrund eines anderen Problems durchgeführt wurden. Eine einfache Prozedur wie die Extraktion eines Zahnes kann ungewollt einen Strain des Gesichtsmechanismus oder sogar in der Fossa cranialis posterior hervorrufen.

Die großen Verbesserungen im Transport verletzter Personen verhindern die vielen Sekundärverletzungen, die es früher noch häufiger gab. Man hat erkannt, dass ein verletzter oder bewusstloser menschlicher Körper unabsichtlichen Überlastungen eher ausgesetzt ist, weil der Muskeltonus, der die Gelenke sonst schützt, nicht arbeitet. Die Bänder erlauben unter solchen Umständen einen größeren Bewegungsradius, was dazu führen kann, dass es zu einem Strain durch Überbeanspruchung kommt.

In Notfällen, die vorrangige Aufmerksamkeit in einem anderen Bereich benötigen, gibt es oft geringfügigere Traumen, die nicht vergessen werden sollten. Bei einem einzelnen Zwischenfall können oft viele Verletzungen auftreten. Ärzte müssen sich zuallererst um die dringendsten kümmern. Es gibt aber viele Folgeerscheinungen, die sich erst nach einiger Zeit manifestieren. Wenn sie nicht zu gegebener Zeit behandelt werden, können sie die Basis für spätere Beschwerden abgeben. Eine vollständige Untersuchung, welche all die kleinen, mit dem Unfall verbundenen Verletzungen berücksichtigt, sollte zum langfristigen Wohl des Patienten rechtzeitig durchgeführt werden.

Es gibt zahllose traumatische Folgen bei Unfällen, bei denen es um das Zusammen-treffen eines schwunghaften Impulses und Trägheit geht. Zudem gibt es verschiedene Typen von Strains im kranialen membranösen Gelenkbereich aufgrund einer direkten äußeren Krafteinwirkung. Solche lokal begrenzten Geschehnisse müssen mithilfe lokaler Anatomie analysiert werden. Sollte hier auch noch mentaler und emotionaler Stress hinzukommen, werden die Auswirkungen noch verstärkt. „Schützengrabenschock" und heftige Erschütterung in der Umgebung sind ebenfalls äußere Kräfte, die sich auf den kranialen Mechanismus auswirken.

Wenn die Art der Entstehung eines traumatischen Zwischenfalls bekannt ist, wird bei der Benennung der Dysfunktion zuerst der Knochen genannt, der als Erster von der äußeren Einwirkung betroffen wurde, und an zweiter Stelle dann der benachbarte Knochen. Zum Beispiel kann ein Schlag auf die Stirn das (die) Os frontale (Ossa frontalia) auf die Sutura coronalis zwischen die Ossa parietalia schieben. Das wird frontoparietale Dysfunktion genannt. War der Aufprall auf das Os parietale, ist der Name dafür parietofrontale Dysfunktion.

Als ich noch sehr jung war, hatte ich einen Bruder, Steve, der mich in Schwierigkeiten brachte. Er hatte die Gewohnheit, auf irgendeinen hohen Baum zu steigen und herunterzuspringen. Er landete leichtfüßig. Ich dagegen fiel auf meine Sitzhöcker. Wenn Sie aus größerer Höhe hinunterspringen und auf gestreckten Beinen landen oder auch wenn Sie hinunterfallen und auf Ihren Sitzhöckern landen, sind Sie beim Aufprall einem schwunghaften Impuls, der auf Trägheit trifft, ausgesetzt – und das nicht nur an einer Stelle.

Denken Sie an die Cisterna magna, an die Masse der Zerebrospinalen Flüssigkeit im Spatium subarachnoidale der Fossa cranialis posterior. Wenn dort der durch Trägheit abgebremste Impuls ankommt, kann die Medulla oblongata in das Foramen magnum absinken, während das Cerebellum von oben darübersackt und die Zerebrospinale Flüssigkeit hinausgedrückt wird. Mit diesem Bild wird angedeutet, was bei einer solchen Art von Gelenkstrain im kranialen Bereich passieren kann. Man könnte sagen, dass das Cerebellum auf den vierten Ventrikel hinuntergesackt und es komprimiert oder vielleicht, dass eine okzipitomastoidale Dysfunktion entsteht.

Drehen Sie die Worte um und nennen Sie es eine mastoidokzipitale Dysfunktion. Dies ist eine andere Möglichkeit, da eine Kraft von außen auch zuerst den Ossa temporalia treffen kann. Man hat die gleichen Folgen. Es kommt zu einer Kompression in jenem wichtigen Bereich. Und was für ein träges Gefühl ergibt sich daraus. Sie werden dieses Problem (eine okzipitomastoidale Dysfunktion) auch bei vielen Patienten mit psychiatrischen Beschwerden antreffen.

Es gibt noch eine weitere Cisterna, die wir Cisterna interpeduncularis nennen. Sie liegt direkt über der Sella turcica. Ein Schlag von oben auf den Kopf kann dort eine ähnliche Kompression hervorrufen, welche die Flüssigkeit herausdrückt. Hier kann dies zu einer Einengung des Chiasma opticum führen. Manchmal wird dadurch die Retina des Augapfels beeinträchtigt und es kommt zu einem Papillenödem.

Die Membrana arachnoidea legt sich nicht wie die Pia mater in die Fissuren und Sulci des zerebralen Kortex. Diese Leptomeningen sind für die Verteilung der Zerebrospinalen Flüssigkeit an der Außenseite des Neuralrohrs zuständig. Die Membrana arachnoidea erstreckt sich über die Fissuren. Wenn es nun zu heftigen Vibrationen wie auf einem Kriegsschauplatz oder zu einer anderen heftigen Erschütterung kommt, blockiert diese Membran über dem zerebralen Kortex, der ja eine Konsistenz wie weicher Pudding hat. Daraus ergibt sich eine Störung der Fluktuation der Flüssigkeit im Bereich des Kortex. Bei Unfällen, bei denen es einen schwungvollen Impuls und dann einen Zusammenprall mit einem stehenden Objekt gibt, was ein „Schleudertrauma" mit sich bringt, gibt es normalerweise eine Erschütterung innerhalb des Schädels und einen Contrecoup-Effekt. Arbeit mit der Fluktuation der Zerebrospinalen Flüssigkeit, die den Normalzustand kurz nach so einem traumatischen Zwischenfall wiederherstellt, kann die Entwicklung eines postkommotionalen Syndroms verhindern. Zwar ist es noch lange nach einem Unfall möglich, den bei diesem Syndrom auftretenden Zustand zu verbessern, aber es ist besser, vorzubeugen.

Nehmen wir an, Sie bekommen einen Schlag auf das Os frontale in der Nähe des Angulus frontozygomaticus. Können Sie sich vorstellen, wie dies das kleine Os palatinum auf das Ganglion pterygopalatinum schieben kann? Je nach Richtung einer solchen Krafteinwirkung kann es zur Blockierung der sphenozygomatischen Gelenkverbindung in der lateralen Orbitawand kommen. Wenn der Schlag sehr heftig ist, kann es sogar zur Fraktur in der lateralen Orbitawand kommen. Solch ein Faktor in diesem Bereich kann auch die Bewegung des Os sphenoidale blockieren.

Man tut gut daran, die Tatsache zu berücksichtigen, dass die Pars petrosa des Os temporale nicht nur nach innen und außen in Relation zum Proc. basilaris des Os occipitale rotiert, sondern auch medial und lateral gleitet. Es kam schon vor, dass ein Golfball, der durch die Luft geflogen kam und auf dem mastoidalen Bereich des Os temporale genau hinter der Ohrmuschel landete, die Pars petrosa medial in die Schädelbasis schob. Daraus können komplizierte medizinische Probleme für den Patienten resultieren. Auf der anderen Seite kann ein Sturz, bei dem der Kopf mit der Squama occipitalis auf dem Gehsteig landet, zu einer Situation führen, in welcher das Os temporale lateral hinausgleitet. Die vorsichtige Anwendung des Prinzips der ausgeglichenen Membranspannung wird die prompte Wiederherstellung des Normalzustandes unterstützen. Der Patient wird über den plötzlichen Unterschied staunen.

# I. Unterweisungen in der Wissenschaft der Osteopathie

\* \* \*

Im Folgenden sind anatomische Charakteristika aufgeführt, die normalerweise die Auswirkung von Gewalteinwirkung auf den Schädel minimieren:

1.) Die Dichte und Beweglichkeit der Kopfhaut.
2.) Die kuppelförmige Schädelform, wodurch relativ starke Schläge ausgehalten werden, und diese auch abgleiten können.
3.) Die Anzahl der Knochen, wodurch sich normalerweise die Kraft eines Schlages verteilt.
4.) Die Suturen, welche die Übertragung der Gewalteinwirkung unterbrechen.
5.) Die Membran zwischen den Suturen, die bei kleinen Kindern als linearer Puffer agiert.
6.) Die Elastizität der äußeren Schicht.
7.) Das Überlappen einiger Knochen (z. B. das Os parietale durch die Squama temporalis) und die wechselnde Abschrägung benachbarter Knochen (z. B. an der Sutura coronalis).
8.) Das Bestehen von Rippen oder Leisten (z. B. von der Crista galli bis zum Protuberantia interna des Os occipitale, von der Nasenwurzel bis zum Proc. zygomaticus, vom temporalen Grat der Orbita bis zum Os mastoideum, von einem Os mastoideum zum anderen, von der Protuberantia externa bis zum Foramen magnum).
9.) Pfeiler (z. B. Proc. zygomaticus und Ala major des Os sphenoidale).
10.) Die Beweglichkeit des Kopfes auf der Wirbelsäule.[60]

---

**60.** Entnommen und bearbeitet aus: Sir Henry Morris, *Human Anatomy*, 10. A. (Philadelphia 1942), Seite 120.

# 13. DIAGNOSE UND BEHANDLUNG

### DIAGNOSE

Es gibt mehrere Grundsätze, die ich angewandt habe, um die Situation am lebendigen Kopf zu diagnostizieren. Der erste wichtige Punkt in diesem Prozess ist der Gebrauch Ihrer Hände bei der Palpation und den Bewegungstests. Dabei können Sie Ihren Tastsinn ebenso nutzen wie Ihr Sehvermögen, um Beobachtungen zur Schädel- und Gesichtsform als Ganzes und auch im Detail anzustellen. Sie können zahlreiche Orientierungspunkte, die Größe und Form einzelner Knochen erspüren und den Verlauf der Suturen ertasten. Diese erste Untersuchung ist relativ oberflächlich, aber sie ist die Basis für Ihre weiteren Befunde.

Bei der Palpation legen Sie Ihre Finger sanft auf den Schädel, das Abdomen oder eine andere Stelle des Körpers des Patienten. Lassen Sie Ihre Hände sein wie ein Vogel, der auf einem Ast landet, ihn still berührt, um sich schließlich auf dieser Stelle niederzulassen. Während Ihre Finger dort fühlen, sehen, denken und wissen, können sie Ihnen in einer Minute mehr erzählen, als ein fester Griff in einer ganzen Stunde erfassen kann. Sie werden sie darin üben, zu beobachten ohne einzugreifen. Wenn Sie versuchen, das Schädeldach fest anzufassen, erfahren Sie nicht viel, da Sie den Tastsinn, den Propriozeptions-Sinn, mit der Bewegungskraft Ihrer Hand vermischen werden.

Jetzt möchte ich Ihnen etwas darüber erzählen, wie man die Berührung am Schädeldach nutzen kann, um die Vorgänge im Gelenkmechanismus der Schädelbasis zu erkennen und zu verstehen.

Zunächst muss ich erwähnen, dass Sie die Gelenkverbindungen der Knochen der Schädelbasis nicht direkt ertasten können. Deshalb wird Ihnen die Berührung des Schädeldachs zwei Dinge sagen: erstens Fakten über das Schädeldach selbst und zweitens Fakten über die Schädelbasis, die Sie über das Schädeldach wahrnehmen können.

Den manuellen Kontakt, den ich bei der Untersuchung des Schädeldachs zur Diagnose von der Bewegung in der Schädelbasis am nützlichsten finde, kann man sich wie eine Zange vorstellen. Das heißt, Hände und Arme funktionieren gemeinsam wie besagtes Werkzeug. Es handelt sich hierbei um eine Modifikation jener Art des Kontakts, die Dr. Still bei seiner „Handgelenk-Technik" lehrte. Um das Schädeldach zu berühren, sitzt der Therapeut am Ende der Behandlungsbank und der Patient liegt auf dem Rücken. Der Therapeut platziert die Handinnenflächen auf den Ossa parietalia, also dem Schädeldach seines Patienten. Seine Daumen sind *oberhalb* des Vertex gekreuzt und seine Arme hängen entspannt von den Schultern. Dieses Arrangement kann man mit einer Zange vergleichen. Die Innenflächen der Finger passen sich dem Kopf des Patienten so an, dass man sie gut nutzen kann. Das Überkreuzen der

Daumen schafft ein kleines Fulkrum, wie das Fulkrum einer Zange. Die Unterarme des Therapeuten entsprechen den Griffen der Zange.

*Anmerkung der Herausgeberin: Dr. Stills „Handgelenk-Technik" wird im Anhang, Abbildung A.27, beschrieben und bildlich dargestellt. Bei dieser Technik kann der Therapeut die Muskeln seiner Unterarme benutzen, um mit einer sehr kurzen Hebelkraft den relevanten Bereich zu behandeln. Wenn man den Bereich so hält, ist es nicht möglich, die Handgelenke zu überlasten; man kann aber die Knochen innerhalb dieses Griffes bewegen.*

Dann lernen Sie die Muskeln des Unterarms, die Flexoren, zu benutzen, um Ihren Kontakt am Patienten zu beeinflussen. Der Therapeut benutzt den M. flexor digitorum profundus und den M. flexor pollicis longus bei der Entwicklung seiner manuellen Fähigkeiten. Beachten Sie, dass meine Finger bei meiner Demonstration dieses Kontakts am Schädeldach nicht zu weit unten an der Seite des Patientenkopfes liegen. So kann ich nämlich die Schädelbasis nicht erreichen. Die Kontaktaufnahme mit den Ossa parietalia erfolgt durch die Innenflächen der proximalen Fingeranteile auf und hinter den Tuber parietale.

Die Berührung ist plastisch, nicht fest, und erlaubt mir ein leichtes Liften, sobald sich die Ossa parietalia lateral bewegen. Die Anguli posteriores inferiores bewegen sich anterolateral. Die Bewegung an diesem Angulus verläuft auch nach oben und ist weiträumiger als die Bewegung der Anguli anteriores inferiores. Die Gelenkführungen tragen die Bewegung einfach weiter, sobald diese in Richtung Außenrotation begonnen hat. Die Bewegung in diese Richtung findet statt, wenn sich die sphenobasilare Verbindung in ihre Flexionsposition begibt.

Sie brauchen also das Schädeldach lediglich in seine Flexionsposition zu bewegen – das bedeutet, geben Sie ihm einen kleinen „Anstoß". Die Flüssigkeit, die Tide, trägt sie dann weiter zu ihrem vollen Ausmaß der Flexionsbewegung. Sie zwingen also die Bewegung nicht über diesen Punkt im Bewegungsausmaß hinaus, welcher sich ergibt, wenn die Flüssigkeit weiterführt, was Sie begonnen haben. Die gleiche Vorgehensweise wird angewendet, um die Bewegung in Extension zu initiieren. Sie brauchen nur das Fulkrum, die gekreuzten Daumen, durch die Griffe, also die Unterarme, zu verändern. Wenden Sie eine *geringe* Kompression an, dem ein Drehen der Ossa parietalia in Richtung Innenrotation folgt. Dies initiiert eine Extensionsbewegung an der sphenobasilaren Verbindung. So können Sie diagnostizieren, ob die Schädelbasis sich weiter in Flexion als in Extension bewegt oder umgekehrt. Sie werden es wissen, da Sie nichts erzwungen haben. Sie haben lediglich der Tide erlaubt, das Schädeldach in seinem normalen Bewegungsausmaß in Flexion und Extension zu bewegen.

*Diagnose und Behandlung*

**Die Sidebending/Rotations- und Torsionsmuster**

Die nächste diagnostische Untersuchung, die ich demonstrieren möchte, betrifft das Sidebending/Rotationsmuster an der sphenobasilaren Verbindung. Die Hände liegen auf dem Schädeldach, genauso wie beim Testen der Flexion und Extension. Die Daumen sind so oberhalb der Vertex gekreuzt, dass meine Arme wieder als Griffe dienen können. Platzieren Sie nun einen Zeigefinger auf der Squama (frontalis) frontalia und einen weiteren Finger – vielleicht den Ringfinger – auf dem Angulus posterior inferior der Ossa parietalia.

Sidebending/Rotation mit Konvexität auf der linken Seite. Sowohl Alae majores des Os sphenoidale als auch das Os occipitale stehen auf der Seite der Konvexität tiefer.

Torsion mit der Ala major oben rechts. Das Os occipitale steht auf der Seite der hochliegenden Ala major tiefer.

Indem Sie die beiden Finger auf der Seite der Konkavität annähern und die anderen beiden Finger auf der Seite der Konvexität auseinandergehen lassen, schaffen Sie eine Krümmung. Beobachten Sie den Kontakt der Daumen an ihrem Kruzungspunkt. Fühlen Sie, dass das Fulkrum sich verlagert, sobald sich die aufspreizenden Finger nach unten bewegen, wenn die Rotation zusammen mit dem Sidebending stattfindet.

Wieder geben Sie nur einen Anstoß und die Tide trägt alles weiter in die Sidebending/Rotation.

Bei diesem Muster bewegt sich die Ala major des Os sphenoidale auf der Seite, auf welcher Sie Ihre Finger zusammengeführt haben, nach oben. Die Ala major geht auf jener Seite, auf der Sie ihre Finger auseinander geschoben haben, der Seite der Konvexität, nach unten. An der sphenobasilaren Verbindung heben sich das Corpus des Os sphenoidale und der Proc. basilaris des Os occipitale gemeinsam auf einer Seite an und gehen auf der anderen Seite gemeinsam nach unten. Diese Rotation findet statt, weil der Clivus leicht bogenförmig ist. Sidebending kann nicht ohne eine gewisse Rotation erfolgen.

Was machen die Ossa temporalia, wenn sich die sphenobasilare Verbindung in das Muster der Sidebending/Rotation, konvex auf der rechten oder der linken Seite, bewegt? Sie können die Ossa temporalia mit Ihren Fingern an den mastoidalen Winkeln der Ossa parietalia fühlen, da der Pars mastoidea der Ossa temporalia mit dem posterioren inferioren Angulus der Ossa parietalia artikuliert. Sie können erfühlen, wie sie sich an der parietomastoidalen Gelenkverbindung nach innen und außen bewegen. Da Sie den Mechanismus kennen, können Sie die Innen- und Außenrotation der Partes petrosae durch das, was Sie an der parietomastoidalen Gelenkverbindung fühlen, nachvollziehen.

Wollen Sie nun einen Test für das Muster der Torsion durchführen, behalten Sie Ihren Zeigefinger auf der Squama frontalis und berühren mit Ihrem kleinen Finger die Squama occipitalis, das interparietale Os occipitale. Lediglich der Zeigefinger

# I. Unterweisungen in der Wissenschaft der Osteopathie

**SIDEBENDING/ROTATION**

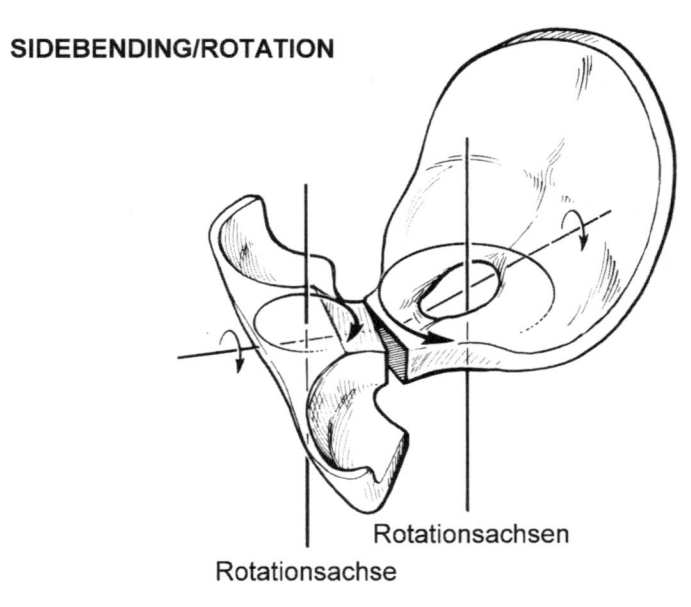

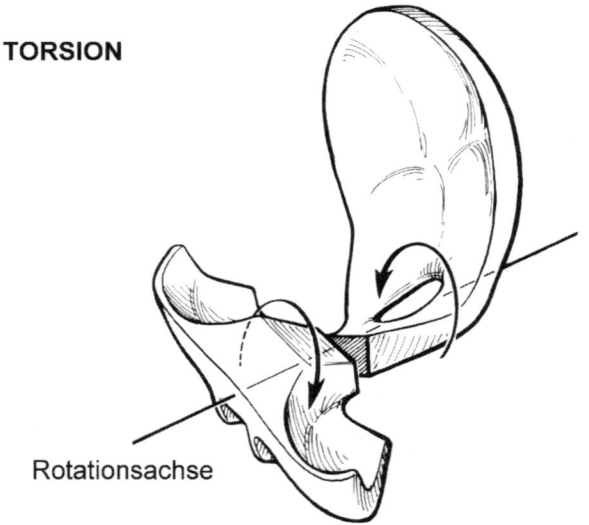

Rotationsachsen
Rotationsachse

**TORSION**

Rotationsachse

Zeichnung 16: Schematische Darstellungen der Muster der sphenobasilaren Verbindung. Beachten Sie, dass bei Sidebending/Rotation und Torsion das Os sphenoidale und das Os occipitale um die angegebenen Achsen in entgegengesetzten Richtungen rotieren.

a) Sidebending/Rotation mit Konvexität auf der linken Seite. Sowohl Alae majores des Os sphenoidale als auch das Os occipitale stehen auf der Seite der Konvexität tiefer.

b) Torsion mit der Ala major oben rechts. Das Os occipitale steht auf der Seite der hochliegenden Ala major tiefer.

## *Diagnose und Behandlung*

auf der einen Seite und der kleine Finger auf der gegenüberliegenden Seite werden arbeiten. Die anderen Finger ruhen, während sie auf dem Kopf liegen; die Daumen sind gekreuzt. Das Torsionsmuster bedeutet eine Verdrehung an der sphenobasilaren Verbindung. Es wird nach der höher liegenden Ala major des Os sphenoidale benannt, denn das Os sphenoidale hat sich auf seiner anterior-posterioren Achse gedreht und eine Ala major liegt höher als die andere. Daraus folgt, dass sich das Os occipitale gedreht hat, um auf jener Seite, auf der sich der Alae majores abgesenkt hat, nach oben zu gehen.

In diesem Fall bringen Sie die Bewegung einfach in Gang und beobachten, dass der Mechanismus sie in die begonnene Richtung zu ihrem vollen Ausmaß weiterführt. Mit dem einem Zeigefinger heben Sie die Ala major des Os sphenoidale auf der einen Seite an, mit dem kleinen Finger der anderen Hand heben Sie das Os occipitale auf der anderen Seite an. [Die Richtung des Lifts ist kephal – Hrsg.] Falls dieses Torsionsmuster auf Ihr Vorgehen anspricht, spüren Sie sofort eine Antwort an der sphenobasilaren Verbindung. Dann erlauben Sie dem Mechanismus, wieder in den neutralen Zustand zurückzukehren und testen danach die Torsion in die andere Richtung. Die Reaktion lässt sich auf die gleiche Weise beobachten.

Wenn diese Reaktionen abgeklungen sind und der Mechanismus wieder in den Neutralzustand zurückgekehrt ist, vergleichen Sie die Schnelligkeit?[61], freie Beweglichkeit und Bewegungsausmaß, um Ihre diagnostischen Schlüsse zu ziehen. Ihre Schlussfolgerungen hängen von den Richtungen ab, in welche die Knochen sich am schnellsten, ungehindertsten und weitesten bewegen. Existieren Strains, zeigt sich eine größere Beweglichkeit in die eine Richtung und eine Einschränkung in die andere. Das Strainmuster wird nach der Richtung der freieren, ausladenderen Bewegung benannt. Ich habe dieses Diagnoseschema angewendet, damit mir meine Aufzeichnungen die diagnostischen Fakten eines jeden Patientenbesuchs liefern können. Dieses Schema ist auch nützlich für den Unterricht. Es drückt jedoch keinesfalls die absolute Art und Weise, wie der Mechanismus arbeitet, aus.

Das Beobachten von Bewegung, Position und Form ist dann möglich, wenn Sie mit den normalen Orientierungspunkten vertraut werden. Sie können sich den lebendigen menschlichen Kopf anschauen und sehen, wie die Knochen sich bewegen. In der Flexionsposition sehen Sie, wie sich die Ossa parietalia nach außen bewegen. Während der Extension sehen Sie, wie diese in Innenrotation gehen. Wenn Sie das Gesicht betrachten, können Sie sehen, wie sich die Orbitae erweitern und verengen und wie die Augäpfel hervortreten, wenn die Schädelbasis sich in Flexion befindet und wie sie zurücktreten, wenn die Basis sich in Extension bewegt.

Achten Sie beim Muster des Sidebending/Rotation an der Schädelbasis darauf, wie sich das Os zygomaticum auf der Seite der höher gelegenen Ala major nach außen bewegt. Dann können Sie beobachten, wie das Os zygomaticum auf der Gegenseite – hier liegt die Ala major tiefer – nach innen rotiert.

---

61. Anm. d. Übers.: der Reaktion.

# I. Unterweisungen in der Wissenschaft der Osteopathie

[Wenn das Os zygomaticum nach außen rotiert, ist der Wangenknochen flacher und erscheint weniger prominent. Bei Innenrotation erscheint er scharfkantiger und prominenter. – Hrsg.] Sie können sehen, wie es sich bewegt, und sehen, wie die Veränderung entlang der Sutura metopica stattfindet. Sie können diese Bewegungen und die darauffolgenden Veränderungen auch erspüren. Visuelle Beobachtung und Palpation geben uns Informationen über Position und Bewegung. Diagnostizieren Sie das Muster, indem Sie einfach Ihre Hände auf das Schädeldach legen.

Während Sie die Muster der Flexion, Extension, Sidebending/Rotation und Torsion auf diese Art untersuchen, können Sie zur gleichen Zeit auch die Fluktuationen der Zerebrospinalen Flüssigkeits-Tide beobachten. Sie können die Tide diagnostizieren. An jener Stelle, an welcher sich eine Art Einschränkung befindet, können Sie ein Klopfen spüren. Dabei handelt es sich nicht um einen Pulsschlag. Sie können diesen Effekt auf verschiedene Art und Weise verstärken, indem der Patient durch Haltungskooperation oder Atemkooperation unterstützt. Dies alles und noch mehr ist durch das Arbeiten mit unseren Schädeldachkontakten möglich. (Eine detailliertere Beschreibung der Diagnose mittels der Tide ist auf Seite I-147 zu finden.)

*Anmerkung der Herausgeberin: Im Verlauf der aufgezeichneten Kurse hielt Dr. Sutherland eine weitere Vorlesung über das Themengebiet der Diagnose. Sie wird hier eingeschlossen, um einige Schlüsselkonzepte weiter herauszuarbeiten.*

Wie sieht das Prinzip aus, das ich bei der Diagnose und Behandlung so nützlich finde? Es ähnelt der von Dr. Still gelehrten „Handgelenk-Technik". Das Prinzip besteht darin, die Hände sanft auf das Schädeldach, das Handgelenk, den Fuß oder irgendeinen anderen Bereich anzulegen und sich so in die Berührung einzufinden, dass man die Vorgänge innen wahrnimmt und so erspürt, was passiert. Diese lebendigen Vorgänge werden spürbar, wenn Ihre Hände ruhig sind und Ihre Aufmerksamkeit darauf gerichtet ist, was es wahrzunehmen gilt. Wenn Sie bei Ihrem Kontakt kräftig zupacken, bringen Sie die Bewegung zum Stillstand, die Sie eigentlich spüren wollen. Sie haben sie durcheinander gebracht. Wenn Sie sich nicht einmischen, werden Ihre Hände von der inneren Bewegung in ausreichendem Maße bewegt, sodass Sie sie über Ihre propriozeptiven sensorischen Bahnen spüren können. Dann kennen Sie die Bewegung, weil Sie sie gespürt haben.

Auf was habe ich hingewiesen, als ich sagte, Sie müssten die Sehnen Ihrer Finger und den einen Muskel, der sie bewegt, benutzen? Der Bauch des M. flexor digitorum profundus liegt auf der Flexorenseite der Membrana interossea radioulnaris. Die Sehnen kreuzen das Handgelenk und die Handinnenfläche, überqueren dann die palmare Fläche der proximalen interphalangialen Gelenke der Hand, um an den distalen Phalangen anzusetzen. Ein Muskel bewegt die Finger. Die Gelenke, über die er verläuft, werden deshalb in ihrem Bewegungsablauf durch diesen einen Muskel kontrolliert. Die praktische Anwendung bei Überlastungen im Handgelenk ist klar.

*Diagnose und Behandlung*

Ich habe sie modifiziert, indem ich das Prinzip auf das Schädeldach anwandte, wenn ich die Bewegung der Gelenke der Schädelbasis beobachte. Es handelt sich um eine präzise wissenschaftliche Vorgehensweise. Es ist keine vage Manipulation.

*Anmerkung der Herausgeberin: Beim Vergleich des Mechanismus am Unterarm mit dem Schädel stellt Dr. Sutherland fest, dass es in beiden Fällen Gelenke gibt, die ohne direkte Verbindung zum Bewegungsverursacher bewegt werden. Im Unterarm gibt es einen Muskel mit vier Sehnen, die viele Gelenke kreuzen und bewegen. Im Schädel existieren die drei Sicheln der Reziproken Spannungsmembran, die über die Schädelbasis laufen und die Gelenkverbindungen bewegen.*

Was tun Sie, wenn Sie über den Kontakt am Schädeldach ein Sidebending/Rotationsmuster in der Schädelbasis induzieren wollen? Sagen wir, Sie wollen die Ala major des Os sphenoidale auf der rechten Seite sich nach oben bewegen lassen und ebenfalls den Proc. basilaris des Os occipitale auf derselben Seite. [Die Basis des Os sphenoidale hebt sich zusammen mit der Ala major an – Hrsg.] Nehmen wir an, Sie haben schon herausgefunden, dass sich die Schädelbasis des Patienten in Richtung Extension freier bewegt. Mithilfe des Kontakts zum Schädeldach schwingen Sie die Ossa parietalia einfach nach innen und führen Ihre Finger auf der rechten Seite des Kopfes zusammen.

Sie können wahrnehmen, wie sich die parietalen „Vorsprünge" einwärts bewegen, während sich die Sutura sagittalis erhebt, um einen kleinen Grat zu bilden. Sie fühlen, wie sich die zygomatischen Winkel der Squama frontalis nach innen bewegen und wie sich die Sutura metopica nach vorne bewegt.

Die Ossa zygomatica bewegen sich in Richtung Innenrotation und vielleicht werden Sie beobachten, wie sich die frontalen Proc. der Maxilla weiter in die Sagittalebene drehen. Dann spüren Sie, wie sich die rechte Seite des Kopfes anhebt und die linke Seite absinkt, sobald in der sphenobasilaren Verbindung Sidebending und Rotation mit einer Konvexität zur linken Seite stattfindet. Wenn diese Reaktion abgeklungen ist, erlauben Sie es dem Mechanismus, in seinen neutralen Zustand zurückzukehren.

Was machen Sie, wenn Sie die Bewegung an der sphenobasilaren Verbindung in Bezug auf ein Torsionsmuster mit einer auf der linken Seite höher liegenden Ala major testen wollen? Wieder stellen Sie zuerst fest, ob sich die Basis freier in Flexion oder Extension bewegt, da die anderen Muster klarer erscheinen, wenn wir diesen Befund berücksichtigen. Die Bewegung des Os sphenoidale und des Os occipitale in ihrem physiologischen Ausmaß verläuft normalerweise um eine transversale Achse. Die Bewegung im Torsionsmuster geschieht um eine anterior-posteriore Achse, die durch das Corpus des Os sphenoidale und den Proc. basilaris des Os occipitale verläuft. Daher senkt sich eine Ala major, sobald sich die andere hebt. Während der Torsion, welche eine Verdrehung an der sphenobasilaren Verbindung bedeutet, dreht sich zeitgleich der Proc. basilaris, sodass er auf der Seite der tiefer liegenden Ala major nach oben gekippt ist. Daraus folgt, dass das Os occipitale auf der Seite der höher liegenden Ala major tiefer liegt.

Beim Torsionsmuster dreht sich der Proc. basilaris aufgrund der Rotation des Os occipitale auf seiner anterior-posterioren Achse, sodass er auf der einen Seite oben und auf der anderen unten steht. Die Ossa temporalia bewegen sich normalerweise zusammen mit dem Os occipitale. Wann immer der Proc. basilaris des Os occipitale auf der einen Seite hochgekippt ist, trägt dies das Os temporale in Innenrotation. Auf der Seite, auf der sich der Proc. basilaris nach unten neigt, rollt die Pars petrosa in die Position der Außenrotation.

Ebenso werden Sie beim Torsionsmuster feststellen, dass dort, wo sich die Ala major nach oben bewegt, das Os zygomaticum in Außenrotation getragen wird. Auf der Seite der nach unten absinkenden Ala major fühlen Sie wie das Os zygomaticum in Innenrotation bewegt wird. Sie können zudem noch etwas anderes feststellen: der betreffende Augapfel verengt und verlängert sich, eine Form, die mit Kurzsichtigkeit in assoziiert ist.

Auf der anderen Seite, der Seite der höher liegenden Alae majores, tritt der betreffende Augapfel nach vorne und die Orbita erweitert sich. Folglich ist es schwierig für den Optiker, der versucht, Linsen für ein besseres Sehvermögen anzupassen.

Wenn die normalen physiologischen Flexions- und Extensionsmuster dominieren, fällt die Diagnose leichter. Das heißt, Os sphenoidale und Os occipitale drehen sich auf ihren parallelen transversalen Achsen. Beim Flexionsmuster erweitern sich die Orbitae und die Augäpfel treten nach vorne, was Weitsichtigkeit begünstigt. Bei Dominanz des Extensionsmusters verlängern und verengen sich die Orbitae und bringen damit jenes vaskuläre Organ, den Augapfel, in eine Form, welche Kurzsichtigkeit begünstigt.

Sie haben gespürt, wie sich Os sphenoidale und Os occipitale auf einer vertikalen Achse drehen, wenn sie sich ins Sidebendingmuster bewegen, und dass sie sich auch auf der anterior-posterioren Achse drehen müssen, was ihre Rotation verursacht. Das Muster Sidebending/Rotation manifestiert sich mit einer Konkavität auf der höher liegenden Seite und einer Konvexität auf der tiefer liegenden Seite. Aus diesem Grund bringt der Therapeut seine Finger auf der höher gelegenen Seite zusammen und lässt sie auf der tiefer liegenden Seite auseinander gleiten, um jenen Mechanismus „anzustoßen", mit dem er dieses Muster testen kann. Dieses wird in meiner schematischen Darstellung nach der Seite der Konvexität benannt.

Sie können fühlen, wie der Ossa temporalia auf der höher liegenden Seite, der Seite der Konkavität, in Innenrotation geht. Ebenso können Sie spüren, wie jene auf der Seite der Konvexität in Außenrotation geht. Dann werden Sie auch die Rotation spüren, wobei sich Os sphenoidale und der Proc. basilaris des Os occipitale auf der Seite der Konvexität nach unten bewegen.

*Diagnose und Behandlung*

Wenn Sie ganz genau beobachten, können Sie sehen, wie sich das Os zygomaticum auf der Seite der höher liegenden Ala major in Außenrotation bewegt. Das Os zygomaticum auf der tiefer liegenden Seite wird dann in Innenrotation gehen. Beobachten Sie in dieser Situation die Augäpfel. Sie sehen, wie der Angulus des Os frontale auf der Seite der höher liegenden Ala major sich nach vorne und außen bewegt, während der Angulus auf der Seite der tiefen Ala sich nach innen und zurück bewegt. Ich habe die Tuber frontales noch nie dabei beobachtet, aber ich habe gespürt, wie sich die Proc. frontales der Maxilla drehten. Sie drehen sich bei Außenrotation mehr innerhalb der Transversalebene und bei Innenrotation mehr innerhalb der Sagittalebene.

Eine Anwendung dieser Bewegungstests bei den verschiedenen Mustern über das Schädeldach ist leicht durchzuführen. Wie bei der Flexion und Extension brauchen Sie den Mechanismus nur in die Richtung hin in Gang zu setzen, welche Sie untersuchen wollen. Daher möchten wir, dass Sie sich darin üben, sodass Sie in der Kunst des *Wissens*, in der *Kunst* der osteopathischen Wissenschaft, präzise und perfekt werden.

**Laterale und vertikale Strains**

Wir kommen nun zur Untersuchung von Mustern, die das Ergebnis der Einwirkung einer oder mehrerer Kräfte von außen auf den Mechanismus sind. Solche Kräfte können möglicherweise während des Geburtsvorgangs zwischen dem hindurchtretenden Kind und dem Durchgang oder erst kürzlich im Leben eines erwachsenen Patienten aufgetreten sein. Auf jeden Fall reagiert der Kopf, so wie jeder andere Bereich des Körpers, auf eine äußere Krafteinwirkung. Die Reaktion hängt ab von der Intensität der einwirkenden Kraft und der Mechanik des Ortes, auf den die Einwirkung stattfindet. Ebenso davon, ob die Kraft übertragen und dadurch gestreut oder in den Mechanismus absorbiert wird und dadurch einen Strain hervorruft.

Es gibt bestimmte Möglichkeiten der Bewegung als Antwort auf eine äußere Krafteinwirkung auf die Schädelbasis. Diese Muster sind nicht physiologisch, aber innerhalb bestimmter Grenzen können sie toleriert werden, ohne dass sie wichtige Funktionen beeinträchtigen. Ich habe sie nach den Vorgängen an der sphenobasilaren Verbindung benannt; aber das, was Sie bei der Diagnosestellung in der gesamten Kopfform sehen, ist oft ein Rätsel.

Eines der Rätsel, die Sie bei Ihrer Diagnose manchmal antreffen werden, sind diese widersprüchlichen Informationen. Möglicherweise finden Sie unten einen Kopf vom Extensionstyp und oben ein Schädeldach vom Flexionstyp. Oder Sie treffen das genaue Gegenteil an, eine Basis in Flexion mit einem Dach in Extension. Was ist da passiert? Die Antwort liegt darin, die kondylären Anteile des Os occipitale und deren Einfluss auf den gesamten Mechanismus zu verstehen.

Anatomische Anschauungsexemplare von Schädeln geben Ihnen eine Vielzahl von Hinweisen. Die wichtigste Information ist die Gestalt des Foramen magnum. Analysieren Sie an allen Exemplaren, die Sie finden, die Bedingungen, die bei der Formung des Foramen magnum beteiligt sind. Sie erkennen die Vielgestaltigkeit des „Loches im Baum" (Das Foramen magnum). Visualisieren Sie, was die von Ihnen beobachteten und analysierten Verhältnisse an der Schädelaußenseite für die Räume im Inneren jedes einzelnen Craniums bedeuten. Lokalisieren Sie in Ihren mentalen Bildern die Falx cerebri und das Tentorium cerebelli, wie sie dazu beitragen, den Raum zu formen, der Truncus cerebri, Cerebellum und die zerebralen Hemisphären enthält.

Ein asymmetrischer Schädel kann beispielsweise auf einer Seite eine zusammengedrängte und auf der anderen Seite eine ausgedehnte Hirnhälfte zeigen. Die Situation kann so analysiert werden, dass die funktionellen Auswirkungen diagnostizierbar sind. Die Wissenschaft der Osteopathie zeigt uns einen Weg, wie man Veränderungen in der Gestalt der Räume derart klar sieht, sodass man sich eine Möglichkeit, die dazugehörigen Funktionen zu verbessern, ausdenken kann.

Wenn Sie verwirrt sind, was diese widersprüchlichen Informationen bedeuten, können Sie daraus schließen, dass ein ganz spezielles Muster an der sphenobasilaren Verbindung vorliegt. Das kann die Situation eines „krummen Zweiges" sein oder eine Reaktion auf eine Kraft von außen.

Denn es sind zusätzlich zu den Mustern des/r Sidebending/Rotation und der Torsion auch Strains in andere Richtungen möglich. Ich nenne diese möglichen Muster *laterale Strains* und *vertikale Strains*. Dies bedeutet, dass der Corpus sphenoidalis und der Proc. basilaris des Os occipitale so bewegt wurden, dass sie in Bezug zueinander entweder nach oben, nach unten oder zu einer Seite hin geschoben worden sind.

Es kann zum Beispiel einen vertikalen Strain geben, wobei die Basis des Os sphenoidale erhöht und die Basis des Os occipitale gesenkt ist. Oder das Os sphenoidale ist tiefer und das Os occipitale steht höher. Es kann auch einen lateralen Strain geben. Dann befindet sich die Basis des Os sphenoidale links und die Basis des Os occipitale rechts oder das Os sphenoidale rechts und das Os occipitale links. Man benennt diese Muster am einfachsten nach der Stellung des Corpus sphenoidalis, da dies dann die Position des Proc. basilaris des Os occipitale impliziert.

Unter bestimmten Umständen kann die Schädelbasis durch traumatische Kräfte komprimiert sein. Diese Kräfte zeigen sich am Schädel des Erwachsenen als Kompression an den Gelenkverbindungen. Bei Neugeborenen und Kindern können Traumen ebenfalls eine Kompression hervorrufen. Zusätzlich können diese Kräfte, die mit dem Wachstum akkumulieren, dafür sorgen, dass ein schon bestehendes Muster komprimiert wird. Diese Patienten werden manchmal „Kinder mit festen Köpfen" genannt. Wenn Ihre diagnostische Vorgehensweise einen derartigen Zustand aufdeckt, wird dies ganz einfach *Kompression der Schädelbasis* genannt.

## *Diagnose und Behandlung*

**VERTIKALER STRAIN**

Rotations-achse

**LATERALER STRAIN**

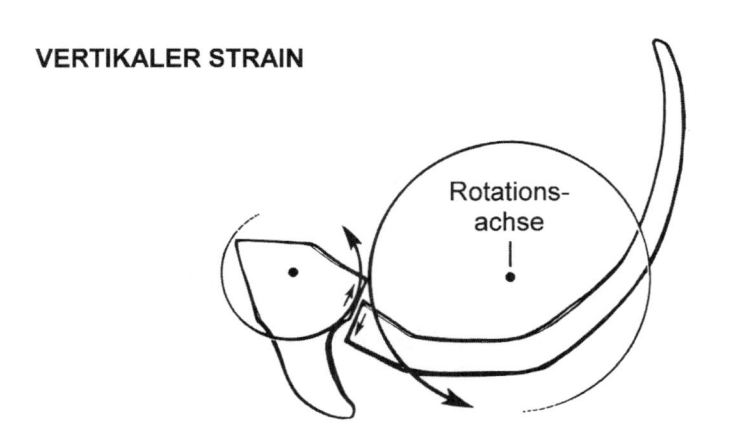

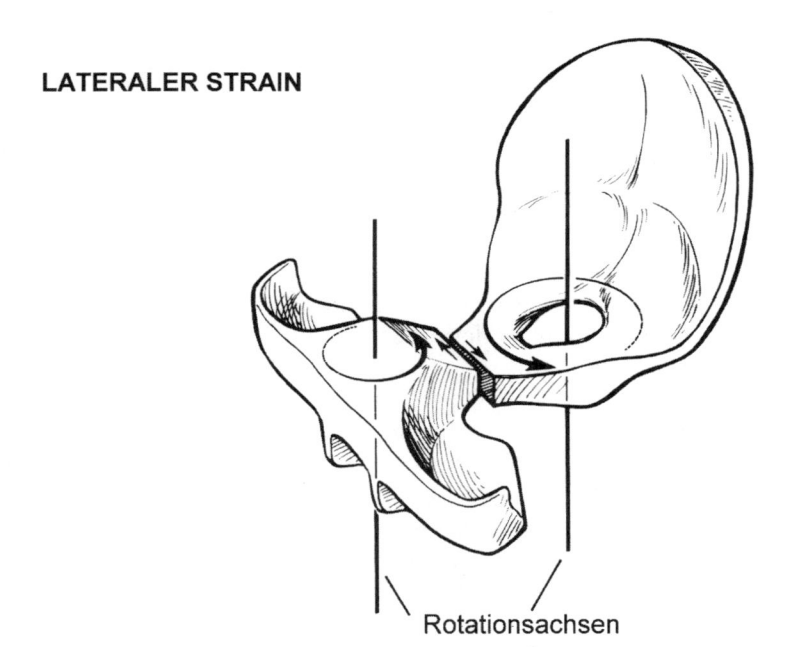

Rotationsachsen

Zeichnung 17: Schematische Muster der sphenobasilaren Verbindung. Beachten Sie, dass bei vertikalen und lateralen Strains Os sphenoidale und Os occipitale in der gleichen Richtung um parallele Achsen rotieren.

*Vertikaler Strain hoch.* Als Folge der Knochenrotationen steht die Basis des Os sphenoidale relativ erhöht, wohingegen der basilare Anteil des Os occipitale relativ abgesenkt ist.

*Lateraler Strain rechts.* Als Folge der Knochenrotationen ist die Basis des Os sphenoidale relativ nach rechts verschoben, wohingegen der basilare Anteil des Os occipitale relativ nach links verschoben ist.

Ich nutze den Kontakt am Schädeldach für eine systematische Diagnose des Zustands und der Muster an der Schädelbasis. Das heißt, ich wende sämtliche Bewegungstests aller von mir beschriebenen Muster an. Sie können auch andere Kontakte benutzen, Ihre eigene diagnostische Vorgehensweise entwickeln und dadurch jederzeit zum gleichen Verständnis des Mechanismus Ihres Patienten kommen. Ihre visuelle und palpatorisch beobachtende Routine liefert Ihnen zahlreiche Details. So wird Ihnen klarer, was man durch die Diagnose der Außenseite über die Gestalt der Innenräume erfahren kann.

Ich möchte nochmals betonen, wie wichtig es ist, Os sphenoidale und Os occipitale als Räder zu visualisieren. Bei diesem Bild können Sie einen bestimmten Ort auf einer Speiche des Rades oder auf seinem Umfang bestimmen. Lokalisieren Sie das Foramen magnum auf dem Rad des Os occipitale. Sie fühlen, dass sich das Foramen magnum nach vorne und ein wenig nach oben bewegt, sobald sich das Os occipitale in Flexion dreht. Gleiches gilt, sobald das Os sphenoidale zirkumrotiert. Sämtliche Speichen des Rades werden auf einen anderen Platz gedreht. Diese Tatsache kann Sie bei Ihrem Verständnis unterstützen.

**Das Sakrum und seine Beziehung zur Schädelbasis**

Richten Sie nun Ihre Aufmerksamkeit auf das Foramen magnum des Os occipitale. Die intraspinale Dura mater, eine Fortsetzung der inneren Schicht der Dura mater des Schädels und ihrer Verdoppelungen, ist am Rand des Foramen magnum solide befestigt. Weiter ist sie nicht am Atlas, sondern an den Körpern des zweiten und dritten Halswirbels befestigt – das heißt, auf dieser Höhe am Lig. longitudinale posterior. Von dort hängt sie wie ein hohles Rohr den Rückenmarkskanal hinunter, bis sie das Sakrum erreicht. (Eine Beschreibung der Anatomie der Dura, die neueren anatomischen Studien entspricht, siehe Anmerkung der Herausgeberin Seite 36)

Im Canalis sacralis ist die intraspinale Dura mater am Lig. longitudinale posterior auf der Höhe des zweiten sakralen Segments befestigt. Da die Membran nicht dehnbar ist, leuchtet es Ihnen ein, dass bei einer kleinen Bewegung des Os occipitale nach vorne und oben während der Inhalation das Foramen magnum und die damit verbundene Membran ihrerseits ein wenig nach vorne und oben gezogen werden. Sie können sehen, wie die Membran aufsteigt und das Sakrum mitnimmt. Dies ist die *Reziproke Spannungsmembran* des Rückenmarkskanals, die intraspinale Reziproke Spannungsmembran.

Welche Auswirkung hat dieses Geschehen auf das Sakrum? Das Sakrum ist zwischen den Ilia in zwei L-förmigen Gelenkverbindungen aufgehängt. Während der Inhalation wird die Basis sacralis nach posterior angehoben, und der Apex wird nach vorne bewegt. Anschließend, während der Exhalation, fällt die Speiche – das Foramen magnum – zurück auf einen tieferen Stand und die Basis sacralis sinkt nach vorne in ihre Extensionsposition. Dabei bewegt sich der Apex sacralis

*Diagnose und Behandlung*

posterior. Hier diskutieren wir das Prinzip der Reziproken Spannungsmembran im Rückenmarkskanal, die das Foramen magnum am Os occipitale mit dem zweiten sakralen Segment verbindet. Sie werden diese Information noch benötigen.

Aufgrund der unmittelbaren Verbindung des Os occipitale mit dem Sakrum können Sie verstehen, dass es eine unwillkürliche Beteiligung des Sakrum an der physiologischen Aktivität des kranialen Mechanismus gibt. Ein Studium des Sakrum, das zwischen den Ilia aufgehängt ist, zeigt uns die Ähnlichkeit mit dem Os sphenoidale, das unterhalb der beiden Ossa frontalia aufgehängt ist. (bezüglich der *beiden* Ossa frontalia siehe Anmerkung der Herausgeberin auf Seite 70) Das Sakrum zeigt in seinem Mechanismus eine Einheitlichkeit in Bezug auf seine unwillkürlichen Bewegung zwischen den Ilia und der Bewegung des Os sphenoidale. Ein intensives Studium der Anatomie der Verbindung von Ilia und Sakrum zeigt uns transversal- und querverlaufende Bänder, aber keine Muskeln.

Diese Information weist auf eine gelenkartige Mobilität hin, welche sich von der haltungsbedingten Beweglichkeit der Ilia in Bezug auf das Sakrum unterscheidet.

Die Experimente, die zu der Schlussfolgerung führten, dass Schädel und Sakrum innerhalb eines Primären Atemmechanismus als Einheit funktionieren, waren von außen her betrachtet nicht dramatisch, aber überzeugend und klinisch wertvoll.[62]

Ich entdeckte bei meinen Experimenten, dass ich ein kleines Kissen unter dem Apex sacralis so platzieren konnte, dass das Sakrum in seine Flexionsposition angehoben wurde (Basis sacralis posterior und Apex sacralis anterior). Ich konnte das Kissen auch unter die Basis sacralis legen und das Sakrum damit in seine Extensionsposition bringen. Dann fand ich heraus, dass, wenn ich das Kissen dort unten beließ, etwas im Schädel passierte, das auf eine Verbindung zwischen Sakrum und der normalen Fluktuation der Zerebrospinalen Flüssigkeits-Tide hinwies. Dies vermittelte mir mehr als bloße Informationen. Es war eine Erweiterung meines Wissens.

### DIE ZEREBROSPINALE FLÜSSIGKEITS-TIDE IN DIAGNOSE UND BEHANDLUNG

Unser nächstes Thema ist die Diagnose und Behandlung des Schädels mithilfe der Zerebrospinalen Flüssigkeits-Tide. Ich hatte gezögert, dieses Phänomen in meiner Fakultät zu erwähnen, weil es mir als das Unheimlichste erschien, das man sich vorstellen kann. Ich habe Sie gebeten, Ihre Aufmerksamkeit auf die Potency der Tide zu richten. Sie besitzt mehr *INTELLIGENZ* und *Potency* als jede blinde Kraft, die ohne Schaden anzurichten von außen angewandt werden kann. Die Zerebrospinale Flüssigkeit mit jenem „höchsten bekannten Element" kann für Sie arbeiten. Sollten Sie im Zweifel über die richtige Diagnose sein, lassen Sie die Tide für sich arbeiten. Sie können die Tide zu einem Bereich des Schädels dirigieren und die Wirkung mit Ihrer empfangenden Hand spüren. Wenn Sie einen Rebound feststellen, stößt sie ge-

---

**62.** Adah Strand Sutherland, *Mit klugen Fingern*, Seite IV-44.

gen etwas, das ihre Fluktuation behindert. Wenn es an einer bestimmten Stelle eine Blockade gibt, kommt es wieder und wieder zu einem Rückprall (rebound). Liegt keine Blockade vor, spüren Sie lediglich ein sanftes Nachgeben mit der Bewegung. Sie können sich darauf verlassen, dass dies etwas ist, was Ihnen die Wahrheit sagt. Sie können dieses Phänomen sowohl in der Behandlung als auch in der Diagnostik verwenden. Es kann auch eine weitere Person die Fußsohlen anfassen, während Sie die Tide dirigieren, und dabei den gleichen Rebound spüren. Eine Deutung des Rebounds der Tide gibt Ihnen Informationen.

Angenommen, Sie dirigieren zum Beispiel die Tide vom rechten Fuß zur gegenüberliegenden Seite des Kopfes, sagen wir zur linken Sutura okzipitomastoidea. Bitten Sie den Patienten, den rechten Fuß dorsal zu flektieren. Wenn der Patient einen membranösen Strain des Gelenks der linken okzipitomastoidalen Gelenkverbindung hat und Sie in Kontakt mit dem Fuß sind, werden Sie etwas spüren, was sich anfühlt, wie stürmische Wellen, die an eine Felsküste schlagen. Die Tide hat sich aufgestaut und Sie können dies unten am rechten Fuß ganz deutlich spüren, nicht am linken. Verstehen Sie, worum es hier geht?

Nehmen wir als weiteres Beispiel an, dass es einen membranösen Strain im frontosphenoidalen Bereich gibt, der sowohl kleine als auch große Alae des Os sphenoidale betrifft. Sollte sich der Strain auf der rechten Seite befinden, dirigieren Sie die Tide von der tieferen linken Seite des Os occipitale, der diagonal gegenüberliegenden Seite also oder vielleicht vom linken dorsalflektierten Fuß aus. Der diagnostische Rebound ist spezifisch. Sie brauchen nicht einmal das Bewegungsmuster an der sphenobasilaren Verbindung zu testen. Die Tide wird Ihnen alles erzählen. Es ist unheimlich; deshalb habe ich gezögert, davon zu sprechen. Doch „Probieren geht über Studieren". Überraschungen dieser Art sind mir öfter begegnet. Sie müssen auch Ihnen begegnen, um Ihnen zu zeigen, dass sie wahr sind. Hier lernen Sie etwas, was Sie noch nicht kennen. Wenn Sie die Potency der Tide draußen an einer Felsküste betrachten, können Sie sich fragen, was sie tut. Sie wäscht die Felsküste aus. Sie können jene Tide dazu benutzen, Strains zu reduzieren und Diagnosen zu stellen.

Ich möchte die Arbeit mit der Tide anhand der Fallstudie eines fünfzehnjährigen Jungen veranschaulichen, der von sachkundigen Ärzten sechsmal behandelt worden war. Als ich ihn mithilfe der Tide untersuchte, um eine Diagnose zu stellen, spürte ich keinerlei Rebound. Statt dessen gab es eine schöne weiche Bewegung der Tide, die sich ohne Rebound in den Bereich des Strains hinein bewegte. Dies war mir zunächst ein Rätsel. Dann wurde mir klar, dass man dieses Prinzip nutzen kann, um festzustellen, ob die Behandlung anschlägt. Die andere Qualität der Reaktion zeigt, dass im Bereich des Strains eine Veränderung eingetreten ist.

Wie lenke ich die Tide? Dies ist sogar noch unheimlicher. Sie würden erwarten, dass dieser Fluss unmittelbar zu einem Punkt strömt, aber das tut sie nicht. Ich werde Ihnen nicht sagen, wie sie dorthin gelangt, da ich es selbst nicht weiß; aber sie kommt dort an. Sie scheint direkt durch das Gehirn und durch alles andere hindurchzugehen.

Anders ausgedrückt, Sie dirigieren die Tide von einem Punkt des Schädels aus und von dort geht sie geradewegs zu einem anderen Punkt. Wie kommt sie dorthin?

Die Tide wird sanft durch die Berührung mit einem Finger dirigiert. Von einem Ort auf der Stirn können Sie sie hinüber in den okzipitalen Bereich leiten, vom linken Stirnbereich zur rechten Seite der Squama occipitalis. Sie können sie von zwei Richtungen hinunter zum sphenobasilaren Bereich schicken. Sie können die Tide vom linken Tuber des Ossa parietalia hinunter zur rechten Sutura okzipitomastoidea leiten; oder Sie können sie vom rechten parietalen Bereich, nahe des hinteren Teils der Sutura sagittalis, hinunter zur linken petrobasilaren Gelenkverbindung lenken.

Noch etwas Merkwürdiges ist vorgekommen. Während man den kranialen membranösen Gelenkmechanismus ausbalanciert, kann sich eine andere Person ein Stück entfernt hinsetzen und die Tide zu einem Fuß dirigieren, ohne diesen zu berühren. Ich weiß, das klingt fantastisch, aber ich erzähle Ihnen diese Tatsachen aus eigener Erfahrung. Ich habe zudem Berichte von anderen gehört, die es ausprobiert haben.

Eine Kompression des vierten Ventrikels lenkt die Tide, nicht wahr? Es geht darum, die Fluktuation auf jenes kurze rhythmische Intervall herunterzubringen. Ich habe schon etwas über diese Flüssigkeit gesagt, diese INTELLIGENTE Flüssigkeit, mit einem großen „I" geschrieben. Denken Sie daran. Etwas, das die Nervenzellen mit dem ATEM DES LEBENS ernährt. Eine Transmutation durch den ATEM DES LEBENS, der die Nervenfasern entlang läuft, hinunter zu jenen „feineren Substanzen, die sich in der Lymphe befinden".

Es gibt die Veränderung des Giftes in den Lymphknoten bevor die Lymphe wieder in das Blutgefäßsystem, in die V. subclavia, ausgeschüttet wird. Das passiert, wenn Sie den vierten Ventrikel komprimieren. Probieren Sie diese Behandlungsweise in Fällen mit vergrößerten Lymphknoten aus. Beobachten Sie diese Umwandlung, welche in den Lymphknoten passiert. Auch dabei handelt es sich auch um ein Lenken der Tide.

Wo befindet sich diese Zerebrospinale Flüssigkeit? Gibt es sie nur in meinem Körper? Nein. Sie befindet sich in einem jeden unserer Körper. Es gibt ein ganzes Meer von Zerebrospinaler Flüssigkeit in diesem Raum. Hier ist eine Flüssigkeit innerhalb einer Flüssigkeit. Dort ist eine Flüssigkeit innerhalb einer Flüssigkeit. Der ATEM DES LEBENS befindet sich in jedem. Sie wissen doch etwas über Kurzwellen? Sie verlaufen von einem Pol zu einem anderen. Sie dringen geradewegs durch einen Menschen hindurch. Sie haben das vielleicht mit Kurzwellengeräten ausprobiert, indem Sie sich genau dazwischen gestellt haben. Sie berühren gar nichts. Sie können aber spüren, wie dieser Strom geradewegs durch Sie hindurch geht, nicht wahr? Kurzwellen? Es gibt Kurzwellen zwischen zwei Kontakten, wenn man die Tide lenkt. Während Sie den Geschäften Ihres täglichen Lebens nachgehen, gibt es einen Ursprung Tidenbewegung – das heißt, sie geht von einem Individuum zum anderen. Sagen wir, vom positiven Pol zum negativen, und so weiter.

Möglichkeiten, wo sind sie? In Dr. Stills Wissenschaft der Osteopathie. Es gab einige

Dinge, die Dr. Still wusste, aber er zögerte, darüber zu sprechen. Der Boden musste erst vorbereitet werden, bevor der Same gesät werden konnte. Und doch hat er die Saat für das kraniale Konzept gepflanzt und sie begann sogar schon zu keimen, noch bevor er das aktive Erdenleben verließ.

Vielleicht haben Sie schon einige Erfahrungen damit gemacht, bei Ihren Mobilitätstests der Tide einen „Anstoß" zu geben. Sie sind der Tide gefolgt. Eines Tages wird Ihnen ein Kopf in die Hände kommen, der anders reagieren wird. Er wird sich richtig von Ihnen wegdrehen. Sie können spüren, wie sich diese sphenobasilare Verbindung in eine andere Position dreht, beispielsweise in Sidebending/Rotation. Sie werden nicht in der Lage sein, dies aufzuhalten. Der Mechanismus dreht sich als Ganzes richtig von Ihnen weg. Wer oder was macht das? Die Tide.

## BEHANDLUNG

*Anmerkung der Herausgeberin: Die Themen Diagnose und Behandlung werden in diesem Kapitel zusammen behandelt, da Dr. Sutherland beide als untrennbar ansah. In dieser Behandlungsmethode beginnt der Behandlungsprozess nach einer einleitenden Diagnostik. Sobald der Mechanismus des Patienten auf den Behandlungskontakt anspricht und sich zu verändern beginnt, kann eine neue Diagnose gestellt werden.*

Die Technik der Osteopathie besteht in einer intelligenten Anwendung des taktilen Empfindens und der propriozeptiven Sinne, mit denen wir das relevante Problem im Körper des Patienten aufzuspüren. Es ist unmöglich, die für ein erfolgreiches Arbeiten in diesem Gebiet nötigen Diagnose- und Behandlungsfähigkeiten durch die Beobachtung der Manipulationen eines anderen Kollegen zu erreichen.

Der Osteopath ist ein Behandler, der denkt, nicht einer, der herumprobiert. Aus diesem Grund kann die Behandlungstechnik nicht durch das Vorführen einer Reihe von Manipulationen gelehrt werden. Der Student kann diese Fähigkeiten erlernen, indem er direkt neben einem Lehrer oder einer Lehrerin arbeitet. Eine Unterweisung von Hand zu Hand ist dann möglich, wenn die lebenden Gewebe genau studiert und sanft, aber mit Nachdruck, auf wissenschaftliche Art und Weise in normale Beziehungen geleitet werden. Feinfühligkeit ist sowohl für die Behandlung als auch für die Diagnose essenziell. Der Behandler muss ein Gefühl für die verschiedenen Mechanismen der Patienten bekommen und ein Verständnis für das Normale, um vergleichen zu können.

Es gibt viele Arten, osteopathische Behandlungen durchzuführen, seit Osteopathie das erste Mal von Dr. Still gelehrt wurde. Es haben sich Vorgehensweisen eingeschlichen, die nicht so sorgfältig durchdacht sind wie andere Behandlungsweisen. Einige davon werden Manipulation anstatt Technik genannt. Da gibt es einen Unterschied.

*Diagnose und Behandlung*

Welchen? Einige Ärzte lassen den Patienten sich auf die Behandlungsbank legen, ergreifen den Kopf mithilfe des frontookzipitalen Kontakts, drehen ihn herum und ziehen einmal kräftig daran. Hat das etwas mit Wissenschaft zu tun? Dr. Still sagte, dass er seine Studenten lehrte zu denken, bevor sie handelten.

Wenn Sie den Mechanismus nicht kennen, bevor Sie eine Diagnose stellen und eine Behandlungplan aufstellen, praktizieren Sie keine Osteopathie. Halten Sie inne, um über den möglichen Strain nachzudenken, den Sie vielleicht auf jene ligamentäre Gewebe ausüben, die Gelenke zusammenhalten und ein normales Bewegungsausmaß erlauben.

Ich möchte die Wichtigkeit der Anwendung des manuellen Kontakts betonen, und hier insbesondere bei jenen Techniken, die mit dem lebendigen menschlichen Schädel zu tun haben. Wenn Sie versuchen, mit Ihrem Daumen bei einer Technik am Os temporale zu schieben oder mit den Fingern am Schädeldach herumdrücken, wissen Sie nicht, wozu diese klugen, fühlenden, sehenden, wissenden Muskeln in der Lage sind. Seien Sie sich der möglichen Kräfte bewusst, die Sie damit in die Mechanismen des Patienten einbringen können. Machen Sie sich klar, was Sie vorhaben und was Sie gemacht haben. Achten Sie auf Ihr eigenes Gewicht. Benutzen Sie Ihr Gewicht auf präzise Art und Weise. Lassen Sie es nicht zu, dass Ihr Gewicht oder irgendeine andere Kraft zufällig in den Körper des Patienten eintritt. Erkennen Sie, was im Patienten vor sich geht, wenn der Therapeut schiebt, zieht oder manipuliert. Inwiefern ist sich der Therapeut der Gewebe des Patienten bewusst? Stellen Sie die wissenschaftliche Frage: „Was passiert hier?"

Der Mechanismus von Unterarm, Handgelenk und Hand ist ein gutes Beispiel, wenn man sich mit den Grundsätzen der von Dr. Still gelehrten Behandlungsmethode beschäftigt, die vorzuziehen ist. Der Muskel, der jene Sehnen bewegt, die an den distalen Phalangen der Finger befestigt sind, heißt M. flexor digitorum profundus. Er liegt auf der Beugeseite der Membrana interossea articulatio radioulnaris. Sobald ein membranöser Gelenkstrain in dieser Membrana interossea vorliegt, wird der Mechanismus, der auf diesen Muskel wirkt – Sehnen, Handgelenk und Hand – Schwierigkeiten bekommen. Der Therapeut, der diesen Mechanismus versteht, ist in der Lage, die richtige Ursache herauszufinden. Er kann sich anschließend die adäquate Technik überlegen, um dem Mechanismus des Patienten dabei zu helfen, sein Problem zu lösen. Dies ist ein zuverlässiges Prinzip, um die spezifischen Probleme zu behandeln, mit denen unterschiedliche Patienten zu Ihnen kommen.

Sie können Ihr Wissen über den M. flexor digitorum profundus zudem nutzen, um Ihre Fähigkeiten zu entwickeln, die Ossa temporalia zu diagnostizieren und zu behandeln.

Wenn Sie diesen Muskel zusammen mit dem M. flexor pollicis longus bei Ihren manuellen Kontakte nutzen, ermöglicht Ihnen das, die komplizierten Mechanismen der Schädelstrukturen zu ertasten und den Zustand einer ausbalancierten ligamentären Spannung in den synovialen Verbindungen der Wirbelsäule zu erspüren.

## I. Unterweisungen in der Wissenschaft der Osteopathie

**Die Kontrolle der Fluktuation der Zerebrospinalen Flüssigkeit**

Wenn Sie Ihre Daumen und Daumenballen entlang der mastoidalen Anteile und Proc. der Ossa temporalia platzieren, vermeiden Sie es bitte, die Suturae okzipitomastoideae oder die Ossa temporalia als Ganzes zu komprimieren. Deshalb halten Sie Ihre Hände auf Ihren gekreuzten Fingern unterhalb des Nackens im Gleichgewicht. Während Sie die Positionen beobachten und Bewegungstests durchführen, werden Sie Informationen über die Partes petrosae und das Os occipitale bekommen. In diesem Zustand des manuellen Gleichgewichts erlauben Sie es den Knochen, Ihre Hände zu bewegen oder eine Bewegungseinschränkung zu offenbaren. Ihre Information ist zuverlässig, da Sie sich nicht in den aktuellen Zustand eingemischt haben.

Mit diesem Kontakt an den Ossa temporalia ist der Therapeut in der Lage, mehrere Fähigkeiten für spezielle Zwecke zu entwickeln. Man benutzt häufig die Ossa temporalia für Techniken, welche die Fluktuation der Zerebrospinalen Flüssigkeit kontrollieren.[63] Beim Kontrollieren der Fluktuation der Zerebrospinalen Flüssigkeit suchen Sie nach einer rhythmischen Balance. Stellen Sie sich die Rotation der Partes petrosae der Ossa temporalia bildlich vor. Sehen Sie, wie das Tentorium cerebelli an ihren Margines superiores befestigt ist. Das ist es, was ich in meiner schematischen Darstellung jenes Teils des Primären Atemmechanismus als laterale Befestigungspole der Reziproken Spannungsmembran des Schädels bezeichnet habe.

Sie alle kennen die Wasserwaage, jenes Werkzeug, das die Schreiner verwenden. Bei der Wasserwaage gibt es eine Stelle, an der Flüssigkeit eingeschlossen ist, die sich verändert, sobald das Werkzeug bewegt wird. Die Flüssigkeit bewegt sich vor und zurück, je nachdem, wie der Schreiner die Wasserwaage bewegt.

Wenn Sie Ihren Mechanismus kennen, können Sie als Therapeut die Flüssigkeit innerhalb des Schädels durch Ihren Kontakt an der Außenseite der Ossa temporalia oder der Squama occipitalis bewegen. Sie bewegt sich wie die Tide im Ozean. Diese Fluktuation der Zerebrospinalen Flüssigkeit ist ein Grundprinzip im Primären Atemmechanismus, welches Sie verwenden können, um die Tide zu kontrollieren. Daher habe ich gesagt, dass die Zerebrospinale Flüssigkeit die Dinge leitet.

Wenn Sie das aufnehmen und interpretieren, was Ihnen Ihre Hände durch den Kontakt mit den Knochen mitteilen, können Sie die Bewegung der Tide und die Zeichensetzung und Akzentuierung dieser Bewegung wahrnehmen. Sie sind in der Lage, die Strains der Knochen und Gelenke zu spüren. Gibt es einen Widerstand, können Sie fühlen, wie die Wellen an die „Felsküste" schlagen. Es gibt dort kein Dehnen der Membran. Es handelt sich um ein automatisches Shifting des Fulkrum im Mechanismus. Der Punkt des Fulkrum ist es, den Sie bei Ihrer Technik visualisieren müssen. Sie lesen die Akzentuierung, die Zeichensetzung, durch das Gebiet des Fulkrum. Rufen Sie sich in Erinnerung, was ich über die Fluktuation der Zerebrospinalen Flüssigkeit gesagt habe. Es handelt sich um eine Bewegung innerhalb eines natürlichen Hohlraums – das bedeutet, im kranialen Gelenkmechanismus

---

**63.** Eine allgemeine Beschreibung dieser Techniken siehe „Altering the Pattern of Fluid Fluctuation" in: Magoun, *Osteopathy in the Cranial Field*, Seite 107-116.

*Diagnose und Behandlung*

und auch innerhalb der Kammern des Gehirns mit ihren offenen Türen. Die Flüssigkeit umgibt das Gehirn innen und außen, und das innerhalb der knöchernen Wände, welche als Periost die äußere Schicht der Dura mater haben.

Ich möchte, dass Sie sich die Situation vorstellen, in der Sie eine laterale Fluktuation der Zerebrospinalen Flüssigkeit etabliert haben und sie zu einem Punkt der Balance, einen Mittelpunkt zwischen Inhalation und Exhalation, gebracht haben. Da gibt es diese kurze Zeitspanne, in der sich das Diaphragma des Patienten lediglich sanft um einen Fulkrum-Punkt herum bewegt. Hier bekommen Sie diese leichte Vibration im Zentrum der Tide. Die Stillness der Tide ist das Ziel dieser Technik, nicht die stürmischen Wellen, die an die Küste schlagen. Als Mechaniker des menschlichen Körpers, der das mechanische Prinzip dieser Fluktuation der Tide versteht, stehen Sie in Verbindung mit der Potency, jener Kraft, die Probleme behandeln und lösen kann.

Denken Sie an die verschiedenen Bewegungen der Tiden: das Anschwellen des Ozeans vom Grund der Kontinentalplatten, die unterschiedlichen Wellen und Strömungen und die Art, wie sich die Tide in verschiedenen Tidebecken verhält. Sie erkennen eine Art spiralförmiger Bewegung in Verbindung mit den Bewegungen des Gehirns. Sie sehen, wie sich die Verwirbelung der Spirale in eine Richtung hinausbewegt und anschließend wieder zusammenkommt. Wie viele spiralförmige Bewegungen können Sie sich in dieser Tide vorstellen? Wie viele kleine Spiralen können Sie sehen?

Ich bin eine ruhige Küste entlang spaziert, an der viel Seetang im Wasser trieb. Ich habe diesen Seetang beobachtet, wie er sich rhythmisch mit dem Anschwellen des Ozeans, mit der Tide, bewegte. Ein Teil bewegte sich spiralförmig in die eine und ein Teil in die andere Richtung. Für das große Muster betrachten Sie den Hurrikan; beachten Sie die Potency im Auge des Hurrikans, nicht die Zerstörung an der Außenseite. Sie sehen die Stille im Zentrum und die spiralförmige Bewegung. Wie der Kapitän jener Fähre, welche die Bucht von San Francisco überquert, können Sie den Punkt der Balance erreichen und sich von der Potency tragen lassen. (Zur Beschreibung der Fährfahrt vgl. Seite I-41)

\* \* \*

Es gibt verschiedene Möglichkeiten, wie man an die Kontrolle der Zerebrospinalen Flüssigkeit herangehen kann. Ich benutze die Ausdrücke „Katzenpfote" und „Samtpfötchen", um zu betonen, dass die Partes petrosae verschieden weit beim Drehen bewegt werden, und dass es verschiedene Geschwindigkeiten gibt, wenn es um die Kontrolle der Fluktuationen geht. Wenn Sie eine alternierende laterale Fluktuation der Zerebrospinalen Flüssigkeit in Gang bringen möchten, denken Sie vielleicht an „Vater Tom", einen Kater, der einen Zaun aufgeregt hochjagt, sobald sich ein anderer Kater in der Nähe aufhält. Wenn ich an „Mutter Mieze" denke, wie sie ihre Jungen sanft anschnurrt, visualisiere ich eine kleinere, schnellere Auslenkung, die sich einem Stillpunkt nähert. Diese Vergleiche lassen uns an den Unterschied zwischen einer stimulierenden und einer beruhigenden Behandlung denken. Durch die Anregung von „Vater Tom" drängen Sie die Fluktuation zur Aktivität, und durch die Beruhigung von „Mutter Mieze" kontrollieren Sie die Fluktuation so, dass sie zum Stillpunkt gebracht wird.

Eine Variante, um die Fluktuation der Zerebrospinalen Flüssigkeit von einer Seite zur anderen mit abwechselnder Kontrolle durch die Ossa temporalia zu aktivieren, besteht darin, diese gleichzeitig in unterschiedliche Richtungen zu drehen. Das heißt, Sie drehen ein Os temporale in Außenrotation, während Sie das andere zur gleichen Zeit nach innen rotieren. Das Ziel der aktivierenden oder anregenden Techniken ist es, eine Fluktuation innerhalb des Schädels von einer Seite zur anderen in Gang zu setzen. Sobald Sie eine entsprechende Wirkung beobachten können, sind Sie in der Lage, die Aktivität anschließend so leiten, dass sie zu einem Stillpunkt heruntergebracht wird.

Bei der Anwendung zur Linderung oder Beruhigung lassen Sie Ihre Hände sich derart sanft bewegen, dass die Drehung kaum wahrnehmbar ist. Tatsächlich könnten Sie vielleicht sogar denken, dass Sie gar nichts tun. Während der Kopf des Patienten in Ihren Händen ruht, bewegen sich die Ossa temporalia nur deshalb, weil sie sich in Ihrem Griff wiegen und der Patient atmet. Sie gebrauchen Ihre Bewegungskraft nur für Ihre Hände, nicht für den Kopf des Patienten. Ihre Hände bewegen sich in ganz geringer Auslenkung um das Fulkrum Ihrer gekreuzten Finger. Darum wird dies eine palliative Anwendung genannt.

Wir bekommen die gleiche physiologische Antwort wie die, welche auftritt, wenn Sie den vierten Ventrikel komprimieren. Dies geschieht, wenn Sie die Squama occipitalis, das Supraocciput, nach medial federn lassen und es so halten, dass sich die Gestalt der Fossa cranialis posterior verändert. Diese Veränderung senkt das Cerebellum auf das Dach des vierten Ventrikels und hebt die Pons nach oben, sodass die Ventrikelgröße verkleinert wird. Da die Zerebrospinale Flüssigkeit nicht komprimiert werden kann, bewegt dieses Verfahren die Flüssigkeit; mit anderen Worten, es verlagert sie.

Ich möchte, dass Sie sich Gedanken darüber machen, was vor sich geht, wenn Sie diese Vorgehensweise zur Kontrolle der Fluktuation der Zerebrospinalen Flüssigkeit anwenden. Wenn jene kurze Periode vibriert, fühlen Sie dies als eine rhythmische Balance in der Flüssigkeit. Dies ist der Punkt der Veränderung. Es ist ein Zustand, beinahe wie ein Film, der kurz angehalten wird. Aus diesem Grunde ist die Arbeit des Therapeuten beendet, sobald dieses Ziel erreicht ist. Nach dem Stillpunkt übernimmt der Körper des Patienten die Arbeit. Sie können möglicherweise beobachten, wie dies geschieht, aber Ihre Behandlung ist vorbei.

Sie haben den Körper der Zerebrospinalen Flüssigkeit in einen Zustand gebracht,

*Diagnose und Behandlung*

in dem er in seiner Gesamtheit – um das Gehirn herum, innerhalb des Gehirns, um das Rückenmark herum, innerhalb des Rückenmarks – einfach nur bebt oder vibriert. In dem Stillpunkt, der sich durch die Anwendung dieser Behandlungsmethoden einstellt, befindet sich der Motor im Leerlauf und es gibt einen Austausch zwischen allen Flüssigkeiten des Körpers.

Von diesem Beben geht etwas aus; eine Veränderung oder eine Transmutation findet in der Flüssigkeit statt, ein unsichtbares Etwas. Es handelt sich nicht um ein Ausfließen über die Nerven, obwohl die Veränderung bis zu jenem Bereich fortschreitet, in dem die Enden des peripheren Nervensystems mit den Lymphgefäße zusammenkommen. Die Veränderung durch Transmutation findet in den einzelnen Bestandteilen oder Elementen statt. Dies ist nicht das Gleiche wie eine Übertragung oder ein Ausströmen.

Ich möchte, dass Sie jenes „höchste bekannte Element" im menschlichen Körper sehen, wie es ausstrahlt in der Transmutation, von der Nervenzelle, die Fasern entlang und bis zu den Nervenendigungen. Dann erfassen Sie möglicherweise deutlicher, was Dr. Still damit meinte, als er davon sprach, dass die Lymphe mehr von den Flüssigkeiten des Gehirns verbraucht als sämtliche Viszera.

„Die Lymphe ist eng und allumfassend mit dem Rückenmark und allen anderen Nerven verbunden. Sie alle trinken von den Wassern des Gehirns."[64]

Ich möchte noch einmal besonders betonen, dass ich die Fluktuation der Zerebrospinalen Flüssigkeit als das *grundlegende Prinzip* im kranialen Konzept betrachte. Der „Saft des Baumes" ist etwas, das den ATEM DES LEBENS enthält, nicht den Atem der Luft – etwas Unsichtbares. Dr. Still bezeichnete es als eines der höchsten bekannten Elemente im menschlichen Körper, das sich von Zeit zu Zeit wieder auffüllt. Glauben Sie, dass wir jemals erfahren werden, woher es kommt? Wahrscheinlich nicht. Aber es ist da. Das ist alles, was wir wissen müssen.

Wenn Sie das Lenken der Tide zur Korrektur und Behandlung verwenden, benutzen Sie den gleichen Prozess des Lenkens wie bei Ihrer Diagnosestellung. Sie lenken die Tide von jenem Bereich aus, der Ihrem zu untersuchenden Gebiet diagonal gegenüberliegt. Wenn Sie nichts anderes machen als die Tide zu lenken, wird sich mit der Zeit die Dysfunktion korrigieren.

\* \* \*

Hier ist noch etwas anderes, das Sie bei einer Behandlung tun können. Nehmen Sie beispielsweise die Ossa temporale und das Os occipitale; während Sie die Bewegung an der okzipitomastiodalen Gelenkverbindung visualisieren, drehen Sie den Ossa temporalia äußerst sanft in eine Richtung und das Os occipitale in die andere. Halten Sie sanft diese Stellung, während Sie die Tide vom diagonal gegenüber-

---

**64.** Still, *Philosophy and Mechanical Principles of Osteopathy*, Seite 66.

liegenden Stirnbereich lenken. Sie werden unter Ihren sanften, fühlenden, sehenden, klugen, wissenden Fingern einige überraschende Erfahrungen machen. Sie werden es bei Ihrer Arbeit mit vielen unterschiedlichen Arten von Traumen zu tun haben. Deshalb betone ich bei der Diagnostik und den Behandlungstechniken so stark dieses Lenken der Potency in der Fluktuation der Zerebrospinalen Flüssigkeit.

\* \* \*

Sie müssen lernen, das durchzuführen, was ich eine Aktivierung oder Anregung der Fluktuation der Zerebrospinalen Flüssigkeit nenne. Dieses wohlüberlegte Verfahren ist nur im Notfall angebracht. Solche Situationen kommen nicht oft vor, aber wenn in solchen Fällen ein fähiger Osteopath anwesend war, hatte diese Methode schon erfolgreich die physiologische Fluktuation der Zerebrospinalen Flüssigkeit innerhalb ihres natürlichen Hohlraums wieder in Gang gesetzt. Ich habe mehrere Berichte erhalten, die dies bestätigen. Die betreffende Behandlung wird durchgeführt, indem die Partes petrosae der Ossa temporalia in die gleiche Richtung gedreht werden – das heißt, in Außenrotation, während Sie das Os occipitale zur gleichen Zeit in Flexion bewegen. Dies ist ein schwieriges manuelles Unterfangen und in Notfällen besonders kompliziert. Es handelt sich um eine weitere Möglichkeit, das Tentorium cerebelli zur Kontrolle der Zerebrospinalen Flüssigkeit zu verwenden. (Eine weitere Beschreibung dieser Technik siehe Seite I-44).

Platzieren Sie die Daumen und die Daumenballen entlang der Proc. mastoidei der Ossa temporalia. Verschränken Sie die Finger locker unterhalb des Nackens.

Die gekreuzten Finger dienen als Fulkrum für die Aktivität der Daumenballen und der Daumen. Drehen Sie dann beide Partes petrosae mithilfe der Daumen und der Daumenballen in Außenrotation, während Sie das Os occipitale mit den Handkanten in Flexion bewegen. Dies bringt die Schädelbasis in ihre Flexionsposition. Lassen Sie den Mechanismus für eine Zeit in den neutralen Zustand zurückgehen und wiederholen Sie dann die Induktion der Flexion.

**Behandlung der okzipitoatlantalen Gelenke**

Im Falle eines ligamentären Strains am okzipitoatlantalen Gelenk wird eine reine Extension oder Flexion des Os occipitale auf dem Atlas keine Ergebnisse liefern. Das liegt daran, dass sich die Facettengelenke des Atlas normalerweise bei Dysfunktionen gemeinsam mit den Kondylen des Os occipitale nach vorne bewegen. Es ist notwendig, den Atlas zu *halten*, während sich das Os occipitale dreht – das heißt, die Schraube zu halten, während die Mutter gedreht wird. Eine Methode, welche die Gewebe zusammenführt, und zwar mit Gefühl, ist dem Versuch, sie auseinander zu ziehen, vorzuziehen.

*Diagnose und Behandlung*

Sie werden die Kondylen nicht direkt ertasten können, denn wie beim Chirurgen mit seiner Sonde wird die Bewegung der Kondylen durch den geschulten Tastsinn erspürt. Die veränderte Beweglichkeit des Gelenks, wenn es sich wieder im Normalzustand befindet, ist besonders eindrucksvoll. Das Gewebe zu fühlen und wahrzunehmen, während man es bewegt, das ist als kunstvolle osteopathische Behandlungsweise bekannt, wenn man sie bei Fehlstellungen der Knochen anwendet.

Dieses wichtige Gelenk ist ein ligamentärer Gelenkmechanismus, eine Diarthrose. Begreifen Sie, was an diesem Gelenk geschieht, während der Patient ein- und ausatmet. Richten Sie Ihre Aufmerksamkeit auch auf das Drehgelenk, das dabei ins Spiel kommt. Das Os occipitale bewegt sich auf dem Atlas, wenn wir mit dem Kopf nicken. Außerdem bewegen sich Os occipitale und Atlas auf dem Axis gemeinsam in einer weiten Rotation. Die atlantoaxialen Ligamente, die Membrana tectoria und die intraspinale Dura mater kommen alle mit ins Spiel.

Es ist eine einfache Angelegenheit, Ihren Zeige- oder Mittelfinger unterhalb des Os occipitale in der Nähe des Opisthion zu platzieren, *nicht* auf dem Arcus des Atlas.

Am besten beginnt man am Inion und folgt der Mittellinie auf dem Supraocciput in Richtung dieses Punktes auf dem posterioren Rand des Foramen magnum. Das ist so nahe, wie Sie dem Tuberculum posterior auf dem Arcus posterior des Atlas kommen können, ohne zu weit zu gehen. Bitten Sie dann den Patienten, mit dem Kopf leicht zu nicken, ohne dabei den Hals zu beugen, da es das okzipitoatlantale Gelenk ist, welches eine nickende Bewegung zulässt.

Der einfache Teil dieser Technik besteht darin, den Atlas einfach nur zu halten, während das Tuberculum posterior Ihrer Fingerspitze entgegenkommt, sobald der Patient mit dem Kopf nickt. Da der Atlas stabilisiert ist, können die Kondylen des Os occipitale sich in die Divergenzen der Gelenkflächen des Atlas hineinbewegen. Die Atemkooperation trägt automatisch dazu bei, die Kondylen zu liften und so die Verbindung wieder zu normalisieren. Der Behandler bemerkt die Veränderung in der Gelenkbewegung. Es besteht keine Kontraindikation für eine Wiederholung dieser Technik, falls eine Kompression der kondylären Anteile des Os occipitale vorliegt, selbst innerhalb einer einzigen Behandlung. (Eine weitere Beschreibung dieser Technik siehe Seite I-103f).

**Behandlung am Krankenbett**

Patienten, die aus irgendeinem Grund ans Bett gebunden sind, sollten bei der Anwendung einer anatomisch-physiologischen Berührung mit besonderer Behutsamkeit behandelt werden. Wenn der Patient, wie in einer Hängematte, in Flexionsposition auf der Seite liegt, kann die Kraft der Gravitation sich sammeln, um die Wirbelsäule nach posterior zu ziehen. Damit werden die ventralen Gewebe des

Rückgrats entlastet. Diese generelle Flexionshaltung ist auch von Vorteil, um jenem Zug entgegenzuwirken, der durch die vertikale Haltung während des Arbeitstages auftritt. Wenn man diese Positionierung beim bettlägrigen Patienten anwendet, führt die Entspannung der ventral zur spinalen Achse liegenden Gewebe auch zu einer Entspannung der Gewebe, die dorsal davon liegen. Es ist deshalb nicht nötig, Metho-den anzuwenden, die das Ziel haben, Kontraktionen und Versteifungen „aufzubrechen".

Wenn man Patienten, die aufgrund akuter Krankheit im Bett liegen müssen, osteopathisch behandeln möchte, braucht man dafür eine besondere Fähigkeit, um das Gewebe zu palpieren und die Information zu deuten.

Ein spezielles Ziel, welches wir bei unserem Vorgehen im Auge behalten, ist Folgendes: Die anterioren spinalen Ligamente der Wirbelsäule und andere ventral liegende Gewebe werden entlastet, damit eine normale Blutversorgung und die Funktionsfähigkeit der Lymphbahnen des Rückenmarks gewährleistet ist. Es ist wichtig, störende reflexartige Einflüsse durch die sympathischen Ganglien zu vermeiden. Dieses Verfahren ist auch förderlich, um dem Diaphragma eine freie Bewegung zu ermöglichen.

Wenn es bei der primären Erkrankung zu Begleitkomplikationen kommt, ist es besonders wichtig, die Probleme anzugehen, welche die Beweglichkeit des Diaphragma einschränken können. Bei einer Atemwegserkrankung kommt es leicht zu Komplikationen. Der Schlüssel zu einem Zug auf das Diaphragma liegt möglicherweise in der hinteren abdominalen Wand. Eine erhöhte Spannung der Arci lumbocostalis oder der Ligg. arcuati kann eine Behandlung erfordern.

Die Crura diaphragmatica sind am Lig. longitudinale anterior auf Höhe des ersten und zweiten Lendenwirbels und am dritten Lendenwirbel auf der rechten Seite befestigt. (Siehe Zeichnung 18.) Sie überkreuzen auf der Mittellinie die Aorta und das Receptaculum chyli. Von den Seiten kommen zwei faszienartige Strukturen, die als Ligamente bezeichnet werden und über den M. quadratus lumborum und den M. psoas major verlaufen. Diese Arci lumbocostales sind an den zwölften Rippen und den Proc. transversi befestigt und gehen in die Crura diaphragmatica über. Dieser Bereich der hinteren abdominalen Wand wird üblicherweise nicht besonders beachtet, aber die normale Aktion muss hier stattfinden können. Geschieht das nicht, bringt es dem Patienten Erleichterung, die erhöhte Spannung zu lösen.

Eine Behandlungsmöglichkeit besteht darin, die zwölfte Rippe als Kontaktpunkt zu benutzen, während der Patient auf dem Rücken liegt. Sie machen bei dieser Rippe eine Traktion nach lateral und halten sie. Der Patient kann durch Atemkooperation oder Haltungskooperation mitarbeiten. Dies kann je nach Umständen in Form von Lagerung oder Bewegung erfolgen.

Ich hatte die Gelegenheit zu beobachten, dass durch das Reiten auf einem Pferd, mit Sattel, ein Lösen von iliosakralen Strains hin zum Normalzustand geschehen kann. *[Diese Geschichte wird auf Seite I-178 erzählt. – Hrsg.]* Gelegentlich fand ich es nützlich, den Mechanismus dieser Bewegung nachzuahmen.

*Diagnose und Behandlung*

Durch meine Analyse stellte ich fest, dass das Sakrum ausbalanciert wird und wieder seinen Platz zwischen den Ilia einnimmt, wenn die Ilia lateral bewegt werden. Im Sattel halten die Flanken des Pferdes die Oberschenkelknochen lateral, während der Sattel das Sakrum dazwischen rhythmisch bewegt. Am Krankenbett kann der Behandler zwar die Ilia nach lateral nehmen oder drehen, aber er braucht eventuell eine Krankenschwester, um das Sakrum zu drehen.

Die Satzung der American School of Osteopathy, der ersten Schule für Osteopathie, legte es als ihr Ziel fest, Methoden zu unterrichten, welche die Ausübung der Chirurgie, der Geburtshilfe und der Behandlung von Krankheiten im Allgemeinen verbessern. Sind Sie sich der vollen Bedeutung dieser Aussage bewusst? Sie haben diese guten Methoden zur Verfügung, denn die Fähigkeiten ihrer klugen, sehenden, fühlenden und wissenden Finger brauchen kein Messer. Sie sind Operateure, die nicht schneiden müssen.

# 14. KLINISCHE ERFAHRUNGEN BEI DER ANWENDUNG DER OSTEOPATHIE

Als ich mich zuerst auf das Feld der praktischen Anwendung begab, hatte ich nichts in Händen. Als zu mir einige jener alten, trockenen, chronischen Fälle kamen, war die *Wissenschaft der Osteopathie* alles, womit ich arbeiten konnte. Alles was ich besaß, um mit dem medizinischen Beruf und dessen damaligen Können zu konkurrieren, war das, was ich an der American School of Osteopathy gelernt hatte. Ich hatte Erfolg und begann bei einigen dieser alten chronischen Fälle Fortschritte zu verzeichnen. Deshalb habe ich gesagt: „Wenn jemand *Osteopathie denken* kann, wird er auch viel darin finden. Spielen Sie nicht mit irgendetwas anderem herum. Graben Sie so lange immer und immer weiter, bis Sie das relevante Problem gefunden haben." Wenn Sie weitergraben, werden Sie das „Eichhörnchen im Baumloch" des Alten Doktors finden. Ich betrachte das kraniale Konzept als das „gerade Mal angedeutete Hervorkommen" dieses Eichhörnchens.

Das Wort *Osteopathie* wurde als Fehlbezeichnung verspottet. Jene, die diese Ansicht vertreten, verstehen Dr. Stills Denkweise und die Wahrheiten in seiner Lehre nicht. Als Dr. Still jenes Konzept „Osteopathie" benannte, zu dessen Ausübung er sich entschloss, sagte er, dass er diese Bezeichnung wählte, da „man bei den Knochen beginnt." Er betrachtete diese Entscheidung als den Geburtstag der Osteopathie. Das war am 22. Juni 1874.

**Erfahrungen mit der Kontrolle der Flüssigkeitsmechanismen**

Denken Sie an die weichen Gewebe und Flüssigkeiten im Körper. Zum Beispiel bei einer Knochenfraktur ist die Anwendung der Kontrolle der Fluktuation der Zerebrospinalen Flüssigkeit wichtig in der Betreuung des Falles.

Ich nutze die laterale Fluktuation der Zerebrospinalen Flüssigkeit, um Ödeme zu verringern, bevor eine Immobilisation, wie zum Beispiel mit Gips, durchgeführt wird. Das unterstützt den chemischen Prozess der Beseitigung von Abfallstoffen um die Bruchstelle herum und es hilft bei der Kallusbildung. Wenn Sie das Ödem erst reduzieren, nachdem der Gips angelegt wurde, kann es Ihnen passieren, dass dieser nach ein oder zwei Tagen fast abfällt. Alle Methoden, die Fluktuation der Zerebrospinalen Flüssigkeit zu einem Stillpunkt zu bringen, können angewandt werden, um die Entspannung der Muskeln und eine Verringerung der Muskelübersäuerung zu fördern. Die normalen chemischen Vorgänge im Körper werden normalerweise wiederhergestellt.

Die Kontrolle der Fluktuation der Zerebrospinalen Flüssigkeit ist auch von Nutzen bei problematischen Erkrankungen der Viszera. Deutliche Auswirkungen hat

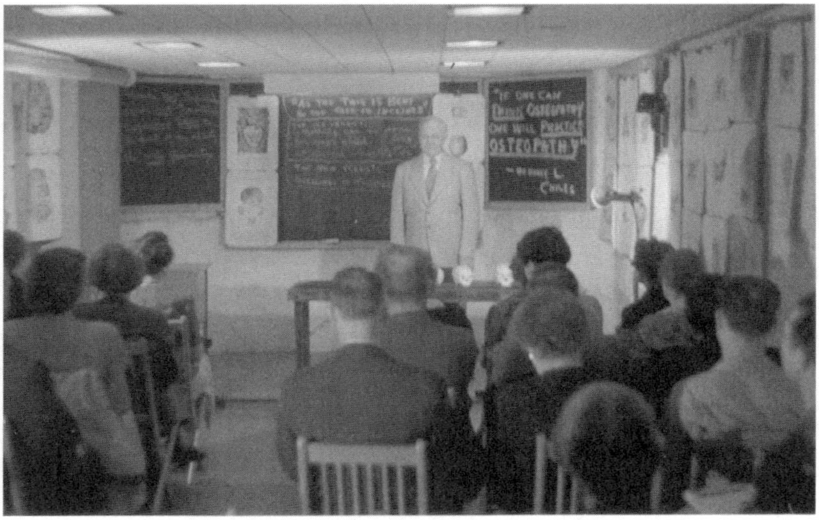

BILD 8: W. G. SUTHERLAND WÄHREND DES UNTERRICHTS, CA. 1950. MAN ERKENNT SUTHERLANDS UNTERRICHTSMITTEL: SCHÄDEL (AUF DEM TISCH), DIE VON SEINER FRAU A. S. SUTHERLAND GEZEICHNETEN ANATOMISCHEN LEHRTAFELN UND DIE TAFELN MIT EINIGEN KERNAUSSAGEN DER KRANIALEN OSTEOPATHIE: „WENN SIE OSTEOPATHIE DENKEN KÖNNEN, SIND SIE AUCH IN DER LAGE SIE ZU PRAKTIZIEREN." ODER „SO WIE DER ZWEIG GEBOGEN WIRD, KRÜMMT SICH DER BAUM."

sie auf Leber, Milz und Bauchspeicheldrüse. Sie dient auch dazu, die Effektivität des Immunsystems zu steigern. Der Patient immunisiert sich selbst gegen eine Infektion, die sich bereits im Körper befindet. In kreislaufbedingten Akutfällen werden Ödeme reduziert, Stauungen aufgelöst und die Blutversorgung an den Orten, an denen sie gebraucht wird, verbessert. Wenn eine Person eine verschlechterte Zirkulation in einem bestimmten Bereich hat und Sie diesen Zustand verbessern wollen, wenden Sie die Kompression des vierten Ventrikels an. Diese Vorgehensweise wirkt auf die betreffenden vasomotorischen Zentren. Bei Erkrankungen der Atemwege habe ich in der Vergangenheit Millers lymphatische Pumpe verwendet. *(Siehe Anmerkung der Herausgeberin auf Seite 123.)* Aber mit der Kompression des vierten Ventrikels habe ich eine Methode zur Hand, die einfacher und effektiver ist, weil ich dabei auf den grundlegenden Kontrollmechanismus einwirke. Ich lasse den Körper des Patienten seine eigene Regulation vornehmen, ganz so, wie es für ihn gerade notwendig ist.

Denken Sie nur einmal an den Wert einer Methode, die Auswirkungen auf die Funktion des Geburtszentrums in der Medulla oblongata hat. Es ist eine einfache Technik, die einen großen Zweck verfolgt – eine Wehenschwäche zu überwinden, und den Geburtsvorgang zu erleichtern. Einige der anderen physiologischen Zentren am Boden des vierten Ventrikels sind ein kardialer Inhibitor und ein kardialer Beschleuniger zur homöostatischen Kontrolle der Herzaktivität.

Die hemmende Kontrolle erfolgt auf parasympathischen Weg: durch den N. vagus. Die Beschleunigung erfolgt über das sympathische Nervensystem. Sie wissen, dass die Vagusnerven den Schädel durch die Foramina jugulares zusammen mit dem neunten und elften Hirnnerv und den inneren Jugularvenen verlassen. Rufen Sie sich in Erinnerung, dass die Foramina jugulares durch die Verbindung von Os temporale und Os occipitale gebildet werden. Wenn es hier zu einem Strain kommt, gibt es offensichtliche Veränderungen von Größe und Form der Foramina jugulares. Ein Entrapment-Syndrom kann die Folge sein.

Weitere physiologische Zentren am Boden des vierten Ventrikels sind ein Zentrum für Schwitzen; ein Temperaturkontrollzentrum; das Atemzentrum; Funktionskontrollen für Niesen und Husten; zudem Zentren für die Regulierung des Speichelflusses, des Erbrechens, des Blutzuckerspiegels und des Verdauungstrakts. Beachten Sie, dass die Nervenkerne der achten Hirnnerven im Truncus cerebri liegen, und dass das Cerebellum über dem Dach des vierten Ventrikels liegt. Folglich sind auch die Funktionen des Hörens, der Gleichgewichtskontrolle und der Körperhaltung in diesem Bereich konzentriert.

Was kann ein Osteopath mehr verlangen, als dass es ihm möglich ist, Kontakt mit einem Bereich von außen aufzunehmen, an dessen Innenseite sich derart viel Regulierungskraft befindet? Wenn die Behandlung für ein klinisch relevantes Problem ansteht, braucht er nur sein Wissen über jene Funktionen anzuwenden, die mit der Medulla oblongata, der Pons und dem Tentorium cerebelli in Zusammenhang stehen. Mit seinen operativen Fähigkeiten, die Fluktuation der Zerebrospinalen Flüssigkeit innerhalb der Fossa cranialis posterior zu lenken, hat er die Zügel geradewegs in seinen Händen. Ich möchte Ihre Aufmerksamkeit darauf lenken, wie nützlich die Kontrolle der Fluktuation der Zerebrospinalen Flüssigkeit ist, wenn Sie chronische Dysfunktionen der Wirbelsäule behandeln. Ich nenne es in alte rostige Gelenke „Öl als Gleitmittel" zu bringen. Ein Mechaniker, der es mit einer alten verrosteten Mutter und Schraube zu tun hat, wird keinen Schraubenschlüssel nehmen, um sie zu drehen. Er gibt zunächst einen oder zwei Tropfen Öl darauf, die sich zwischen den Windungen verteilen. Nachdem das Öl einwirken konnte, nimmt er lediglich seine Finger, um Mutter und Schraube zu drehen und verletzt dann weder die Windungen der Mutter noch jene der Schraube. Indem Sie die Tide auf jene kurze rhythmische Periode und zu jenem wichtigen Austausch zwischen allen Körperflüssigkeiten verlangsamen, können Sie besagte chronische Zustände schrittweise so einölen, dass sie zum normalen funktionellen Zustand zurückkehren. Eine Fibrose verschwindet so ebenfalls langsam, und allmählich bildet sich wieder normales muskuläres Gewebe.

Sie können die Tide vom Sakrum aus untersuchen, wenn Sie einen Fall vor sich haben, bei dem ein Schlaganfall zu drohen scheint, eine akute Kopfverletzung oder möglicherweise ein Schädelbruch vorliegt. [Es handelt sich hierbei um Fälle, in denen es als nicht sicher erachtet wird, den Schädel direkt zu behandeln. – Hrsg.] Mithilfe des Sakrum bringen Sie die Fluktuation der Tide herunter auf jene kurze rhythmische Periode und schaffen damit eine Möglichkeit der Ruhe. In Rest and Pain schreibt Hilton:

> „Ich denke, dass die Art und Weise, wie man eine äußere Verletzung behandelt, uns auch darauf hinweist, wie man möglichst bei einer Gehirnerschütterung vorgehen sollte. Hier sollte zweifellos unsere Pflicht liegen: dem Gehirn absolute Ruhe zu verschaffen; sich zu verlassen auf... die Kraft der Natur, die Verletzung oder Störung zu reparieren; Stimulanzien zu vermeiden, die eine unmittelbare Reaktion hervorrufen, und sehr dazu neigen, Schaden anzurichten..."[65]

**Erfahrungen mit ligamentären Gelenkmechanismen**

Als ich im Jahre 1920 Mitglied im ersten House of Delegates der American Osteopathic Association war, blieb mir nur wenig Zeit außerhalb des Konferenzraumes. Dennoch benutzte ich jede Gelegenheit, um H. Virgil Halladay D. O. damals Professor der Anatomie an der American School of Osteopathy in Kirksville, Missouri, aufzusuchen. Er hatte ein kleines Buch mit dem Titel *The Applied Anatomy of the Spine* geschrieben, welches auf jenem speziellen anatomischen Modell basierte, das er zur Konferenz mitbrachte.[66]

Das Modell bestand aus sämtlichen Knochen des Beckens, der Wirbelsäule und des Thorax, durch Bänder zusammengehalten und so präpariert, dass sie federnd und funktionsfähig erhalten blieben. Die gesamte Muskulatur war entfernt worden.

Während ich das Modell studierte, pflegte ich die Ossa ischii federnd zusammenzudrücken, um zu studieren, wie die iliosakralen Gelenke funktionierten. Sobald ich die Sitzhöcker zusammenschob, bewegten sich die Ilia im oberen Bereich auseinander. Wenn ich die Sitzhöcker auseinander zog, kamen die Ilia im oberen Bereich zusammen. Ich sah, dass die Bänder das Becken zusammenhalten und auch den Bewegungsradius in diesem Bereich regulieren.

Durch das Studium des ligamentären Gelenkmechanismus im Becken lernte ich genug, um mit der Nadel und den Methoden der ambulanten Proktologie innerhalb meiner eigenen Profession konkurrieren zu können. Was geschieht, wenn Sie die Gewebe im kleinen Becken zusammendrücken? Was geschieht, wenn Menschen auf das Gesäß fallen und das Colon ascendens oder das Sigmoid unten im kleinen Becken blockieren? Sehen Sie einen Zug auf die Faszien? Oder Schwierigkeiten beim venösen Rückfluss aus den Venen des Beckens? Oder einen Strain des Diaphragma pelvis, auf Grund dessen sich Hämorrhoiden, ein Gebärmutterprolaps oder eine Prostata-vergrößerung entwickeln können? Mit dieser Sichtweise der Anatomie, indem ich wie Dr. Still *Osteopathie dachte*, entwickelte ich mehrere Methoden, die ich die „Schoß-Techniken" nannte. Dabei saß ich vor der Behandlungsbank und ließ den Patienten

---

65. Dieses Werk erschien erstmals im Jahre 1863. John Hilton, *Rest and Pain*, Hrsg. E. W. Walls, Elliot E. Philipp und H. J. B. Atkins (London: J. B. Lippincott Company, 1950), Seite 52.
66. Virgil Halladay, *The Applied Anatomy of the Spine* (Kirksville, MO: Journal Printing Company, 1920).

sich auf meine Knie setzen. Nun musste ich nur noch abhängig vom Beckenbefund die Ossa ischii zusammen- bzw. auseinanderziehen. Es ist einfach, aber um ein guter Mechaniker zu sein, müssen Sie etwas über den Mechanismus wissen.

Etwa um diese Zeit war bei den Osteopathen neues Interesse an Fußproblemen erwacht. Viele dachten sich Techniken für den Mechanismus der Füße aus. Wenn Sie schmerzhafte Fußprobleme erfolgreich diagnostizieren und behandeln können, haben Sie schon einiges über den Mechanismus des lebenden menschlichen Fußes verstanden.

Ich habe Therapeuten gesehen, die das Os cuneiforme laterale attackierten und versuchten, es mit Gewalt an den richtigen Platz zu schieben oder es mithilfe der Zehen herauszuziehen, wenn es abgesunken war.

Wenn Sie aber den Mechanismus und den Platz des Os cuneiforme laterale im Mechanismus begreifen, können Sie sich einfach in dieses Gebiet begeben und spüren, wann Sie den Balancepunkt erreicht haben. Sie brauchen sich lediglich in Erinnerung rufen, dass die Bänder einen bestimmten Bewegungsradius zulassen. Es ist einfach, ihnen die Neuanordnung der Knochen zu überlassen. Sie können auch die Funktion jenes kleinen Lig. talocalcaneum wahrnehmen und sehen, dass Sie es zur Wiederherstellung der Beziehungen zwischen Talus und Calcaneus nutzen können.

Das Bein ist ein membranöser Gelenkmechanismus. Ebenso der Unterarm. Es gibt dort die Membrana interossea cruris und entsprechend die Membrana interossea antebrachii. Sie können diese Membranen wie die Bänder zum Wiederherstellen der Beziehungen zwischen den Knochen nutzen. Dies liegt daran, dass sie in ihren lokalen Mechanismen wie Bänder funktionieren.

Dr. Still erteilte mir einmal zusammen mit dem Rest unserer Klasse eine Lektion. Ein Mitstudent war in einen rostigen Nagel getreten. Die übliche Wundversorgung und Reinigung war durchgeführt worden, aber die Wunde wollte nicht heilen. Sie begann sich zornig rot zu verfärben, also riefen wir den Alten Doktor. Er sagte: „Ihr verdammten Narren!" Und das waren wir auch. Wir hatten keinen Gedanken daran verschwendet, dass der Patient sein Bein nach oben zurückgezogen hatte, als er auf den Nagel getreten war. Was war geschehen? Die kleine Articulatio tibiofibulare proximalis zeigte nach posterior und das Gelenk am distalen Ende in die entgegengesetzte Richtung. Aus diesem Grunde war die Blutversorgung unten im Fuß gestört, an welchem der rostige Nagel seinen Schaden angerichtet hatte. Das anhaltende Problem war nicht der Nagel oder die ursprüngliche Wunde, sondern das, was geschehen war, als der Patient plötzlich seinen Fuß zurückzog. Dies verursachte einen membranösem Gelenkstrain zwischen Fibula und Tibia. Es lag ein Strain an beiden Seiten vor, der auch einen Strain der Membrana interossea dazwischen verursachte.

Sie können die zwei Enden der Fibula anfassen und die beiden Knochen durch die Aktion der Membrana interossea cruris ausbalancieren. Die Membrana interossea antebrachii wird ebenfalls für Sie arbeiten, sobald Sie den Mechanismus mittels zweier Kontaktpunkte ausbalancieren.

In gleicher Weise können Sie mit der Clavicula, die auch zwei gelenkige Ansätze hat, arbeiten. Die Clavicula kann möglicherweise am sternalen Ende nach innen und am akromialen Ende nach außen gekippt sein oder umgekehrt. Während der Patient sitzt, brauchen Sie lediglich jeweils einen Daumen unter die beiden Enden der Clavicula zu schieben, den Patienten zu bitten, sich nach vorne zu beugen und auf diese Weise beide Enden zu liften. Die Bänder sorgen für den Ausgleich. Aus diesem Grunde behandele ich Dysfunktionen der Fibula über einen Kontaktpunkt an beiden Enden. Es handelt sich um eine doppelte Dysfunktion, so wie sie auch im Unterarm vorkommen kann. Speiche und Elle bilden zusammen ein doppeltes Drehgelenk. Wenn beide Enden einem Strain ausgesetzt sind, wird die Membrana interossea dadurch nicht nur auch überlastet, sondern sie ist auch der Mittler, um den Strain mittels unserer zweier Kontaktpunkte aufzuheben. (Beschreibung und Illustration dieser Techniken, siehe Anhang.)

Wenn ein Patient an der Ansatzstelle des M. deltoideus über Beschwerden klagt, betrachten Sie den Ursprung des Muskels sowohl auf die Clavicula als auch auf der Scapula. Sie erkennen, dass diese Art von Dysfunktion weniger eine Irritation des N. axillaris ist, als eine Verdrehung der Muskelsehne. Sie spüren das In-sich-Verdrehte des Muskels und eine Abstandsänderung zwischen Ursprung und Ansatz.

**Das Schrauben-Mutter-Prinzip**

Es gibt ein mechanisches Prinzip, das ich besonders nützlich finde, wenn es um die Gelenkverbindungen zwischen den Wirbeln und den Rippenköpfchen geht. Es handelt sich um das Prinzip von Schraube und Mutter. Was ist einfacher, als die Mutter auf die Schraube oder die Schraube in die Mutter zu drehen? Oft ist der Patient selbst die Mutter. Dies trifft dann zu, wenn der Patient durch seine Position mitarbeitet und Sie als Therapeut die Schraube festhalten können, während der Patient die Mutter dreht. Rippen sind beispielsweise Knochen, die man leicht erreicht und die gehalten werden können.

Einige Wirbel besitzen zwei Gelenkflächen für die Rippen. Auf was achten wir, wenn wir uns mit den Rippen beschäftigen? Schauen wir uns die Winkel an? Falls ja, das ist nicht besonders hilfreich. Der Vorgang der Rotation erfolgt am Rippenköpfchen innerhalb der Gelenkfläche des Wirbelkörpers.

Das Rippenköpfchen steht oft nach vorne und ist assoziiert mit einer so genannten anterioren spinalen Dysfunktion. Bei Ihrem Versuch, sie zu korrigieren stellen Sie möglicherweise fest, dass Sie die betreffende Rippe nicht bewegen können.

Wenn Sie die Wirbelkörper festhalten und den Patienten bitten, sich wegzudrehen, halten Sie die Mutter und der Patient dreht die Schraube, nämlich das Rippenköpfchen. Sie können die Rippe auch halten und den Patienten die Wirbelsäule drehen lassen. Egal auf welche Art, Sie und der Patient bringen die Bänder dazu, die Knochen so zu bewegen, dass sie aus eigenem Antrieb wieder in ihre normalen Beziehungen zueinander gelangen. (Eine genauere Beschreibung dieser Behandlung, siehe Anhang.)

Durch den Einfluss des sympathischen Nervensystems, über die Grenzstrangganglien, welche auf die Korrektur der Strains zwischen Wirbelkörper und Rippen reagieren, mangelt es dem Osteopathen nicht an Möglichkeiten, dem Körper des Patienten zu helfen, seine normalen Lebensprozesse wieder zu reorganisieren.

# 15. OSTEOPATHIE IN DER ALLGEMEINMEDIZIN: EINIGE ALLGEMEINE BEHANDLUNGSMETHODEN

Durch das Betrachten von leblosen Körpern im anatomischen Labor können wir viel lernen. Aber wenn es dann an der Zeit ist, sich in unserer Arbeit mit dem lebendigen Körper zu beschäftigen, müssen wir unsere Vorstellungskraft bemühen. Wir arbeiten als Osteopathen und haben dabei den traditionellen Grundsatz vor Augen, dass die Tendenz im Körper des Patienten immer in Richtung Normalität geht. Die selbstregulierenden, selbstkorrigierenden und selbstheilenden Vorgänge sind gewöhnlich erfolgreich. Daher wollen wir in unserer Art zu denken ein vollkommenes und präzises Wissen haben, welches auf dem vollkommenen lebendigen Körper beruht. Das ist notwendig, um ein klares Bild der Normalität, insbesondere der intrakranialen und intraspinalen Mechanismen, zu bekommen.

Wenn etwas im Körper nicht stimmt, ist es meist entweder ein zu viel oder ein zu wenig von dem, was normalerweise vor sich geht. Viele Patienten wissen einiges über den menschlichen Körper und seine mechanischen Prinzipien. Sie wissen, ob Sie den Mechanismus verstehen oder nicht, besonders wenn sie ein Problem haben, das Schmerzen bereitet. Sie kommen zu Ihnen, wenn sie ein Problem haben und nicht damit fertig werden, es also nicht durch Ruhe und mit der Zeit verschwindet. Es gibt in der Wissenschaft der Osteopathie viel zu entdecken, wenn man mit jenen Kräften im Körper arbeitet, welche die Heilungsprozesse in Gang setzen. Es ist besser, mit diesen Kräften zu arbeiten, als irgendwie von außen einzuwirken.

Die Atmung des Patienten ist ein Prozess, der ständig stattfindet. Sie wird mit Ihnen zusammenarbeiten, sobald Sie einen Gleichgewichtszustand in der Funktion der Bänder, Membranen und Faszien herstellen.

Sie können Haltungskooperation dazunehmen und den Patienten für Sie die Korrektur durchführen lassen.

Übergehen Sie die alten chronischen Bereiche nicht, welche durch Fibrosierung statisch und unbeweglich sind. Erspüren Sie die Geschichte, die Ihnen das Gewebe erzählen kann und lassen Sie sich die damit verbundene Krankengeschichte so gut wie möglich erzählen. Patienten neigen dazu, sich an die wichtigen Ereignisse zu erinnern, nachdem Sie an einem alten Problem gearbeitet haben. Ordnen und verstehen Sie die Details der Geschichte, so wie sie der Patient erzählt, und setzen Sie alles in Bezug zu dem, was Sie bei einer strukturellen Untersuchung vorfinden. So kommen Sie schließlich zu einer Interpretation, die Ihnen eine Diagnose liefert, mit der Sie arbeiten können. In diesem Fall haben Sie eine wissenschaftliche Grundlage für Ihren Behandlungsplan. Außerdem haben Sie damit auch eine Grundlage für eine Prognose.

Bei jedem Besuch können Sie beurteilen, was im Problembereich des Patienten passiert ist und was dort nicht geschehen ist. Sie verstehen, dass Sie ein Mechaniker der Körperflüssigkeiten und auch der knöchernen Gewebe sind, die ebenfalls aus

Flüssigkeit bestehen. Sie sind zum Apotheker geworden, da Ihre Behandlungen die Chemikalien in „Gottes Apotheke" mischen, wie es Dr. Still nannte. Wir müssen zur *Wissenschaft der Osteopathie* zurückkehren. Wir können nirgendwo anders hingehen. Wir haben großartige Möglichkeiten in unserer Arbeit für die leidende Menschheit. Ich sage Möglichkeiten, weil wir keine Wunder vollbringen.

Bei der Korrektur bestimmter Probleme können Sie wie Operateure sein; Operateure, die kein Blut vergießen. Es ist eine Kunst; die Kunst, im Sinne von Dr. Stills Wissenschaft der Osteopathie zu praktizieren. Wenn Sie feststellen, dass ein Faszienmechanismus nach unten zieht, anstatt sich anzuheben, studieren Sie was oberhalb und was unterhalb davon geschehen ist. Die ventralen Faszien sind an der Wirbelsäule befestigt, oberhalb ihres Funktionsbereichs. Wenn Sie eine Dysfunktion zwischen den Rippenköpfchen und ihren Gelenkverbindungen mit den Wirbelkörpern vorfinden, können Sie auf eine sehr alte Blockierung stoßen. Dies findet man oft im oberen Bereich des Thorax. Die wirksamste Vorgehensweise, um hier eine Veränderung zu erreichen, liegt in einer Behandlungsreihe, welche die Kooperation des Patienten und den Gebrauch von „Öl als Gleitmittel" einschließt. Solch eine Behandlungsreihe darf man nicht mit dem wiederholten Durchkneten des weichen Gewebes vergleichen, welches lediglich Folgen bekämpft, namentlich die Auswirkung chronischer Muskelverspannung oder Kontraktur. Ein gewaltsames „Aufbrechen" der schützenden Muskelkontraktion und Fibrose wird nicht von dauerndem Nutzen sein, da es der Rückentwicklung des Prozesses keinen zeitlichen Spielraum lässt.

Nehmen Sie die Lig. longitudinale anterior und posterior, die vom Proc. basilaris des Hinterhaupts zum Sakrum verlaufen und die Wirbelkörper und die Disci intervertebrales zu einer segmentierten flexiblen Stange verbinden. Betrachten Sie im Anschluss daran die Gelenke in den Wirbelbögen, die den Bewegungsspielraum zwischen den einzelnen Wirbelkörpern beschränken. Sie sehen hier die muskulären Mittler des Rückens, welche die Wirbelsäule bewegen und ihren Bewegungsradius regulieren. Sie erkennen ebenfalls, dass diese Muskeln die Gelenke schützen.

Beachten Sie die Funktionen des Thorax, der die Wirbelsäule stützt und den Raum für Herz und Lunge schafft. Sehen Sie die Crura diaphragmatica, die am Lig. longitudinale anterior befestigt sind und die Wirbelsäule mit jedem Atemzug bewegen, egal ob Sie schlafen oder wach sind. Ich versuche, Sie alle dazu zu bringen, *Osteopathie zu denken* und sowohl den haltungsbedingten, willkürlichen und sekundären Teil der Beweglichkeit zu erkennen als auch den Teil, der unwillkürlich und primär ist.

Wir haben bei unserem *Osteopathischen Denken* herausgefunden, dass es im Becken eine unwillkürliche Bewegung gibt, die mit der unwillkürlichen Bewegung im Schädel zusammenhängt. Wir wissen, dass es im Becken keine muskulären Verbindungen zwischen Sakrum und Ilia gibt. Wir finden hingegen eine muskuläre Verbindung vom Sakrum zum Trochanter major femoris und darunter den N. ischiaticus. Wir verfügen mittels des Muskelsystems über eine haltungsbedingte Mobilität.

## AUSGEGLICHENE LIGAMENTÄRE SPANNUNG ERREICHEN

*Anmerkung der Herausgeberin: Man bezeichnete Dr. Sutherlands Behandlungsmethoden in Bereichen außerhalb des Schädels als „allgemeine Techniken". Dr. Howard Lippincott schrieb einen Artikel, der einige dieser Techniken beschreibt. Die Fotografien von Dr. Sutherland bei der Demonstration von diesen Techniken, die den Artikel illustrieren, wurden von Dr. Lippincott aufgenommen.*
*Dieser Artikel ist als Anhang in diesem Buch enthalten. Viele der Techniken, die im restlichen Teil dieses Kapitels beschrieben sind, sind auch mit einem Hinweis auf den Anhang versehen.*

### Das Becken: Schoß-Technik

In allen Fällen einer vergrößerten Prostatadrüse stellte ich bei der Untersuchung des Beckens fest, dass die Ossa ischii zu nahe beieinander standen. Zur Behandlung eines solchen Zustands verwende ich die Methode, die ich als Schoß-Technik bezeichne. Dabei lassen Sie den Patienten sich auf ein Kissen und auf Ihre Knie setzen. Dann nehmen Sie Ihre Knie etwas auseinander. Falls Sie noch mehr für den Ausgleich des ligamentären Gelenkmechanismus im Becken mithilfe der Schoß-Technik tun wollen, heben Sie einfach die Ferse auf der Seite, auf der Sie den Beckenknochen kontrollieren wollen. So können Sie gut in Kombination mit dem Auseinandernehmen oder Zusammenschieben Ihrer Knie beide Beckenknochen kontrollieren. Sie können beide Fersen nur ein bisschen anheben und so das Becken kippen. Ihre Hände haben Sie frei, um andere Berührungspunkte herzustellen. (Siehe Anhang und Abbildung A.12-14.)

Wenn der Patient sich auf das Kissen auf Ihre Knie gesetzt hat, bitten Sie ihn um Mitarbeit. Der Patient legt seine Hände auf die Behandlungsbank, während Sie das Becken mit Ihren Knien und Händen führen. Indem Sie eine Ferse ein wenig anheben, bewegen Sie diese Seite des Beckens nach oben, und auch indem Sie ein Knie lateral oder medial bewegen, können Sie die Position kontrollieren. Ihre Hände haben Sie frei, um zusätzlich zu diesem Einfluss von unten zu führen. Wenn Sie den Patienten bitten, sich mit den Ellenbogen auf die Behandlungsbank zu stützen, können Sie die Konturen seiner Wirbelsäule betrachten und ihn dann bitten, mit seinen Ellenbogen von Ihnen wegzulaufen. Diese Kombination, wenn der Patient auf seinen Ellenbogen über die Behandlungsbank läuft, während der Behandler die Beckenknochen zurückhält, ist eine Möglichkeit, das Sakrum in Richtung Kopf anzuheben. Dies ist eine sehr hilfreiche Anwendung bei einem Spasmus der Psoasmuskulatur bei Erwachsenen oder Kindern. Bei Kleinkindern kann diese Methode direkt auf der Behandlungsbank angewendet werden. In der Tat gibt es zahlreiche Kombinationen, die bei der

Anwendung der Schoß-Technik von praktischem Nutzen sind, um eine ausgeglichene ligamentäre Spannung zu erreichen. Korrekturen werden unter der Leitung des Behandlers und mittels aktiver Patientenkooperation vorgenommen.

**Die unteren Extremitäten**

Sie können das Prinzip des Fulkrum und der Haltungskooperation auch bei der Behandlung von Tibia- oder Fibula-Dysfunktionen am Knie nutzen. (Siehe Anhang und Abbildung A.34-35.) Der Patient legt den betroffenen Unterschenkel über das andere Knie. Das Fulkrum befindet sich am Auflagepunkt des Unterschenkels aufliegt. Der Behandler sitzt etwas niedriger vor dem Patienten. Er ergreift das proximale Ende der Fibula mit einer Hand und das distale Ende mit der anderen. Dann legt der Patient seine übereinandergelegten Hände auf das Knie und schiebt es Richtung Boden, während er den Fuß dorsal flektiert. Dieses kombinierte Manöver wirkt über dem Fulkrum, um so die Beziehungen von Tibia, Fibula und Femur wieder auszubalancieren.

Auf ähnliche Weise können Sie die Mitarbeit des Patienten mit dem Gebrauch eines Fulkrum bei der Behandlung einer ligamentären Gelenkstrains am Hüftgelenk kombinieren. (Siehe Anhang und Abbildung A.32-33.) Der Patient sitzt auf der Behandlungsbank, der Behandler vor ihm. Der Behandler schafft das Fulkrum, indem er seine flache Hand an der medialen Seite des Oberschenkels so nah wie möglich am Gelenk platziert. Der Patient legt seinen Unterschenkel auf den anderen Oberschenkel und seine Hände auf das dazugehörige Knie. Dann lehnt er sich nach vorne, lässt sich in einer Kreisbewegung zur Seite und nach hinten fallen, und kommt wieder nach vorne, während der Behandler sein Gewicht in den Kontaktpunkt an der Oberschenkelinnenseite nahe des HüftGelenkes legt. Oder der Patient kann sich um seinen Femur herum in die andere Richtung bewegen, je nachdem, ob der Strain in Innen- oder Außenrotation auftrat. Dies ist eine weitere Art, das Prinzip von Schraube und Mutter zu gebrauchen. Sie halten die Schraube (den Femur) und der Patient dreht die Mutter (das Acetabulum). Ich lernte diese Vorgehensweise vom Alten Doktor. Er kannte die anatomisch-physiologischen Mechanismen dermaßen gut, dass er in der Lage war einen Patienten, egal wo er diesem begegnete, gegen einen Baum oder gegen irgendetwas anderes zu lehnen, und das betreffende Problem geschickt zu korrigieren.

**Die oberen Extremitäten**

Der Unterarm ist ein membranöser Gelenkmechanismus mit zwei Drehgelenken. Während das distale Gelenk sich in Pronation und Supination dreht, erlaubt die Articulatio radioulnaris proximalis eine zeitgleiche Drehung des proximalen Radiusköpfchens. Bei einem membranösen Strain dieser Gelenke setzen Sie sich hin und bitten Ihren Patienten, Ihnen gegenüber Platz zu nehmen. Sie ergreifen das Radiusköpfchen am proximalen Gelenk mit Daumen und Zeigefingern. Am distalen Ende halten Sie den Radius mit Ihrer anderen Hand. Lassen Sie dann den Unterarm von diesen zwei Griffen aus hängen und erlauben Sie der Membrana interossea radioulnaris, die normalen Beziehungen wiederherzustellen. Alternativ können Sie den Radius proximal anfassen und die Ulna distal, sodass Sie zwischen den beiden einen Gleichgewichtszustand etablieren können. (Siehe Anhang und Abbildung A.24) Lassen Sie den Patienten anschließend den Ellbogen beugen und strecken, während Sie das Gleichgewicht halten. Lassen Sie den Patienten die Arbeit machen. Das ist viel wissenschaftlicher, als mit einem Ruck herumzupfuschen.

Lassen Sie Ihren Patienten den Ellenbogen in Pronation und Supination hin und her drehen und fühlen Sie, wie einfach es ist, einige dieser Dysfunktionen des Radius zu korrigieren. Eine Tendosynovitis, auch Tennisarm genannt, ist ein solcher Fall. Es handelt sich dabei nicht um eine einzige Dysfunktion, sondern um eine doppelte Dysfunktion, die deutlich herunterreicht bis zur distalen Gelenkverbindung. Eine Dysfunktion am Ellenbogen zwischen Os olecrani und Humerus ist ebenfalls möglich. Wird der Ellbogen gebeugt, passt der Proc. coronoideus in die Fossa coronoidea. Wird der Arm gestreckt, passt der Proc. olecrani in die Fossa olecrani. Daher sollte die Ulna, wenn sie ihrer Beziehung zum Humerus behandelt wird, am Ellbogen rechtwinklig eingestellt werden.

Wenn Sie das nächste Mal mit einer jener schwierigen Situationen konfrontiert werden, in denen der Patient den Ellbogen weder sehr weit beugen noch strecken kann, versuchen Sie den Punkt zu finden, an dem Sie gerade noch die Ulna nach unten ziehen können und lassen Sie anschließend die Bänder die Ulna wieder auf ihren Platz bringen. (Siehe Anhang und Abbildung A.23.)

Die Bänder werden das für Sie übernehmen. Sie müssen den Mechanismus verstehen, um das Problem zu verstehen und es mit seinen eigenen mechanischen Möglichkeiten behandeln können. Wenn Sie die Ulna rechtwinklig anbeugen, können Sie den Proc. so berühren, dass Sie ihn an einem gewissen Punkt einfach nur in die richtige Stellung herauszuziehen brauchen. Mit dem Proc. olecrani innerhalb seiner Fossa können Sie die betreffenden Teile nicht in ihre richtige Position bringen.

Nutzen Sie das gleiche Prinzip für ein Problem am anderen Ende des Humerus, nämlich für die Behandlung des Art. humeri. Sie brauchen nur den Mechanismus zu verstehen, wie man ein Fulkrum unter dem Humerus benutzt. Schaffen Sie ein Fulkrum, indem Sie Ihre Hand nahe am Gelenk zwischen Arminnenseite und der

Seite des Thorax platzieren. Lassen Sie Ihren Patienten seine Hand auf die andere Schulter legen, was den Arm über das Fulkrum nimmt. Er kann den Ellbogen langsam anheben oder absenken. Dies wird es Ihnen erlauben, eine Position der ausgeglichenen ligamentären Spannung im Art. humeri zu finden und die Bänder werden die Arbeit übernehmen.

**Die Clavicula**

Wie schon erwähnt, ist die Clavicula ein Knochen, der an beiden Enden ein Gelenk hat. Eines befindet sich am sternalen und das andere am akromialen Ende. Das Lig. coracoclaviculare dient als Fulkrum, wenn Sie einen Daumen an jedem Ende unter die Clavicula platzieren und nach oben schieben, indem Sie sich mit Ihrem Gewicht in Ihre Daumen hineinlegen, während sich der Patient von seiner sitzenden Position aus nach vorne lehnt. Auf diese Weise wird das Gewicht sowohl des Patienten als auch des Behandlers mit die Clavicula um das Fulkrum herum im Gleichgewicht gehalten. Der Patient bewegt die gegenüberliegende Schulter nach hinten und dreht so das Sternum weg. Die natürliche Atmung reicht zur respiratorischen Mitarbeit. Schnell ist die Clavicula entlastet und steht wieder in richtiger Beziehung zu Sternum und Scapula. (Siehe Anhang und Abbildung A.18.)

Der Behandler stellt vor und nach der Behandlung eine Diagnose, indem er die Orientierungspunkte an den sternalen Enden beider Claviculae miteinander vergleicht. Während der Behandlung geschieht eine Korrektur von Fehlstellungen der Clavicula in allen drei Dimensionen. Bei Grünholzfrakturen an der Clavicula junger Menschen wird der Knochen sich möglicherweise schon korrigieren, wenn sich das Gewicht des Behandlers auf seine an beiden Enden platzierten Daumen legt. Selbstverständlich sollte eine angemessene orthopädische Behandlung durchgeführt werden, um die Reduktion aufrechtzuerhalten.

**Der Thorax: die Rippen**

Die oberen Rippen werden oft überlastet, wenn eine Person etwas hochhebt oder zu weit greift, während sie sich in einer Position befindet, in der die Arme über Schulterhöhe angehoben sind. Dies kann im Stehen oder beim Bücken geschehen. Gewöhnlich stehen bei einem Strain die Rippen nach oben und hinten. Dies verursacht eine Traktion auf den M. serratus anterior, der auf die Rippe oder die Rippen einwirkt. Möglicherweise muss man den Muskel behandeln, noch bevor man das Rippenproblem angeht. Meist gibt es eine Muskelverspannung unterhalb der Scapula, die dazu neigt, die Rippe oder Rippen in ihrer Fehlstellung zu fixieren. (Siehe Anhang und Abbildung A.7-10.)

Der Behandler kann hier eine Technik im Sitzen oder auch im Stehen anwenden. Von vorne sich annähernd legt der Behandler die Finger einer Hand vorsichtig und sanft unterhalb der Schulter unter die Scapula. Seine Finger gehen dabei so weit wie möglich nach hinten und fixieren die betreffende Rippe oder Rippen. Seine andere Hand liegt über dem Acromioclaviculargelenk. Der Patient wird daraufhin gebeten, sich gegen den Behandler zu lehnen und die gegenüberliegende Schulter zuerst nach vorne und dann nach hinten zu nehmen. Der Behandler führt die Bewegung, wobei er aufmerksam darauf achtet, was an den Facettengelenken der Wirbelsäule vor sich geht.

Während sein subscapularer Kontakt allmählich nach hinten unter die Scapula wandert, findet der Behandler gewöhnlich eine Kontraktion der Fasern des M. serratus anterior vor. Vor der Korrektur der Rippe sollte ein solcher Zustand behandelt werden, indem man die Scapula nach außen nimmt. Dysfunktionen der unteren Rippen können gut mit dem Patienten stehend oder aufrecht sitzend behandelt werden

Um Strains dieser Art vorzubeugen, empfehlen Sie Ihren Patienten, eine Überdehnung zu vermeiden, indem sie mit ihren Armen nicht höher als auf Schulterhöhe arbeiten. Mit angebeugten Ellenbogen kann eine Arbeit oberhalb des Kopfes durchgeführt werden. Wenn die Aufgabe in dieser Haltung nicht durchzuführen ist, sollten sie sich anders positionieren.

**Technik im Stehen: Becken, Wirbelsäule, Viszera**
*Anmerkung der Herausgeberin: Dieser Abschnitt wurde aus Dr. Sutherlands schriftlichen Aufzeichnungen erarbeitet.*[67]

Viele Strains im unteren, mittleren und oberen Rückenbereich geschehen, während man steht oder sich bückt. Hier ist eine Technik zur Reduzierung dieser Spannungen mit einem Minimum an Energieeinsatz und einem maximalen Effekt angebracht. Eine solche Technik lässt sich durchführen, während der Patient steht. Lumbale Dysfunktionen, die sich während des Stehens oder Bückens ereignet haben, sind keine echten iliosakralen Dysfunktionen oder Strains der Wirbelsäule. Ein Patient in dieser schlimmen Lage humpelt gewöhnlich mithilfe eines Stocks in die Praxis. Seine Haltung ist übertrieben gebeugt, mit dem Rumpf in einer Sidebending/Rotation-Position. Er zeigt auf den unteren Rücken und spricht von Schmerzen im Lendenbereich und im Bereich des iliosakralen Gelenks.

Dies sind sekundäre Anzeichen einer primär femoroacetabularen Dysfunktion oder Verdrehung der Hüftkapsel, die durch den M. psoas major und den M. iliacus verursacht wird. Die Sehne des M. iliopsoas läuft quer über den Rand des Beckens, um am Trochanter minor des Femur anzusetzen. Eine Reduktion der iliosakralen Dysfunktionen und der Dysfunktionen im Lumbalbereich, welche einfach nur

---

[67]. Entnommen und bearbeitet aus: Sutherland, Behandlung am stehenden Patienten und Behandlung des iliosakralen Gelenks im Stehen, *Einige Gedanken*, Seite 89-91 und 93-95.

Folgen sind, bringt selten eine Rückkehr zur normalen Körperhaltung. Der Patient hinkt oft ebenso hinaus, wie er hereinkam. Die Verdrehung der ligamentären Kapsel des HüftGelenkes persistiert und erhält den Zug des M. psoas major und des M. iliacus aufrecht, wodurch eine Rotation der Lendenwirbel verursacht wird. Um solche Strains zu vermeiden, bitten Sie Ihren Patienten, sich möglichst nicht in gedrehter Haltung zu bücken oder in gebückter Haltung zu drehen. Bevor sie ihre Haltung verändern, sollten sie zunächst in die neutrale Position zurückkehren.

Da die Dysfunktion im Mechanismus des Hüftgelenkes im Stehen oder beim Bücken aufgetreten ist, reagiert sie gut auf eine Technik, die in der gleichen Körperhaltung angewendet wird. Ich sorge dafür, dass der Patient im Stehen seinen Arm auf eine Stuhllehne oder ein anderes Möbelstück legen kann. Der Behandler sitzt auf einem Stuhl oder Hocker auf der Seite der Hüftdysfunktion.

Der Behandler fixiert den Trochanter mit einer Hand. Die Finger der anderen Hand fassen die Sehne des M. iliopsoas ansatznah. Der Patient wird dann angewiesen, sich nach vorne und hinten zu rotieren. Dieses Verfahren nutzt das Prinzip des Drehens einer Mutter auf eine Schraube – das heißt, das Drehen des Acetabulums auf dem Femurkopf. So erbringt der Patient die maximale und der Behandler die minimale Anstrengung beim Fixieren von Knochen und Sehne, wobei der Behandler mithilfe seines ausgebildeten Tastsinnes führt.

Die sekundäre iliosakrale Dysfunktion wird im Stehen behandelt, wobei der Behandler sitzt und den Beckenknochen festhält, während der Patient sich dreht oder zur Seite neigt und das Knie der gegenüberliegenden Seite beugt und dann wieder streckt. [Der Beckenknochen kann mit einer Hand auf dem Scheitelpunkt des Os Ilium und mit der anderen Hand am Tuber ischiadicum fixiert werden – Hrsg.] Die iliosakralen Dysfunktionen werden behandelt, während der Behandler noch sitzen bleibt. Eine Hand wird vorne um das Becken herum zum Scheitelpunkt des Ilium herumgeführt. Der Patient wird im Anschluss daran gebeten, die Füße fest am Boden zu halten, sein Gewicht mit den Armen abzustützen, das Becken nach hinten zu schieben und es von einer Seite zur anderen zu drehen, während der Behandler die betreffenden Teile in ihre richtige Haltungsposition führt.

Dysfunktionen im mittleren und oberen Rückenbereich können ebenso in stehender Position behandelt werden. Diese Haltung sorgt für eine normale entspannte Mobilität in allen Gelenken der Wirbelsäule. Der Behandler hält seine Kontakte im Bereich der Dysfunktion mit seinen Fingern. Der Patient wird gebeten sich zu beugen, zu strecken oder zur Seite zu beugen, je nach den Merkmalen des Problems.

Der Einsatz von Haltungskooperation beim Patienten kann dazu beitragen, gesenkte Viszera im Stehen wieder zu liften. Der Behandler legt seine Hände unter das betreffende Organ und der Patient wird gebeten, sich auf Zehenspitzen zu stellen, das Becken vor und zurück zu schieben und schließlich die Fersen wieder auf den Boden zu setzen.

Ich habe schon erwähnt, dass es keine muskulären Mittler gibt, die für die unwillkürliche Beweglichkeit der Schädelknochen an den Suturen verantwortlich sind. Ich sagte auch, dass die Bewegung an den iliosakralen Gelenken ebenso unwillkürlich ist, da es keine muskulären Mittler zwischen Sakrum und den Ilia gibt. Die Bewegung zwischen Sakrum und den Ilia wird durch die Tätigkeit der intrakranialen und intraspinalen Membranen vermittelt. Die andere an den iliosakralen Gelenken auftretende Bewegung ist die haltungsbedingte Mobilität des Iliums gegenüber dem Sakrum. Schwerkraft und indirekte Hebelwirkung durch die sakroiliakalen und sakrospinalen Bänder arbeiten, um eine Anpassung an die Körperhaltung möglich zu machen.

Die zwischen Becken- und Oberschenkelknochen verlaufenden Muskeln haben wenig mit der gelenkigen Mobilität im Iliosakralgelenk zu tun. H. V. Halladay D. O. bringt ähnliche Gedanken in seinem Werk *Applied Anatomy of the Spine*[68] zum Ausdruck. Das Lig. sacroiliacum und die Ligg. sacrospinali majores und minores wirken in ihrer Anordnung bei der Anpassung an haltungsbedingte Anforderungen als Sicherungsbänder.

Viele iliosakrale Dysfunktionen entstehen in stehender Körperhaltung oder wenn man sich bückt und dabei dreht. Es passiert oft, dass die Beine abduziert sind, während das Strainmuster auftritt. Zum Beispiel stellen Leute ihre Beine weit auseinander, wenn sie ein liegengebliebenes Auto aus einer Schneeverwehung herausschieben. Während man schiebt, neigt man dazu, einzuatmen und den Atem anzuhalten. Als Folge davon wirkt eine extreme Spannung auf die intraspinale Membran, die Beckenknochen und Bänder, die über ihren normalen Bewegungsradius hinaus bewegt werden.

Die gleichen Kräfte können wirken, wenn man sich in gebückter Haltung befindet oder sogar in sitzender Position. Zum Beispiel sitzt ein Bauer mit abduzierten Oberschenkeln auf einem Melkschemel. Ich kenne einen Bauern, der mit weit geöffneten Oberschenkeln zum Jäten in einer Reihe Mais am Boden saß. Er musste Hilfe herbeirufen, um wieder auf die Beine zu kommen und kam später auf Krücken in meine Praxis.

Während ich 1919 mit Dr. Halladays Modell in Chicago herumexperimentierte, entdeckte ich, dass das Abduzieren der Oberschenkel eine Rotation in den Ilia verursacht, sodass das Sakrum nach vorne fällt und somit den Beckendurchmesser verringert. Ein Adduzieren der Oberschenkel verursacht wiederum eine Rotation in den Ilia, die den lateralen Durchmesser des Beckens erweitert. Dieses Herumexperimentieren veränderte meine früheren Ansichten in Bezug auf die Diagnose und Korrektur der Iliosakralgelenke.

Am besten wird die Diagnose erstellt, wenn der Patient steht, während man den Bewegungstest an den Gelenken durchführt. Der Patient bekommt in passender Höhe eine Stütze für seine Arme. Der Behandler sitzt bequem direkt hinter dem Patienten. Der Test wird zunächst durchgeführt, während die Beine des Patienten eng beieinander stehen. Er wird gebeten, seine Hüften nach hinten, vorne und auch zur Seite

---

**68.** Virgil Halladay, *Applied Anatomy of the Spine* (Journal Printing Company, Kirksville, 1920), Seite 138.

zu schieben, während der Behandler die Spannung und Mobilität der Gelenke untersucht. Dann stellt der Patient beide Beine etwas auseinander für eine weitere diagnostische Untersuchung. Dies sind die Tests für die haltungsbedingte Beweglichkeit der Ilia gegenüber dem Sakrum.

Der Patient wird als nächstes gebeten, tief einzuatmen, während er in normaler Haltung steht. Er wird gebeten, mehr an das Einatmen in seinen Kopf als an die Diaphragmaatmung zu denken. Sind eines oder beide Ilia fixiert, werden sie sich nun zusammen mit dem Sakrum nach oben bewegen.

Das von Dr. Still angewandte und gelehrte Prinzip lässt uns die natürlichen Kräfte innerhalb des Patienten gebrauchen und nicht eine Kraft von außen anwenden. Hier werden prinzipiell keine Manipulationen, kein Rucken und lange Hebelwirkung von einem entfernten Körperteil angewandt. Dr. Still lehrte folgendes Prinzip: die Dysfunktion oder den Strain zu verstärken, bis es zur Lösung kommt, um es dann den Bändern zu überlassen, die Knochen wieder in ihre normalen Beziehungen zueinander zu ziehen.

Für die Behandlung steht der Patient wie bei der Diagnosestellung, wobei ihm seine Arme oder Hände Halt geben. Der Behandler sitzt hinter dem Rücken des Patienten. Im Falle einer Fixierung auf der rechten Seite mit einer anterioren bzw. Vorwärtsrotation des Os Ilium, stellt der Patient seine Beine auseinander und der Behandler platziert seine linke Hand auf das Sakrum in seinem unteren Bereich. Seine rechte Hand legt er auf die Crista des rechten Iliums. Der Patient wird dann gebeten, mit der rechten Hüfte nach vorne und mit der linken Hüfte nach hinten zu schieben. Dies verstärkt die Dysfunktion bis zum Punkt der Lösung. Nun wird der Patient gebeten, sich entgegengesetzt zu bewegen, also die linke Seite nach vorne und die rechte nach hinten zu schieben. Die Hände des Behandelnden leiten ihn dabei in die Richtung der gewünschten Bewegung.

Bei einer anderen Methode lässt man den Patienten die Knie beugen, während die Oberschenkel abduziert sind. In dieser Position sind die Ilia wie am Sakrum aufgehängt. In dieser Stellung kann man die Knochen an den Gelenken ebenso leicht drehen wie bei einem Modellskelett. Manchmal ist es angebracht, dass der Patient sein Becken auf die Knie des Behandlers sinken lässt. Das Knie würde dann wie der iliosakrale Stuhl des Alten Doktors funktionieren. Die Arci pubici werden von einer zur anderen Seite oder vor und zurück geschoben. Dies ist ebenso leicht durchzuführen, wie einen Säugling auf den Knien zu schaukeln. Die Technik kann, wenn notwendig, auch mit adduzierten Oberschenkeln durchgeführt werden. Der Patient kann mit gekreuzten Beinen stehen, um das Gewicht von der Seite der Behandlung wegzunehmen. (Siehe Anhang und Abbildung A.15-16.)

Wenn Sie mit Problemen in diesem Bereich zu tun haben, überprüfen Sie immer, ob der Femurkopf verdreht im Acetabulum liegt. Wenn es sich so verhält, wird eine Außen- oder Innenrotation des Beins über das Acetabulum eine Hebelwirkung verursachen, die sich auf die iliosakrale Gelenkverbindung und auch den M. psoas major

*Osteopathie in der Allgemeinmedizin*

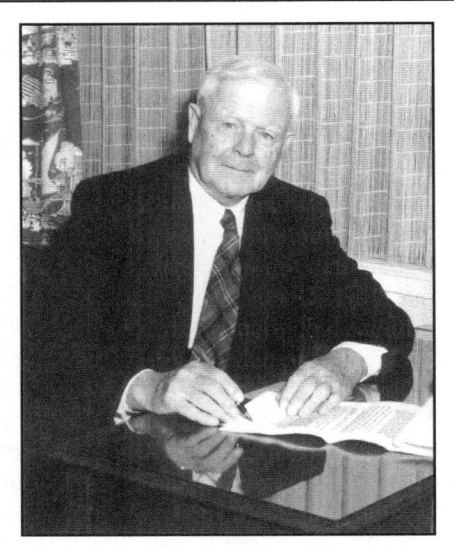

BILD 9: W. G. SUTHERLAND UNTERSCHREIBT DIE GRÜN-DUNGSURKUNDE DER SUTHERLAND CRANIAL TEACHING FOUNDATION (SCTF) 1953 IN PACIFIC GROVE, KALIFORNIEN.

sowie den M. iliacus auswirkt. Die Lendenwirbelsäule wird in diesem Fall rotiert oder flektiert sein.

**Chronische Dysfunktionen der Wirbelsäule**

Alle Gewebe des Körpers sind flüssig. Selbst der Knochen besteht aus Flüssigkeit. Wenn dann dieser Austausch zwischen allen Körperflüssigkeiten stattfindet, möchte ich, dass Sie verstehen, wie der Gebrauch von „Öl als Gleitmittel" auf sämtliche knöchernen Gelenkverbindungen wirkt. Sie können dies durch die Kompression des vierten Ventrikels erreichen oder mit einer lateralen Fluktuation der Zerebrospinalen Flüssigkeit durch Kontakt mit den Ossa temporalia, den Ossa parietalia, den Alae majores des Os sphenoidale oder mit dem Sakrum.

Das tue ich, wenn ich versuche, alte chronische Dysfunktionen, also primäre Dysfunktionen der Wirbelsäule zu korrigieren. Durch das Lenken der Fluktuation der Zerebrospinalen Flüssigkeit können Sie beobachten, wie sich viele sekundäre und kompensatorische Dysfunktionen der Wirbelsäule auflösen und wieder in ihre normalen Beziehungen zurückkehren. Dann sieht man deutlich die primären Dysfunktionen. Diese können Sie dann mit dem „Öl als Gleitmittel" behandeln. Ich möchte Ihnen noch einmal ans Herz legen, dass Knochengewebe aus Flüssigkeit besteht.

Der verstorbene E. Tracy Parker D. O. war einer meiner ersten Studenten. Er experimentierte mit verschiedenen Arten, die Tide zu nutzen. Er schrieb mir regelmäßig über die Reaktion alter chronischer Dysfunktionen der Wirbelsäule auf seine Bemühungen. Seine Patienten waren über ihre Besserung ebenso glücklich wie er. Er stellte auch eine positive Auswirkung auf das gesamte Kreislaufsystem fest, mit einer Verringerung von Stauungen, Ödemen und Ischämie.

**Behandlung des Sakrum von vorne**

Es gibt mehrere Arten, Schwierigkeiten in der haltungsbedingten Beziehung zwischen den Ilia und dem Sakrum zu lösen. Ein bedeutendes Problem ist in diesem Bereich eine anteriore oder ventrale Absenkung des Sakrum zwischen den Ilia (bilaterale anteriore Dislokation). Erinnern Sie sich daran, dass jedem Strain im kranialen Bereich eine Belastung für das Sakrum folgt und dass jeder Strain des Sakrum eine Belastung des Schädels nach sich zieht. Wenn Sie also einen Strain des Sakrum vorfinden, sollten Sie an die Folgen für den Schädel denken. Es ist nicht immer eine kraniale Dysfunktion, die Ihren Patienten durcheinander, desorientiert oder verstört sein lässt.

Zu jener Zeit hatte ich ein Erlebnis, als ich mit einem Pferdewagen übers Land fuhr. Autos konnten in der regnerischen Jahreszeit nicht auf jenen Straßen fahren, da sich der Lehm an den Rädern festsetzte. Zwei Pferde und ein Wagen waren zuverlässiger. Doch eines Tages brach auf dem Weg zu einem Hausbesuch die Achse meines Wagens. Es waren nur noch 40 Kilometer, aber ich brauchte eine ganze Weile, um dort hinzukommen, wobei ich auf einem Pferd ritt und das andere führte.

Auf dem Weg traf ich meine Patientin, die mir schon entgegenkam. Sie war nach der Geburt ihres Kindes in einem verstörten, psychisch desorientierten Zustand. Ich half ihr auf das von mir geführte Pferd und so kamen wir schließlich bei ihr zu Hause an. Als wir endlich ankamen, war ihr verstörter Zustand verschwunden und sie war wieder so ruhig wie immer.

Nachdem ich sie untersucht und über ihre Geschichte nachgedacht hatte, kam ich zu dem Schluss, dass sich ihr Sakrum durch den Geburtsvorgang abgesenkt hatte. Dies hatte einen Strain der kranialen membranösen Gelenke verursacht, was dazu führte, dass sich besonders das Cerebellum in der Fossa posterior cranialis auf Truncus cerebri, vierten Ventrikel und Cisterna magna gelegt hatte und zu einer Blockade führte. Aber was war für die Veränderung nach dem Ritt auf dem Pferd verantwortlich?

Ich denke, dass die Flanken des Pferdes die Oberschenkel so lateral positioniert hatten, dass eine Traktion auf den ligamentären Gelenkmechanismus des Beckens ausgeübt wurde. Dann, mit der Gangbewegung des Pferdes, konnten die iliosakralen Bänder es dem Sakrum ermöglichen, sich wieder in seine ursprüngliche Stellung zu begeben und seine Funktion wieder aufzunehmen. Dadurch kam es zu einer

Fluktuation der Zerebrospinalen Flüssigkeit im Primären Atemmechanismus und die Reziproke Spannungsmembran wurde entlastet, sodass sich das Fulkrum verändern konnte.

Das Auswerten dieser Erfahrung führten mich zu dem Vorschlag, das „Absenken des Sakrum" von vorne zu behandeln. Daher wurde die Behandlung des Sakrum von vorne erdacht, in einer Technik, in der die Ilia gehalten oder nach außen gedreht werden, während der Behandler etwas schiebt. Dies ist ein weiteres Beispiel für Haltungskooperation, kombiniert mit einer spezifischen und exakten Vorgehensweise des Osteopathen.

Bei dieser Technik sitzt der Patient auf der Behandlungsbank. Der Behandler sitzt vor dem Patienten auf einem Hocker und legt seine Daumen auf die Innenseite der Crista der Ilia Das Bindegewebe bietet dort, medial der Crista, eine Stelle, an der die Daumen sich in Richtung Alae sacralis bewegen können. Der Patient legt seine Arme auf Ihren Schultern ab und lehnt sich nach vorne, während Sie sich ebenfalls nach vorne lehnen und langsam Ihre Daumen vorschieben. Wenn die Spannung aufgebaut und ausgeglichen ist und die Atemkooperation des Patienten funktioniert, bringt normalerweise die Wirkung Ihrer gerichteten Daumen die Basis sacralis dazu, sich nach oben und zurück zu bewegen. Der Patient wird dann gebeten, sich aufzusetzen und das Becken dabei wieder zurückzubringen. Während der Patient dies tut, nimmt der Behandler die Knie des Patienten mit seinen eigenen Knien zusammen, um die Ilia davon abzuhalten, sich hinter der Basis sacralis anzunähern. Dabei verändert der Behandler die Spannung nicht, sie soll unverändert bleiben, während der Patient sich aufsetzt; gerade darin besteht die Wirksamkeit dieser Vorgehensweise. Es hört sich schwierig an, nicht wahr? Aber es ist einfach, wenn Sie wissen, wie Sie den Patienten dazu bringen, „den Handschuh über den Finger zu streifen" oder in diesem Beispiel den Daumen, anstatt mit Kraft vorzugehen.

Wenn Sie mit Ihren Daumen ein Stück in Richtung der Alae sacralis vorangekommen sind, auf was treffen Sie dann? Der M. iliacus und der M. psoas major verbinden sich, um eine Sehne zu bilden, die am Trochanter minor des Femur ansetzt. Wenn Sie Ihren Patienten sich nach vorne sinken lassen und er Ihnen besagtes Gewebe allmählich auf Ihre Daumen gibt, wo befinden Sie sich dann? Unten in der Nähe der Alae sacralis. Wenn Ihr Patient sich aufsetzt, was geschieht dann? Können Sie sich bildlich vorstellen, was passiert? Der Behandler muss zu diesem Zeitpunkt den Kontakt beibehalten.

*Anmerkung der Herausgeberin: Den Patienten „den Handschuh über den Finger streifen zu lassen" ist ein grundlegendes Prinzip, das Dr. Sutherland durchgehend in allen seinen Techniken anwandte. Dieses Prinzip bedeutet, den größtmöglichen Respekt für die Gewebe zeigen. Wann immer es bei einer Technik möglich war, positionierte er erst seine(n) Finger und bat dann den Patienten, das zu behandelnde Gewebe auf den Finger sinken zu lassen.*

Diese Art und Weise, sich dem Sakrum anzunähern, unterscheidet sich stark von der alten Riementechnik: Nämlich das Sakrum mittels eines Riemens zu fixieren und dann nach oben zu den Schultern gehen, um den ganzen Rumpf herumzudrehen.

Ich kann an dieser Vorgehensweise keinerlei Verständnis für den Mechanismus erkennen. Eine solche Technik kann Sie umbringen, wenn Sie sie lange beibehalten. Einige große starke Männer können eine Technik mit langem Hebel aushalten, die vom oberen Bereich des Rumpfes aus eine Korrektur in unteren Bereich, an der lumbosakralen Verbindung herbeiführen soll. Die Korrektur kann aber genauso einfach herbeigeführt werden, wenn der Patient die Arbeit tut. Dies ist die Kunst, *zu wissen* und *zu denken* anstatt herumzupfuschen.

## BRUSTKORB UND BAUCHRAUM: FASZIEN UND INNERE ORGANE

Denken Sie daran, dass die Rippen nach außen rotieren, wenn der Thorax in der Inhalationsphase ist, und nach innen, wenn er in der Exhalationsphase ist. Dies ist das allgemeine Bewegungsmuster der unwillkürlichen Mechanik des Bewegungsapparates. Das heißt, wenn die Strukturen der Mittellinie in Flexion gehen, bewegen sich die paarigen lateralen Strukturen in die Position der Außenrotation. Wenn die Strukturen der Mittellinie in Extension gehen, bewegen sich die paarigen lateralen Strukturen in die Position der Innenrotation. Denken Sie auch daran, dass sich das Diaphragma beim Einatmen nach unten und beim Ausatmen nach oben bewegt. Die Gestalt der Innenräume im Thorax verändert sich folglich im Wechsel und Rhythmus mit dem Ausmaß der Atembewegungen. Dies ist der fundamentale lebendige Vorgang der Atmung.

Sehen wir uns den Rumpf als ein Gesamtes an, erkennen wir die Ähnlichkeit der Bewegung des Diaphragma mit der Bewegung eines Kolbens im Zylinder eines Verbrennungsmotors. Das Diaphragma ist ein transversales fasziales Septum mit darin enthaltener Muskulatur. Es wird von den Nn. phrenici und einigen Nn. intercostales versorgt. Es reagiert regelmäßig auf die unwillkürliche Kontrolle durch das Atemzentrum im Boden des vierten Ventrikels, und es kann auch willentlich kontrolliert werden. Die Verbindungen zum Diaphragma bestehen nicht nur aus den Anheftungen der Crura am vorderen Lig. longitudinale. Es gibt Verbindungen nach unten, wie zum Beispiel die Aufhängung der Leber, ebenso nach oben, dort wo das Centrum tendineum mit der mediastinalen Thoraxfaszie verbunden ist, welche wiederum in die Fascia cervicalis anterior übergeht, um dann an der Kopfunterseite befestigt zu sein. Das Diaphragma ist nicht nur das Dach des Bauchraumes, sondern auch der Boden des Thorax.

*Anmerkung der Herausgeberin: Die Viszera der Halsregion sind in eine Faszieneinheit eingebettet, die sich ventral aus der prätrachealen Faszie und dorsal aus der buccopharyngealen Faszie zusammensetzt. Die prätracheale Faszie hängt vom Os hyoideum und die buccopharyngeale Faszie von der Schädelbasis. Diese Faszieneinheit reicht bis in den Thorax und geht dort in die perikardiale Faszie über, welche ihrerseits kontinuierlich mit dem Diaphragma ist. Embryologisch betrachtet liegt der Grund darin, dass sich die kardiale Knospe am cephalen Ende des Embryos entwickelt und in der Folge zu ihrer Position im Thorax kaudal wandert. Mit der kardialen Knospe wandert das Mesenchym der oropharyngealen Platte und das Septum transversum. Das Mesenchym entwickelt sich zu Leber und Bauchspeicheldrüse, die eine Verbindung zum Septum transversum beibehalten. Das Septum transversum erhält muskuläre Elemente aus den Ursegmenten von T6 bis zu L2-3. Zusammen bilden sie das Diaphragma.*

Wenn Sie sich die Formveränderungen der Innenräume des Thorax bildlich vorstellen, achten Sie auf die Lage der Grenzstrangganglien des sympathischen Nervensystems genau vor den Rippenköpfchen. (Siehe Zeichnung 15.) Stellen Sie sich auch den arteriellen Zustrom und die venöse Drainage des Rückenmarks in diesem Bereich vor. Dann lokalisieren Sie den Lymphstrom, den Ductus thoracicus, der vom Receptaculum chyli aus seitlich der Wirbelsäule nach oben verläuft, um sich dann in die linke V. subclavia zu entleeren. Beachten Sie die Bedeutung der Lage des Receptaculum chyli auf der Aorta mit den Crura diaphragmatica genau darüber. (Siehe Zeichnung 18.) Inwiefern beeinflusst die ständige rhythmische Veränderung der Innenräume innerhalb des Thorax all diese Strukturen und Funktionen? Betrachten Sie diesen Mechanismus aus Sicht der Wissenschaft der Osteopathie.

## Die Leberdrehung

Dr. Still wies häufig auf die Faszien hin, insbesondere auf die prävertebrale Faszien. Er war sowohl ein Mechaniker der Faszien als auch der Gelenkverbindungen im Skelett.

Eines mochte ich an Dr. Still besonders gern – er brachte uns zum Nachdenken. Ein Thema, bei dem wir viel zu überlegen hatten, war folgendes: „Die Leber umdrehen". Er sagte uns nicht, wie das zu tun war; deshalb mussten wir uns näher mit der Leber beschäftigen und überlegen, was er meinte.

Wie also können wir mit gesunden Menschenverstand die Leber drehen? (Siehe Anhang und Abbildung A.43.) Es gibt einen idealen Punkt, der für einen vorsichtigen Kontakt geeignet ist. Er liegt ganz außen am Ende des Arcus costalis auf der rechten Seite, am Befestigungsort der untersten Rippenknorpel mit den Rippen. Legen Sie Ihre Fingerspitzen unter die Kante, an welcher die unteren Rippen auf den chondralen

Bogen treffen. Die vordere Begrenzung der Leber befindet sich nun genau unter Ihren Fingernägeln. Ihr Kontakt ist nicht unter der Leber; Sie sind oberhalb ihrer Kante und Ihre Fingernägel liegen an der Außenseite dieser Kante. Sie können Ihre Hand mit der anderen unterstützen, um mehr Stabilität und Kontrolle zu haben. Schieben Sie nun sanft in Richtung Mittellinie und halten Sie. Lassen Sie jetzt den Patienten mithilfe einer kontrollierten Atmung mitarbeiten. Wohin geht das Diaphragma bei der Einatmung? Nach unten. Also lassen Sie den Patienten einatmen und den Atem anhalten, solange er kann. Wo geht das Diaphragma mit der nun folgenden unwillkürlichen Ausatmung hin? Nach oben. Das ist die Bewegung, welche die Leber um das Fulkrum Ihrer Finger dreht. Nach dem Lösen kann die Leber in ihrer elastischen Kapsel unter dem Diaphragma ungehindert schwingen.

Diese Behandlungsweise ist immer dann von Nutzen, wenn Sie einen statischen Zug nach unten vorfinden, der den Ausdruck der normalen mechanischen Physiologie verhindert. Ein klinisches Erscheinungsbild, welches gewöhnlich sehr gut darauf anspricht, ist die Hyperemesis gravidarum. Manchmal ist es besser, umgekehrt vorzugehen – das heißt, Sie bitten den Patienten auszuatmen und den Atem so lange anzuhalten, bis die unwillkürliche Einatmung eintritt. Beobachten Sie die Drehung der Leber, wenn das Diaphragma auf das Fulkrum Ihrer Finger absinkt.

**Das Diaphragma**

Lassen Sie uns das Gebiet der hinteren Bauchwand an jener Stelle genauer studieren, an der sich die Crura diaphragmatica befinden. Beachten Sie besonders die prävertebrale Faszie, vor allem jenen Teil, der auf der Höhe des zweiten Brustwirbels am Lig. longitudinale anterius befestigt ist. Sie erkennen, dass sie genau vor der Halswirbelsäule nach oben zum Proc. basilaris des Os occipitale verläuft. Denken Sie darüber nach, was passiert, wenn es einen Zug nach unten gibt, der auf die Faszien wirkt und das Bewegungsausmaß des Diaphragma vermindert. Dabei schränken Sie dann nicht nur die Crura das Receptaculum chyli und die Aorta stark ein, sondern es gibt auch eine Auswirkung auf die Öffnungen des Ösophagus und der V. cava inferiora, durch welche der venöse Rückstrom von unten auf seinem Weg zum rechten Herzen verläuft. Können Sie die Auswirkungen eines solchen Zugs nach unten und solcher Einschränkungen ungeschehen machen? Ja, das geht.

Sie können die Faszien liften, und zwar mithilfe von Haltungs- und Atemkooperation des Patienten. Grundsätzlich beginnt man mit dem Beckenlift. (Der Beckenlift wird auf Seite II-186 beschrieben.) Als nächstes liften Sie das Diaphragma und die Fasciae cervicalis anterior (Siehe Anhang und Abbildung A.39-41.). Der Beckenlift benützt die Kraft des Diaphragma für das Anheben. Damit der Lift des Diaphragma in der Rumpfmitte möglich ist, lassen Sie den Patienten seine Finger auf jede Seite unterhalb des Arcus costalis legen. Legen Sie dann Ihre Hände darüber. Es geht

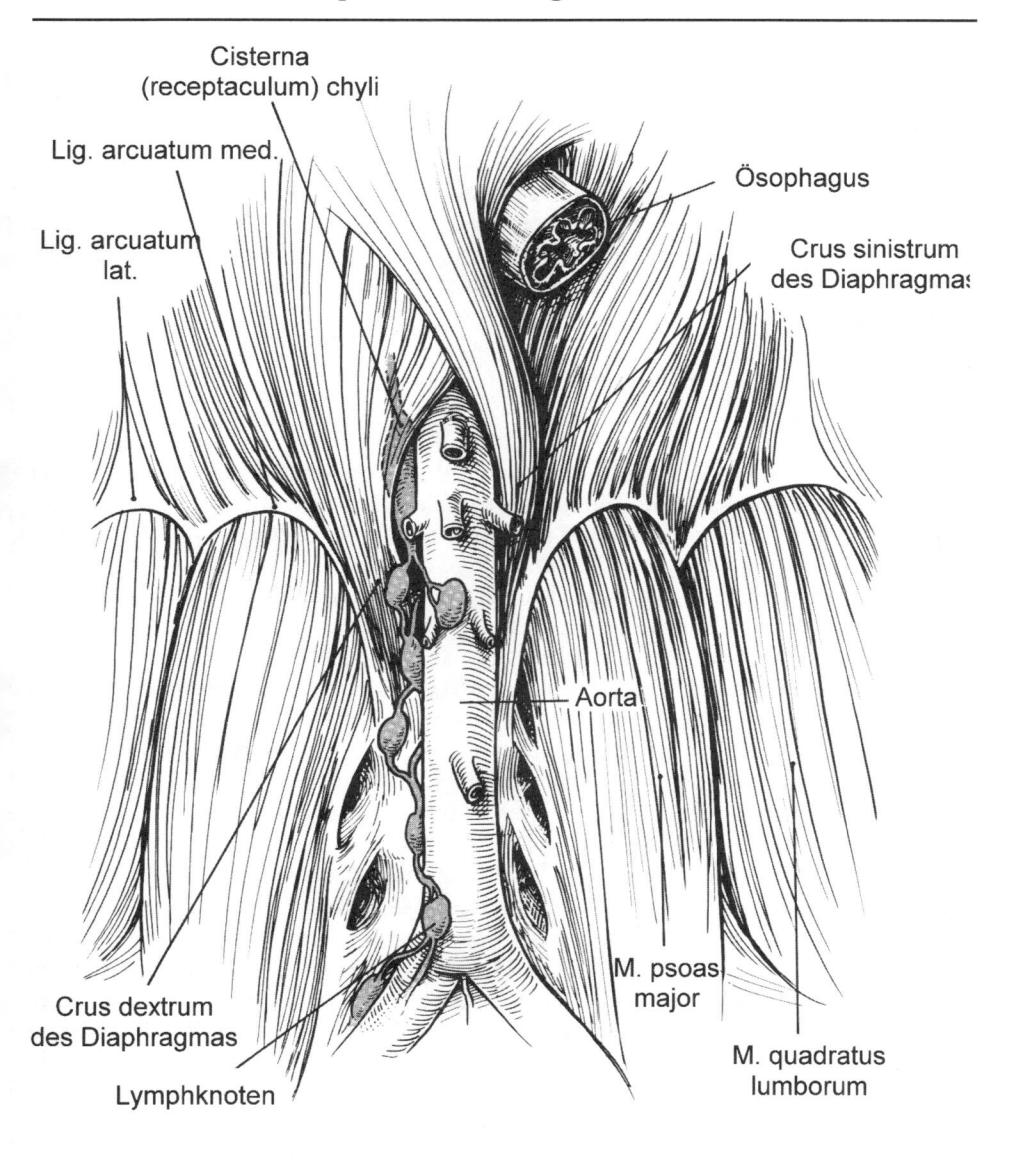

ZEICHNUNG 18: DAS DIAPHRAGMA UND DAMIT VERBUNDENE STRUKTUREN: INSBESONDERE DIE VERBINDUNG DER CYSTERNA CHYLI MIT DEN CRURA DIAPHRAGMATICA.

darum, einen möglichst angenehmen kontrollierbaren Zugriff auf das untere Ende des Thorax zu finden. Liften Sie dann sanft und gerade nach oben, Richtung Kopf, während der Patient einatmet und sich die Seiten des unteren Rippenkorbs nach lateral bewegen. Halten Sie die Position, wenn der Patient ausatmet. Während sich das Diaphragma bei der Ausatmung nach oben bewegt, schieben Sie und der Patient die vorderen Rippen bei der Ausatmung nach oben und halten diese Position. Diese Vorgehensweise kann langsam und sanft mehrmals wiederholt werden und dient dem Anheben sämtlicher Viszera, die unterhalb des Diaphragma liegen und von ihm abhängig sind.

**Die Nieren**

Ist Ihnen aufgefallen, dass sich die Niere physiologischerweise auf der Fascia psoatica frei bewegt? Es kann sein, dass sie unten gehalten wird, anstatt sich frei zu bewegen; dieser Zustand kann dann zu einem Knick im Ureter führen. Manchmal bilden sich Steine oder Grieß im Nierenbecken, die auf ihrem Weg zur Harnblase im Ureter stecken bleiben. Es ist immer schmerzhaft, wenn ein Konkrement vergeblich versucht, durch ein Hohlorgan oder einen potenziellen Raum zu passieren.

Die glatten Muskeln in den Wänden kontrahieren sich dann gewöhnlich kräftig um solch eine Ablagerung. Es gibt mehrere Möglichkeiten, einschließlich Chirurgie, um eine Diagnose zu stellen und das Problem genau zu lokalisieren. Manchmal ist das Problem eher der Knick als ein Konkrement. In einem solchen Fall ist nichts zu entfernen, man muss nur die Verkrampfung zu lösen. Wenn die Leber nach unten gehalten wird oder die Nieren sich nicht frei bewegen, brauchen Sie nur einen Lift durchzuführen und Sie können sehen, wie die Nieren zu ihrer normalen physiologischen Funktion zurückkehren. Erforschen und bedenken Sie diese mechanischen Möglichkeiten und ihre Lösung durch die Anwendung des Beckenliftes, des Diaphragma-Liftes, des Liftes der Fasciae cervicalis anterior und der Reziproken Spannungsmembran im Cranium. Wenn Sie die Viszera des Abdomens untersuchen wollen, die sich vielleicht gesenkt haben, legen Sie mit dem Patient in Rückenlage sanft eine Hand über den betreffenden Bereich oder genau unterhalb. Diese Hand bleibt passiv; sie tut nichts. Legen Sie dann Ihre andere Hand darüber. Sie benutzen die obere Hand zum sanften Liften und zur Beobachtung. Diese sensible Vorgehensweise wird Ihnen viel darüber erzählen, wo Sie sich gerade befinden. So sind Sie in der Lage, wahrzunehmen, was Ihnen die Gewebe verraten. Man kann die untere Hand in die darunterliegenden Gewebe sinken lassen, aber die obere Hand übernimmt das Liften in Zusammenarbeit mit der Ausatmungsbewegung des Diaphragma.

## Der Beckenlift

Der Beckenlift ist eine Technik, um Viszera vom Diaphragma pelvis wegzuheben. (Siehe Anhang und Abbildung A.45.) Wenn der Beckeninhalt aufgrund einer Senkung zusammengedrängt ist, wird der M. levator ani angespannt und die Folge davon ist Unbehagen, wenn nicht sogar eine Fehlfunktion. Wie ich bereits gesagt habe, nutzen Sie die Kraft des Diaphragma zum Liften. Dies geschieht, sobald der Kontakt des Behandlers in der Fossa ischiorectalis hergestellt ist. Hier hält er den Lift aufrecht, der mit der Ausatmung einhergeht, gegen das Absinken, welches mit der Einatmung einhergeht.

Der Behandler und der Patient positionieren sich so, dass der Behandler zwei Finger in die Fossa ischiorectalis legt und sie zeitgleich mit der Ausatmung des Thorax voranschieben kann. Liegt der Patient auf seiner linken Seite, wird die Arbeit an der rechten Fossa ischiorectalis durchgeführt. Wenn sich der Patient dann auf seine rechte Seite legt, wird an der linken Fossa gearbeitet. Wenn sich der Behandler nach vorne lehnt, stabilisiert sein Gewicht das Halten des erreichten Weges in der Fossa, sobald der Patient einatmet. Das Liften geschieht, während der Behandler zusammen mit der Ausatmung des Patienten mit seinem Kontakt voranschreitet, und sich das Diaphragma des Patienten im Thorax anhebt. Sobald dieses Vorgehen anfängt zu wirken, werden die abdominalen Organe durch das Diaphragma thoracica aus dem Becken herausgehoben. Jetzt wird der Patient gebeten, den Atem anzuhalten, worauf schließlich ein tiefes unwillkürliches Einatmen folgt. Damit geschieht der maximale Lift. Diese Technik hat viele Vorteile, wie zum Beispiel eine Erleichterung in Fällen von Hiatushernie, spastischem Sphinkter, unstillbarem Erbrechen, Husten und einigen Arten von Durchfällen, die länger anhalten als nützlich ist.

## Akute abdominelle Erkrankungen

Sie können die gleichen intelligenten, sehenden, fühlenden, klugen und wissenden Finger zur Diagnostik bei einem akutem Abdomen verwenden, ja sogar bei Verdacht auf akute Blinddarmentzündung eine Klärung herbeiführen. Sie werden natürlich nicht darin herumgraben. Ich habe einige Chirurgen dies tun sehen, als sie herausfinden wollten, ob dort ein chirurgisch zu behandelndes Problem vorlag. Legen Sie Ihre Finger so sanft an wie am Schädel; wie der Vogel, der sachte auf einem kleinen Ast im Baum landet. Lassen Sie sich sachte in diesem Bereich nieder und vermeiden Sie es, unvorsichtige und sinnlose Bewegungen auszuführen. Während sich Ihre Finger dort befinden, werden sie Ihnen in einer Minute mehr erzählen, als Sie durch Herumwühlen je erfahren können. Warum? Sie sind in dieser sanften Methode des Palpierens und des Erspürens von feinen Unterschieden, die man wahrnehmen kann, ausgebildet.

Gehen Sie dann nach hinten zur Brustwirbelsäule und beobachten Sie, ob es dort einen viscerosomatischen Reflex im Splanchnikusbereich gibt. Eine Auswertung derartiger Befunde vermittelt Ihnen auf Anhieb so viel, dass Sie nicht erst auf das Ergebnis der Blutuntersuchung warten müssen, um das Problem einzuschätzen. Sie sind da, genau im Zentrum des Geschehens.

All dies ist ein Beispiel jener Ausbildung, die wir in den frühen Tagen der osteopathischen Unterweisung erfahren hatten. Denken, nicht Herumprobieren. Aus diesem Grunde möchte ich diese Art der Herangehensweise betonen, die für Diagnose und Behandlung in der Osteopathie notwendig ist. Es ist unerlässlich, im Bereich des Schädels auf diese Art zu arbeiten. Einige der manipulativen Methoden, die oft im Bereich der Halswirbelsäule angewandt werden, können Dysfunktionen des Schädels hervorrufen. Wussten Sie, dass die Korrektur eines Problems der Halswirbelsäule manchmal auch eine kraniale Dysfunktion korrigieren kann? Sie können es glauben.

**Die Geschichte von der Ziege und dem Felsbrocken**

Zu unseren Überlegungen über Thorax und Abdomen möchte ich Ihnen Dr. Stills Geschichte von der Ziege und dem Felsbrocken erzählen:

Eine kleine Ziege, die einen vertrauten Bergpfad hinunter lief, traf auf einen Felsbrocken, der im Weg lag. Nach Art der Ziegen stieß sie ihn leicht an; der Brocken bewegte sich nicht und ihr Schwanz flog nach oben. Es handelte sich um einen energischen kleinen Ziegenbock. Also lief er wieder zurück und rannte ein wenig stürmischer und mit mehr Energie den Pfad hinunter. Doch der Steinbrocken blieb auf dem Pfad liegen. Diesmal flogen nicht nur sein Schwanz, sondern auch seine Hinterbeine in die Höhe. Er wurde wütend, lief den Berg noch einmal hinauf, rannte in rasendem Tempo den Pfad hinunter und stieß den Felsbrocken an. Der Brocken bewegte sich immer noch nicht, aber der „ganze verdammte Kerl" flog nach oben.

Dann ließ er uns die Bedeutung der Geschichte selbst enträtseln. Die Ziege stellt die Herzklappen dar. Der Bergpfad ist der große arterielle Strom, den wir als Aorta kennen. Der im Weg liegende Felsbrocken sind die Crura diaphragmatica. Wenn man einen Zug nach unten in den Faszien vorfindet, eine Organsenkung der Leber oder vielleicht ein impaktiertes und weit in das Becken herunterhängendes Kolon, haben sich dort Probleme angehäuft, ähnlich wie der Felsbrocken auf dem Weg.

Ein Zug nach unten auf den gesamten Bereich der Crura diaphragmatica verursacht einen Zug auf das Centrum tendineum und auf die Faszien, welche die Muskeln des Nackens umgeben. Der Zug hat Auswirkungen bis ganz nach oben und verläuft ventral der Wirbelsäule. In der Geschichte stellt der Felsbrocken die Crura diaphragmatica dar, wobei es sich hier um den Diaphragmaansatz am Lig. longitudinale anterior auf Höhe der oberen Lendenwirbel handelt.

Lassen Sie uns diesen Bereich der hinteren Bauchwand näher untersuchen. (Siehe Zeichnung 18.) Die Crura diaphragmatica kreuzen sich über der Mittellinie. Auf jeder Seite gibt es zwei Faszienstrukturen, die Arci lumbocostales oder Ligamenta arcuata genannt werden. Die medialen Arci lumbocostales verlaufen von den Proc. transversi des zwölften Brustwirbels über die Psoasmuskulatur, um in die Crura diaphragmatica überzugehen. Die lateralen Arci lumbocostales verlaufen von den Spitzen der zwölften Rippen über die Mm. quadrati lumborum zu den Proc. transversi der Wirbelkörper. Praktisch gesprochen sind diese Strukturen ineinander verwoben und stabilisieren auf dieser Höhe die gesamte hintere Bauchwand. Hier gibt es zwei Bewegungsrichtungen: Die Crura heben sich nach oben und die Psoasmuskulatur, die von den untersten Wirbeln der Brustwirbelsäule zu den Trochanter minores des Femur verlaufen, arbeiten nach unten. Wenn es hier zu einem Strain kommt, wie zum Beispiel durch eine Verdrehung in der Hüftgelenkskapsel, ist es schwierig, eine Blockade an der thoracolumbalen Verbindung aufzulösen. Auch wenn Sie eine Dysfunktion der mittleren Lendenwirbelsäule behandeln möchten, wird das schwierig. Aus Dr. Stills Studien über die Faszien kann man viel lernen.

Eine Methode, den „Felsbrocken" in der hinteren Bauchwand zu lösen, besteht darin, die zwölften Rippen als Kontakte oder Berührungspunkte für die Arci lumbocostales zu verwenden. Mit dem Patienten in Rückenlage ist es einfach, sein Gewicht als Gegenkraft zu Ihrem Kontakt zu nutzen. Ihre Berührung liegt plastisch außen an der zwölften Rippe an. Dann brauchen Sie sich für eine kontrollierte Lateraltraktion der Rippe und damit auch den lateralen Arcus lumbocostalis nur noch nach hinten zu lehnen. Diese Traktion wirkt dann allmählich bis zum medialen Arcus lumbocostalis, und sobald sich die Spannung löst, wird auch das Diaphragma frei und hebt sich bis in den Thorax, und die Lendenwirbelsäule wird frei. Der „Brocken" ist verschwunden. Im Anschluss daran können Sie eine ausgeglichene ligamentäre Spannung anwenden, um die anderen Strains zu korrigieren, die Sie gefunden haben.

Wenn Sie die freien Rippen, die elften und zwölften, auf diese Weise nach außen bringen, können Sie möglicherweise einen Krampf des M. sphincter pyloricus und des Sphincter oddi lösen, sodass der Verdauungstrakt in diesem Bereich besser funktioniert. Ein Schluckauf kann bei der Behandlung von Dysfunktionen in der Halswirbelsäule und im Splanchnikusbereich der Brustwirbelsäule verschwinden.

Man kann eine Rippenbehandlung auch mit dem Patienten in Seitenlage angehen. Sie formen Ihre verschränkten Hände unterhalb des Thorax zu einer Art Hängematte. Sie stehen direkt über Ihren Händen und können die betreffenden Rippen dann leicht anheben. Dieses Vorgehen löst die Rippenköpfchen etwas von den Wirbelkörpern. Die Atmung geht unverändert weiter, und es ist zu erwarten, dass sie die gestörte Funktion im Splanchnikusbereich beseitigt. Manchmal ist es vielleicht auch angebracht, statt eines Beckenlifts einen Lift der Faszien der abdominalen Viszera in dieser Kombination von Berührung und Atemkooperation anzuwenden.

## 16. PROBLEME DER SÄUGLINGE UND KINDER

Wenn man ein Kind mit einem asymmetrischen Schädel sieht, überlegt man sich, was wohl geschehen ist. Manchmal lässt sich eine Basis in Flexion mit einem Schädeldach in Extension erkennen oder umgekehrt ein Flexionsdach mit einer Extensionsbasis. Ich möchte Ihnen einige Dinge erzählen, an die man denken muss.

Während Sie die äußeren Orientierungspunkte und damit zusammenhängende Hinweise betrachten, sollten Sie auch an das Innere des Schädels und die Auswirkung eines asymmetrischen Raumes auf Gehirn und Rückenmark denken. Was geschieht mit der Reziproken Spannungsmembran und der Fluktuation der Zerebrospinalen Flüssigkeit? Können Sie sehen, dass die Hemisphäre des Großhirns auf der einen Seite zusammendrängt und auf der anderen Seite erweitert sein können? Was geschieht dann möglicherweise während des Wachstums mit den Tractus corticospinales oder mit dem Cerebellum? Noch mal, visualisieren Sie das Innere, mithilfe einer Analyse der Außenseite. Es ist verhältnismäßig einfach, die Orientierungspunkte bei einem Kind zu entdecken, selbst wenn Sie die äußerlichen Anzeichen nicht durch Palpation abklären können. Denken Sie daran, dass das Muster, welches Sie sehen, möglicherweise noch keine funktionellen Probleme verursacht hat. Es gibt an den Köpfen von Säuglingen und Kindern mehr Spielraum für Variation, aber sobald das Kind wächst, kann der Mangel an Symmetrie anfangen, Spannungen und Strains hervorzurufen. Es ist eine Frage des individuellen Befundes und ihrer Geschichte, durch welche man eine Verbindung zu dem aktuellen Problem herstellt. Dies ist das Phänomen der „krummen Zweige", an welches wir denken. (Siehe Kapitel 8.)

Rufen Sie sich in Erinnerung, dass die Knochen der Schädelbasis sich aus einer chondralen Matrix bilden und zum Zeitpunkt der Geburt aus verschiedenen Teilen bestehen. Die vier Teile des Os occipitale umgeben das Foramen magnum. Das Os sphenoidale besteht zum Zeitpunkt der Geburt aus drei Teilen und auch die Ossa temporalia bestehen aus drei Teilen. (Siehe Zeichnung 12 und 13.) Denken Sie an die Möglichkeit einer Verschiebung sowohl der Knochenteile untereinander als auch zwischen den Knochen, ausgelöst durch die unterschiedlichen mechanischen Geburtsvorgänge. Stellen Sie sich dann das Wachstum der Schädelbasis während des Kleinkindalters vor. Sehen Sie, dass der langsame Fortgang des Wachstums ein aktiver Faktor bei den Problemen sein kann, die aus frühen Mustern resultieren, welche noch persistieren?

Von Anna L. Slocum D. O. wurde uns ein gutes Beispiel für den Nutzen einer strukturellen osteopathischen Untersuchung kurz nach der Geburt gezeigt, welche auch den Kopf mit einschließt.[69] Bei ihrer Demonstration untersuchte sie einen Säugling und behandelte das Mädchen dann auch. Die Asymmetrie war während einer normalen Geburt aufgetreten. Den Knochen war es nicht gelungen, sich wie gewöhnlich zu reorganisieren; daher kam die Behandlung genau zur rechten Zeit. Es ist eine wunderbare Sache in unserem Berufsleben, wenn man den Ausdruck von Freude

---

69. (1903-1988) Des Moines Still College of Osteopathy, 1939.

und Dankbarkeit in den Gesichtern der Eltern sieht, sobald sie die Veränderung an ihrem Kind bemerken.

Selbst jetzt noch haben wir die Möglichkeit, jene Eltern zu ermutigen, denen gesagt wurde, dass ihr armes Kind in eine besondere Einrichtung gehört. Manchmal können wir mehr als nur Ermutigung anbieten. Dr. Slocum führt gewöhnlich strukturelle osteopathische Untersuchungen bei Neugeborenen im Krankenhaus von Des Moines, Iowa, durch. Dort kommt jedes Neugeborne in den Genuss dieser Betreuung . Am Krankenhaus von Kirksville arbeitet ein Geburtshelfer, welcher J. Keller D. O.[70] hinzuzieht, um jedes Neugeborene zu untersuchen. Wenn es mehr und mehr erfahrene kraniale Behandler gibt, hoffe ich, dass es eher möglich ist, diese Art Asymmetrien zu diagnostizieren und zu behandeln, noch ehe sie kompliziert werden und Wachstum und Entwicklung des Kindes hemmen.

*Anmerkung der Herausgeberin: Nach dieser Einleitung durch Dr. Sutherland hielt Rebecca Lippincott D. O.[71] einen Vortrag darüber, wie sie Säuglinge und Kinder in ihrer Praxis behandelte. Der Rest dieses Kapitels sind ihre Worte.*

Wenn Sie einen Säugling oder ein Kind als Patienten annehmen, lassen Sie sich Zeit, um Ihre Diagnose und Ihren Behandlungsplan den Eltern zu erklären. Das wird den Eltern helfen zu verstehen, wie Sie die Situation sehen, und was Sie meinen, wenn Sie ihnen später Zwischenberichte liefern. Es wird den Eltern auch dabei helfen, all dies ihrer Familie und ihren Freunden zu erklären.
Kinder sind im Allgemeinen wundervolle Patienten. Sie reagieren unmittelbar auf eine osteopathische Behandlung. Es wird allerdings ein paar Sitzungen dauern, um einige Probleme genau zu verstehen, besonders solche, die den Schädel betreffen. Sagen Sie am Anfang nur das, was einfach zum Kennenlernen dazugehört, bis Ihnen Ihre Untersuchungen ein klares diagnostisches Bild liefern. Es kann ein paar Monate dauern, bis Sie die Reaktion Ihres Patienten auf die Behandlung auswerten können, um eine Grundlage für eine Prognose zu haben. Ich mache möglichst keine Versprechen, denn ich kann keine Prognose stellen, bevor ich ein Verlaufsprotokoll habe, welches meinem eigenen Verständnis dient.
Bei meinem Behandlungsplan beginne ich gewöhnlich am Sakrum. Das Sakrum ist bei Säuglingen klein, aber es kann mit zwei Fingern berührt werden, ohne dass es den Patienten stört. Wenn es durch die Ilia komprimiert wird, nehmen Sie einfach jeweils einen Beckenknochen in jede Hand und nehmen Sie vorsichtig beide gleichzeitig nach lateral. Hoffen Sie, dass der Säugling weint und liften Sie während des Weinens das Sakrum aus der beengten Situation. Säuglinge und kleine Kinder scheinen dazu zu neigen, genau das zu tun, was Sie möchten, wenn Sie die Bühne

---

70. Dr. Keller war Professor am Kirksville College of Osteopathy.
71. (1894-1986) Philadelphia College of Osteopathy, 1923.

für Ihre Anwendung gut vorbereitet haben. Lautes Weinen gebraucht das Diaphragma und lässt die Zerebrospinale Flüssigkeit fluktuieren. Sie können der Mutter beibringen, Kontakt mit dem Sakrum aufzunehmen und es sanft zu halten, wann immer das Kind unruhig, durcheinander oder krank ist. Oft wird das Kind nicht nur schreien, sondern auch strampeln. Ich nutze dies als echte Mitarbeit des Patienten, um die Behandlung noch erfolgreicher werden zu lassen. Der Unterschied zwischen dieser Art der Mitarbeit und anderen Arten von Schreien als Signal muss den Eltern erklärt werden.

Wenn Sie das Sakrum untersuchen, fragen Sie sich, ob es Bewegungsfreiheit hat, ob es sich in einer Position übertriebener Flexion oder Extension befindet, ob es schief zwischen den Ilia positioniert ist und ob es die Fluktuation der Tide der Zerebrospinalen Flüssigkeit ausdrückt. Säuglinge und Kinder schlafen oft ein, wenn sich die Spannung löst und der Mechanismus sich frei bewegt. In diesem Fall fahren Sie ruhig fort, Ihre Untersuchung und Behandlung ohne aktive Mitarbeit durchzuführen.

Wenn Sie ein Säugling oder kleines Kind untersuchen, ist es ratsam, die Eltern ganz in der Nähe der Behandlungsbank zu haben. Sie können bei unerwarteten Bewegungen aufpassen und so durch ihre Anwesenheit Sie und das Kind beruhigen. Nachdem jeder mit dem Behandlungsablauf vertraut geworden ist, können Sie sie auch bitten, gezielt zu helfen. Sie können den Eltern auch Übungen für das Kind geben, um den Nutzen der Behandlung zu vergrößern.

Die Kontrolle der Schädelbasis durch Kontakte am Schädeldach ist nach meiner Erfahrung für Untersuchung und Behandlung des Craniums bei Kindern die einfachste und umfassendste Annäherung. Es scheint weniger Abwehr gegen diese Art der Berührung zu geben. Es handelt sich dabei auch um einen Kontakt, durch den man vieles erreichen kann, ohne die Annäherung zu verändern. Wenn dem Patienten aber deutlich eine bestimmte Art des Kontaktes am liebsten ist, folge ich dieser Präferenz. Die Patienten müssen Ihnen erlauben, sie zu untersuchen und zu behandeln, denn jeder Patient kann Ihre Bemühungen unmöglich machen, wenn er will. Der erste Schritt beim Kontakt mit dem Schädeldach ist die Untersuchung des Gewölbes. Die Orientierungspunkte am Dach, welche zuerst untersucht werden, sind die Fontanellen und die Suturen. Deren Bedeutung versteht sich von selbst. Die Merkmale der frontalen und parietalen Erhebungen und der Protuberantia occipitalis externa stehen in unmittelbarem Zusammenhang mit dem Zustand der Suturen und Fontanellen.

Eine umfassende diagnostische Untersuchung der Schädelbasis über die Kontakte am Schädeldach lässt sich leicht durchführen, indem Sie die palmare Seite Ihrer Finger sanft auf die Ossa parietalia hinter den parietalen

Erhebungen auflegen. Es ist einfach, sich den Schädel bei Säuglingen und Kindern als „Ei mit weicher Schale" vorzustellen. Als William R. Sr. D. O. zum ersten Mal diese Umschreibung benutzte, schien er aussagekräftiger als die Vorstellung einer „modifizierten Kugel".

Das Wichtige bei beiden Begriffen ist, dass es um den gesamten Kopf geht, besonders um seine Form in Relation zum Muster der sphenobasilaren Verbindung.

Da die Knochen bei der Geburt aus einzelnen Teilen bestehen und keine Gelenkführungen ausbilden, bevor dies das Wachstum notwendig macht, gibt es bestimmte Ausformungen zu berücksichtigen. Nehmen Sie beispielsweise die vier Teile des Os occipitale, die das Foramen magnum zusammen mit den Teilen des Atlas umgeben (Siehe Zeichnung 12.) Ein Problem hier an der craniovertebralen Verbindung spiegelt sich in den Konturen des Schädelgewölbes wieder, besonders in der Form der Squama occipitalis. Manchmal auch im Gesicht des Säuglings, je nachdem, welche Auswirkung das Problem auf das Os sphenoidale hat. Die Notizen Ihrer sorgfältigen Untersuchung bei der ersten Sitzung werden für Ihren Verlaufsbericht von unschätzbarem Wert sein.

 Es ist inspirierend, Dr. Sutherland bei der Behandlung eines Säuglings zu beobachten. Egal welchen Kontakt er verwendet, er hält ihn und geht mit den Bewegungen des Patienten mit. Manchmal bittet er die Mutter, das Sakrum zu halten, manchmal nicht. Er scheint mit der Dura mater mitzufließen und führt einen Zustand ausgeglichener membranöser Spannung herbei. In diesem Moment neigen die Säuglinge dazu, sich zu entspannen und vielleicht auch einzuschlafen.

Als ich zum ersten Mal anfing, die Köpfe von Säuglingen und Kleinkindern zu behandeln, dachte ich, ich könnte nicht mit einem schreienden und sich windenden Kind arbeiten. Ich lernte jedoch meine Aufmerksamkeit auf das zu richten, was mir meine Hände erzählten und was ich mit meinen Händen tat. Ich war bald in der Lage mich zu entspannen und mehr wahrzunehmen, sogar wenn das Kind kräftig mitarbeitete. Es gibt ein interessantes Experiment, das Sie mit der Hilfe eines Kollegen ausprobieren können. Einer von Ihnen spielt die Rolle des kleinen Patienten, der andere die Rolle des Behandlers, der eine Hand auf das Sakrum legt. Der „Patient" verhält sich daraufhin wie ein Säugling. Es ist nicht ganz das Gleiche wie bei einem sehr kleinen Patienten, aber es ist interessant zu beobachten, wie sich das Sakrum anfühlt, wenn der Patient sich windet, strampelt und schreit. Es gibt Ihnen gute Hintergrundinformation für Ihre Anweisungen an die Eltern oder andere Personen, die Ihnen helfen, wenn Sie am Kopf arbeiten. Oder wenn Sie den Eltern beibringen, wie man das Sakrum des Neugeborenen bei einer Behandlung zu Hause halten kann.

Zur craniovertebralen Verbindung gehören Os occipitale, Atlas, Axis und sämtliche Bänder, die diesen Bereich zu einem funktionellen Ganzen machen.

Dieser Bereich ist ein ligamentärer Gelenkmechanismus und die Gelenke sind Diarthrosen. Das Os occipitale nickt bei Flexion und Extension in den Gelenkflächen auf dem Atlas. Bei anderen Bewegungsabläufen bewegen sich Os occipitale und Atlas gemeinsam. Die Bewegung des Atlas auf dem Axis ist eine Rotation mit einem weiten Radius. Dr. Sutherland hat uns oft darauf hingewiesen, dass wir uns ständig bewusst sein sollten, welche mechanische Bedeutung die anteriore Konvergenz und posteriore Divergenz der Gelenkflächen des Atlas und der Kondylen des Os occipitale besitzen. Die Gelenkflächen des Atlas laufen auch inferior zusammen und superior auseinander, und die Kondylen des Os occipitale passen dort genau hinein. Wann immer die Kondylen in diese Konvergenzen komprimiert wurden, liegt die Richtung beim Lösen offensichtlich in Richtung der Divergenzen. (Zur Beschreibung der Technik siehe Seiten I-103 und I-157.)

Da zu diesem Bereich alle drei Knochen und ihre Bänder gehören, können Sie erkennen, dass sich die funktionelle Verbindung zwischen Hals und Kopf in Wirklichkeit an der Gelenkverbindung zwischen Axis und drittem Halswirbel befindet. Oft ist es schwierig, am Nacken eines Säuglings mit Ihren Fingern einen spezifischen Kontakt an dieser Stelle zu machen. Es ist aber aufgrund der Möglichkeit von Strains, die durch den Geburtsvorgang verursacht wurden, und die sich noch nicht wieder reorganisiert haben, notwendig, diesen Bereich zu untersuchen. Ein schiefer Nacken oder Torticollis, ist bei sehr jungen Säuglingen nicht ungewöhnlich und verursacht auch noch einen zusätzlichen Strain am Hals. Obwohl Sie den gesamten Nacken, den oberen Brustbereich und den Schultergürtel untersuchen müssen, werden Sie als Ursache für den Torticollis wahrscheinlich ein neuropathisches Entrapment-Syndrom des elften Hirnnervs am Foramen jugularis finden.

Vielleicht werden Sie damit beschäftigt sein, die Gestalt und Größe der Fontanellen, die Knochen des Schädelgewölbes und ihre Verbindungen zu untersuchen, während Sie es dem Patienten ermöglichen, sich an Ihren Kontakt am Schädeldach zu gewöhnen.

Anschließend können Sie sanft Kontakt an der Pars mastoidea der Ossa temporalia aufnehmen, um die Position der Partes petrosae in Beziehung zum Proc. basilaris des Os occipitale festzustellen. Sie möchten wissen, ob diese medial oder lateral geglitten sind, und ob sie nach innen oder nach außen rotieren. Aus diesen Beobachtungen können Sie Rückschlüsse auf die Position des Proc. basilaris des Os occipitale und des Corpus sphenoidalis ziehen.

*Probleme der Säuglinge und Kinder*

Wenn Sie so weit sind, die Schädelbasis zu untersuchen und eine Diagnose zu stellen, werden Sie alles wissen wollen, was Sie über das Muster an der sphenobasilaren Verbindung in Erfahrung bringen können. Der systematische Prozess der Bewegungstests stellt aufgrund der feinen Reaktionen Ihres kleinen Patienten eine Herausforderung dar. Die Vorgehensweise ist üblicherweise die Gleiche wie bei größeren Patienten – das heißt: Flexion, Extension, Sidebending/Rotation, Torsion, vertikaler Strain und lateraler Strain. Dazu auch Kompression, entweder der gesamten Basis oder eines bestimmten Bereichs. Sie erkennen komplexe Kombinationen der einzelnen Teile, die in diesem Alter möglicherweise schon entstanden sind.

Es braucht seine Zeit, um all diese Beobachtungen zu machen und sie beim ersten Besuch des Patienten ohne Eile aufzuzeichnen. Sie schaffen eine Basis für Ihre medizinische Tätigkeit, für den Patienten, für die Eltern, und als Grundlage für die weiteren Besuche. Notieren Sie Ihre Beobachtungen und Eindrücke beim ersten Besuch genau; ebenso sämtliche Behandlungsvorgänge, die Sie durchgeführt haben, und die Reaktionen des Körpers. Zu diesem Zeitpunkt werden Sie vielleicht noch nicht mit dem Erreichten zufrieden sein, aber die Art und Weise, wie Sie arbeiten, hat für Patient und Eltern große Bedeutung. Es ist auch unbedingt nötig, alle verfügbaren Fakten so klar wie möglich zu erfragen. Beim nächsten Besuch werden alle Beteiligten bereit sein, so fortzufahren, wie begonnen wurde. Die Sequenz Ihrer Befunde in Ihren Aufzeichnungen liefern Ihnen Fakten, die sonst nirgendwo erhältlich sind.

Sobald Sie einen Eindruck haben vom Schädel des Patienten als Ganzes sind Sie bereit, den intraossären Zustand, insbesondere am Os occipitale, zu untersuchen. Die Squama occipitalis ist uns zugänglich. Sie wird genau in Ihre Handfläche passen. Beobachten Sie die condylosquamöse Verbindung auf beiden Seiten; Sie sehen, ob es sich um eine glatte Kontur handelt oder ob sie einen Winkel bildet. Gibt es einen Winkel, beobachten Sie, ob es sich um einen spitzen oder um einen stumpfen Winkel handelt. Achten Sie auch darauf, ob das Opisthion zentriert ist oder rechts, beziehungsweise links des zentralen Punktes liegt. Es ist leicht, die Squama occipitalis bei einem kleinen Kind zu derotieren, egal, ob sie sich nun im Uhrzeigersinn oder gegen den Uhrzeigersinn gedreht hat. Dabei wird jede Kompression der kondylären Anteile, die damit vielleicht in Zusammenhang steht, gelöst.

Die Squama occipitalis kann sowohl an der Linea nuchae superior als auch an der condylosquamösen Verbindung verbogen worden sein. Sie kann sich auch in ihrer vertikalen Achse so verdreht haben, dass eine Seite weiter anterior liegt als die andere.

Manchmal schiebt sich die Squama über die posterioren Enden der kondylären Anteile oder sie kann sich auch darunter geschoben haben.

Jegliche dieser möglichen Fehlstellungen wirkt sich auf die Reziproke Spannungsmembran aus, da sich der hintere Pol ihrer Befestigung an der Innenseite der Squama occipitalis befindet. Sie haben also durch Ihre Hand einen direkten Kontakt mit diesem Mechanismus.

Der Bereich an den anterioren Enden der kondylären Anteile und am posterioren Ende des Proc. basilaris ist einem direkten Kontakt nicht zugänglich. Der Rest der Schädelbasis, also die Verbindung des anterioren Endes des Proc. basilaris mit dem posterioren Ende des Corpus sphenoidalis (die sphenobasilare Verbindung), und die Gelenkverbindungen der Partes petrosae der Ossa temporalia mit dem Proc. basilaris sind ebenfalls nicht direkt zu erreichen. Dieses Gebiet kann man aber durch Vorstellungskraft und logisches Denken mittels der zugänglichen Punkte an der Außenseite verstehen.

Die Untersuchung der atlantookzipitalen Gelenke wird durch Ihr logisches Denken geleitet, das auf Ihrem Verständnis der mechanischen Bedeutung von anteriorer Konvergenz/posteriorer Divergenz an den Gelenkflächen zwischen Atlas und Kondylen des Os occipitale beruht. Die Kapsel dieser Gelenke schließt den Proc. basilaris des Os occipitale mit den Kondylen ein. An diesem Ort wird die Gestalt des Foramen magnum bestimmt. Dies ist folglich jener Bereich, an welchem die vier Anteile des Os occipitale im frühen Kindesalter relativ frei sind, damit sie sich in ihrer chondralen Matrix arrangieren können. Es fällt ihnen daher relativ leicht, sich wieder neu anzuordnen, besonders mit osteopathischer Unterstützung.

Die Korrektur und Lösung von Problemen zwischen den Knochen der Schädelbasis sollte jeder intraossärer Formung vorangehen. Ist das Gebiet vorbereitet, können Sie die Teile der Schläfenknochen, die Teile des Os sphenoidale, die Squama occipitalis, die Ossa frontalia, die Gesichtsknochen und die Ossa parietalia formen. Es ist fast überflüssig anzumerken, dass solche formenden Behandlungen ganz allmählich durchgeführt werden. Mit Rücksicht auf das Wachstum im Säuglingsalter und in früher Kindheit wählt man einen längeren Behandlungsverlauf.

Dr. Sutherland vergleicht eine der Formungstechniken, die er unterrichtet, mit einem Gummiteller, auf den man in der Mitte drückt, um den umliegenden Bereich aufzuspreizen. Dies kann man besonders gut bei den mit Vorwölbungen versehenen Knochen des Schädelgewölbes anzuwenden. Diese Techniken wirken besonders gut in Kombination mit dem Lenken der Tide, um die Peripherie des relevanten Knochens zu lösen. Während Sie die Tide leiten, legen Sie eine Handfläche über das Tuber oder das Wachstumszentrum, welches zusammengedrückt wurde. Dieser zusammengedrückte Zustand ist die Folge eines Widerstands an der Peripherie. Solange dieser Widerstand nicht beseitigt wird, wird es nicht zur Neuformung kommen. Der Bereich des Widerstands am Rand muss nicht einmal umfangreich sein, damit derartige „Hörner" entstehen.

*Anmerkung der Herausgeberin: Diese Formungsbehandlung setzt ein flexibles Schädeldach voraus. Dies trifft bis zu einem bestimmten Grad sogar beim Erwachsenen zu, bei dem das knöcherne Schädeldach zwei Knochenplatten mit einer Diploe dazwischen besitzt, wobei beide Platten flexibel sind. Um seinen membranösen Ursprung und seine Flexibilität hervorzuheben, nannte Dr. Sutherland das knöcherne Schädeldach zuweilen „Vater Dura".*

Ich habe oft ein erneutes Auftreten eines Strainmusters nach einer anfänglich exzellenten Reaktion auf die Behandlung vorgefunden. Dies hat mich dazu veranlasst, Besuche in Abständen von sechs Monaten einzuplanen, sodass ich diese Entwicklung, die mit dem Wachstum zusammenhängt, adressieren kann. Es braucht nur ein paar Besuche im richtigen Abstand, um dieses Wiederauftreten der Symptome zu korrigieren. Manchmal werden sie auch eher von den unvermeidlichen Stürzen, die mit dem Laufenlernen einhergehen, verursacht, als durch das Wachstum.

Einige Strainmuster scheinen eher klinisch relevante Probleme zu verursachen als andere. Das Muster des lateralen Strain, der eine so genannte Parallelogramm-Deformität des Kopfes hervorruft, scheint die Innenräume des Schädels eher zu stören und mehr Dysfunktionen des Zentralen Nervensystems hervorzurufen als andere.

Folgende Behandlungsprinzipien wende ich bei der osteopathischen Behandlung von Problemen bei Neugeborenen und Kindern an:

1.) Die ausgeglichene Spannung des Membransystems.
2.) Die Kontrolle der Fluktuation der Zerebrospinalen Flüssigkeit.
3.) Das Lenken der Tide.

## 17. DIE REISE DER ELRITZE [72]

Wie eine kleine Elritze auf einer Besichtigungstour reisen wir durch das lebendige menschliche Gehirn. Mit diesem kleinen Fisch schwimmen wir in der Zerebrospinalen Flüssigkeit. Er kann in Spalten kriechen, wie zum Beispiel vom Spatium subarachnoidale aus in die Öffnungen des vierten Ventrikels. Wir schauen uns um und versuchen, einige der Funktionen in diesem Neuralrohr zu begreifen. In unserer Vorstellung begeben wir uns auf eine Reise.

Während ich hier schwimme, hoffe ich, die mechanischen Charakteristika der Hypophysenbewegung in der Sella turcica des Os sphenoidale besser kennenzulernen. Auch die Bewegung der Hirnepiphyse hinten oben am Dach des dritten Ventrikels möchte ich verstehen. Philosophen haben im Laufe der Geschichte in diesem Bereich nach dem Sitz der Seele gesucht.

Die kleine Elritze taucht durch eine Tür in die Flüssigkeit im vierten Ventrikels. Diese Türen (das Foramen Magendie und die Foramina Luschkae), die sich zwischen dem Zerebrospinalen Flüssigkeitskörper im Spatium subarachnoidale außerhalb des Neuralrohrs und dem Flüssigkeitskörper in den Ventrikeln innerhalb des Neuralrohrs öffnen, sind die einzigen offenen Türen zwischen beiden Flüssigkeitskörpern. Die Elritze entdeckt im vierten Ventrikel einen Korridor unter einem Dach. Das Cerebellum liegt oberhalb dieses Daches. Der Korridor erstreckt sich nach unten in den Canalis centralis des Rückenmarks und nach oben in den Aquaeductus cerebri.

Sie ist sich der Flüssigkeit bewusst; sie fühlt, dass diese etwas tut. In der Dunkelheit erkennt sie ein Licht. Es ist wie Sonnenlicht auf einer Wolke oder wie die Reflexion des Lichtes auf einer Wolke. Es gibt eine Menge Licht, welches die Wolke aber nicht berührt. Es reflektiert ganz durch sie hindurch. Es zeigt der Elritze auch eine INTELLIGENZ, die aus etwas Unsichtbarem hervorgeht. Das „flüssige Licht" scheint sie weiter zu führen.

Also schwimmt sie mit diesem Wissen weiter, mit der Information, die sie auf ihrem ersten Tauchgang in den Wolken im vierten Ventrikel gewonnen hat. Sie taucht ganz nach unten zum Boden und bemerkt eine Transmutation von diesem Lichte zu all den physiologischen Zentren innerhalb der Medulla oblongata. Dann schwimmt sie herum und lässt sich seitlich treiben, bis sie einen kleinen engen Kanal findet, den wir als Aquaeductus cerebri kennen. Sie hat Schwierigkeiten, ihren Weg durch diesen engen Kanal zu finden.

Sie spürt plötzlich einen kleinen Schub von hinten und wird im gleichen Moment hindurch geschoben, als sie bemerkt, dass die Wellenbewegung der Wände dies möglich macht. Direkt unter ihr findet eine weitere undulierende Bewegung statt. Das muss die sich nach oben und unten wölbende sphenobasilare Verbindung sein; diese undulierende Bewegung folgt der Tide und dirigiert sie oben in eine große Höhle, das dritte Ventrikel. Diese Höhle ist bis oben hin mit Zerebrospinaler Flüssigkeit gefüllt.

---

**72.** Anm. des dt. Hrsg: Elritzen sind lebhafte, in Schwärmen lebende, bis 12cm lange Kleinfische, die sich in klaren, sauerstoffreichen Gewässern aufhalten.

## Die Reise der Elritze

Sie dreht sich ein wenig und bemerkt, dass diese Höhle sehr eng ist, und dass sich genau über ihr ein kleine Röhre befindet (der Epiphysenstiel mit dem Recessus pinealis), die eine Verbindung mit etwas hat, was Epiphyse genannt wird. Sie steckt ihre Nase in diese Röhre und bleibt stecken. Plötzlich beginnt die zapfenförmige Epiphyse sich nach oben zu bewegen und lässt die Elritze wieder los, da sie nun locker herunterhängt. Sie spürt die Auf-und-Ab-Bewegung in jener kleinen Epiphyse. Wie kommt es zu dieser Art der mechanischen Bewegung, diesem nach oben Flippen und nach unten Floppen?

Die Nervenwurzeln und – bahnen in diesem Gebiet und im Dach des Mesencephalon verbinden sich mit den Wurzeln des vorderen Lobus des Cerebellum, dem ältesten Teil. Dies ist der Anteil des Neuralrohrs, dessen Dach aus Nervengewebe besteht. Es muss in diesem Bereich ein mechanisches Prinzip mit einem festen Rhythmus für das Hoch- und Herunterfloppen der Epiphyse während der Inhalation und Exhalation im Primären Atemmechanismus geben.

Wenn der kleine Zapfen während der Exhalation nach unten geht, ruht er auf den Colliculi superiores.

Während sich die Elritze noch im dritten Ventrikel befindet, innen unter dem Dach, erblickt sie einen Vorhang, der die Kammer von der Außenseite des Gehirns trennt. Sie erweitert ihre Vorstellung, um den Plexus choroideus darüber zu sehen, wie er sich während der Inhalation ausdehnt. Dann beginnt die Exhalation. Die Wände nähern sich an und bilden wieder eine enge Spalte. Während der Exhalation drängt sich der Plexus choroideus zusammen, so wie man es bei einer Leiche beobachten kann. Hier im dritten Ventrikel spürt die kleine Elritze den Unterschied zwischen Inhalation und Exhalation. Der dritte Ventrikel verändert seine Gestalt von einer V-Form, die oben weit und am Boden folglich angehoben ist, hin zu einer schmalen Spalte mit abgesenktem Boden. Nun taucht die Elritze zum Grund hinunter und trifft auf den Boden des dritten Ventrikels, den Hypothalamus. Die Elritze spürt die Bewegung des Bodens, hoch und hinunter. Der Boden scheint auch eine Öffnung zu haben.

Diese Öffnung führt nach unten und sie schlüpft hindurch, um sich in der Hypophyse, der Neurohypophyse, wiederzufinden. In der Hypophyse befindet sie sich auch gleichzeitig in der Sella turcica des Os sphenoidale. Sie ist müde. So lässt sie sich nieder und schläft ein. Wie von einer Wiege wird sie geschaukelt.

Beim Erwachen entdeckt sie, dass sie hier nicht mehr hinauskommt. Die Hypophyse wird durch ein Diaphragma nach unten gehalten. Sie muss das Infundibulum finden, um wieder nach oben in den Hypothalamus – das heißt, in den dritten Ventrikel – zu schlüpfen. Jener Ort, wo das Infundibulum die Hypophyse mit dem Hypothalamus verbindet muss ein ganz besonderes Gebiet sein. Es erscheint als eine Art Zentrum, mit solch einer hohen Anzahl von Nervenkernen innerhalb eines so kleinen Bereichs. Hier ist viel los mit all dem Auf- und Abschaukeln und der Motilität. Ach so! Das Os sphenoidale dreht sich regelmäßig und schaukelt. Die Bewegung muss für all diese arbeitenden Teile wichtig sein.

# I. Unterweisungen in der Wissenschaft der Osteopathie

Während die kleine Elritze nun weiter in den dritten Ventrikel schwimmt, hört sie ein Summen und fühlt, dass sie vorsichtig sein sollte, wenn sie an den Thalami und den Basalganglien vorbeikommt. Denn hier in diesen Wänden herrscht eine große elektrische Spannung. Sie schwimmt weiter und kommt zur abschließenden Wand, der Lamina terminalis.

In dieser Wand befinden sich zwei offene Türen, die Foramina interventriculares. Sie drückt sich durch die rechte Tür und findet sich im rechten lateralen Ventrikel wieder. Als sie darin weiter schwimmt, stößt sie an den Lobus frontalis und muss sich drehen. Dieses gesamte Gebiet hier vorne scheint nun nach oben zu gehen. Hier hat sich das Neuralrohr ein- und über den Kopf oben zurückgefaltet. Nun geht es dort weiter, wo der motorische Kortex des Gehirns den Ventrikel umgibt. Von dort kommen die Befehle für Bewegung. An der Hinterseite des Schädels stellt die Elritze fest, dass auch der Lobus occipitalis sich nach unten und vorne dreht. Hier befindet sich nahe bei der Falx cerebri und dem Tentorium cerebelli die Sehrinde, jener Teil, der für das Sehen zuständig ist. Die Lobi temporalis des Gehirns sind nach vorne an die Innenseiten der Alae majores des Os sphenoidale geschoben. All dies liegt oberhalb des „Zelts" (des Tentorium cerebelli). Was geschieht, wenn sich dieser Winkel zwischen Falx und „Zelt" zuspitzt und die Sehrinde einengt?

Einmal mehr befindet die Elritze sich an einem Ort, an dem sie umdrehen muss. Also schwimmt sie durch den rechten lateralen Ventrikel zurück, um wieder in den dritten Ventrikel zu gelangen. Sie ist einen spiralförmigen Weg geschwommen. Der linke laterale Ventrikel muss ebenfalls spiralförmig sein. Die Hemisphären haben sich ausgehend von der Vorderseite des Truncus cerebri eingerollt, nach oben, nach hinten und wieder nach vorne. Wo wird nun in der Mitte die Außenseite gefunden? Das muss die große Fissura transversa des Gehirns sein. Das Tentorium cerebelli liegt zwischen dem Inhalt der Fossa cranialis posterior und den Lobi occipitalis und temporalis. Hier in der Mitte liegt die Epiphyse auf den Colliculi superiores des Mesencephalon, an der Außenseite des Neuralrohrs.

Unsere Elritze befindet sich jedoch innerhalb, hinten im dritten Ventrikel. Dort gibt es etwas Flüssigkeit zum Schwimmen. Sie kommt durch den Aquaeductus cerebri in den vierten Ventrikel zurück und findet den Weg durch die Tür hinaus in das Spatium subarachnoidale – in die Cisterna magna (cerebellomedullaris). Auch in diesem See gibt es Platz genug zum Schwimmen. Sie kann an der Außenseite um die Medulla oblongata herum schwimmen und das Cerebellum betrachten, als wäre es ein Blasebalg, so wie ihn Schmiede verwenden, um Luft auf ihr Feuer zu blasen. Sie kann spüren, wie die Tide hereinkommt.

Die kleine Elritze schwimmt als nächstes unter den Truncus cerebri und in die Wasserbetten, auf denen das Gehirn ruht: die Cisterna basalis.

Sie gelangt um die Pons herum nach oben, um über das Cerebellum in die Cisterna superiora zu gelangen. Hier nun befindet sie sich wieder genau an der Außenseite und in der großen Fissura transversa. Sie kann nicht nur die kleine zapfenförmige

Epiphyse sehen, sondern auch die tiefen Hirnvenen, die Vv. choroideae und die Vv. cerebelli, wie sie alle zusammenlaufen und in die V. cerebri magna eintreten, kurz bevor diese in den Sinus rectus mündet.

Daraufhin wandert die kleine Elritze in der Zerebrospinalen Flüssigkeit im Spatium subarachnoidale zwischen Membrana arachnoidea und Pia mater außen um die Hemisphären herum. Sie bemerkt, wie eng die Pia mater des Neuralrohrs an der Oberfläche anliegt und wie reich an Arterien sie ist. Die Membrana arachnoidea erstreckt sich oberhalb der Sulci und Fissuren. Durch dieses Arrangement gibt es die Flüssigkeit, in der sie schwimmen kann.

Sie denkt jedoch, dass an manchen Stellen nicht viel davon gibt und fragt sich, was geschieht, wenn diese Membrana arachnoidea über ihr fest blockiert, während sie sich in einem dieser Räume befindet. Der Raum wäre enger und es könnte sein, dass sie nicht mehr zu all der Flüssigkeit an der Außenseite des Gehirns oder an der Außenseite des Rückenmarks gelangen kann. Käme sie noch um die Medulla herum, wenn diese in das Foramen magnum heruntergedrückt wird? Was müsste geschehen, um eine solche Situation auszulösen?

Sie kann sich vorstellen, dass das Tentorium cerebelli blockieren kann, wenn Os occipitale und Ossa temporalia nicht richtig funktionieren, und dass dies die Gestalt der Fossa cranialis posterior beeinflusst. Auch die Form der Fossa jugularis wäre verändert. Könnten diese Auswirkungen den Fluss des venösen Bluts zu den Foramina jugulares hin und durch sie hindurch beeinträchtigen? Wenn der venöse Rückstrom aus dem Schädel beeinträchtigt ist, kann man sich dann wohlfühlen? Hätte man Kopfschmerzen? Was für ein Vorfall kann einen Strain in der Relation von Os occipitale und Ossa temporalia produzieren?

Nehmen wir an, eine Person bekommt einen Schlag oben auf den Kopf. Würde dieser Schlag auf die Flüssigkeit dort vor der Hypophyse und im umliegenden Bereich drücken? Es scheint, dass es zahlreiche Räume an der Außenseite des Gehirns gibt, in denen die Flüssigkeit nicht gestört werden sollte. Was geschieht, wenn der Kopf in eine Sidebending/Rotationsform verzogen wird, sodass eine Flüssigkeitskammer kleiner und ihr Gegenüber auf der anderen Seite größer ist? Gibt es da mehr Flüssigkeit, wo mehr Platz ist, und weniger Flüssigkeit, wo weniger Platz ist? Kann eine solche Situation wieder in Ordnung gebracht werden?

Dies war eine lange Reise. Der kleine Fisch war nun die ganze Zeit im Schädel und wanderte innerhalb und außerhalb des lebendigen, menschlichen Gehirns herum. Er hat genug gesehen, um noch lange darüber nachzudenken.

ANHANG

# DIE OSTEOPATHISCHE BEHANDLUNG VON WILLIAM GARNER SUTHERLAND D. O.[73]

*Howard A. Lippincott D. O.*

Während der Ausbildungszeit von Dr. Sutherland in Kirksville beaufsichtigte Dr. Andrew Taylor Still sorgfältig jeden Unterricht, der am College vermittelt wurde. Die gelehrten Prinzipien mussten genau mit seinem Konzept übereinstimmen. Dr. Sutherland nutzte jede Gelegenheit um diese Prinzipien zu erlernen und zu verstehen. Er hielt sich seine gesamte Berufszeit über in seinem Denken und seiner Praxis streng an Dr. Stills Prinzipien. Daher spiegelt das Behandlungskonzept, das er uns präsentiert hat, die klare Sichtweise unseres Gründers wieder. In den heutigen Tagen der raschen Veränderung in der Medizin werden ältere Methoden ständig durch neuere ersetzt und die Verfahren unserer Großväter werden belächelt. Andererseits verändert sich die menschliche Struktur aufgrund von Umwelteinflüssen so sehr, dass sie heute noch empfänglicher für Strains ist, welche Dr. Still für die wichtigste Ursache von Krankheiten hielt. Die physische Reaktion auf die verschiedenen Arten der osteopathischen Behandlung ist gegenwärtig wesentlich dieselbe wie im 19. Jahrhundert. Die hier vorgestellte Behandlung ist von mehr als nur historischem Interesse. Sie besitzt wirklichen, praktischen Wert für unsere tägliche Arbeit.

## ALLGEMEINE ERWÄGUNGEN

### Ligamentäre Gelenkstrains
Osteopathische Dysfunktionen bestehen aus Strains der Körpergewebe. Wenn sie Gelenke einschließen, sind in erster Linie die Ligamente betroffen. Entsprechend verwendete Dr. Sutherland bevorzugt den Begriff „ligamentäre Gelenkstrains". Gewöhnlich befinden sich die Ligamente eines Gelenks in einer ausgeglichenen, wechselseitigen Spannung. Innerhalb des normalen Bewegungsradius sind sie selten oder nie völlig entspannt. Falls die Bewegung die normale Reichweite überschreitet, gerät diese Spannung aus dem Gleichgewicht und die Elemente der ligamentären Struktur, welche die Bewegung in einer bestimmten Richtung begrenzen, werden überlastet und geschwächt. Die Dysfunktion wird durch das übermäßige Ausgleichen der wechselseitigen Spannung derjenigen Elemente aufrechterhalten, die nicht belastet worden sind. Dies blockiert den Gelenkmechanismus oder verhindert seine freie

---

[73]. Der Artikel wurde ursprünglich 1949 im *Year Book* der Academy of Applied Anatomy veröffentlicht.

und normale Bewegung. Die unausgeglichene Spannung zwingt die Knochen, eine Position einzunehmen, die jener Position näher ist, in welcher der Strain erzeugt wurde, als es der Fall wäre, wenn die Spannung normal wäre. Der geschwächte Anteil der Ligamente erlaubt größere Bewegung in der Richtung der Dysfunktion, als es normalerweise möglich wäre. Die Reichweite der Bewegung in der entgegengesetzten Richtung ist durch die festere und gegenspielerfreie Spannung jener Elemente begrenzt, die nicht belastet worden sind.

**Prinzipien der korrigierenden Behandlung**
Da die Ligamente primär an der Aufrechterhaltung der Dysfunktion beteiligt sind, werden sie – und nicht die muskuläre Hebelwirkung – als wesentliche Kraft für die Verminderung von Dysfunktionen eingesetzt. Das Gelenk wird in die Richtung der Dysfunktion geführt und die Dysfunktionsstellung so weit wie nötig verstärkt, um die Spannung der geschwächten Elemente der ligamentären Struktur, der Spannung der unbelasteten Elemente anzupassen oder sie leicht zu überschreiten.
    Das ist das Prinzip der ausgeglichenen Spannung. Wenn das Gelenk über diesen Punkt hinaus gezwungen wird, verstärkt man den Strain, der bereits besteht. Bewegt man das Gelenk zurück und entgegen der Richtung der Dysfunktion, werden jene Ligamente überlastet, die normal und ohne Gegenspieler sind. Falls dies mit Thrusts oder ruckartig geschieht, besteht eindeutig die Möglichkeit, Gewebefasern von ihren knöchernen Anheftungen zu trennen. Wenn die Spannung richtig ausgeglichen ist, wird die respiratorische bzw. muskuläre Zusammenarbeit des Patienten dazu genutzt, den Widerstand des Verteidigungsmechanismus des Körpers zu überwinden, was zur Lösung der Dysfunktion führt. Wenn der Patient den Atem nach tiefer Ein- oder Ausatmung anhält, gibt es eine Phase während seiner unwillkürlichen Bemühung, die Atmung fortzusetzen, in der die Lösung der Dysfunktion stattfindet. Bei Dysfunktionen der Extremitäten hält der Patient das Gelenk in der Position der Verstärkung. Die Lösung geschieht mithilfe der Ligamente, sobald bzw. kurz bevor die Muskeln sich entspannen.
    Es gibt Ausnahmen von dem generellen Behandlungsprinzip der Verstärkung der Dysfunktionsstellung. Die Methode des „Disengagement" benutzt ein Fulkrum, auf dem eine Hebelkraft dazu benutzt wird, um die knöchernen Oberflächen zu trennen und die ligamentären Verbindungen unter Spannung zu bringen. Diese Methode wird bei Behandlung der langen Knochen der Extremitäten mit der Verstärkung der Dysfunktionsstellung kombiniert. Unter bestimmten Umständen ist es nicht sinnvoll, die Spannung der betroffenen Ligamente zu verstärken, z. B. bei einem ernsten erst kürzlich entstandenen Strain. Hierbei würde der Schmerz durch das Prinzip der Verstärkung zunehmen. Die Korrektur wird hier erreicht durch das Halten des distalen Knochens in Richtung der normalen Position, während der Patient durch sanftes und langsames Bewegen des proximalen Knochens in Richtung der physio-

logischen Position mitarbeitet. Diese Technik ist als „Direkte Aktion" bekannt. Sie wird bei haltungsbedingten sakroiliakalen bzw. iliosakralen Dysfunktionen verwendet, bei denen die Unregelmäßigkeit der gekrümmten Gelenkflächen einen großen Bewegungsradius verhindert, besonders entlang der Achse durch das zweite sakrale Segment.

Die Mitarbeit des Patienten bei der Behandlung ist sehr wichtig. Wenn der Behandler den Knochen hält, der sich in Dysfunktion befindet, und der Patient den anderen Knochen, der an der Gelenkbildung beteiligt ist, bewegt, wird die Gefahr, dass unerwünschter Strain auf die Ligamente ausgeübt wird, eher verringert, als wenn der Behandler die notwendige Kraft aufböte, um die Auflösung der Dysfunktion zu erreichen. Betrachtet man den von der Dysfunktion betroffenen Knochen als „Schraube" und den proximal von ihm liegenden Knochen als „Mutter", erweist es sich für den Behandler als besseres mechanisches Prinzip die Schraube zu halten und dem Patienten zu erlauben, die Mutter zu drehen, als wenn der Behandler die Schraube drehte.

Die benötigte Ausstattung für diese Techniken ist schlicht. Eine osteopathische Behandlungsbank, ein Hocker und ein Stuhl sind die Hauptgegenstände. Der Gebrauch des Ritter-Hockers[74] wird für manche Verfahren erwähnt. Es handelt sich dabei um einen Hocker, der sich von der Basis aus neigt. Der Sitz dreht sich und ist höhenverstellbar. Der Stuhl wird mit einer Minimalhöhe von 30 cm für diese professionelle Verwendung hergestellt. Die höchste Bedeutung hat jedoch die mentale Ausstattung des Behandlers, seine Fähigkeit, die von der Dysfunktion betroffenen Strukturen zu visualisieren und das fein ausgeprägte taktile Empfinden, das dem osteopathischen Behandler gewöhnlich zu Eigen ist.

## HALSWIRBEL

Von der Axis bis zum siebten Halswirbel liegen die Gelenkflächen in einer Ebene, die nach anterior geneigt ist, wenn man von einer Drehachse senkrecht durch die Sutura coronalis ausgeht. Daher bewegen sich die Proc. articularis eines Wirbels im Verhältnis zu dem darunter liegenden Wirbel bei der Flexion nach oben und vorn. Bei Sidebending/Rotation bewegt sich der Wirbel in diese Richtung auf der Seite, die anterior und konvex ist. Bei der Extension bewegen sich die Gelenkfortsätze relativ nach unten und posterior. In die gleiche Richtung bewegt sich der Proc. articularis auf der posterioren und konkaven Seite beim Sidebending/Rotation. Die anteriore Konvexität der zervikalen Krümmung wird reduziert bzw. begradigt, wenn der Hals bei der Flexion nach vorne gebeugt wird, wobei sich der Abstand zwischen Os occipitale und Schultern vergrößert. Dieser Abstand vergrößert sich auch bei Sidebending/Rotation auf der anterioren Seite und nimmt bei Extension ab, ebenso bei Sidebending/Rotation auf der posterioren Seite. Diese Prinzipien macht man sich

---

**74.** Anm. der Übers.: Pendelhocker.

*Anhang*

bei der Behandlung von zervikalen ligamentären Gelenkstrains zunutze. Die Proc. articularis, die sich relativ anterior befinden bzw. die sich leichter nach anterior und superior bewegen, werden nach anterior und superior gehalten, um die Spannung der kapsulären Ligamente auszugleichen. Dabei werden die Schultern des Patienten so positioniert, dass die Dysfunktionsstellung verstärkt wird.

Die Art und Weise wie der Patient den Nacken hält – insbesondere bei akuten Dysfunktionen – und die veränderten Knochenbeziehungen sowie die Pathologie der weichen Gewebe, die durch Palpation festgestellt werden, lassen die Lokalisation und die Art der Dysfunktion erkennen. Der bestimmende Faktor ist jedoch der Freiheitsgrad oder die Einschränkung der Bewegung. Das Gelenk bewegt sich freier und meistens mit weniger Unbehagen für den Patienten in Richtung der Dysfunktion als in die Gegenrichtung.

Die Behandlung wird am besten durchgeführt, wenn der Patient auf dem Rücken liegt und entspannt ist. Sollten die Umstände dies nicht erlauben, kann der Behandler seinen Einfallsreichtum einsetzen, um die Technik der Position anzupassen, die eingenommen werden kann. Man sagt, dass Dr. Still, einem Patienten dem er auf der Straße begegnete, sogar gegen einen Baum lehnte, um iliosakrale Dysfunktionen zu behandeln. Bei der Anwendung von Dr. Sutherlands Technik gibt es einen beachtlichen Spielraum, vorausgesetzt die zugrunde liegenden Prinzipien werden nicht verletzt. Die Position der Schultern wird ohne merkliche Anstrengung oder Anspannung

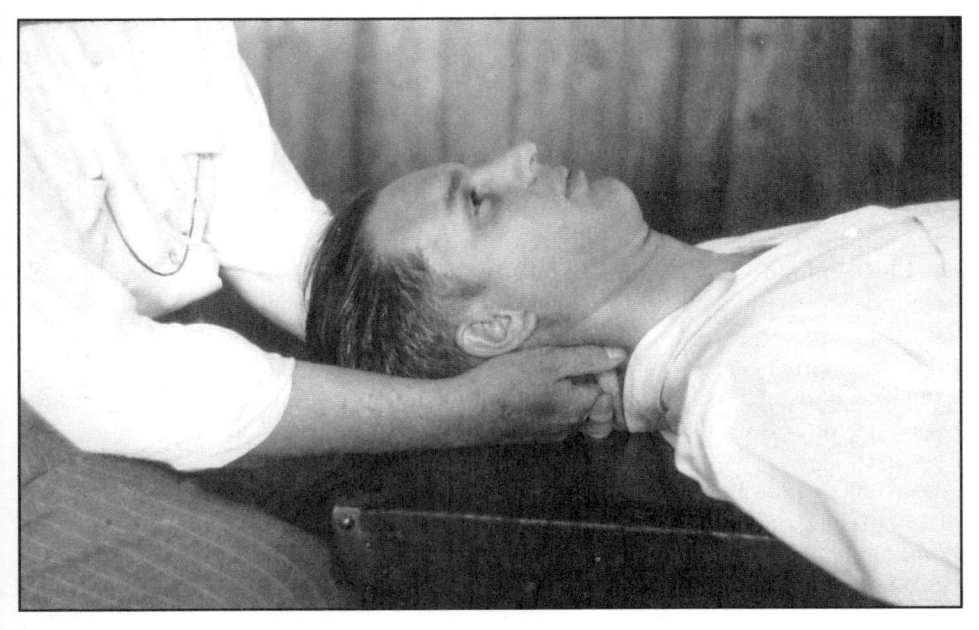

ABBILDUNG A.1: HALSWIRBELSÄULEN-TECHNIK: HIERBEI WERDEN DIE FINGER GEKREUZT, UM DIE PROC. ARTICULARES DER ENTGEGENGESETZTEN SEITE ZU BERÜHREN.

der Muskeln eingenommen, um durch relative Positionsänderung der Ansätze der Ligamente nur die ligamentäre Spannung zu verändern.

**Flexions-Dysfunktionen**
Die Proc. articularis des oberen der zwei betroffenen Wirbel werden von den Fingerspitzen des Behandlers nach anterior-superior, in Richtung der Ebene der Gelenkflächen gehalten. Der Patient schiebt beide Schultern nach kaudal in Richtung der Hüften und vermeidet dabei jede Abduktion der Arme. Der Behandler findet und hält den Punkt der ausgeglichenen Spannung, während der Patient tief einatmet, welches die anteriore Konvexität der Halswirbelsäule reduziert.

**Extensions-Dysfunktionen**
Diese Dysfunktionen werden mithilfe der Proc. articularis des unteren der beiden Wirbel korrigiert, indem sie nach anterior-superior gehalten werden. Die Schultern des Patienten werden nach kranial bewegt und die respiratorische Mitarbeit findet während des Ausatmens statt.

**Sidebending/Rotations-Dysfunktionen**
Der Proc. articularis des oben liegenden Wirbels auf der konvexen Seite steht relativ anterior-superior. In dieser Richtung wird er vom Behandler gehalten.
Der Proc. articularis auf der gegenüberliegenden Seite des unten liegenden Wirbels, unterhalb der inferioren Gelenkfacette des oberen Wirbels, dass sich relativ posterior und inferior befindet, wird nach anterior-superior gehalten. Die Schulter auf der Seite der Konvexität wird gesenkt, um die Trennung der Gelenkflächen zu verstärken. Die andere Schulter wird angehoben, um den superioren Proc. des unten liegenden Wirbels nach anterior und superior zu bringen. Der Patient hält entweder nach dem Einatmen oder dem Ausatmen den Atem an. Dies hängt davon ab, ob der Strain an der Stelle größer ist, an der die Proc. articularis voneinander entfernt oder einander angenähert sind. Die respiratorische Mitarbeit folgt der allgemeinen Regel, dass das Einatmen mit Flexion und Außenrotation und das Ausatmen mit Extension und Innenrotation verbunden ist. Der Punkt der ausgeglichenen ligamentären Spannung kann schwer zu erreichen sein. Daher ist es manchmal erforderlich, den Druck auf die Proc. articularis oder die Höhe der Schultern leicht zu verändern. Der größere Strain kann sich in den Ligamenten der einen oder der anderen Seite befinden, sodass die Spannung variiert werden muss, um ein Gleichgewicht zu erreichen.

**Atlantookzipitale Dysfunktionen**
Die Vertiefungen der Gelenkfacetten des Atlas laufen anterior und inferior zusammen, krümmen sich nach kranial und liegen anterior der okzipitalen Kondylen. Ein Nicken des Kopfes ist möglich, weil die Kondylen in den tassenförmigen Gelenkgruben des Atlas vor- und zurückschaukeln.

*Anhang*

Um eine Korrektur von atlantookzipitalen Dysfunktionen durchzuführen, sollte sich der Patient am besten in Rückenlage befinden. Der Behandler legt eine Fingerkuppe an das Tuberculum posterius atlantis und hält diesen Knochen nach anterior um zu verhindern, dass er sich mit den Kondylen nach dorsal bewegt, während der Patient nickt oder seinen Kopf nach anterior neigt. Dabei soll die Flexion der Halswirbelsäule vermieden werden. Dieses schaukelt das Os occipitale in den Vertiefungen der Gelenkfacetten nach posterior, löst die Kondylen vom Atlas und spannt die Ligamente. Die rechten und linken Gelenkverbindungen werden miteinander einen Punkt des Gleichgewichts finden, der vom Behandler als leichtes Federn oder als elastischer Widerstand der Ligamente wahrgenommen werden kann. Diese Position wird gehalten, während der Patient den Atem beim Einatmen oder Ausatmen anhält. Die Lösung der Blockade wird häufig von Patient und Behandler wahrgenommen, gewöhnlich während des Apnoes kurz bevor der Patient weiteratmen muss. Diese Technik ist wirksam, gleich ob die Dysfunktion unilateral oder bilateral ist oder die Kondylen in anteriorer, posteriorer oder lateraler Position fixiert sind.

**Atlantoaxiale Dysfunktionen**
Dr. Sutherland stellt fest, dass ligamentäre Strains des atlantoaxialen Gelenks häufig nach der erfolgreichen Behandlung von Strains des atlantookzipitalen Gelenks auftauchen, was darauf hinweist, dass sie kompensatorischer Natur sind. Er bemerkt, dass die ligamentären Strukturen dieser Region in gewisser Weise wie die

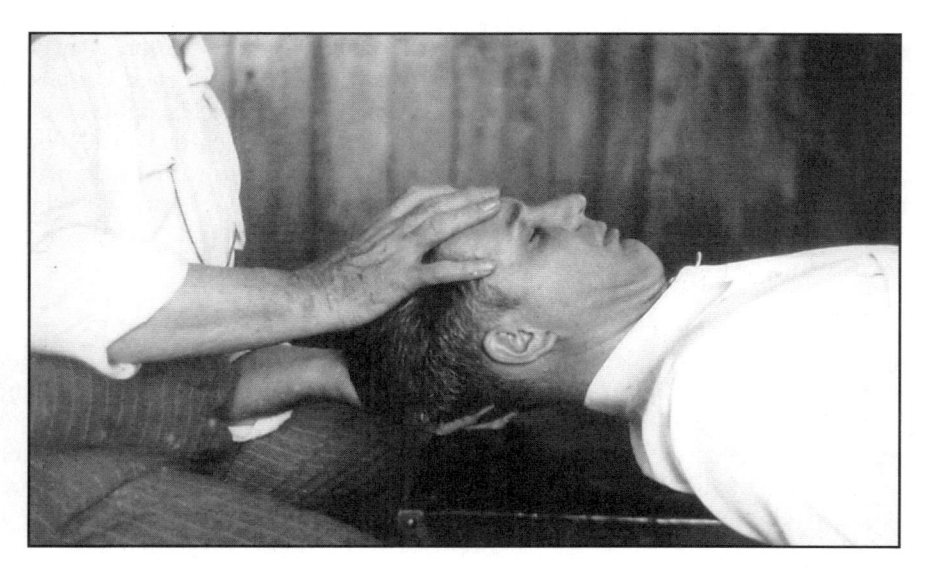

ABBILDUNG A.2: ATLANTOOKZIPITALE DYSFUNKTION

Unruhefeder des Schwungrads einer Uhr funktionieren, wodurch sich die Bewegung des Os occipitale zwischen Atlas und Axis überträgt.

Obwohl sich die Gelenkstruktur und die Bewegung ziemlich von denen der typischen Halswirbel unterscheiden, ist die Behandlung ähnlich. Beim Erreichen eines ligamentären Gleichgewichts zwischen Atlas und Axis muss man sich ins Gedächtnis rufen, dass es sich bei der Bewegung nahezu gänzlich um eine Rotation mit einem leichtem Sidebending handelt und dass die superioren Gelenkflächen des Axis nach kranial und lateral zeigen. Die Mitarbeit mittels der Schulter und der Atmung werden wie bei den Techniken für Dysfunktionen der typischen Halswirbelgelenke durchgeführt.

## BRUSTWIRBEL

Die Facetten der Proc. articulares superiores zeigen nach dorsal, kranial und lateral, die der unteren Gelenkfortsätze blicken nach ventral, kaudal und medial. Daraus folgend bewegen sich in Flexion die Proc. transversi eines Wirbels nach anterior und nach superior, im Verhältnis zu denen des inferioren Wirbels, in Extension nach posterior und inferior. Während der Sidebending/Rotation bewegt sich der Proc. bezogen auf den unteren Wirbel nach kranial, anterior und leicht medial und entfernt sich dabei von ihm. Auf der konkaven Seite nähern sich die beiden Proc. an und der obere Wirbel bewegt sich nach dorsal. Das Anheben der Schultern dient dazu, die Proc. transversi voneinander zu entfernen und bewegt die inferioren Gelenkfacetten nach anterior und superior entlang der superioren Gelenkflächen des inferioren Wirbels. Dies entspricht ungefähr der Beziehung, die während der Flexion besteht. Wenn die Schultern gesenkt werden, stehen die Gelenkfacetten in einer solchen Beziehung zueinander, wie sie bei der Extension besteht. Das Anheben einer Schulter entfernt auf derselben Seite die Proc. transversi voneinander, wobei sich der obere Wirbel nach anterior bewegt. Genauso verhält es sich auf der Seite der Konvexität bei der Sidebending/Rotation, während das Absenken der Schulter einen Zustand schafft, wie sie auf der Seite der Konkavität besteht. Bei der Behandlung der Dysfunktionen der Brustwirbel wird die Patientenmitarbeit nach diesen Prinzipien einbezogen.

**Palpation der Bewegung**
Während der Patient sitzt oder liegt, legt der Behandler jeweils einen Finger auf beide Proc. transversi des fraglichen Wirbels. Der Patient hebt beide Schultern erst langsam an, dann senkt er sie in Richtung der Hüften. Danach hebt er abwechselnd die eine Schulter an und senkt die andere ab, während der Behandler die Bewegungsfreiheit palpiert. Wenn Ort und Richtung des Strains festgestellt worden ist, werden die Proc. transversi des betroffenen Wirbels, die sich in relativer anterior Stellung befinden, in der Ebene der Gelenkfacetten nach anterior gehalten, um die Dysfunktionsstellung zu verstärken.

*Anhang*

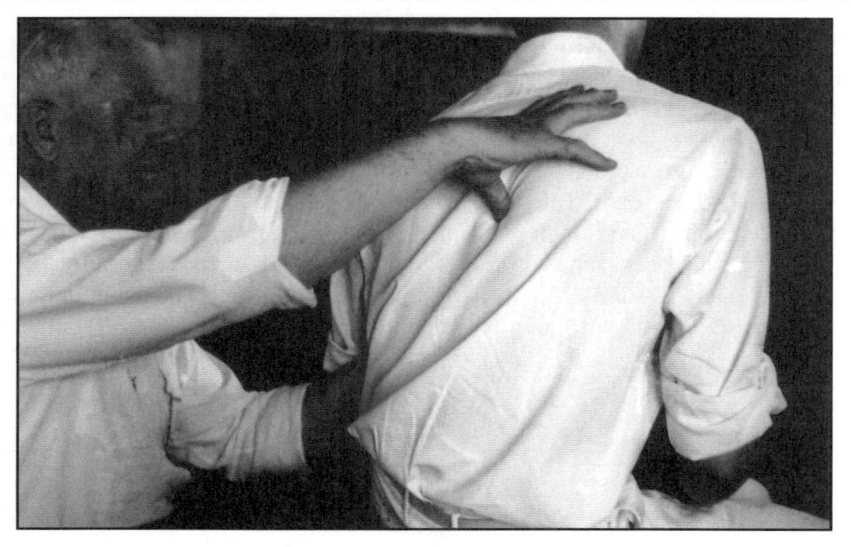

ABBILDUNG A.3: BRUSTWIRBEL: DER PROC. TRANSVERSUS EINER SEITE, KANN NACH ANTERIOR-SUPERIOR GEHALTEN WERDEN, UM DIE DYSFUNKTIONSSTELLUNG ZU VERSTÄRKEN.

**Flexions-Dysfunktionen**
Die Proc. des oberen der beiden Wirbel werden nach anterior-superior gehalten, während der Patient beide Schultern anhebt, um die ligamentäre Spannung so auszugleichen, wie es vom Behandler bestimmt wird. Diese Position wird gehalten, während der Patient einatmet und den Atem anhält.

**Extensions-Dysfunktionen**
Extensions-Dysfunktionen werden mittels der Proc. transversi des oberen der beiden Wirbel korrigiert. Dieser wird nach superior-anterior gehalten, während der Patient die Schultern absenkt. Die respiratorische Mitarbeit findet beim Ausatmens statt.

**Sidebending/Rotations-Dysfunktionen**
Auf der Seite der Konvexität werden der Proc. transversus des oberen Wirbels und der Proc. des unteren Wirbels, der sich auf der Seite der Konkavität befindet, nach anterior und superior gehalten. Der Patient hebt die Schulter auf der Seite der Konvexität, senkt die andere und bewegt sie leicht nach posterior. Der Punkt der ausgeglichenen Spannung ist erreicht und die respiratorische Mitarbeit kann entweder beim Einatmen oder beim Ausatmen erfolgen – beim Einatmen, wenn sich das fehlende ligamentäre Gleichgewicht auf der Seite der Konvexität, beim Ausatmen, wenn es sich auf der Seite der Konkavität befindet.

**Der Patient sitzt auf den Knien des Behandlers**
Bei einer anderen Methode zur Korrektur von Dysfunktionen der Brustwirbel wird der Patient mit Blick zur Behandlungsbank auf die Knie des Behandlers oder auf einen Ritter-Hocker gesetzt. Der Unterarm des Behandlers hält das Becken des Patienten nach posterior.

Der Patient legt seine Ellenbogen auf die Behandlungsbank und wandert Zentimeterweise mit ihnen nach anterior, um die inferioren Gelenkfortsätze kranial in Bezug auf die nach superior gerichteten Gelenkfortsätze des unteren Wirbels zu bewegen. Der Behandler palpiert den Proc. transversus hinsichtlich seiner Bewegungseinschränkungen und des Punktes der ausgeglichenen ligamentären Spannung.

**Flexion**
Wenn es sich um eine Dysfunktion vom Flexionstyp handelt, unterstützt ein Finger an jedem Proc. transversus des oberen Wirbels leicht deren nach anterior und superior gerichtete Bewegung. Währenddessen palpiert man den richtigen Grad des Abstandes zum darunterliegenden Wirbel, sobald der Patient sich mit seinen Ellenbogen auf

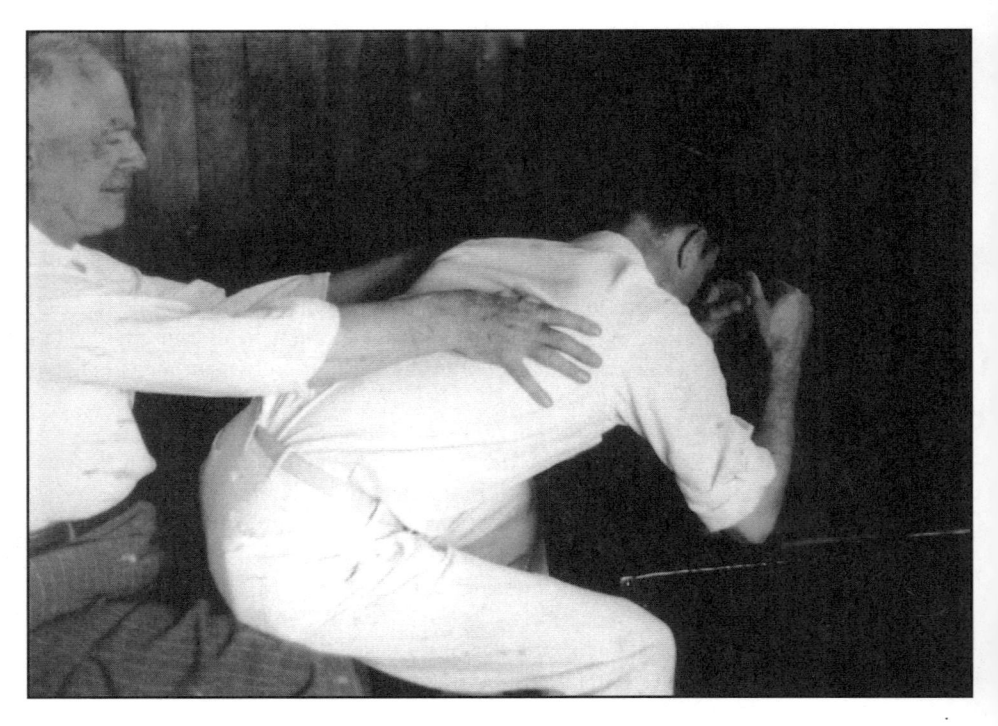

ABBILDUNG A.4: BRUSTWIRBELSÄULE: KONVEXITÄT LINKS.

der Behandlungsbank vorwärts bewegt. Wenn dieser Punkt erreicht ist, wird die Korrektur erreicht, indem der Patient den Atem nach dem Einatmen anhält.

**Extension**
Der Behandler legt seine Finger auf die Proc. transversi des unteren der beiden betroffenen Wirbel. Der Patient bewegt sich mit seinen Ellenbogen vorwärts, bis sich der palpierte Wirbel fühlbar nach oben bewegt. Die Proc. transversi werden dann sanft nach anterior und superior gehalten, während der Patient sich mit seinen Ellenbogen um drei bis sechs Zentimeter zurückbewegt. Dadurch werden die Gelenkfortsätze des oberen der beiden Wirbels nach hinten gebracht, um die Extensionsposition am Punkt der Dysfunktion zu verstärken. Die Korrektur findet während der Ausatmung statt.

**Sidebending/Rotation**
Bei der Korrektur dieser Dysfunktionen hält der Unterarm des Behandlers auf der Seite der Konvexität das Becken nach posterior. Ein Finger der anderen Hand wird am oberen Wirbel auf den auf der Seite der Konvexität befindlichen Proc. transversus gelegt. Dieser Finger hält den Proc. sanft nach anterior und superior, während sich der Patient auf seinen Ellenbogen soweit vorwärts bewegt, bis die Spannung mit dem Finger palpiert werden kann. Dann bewegt der Patient den Ellenbogen auf der Seite der Konvexität vorwärts, wobei er die Schulter nach Anweisung des Behandlers auf dieser Seite zur Behandlungsbank hin senkt. Die respiratorische Mitarbeit kann während der Ein- oder Ausatmung stattfinden.

## LENDENWIRBEL

Die beiden Proc. articulares inferiores eines jeden Lendenwirbels liegen wie in einer Mulde, die von den Proc. articulares superiores des unteren Wirbels anterior und lateral gebildet wird. Dieses Muster ist gewöhnlich an den Übergängen von der Brustwirbelsäule zur Lendenwirbelsäule und von der Lendenwirbelsäule zum Sakrum vorhanden. Es erlaubt einer oder beiden Gelenkfacetten eines Wirbels in der Mulde auf und ab zu gleiten, die von den Proc. articularis des darunter liegenden Wirbels gebildet wird. Die Lage der Gelenkflächen und der Ligamente der Kapsel muss im Kopf behalten werden, während die korrigierende Technik angewendet wird.
Der Patient sitzt auf den Knien des Behandlers oder auf einem Ritter-Hocker mit dem Blick zur Behandlungsbank. Der Behandler umfasst mit seinem Unterarm vor den Ilia das Becken des Patienten, und der Patient bewegt mit seine Ellenbogen abwechselnd auf der Behandlungsbank nach vorne. Hierdurch werden die Spannung der Kapsel erhöht und die Proc. spinosi voneinander entfernt Mithilfe der Knie kann ein Kippen des Beckens des Patienten nach lateral erreicht werden. Dieses ruft

eine Lateralflexion der Lendenwirbelsäule hervor, welche mittels des palpierenden Fingers des Behandlers lokalisiert werden kann, der sich auf dem Proc. spinosus des Wirbels in Dysfunktion befindet.

**Flexion**
Der Patient bewegt sich auf seinen Ellenbogen vorwärts, bis der Behandler die Zunahme der ligamentären Spannung bemerkt. Der Proc. spinosus des oberen der beiden Wirbel wird kranial gehalten, um die Dysfunktionsstellung zu verstärken. Dann atmet der Patient ein und hält den Atem zur Korrektur an.

**Extension**
Bei der Extensions-Dysfunktion werden das Becken stabilisiert und die Ligamente unter Spannung gebracht wie zuvor beschrieben. Der Behandler hält den Proc. spinosus des unteren der beiden Wirbel nach anterior und superior und der Patient bewegt sich auf seinen Ellenbogen zurück, um die Spannung in Extension am Ort der Dysfunktion auszugleichen. Die respiratorische Mitarbeit findet dann in der Ausatmungsphase statt.

**Sidebending**
Die Position der Sidebending-Dysfunktion wird bis zum richtigen Grad durch Anheben des Beckens auf der Seite der Konkavität verstärkt. Der Arm des Behandlers hält auf der Seite der Konvexität das Becken nach posterior, während sich der Patient auf seinen Ellenbogen nach anterior bewegt, um die Ligamente anzuspannen.

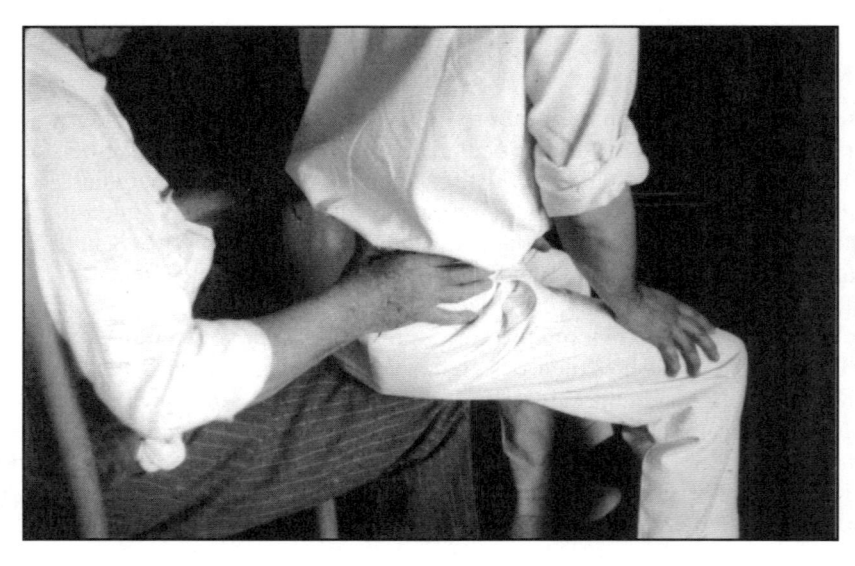

ABBILDUNG A.5: LENDENBEREICH: PALPIEREN DER BEWEGUNG, WÄHREND DIE HÜFTEN ABWECHSELND ANGEHOBEN WERDEN.

*Anhang*

Der Behandler hält den Proc. spinosus des Wirbels in Dysfunktion in Richtung Konvexität und der Patient bewegt sich auf seinen Ellenbogen zurück, bis der Finger auf dem Proc. spinosus das Gleichgewicht der ligamentären Spannung wahrnimmt. Dann atmet der Patient ein und hält den Atem an. Die Korrektur tritt gewöhnlich zu Beginn des Ausatmens ein.

## RIPPEN

Die Dysfunktion der Rippen wird als ein Strain des Gelenks betrachtet, wobei die kapsulären, die radiär angeordneten und die interpartikulären Ligamente, die das Rippenköpfchen mit den Wirbelkörpern verbinden, betroffen sind. Durch die Korrekturtechnik werden die Ligamente mittels der direkten Hebelwirkung der Rippe unter Spannung gebracht, um das Rippenköpfchen nach anterior und lateral von den Gelenkfacetten der Wirbelkörper abzuheben. Die Rippe ist ähnlich einem Hufeisen geformt, mit einem langen Arm vom Angulus zum anterioren Ende und einen kurzen Arm vom Angulus zum Rippenköpfchen. Das costotransversale Gelenk dient als Fulkrum, während der Behandler das Corpus costae hält, um eine Bewegung nach anterior zu verhindern, sobald der Patient die Wirbelkörper vom Rippenköpfchen wegdreht.

Gewöhnlich wird diese Technik beim sitzenden Patienten angewendet, wobei sich der Behandler auf der Seite der Dysfunktion befindet und die Rippe hält. Sie kann jedoch auch in Rück- oder Seitenlage auf der nicht betroffenen Seite, ange-

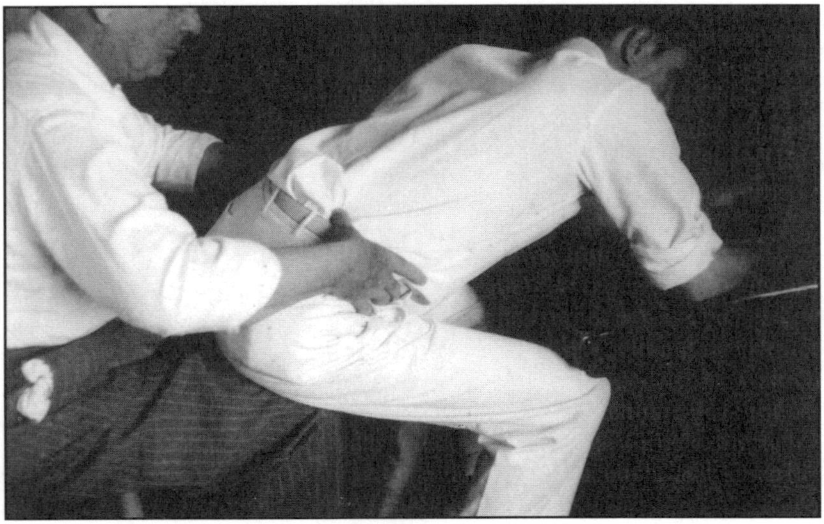

ABBILDUNG A.6: LUMBALE KORREKTUR: KONVEXITÄT AUF DER LINKEN SEITE. DIE ILIA WERDEN MIT DEN FINGERN NACH POSTERIOR GEHALTEN.

wandt werden. Der Patient wird angewiesen, seinen Kopf aufrecht zu halten und den Hals nicht zu verdrehen, während er den Körper *langsam* dreht, um die Schulter der gegenüberliegende Seite der Dysfunktion, nach posterior zu bringen. Mit anderen Worten: der Behandler hält die „Schraube", während der Patient die „Mutter" dreht, um die Fixierung zu lösen. Wenn der Behandler den Punkt spürt, an dem die Ligamente gespannt sind, ohne dabei zu sehr überdehnt zu sein, weist er den Patienten an, diese Position zu halten, während der Patient einatmet und den Atem zur Korrektur der Dysfunktion anhält.

Die Diagnose wird auf die übliche Weise gestellt, indem die Geschichte des Traumas, Schmerz und Empfindlichkeit, Gewebespannung und -tonus, die mögliche Anormalität der Position und Bewegungseinschränkung berücksichtigt werden. Falls der erste und die letzten beiden Aspekte der Diagnose eine Rotation der Rippe in eine bestimmte Richtung vermuten lassen, kann diese Position für eine Korrektur gegebenenfalls in Verstärkung gehalten werden. Anderenfalls wird das einfache Disengagement des costovertebralen Gelenks benutzt.

**Vierte bis zehnte**
Bei den Dysfunktionen der vierten bis zur zehnten Rippe einschließlich liegt der Mittelfinger einer Hand des Behandlers auf dem Arcus costae, der Mittelfinger der anderen Hand auf dem anterioren Ende des Rippenkörpers und beide Daumen lateral auf ihm. Ein guter Kontakt wird dadurch erreicht, dass der Patient sich an den Behandler anlehnt. Die Rippe wird gehalten, um zu vermeiden, dass sie sich nach anterior bewegt und der Patient rotiert langsam den Oberkörper, um die entgegenge-

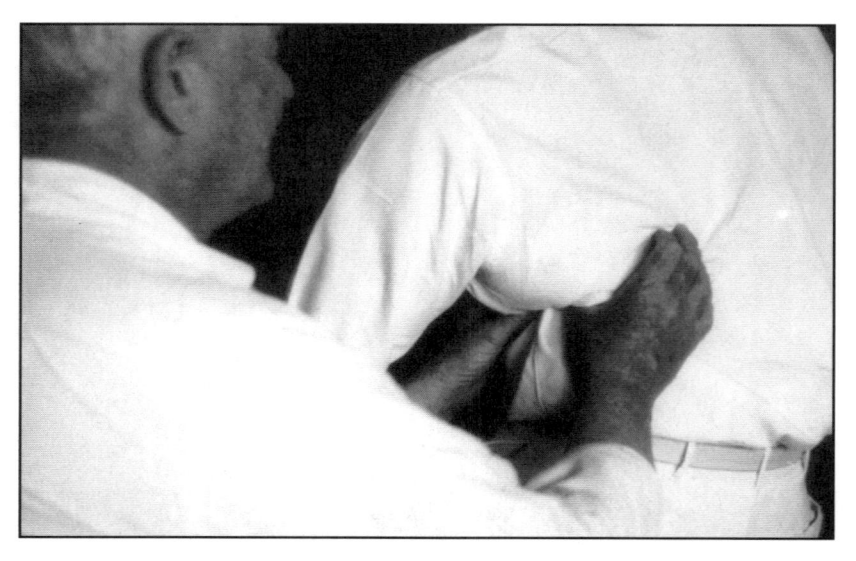

ABBILDUNG A.7: RIPPENTECHNIK

setzte Schulter nach posterior zu bringen, bis zum Punkt der ausgeglichenen ligamentären Spannung. Dann atmet er ein und hält den Atem an.

**Zweite und dritte**
Diese Rippen sind posterior von der Scapula und die erste Rippe von starken Muskeln bedeckt. Daher ist eine anderes Vorgehen beim Halten der genannten Rippen nach posterior erforderlich. Der Patient hebt die Schulter an und der Daumen des Behandlers, dessen Hand auf der Vorderseite des Patienten liegt, folgt ihr von der Axilla aus nahe der Scapula aufwärts und dorsal, um die Rippe so nah wie möglich am Corpus zu berühren. Der Daumen hält den Kontakt aufrecht, während der Patient die Schulter sanft senkt, als ob ein Handschuh über den Daumen gestreift würde. Dadurch wird nur ein Minimum an Unbehagen beim Patienten erzeugt.

Ein Finger derselben Hand hält das anteriore Ende des Rippenkörpers. Ein Finger der anderen Hand hält den posterioren Anteil der Rippen nahe dem Punkt, an dem sie auf den Proc. transversus trifft. Der Daumen dieser Hand wird auf den inferioren Anteil des lateralen Scapularandes gelegt und hält den Knochen nach medial, posterior und oben, weg vom anderen Daumen. Der Ellenbogen des Patienten sollte dicht am Körper liegen. Das Anlehnen an den Behandler, die Richtung, in welche die Rippe gehalten wird, die Rotation des Rumpfs und die respiratorische Mitarbeit ähneln der zuvor beschriebenen Technik.

**Die erste Rippe**
Wenn der Kontakt mit der ersten Rippe nicht bequem über der Axilla hergestellt werden kann, kann dies möglicherweise mit dem Daumen erreicht werden. Dieser stellt den Kontakt lateral vom Trapezius her, folgt der Rippe unter dem Muskel nach medial, steigt weiter auf, sobald der Patient einatmet und verharrt, sobald er ausatmet, um schließlich an der posterioren Oberfläche der Rippe anzukommen. Wenn es erforderlich ist, kann der Kontakt auch durch den Muskel selbst erfolgen, aber das ist weder spezifisch noch effektiv. Der Rest der Technik gleicht der zuvor beschriebenen.

**Krankenbett-Techniken für die oberen Rippen**
Ein einfaches Verfahren zur Behandlung von Dysfunktionen der oberen Rippen, welches am Krankenbett verwendet werden kann, besteht darin, den Patienten so hinzusetzen, dass seine Hände oder Unterarme auf den Schultern des ihm gegenübersitzenden Behandlers ruhen. Der Behandler hält das sternale Rippenende mit dem Finger nach posterior, während der Patient den Körper rotiert, um die der Dysfunktion entgegengesetzte Schulter nach posterior zu bewegen. Dies bewirkt ein Disengagement des Rippenköpfchens, damit eine Korrektur durch respiratorische Mitarbeit stattfinden kann.

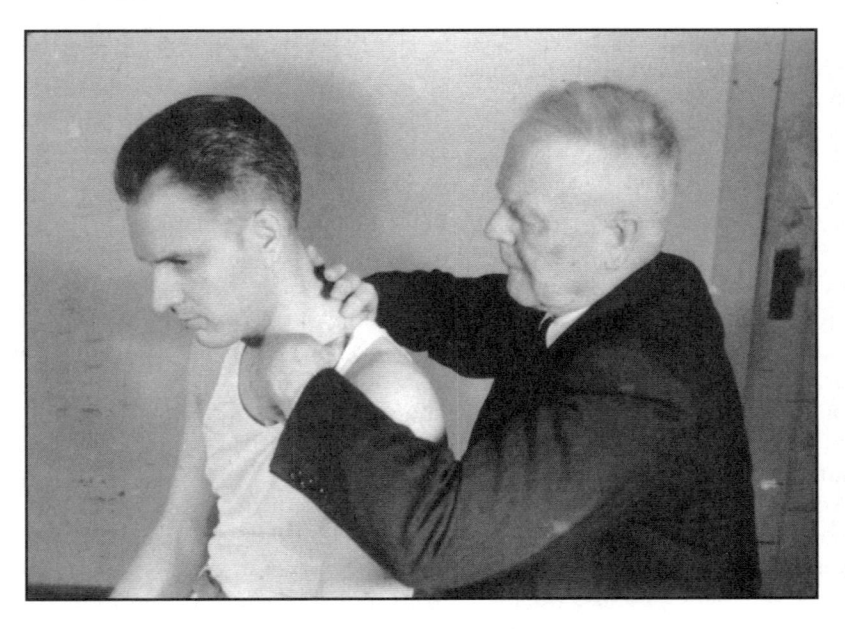

ABBILDUNG A.8: DIE ERSTE RIPPE: DER DAUMEN UNTER DEM TRAPEZIUS.

**Freie Rippen**
Es gibt kein costotransversales Gelenk, das als Fulkrum für die elfte und zwölfte Rippe dienen könnte. Daher gleicht die Handhaltung bei Korrekturen der elften und zwölften Rippe der bei den mittleren oder unteren Rippen. Der posterior liegende Finger wird jetzt fest nach anterior gegen die Rippe nahe am Wirbel gehalten, um als Fulkrum zu dienen. Das Corpus der Rippe wird nach posterior und lateral gehalten, während der Patient den Rumpf rotiert und den Atem anhält.

**Rippen-Dysfunktionen, die mit Hyperextension der Wirbel verbunden sind**
Eine schwerwiegende Art der Rippen-Dysfunktion ist diejenige, die ätiologisch und pathologisch mit recht extremer Extension der Wirbelsäule auftritt. Hervorgerufen während der Extension und möglicherweise auch Lateralflexion mit Konvexität auf der Dysfunktionsseite, liegt das Rippenköpfchen in einer Vertiefung zwischen den Wirbelkörpern gefangen. Diese Vertiefung entsteht durch die durch Trennung der einzelnen Gelenkflächen, in dieser Position. Dies behindert Flexion und Lateralflexion zur Dysfunktionsseite und macht Bewegungen in diese Richtung schmerzhaft. Je nachdem, ob die Rippe traumatisch nach posterior gezwungen oder von den Brustmuskeln gezogen wurde, während die Wirbelsäule sich in Hyperextension be-

*Anhang*

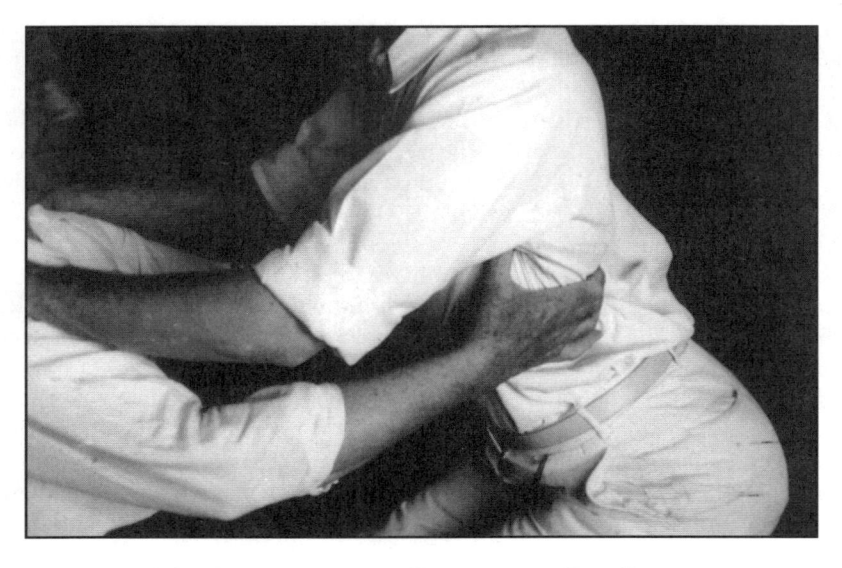

ABBILDUNG A.9: RIPPENTECHNIK AM KRANKENBETT: DER DAUMEN HÄLT DEN RIPPENKÖRPER NACH POSTERIOR.

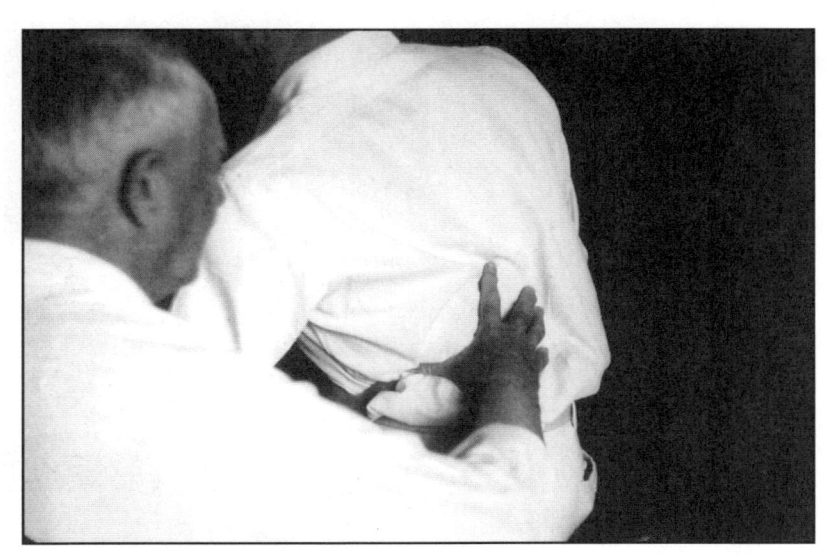

ABBILDUNG A.10: ELFTE UND ZWÖLFTE RIPPE: MITTELFINGER DIENT ALS FULKRUM.

fand, können beide Seiten betroffen sein. Die Korrektur wird auf jeder Seite einzeln vorgenommen und ist manchmal schwer durchzuführen. Der Patient liegt leicht gekrümmt auf der nicht betroffenen Seite. Der Behandler steht hinter ihm. Eine Hand zieht das sternale Ende der Rippe nach posterior, während die andere Hand die Proc. spinosi der beiden Wirbel welche die Gelenkfläche bilden zur Dysfunktionsseite hebt. Dies rotiert die Wirbelkörper weg vom Rippenköpfchen. Das costotransversale Gelenk bewegt sich nach vorne, wobei die Hebelkraft das Rippenköpfchen weg von der Gelenkfläche hebt. Die Ligamente werden im richtigen Maße gespannt und werden so gehalten, damit die respiratorische Mitarbeit stattfinden kann.

Es gibt eine weitere Methode, die häufig hilfreich bei der Behandlung von Rippen-Dysfunktionen ist, die mit einer Hyperextension der Wirbelsäule einhergehen. Der Patient sitzt und seine Schultern werden von zwei Assistenten, jeder auf einer Seite und mit einer Hand unter der Axilla, angehoben. Die Ellenbogen des Patienten sind am Körper angelegt. Dies unterstützt die Öffnung einer Lücke zwischen den Gelenkflächen und dem Rippenköpfchen. Der Patient wird so weit angehoben, um die Ligamente zwischen den Wirbeln leicht zu spannen und wird hier gehalten, während der Behandler mit der Atemtechnik für die betroffene Rippe fortfährt.

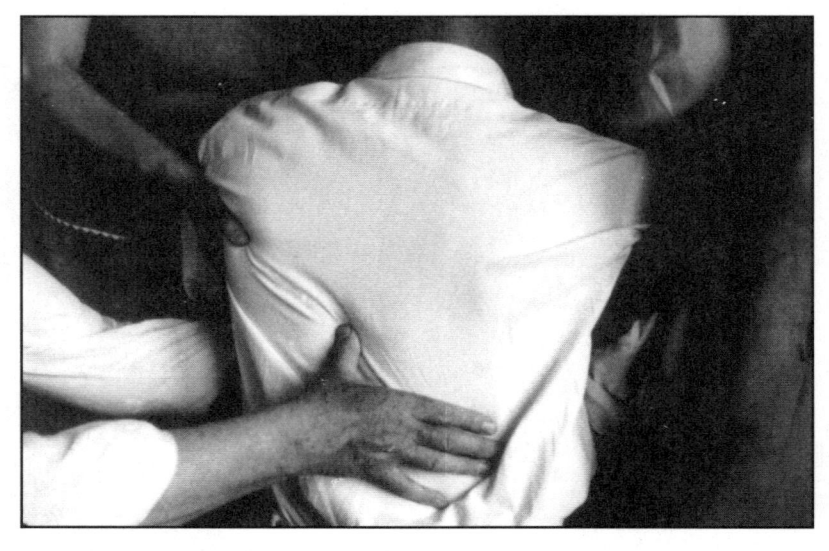

ABBILDUNG A.11: RIPPEN-DYSFUNKTION MIT SPINALER HYPEREXTENSION: ZWEI ASSISTENTEN HEBEN DIE SCHULTERN AN.

*Anhang*

**DER BECKENRING**

Die durch Knorpel bedeckten, aurikulären Gelenkflächen von Sakrum und Ilium liegen mehr oder weniger in der Sagittalebene, wobei sie sich nach anterior und inferior ausweiten. Ihre Form entspricht der eines dicken „L", der lange Arm nach dorsal und ventral gerichtet, und der kurze Arm, erstreckt sich von seinem anterioren Ende her nach kranial. Der Linie des „L" grob folgend, gibt es gewöhnlich einen gebogenen Grat auf der aurikulären Gelenkfläche des Ilium, der in eine Rille des Sakrum passt. Sie beschreiben einen Bogen um eine transversale Linie, die annähernd durch die Proc. spinosi des ersten und zweiten Segments des Sakrum verläuft. Die Ligamente sind derart angeordnet, dass das Sakrum zwischen den Ilia entlang dem Verlauf der Grate begrenzt schwingen kann, ohne die Spannung wesentlich zu verändern. Währenddessen begrenzen die Ligamente das Kippen der Basis sacralis nach inferior und anterior bzw. des Apex sacralis nach posterior und superior. Dies wird in aufrechter Position durch das Gewicht des Rumpfes auf die Lendenwirbelsäule verursacht. Bemerkenswert ist das Fehlen von Muskeln zwischen dem Sakrum und den Ilia, welche ihre relative Bewegung zueinander kontrollieren könnten.

Doktor Sutherland hat auf eine unwillkürliche Bewegung des Sakrum zwischen den Ilia im Unterschied zur haltungsbedingten Beweglichkeit der Ilia bezüglich des Sakrum aufmerksam gemacht. Diese unwillkürliche Bewegung ist verbunden mit etwas, das die Motilität der neurologischen Achse betrifft und in seinem kranialen Konzept „Primärer Respiratorische Mechanismus" genannt wird. Die Membranen der Dura mater, die Zerebrospinale Flüssigkeit, die Schädelknochen sowie das Sakrum beteiligen sich an dieser Bewegung. Der Primäre Respiratorische Mechanismus ist von fundamentaler Bedeutung für die Lungenatmung, das kardiovaskuläre und verschiedene andere Systeme des Körpers und darf nicht mit der Diaphragmaatmung verwechselt werden. Bei der unwillkürlichen Bewegung des Sakrum bewegt sich seine Basis, als Teil des Primär Respiratorischen Mechanismus, abwechselnd kranial und kaudal. Die Einatmungs- bzw. Flexionsphase bringt die Basis nach superior und den Apex nach anterior. Das Sakrum schwingt auf dem Bogen der L-förmigen aurikulären Gelenkfläche bzw. auf dem Grat und in der Rille, die oben beschrieben wurden. Da diese Bewegung die anteriore Konvexität des lumbosakralen Übergangs reduziert und da sie keinen Bezug zur Bewegung des Sakrum hat, wenn der Rumpf in stehender Position nach vorne gebeugt ist, wird dies als „respiratorische Flexion" bezeichnet. Eine „Respiratorische Extension" findet statt, wenn die Basis tief steht, die lumbosakrale Konvexität zunimmt und das Sakrum entlang seinem Bogen nach posterior schwingt und der Apex sich nach posterior bewegt.

Haltungsbedingte oder willkürliche Bewegungen des Ilium bezüglich des Sakrum kennt man als Rotation des Os coxae nach anterior oder posterior auf einer transversalen Achse durch den Körper des zweiten Segments des Sakrum.

**Respiratorische Dysfunktionen des Sakrum**
Die Diagnose von „respiratorischen" Dysfunktionen des Sakrum kann in jeder Stellung des Patienten gestellt, üblicherweise im Sitzen. Die Daumen oder Finger des Behandlers schlagen eine Brücke von den Spinae iliaca posteriores superiores der Ilia zur Rückseite des Sakrum nahe der Basis – oder von den Spinae iliaca posteriores inferiores zum angrenzenden Anteil des Sakrum. Die respiratorische Bewegung wird betont, wenn der Patient tief atmet. Dabei wird die Bewegungsfreiheit bzw. -einschränkung des Sakrum innerhalb seines Bogens palpiert. Die Dysfunktion kann sich in Flexionsposition befinden, mit eingeschränkter Beweglichkeit der Basis sacralis nach anterior und inferior in Richtung Extensionsposition oder genau umgekehrt. Sie kann einseitig oder beidseitig sein oder sie steht auf einer Seite in Flexion und auf der anderen in Extension.

Zur Behandlung sitzt der Patient auf den Knien des Behandlers oder auf einem Ritter-Hocker und mit Blick zur Behandlungsbank. Die Knie des Patienten sollten aneinander liegen und die Füße nach vorne zeigen. Der Behandler stabilisiert das Becken mit einem Unterarm entlang der Spinae iliaca anterior superior. Der Patient beugt sich nach vorne, um auf der Behandlungsbank mit seinen Ellenbogen oder falls erforderlich mit seinen Händen, von seinem Beckenknochen „fortzuwandern". Dieses zieht das Sakrum nach anterior und hilft, es aus seiner verkeilten Stellung zwischen den Ilia zu lösen. Dadurch hängt das Sakrum nahezu frei. Die Anspannung des M. iliopsoas wird dabei ebenfalls gelöst.

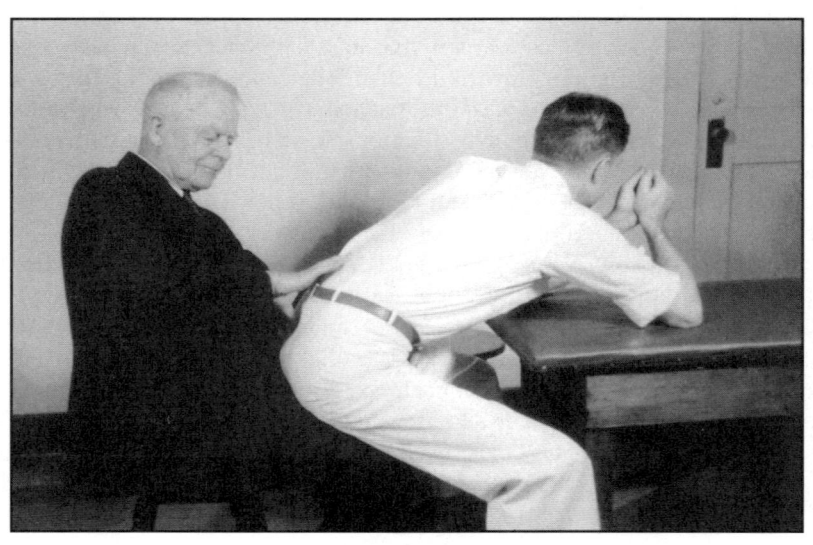

ABBILDUNG A.12: RESPIRATORISCHE FLEXIONS-DYSFUNKTION DES SAKRUM.

## Respiratorische Flexion

Ist die Dysfunktion vom Typ „respiratorische Flexion" – hierbei ist die Basis sacralis nach superior und leicht nach posterior und der Apex nach anterior gezogen – stabilisiert der Behandler das Becken auf der Seite der Dysfunktion mit dem Unterarm. Dabei vermeidet er, das Becken nach posterior zu ziehen. Der Daumen der anderen Hand hält den Apex nach vorne. Dadurch schwingt die Basis nach oben und posterior und verstärkt die Dysfunktionsstellung. Der Patient wandert dann mit seinen Ellenbogen oder Händen auf der Behandlungsbank nach vorne, wobei das Sakrum nach anterior gezogen wird und aufgrund der flektierten Stellung der Lendenwirbelsäule – leicht nach inferior, aus der Umklammerung der Ilia heraus. Wenn das Disengagement zu palpieren ist, wird der Patient aufgefordert, mit seinen Ellenbogen ein kleines Stück zurück zu wandern, um der Basis sacralis zu erlauben, sich nach posterior superior zu bewegen und damit die Dysfunktion zu verstärken. Der Behandler verändert mit seinen Knien die Stellung der Tubera ischiadica, um den Punkt der ausgeglichenen ligamentären Spannung zu finden. Er hält diesen zur Korrektur, während der Patient einatmet und den Atem anhält.

## Respiratorische Extension

Bei der „respiratorischen Extensions-Dysfunktion" hält der Behandler mit einem Finger die Basis sacralis auf der Dysfunktionsseite nach vorne und unten. Der Apex wird mit dem Daumen unter einer Seite nach posterior gehalten. Der Unterarm des Therapeuten, hält das Becken an der Dysfunktionsseite nach posterior, während der Patient sich auf der Behandlungsbank mit seinen Ellenbogen oder Händen vorwärts wandert. Der richtige Punkt der ausgeglichenen Spannung hängt ab von der Stärke des Zuges, sobald die Schultern des Patienten sich vorwärts bewegen, vom Grad, in dem die Dysfunktion mittels Finger und Daumen des Behandlers verstärkt wird und von der relativen Stellung der Tubera ischiadica, sobald diese von den Knien des Behandlers bewegt werden. Die Korrektur erfolgt, während der Patient den Atem so lange wie möglich anhält.

## Bilateral

Bilaterale Flexions- oder Extensions-Dysfunktionen des Sakrum können sowohl zusammen als auch jede Seite einzeln behandelt werden. Ist das Sakrum so rotiert, dass das ligamentäre Ungleichgewicht auf der einen Seite in Richtung Flexion und auf der anderen Seite zur Extension neigt, ist es einfacher, jede Seite gesondert zu korrigieren.

**Haltungsbedingte Dysfunktionen**
Haltungsbedingte sakroiliakale oder iliosakrale Dysfunktionen werden diagnostiziert, indem der Patient auf den Knien des Behandlers sitzt. Die Tubera ischiadica werden abwechseln angehoben und die Beweglichkeit zwischen dem Sakrum und der Spinae iliacae posteriores superiores wird palpiert. Wenn die Bewegung des Tuber nach kranial und nach posterior frei und in der entgegengesetzten Richtung eingeschränkt ist, zeigt der ligamentäre Gelenkstrain eine Rotation des Os coxae nach anterior an. Bei einer posterioren Rotations-Dysfunktion findet man eine eingeschränkte Bewegung der Tubera nach hinten und oben. Die Diagnose kann auch auf dem Ritter-Hocker gestellt werden, wobei das Becken des Patienten auf der einen oder der anderen Seite abgesenkt wird. Man findet die diagnostische Beweglichkeit bzw. ihre Einschränkung heraus, indem der Patient die Knie abwechselnd abduziert.

Die Korrektur der haltungsbedingten Dysfunktion wird am stehenden Patienten durchgeführt, während er seine Hände auf einen auf der Behandlungsbank stehenden Stuhl legt. Das Bein auf der Seite der Dysfunktion wird vorne über das andere Bein geschlagen und der Fuß ruht lateral vom Standbein auf seiner Außenkante. In dieser Stellung wird das Gewicht von der Wirbelsäule über das Sakrum zum Os coxae, das von der Technik nicht direkt betroffen ist, übertragen.

Das Sakrum wird auf diese Weise stabilisiert und das Os coxae in Dysfunktion hängt frei. Der Behandler, der seitlich vom Patienten sitzt, hält das Tuber ischiadicum in einer Handfläche und die Crista iliaca in der anderen. Das Os coxae wird mit den Händen in Korrekturrichtung nach anterior oder posterior rotiert. (Dabei handelt es sich um eine Technik nach dem Prinzip der „direkten Aktion". Demnach wird der Knochen, wenn es sich um eine anteriore Rotations-Dysfunktion handelt, in Rotation

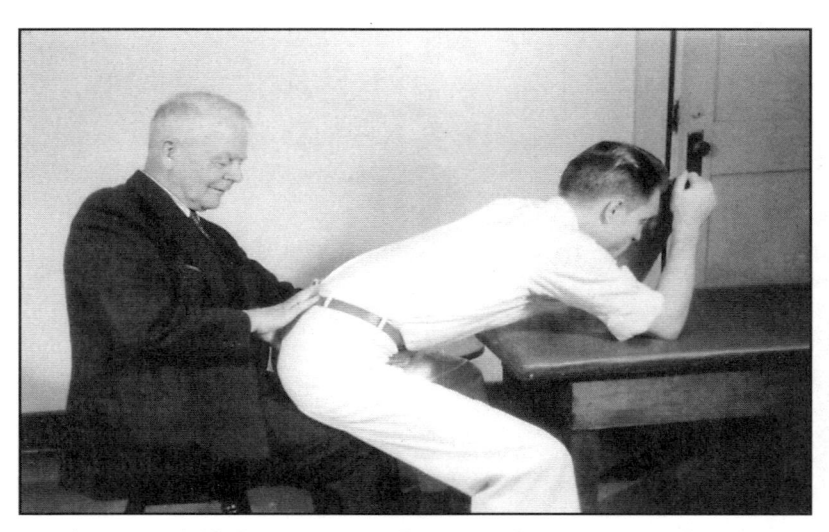

ABBILDUNG A.13: RESPIRATORISCHE EXTENSIONS-DYSFUNKTION DES SAKRUM.

*Anhang*

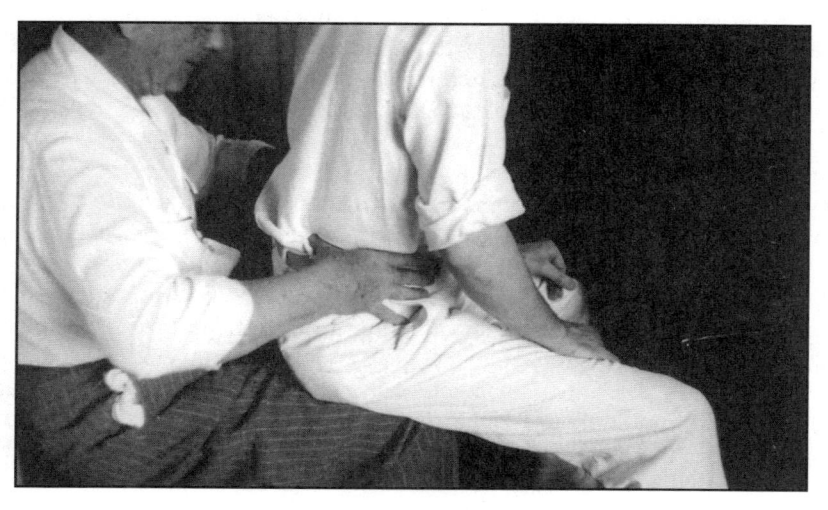

ABBILDUNG A.14: HALTUNGSBEDINGTE ILIOSAKRALE DYSFUNKTION, DIAGNOSTIK.

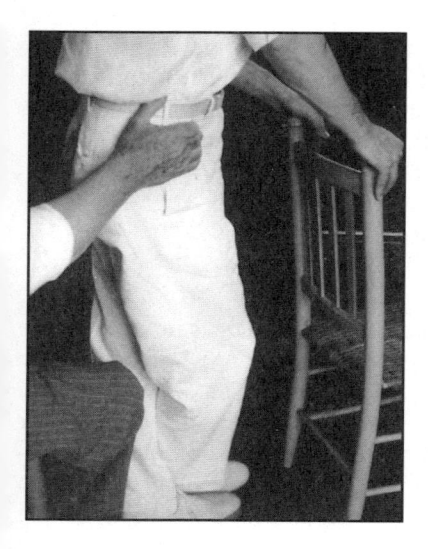

ABBILDUNG A.15: KORREKTUR EINER ANTERIOREN ROTATION DES OS COXAE: BEHANDLER ROTIERT DAS ILIUM GEGENÜBER DEM SAKRUM NACH POSTERIOR.

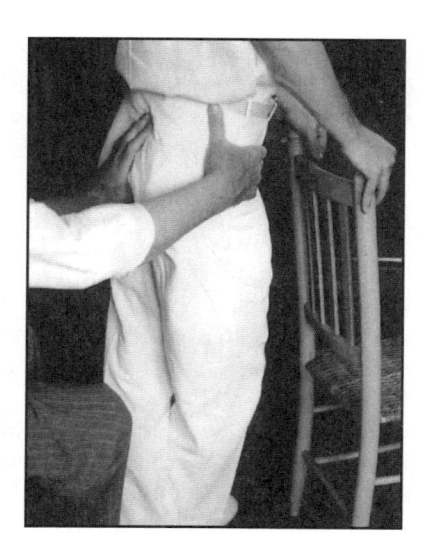

ABBILDUNG A.16: KORREKTUR EINER POSTERIOREN ROTATION.

nach posterior gehalten – und umgekehrt) Der Patient beugt anschließend das Knie, welches sein Körpergewicht bis etwa 135 Grad trägt. Dabei bleibt das andere Bein entspannt. Dann kehrt er zur aufrechten Position zurück, während der Behandler die Rotation des Os coxae in die Korrekturrichtung aufrechterhält.

**Symphysis pubis**
Die Symphysis pubis wDie Symphysis pubis wird von ligamentären Strains betroffen, häufig in Verbindung mit iliosakralen Dysfunktionen. Zwischen den Ossa pubes befindet sich Knorpel, der auf eine Möglichkeit der Bewegung hinweist. Die Knochen sind durch starke Ligamente verbunden, wobei einige dieser Fasern diagonal angeordnet sind, was sie besonders anfällig für Strains und Disbalance macht.

An der superioren Begrenzungen der Ossa pubes kann eine Unebenheit ertastet werden. Das inferiore Ligament, das sich zwischen den Rami inferiores erstreckt, wird in unmittelbarer Nähe der Symphysis pubis von den urogenitalen Leitungsbahnen und einem Ast des N. pudendus durchstoßen, was eine Indikation für einige der möglicherweise auftretenden Symptome ist.

Ein Lösen oder das Disengagement des Gelenks wird am auf der Seite mit angezogenen Oberschenkeln liegenden Patienten durchgeführt. Der Behandler steht hinter ihm. Die Spitzen der Zeige- und Mittelfinger der Hand, die Richtung Fußende zeigen, werden zwischen den Rami inferiores nahe an der Symphysis pubis gelegt. Dabei befindet sich ein Finger der anderen Hand zwischen den proximalen Phalangen, welcher als Fulkrum oder Keil zu dient, um die Fingerspitzen auseinander zu spreizen. Dies spannt die Ligamente zwischen den Ossa pubes. Die Spannung kann balanciert werden, indem der eine oder andere Finger nach anterior superior geführt wird. Der Patient arbeitet durch Zusammendrücken seiner Knie mit. Ein dickes Kissen zwischen den Knien ist hilfreich. Bei weiblichen Patienten wird der Daumen der einen und die Finger der anderen Hand dazu verwendet, die Symphysis pubis zu dehnen.

## DIE OBERE EXTREMITÄT

**Die Clavicula**
Bei der Korrekturtechnik von Dysfunktionen der Clavicula geht es darum, diese kranial und lateral zu halten, während der Patient seine Schultern senkt und den Rumpf dreht. Dabei werden die sternalen, kostalen, coracoiden und acromialen Gelenkverbindungen gelöst, um ihre Ligamente unter Spannung zu bringen. Der Patient sitzt auf der Behandlungsbank und der Behandler sitzt ihm zugewandt gegenüber, je einen Daumen unter den beiden Enden der Clavicula. Die Finger der einen Hand ruhen zum Palpieren auf dem Acromioclaviculargelenk, ein Finger der anderen Hand liegt medial vom sternalen Ende der Clavicula, um sie lateral zu halten. Der Patient legt seine Hand der betroffenen Seite auf die Schulter des Behandlers, wo-

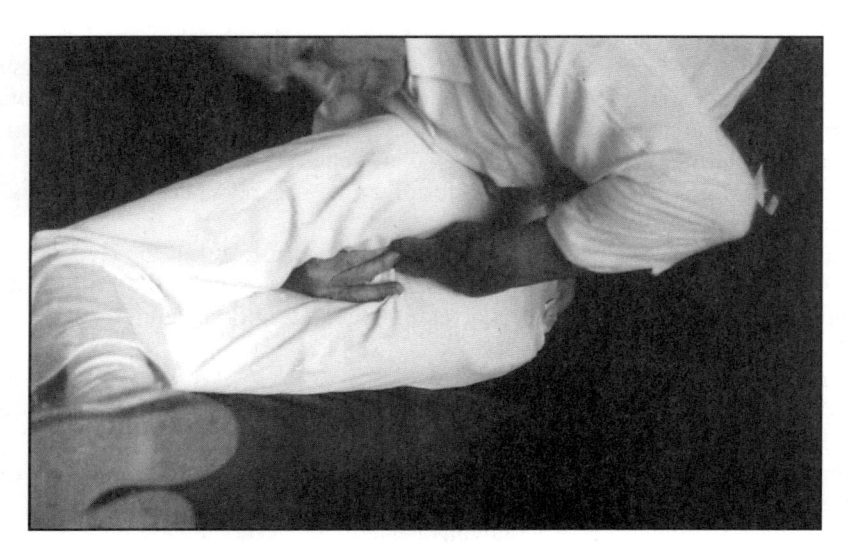

ABBILDUNG A.17: SPREIZEN DER OSSA PUBES.

bei sich sein Arm lateral vom Arm des Behandlers befindet. Der Patient lehnt sich nach vorne in Richtung Daumen des Behandlers. Dieser balanciert die ligamentäre Spannung am acromialen Ende der Clavicula durch Bewegen seiner Schulter und der darauf ruhenden Hand nach hinten, weg vom Patienten. Nach Anweisung zieht der Patient die gegenüberliegende Schulter nach posterior, um das Sternum von der Clavicula zu lösen und die Ligamente an diesem Gelenk zu spannen. Die Clavicula wird über das costoclaviculare Ligament balanciert. Der Patient atmet dabei ein und hält den Atem zur Korrektur an.

**Der Humerus**
Die Freiheit der Rotation des Humerus in der Cavitas glenoidalis wird am 45-90 Grad lateral abduzierten Arm bei gebeugtem Ellenbogen überprüft. Der Bewegungsvergleich beider Seiten erfolgt durch Führen der Hand nach lateral und aufwärts, um die Außenrotation des Humerus, und nach medial und inferior um seine Innenrotation zu testen. Bewegungseinschränkung in eine Richtung zeigt eine Dysfunktion in entgegengesetzter Richtung an.
    Bei der Behandlung sitzt der Patient, wobei der Behandler ihm zugewandt auf der Dysfunktionsseite steht. Mit der Hand, die sich am Rücken des Patienten befindet, palpiert er das Art. humeri. Die andere Hand, unter der Axilla, an den Rippen und so nahe am Kopf des Humerus wie möglich, dient als Fulkrum für das Disengagement.

Der Patient legt die Hand der betroffenen Seite über das distale Drittel der gegenüberliegenden Clavicula und hält diese Schulter. Die Innenrotation wird verstärkt, indem der Patient seinen Ellenbogen anhebt. Entsprechend wird die Außenrotation verstärkt, indem er ihn senkt. Der Behandler gibt den erforderlichen Grad an, um den Punkt der ausgeglichenen Spannung zu erreichen. Der Patient wird angewiesen, die nicht betroffene Schulter nach posterior zu bewegen, wobei sie die Hand der Dysfunktionsseite mitführt.

Dies zieht das untere Ende des Humerus über die Brust, sodass die Hebelkraft den Humeruskopf über das durch die Hand des Behandlers erzeugte Fulkrum löst. Die Respiratorische Mitarbeit wird zur Korrektur der Dysfunktion genutzt.

**Unterarm, Handgelenk und Hand**
Die Knochen des Unterarms bewegen sich in Relation zueinander mittels eines doppelten Drehgelenks. Das proximale Radiusköpfchen rotiert innerhalb eines ringförmigen Ligaments, der distale Kopf rotiert um das Ende der Ulna. Zwischen Humerus und Ulna ist, außer Flexion und Extension nur wenig Bewegung möglich. Das kapsuläre Ligament des Ellenbogens besteht aus verflochtenen und zusammenlaufenden Fasern, die als Einheit zusammenarbeiten. Ein Spannungsungleichgewicht kann durch einen Strain am Ellenbogengelenk verursacht werden oder aus Rotations-Dysfunktionen des Humerus resultieren. Strains, welche die Position des Os olecrani stören, verhindern die vollständige Extension des Arms und solche, die den Proc. coronoideus beeinflussen, verhindern die vollständige Flexion. Die Incisura trochlearis zwischen diesen beiden Proc., welche die Trochlea des Humerus aufnimmt, öffnet

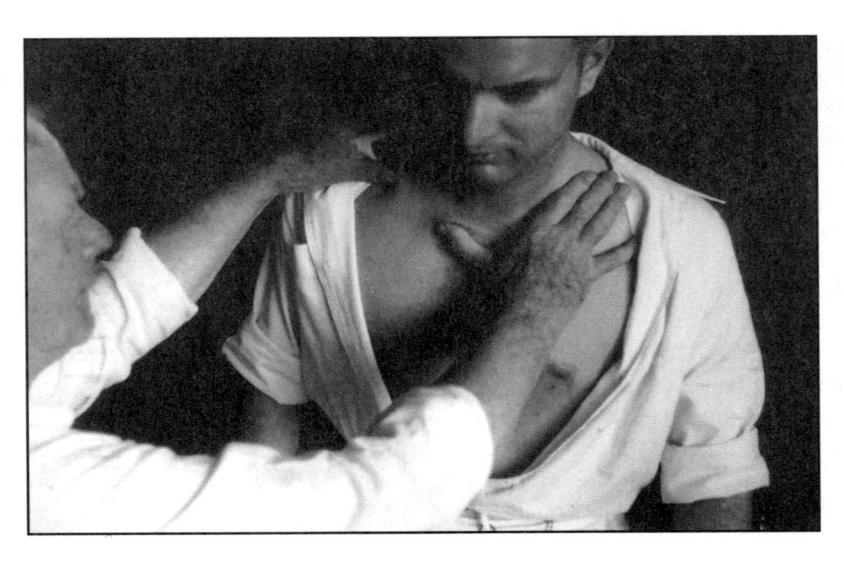

ABBILDUNG A.18: CLAVICULA

*Anhang*

sich nahezu rechtwinklig nach anterior in Bezug auf den Schaft der Ulna. Häufig handelt es sich jedoch um einen Winkel von fast 135 Grad.

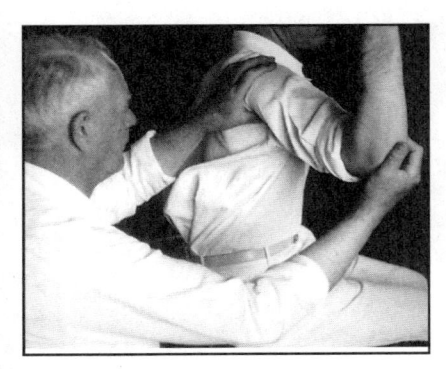

ABBILDUNG A.19:
TEST DER AUSSENROTATION DES HUMERUS.

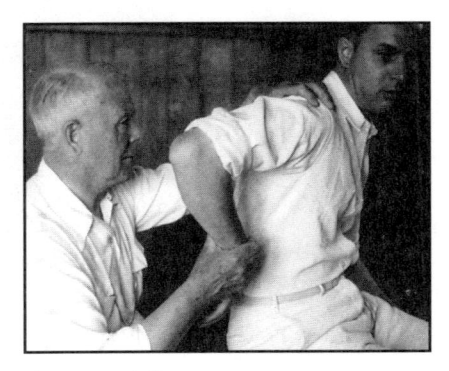

ABBILDUNG A.20:
TEST DER INNENROTATION DES HUMERUS.

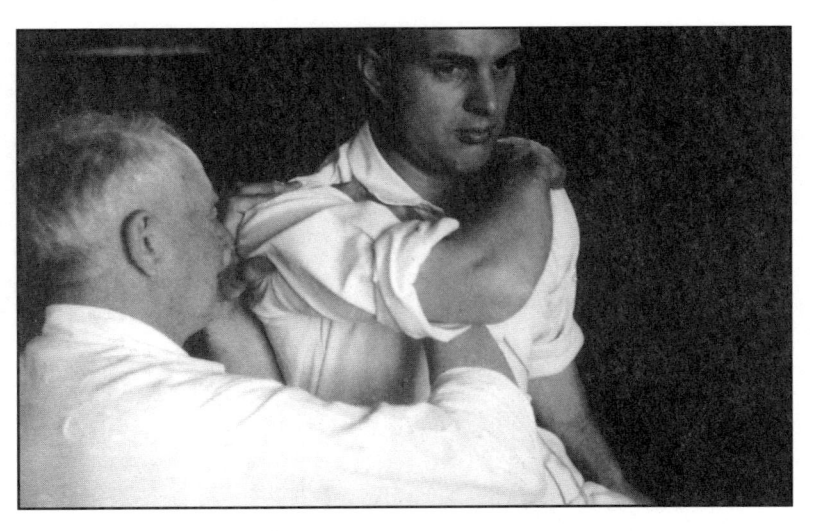

ABBILDUNG A.21:
KORREKTUR-TECHNIK; AUSSENROTATION DES HUMERUS.

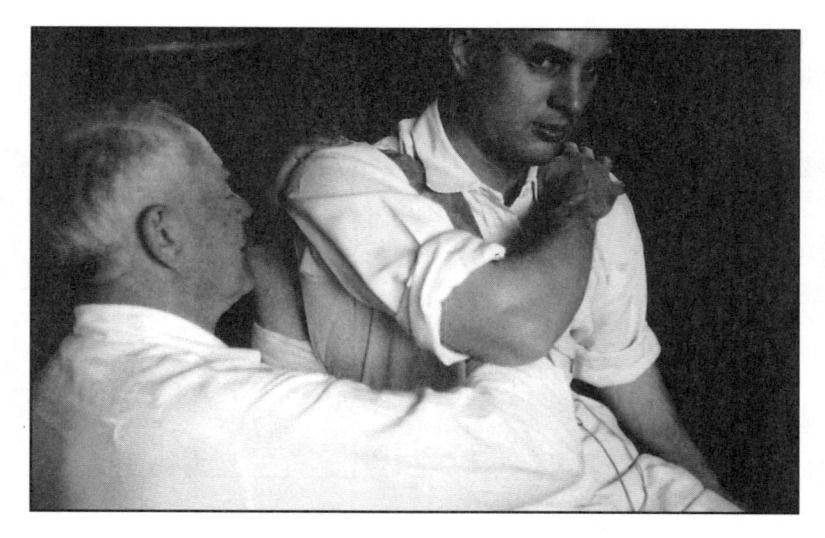

ABBILDUNG A.22: KORREKTUR-TECHNIK; INNENROTATION DES HUMERUS.

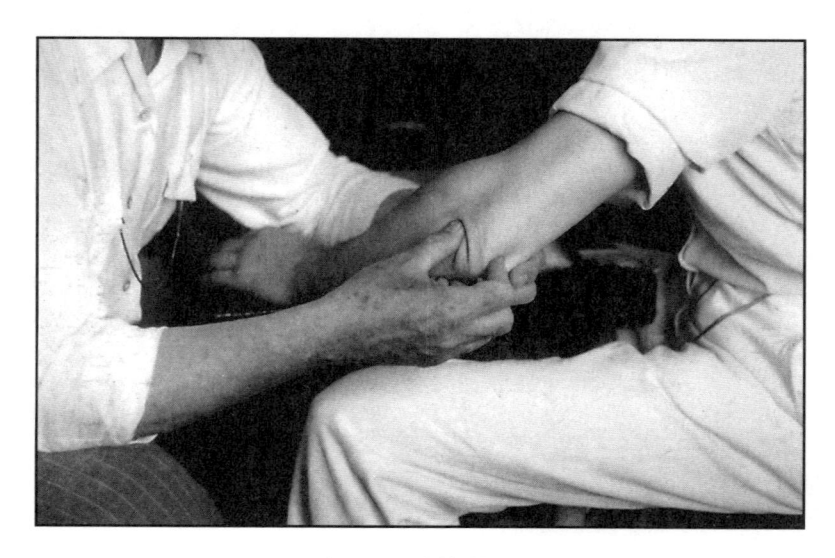

ABBILDUNG A.23: ULNA

## Ulna

Die Korrekturtechnik für Dysfunktionen der Ulna wird angewandt, während der Patient der Behandlungsbank zugewandt sitzt, den Ellenbogen etwa 90 Grad gebeugt und seine Hand mit der Handfläche nach unten auf der Behandlungsbank liegend. Die Finger werden so weit wie möglich gespreizt, um die Ossa metacarpalia, die distale Knochenreihe und möglichst sämtliche Ossa carpi zu lösen. Der Behandler sitzt auf der Dysfunktionsseite und legt seine Finger zum Palpieren auf den Handrücken und die proximalen Enden der Ossa metacarpalia sowie seinen Daumen auf den Proc. styloideus der Ulna. Die Finger der anderen Hand ergreifen das Os olecrani. Der Patient in- und evertiert den Humerus, was den Ellenbogen anhebt und senkt. Währenddessen findet der Behandler die Richtung der Bewegungseinschränkung heraus und bestimmt den Punkt der ausgeglichenen ligamentären Spannung. Dann hält der Behandler mittels des Os olecrani das proximale Ende der Ulna weg vom Humerus. Wahlweise kann der Patient das Handgelenk mit seiner anderen Hand stabilisieren, während der Behandler Os olecrani und Proc. coronoideus hält, bis die Rotation der Ulna den richtigen Grad erreicht hat. Der Patient hebt anschließend seine Schulter, um den Humerus zum Befreiung und Korrektur aus der Incisura trochlearis zu ziehen.

Die Zugrichtung auf den Humerus kann einen Winkel von über 90 Grad erfordern, um ein Festhaken an das Os olecrani zu vermeiden. Hierbei entscheidet der Tastsinn des Behandlers.

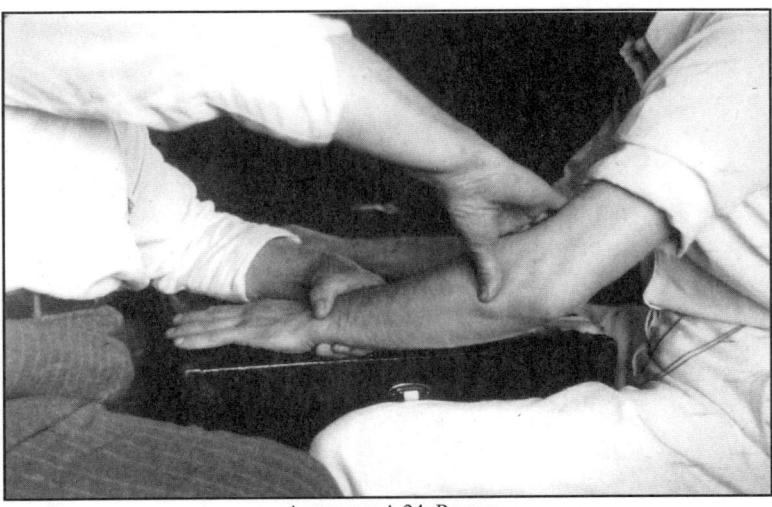

ABBILDUNG A.24: RADIUS

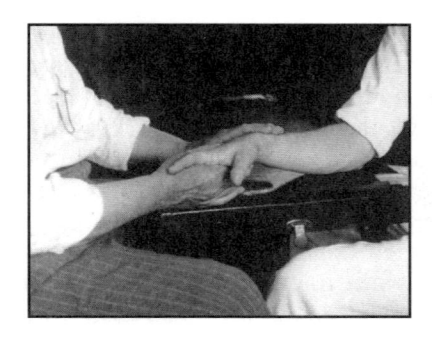

# I. Unterweisungen in der Wissenschaft der Osteopathie

BILD A.25: HANDGELENK 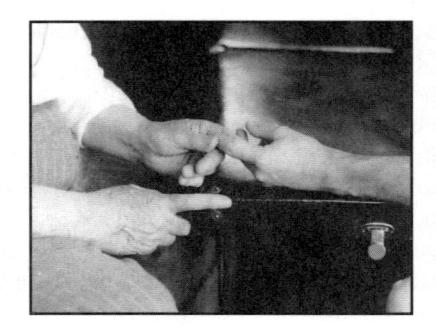      BILD A.26: HAND

**Radius**
Dysfunktionen des Radiusköpfchens verhindern die freie Supination bzw. Pronation des Unterarms. Die Korrektur findet in einer ähnlichen Stellung statt wie bei Dysfunktionen der Ulna, wobei der Ellenbogen des Patienten hier nur leicht gebeugt ist. Der Behandler hält beide Enden des Radius mit seinen Fingern, die nach einem ligamentären Ungleichgewicht palpieren, während der Patient seinen Ellenbogen kreisend nach oben, unten und medial führt, um den Humerus bezüglich des Radius zu rotieren. Wenn der Punkt der ausgeglichenen Spannung gefunden ist, wird der Radius vom Behandler zur Stabilisierung fest gehalten und der Patient dreht den Ellenbogen ein wenig weiter zur Verstärkung und Korrektur.

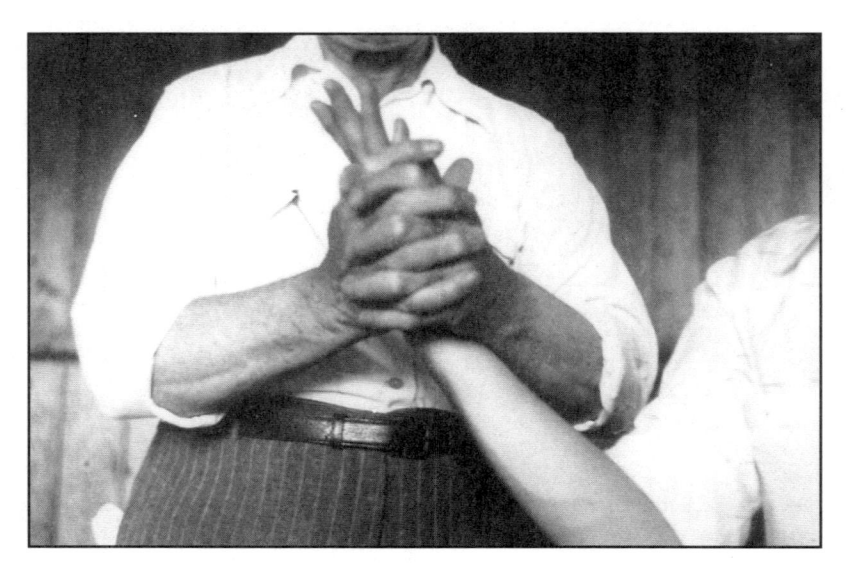

ABBILDUNG A.27: STILLS HANDGELENK-TECHNIK

**Dysfunktionen von Handgelenk und Hand**
Bei der Behandlung von Dysfunktionen des HandGelenkes und der Hand ist es sinnvoll, sich an die zwischen den Gelenken in Verbindung stehenden Gelenkhöhle zu erinnern und an die dorsale Konvexität des Gewölbes, der von den keilförmigen proximalen Köpfen der Ossa metacarpalia gebildet wird und der sich volar verengt. Der Patient sitzt mit aufgelegter Handfläche und gespreizten Fingern an der Behandlungsbank. Der Behandler sitzt ihm gegenüber und hält den dorsalen Anteil des distalen Endes der Ossa metacarpalia mit seinem Daumen nach unten. Er hebt und trennt ihre proximalen Köpfe und die seitlich davon liegenden Ossa metacarpalia mit der Fingerkuppe seines Mittelfingers. Dieser liegt unter der Handfläche zwischen den proximalen Schaftenden, welche vom Daumen von der anderen Seite der Hand gehalten werden. Wenn die Ossa metacarpalia dorsal gehoben und voneinander getrennt sind, werden sie entlang ihrer Längsachsen gedreht. Die andere Hand des Behandlers auf dem Handrücken des Patienten stabilisiert die Ossa carpi. Durch diese Verfahrensweise wird die Bewegungseinschränkung erkannt und die ligamentäre Spannung in Balance gebracht und gehalten. Dann spreizt der Patient seine Finger weiter, um das betroffene Gelenk, zur Korrektur in Disengagement zu bringen. Sowohl Dysfunktionen der Handwurzel- als auch der Ossa metacarpalia können mit dieser Technik behandelt werden. Das Verfahren wird vom Behandler abgeschlossen, indem er die betroffenen Finger jeweils nacheinander auf ihren longitudinalen Achsen hält und rotiert, während der Patient, der seine Finger weiter gespreizt hält, die Hand langsam zurückzieht und dabei den Ellenbogen hebt und senkt.
Dr. A. T. Still benutzte seine Mm. flexores profundi digitorum zur Behandlung von Dysfunktionen des HandGelenkes und der Hand. Er verschränkte seine Finger und das Handgelenk des Patienten zwischen seinen Handflächen. Der Patient spreizte und streckte seine Finger, um den Handrücken so konkav wie möglich zu machen. Indem er den Druck mittels der Mm. flexores profundi digitorum variierte, fand Dr. Still den Punkt der Balance genau an der Stelle der Dysfunktion und ermöglichte den Knochen, in ihre normale Anordnung zurückzuspringen, sobald der Patient seine Hand entspannte.

# DIE UNTERE EXTREMITÄT

**Hüftgelenk**
Das kapsuläre Ligament des HüftGelenkes ist stark, vergleichsweise locker, erlaubt einen großen Bewegungsradius und ist häufig von Strains betroffen. Die Dysfunktionen dieses Gelenks werden am stehenden Patienten diagnostiziert, wobei dieser das Gewicht auf einen Fuß verlagert. Ohne das Becken zu drehen, rotiert er das Bein, das kein Gewicht trägt, wobei der Fuß abwechselnd nach lateral und medial zeigt, um das Ausmaß der Außen- und Innenrotation des Caput femoris im Acetabulum

# I. Unterweisungen in der Wissenschaft der Osteopathie

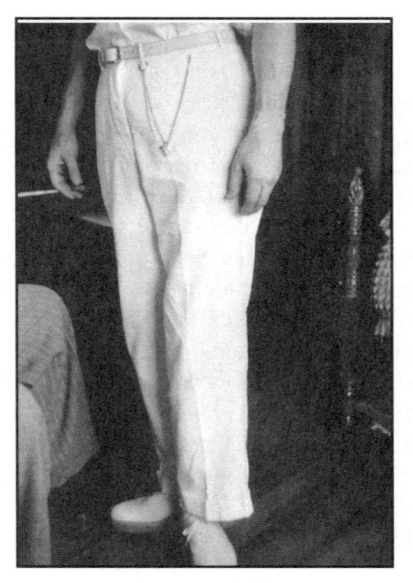

ABBILDUNG A.28:
TEST DER AUßENROTATION DES FEMUR.

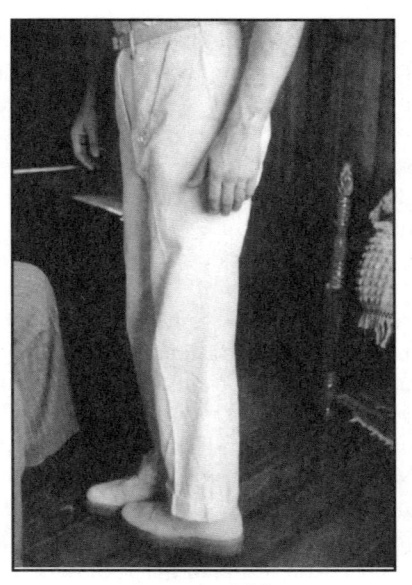

ABBILDUNG A.29:
TEST DER INNENROTATION DES FEMUR.

zu bestimmen. Ein Vergleich der Beweglichkeit in die jeweilige Richtung zwischen rechter und linker Seite zeigt die Dysfunktion an. Bei einer anderen diagnostischen Vorgehensweise wird der Patient auf die Behandlungsbank gesetzt, wobei ein Bein über dem anderen Knie ruht. Der Behandler sitzt ihm gegenüber, hält das Bein an Knie und Knöchel und rotiert den fraglichen Femur durch Kippen des Beins in beide Richtungen auf dem Knie, auf dem es ruht. Einschränkungen, die durch Exostose oder andere Knochen-Anormalitäten verursacht sind, werden gewöhnlich durch eine weniger elastische Bewegung deutlich, als sie bei ligamentären Gelenkstrains vorkommt.

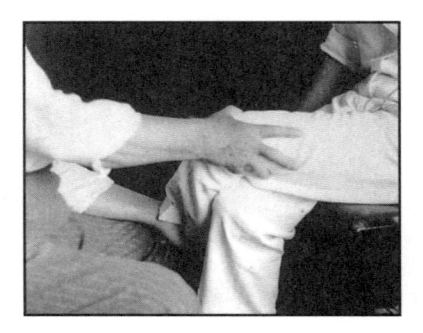

ABBILDUNG A.30:
TEST DER AUßENROTATION DES FEMUR.

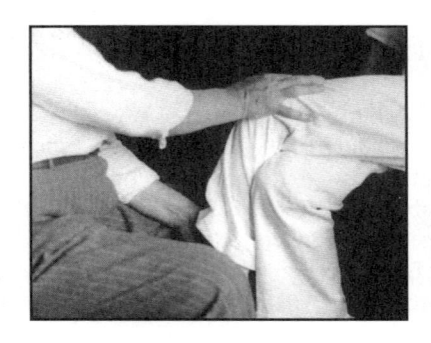

ABBILDUNG A.31:
TEST DER INNENROTATION DES FEMUR.

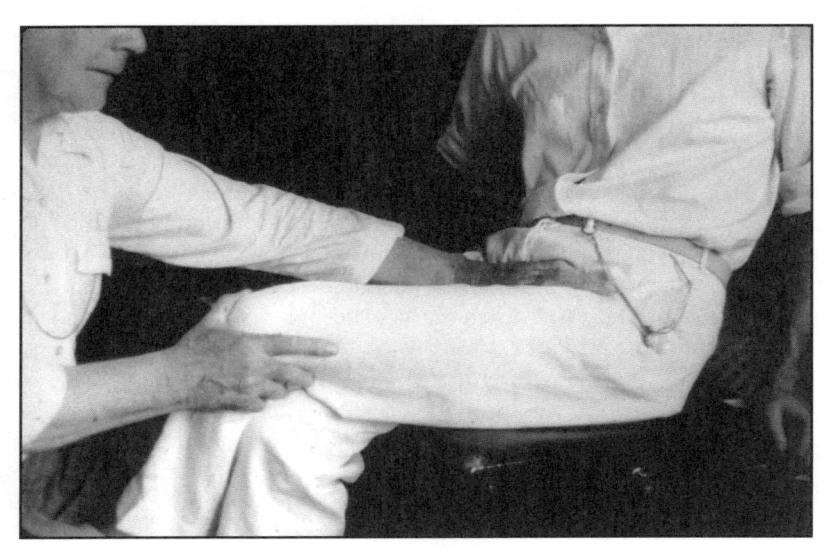

*Anhang*

ABBILDUNG A.32:
KORREKTUR-TECHNIK: AUßENROTATION DES FEMUR – VARIATION ZUR TEXTDARSTELLUNG.

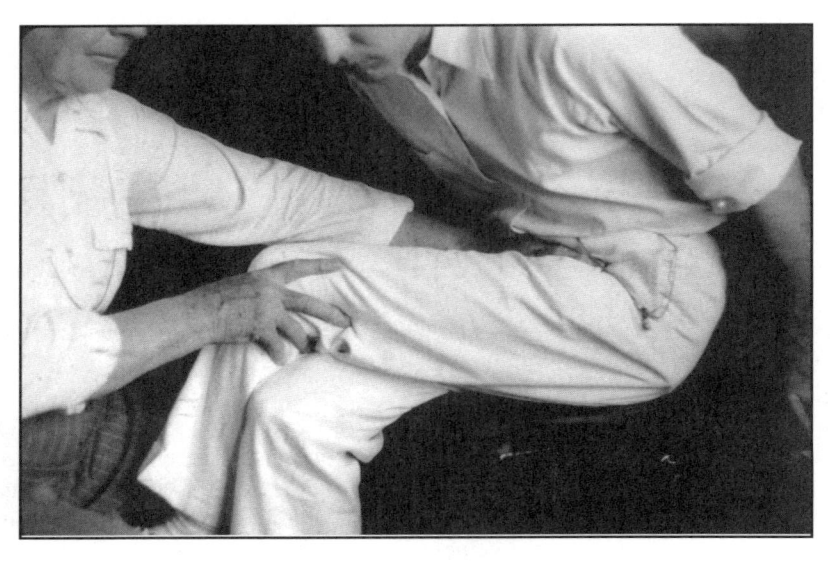

ABBILDUNG A.33:
KORREKTUR-TECHNIK: INNENROTATION DES FEMUR – VARIATION.

Bei der Korrekturtechnik sitzt der Patient quer auf der Behandlungsbank, mit der nicht betroffenen Hüfte am Ende der Bank. Das Bein der Dysfunktionsseite wird über das andere Knie gekreuzt und ruht dort auf der Mitte seiner Fibula. Der Behandler sitzt am Ende der Behandlungsbank, eine Hand medial vom Schaft und nahe am Kopf des betroffenen Femur und hält diesen nach lateral. Die andere Hand greift hinten an das Becken, um die Bewegung des Trochanter major zu palpieren.

Falls es sich um eine Außenrotations-Dysfunktion handelt, hält der Patient sein Knie mit seiner Hand zur Verstärkung nach lateral und inferior, neigt und rotiert seinen Körper weg von der Dysfunktionsseite und lehnt sich nach hinten. Der Behandler behält sein Fulkrum am Femurschaft fest bei und bestimmt den Punkt der ligamentären Balance. Die Korrektur tritt durch die Verstärkung der Dysfunktionsposition und ein Disengagement des Gelenks ein.

Innenrotationsdysfunktionen werden korrigiert, indem der Behandler das Fulkrum am Femur weiter proximal als bei der vorigen Technik hält und die ligamentäre Balance wie zuvor mit der anderen Hand am Trochanter major palpiert. Der Patient zieht seine Knie mit seiner nach Hand medial und oben, lehnt sich nach anterior und neigt und rotiert den Körper zur Seite der Dysfunktion, um eine Verstärkung bis zum richtigen Grad zu erreichen.

Dr. A. T. Still benutzte eine ähnliche Technik, bei der er auf dem nicht betroffenen Oberschenkel des Patienten saß. Das Bein der Dysfunktionsseite wurde über Dr. Stills Knie gekreuzt. Zur Korrektur wurde das Prinzip von Verstärkung und Fulkrum Disengagement angewandt.

**Tibiofemoral**
Tibiofemorale Dysfunktionen, gelegentlich als verlagerter Meniscus bezeichnet, werden durch eine plötzliche oder gewaltsame Rotation der Tibia gegenüber dem Femur verursacht, gewöhnlich in Verbindung mit einem Sidebending-Strain am Knie. In der Mehrheit der Fälle wurde der mediale Tibiakondylus dabei nach anterior rotiert, der Fuß wird nach lateral gedreht und das Art. genus nach medial gebeugt wurde, wobei die laterale Artikulation das Art. genus als Fulkrum diente. Die Geschichte der Verletzung, die Lokalisierung der Empfindlichkeit, die meist vorkommende Unfähigkeit, das Knie vollständig zu strecken, Schmerz und Einschränkung bei dem Versuch, die Dysfunktionsstellung umzukehren und weiterhin die Palpation, begründen die Diagnose.

Zur Korrektur wird der Patient hingesetzt, das betroffene Bein auf dem gegenüberliegenden Knie balanciert. Der Behandler sitzt ihm gegenüber. Er legt eine Hand auf das Knie und ergreift mit der anderen Hand den Fuß knapp unter dem Art. talocalcaneonaviculare. Wenn es sich um eine Dysfunktion der medialen Kondylen handelt, bietet der Behandler mit seinem Daumen am lateralen Kondylus der Tibia ein Fulkrum an. Ein oder zwei Finger befinden sich zum Palpieren auf dem medialen

*Anhang*

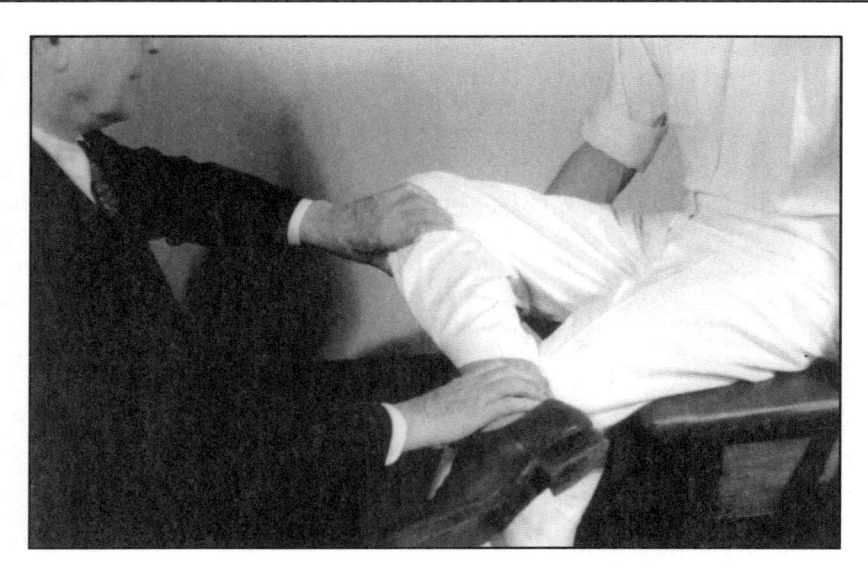

ABBILDUNG A.34: TIBIOFEMORALE DYSFUNKTION

Femurkondylus. Das Knie wird medial und nach superior bewegt, wobei der Fuß lateral und superior kippt, um ein Disengagement der Gelenkflächen in Dysfunktion zu erzielen und die Ligamente zu spannen. Die Tibia wird mit der anderen Hand am Fuß nach außen oder innen rotiert, um die Dysfunktionsstellung bis zum Punkt der Balance zu verstärken. Der Patient wird dann angewiesen, dem Drehen seines Fußes entgegenzuhalten. Das Ergebnis dieser Mühe ist das Gleiten des medialen Femurkondylus in seine richtige Position auf der Tibia. Wenn die lateralen Kondylen des Art. genus betroffen sind, befindet sich das Fulkrum am medialen Tibiakondylus. Das Gelenk wird durch Kippen des Beins über das Knie, auf dem es ruht, in ein Disengagement gebracht. Dabei bewegt sich das Knie nach unten und der Fuß nach oben. Die Verstärkung der Dysfunktionsstellung durch die Rotation des Fußes und die Korrektur durch die Mitarbeit des Patienten, indem er dieser Bewegung widersteht, folgen demselben Prinzip, wie sie bei Dysfunktionen der medialen Kondylen angewandt wird.

**Fibula**
Die meisten der Fibula-Dysfunktionen betreffen sowohl ihre proximalen als auch ihre distalen Gelenkverbindungen und führen zu vermehrter Spannung entlang der Membrana intraossea cruris, die sich unmittelbar an den Beingefäßen befindet. Empfindlichkeit, Störungen des Art. talocalcaneonaviculare, die Blutversorgung des

Fußes und die Bewegungseinschränkung der Fibula im Verhältnis zur Tibia ergeben Hinweise auf die Dysfunktion. Zur Korrektur sitzt der Patient, das Bein nahe des Art. talocalcaneonaviculare, über dem anderen Knie liegend. Der Behandler hält beide Fibulaenden mit seinen Fingern nach anterior bis zum Punkt der ausgeglichenen ligamentären Spannung. Der Patient dorsalflektiert und rotiert den Fuß nach außen und drückt das Knie nach unten bzw. hebt es mit der Hand superior und medial. Dadurch wird die Fibula rotiert und löst sich von beiden Tibiaenden und vom Talus. Ein weitergehendes Disengagement und eine Korrektur wird erreicht, indem der Patient das Bein nach hinten, weg vom Behandler zieht und es längs der Fibula bewegt, während der Behandler diesen Knochen mit seinen Fingern nach anterior hält.

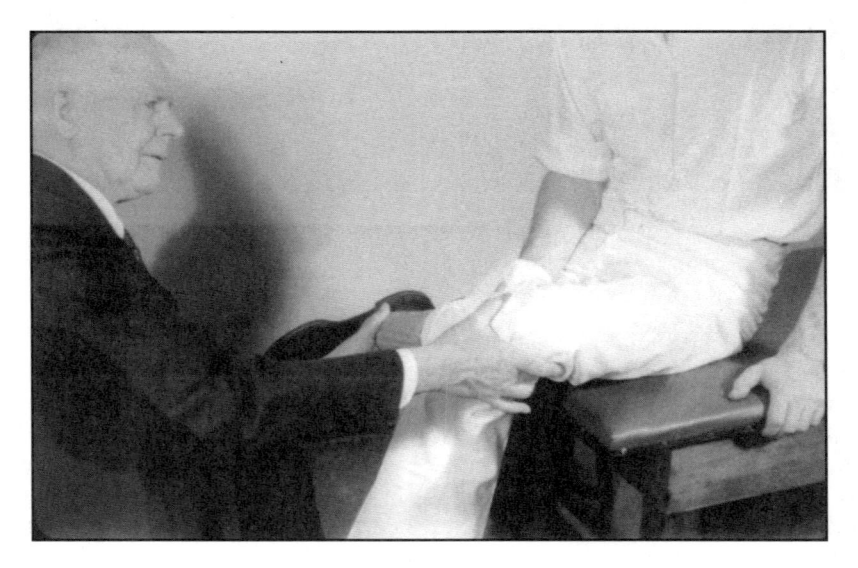

ABBILDUNG A.35: FIBULA


**Fußgewölbe**
Im Anschluss an die Behandlung der Fibula wird eine wirksame Technik zur Anhebung des Fußgewölbes durch den Behandler am Fußende des Patienten ausgeführt. Die Finger werden über dem Fußrücken gefaltet. Die gekreuzten Daumen auf der plantaren Fläche halten das Os cuneiforme mediale und das Os cuboideum auseinander um das Gewölbe zu spreizen und die transversale Abflachung bis zum Punkt der balancierten Spannung zu verstärken. Zur Korrektur führt der Patient eine

*Anhang*

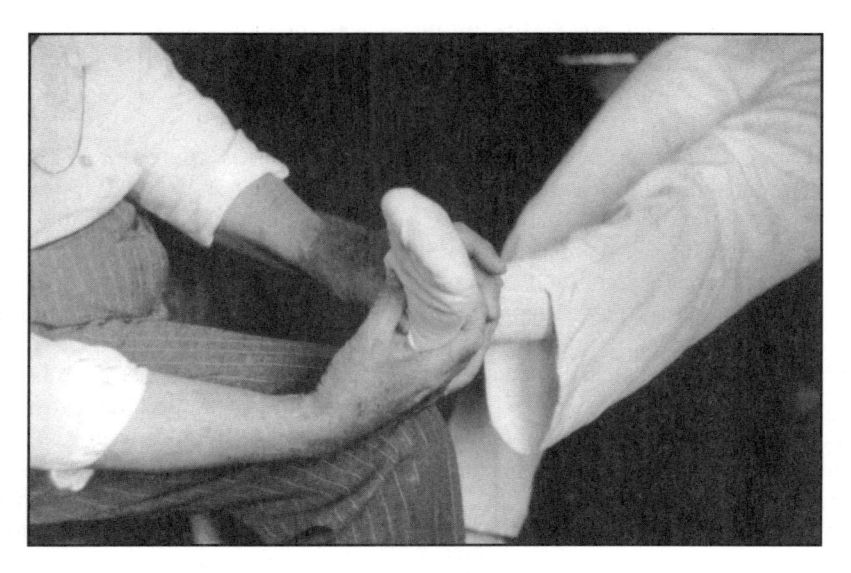

ABBILDUNG A.36: FUSSGEWÖLBE

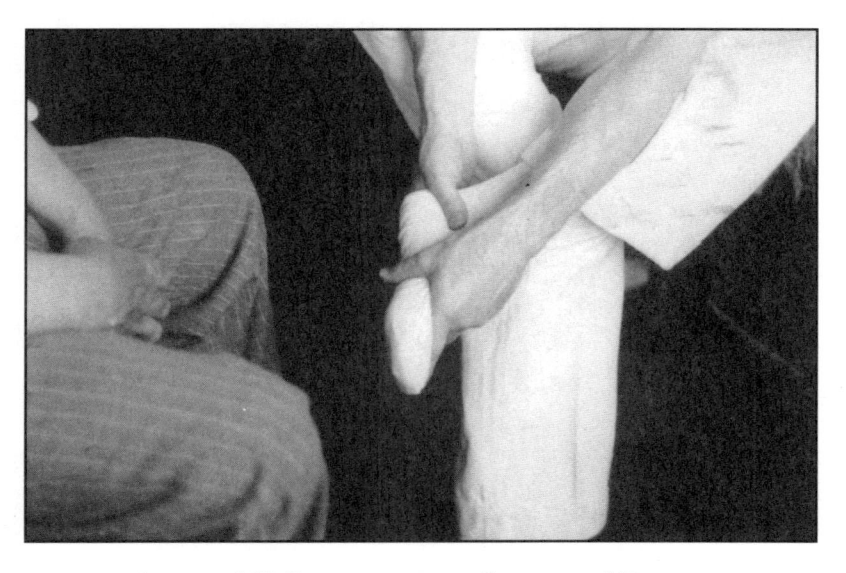

ABBILDUNG A.37: VORBEREITUNG FÜR DIE „STIEFELKNECHT"-TECHNIK.

plantare Inversion des Fußes durch, um ihn anschließend gegen den Widerstand der Daumen des Behandlers nach dorsal und dann nach plantar zu flektieren.

**Tibio-Calcaneo-Talus**
Dysfunktionen der komplexen Gelenkstruktur des Fußes werden mittels einer von Dr. Sutherland erdachten Methode korrigiert, die auf der nützlichen Wirkung eines altmodischen Stiefelknechts beruht, mit dem man einen eng anliegenden Stiefel auszieht. Jedes Mal, wenn dieses Hilfsmittel benutzt wurde, verabreichte sich der Benutzer selbst eine Behandlung des Fußes.

Charakteristisch für das abgeflachte Fußgewölbe sind die anteriore Position des Talus zwischen den Malleoli und im Verhältnis zum Calcaneus sowie

das Absenken des Calcaneus nach anterior, der mediale Anteil des Os cuboideum und das Längs- und Quergewölbe. Die Technik hebt und führt die Strukturen in ihre normale Anordnung zurück, wie beim Ziehen des Fußes aus dem Stiefel.

Bei der Vorbereitung der korrigierenden Technik hält der Patient oder der Behandler den Tuber calcanaei und die Ossa metatarsales mit den Fingern nach medial. Die Daumen liegen auf der Innenseite des Fußes an der Verbindung des Calcaneus mit dem Talus und des Naviculare mit dem Cuneiforme mediale und heben diese Strukturen nach lateral und superior. Dabei wird der Fuß um die Daumen gebogen und gedehnt. Dem Verfahren folgend senkt der Patient Fuß und Knöchel

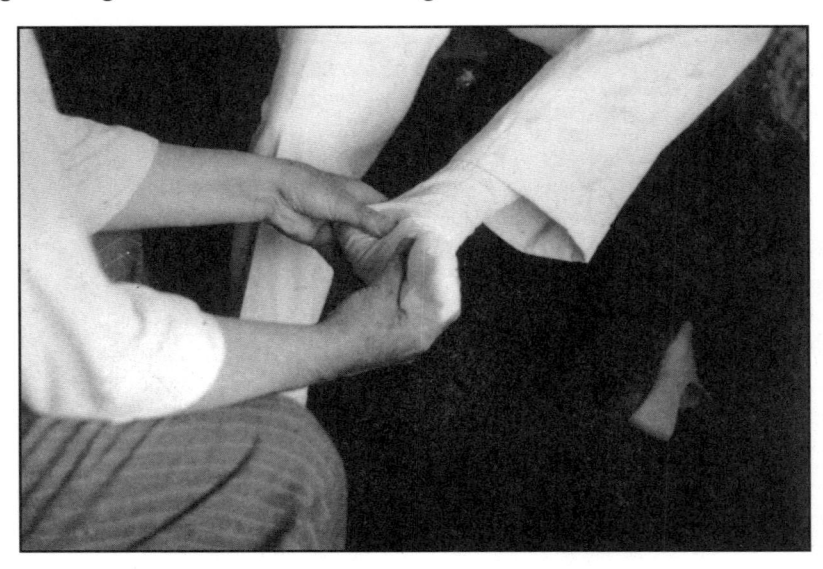

ABBILDUNG A.38: TIBIO-CALCANEO-TALUS

in Plantarflexion und der Behandler legt die „Schwimmhaut" des Daumens an der lateralen Seite des Fußes zwischen zwei Zehen. Der Daumen hält dorsal die distalen Köpfe der Mittelfußknochen nach unten und der Mittelfinger dieser Hand, der unter den Schäften der Mittelfußknochen liegt und rollt sie entlang ihrer longitudinalen Achsen. Dabei hebt und separiert er die proximalen Köpfe, die keilförmig und nach inferior schmaler sind. Dadurch werden die metatarsale und distale Reihe der tarsalen Knochen gelöst. Die Finger der anderen Hand umfassen den posterioren Anteil des Calcaneus und halten ihn medial und inferior, während der Daumen den inferiomedialen Anteil des Os cuboideum nach lateral und superior anhebt. Der Behandler rotiert den anterioren Anteil des Fußes nach innen und außen, um die ligamentäre und fasziale Spannung in Balance zu bringen, wobei er weiterhin den Tuber calcanei medial und nach inferior hält, während der Patient die Achillessehne zur Verstärkung und Korrektur anspannt.

**Talus, Calcaneus, Fußgewölbe**
Ein anderes nützliches Verfahren zur Lösung und Korrektur von tarsalen Dysfunktionen, besonders des Talus, macht sich die Tatsache zunutze, dass eine starke Dorsalflexion das Fußgewölbe hebt. Der Behandler verschränkt seine Finger hinter der Ferse und hält Talus und Calcaneus mit den Handflächen fest in der Position, die sie bei der Extension des Art. talocalcaneonaviculare einnehmen würden. Der Patient dorsoflektiert den Fuß und invertiert bzw. evertiert den Vorfuß gegen den Widerstand des Behandlers.

# NICHT-KNÖCHERNE STRUKTUREN

Die Behandlung weicher Gewebe in der Osteopathie wurde seit jenen frühen Tagen skeptisch betrachtet, in denen Dr. A. T. Still einige dieser Behandlungsweisen als „Maschinen putzen" bezeichnete. Viele von uns verbinden es in ihrer Vorstellung mit Reiben oder Massage, doch die intelligente und wissenschaftliche Behandlung nichtknöcherner Strukturen ist genauso wahrhaftig osteopathisch wie die Korrektur knöcherner Dysfunktionen. Dr. Still betrachtete den Körper als eine komplexe Einheit, gebildet aus zueinander in Wechselbeziehung stehenden Teilen, die harmonisch zusammenarbeiten, jeder mit dem innewohnenden Bestreben, der Intelligenz und der Fähigkeit versehen, seine Funktion entsprechend dem Plan des MEISTERMECHANIKERS auszuführen. Wenn die Umstände irgendeinen Teil des Körpers hierbei behindern, sei es nun knöchernes oder weiches Gewebe, sind die Folgen weitreichend. Vollkommene Gesundheit ergibt sich, wenn jedes Teil perfekt abgestimmt und ungehindert seine Arbeit auszuführen kann. Dr. Still hegte allergrößten Respekt für die Körpersäfte und die Faszien, die Nerven, die Gefäße, die Eingeweide und alle anderen Elemente, aus denen der Körper besteht. Er besaß eine bemerkenswerte Fähigkeit falsch ausgerichtete Gewebe zu lokalisieren, die Ursache mit der Auswirkung in Verbindung zu bringen und die Auswirkungen zu ihren Ursachen zurückzuverfolgen. Diese Eigenschaft wird in Dr. Sutherlands Technik widergespiegelt.

Die Faszien umkleiden, trennen, schützen und unterstützen die mannigfaltigen Strukturen. Eine ihrer nicht unbedeutenden Funktionen ist es, die Bewegung der Gewebeflüssigkeiten zu fördern und zu lenken und den Fluss der Lymphe durch seine Kanäle zu unterstützen. Die diversen Faszienschichten sind miteinander verbunden kontinuierlich von Kopf bis Fuß. Dr. Still erkannte „Züge" an den Faszien, die durch Hypotonie, das Gewicht der Viszera, Strains und Haltung verursacht wurden. Eine Behandlung zur Wiederherstellung der normalen Spannung – und damit auch der Funktion – des Fasziensystems, ist äußerst wirkungsvoll.

**Fascia cervicalis anterior**
Die Fascia cervicalis anterior ist an der Schädelbasis, der Mandibula, am Hyoid, an der Scapula, der Clavicula und am Sternum befestigt. Durch die Lamina praetrachealis ist sie mit dem fibrösen Pericardium verbunden und daher auch mit dem Diaphragma. Sie umgibt Pharynx, Larynx und die Schilddrüse; sie formt die Carotis Scheide und mittels der Lamina praetrachealis ist sie mit jener Faszie verbunden, die Trachea und Ösophagus umschließt. Folglich steht die Fascia cervicalis anterior ziemlich unmittelbar mit der lymphatischen Drainage von Kopf, Hals, Thorax und oberen Extremitäten in Verbindung. Nicht nur willkürliche

Bewegungen, sondern auch die respiratorische Aktivität ist ein bestimmendes Element in dieser vitalen Funktion der Faszie. Sie bewegt die Fascia cervicalis anterior beim Ausatmen nach anterior und beim Einatmen nach dorsal, in Annäherung an die Wirbelsäule. Die Wiederherstellung der freien Beweglichkeit der tiefen Fascia cervicalis anterior macht viele Behandlungen der weichen Halsgewebe überflüssig und hilft Stauungen im Thorax zu überwinden.

Der „Zug" auf die Fascia cervicalis anterior wird beseitigt, indem man den Patienten sich mit dem Gesicht zum Behandler auf die Behandlungsbank bzw. die Bettkante setzen lässt. Sein Körper ist gebeugt und der Kopf hängt nach vorne. Der Behandler richtet seine Daumen nach posterior und inferior über die Clavicula, direkt lateral der Ansätze der Mm. sternocleidomastoidei. Seine Arme lateral von denen des Behandlers legt der Patient seine Hände auf dessen Schultern und verlagert sein Gewicht langsam weiter nach vorne. Dieses bringt die Daumen nach unten ins Mediastinum, knapp anterior und seitlich der Trachea. Der Behandler nähert seine Daumen genug an, um die Lamina praetrachealis sanft zu halten, während sich der Patient langsam aufrichtet. Der Hals bleibt dabei jedoch in Flexion. Es ist nicht nötig, so tief ins Mediastinum zu gehen, dass es für den Patienten unangenehm wird. Diese Technik hebt die Faszie an und reduziert den „Zug" von unten.

*Anhang*

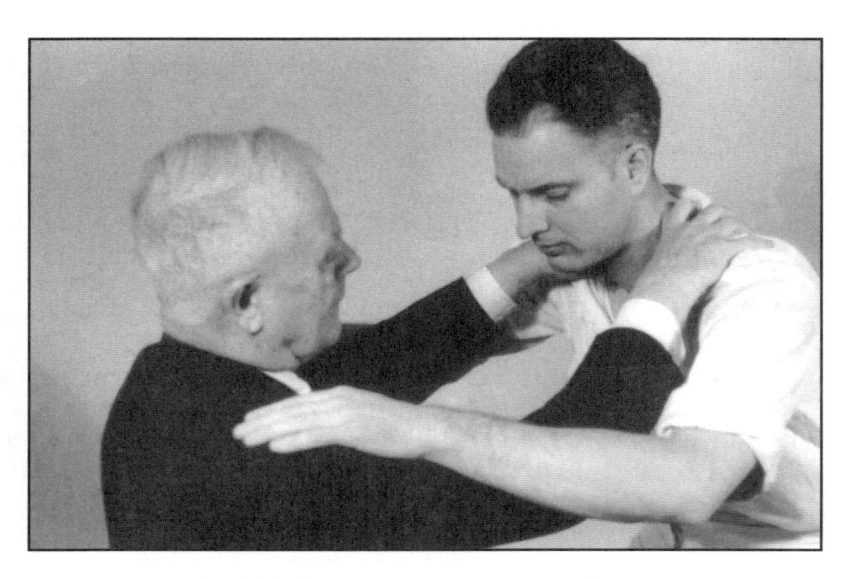

BILD. 39 A: FASCIA CERVICALIS ANTERIOR, ERSTE POSITION.

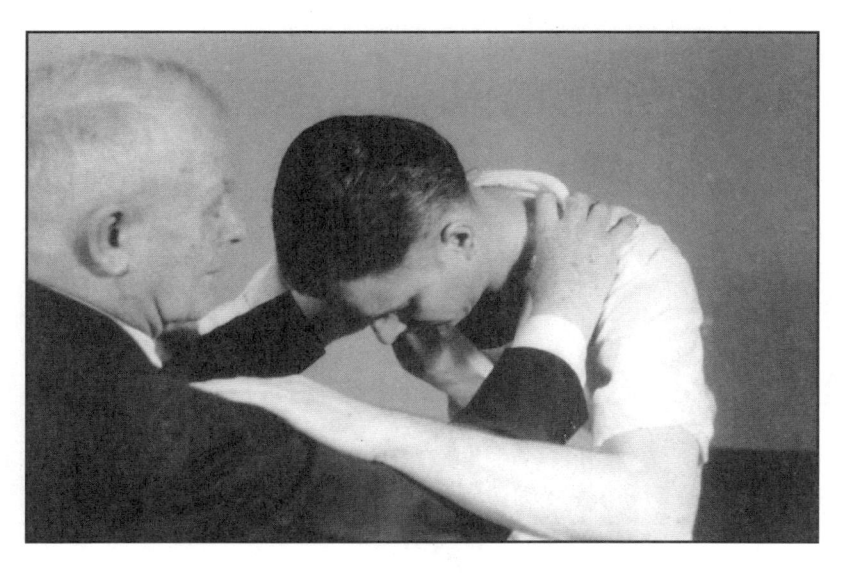

ABBILDUNG A. 40: DIE FASCIA CERVICALIS ANTERIOR ANHEBEN.

**Das Diaphragma**

Aufgrund seiner Beziehungen verdieAufgrund seiner Beziehungen verdient das Diaphragma eine andere Betrachtung als lediglich die eines Muskels zur Atmung. Das Pericardium ist von oben, das Peritoneum ist von unten fest mit ihm verbunden und die großen Gefäße sowie der Ösophagus durchqueren es. Da es eine recht enge Verbindung mit den Organen der Atmung, des Blutkreislaufs und der Verdauung verbunden hat, ist es wichtig, dass das Diaphragma uneingeschränkte Bewegungsfreiheit besitzt. Diese wird durch einen „Zug" an den Bauchfaszien eingeschränkt und kann mittels einer Technik wiederhergestellt werden, die als Lift des Diaphragma bekannt ist. Die Aufgabe der Behandlung besteht darin, das Diaphragma nach kranial zu ziehen, de Thoraxboden anzuheben und den abdominalen Inhalt aufwärts zu ziehen sowie die venöse und lymphatische Drainage der unteren Körperhälfte zu fördern. Organsenkungen und sogar innere Hämorrhoiden reagieren darauf.

Während der Patient auf dem Rücken liegt, führt der Behandler seine Fingerspitzen unter den Rippenbogen. Falls dieser Bereich besonders empfindlich sein sollte, hakt der Patient seine eigenen Finger darunter und der Behandler hebt sie mit seinen Händen an. Sobald der Patient ausatmet, zieht der Behandler den Rippenbogen nach kranial und leicht nach lateral. Der erreichte Spielraum wird während des Einatmens gehalten und beim Ausatmen verstärkt.Der Patient wird angewiesen, den Atem nicht anzuhalten, sondern sofort nach dem Einatmen auszuatmen. Nach mehreren

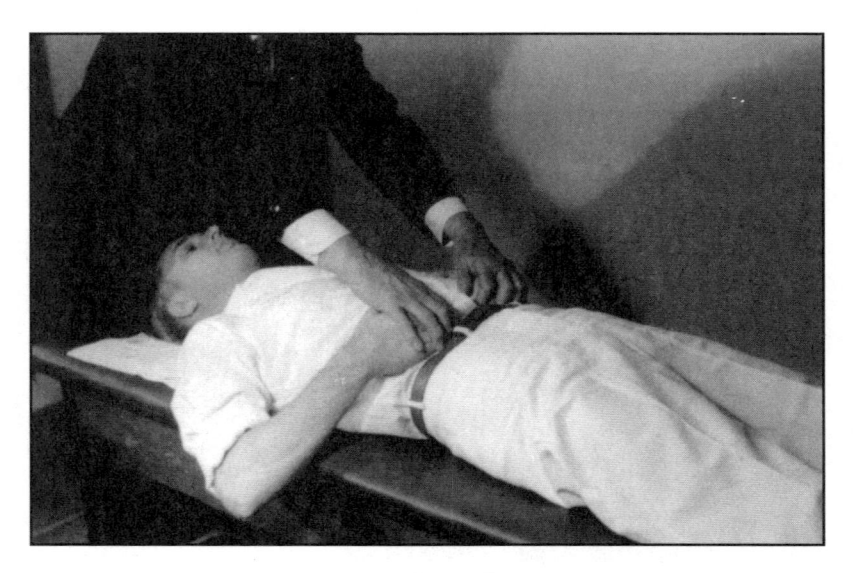

ABBILDUNG A. 41: LIFT DES DIAPHRAGMA.

Atmungszyklen gibt es keinen weiteren Fortschritt nach oben und der Patient wird angewiesen auszuatmen, den Hals zu verschließen und zu versuchen, die Brust auszudehnen.

**Ligamenti arcuata**
Bei einer Technik, die zur Entspannung der Ligg. arcuata laterale verwendet wird, verringert man die Spannung die jene wichtigen Strukturen, die durch die Bögen des Diaphragma verlaufen, beeinträchtigt.

Der Patient sitzt und der Behandler steht ihm frontal oder seitlich gegenüber. Er beginnt mit dem Daumen unter der zwölften Rippe knapp seitlich des M. erector spinae. Der rechte Daumen wird für die linke Seite des Patienten benutzt und umgekehrt. Der Patient beugt seinen Rumpf über den Daumen des Behandlers, welcher sanft und schrittweise nach oben und posterior bewegt wird, sobald der Patient ausatmet. Wenn der Patient einatmet, behält der Behandler seine Position bei. Wenn der Daumen einen Punkt am oder unter dem Lig. erreicht, wird es mit einer rollenden Bewegung lateral gezogen, wodurch das Lig. arcuatum laterale entspannt wird. Oft beeinflusst diese auch das Lig. arcuatum mediale.

**Drehung der Leber**
Eine Behandlung, um die Leber zu höherer Aktivität anzuregen, wird beim Patienten in Rückenlage durchgeführt. Der Behandler bringt die Finger seiner rechten Hand zwischen den inferioren Rand des rechten chondralen Rippenbogens und die Leber. Die Finger dieser Hand sollten leicht gebeugt sein und ihre Rückseiten ruhen auf dem anterioren Leberrand. Die linke Hand liegt auf ihnen und drückt sie nach unten, wobei der vordere Leberrand medial und kaudal gehalten wird, während der Patient einatmet und den Atem anhält. Das Diaphragma hält die Leber kaudal, bis sie durch ein plötzliches Ausatmen aufsteigt. Da der Vorderrand weiter durch die Finger nach unten gehalten wird, vollzieht die Leber eine Drehbewegung, die wahrscheinlich mit einem Sog innerhalb ihrer Substanz einhergeht.

**Drainage der Galle**
Bei einer weiteren Behandlung der Cholestasis sitzt der Patient und der Behandler hält seinen Daumen fest ins rechte Hypochondrium. Der Patient lehnt sich leicht nach anterior und rotiert den Körper zur linken Seite, wodurch sich der Daumen weiter in Richtung inferiorer Leberfläche bewegt. Nach dem Schließen des Halses, versucht er in militärischer Manier einzuatmen, weniger fein ausgedrückt durch „ziehen sie ihren Bauch ein!". Dies drainiert die Gallenwege und des Ductus pancreaticus.

**Behandlung des Abdomens**
Eine Behandlung direkt über dem Abdomen sollte sorgfältig und mit angemessenem Respekt für die darin befindlichen Organe durchgeführt werden. Um das Sigmoid zu heben und zu halten oder um das Caecum aus derBeckenschale zu heben werden die Finger einer Hand nahe an das Ilium gebracht und von der anderen Hand unterstützt und langsam angehoben. Dies gestattet die Nutzung eines feinen Tastsinns und die Möglichkeit, die jeweiligen Finger nach Bedarf einzusetzen, um die einwandfreie Peristaltik, Zirkulation und Drainage wiederherzustellen. Die Darmaktivität kann durch Halten der linken elften Rippe nach inferior und medial verstärkt werden, um deren Bewegung für zwei oder drei Atmungszyklen einzuschränken. Die frei-

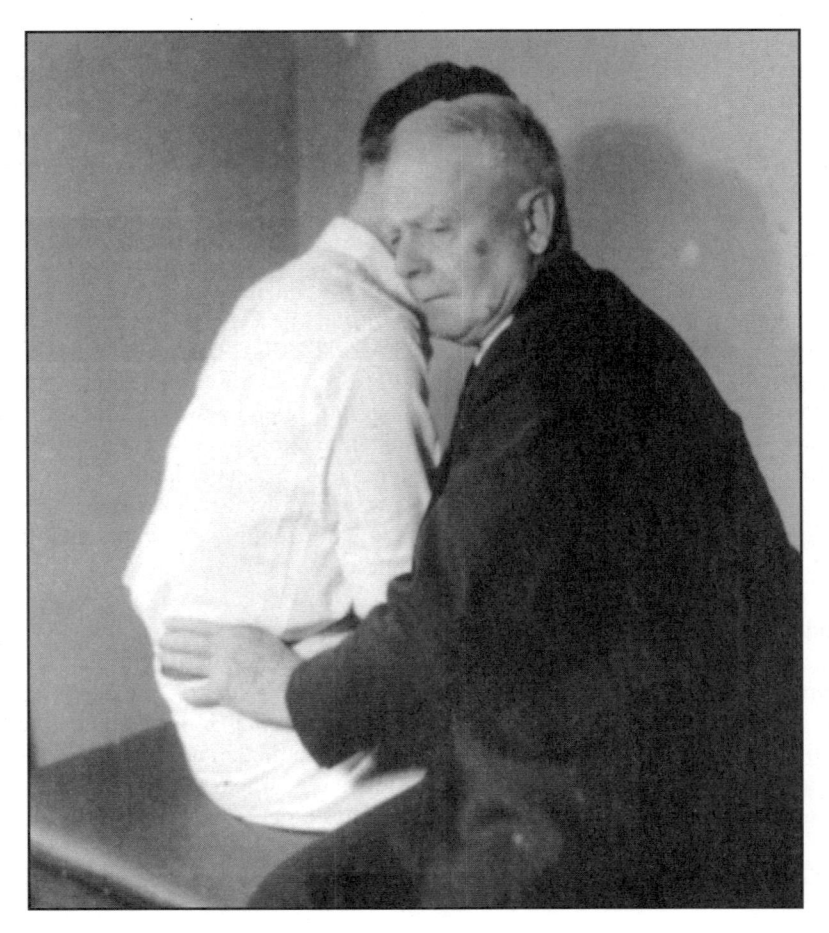

ABBILDUNG A. 42: LIGAMENTI ARCUATA

*Anhang*

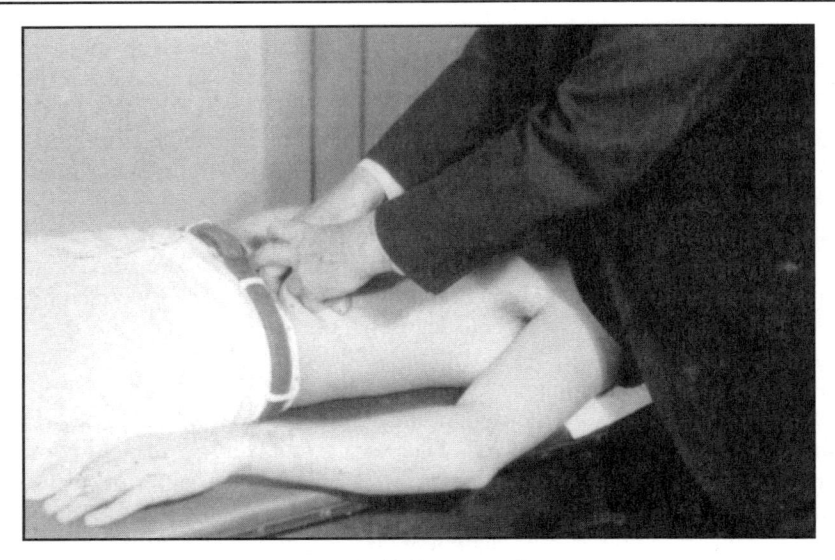

ABBILDUNG A. 43: DREHEN DER LEBER.

en Rippen können ähnlich behandelt werden: Dr. Sutherland berichtete über den schmerzfreien Austritt von Gallensteinen, nachdem die zehnte Rippe auf der linken Seite auf diese Weise gehalten wurde. Diese Effekte werden durch die sympathischen Grenzstrangganglien hervorgerufen, die sehr dicht an den Rippenköpfchen liegen.

**M. psoas major**
Kontrakturen der Psoasmuskulatur kommen in verschiedenen Schweregraden vor, vom akuten Krampf bis zu milden Fällen, die nicht erkannt werden. Üblicherweise fühlt sich der Patient besser, wenn Oberschenkel und Lendenwirbelsäule zu dem Becken gebeugt sind. Es ergeben sich außerdem Schwierigkeiten, direkt aus der liegenden in die sitzende Stellung zu wechseln. Ausstrahlende Schmerzen im Bein ergeben sich aufgrund der Nervenirritationen des Plexus lumbalis, welcher durch den Muskelbauch verläuft.

Die Fascia psoatica besitzt eine Verbindung mit dem Diaphragma über das Crus laterale, was zu einem hemmenden Einfluss auf die Bewegungsfreiheit des Diaphragma führt. Der Ureter verläuft medial des M. psoas major, die Technik zur Entspannung ist eine Unterstützung für die Passage von Nierensteinen, da die Hand des Behandlers fast den Ureter erreicht. Niere, Caecum, Colon descendens und der Dünndarm ruhen auf dem M. psoas major. Sie werden von der Technik beeinflusst, die den Muskel nach außen hebt und von den darunter liegenden Nervenganglien und Gefäßen befreit.

# I. Unterweisungen in der Wissenschaft der Osteopathie

Am sitzenden Patient legt der Behandler seinen Daumen posterior und medial gerichtet entlang der Crista iliaca und rollt ihn über die Crista in die Fossa iliaca. Der Daumen wird, nach medial, posterior und leicht kaudal gerichtet, fest gehalten. Er folgt der inneren Oberfläche des Ilium, während der Patient seinen Körper beugt, um den M. psoas major dorthin anzunähern. Der Behandler sitzt vor dem Patienten, der sich nach antero-lateral lehnt, um „den Handschuh über den Daumen zu streifen". Der Patient kann seine Arme auf die Schultern des Behandlers legen, wobei er sich nach vorne legt, was den Daumen gegen und hinter den M. psoas major bringt und ihn so nach anterior hebt. Der Patient atmet daraufhin tief ein, hält den Atem an und streckt beim Ausatmen den Rumpf, während der Behandler seinen Druck auf den Muskel löst. Falls der Patient bettlägerig ist, liegt er auf der Seite mit einem Kissen unter der Schulter, um die Seitenneigung zu erzeugen. Der Rest der Technik erfolgt auf die zuvor beschriebe Weise. Wird die Behandlung aufgrund ihrer Wirkung bezüglich des Caecum, chronischer Appendizitis, des Dickdarms, des Dünndarms, der Nieren oder der Ureter durchgeführt, hält man den M. psoas major nach anterior, während der Patient seinen Oberschenkel abwechselnd innen- und außen rotiert. Bei der Technik am Krankenbett erreicht man dies, nachdem der Patient mehr oder weniger in stabiler Seitenlage das Knie nach lateral anhebt und auf das Bett absenkt.

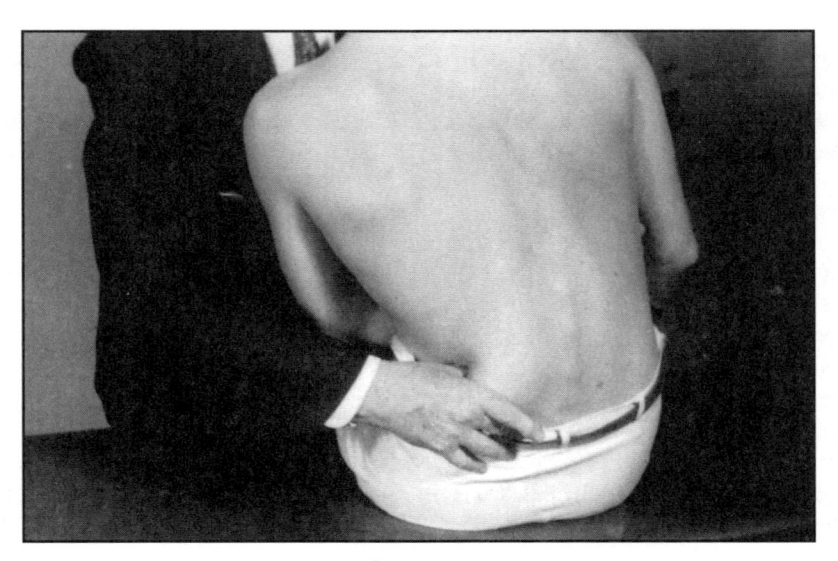

Bild A 44: M. psoas major

*Anhang*

**Die Sehne des Iliopsoas**
Die Sehne des Iliopsoas kann angehoben bzw. gedehnt werden, indem sie nach anterior an einem Punkt knapp proximal des Trochanter minor gehalten wird, während der Patient auf dem Rücken liegt. Die Behandlung vermindert die anteriore Spannung der lordosierten Wirbelsäule, erleichtert die Passage von Nierensteinen ist ein wirksames Mittel bei Ischialgien.

**Lift des Beckenbodens**
Die faszialen Verbindungen zwischen Hals und Diaphragma wurden bereits erwähnt. Die direkte Anheftung des Diaphragma an der Leber und die Verbindungen zum Magen, zum Duodenum, zum M. psoas major und zum Peritoneum vollenden eine Kette, welche die Viszera bis hinunter ins Becken umhüllt. Ein faszialer „Zug" hat einen ungünstigen Einfluss auf die Unterstützung und Funktion der Organe sowie auf den Blutkreislauf und die Drainage der unteren Körperhälfte. Die Aorta liegt den Wirbelkörpern an und wird anterior durch die Crura diaphragmatica gekreuzt. Auf diese Weise übt der „Zug" der Crura eine verengende Wirkung auf die Aorta aus, belastet das Herz zusätzlich und erhöht die Prädisposition zur Herzinsuffizienz. Dr. Still beschrieb dieses Phänomen in der Parabel vom Ziegenbock und dem Felsbrocken. Der Felsbrocken repräsentiert die Crura, der Pfad die Aorta, die Herzklappen wurden durch Schwanz, Hinterhufe und den gesamten Ziegenbock dargestellt. „Der Ziegenbock, der den Felsbrocken in seinem Weg vorfand, ging etwas zurück und versetzte ihm einen Stoß, wobei sein Schwanz nach oben flog. Da er sich nicht geschlagen geben wollte
 ging er noch weiter zurück, kam angerannt und versetzte ihm einen weiteren Stoß, wobei diesmal Schwanz und Hinterhufe hochflogen. Schließlich ging er noch weiter zurück und versetzte ihm mit aller Kraft noch einen Stoß und der ganze verd....... Bock flog hoch."
 Eine wirksame Technik, um den „Zug" auf die Faszien zu reduzieren, wird am auf der linken Seite liegenden Patienten angewendet. Seine Oberschenkel sind gerade und bis zu dem Grad gebeugt, in welchem der Beckenboden am meisten entspannt ist. Der Behandler steht hinter ihm und beginnt mit den Fingerspitzen medial vom rechten Tuber ischiadicum. Während der Patient ausatmet, bewegen sich die Finger zwischen Membranae obturatoriae und Rectum nach oben. Beim Einatmen wird die Position der Finger sanft, aber bestimmt gehalten, um ein Zurückweichen zu verhindern. Diese Hand kann durch die andere Hand unterstützt werden, um den Fingern zu ermöglichen, die Gewebe stetiger zu halten und sorgfältiger den Gewebewiderstand zu ertasten. Nach mehreren tiefen Atmungszyklen wird man fühlen, wie sich der Widerstand plötzlich merklich verringert und die Gewebe vor den Fingern nach oben federn.
 Die Technik kann für unterschiedliche Prolapse im Beckenbereich angepasst wer-

den, die fast zwangsläufig einen Zug auf die Faszien verursachen und der zum Teil hartnäckig sein kann, da die Unterstützung durch diese Instanz reduziert wurde. Die Finger können kranial und medial oder nach anterior in Richtung Caecum, Uterus, Blase bzw. Prostata gerichtet werden, um eine spezifische Wirkung auf die betreffenden Organe zu erzielen. Dieses wird als einfacher und für den Patienten weniger unangenehm als eine lokale Behandlung empfunden werden. Im Indikationsfall kann die Technik auch auf den linken Beckenboden angewendet werden.

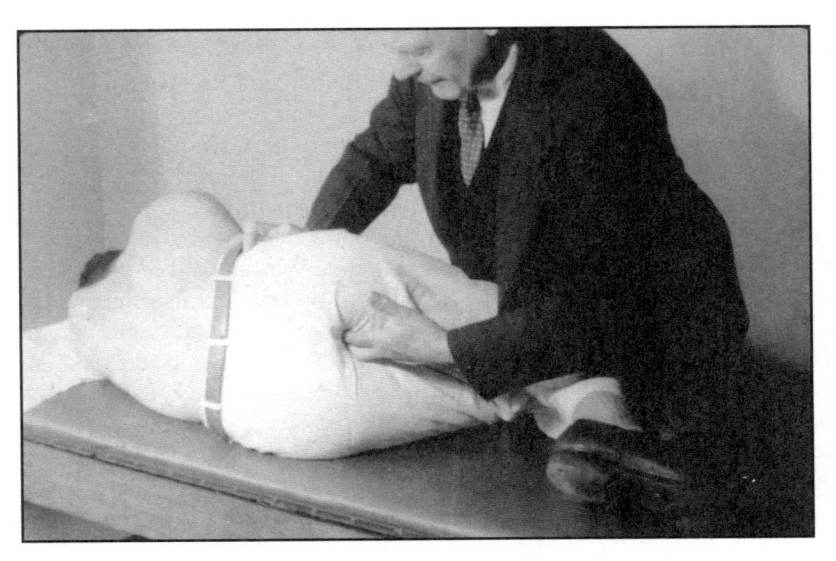

ABBILDUNG A.45: LIFT DES BECKENBODENS.

**Drainage des poplitealen Bereichs**
Die Bewegung von Flüssigkeiten vom poplitealen Bereich und darunter kann angeregt werden, indem die Sehnen des Bizeps und des Semitendinosus knapp oberhalb des Knies auseinandergezogen werden. Der Patient liegt auf dem Rücken, das Knie ist leicht gebeugt. Er drückt mit seiner Ferse abwechselnd gegen den Behandlungsbank und entspannt sich wieder. Die Anspannung beim Beugen des Knies neigt dazu, die Gewebe im poplitealen Bereich zusammenzupressen. Sie werden erweitert, wenn der Patient das Bein entspannt und der Behandler die Sehnen auseinanderzieht. Die Wirkung entspricht einer Pumpe, die dem Rückweg der Flüssigkeiten zum Herz verstärkt.

*Anhang*

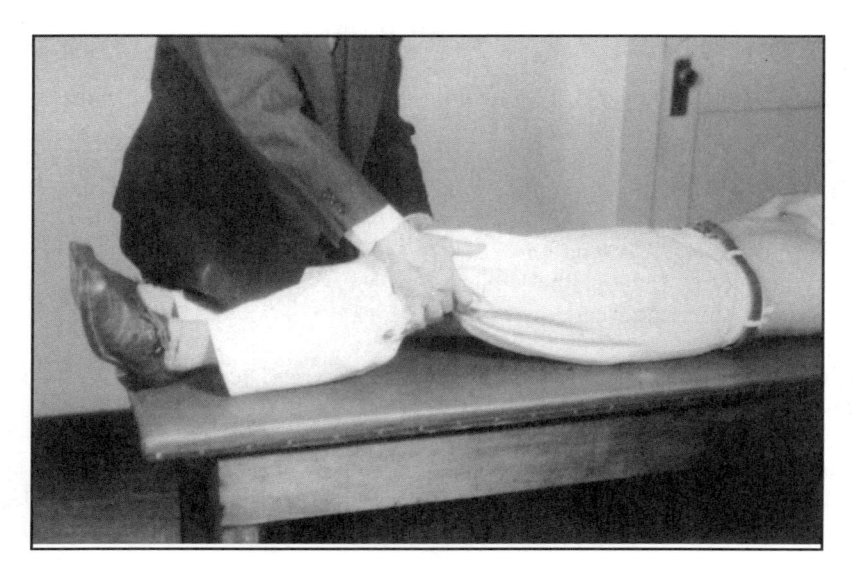

BILD A 46: DRAINAGE DES POPLITEALEN BEREICHS.

## FAZIT

Die osteopathische Gelenk-Dysfunktion, die primär aus einer gewöhnlich durch Strains verursachten gestörten Balance der Ligamente besteht, wird hauptsächlich mittels der Ligamente selbst korrigiert. Die natürliche Tendenz des Körpers besteht darin, zum Normalzustand zurückzukehren, sobald die Balance wiederhergestellt ist und jene Faktoren beseitigt sind, welche die Rückkehr verhindern. Als Regel wird vermerkt, dass ein gleitendes Lösen der Gelenkflächen verwendet wird, um die Ligamente bei vertebralen, iliosakralen, karpalen und tarsalen Dysfunktionen anzuspannen. Das Fulkrum der Hebelkraft zum Disengagement wird bei Dysfunktionen der langen Knochen eingesetzt und mit der Verstärkung der Dysfunktionsstellung an den Extremitäten kombiniert. Das Prinzip der faszialen Behandlung besteht im Heben der Faszie an ihrem befestigteren Teil, wobei der Patient mitarbeitet.

Dr. Sutherlands Technik erscheint den meisten von uns als radikale Abkehr. Sie meidet den bekannten Thrust und das Knacken der Gelenke. Gleichwohl beruht sie auf den grundlegenden Prinzipien der Osteopathie, wie wir sie von Dr. Still erhalten haben und stimmt mit dessen Ermahnung überein, dass die osteopathische Behandlung sanft, leicht und wissenschaftlich sein soll.

## BIBLIOGRAPHIE

**Magoun, Harold Ives, Sr.,** *Osteopathy in the Cranial Field,* 3.A., Kirksville, MO: The Journal Printing Company, 1976.

**Still, Andrew Taylor.** *Autobiography of Andrew T. Still,* 1905. Nachdruck. American Academy of Osteopaty. --- *Osteopathy: Research and Practise,* 1910. --- *The Philosophy and Mechanical Principles of Osteopathy,* 1902. Nachdruck. Kirksville, MO: Osteopathic Enterprise. --- *Philosophy of Osteopathy,* 1899, Nachdruck. American Academy of Osteopathy.

**Sutherland, Adah Strand.** *With Thinking Fingers*: The Story of William Garner Sutherland D. O. The Cranial Academy, 1962.

**Sutherland, William Garner.** --- *Contributions of Thought: Collected Writings of William Garnert Sutherland and Anne L.Wales.* Sutherland Cranial Teaching Foundation, 1967. --- *The Cranial Bowl.* Mankat, MN: The Free Press, 1939.

◆◆◆

## ÜBER DIE HERAUSGEBERIN

Anne L.Wales begann ihre Studien an der *American School of Osteopathy* bevor Sie an das *Kansas College of Osteopathy and Surgery* wechselte. Nach ihrem Abschluss 1926 absolvierte sie ihr Anerkennungsjahr am *Lakeside Hospital* in England. Sie praktizierte 50 Jahre lang in Rhode Island, bevor sie sich zur Ruhe setzte um in North Attleboro, Massachusetts zu leben.

1943 hörten sie und ihr Mann, Chester Handy D. O. den ersten Vortrag Sutherlands bei einem Konvent der *Eastern States Osteopathic Association* in New York. Im darauf folgenden Jahr nahmen beide an jenem Kurs teil, den Dr. Sutherland in New York anbot. Aufgrund ihrer Erfahrungen bei diesem Kurs sahen sie sich veranlasst die Osteopathie in jener Art und Weise zu praktizieren, wie Dr. Sutherland sie praktiziert und wie er sie unterrichtet hatte. Als Teil ihrer Studien begannen sie an den Treffen der Lippincott-Lerngruppe in Moorestown, New Yersey, teilzunehmen. Zwischen 1946 und 1956 traf sich die New England Cranial Study Group in ihrem Büro in Providence.

*Anhang*

Vom Zeitpunkt ihres ersten Kurses an widmeten die Dres. Anne L. Wales und Handy ihr Berufsleben dem Studium der Anwendung und der Unterweisung der Arbeit von Dr. Sutherland. Im Lauf der Jahre wurden sie in Dr. Sutherland's Kursprogramm und bei der Osteopathic Cranial Association aktiv. Dr. Handy war einer der Gründer der Sutherland Cranial Teaching Foundation, Inc.

In den vergangenen Jahren setzte Dr. Wales ihre Treffen mit Lerngruppen aus New England und den Unterricht in Form sowohl formeller wie auch informeller Veranstaltungen fort.

♦♦♦

## ÜBER DIE SUTHERLAND CRANIAL TEACHING FOUNDATION, INC.

Die Sutherland Cranial Teaching Foundation, Inc. stellt eine gemeinnützige Organisation dar, die 1953 von Dr. Sutherland und langjährigen Fakultätsmitgliedern gegründet wurde. Dr. Sutherland ersann die SCTF, um eine Kontinuität in seiner Lehre zu ermöglichen. Er war der erste Präsident der Organisation und seit seinem Ableben gab es lediglich vier Nachfolger. Dies gewährleistete eine Beständigkeit im Unterrichtsprogramm der Organisation. Dr. Sutherlands Nachfolger als Präsident waren Howard Lippincott D. O., Rollin E. Becker D. O., John H. Howard D. O. und Michael P. Burruano (seit 1993).

Die Satzung der SCTF verpflichtet die Organisation sich ausschließlich Unterrichtszwecken zu widmen. Sie betont die Absicht ihre Quellen so zu verwenden, dass die Prinzipien der Kranialen Osteopathie im Sinne William Garner Sutherlands etabliert werden, eine allgemeine Kenntnis besagter Prinzipien und die therapeutische Indikation dieses Ansatzes zur Behandlung verbreitet wird, Osteopathen unterstützt und ermutigt werden und weiterführende Studien sowie größere Anerkennung allen zuteil wird, welche die Kraniale Osteopathie anwenden.

Beim Bemühen diese Absichten umzusetzen unterstützt die SCTF Forschungsarbeiten und Veröffentlichungen. Sie bietet Kurse für Anfänger und Fortgeschrittene. Als gemeinnützige Bildungseinrichtung akzeptiert sie Spenden zur Unterstützung ihrer Anstrengungen, die Lehren im Bereich der Wissenschaft der Osteopathie so fortzuführen und zu verbreiten, wie sie von Dr. Sutherland erdacht wurde. eitere Informationen finden Sie unter:

**www.sctf.com**

Während all den Jahren meiner Tätigkeit als osteopathischer Behandler, bedauerte ich es niemals auch nur im Geringsten, dass ich mir dieses Arbeitsgebiet als mein Lebenswerk ausgesucht habe. Meine Erfahrungen im Beruf demonstrieren tagtäglich die Wahrheit, dass Osteopathie über jenen Schlüssel zum großen physiologischen und chemischen Labor, dem menschlichen Körper, verfügt, der die lebenden, mächtigen Heilungskräfte befreien kann. Ich möchte zu allen Studenten, die sich auf ein berufliches Gebiet der wissenschaftlichen Forschung freuen und den Wunsch in seinem oder ihrem Herzen tragen, der Menschheit zu dienen, aufrichtig sagen:

*Osteopathie bietet die goldene Gelegenheit.*

# Einige Gedanken

DIE GESAMMELTEN SCHRIFTEN VON
WILLIAM GARNER SUTHERLAND D.O.

DIE WISSENSCHAFT DER OSTEOPATHIE BETREFFEND
EINSCHLIEßLICH DES KRANIALEN KONZEPTS INNERHALB DER OSTEOPATHIE
1914 - 1954


HERAUSGEGEBEN VON ANNE L. WALES D.O.
2. AUFLAGE
THE SUTHERLAND CRANIAL TEACHING FOUNDATION, INC.
1998

# Inhalt

| | |
|---|---|
| 1. Frühe Schriften | 17 |
|    1. Auf geht's, lassen Sie uns fühlen! | 17 |
|    2. Die Behandlung mit dem Unterarm | 18 |
|    3. Sparen Sie Ihre Kräfte | 18 |
|    4. Großvaters Stiefelknechtmethode gegen Plattfüße | 19 |
|    5. Eine Hängekappe für die atlantookzipitale Behandlung | 20 |
|    6. Erreichen des Colon ascendens ohne Einlauf | 22 |
|    7. Occiput posterior Dysfunktion | 23 |
|    8. Röntgenaufnahme eines Tortikollis | 23 |
|    9. Mit Wasser das Feuer löschen | 24 |
|   10. Radiologischer Beweis für osteopathische Dysfunktionen | 26 |
| 2. Nachdenken, nicht Herumprobieren | 29 |
|     Teil I: Februar 1925 | 29 |
|     Teil II: März 1925 | 32 |
|     Laienerklärung für das „Gewebegefühl" | 33 |
|     Pathologien der oberen Rippen | 34 |
|     Teil III: Juni 1925 | 36 |
|     Achten Sie auf das elfte und zwölfte Rippenpaar | 38 |
| 3. Technik am Krankenbett | 41 |
| 4. Neue Möglichkeiten, eröffnet durch die Schädelbasisgelenke der „Schädelschale" | 54 |
| 5. Schädel-Ideen | 57 |
|    1. Juli 1931 | 57 |
|    2. August 1931 | 58 |
|    3. September 1931 | 60 |
|    4. Oktober 1931 | 62 |
|    5. November 1931 | 65 |
|    6. Dezember 1931 | 68 |
| 6. Strains der Membranösen Schädelgelenke | 73 |
|     Ein Beitrag zu „Strains der membranösen Schädelgelenke" | 79 |

| | | |
|---|---|---|
| 7. | Kraniale membranöse Gelenk- Strains erkennen | 83 |
| | Teil I | 83 |
| | Teil II | 84 |
| | Die Beweglichkeit der Schädelbasis | 84 |
| | Die suturale Kompensationsfunktion des Schädeldaches | 89 |
| | Die Beweglichkeit der Gesichtsknochen | 91 |
| | Teil III | 107 |
| | Die Anregung für die Beweglichkeit der Schädelgelenke | 107 |
| 8. | Korrespondenz 1933 | 101 |
| 9. | Die Behandlung der „modifizierten Wirbel" bei Influenza mit Beteiligung der Atemwege | 103 |
| | Die normale Beweglichkeit wiederherstellen | 104 |
| | Fallbeispiele | 106 |
| 10. | „Modifizierte Wirbel" bei Trigeminusneuralgie | 108 |
| | Fallbeispiel | 110 |
| 11. | Ein neue Vorrichtung für die kraniale Technik | 112 |
| 12. | Korrespondenz 1935 | 113 |
| 13. | Spinale Technik | 114 |
| 14. | Der kraniale Atemmechanismus | 117 |
| 15. | Kraniale Dysfunktionen aufgrund dentaler Traumen | 119 |
| 16. | Behandlung am stehenden Patienten | 122 |
| 17. | Die Kernverbindung zwischen Schädelschale und Beckenschale | 125 |
| 18. | Behandlung des iliosakralen Gelenkes im Stehen | 128 |
| 19. | Die Behandlung des Pelvis | 131 |
| 20. | Undatierte Korrespondenz | 133 |
| 21. | Korrespondenz, November 1943 | 135 |

| 22. | Korrespondenz 1943 | 137 |

| 23. | Vortrag ohne Titel von 1944 | 139 |

| 24. | Die Schädelsphäre | 155 |

25. Vorträge über Kraniale Osteopathie in Des Moines  169
    1. Einführung  169
    2. Die Fluktuation der Zerebrospinalen Flüssigkeit und Motilität des Zentralnervensystems  174
    3. Techniken zur Anregung und zur Hemmung der Fluktuation der Zerebrospinalen Flüssigkeit  181
    4. Diagnose und Behandlung, unter Verwendung der Tide  184
    5. „Krumme Zweige": Säuglinge und Kinder  187
    6. Abschließende Vorlesung  189

26. Die Philosophie der Osteopathie.
Ihre Anwendung im kranialen Konzept  192

27. Die Kern-Verbindung zwischen der Becken- und der Schädelschale  201

28. Wissen, nicht Informationen erlangen  203

29. Ein Hundertstel Millimeter  217

30. Der Lichtstrahl des Leuchtturms  225
    1. 4. August 1951  225
    2. September 1951  226
    3. Oktober 1951  227
    4. Ein Gedanke hier und da  229

31. Die Wissenschaft der Osteopathie  233

32. Vorträge auf der Klinischen Konferenz: Kirksville, Missouri  244
    1. Der Faszienzug und das Fulkrum  244
    2. Die Fasziale Strain und das Sakrum  248
    3. Flüssiges Licht  252

| | | |
|---|---|---|
| 33. | BESONDERE AUFNAHMEN | 259 |
| | 1. Der primäre Atemmechanismus | 259 |
| | 2. Die reziproke Spannungsmembran | 264 |
| | 3. Die kranialen Gelenkflächen | 269 |
| | 4. Typen kranialer Läsionen | 278 |
| | 5. Das Loch im Baum | 282 |
| 34. | DIE REISE DER ELRITZE | 287 |

## Vorwort

Diese Schriften von William G. Sutherland D. O., zu deren Lektüre Sie jetzt die einmalige Gelegenheit erhalten, illustrieren die fundamentalen Grundsätze der Osteopathie. In der osteopathischen Wissenschaft gibt es zahlreiche Prinzipien, ebenso wie es innerhalb des osteopathischen Rahmens Behandler aus vielen verschiedenen Fachgebieten gibt: Internisten, Geburtshelfer, Gynäkologen, Kinderärzte, Chirurgen für alle Teile des Körpers, Psychiater, Spezialisten für osteopathische Manipulation und andere. Und dennoch, der gemeinsame Nenner dieser ganzen Gruppe ist die osteopathische Wissenschaft und die individuellen Grundsätze, so wie sie für jede Gruppe von Behandlern gültig sind.

Einer dieser wichtigen Grundsätze in der Osteopathie ist die Tatsache, dass Struktur und Funktion bei der klinischen Beurteilung des Patienten nicht voneinander getrennt werden können. Dieser Grundsatz hat zwei Konsequenzen. Es ist eine anerkannte Maxime, dass Struktur die Funktion bestimmt, und es bedarf keiner großen Überlegungen oder Diskussionen um zu erkennen, dass dieses Diktum wahr ist. Es ist ebenso richtig, dass die Funktion die Struktur bestimmt. Diese Idee erfordert jedoch eine weitaus umfangreichere Analyse, hinsichtlich ihrer vollen Bedeutung in der klinischen Anwendung.

Während der formgebenden Zeit von der Empfängnis bis zur körperlichen Reife und insbesondere in den ersten Monaten und Jahren, hat die wachsende strukturelle Entwicklung des Körpers beträchtlichen Einfluss auf das Funktionieren des heranreifenden Geistes und Körpers.

Zum Beispiel wird ein perinatales körperliches Strainmuster das gesamte sich noch entwickelnde, körperliche und geistige Muster des Kindes sein ganzes Leben lang hindurch beeinflussen. Ein Beckenschiefstand, eine skoliotische Wirbelsäule und ein eingefallener Thorax führen zu einer entsprechenden Fehlplatzierung der darin befindlichen Organe und ändert die Funktion dieser Strukturen so ab, dass sie die Bedürfnisse des Patienten erfüllen. Krankheit oder Folgen von Traumen im Körper eines Kindes, wie etwa Morbus Perthes, verändern die Beckenfunktion und die daraus hervorgehenden Entwicklung des Haltungsmechanismus während der verbleibenden Wachstumsphase. Es existieren hunderter klinischer Anwendungsmöglichkeiten in Bezug auf diese Überlegung.

Nachdem der Körper jedoch in seiner physischen Entwicklung mit denen durch Erkrankung oder Folgen von Trauma hervorgerufenen Veränderungen herangereift ist, dominiert der Grundsatz, dass Funktion die Struktur bestimmt. Während der prägenden Jahre ab der Empfängnis arbeiteten Funktion-Struktur und Struktur-Funktion Hand in Hand. Jetzt aber, da der Körper herangereift ist, ist es der Zusammenhang Funktion-Struktur, der uns einen tieferen Einblick in die klinische Befunderhebung der osteopathischen Wissenschaft gewährt, so wie sie für den Patienten relevant ist.

Der Osteopath muss lernen, das physiologische Funktionieren im Inneren

## II. Einige Gedanken

zu *erfühlen*, so wie es seine sich beständig ändernde Rolle in der strukturellen Ökonomie des Patienten ausdrückt. Er muss mit seinen Augen, Ohren und Händen die Unterschiede zwischen normalen und anormalen funktionellen Veränderungen in jedem erdenklichen Bereich eines jedes osteopathischen Spezialgebietes erkennen. Die Wissenschaft der Osteopathie ist nicht einer Gruppe Manipulationsspezialisten vorbehalten. Spezialisten sämtlicher Fachbereiche können die fundamentalen Grundsätze des Gesamtkonzepts der Osteopathie erlernen und in ihrem jeweiligen Gebiet klinisch anwenden.

Funktion *zu fühlen*, Funktion *zu denken* und Funktion *zu erkennen* innerhalb der anatomischen Physiologie ist für den Behandler keine leicht zu entwickelnde Kunst und Fähigkeit. Es dauert Stunden, Tage, Wochen und Jahre, um die Hände, Augen, Ohren und den Geist des Behandlers derart zu schulen. Und doch bildet es die Grundlage, um die osteopathische Wissenschaft, so wie sie von Andrew Taylor Still gelehrt wurde, in allen Einzelheiten vollständig zu verstehen.

William G. Sutherland verfügte über dieses Verständnis und diese Fähigkeit. Er offenbarte uns diese Grundsätze in seiner Entwicklung des kranialen Konzeptes, wobei er jedoch zu keinem Zeitpunkt den Kopf als vom Körper getrennt betrachtete. Er erweiterte die fundamentalen Grundsätze der Osteopathie, um Verständnis für den kraniosakralen Mechanismus zu schaffen. Was noch wichtiger ist: er kannte, verstand und nutzte die Grundsätze von Funktion und Struktur in ihrem Zusammenwirken im gesamten Körper.

Wenn Sie nun das Material in diesen Artikeln lesen, *fühlen* Sie mit Dr. Sutherland das Funktionieren des Gewebes, welches er diskutiert. Visualisieren Sie die Strukturen, die er in seiner Arbeit beschreibt. Beachten Sie, wie seine Arbeit, klinisch betrachtet, eine Quelle fundamentaler Informationen und Anwendungsmöglichkeiten für alle Fachbereiche sein kann, wenn sie inhaltlich zu dem behandelten Thema passen. Bei der Lektüre seiner Arbeiten ist es notwendig, *mit* Dr. Sutherland tief zu *denken*, *zu fühlen* und *zu wissen*.

Die Grundsätze der Beziehungen zwischen Struktur-Funktion und Funktion-Struktur sind nur zwei von vielen Prinzipien in der osteopathischen Wissenschaft. Sie dienen jedoch dem Behandler als Arbeitswerkzeug, mit dem er die in diesem Buch enthaltenen Artikel lesen und verstehen kann.

Dr.Sutherland hatte alle osteopathischen Grundsätze in seinen Händen und in seinem Geist, wenn er osteopathisch behandelte. Zu diesen Grundsätzen gehören Leben, Fühlen, Bewegung, Ernährung und die Assimilation von der einzelnen Zelle zum Zeitpunkt der Empfängnis, bis zur Gesamtheit der anatomischen Physiologie im fertig entwickelten Körper und Geist.

Diese Prinzipien gelten ebenso in Gesundheit wie in Krankheit, oder wenn es traumatische Zusammenhänge innerhalb des Körper des Patienten gibt. Mit anderen Worten: die osteopathische Wissenschaft erfordert demnach bei der Anwendung am Patienten eine umfassende Kenntnis sämtlicher Grundsätze. Dr. William

*Vorwort*

G. Sutherland verwendete diese Grundsätze bei seinem Dienst an seinen Patienten und gab sie weiter, indem er seine Medizinstudenten unterrichtete.

Rollin E. Becker D. O.
Januar 1968

## Vorwort zur zweiten Ausgabe

Mit dieser zweiten Auflage von *Einige Gedanken* möchte die Sutherland Cranial Teaching Foundation die auf den Seiten dieses Buches enthaltene Fülle an Informationen einem zeitgenössischen osteopathischen Publikum zugänglich zu machen. Der Text wurde bei unverändertem Originalinhalt durch Änderungen und Zusätze verbessert.

Die meisten Änderungen betreffen Format und Stil des Buches und dienen dem Zweck, die Lesbarkeit zu verbessern. An Grammatik und Formulierungen wurden kleinere Änderungen vorgenommen. Es wurde mit großer Sorgfalt vorgegangen, um nicht die Bedeutung zu ändern. Vorhandene Zweideutigkeiten wurden beibehalten. Einige der medizinischen Termini wurden gemäß ihrer aktuellen Verwendung geändert. Der Begriff Zirkumduktion wurde beispielsweise auf „Zirkumrotation" geändert, um die normale Bewegung des Os sphenoidale genauer zu beschreiben. Die ursprünglichen Anmerkungen von Mrs. Sutherland sind kursiv gedruckt; der zweiten Ausgabe hinzugefügte Anmerkungen sind, in normaler Schrift, in Klammern gesetzt.

Dem Buch wurde eine Bibliographie und eine beträchtliche Anzahl von Fußnoten hinzugefügt. Viele dieser neuen Fußnoten dienen dazu, Sachverhalte oder Termini zu klären, die Dr. Sutherland in seinen Schriften und Vorträgen nur kurz erwähnte, weil er davon ausging, dass sein Publikum seine Anspielungen verstand. Von diesen Fußnoten wurden einige wiederum aus historischem Interesse und andere zum besseren Verständnis seiner Worte hinzugefügt. Manche der Fußnoten wurden zudem angebracht, um die Quellenverweise für Zitate zu vervollständigen, obgleich es unmöglich war, sämtliche Quellen zu identifizieren.

Nach Anne Wales D. O. entstand die erste Ausgabe folgendermaßen: Dr. Sutherland hatte den Wunsch, seine schriftlichen Arbeiten in einem einzigen Werk zusammenzustellen, und so begannen er und Mrs. Sutherland mit der Arbeit. Doch zum Zeitpunkt seines Todes im Jahre 1954 war dieses Werk noch weitestgehend unvollendet.

Bei einem Vorstandstreffen der Sutherland Cranial Teaching Foundation im September 1961 schlugen Adah S. Sutherland und Anne Wales vor, solch eine Sammlung seiner Artikel zu veröffentlichen. Der Vorstand gab seine Erlaubnis für diese umfangreiche Aufgabe und langsam begann die Arbeit daran. Der Tod von Dr. Wales Ehemann Chester Handy D. O. im Januar 1963 verzögerte das Projekt

## II. Einige Gedanken

erneut bis zum September dieses Jahres.

Vom Herbst 1963 bis zum Herbst 1966 korrespondierten Dr. Wales und Mrs. Sutherland miteinander. Eine lebte in Providence, Rhode Island, die andere in Pacific Grove, Kalifornien. Mrs. Sutherland stellte das Material für jeden Abschnitt zusammen und Dr. Wales schrieb es anschließend nieder. Die fertigen Exemplare wurden per Post hin und her geschickt. Harold I. Magoun Sr. D. O. fügte dem so entstehenden Text Anmerkungen hinzu und überredete offenbar einen etwas zurückhaltenden Howard Lippincott D. O. den Index zu erstellen, nachdem der Vorstand der Sutherland Cranial Teaching Foundation der Herausgabe des Buches zugestimmt hatte. Der vollständige Text wurde an die Journal Printing Company in Kirksville, Missouri, geschickt, aber erst 1971 oder 1972 gedruckt, als Herb Miller D. O. – damals Fakultätsmitglied am Kirksville College of Osteopathy and Surgery – das Manuskript entdeckte und es letztendlich drucken ließ.

Beschreibungen der frühen Experimente von Dr. Sutherland, sowie der zur Behandlung des Craniums eingesetzten Apparaturen, sind in diesem Text enthalten, da sie eine Phase seiner Forschungen repräsentieren. Der Leser wird jedoch darauf hingewiesen, dass Dr. Sutherland die Verwendung dieser Apparaturen, nach der Entwicklung seiner manuellen Methoden, nie befürwortete. Es werden zudem spezielle Behandlungstechniken beschrieben, bei denen der Leser wiederum gewarnt wird, dass sie nur von entsprechend geprüften und qualifizierten Personen angewendet werden sollen.

Dr. Sutherland hat immer erklärt, dass sein kraniales Konzept in der gesamten osteopathischen Wissenschaft von Dr. A. T. Still zuhause ist. Diejenigen, die in der Anwendung dieser Behandlungsmethode ausgebildet waren, nannte er oft „kraniale Techniker". Seine Begriffswahl sollte dabei nicht andeuten, dass diese Art zu arbeiten als eine isolierte Therapie oder von einer Person angewendet werden kann, die lediglich in einer Reihe von Techniken unterwiesen wurde. Stattdessen betonte er damit die Kunstfertigkeit, die man braucht – den Gebrauch der klugen-sehenden-fühlenden-wissenden Finger, welche in der Gesamtheit der Osteopathie ausgebildet worden sind.

Überall finden sich Hinweise darauf, dass Dr. Sutherland ein höchst origineller Denker war. Dennoch betonte er, dass es noch weitaus mehr über die menschliche „Maschine" zu lernen und zu entdecken gibt, als das, was er verstand und lehrte. Dieses Buch ist für all jene gedacht, welche die höchst originelle Denkweise von Dr. Still und Dr. Sutherland besser verstehen wollen, und um die Möglichkeiten für neue Entdeckungen voranzutreiben.

M. Tamarin Vick D. O.
Rachel E. Brooks, M. D.

*Informationen zur Sutherland Cranial Teaching Foundation siehe in* Unterweisungen in der Wissenschaft der Osteopathie, *Seite I-249.*

*Vorwort*

## WILLIAM GARNER SUTHERLAND
*Biografische Informationen*

D. Sc. (hon.) William Garner Sutherland D. O. (1873-1954), wurde in Portage County, Wisconsin, geboren. Er lebte mit seiner Familie in Minnesota und zog später mit ihr nach South Dakota. Während seiner Zeit in Blunt, South Dakota, wurde er ein Druckerjunge der Lokalzeitung *Blunt Advocate*. Er arbeitete sich bis zum Jahre 1890 zum Druckermeister hoch. Im September 1893 ging er nach Fayette, Iowa, um die Upper Iowa University zu besuchen. Anschließend kehrte er wieder zur Zeitung zurück und wurde schließlich Redakteur des *Daily Herald* in Austin, Minnesota. Während dieser Zeit hörte er 1898 von Dr. Still und dessen Osteopathie-Unterricht in Kirksville, Missouri. Noch im selben Jahr schrieb er sich an der American School of Osteopathy ein und graduierte mit der Klasse von 1900.

## II. Einige Gedanken

### Vorwort zur ersten Ausgabe

Die vorliegende Sammlung Dr. Sutherlands osteopathischer Schriften wurde zusammengestellt, um die Nachfrage nach einem derartigen Werk zu erfüllen. Sie enthält mit wenigen Ausnahmen alles, was er selbst über die Wissenschaft und Ausübung der Osteopathie niederschrieb – und zwar so, wie er sie erfuhr und wie er darüber in seiner Praxis, seiner kraniellen Forschung und seiner Lehre dachte. Die einzige größere Ausnahme hierbei ist *Die Schädelsphäre*, ursprünglich 1939 veröffentlicht. Diese Ausgabe von Dr. Sutherlands gesammelten Schriften, die in einem Zeitraum von 54 arbeitsintensiven Jahren (1900-1954) geschrieben wurden, wurde unter der Schirmherrschaft der Sutherland Cranial Teaching Foundation Inc. herausgegeben.

Viele der Artikel in der vorliegenden Sammlung wurden bereits zuvor veröffentlicht. Es finden sich auch einige Auszüge aus Briefen über technische Aspekte in diesem Buch. Bei den übrigen handelt es sich um vorbereitete Manuskripte, von Tonbändern oder Kassetten, niedergeschriebene Vorträge, sowie einige übertragene stenographische Texte. Fünf Vorträge, die zum Zweck der Vervielfältigung phonographisch aufgezeichnet wurden, wurden 1953 in einem Aufnahmestudio in Pacific Grove, Kalifornien, aufgezeichnet.

Die Artikel wurden, soweit möglich, chronologisch geordnet. Wo zusätzliche Informationen verfügbar waren, wurden Anmerkungen mit Erklärungen zu den damaligen Umständen hinzugefügt. Da Dr. Sutherland wusste, wie wichtig es ist, auch verschiedenen Zuhörerschaften dieselben Dinge vorzutragen, werden einige Themen sehr häufig wiederholt. Manche dieser Wiederholungen wurden entfernt, wenn ihre Auslassung sich nicht auf den Inhalt des jeweiligen Textes auswirkt. Einige unbedeutende Kommentare wurden herausgenommen und einige Sätze wurden aus Gründen der Klarheit redigiert.

Bei der Aufbereitung dieses Materials für die Veröffentlichung wurde ich auf unschätzbare Weise von Anne L Wales D. O. unterstützt. Ohne ihre Hilfe hätte ich dieses Buch niemals fertigstellen können.

Die Hauptmotivation bei der Zusammenstellung dieser Aufzeichnungen ist zweifelsohne der Wunsch, sie zu erhalten und zugänglich zu machen. Sie zeigen die Entwicklung eines „originellen Denkers". Mit dem unerschütterlichem Gefühl persönlicher Verantwortung folgte Dr Sutherland der Ermahnung Dr. Andrew Taylor Stills, dass D. O. nicht nur für **D**oktor der **O**steopathie, sondern auch für „dig-on" (weitergraben) steht. Aus seinen Arbeiten geht hervor, dass er dies ständig tat. Während er immer weiter und weiter grub, verlor er zu keinem Zeitpunkt die fundamentalen Grundsätze der Osteopathie aus den Augen, oder ist von ihnen abgewichen; so wie sie von ihrem Begründer, Dr. A. T. Still, dem er hohe Wertschätzung und Bewunderung entgegenbrachte, ersonnen wurden.

Ich hoffe, dass der aufmerksame Leser in diesen Schriften erkennen wird, wie Dr. Sutherlands selbst auferlegtes „dig on" sein Verständnis der osteopathischen

*Vorwort*

Philosophie und ihrer Anwendung in der Praxis vertiefte. Durch seine schöpferische Disziplin gelangte er, zu seinem eigenen Erstaunen, auf einen Weg, der ihn zu der kranialen Forschung führte. Seine Beharrlichkeit gipfelte in seinem kranialen Konzept als Beitrag für seinen Berufsstand. Die „Osteopathie im kranialen Bereich", wie es Dr. Harold I. Magoun so treffend im Titel seines wertvollen Textes formuliert.

Während des Sammelns und Aufbereitens dieser Schriften, zum Zwecke der Veröffentlichung, war es Dr. Wales und mir immer wieder ein Ansporn, daran zu denken, dass diese Artikel anderen Osteopathen zur Verfügung stehen werden, die diese Ideen eines „originellen Denkers" gerne kennenlernen oder ihre Bekanntschaft mit diesen Ideen vertiefen wollen; und die wissen wollen, wie er diese Ideen nützte, und was sie bedeuten.

Diese Sammlung ist weder ein vollständiges Werk, noch eine geordnete Darstellung der Konzepte, Theorien, Entdeckungen oder technischen Unterweisungen der osteopathischen Behandlung von Dr. Sutherland. Hier ist das, was ein Mann, der mit Leib und Seele osteopathischer Arzt war, aufschrieb.

Adah Strand Sutherland

## II. Einige Gedanken

# 1. Frühe Schriften

## 1.1. Auf geht's, lassen Sie uns fühlen!

*Dieser höchst originelle Artikel erschien in einer der ersten Ausgaben von* The Osteopathic Physician *im Jahr 1914.*

Das Gebot „Nicht anfassen!" gilt nicht für den Osteopathen. GOTT gab ihm die Werkzeuge zum Fühlen. Lasse ihn also berühren. Verbiete es ihm nicht. Aber bringe ihm zuerst das Fühlen bei. Die berufliche Aufgabe des Osteopathen ist vorrangig eine Aufgabe der Finger. Er muss ätiologische Faktoren unter seinen Fingern spüren und auch innerhalb aller Körpergewebe, was so schwierig ist wie die „Suche nach der Nadel im Heuhaufen" – und sozusagen Finger mit Gehirnzellen in den Fingerspitzen erfordert. Finger, die fühlen, denken und sehen können. Unterweisen Sie daher die Finger des Osteopathen zunächst im Fühlen, Denken und Sehen und erlauben Sie ihm erst dann, zu berühren. Seine Finger müssen fähig sein, den Signalcode der Empfindungen, der in allen Geweben entlang des Rückgrat-Kabels aufgespürt werden kann, zu entziffern. Das Finger-Fühlen, Finger-Denken und Finger-Sehen ist die einzige Möglichkeit, die diagnostische Botschaft zu lesen. Seine Finger sollten wie Detektive sein, gewandt in der Kunst, Verstecktes aufzuspüren. Das einfache Auf- und Ab-, Hin- und Herstreichen der Finger bedeutet nicht, dass man Verstecktes wirklich berührt. Ein Zufallstreffer ist keine korrekte osteopathische Anwendung der taktilen Sinneswahrnehmung.

Die Finger des Osteopathen sollen hier und da *innehalten* und tiefer eindringen, in die *tieferliegenden* Dinge, um die es hier geht. Ein ein- bis zweitägiger Aufenthalt in einer Stadt gibt einem eine bessere Gelegenheit, die Bewohner kennen zu lernen als eine schnelle Durchreise. Ebenso verhält es sich mit dem Tastsinn. Die Finger sollten hier und da an Gelenken, Bändern und Muskeln bestimmt, aber dennoch sanft und tiefspürend *verweilen* und so mit den „Bewohnern" der „Burg" Bekanntschaft schließen. Die Bewohner der Rücken-Burg geben gerne Informationen und sie werden den Fingern viele wichtige Dinge erzählen. Die Finger sollen nicht nur *während der Diagnose*, sondern auch *während der Behandlung* fühlen. Daher ist es erforderlich, dass die Finger während der Behandlung immer genau da und präsent sind, und die Behandlung mit ihrem „Spüren", ihren „Gedanken" und ihrer „Sichtweise" verfolgen.

Die osteopathische Technik wird *von* der und *durch* die intelligente Anwendung eines gut ausgebildeten Tastsinns *bestimmt*. Osteopathisch zu behandeln kann nicht durch Beobachtung erlernt werden – die Augen können den Tastsinn nicht beobachten. Es muss ein Finger-Fühlen, Finger-Denken und Finger-Sehen vorhanden sein, um erkennen zu können, *wie* sich die Dysfunktion bewegt, *wann* sie sich bewegt hat und welche Veränderung *danach* auftritt. Um diese Kunst zu erlernen, ist es unerlässlich, die eigenen Finger neben die des Lehrers oder der Lehrerin zu legen und mit ihm oder ihr zusammen das *Berühren*, das *Wie* und das *Danach* zu verfolgen. Zur osteopathischen Technik *gehört* ein gut entwickelter Tastsinn und dessen intelligente *Anwendung* sowohl in der Diagnostik als auch bei der Behandlung. Bekommen Sie das *Gefühl*! *Auf geht's, lassen Sie uns fühlen!*

## 1.2. Die Behandlung mit dem Unterarm
The Osteopathic Physician, *Mai 1914.*

Es gibt eine neue und doch alte Technik, die ich für sehr wirksam halte. Es handelt sich um die Behandlung von Kontrakturen in Muskeln mithilfe des Unterarms. Der Unterarm ist ein wunderbares Polster aus weichen und geschmeidigen Muskelfasern, das bei Anwendung auf anderes Muskelgewebe die verspannten Fasern schnell und leicht und auf eine für den Patienten sehr angenehme Weise entspannt. Diese Behandlung ist bei Erkältungen und Grippe anwendbar, indem man den Unterarm über verspannte Fasern der Skalenusmuskulatur und andere zervikale Verspannungen rollt. Man kann sie bei verspannten Fasern entlang der gesamten Wirbelsäule einsetzen.

Die Technik beim Einsatz des Unterarms lässt sich leicht erlernen – fangen Sie einfach damit an, sie anzuwenden. Der Patient liegt auf dem Bauch oder auf der Seite. Legen Sie jetzt den kissenartigen Teil des Unterarms auf den verspannten Bereich. Sie halten den Unterarm mit der anderen Hand fest und rollen ihn mit sanftem Druck nach außen, unten oder oben, so wie ein Bäcker sein Nudelholz rollt. Probieren Sie diese Technik bei Ihrem nächsten Fall von arthritischem Rheuma oder wenn der Rücken eines Patienten besonders empfindlich gegenüber den Berührungen ihrer Finger reagiert. Beachten Sie dabei jedoch, dass Sie damit lediglich Muskelverspannungen lösen. Danach können Sie dann leichter die wichtigen Dysfunktionen der Knochen behandeln.

## 1.3. Sparen Sie Ihre Kräfte
*Datum und Veröffentlichung unbekannt.*

Nutzen Sie die Bewegungskraft des Patienten anstelle Ihrer eigenen, wenn Sie eine passive Traktion bei unvollständigen Halswirbelluxationen durchführen. So wird sie ausgeführt: Der Patient legt sich auf den Rücken, der Behandler steht am Kopfende und legt seine Finger bestimmt und behutsam auf die entsprechenden Punkte der störenden Dysfunktion, während der Patient seine Arme über den Kopf hebt, seine Handflächen an den Thorax des Behandlers legt und sich langsam dagegenstemmt.

*Frühe Schriften*

Diese Technik ist besser als jedes mechanische Gerät zur passiven Traktion von zervikalem Gewebe, da sie an einem spezifischen Punkt angewendet wird. Sie ist auch nicht gefährlich, da der Patient niemals mit zuviel Kraft an seinem eigenen Hals arbeiten wird!

### 1.4. GROSSVATERS STIEFELKNECHTMETHODE GEGEN PLATTFÜSSE
*Datum und Veröffentlichung unbekannt.*

*Am Anfang seiner Tätigkeit wurde Dr. Sutherland von einem eifrigen jungen Reporter der Minneapolis Tribune interviewt. Das Thema lautete „Plattfüße". Zum Erstaunen von Dr. Sutherland erschien das Interview unter folgender ungewöhnlicher Überschrift: „Wenn Sie ihre Plattfüße heilen wollen, gehen Sie grob mit ihnen um, sagt der Doktor". Der darauf folgende schlichte Bericht tat nichts, um diesen ersten Eindruck zu verbessern. Das Interview wurde zu einem späteren Zeitpunkt, das genaue Datum ist nicht bekannt, im folgenden Artikel verwendet.*

**Durch eine Übung geht es**
Männer, die noch im alten Stil angefertigte Stiefel trugen und Stiefelknechte so wie früher benutzten, hatten selten Fußprobleme. Allerdings waren es nicht die Stiefel, welche die Füße gesund erhielten, sondern die allabendliche Übung beim Ausziehen der Stiefel, mithilfe des Stiefelknechts. Man kann die Behandlung jedoch auch ohne Stiefel durchführen. Fassen Sie die Ferse einfach an wie ein Stiefelknecht und dann folgen Sie der gleichen Prozedur wie Ihr Großvater beim Ausziehen seiner Stiefel.

**Die Ferse wird nach hinten gedrängt**
Die meisten Menschen setzen beim Laufen zuerst die Ferse und dann den Rest des Fußes auf den Boden und bringen somit das meiste Gewicht auf die Ferse. Dieses Gewicht hat die Tendenz, die Ferse nach hinten zu drängen und somit ihre normalen Gelenkverbindungen mit den Knochen im Hauptgewölbe des Fußes zu beeinträchtigen. Daher sinkt das Fußgewölbe nach unten ab.

Von Frauen getragene hochhackige Schuhe machen diesen Zustand noch schlimmer. Diese Kraft, welche die Ferse nach hinten schiebt, führt zu einer Belastung der langen und kurzen plantaren Bänder. Sie verengt, in Verbindung mit dem Absinken des Fußgewölbes, die arteriellen und venösen Gefäßkanäle unterhalb der Knochen. Dies führt zu einer allgemeinen Schwäche und zu Plattfüßen.

**Wie es Großvater machte**
Beim Gebrauch des Stiefelknechtes, um seinen Fuß aus dem engen Stiefelschaft zu ziehen, stemmte sich Großvater gegen die Ferse und schob den Calcaneus wieder nach vorne in seine normale Position, wodurch die Einengung der Gefäßkanäle

wieder behoben wurde. Somit konnten sich seine Füße friedlich und bei normaler Durchblutung die ganze Nacht hindurch ausruhen. Die etwas grobe Behandlung mit der Stiefelknecht-Technik, so wie sie hier erklärt wurde, ist notwendig – und zwar dringend notwendig heutzutage, wo hochhackige Schuhe getragen werden, und die Füße dadurch automatisch müde zu Bett gehen und mit einem Krampf aufwachen.

**1.5. EINE HÄNGEKAPPE FÜR DIE ATLANTOOKZIPITALE BEHANDLUNG**
Journal of the American Osteopathic Association, *Beitrag vom Januar 1915.*

Wie von Dr. Edythe F. Ashmore in der Juli-Ausgabe des Journal of the American Osteopathic Association 1914 mit „osteologischen Beweisen" ausgeführt, sind oder sollten die Kopfgelenke für den Osteopathen von besonderer Bedeutung sein. Diese Gelenkverbindungen wurden bislang unter dem Vorwand von angeblicher Behandlung häufig anstrengendem Ziehen, Rucken und Druckimpulsen ausgesetzt. Da ich der Überzeugung bin, dass unsere Profession eine erfolgreiche Methode willkommen heißen wird, die derartige anstrengende Einwirkungen unmöglich macht, freut es mich, die Idee der Hängekappe vorzustellen.

Hauptmerkmal dieser Methode ist die Adaptation eines Fulkrums am Os occipitale bei gleichzeitiger Fixierung des Atlas. Mit einer derartigen Adaptation kann der Kopf leicht am Fulkrum des Os occipitale nach posterior rotiert werden, während die Kondylen auf den Gelenkflächen des Atlas nach anterior gleiten. Der Kopf kann aber auch leicht am Fulkrum des Os occipitale nach superior gedreht werden, und die Kondylen gleiten dann auf den Gelenkflächen des Atlas nach posterior. Auch eine Lateralflexion kann ohne Zug oder Druck durchgeführt werden, während das Os occipitale im Kappen-Fulkrum ruht, sodass sich die Kondylen auf den Gelenkflächen des Atlas seitlich verschieben können.

Die Hängekappe kann an die jeweilige Kopfgröße angepasst werden. Sie liegt fest um das Os occipitale, während Stützriemen so angeordnet werden, dass das Os occipitale unmittelbar abgestützt wird. Dies schafft ein Fulkrum bzw. einen Drehpunkt am Os occipitale. Der Atlas wird durch die Hand oder Finger des Behandlers fixiert, während seine freie Hand den Kopf wendet oder rotiert. Durch die Hilfe der Hängekappe am Os occipitale erhält der Osteopath gewissermaßen den Vorteil einer dritten Hand.

Bei der Korrektur eines beidseitig posterior stehenden Os occipitale ruht das Os occipitale bequem in der Kappe. Der Behandler fixiert mit dem Daumen und den Fingern einer Hand die Proc. laterales des Atlas, während er mit der freien Hand sanften Druck auf die Stirn ausübt und den Kopf beugt oder nach hinten neigt. Denken Sie daran, dass der Atlas fixiert ist und dass das fest in der Kappe liegende Os occipitale zum Fulkrum geworden ist. Wenn Sie die Stirn nach hinten neigen, rotiert der Kopf auf dem Fulkrum posterior und die Kondylen gleiten auf den Gelenkflächen des

*Frühe Schriften*

Atlas anterior, sodass die Korrektur stattfindet. Eine einfache und leichte Methode: kein Ziehen, kein Rucken, kein Knacken. Die Korrektur gelingt, vorausgesetzt die Diagnose ist korrekt: ein bilateral posterior stehendes Os occipitale.

Bei der Korrektur eines bilateral anterior stehenden Os occipitale ruht das Os occipitale wieder in der Kappe, wobei an den Proc. laterales des Atlas dieselbe Fixierung vorgenommen wird. Diesmal aber wird der Druck auf die Stirn nach vorne und unten ausgeübt. Mit anderen Worten: Während die Flexion den Kopf nach anterior rotiert am Fulkrum des Os occipitale, gleiten die Kondylen auf den Gelenkflächen des Atlas nach posterior, genauso leicht wie vorhin bei der anderen Dysfunktion.

Bei der Korrektur eines lateral stehenden Os occipitale ruht das Os occipitale wie gehabt in der Kappe. Falls das Os occipitale lateral rechts steht, wird der Kopf auf dem Fulkrum des Os occipitale, auf welchem er ruht, nach vorne gebeugt bzw. rotiert. Daraufhin fixiert eine Hand den Atlas auf der linken Seite, während die andere gegen den Proc. mastoideus auf der rechten Seite drückt und somit die Kondylen auf den Gelenkflächen des Atlas von rechts nach links schiebt. Der Vorteil, den Sie bei einer lateralen Dysfunktion durch eine Flexion des Kopfes auf dem Os occipitale-Fulkrum erreichen, besteht darin, dass die Kondylen auf den Gelenkflächen des Atlas bis zum Punkt der breitesten Divergenz der Gelenkflächen nach hinten gleiten. Steht das Os occipitale seitlich nach links verschoben, erfolgt die Fixierung des Atlas auf der rechten Seite und Druck wird auf den linken Proc. mastoideus ausgeübt.

Bei der Korrektur einer „Rotations"-Dysfunktion, beispielsweise eines einseitig nach posterior stehenden Os occipitale, ruht das Os occipitale wie zuvor in der Kappe. Steht das Os occipitale auf der rechten Seite posterior, werden die beiden Proc. laterales des Atlas zusammen mit dem Proc. mastoideus auf der linken Seite mit einer Hand fixiert. Die freie Hand streckt den Kopf am Fulkrum des Os occipitale und rotiert ihn von rechts nach links. In diesem Fall rotiert der Kopf auf einer Achse, deren Mittelpunkt sich auf der linken Gelenkfläche des Atlas befindet. Anders ausgedrückt: Der rechte Kondylus gleitet also auf der rechten Gelenkfläche anterior, während sich der linke Kondylus auf der linken Gelenkfläche nicht bewegt. Die Stützriemen, die durch einen Flaschenzug geführt werden, machen diesen Vorgang möglich. Falls das Os occipitale einseitig auf der linken Seite nach posterior steht, drehen Sie diese Vorgehensweise einfach um. Ein einseitig anterior stehendes Os occipitale wird auf dieselbe Weise korrigiert.

Bei der Korrektur eines rechts posterior und gleichzeitig links anterior stehenden Os occipitale ruht das Os occipitale ebenfalls in der Kappe. Die Fixation wird an beiden Proc. laterales des Atlas vorgenommen. Der Kopf wird über den auf der Mitte zwischen den Gelenkflächen des Atlas liegenden Drehpunkt von rechts nach links rotiert.

Obgleich die Hängekappe zwar besonders bei atlantookzipitalen Dysfunktionen geeignet ist, hilft sie ebenso bei der Korrektur jeglicher Dysfunktionen im Nackenbereich.

*Anmerkung der Herausgeberin: Dr. Sutherland hat die offensichtliche Vielzahl der positionellen Beziehungen zwischen Kondylen des Os occipitale und Gelenkflächen des Atlas mit Ausnahme der Flexions- und Extensionscharakteristika – in späteren Gedankenbeiträgen – auf andere Weise erklärt. Er kam zu der Erkenntnis, dass die Konvergenz nach anterior und Divergenz nach posterior sowie die Konvergenz nach inferior und Divergenz nach superior der Facettengelenke des Atlas nur eine nickende Bewegung zuließen. Augenscheinliche laterale und rotatorische Effekte müssen als Ergebnis einer Kompression der kondylären Anteile des Os occipitale bei gleichzeitiger Deformation des Foramen magnum betrachtet werden.*

## 1.6. ERREICHEN DES COLON ASCENDENS OHNE EINLAUF
Journal of the American Osteopathic Association, *September 1915.*

Unter den vielen wertvollen Ideen, die mir von der letzten Jahresversammlung der Minnesota State Osteopathic Association im Gedächtnis geblieben sind, ist auch jene von Dayton B. Holcombe aus Chicago. Er bezog sich auf die Bedeutung des Colon ascendens als Einflussfaktor, welcher bei Autointoxikationen sorgfältig zu berücksichtigen sei.

Dr. Holcombe befürwortet wie viele andere den Einsatz des Einlaufs, einer hervorragenden und verlässlichen Methode zum Erreichen des Colon ascendens. Dennoch mag es neben mir noch einige andere Mitglieder unserer Profession geben, die einen Einlauf wegen der Gefahr des Durchstechens bei der Einführung des Schlauches nur ungern vornehmen. Ein Einlauf ist für die geübten Finger von Spezialisten wie Dr. Holcombe, Dr. C. W. Young und anderen eine gute und geeignete Methode. Für Ungeübte wie mich ist es angebracht, ein gewisses Maß an Vorsicht walten zu lassen. Diese Notwendigkeit hat zur Entwicklung einer kleinen Technik geführt, die ich hier vorstellen möchte.

Der Patient liegt auf der rechten Seite. Ein gut gepolsterter Gurt, ca. 15 cm breit und ca. 60 cm lang, wird unter dem neunten, zehnten, elften und zwölften Rippenpaar durchgezogen. Der Gurt wird dann an einer Aufhängevorrichtung befestigt, mit dem dieser Körperbereich ein kleines Stück vom Tisch weg in die Höhe gezogen wird. Dem Körper wird erlaubt drei bis vier Minuten in dieser Position zu ruhen, je nach Ergebnis und nach Befinden des Patienten auch länger.

Ein Fall, bei dem das Colon ascendens vom Caecum bis zur Flexura hepatica verstopft und fast so hart wie ein Stein war, stellt vielleicht ein besonders interessantes Beispiel dar, um zu zeigen, wie wirksam diese Technik ist. Der Patient wurde in der oben erklärten Weise drei Minuten lang aufgehängt. Das Ergebnis war ein zehnminütiges, schnelles und ununterbrochenes Ablassen von Gas aus dem Rektum. Der Gestank war fürchterlich und der Patient entschuldigte sich. Nachdem er seine falsche Scham überwunden hatte, fügte er hinzu, wie dankbar er für diese Erleichterung war.

Eine Stunde später kam es zu einer großen Stuhlentleerung, der Schleim und fadenähnliches Material folgte, auf das Dr. Holcombe uns hingewiesen hatte. Bei diesem Fall wurde weder eine Manipulation der Wirbelsäule noch die Korrektur einer Dysfunktion noch eine Massage des Colon oder die Applikation eines Einlaufs vorgenommen, sondern lediglich ein dreiminütiges Aufhängen.

Sollte jemand an dieser Technik interessiert sein und sie zuerst an sich selbst ausprobieren wollen, bevor er sie an einem Patienten erprobt, wird er höchstwahrscheinlich feststellen, dass der Gurt bei der Aufhängung den Rippen fest anliegt, und diese von der Seite her nach innen zu federn scheinen. Ob diese so geartete Verschiebung der Rippen nach innen durch die Stimulierung der Ganglia, nahe den Rippenköpfchen, zu einer Peristaltik führt oder ob die nach innen gerichteten Rippen die Lage des Colon ascendens verändert oder einen möglichen Knick der Flexura hepatica begradigt, kann ich nicht sagen. Dennoch bringt diese Technik Ergebnisse auch ohne Einlauf.

Charles Hazzard zitiert in *Practice and Applied Therapeutics of Osteopathy* verschiedene Theorien, welche die hervorragenden Ergebnisse erklären könnten, die durch den Einsatz der oben beschriebenen Technik erzielt werden. Ich beziehe mich hierbei auf das Kapitel „An Osteopathic Study of the Diaphragm, Its Relation to Abdominal Disease", auf Seite 196 der Erstausgabe.

Diese Technik hilft auch wunderbar bei der Behandlung von Blinddarmentzündungen und bei krankheitsbedingten Kopfschmerzen.


### 1.7. OCCIPUT POSTERIOR DYSFUNKTION
Journal of the American Osteopathic Association, *März 1916*.

Der Patient, ein 50-jähriger Mann, kam zu mir aufgrund von Kopfschmerzen, die ich auf ein Os occipitale posterior zurückführte. Anamnestisch betrachtet, war diese Dysfunktion im Alter von ungefähr zehn Jahren entstanden. Damals versuchte er über einen Zaun zu springen, verlor aber sein Gleichgewicht und blieb mit dem Kopf zwischen den Zaunlatten stecken, während sein Körper weiterflog. Er blieb so am Zaun hängen, bis ihn ein anderer Junge schließlich befreite.

Da der Patient mit meiner Diagnose nicht zufrieden war, ließ er sich röntgen. Die Röntgenaufnahme überzeugte uns beide davon, dass meine Diagnose richtig war.

## II. Einige Gedanken

### 1.8. Röntgenaufnahme eines Tortikollis
Journal of the American Osteopathic Association, *Mai 1916.*

Das beiliegende Röntgenbild zeigt eine deutliche Fehlstellung des ersten Rippenpaares. *[Die entsprechenden Bilder konnten nicht reproduziert werden. – Hrsg.]* Beachten Sie die gleichmäßigen Abstände zwischen den zweiten, dritten und vierten Rippenpaaren. Vergleichen Sie diese mit dem Abstand zwischen dem ersten und zweiten Rippenpaar. Wenn Sie eine Richtschnur entlang der Linie der Proc. spinosi legen, sehen Sie die offensichtliche Rotation des sechsten und siebten Halswirbels sowie des ersten Brustwirbels. Beachten Sie ebenfalls die Stellung der vorderen Enden der Claviculae, wie sie im Schatten der dritten und vierten Rippe zu sehen sind. Der Radiologe, der das Bild aufnahm, war der Meinung, dass alle Gelenke normal seien, und empfahl Massage. Der Patient wurde mittels korrektiver Flexion, Rotation und Extension geheilt, durch welche das erste Rippenpaar, die Clavicula und der deutlich posterior stehende siebte Halswirbel sowie der erste Brustwirbel quasi wieder an ihren Platz „massiert" wurden.

In diesem Fall handelte es sich um einen so genannten Torticollis, der schon sieben Wochen bestand, als ich den Patienten zu Gesicht bekam. Der Torticollis war nach einem schweren Sturz aufgetreten, bei dem er sich den Kopf angeschlagen hatte. Die bislang siebenwöchige Behandlungsdauer umfasste nach Aussagen des Patienten Manipulationen mithilfe von „Thrusts" unterschiedlicher Intensität im oberen Brust- und im unteren Halsbereich sowie Injektionen unterhalb des Ohres durch einen anderen Behandler.

Außer der Steifheit des Nackens klagte der Patient über keine weiteren Symptome im Nackenbereich. Er hatte jedoch auch ein Druckgefühl im oberen Bereich des Thorax.

Bei meiner Untersuchung, noch vor der Röntgenaufnahme, fand ich das erste Rippenpaar am sternalen Ende inferior und die linke Clavicula am sternalen Ende nach innen und unten verschoben. Die Aufnahme bestätigte diesen Teil der Diagnose und überzeugte auch den Patienten.

Wie ein erfahrener Radiologe diese Hinweise übersehen und „Massage" empfehlen kann, scheint seltsam. Noch unverständlicher jedoch ist, dass dieser Dr. med. in fast allen Fällen, bei denen er Röntgenaufnahmen für mich angefertigt hat, Massage empfahl.

### 1.9. Mit Wasser das Feuer löschen
Journal of the American Osteopathic Association, *Beitrag Februar 1921.*

Ältere Osteopathen unter uns werden sich an eine vom „Alten Doktor"[1] vorgestellte Axilla-Methode erinnern, die er folgendermaßen beschrieb: „Mit Wasser das Feuer

---
1. In seinen späteren Jahren wurde Dr. A. T. Still respektvoll der „Alte Doktor" genannt.

## Frühe Schriften

löschen". Diese Axilla-Methode ähnelt der Axilla-Technik von Dr. C. E. Miller, die dieser bei der Behandlung akuter Infektionen mittels des Lymphsystems einsetzt. Obwohl wahrscheinlich Jahre wissenschaftlicher Forschung nötig sind, um die interessante Diskussion zwischen Dr. Miller, Dr. Millard und Dr. Tasker zu beenden, wissen wir alle, dass die Anwendung der von Dr. Andrew Taylor Still vorgestellten Behandlungsmethoden gewöhnlich zu guten Ergebnissen führt.[2] In meiner eigenen Praxis habe ich zufrieden stellende Beweise für die Axilla-Methode des Alten Doktors gesammelt. Und doch neige ich zu der Ansicht, dass die Ergebnisse keine Reaktion auf eine lokale Manipulation des axillären Bereiches oder auf das lokale „Melken" der Lymphbahnen sind.

Sie resultieren vielmehr aus einer vasomotorischen Veränderung im Bereich des zweiten Brustwirbels, welcher indirekt durch die Hebelwirkung auf das erste und zweite Rippenpaar ausgelöst wird.

Dr. Miller beschreibt seine Technik folgendermaßen: „Legen Sie die vier Finger Ihrer Hände in die Axillen und die Daumen knapp unterhalb der Claviculae über jene Punkte, an welchen sich der Ductus thoracicus und der Ductus lymphaticus in den venösen Kreislauf entleeren. Einem Liften der Finger nach oben in den Axillen folgt ein nach unten gerichteten Druck, mit den Daumen knapp unterhalb der Claviculae." Wenn ich mich nicht irre, dann löst dieses Hochziehen der Finger in den Axillen und der nach unten gerichtete Druck mit den Daumen etwas unterhalb der Claviculae eine deutliche Hebelwirkung auf das erste und zweite Rippenpaar aus, wodurch diese an ihren sternalen Enden angehoben und an ihren Wirbelenden nach unten gedrückt werden, was einen starken Hebelpunkt am zweiten Brustwirbel schafft.

Testen Sie diese Methode an sich selbst, indem Sie einen anderen Osteopathen die Technik von Dr. Miller an Ihren eigenen Axillen durchführen lassen, und finden Sie heraus ob ich mich irre. Sie werden wahrscheinlich die Hebelwirkung bemerken, die an dem ersten und zweiten Rippenpaar ansetzt, und die daraus resultierende Wirkung anhand der vasomotorischen Veränderung spüren, die im Kopf und anderen Bahnen des Blutkreislaufs wahrnehmbar ist. Vergessen wir in diesem Zusammenhang nicht, dass Dysfunktionen in der Nähe des zweiten Brustwirbels ebenso häufig auftreten wie an anderer Stelle, und dass dieser Bereich bei Influenza, Pneumonie und verschiedenen akuten Beschwerden immer angespannt und hart vorgefunden wird.

Ich glaube, dass die Anwendung einer geeigneten Technik im Bereich des zweiten Brustwirbels zwangsläufig zufrieden stellende Ergebnisse liefern wird, unabhängig davon, ob sie durch indirekte oder durch direkte Hebelwirkung auf das erste und zweite Rippenpaar erfolgt. Ich erziele bereits gute Ergebnisse, wenn ich lediglich meine Finger oder Daumen so tief unter die Scapula wie möglich nehme, Druck nach unten auf den Angulus der zweiten Rippe ausübe und in dieser Position einige Minuten lang bestimmt und doch sanft verharre. Ich habe selbst gesehen, wie sich verspanntes Gewebe im Halsbereich ohne jegliche lokale Behandlung nur durch diesen Druck auf das zweite Rippenpaar entspannte. „Sagen Sie mir, wann sich der

---

2. C. Earl Miller D.O., Frederick P. Millard D.O., und Dain L. Tasker D.O., waren anscheinend unterschiedlicher Meinung was das Lymphsystem betraf. Genaue Details ihrer Diskussionen sind nicht bekannt, allerdings könnte ein von Dr. Millard geschriebener Text Licht in diese Angelegenheit bringen: *Lymphatics: The Third Circulation; A Brief Popular Discussion of the Circulation Involved in All Di-sease Conditions.*

## II. Einige Gedanken

Blutstrom ändert, und ich sage Ihnen, wann Krankheit beginnt", sagte Dr. Still. Der Bereich des zweiten Brustwirbels ist ein großes Zentrum der Vasomotorik. Das jedenfalls ist meine Erfahrung.

### 10. Radiologischer Beweis für osteopathische Dysfunktionen
Journal of the American Osteopathic Association, *Juli 1921.*
*Aus einem Vortrag vor der Versammlung des Southern Minnesota District in Stillwater, Minnesota, 7. Februar 1920.*

Die Angewohnheit, alle Dysfunktionen röntgen zu lassen, die durch Kraft- oder Gewalteinwirkung hervorgerufen wurden, hat als Nebeneffekt zu Aufnahmen geführt, welche früher durch Palpation diagnostizierte osteopathische Dysfunktionen aufzeigen.

Ein Nachweis mittels Röntgenbildern bringt natürlich einige Probleme mit sich. Dazu gehört beispielsweise die Möglichkeit von Imitationen. Das Röntgenbild oder Radiogramm ist nicht mehr oder weniger als der Schatten von Knochen und anderem Körpergeweben, die von einem unsichtbaren Strahl auf die Fotoplatte projiziert werden. Ich erinnere mich noch gut daran, wie mein Onkel mithilfe des Lichts einer Talgkerze verschiedene Schatten imitierte – zuerst einen Hasen, dann einen Affen, dann einen Esel und so weiter. Ein erfahrener Röntgenarzt kann mit den Fingerknochen und dem unsichtbaren Strahl dieselben Hasen-Affen-Esel-Schatten auf eine Fotoplatte projizieren.

Innerhalb dieses Spezialgebiets ist es ebenso möglich, fast jedes Röntgennegativ nachzuahmen, welches als Beweis für eine osteopathische Dysfunktion herangezogen werden könnte – aber nicht alle. Als Beweis zeige ich Ihnen die Aufnahme einer lateralen Dysfunktion des Os occipitale.

Bei einer derartigen Dysfunktion steht der Kondylus des Os occipitale auf der einen Seite der untertassenähnlichen Facettengelenke des Atlas am Rande weit nach oben, während der Kondylus auf der anderen Seite tief im Facettengelenk liegt. Diese vorliegende Röntgenaufnahme zeigt diese seitliche Schrägstellung deutlich. Beachten Sie den Umriss des Foramen magnum und dann den Apex axis, der genau oberhalb des Atlasbogens schwach zu erkennen ist. Sie sehen, wie der Dens axis deutlich eine Position auf einer Seite im Umriss des Foramen magnum einnimmt. Diese Aufnahme erfolgte mittels einer AP-Belichtung durch den Mund, wobei der Mund weit geöffnet war, sodass die Mandibula den Dens axis und die oberen Halswirbel bei der Aufnahme nicht verdeckt waren.

Betrachten Sie die perfekte Stellung des oberen Halswirbels in der Aufnahme, und vergleichen Sie anschließend den Abstand zwischen den Rami des inferioren Teils der Mandibula, der Maxilla und den Wirbeln. Sehen Sie, wie ein Ramus näher

*Frühe Schriften*

an der Wirbelsäule liegt als der Ramus auf der anderen Seite. So sieht es aus, wenn man den Mund bei einer lateralen Dysfunktion des Os occipitale öffnet.

Dies ist der Bereich der Aufnahme, den auch ein Experte nicht künstlich nachstellen kann. Bei der gestellten Aufnahme würden die Wirbel nicht diese perfekte Ausrichtung zeigen. Wenn ein Röntgenarzt versucht, die Dysfunktion zu imitieren, indem er das Os occipitale zu einer Seite hin neigt, ohne dass sich die Kondylen dabei in der lateralen Dysfunktion in den Facettengelenken des Atlas befinden, könnte er zwar so die Nähe eines Ramus zur Wirbelsäule aufzeigen, aber es käme zu einer Beugung im oberen Halsbereich, welche sofort den Unterschied zwischen Dysfunktion und Nachahmung erkennen lässt.

Der Patient ist in diesem Fall ein junger Mann, dessen Beschwerden als Epilepsie diagnostiziert worden waren. Da diese „Anfälle", wie er sie nannte, zuerst kurz nach einem schweren Schlag auf den Kopf auftraten (er war gestolpert und nach vorne gefallen und dabei mit dem rechten Os parietale gegen eine Zementmauer gestoßen), wurde er geröntgt, um die Möglichkeit einer versteckten Fraktur des Dens axis zu klären. Die Röntgenaufnahme zeigte keine Fraktur, sondern eine laterale Dysfunktion des Os occipitale, welche bereits vorher mittels Palpation diagnostiziert worden war. Eine Korrektur der Dysfunktion behob die „Anfälle". Wir haben erhebliche Zweifel an der Diagnose einer Epilepsie.

Die nächsten beiden Aufnahmen, die ich Ihnen als Anschauungsmaterial vorlegen möchte, betreffen einen interessanten Fall. Der Patient, ein Vorarbeiter in einer Kachelfabrik, hatte ein elektrisches Kabel, welches eine automatische Zementwaage mit Strom versorgte, an einer Stelle angefasst, an der die Isolierung beschädigt war. Er hatte das Kabel mit der rechten Hand ergriffen, während seine linke die Zementwaage berührte. Sein oberer Thorax wurde heftig nach vorne zur Zementwaage gezogen und dabei etwas nach links gedreht. Im selben Augenblick wurde der Mann von einer Eisenstange, die einen Sandeimer in unmittelbarer Nähe stützte, am linken Ramus der Mandibula und am linken Proc. mastoideus getroffen, wobei sein Kopf nach rechts zur Seite gebogen und der gesamte Halsbereich gewaltsam ebenso nach rechts gedreht wurde. Es ist ein Wunder, dass der Patient noch am Leben ist, um uns diese Geschichte zu erzählen. Er verlor nicht einmal das Bewusstsein.

Zwölf Stunden später kam er zu mir, mit seitlich geneigtem und rotiertem Kopf, stark nach rechts verdreht – und völlig unbeweglich im gesamten Halsbereich.

Eine palpatorische Untersuchung ergab eine Rotation mit seitlicher Neigung am zweiten und dritten Halswirbel, einen dezenten Krepitus im selben Bereich und zudem eine allgemeine Torsion vom Os occipitale abwärts bis zum ersten oder zweiten Brustwirbel mit einem möglichen Hinweis auf eine spezifische Dysfunktion am sechsten und siebten Halswirbel.

Außer einer Berührungsempfindlichkeit am linken seitlichen Rand des zweiten und dritten Halswirbels, der Unbeweglichkeit und dem leichten Krepitus, gab es keine sichtbaren Komplikationen. Es wurden drei Röntgenaufnahmen erstellt, um mögliche versteckte Frakturen aufzudecken. Auf den Aufnahmen waren jedoch keine zu sehen. Zwei der Aufnahmen zeigten deutlich die Rotation mit seitlicher Neigung am zweiten und dritten Halswirbel sowie eine allgemeine Torsion, wie dies bereits vorher mittels Palpation diagnostiziert worden war. Nach einer einzigen Behandlung war sein Hals wieder in einem normalen Zustand und der Patient kehrte zu seiner täglichen Arbeit zurück.

Sehen Sie sich nun die Aufnahmen der Dysfunktion in diesem Fall an. Die erste davon stellt eine AP-Aufnahme des zervikalen Gebietes und des oberen Bereiches der Brustwirbelsäule dar. Beachten Sie, wie die Proc. spinosi der Wirbel, vom ersten Brustwirbel bis zum dritten Halswirbel, immer weiter links zu sein scheinen, je weiter Sie nach oben gehen. Sie sehen die allgemeine Verdrehung oder Torsion des gesamten Halsbereichs.

Das zweite Bild stellt eine AP-Aufnahme durch den weit geöffneten Mund dar. Verfolgen Sie die Umrisse der Halswirbel, vom unteren Bildrand beginnend nach oben, über die Mandibula bis zum Os occipitale – ein klarer Beweis für eine allgemeine Torsion, für jedermann ersichtlich. Beachten Sie auch den Umriss des Foramen magnum. Ebenso die Position des Dens axis, der im Atlas ein wenig zu einer Seite hin verschoben sitzt. Sie erkennen auch dieselbe seitliche Neigung am zweiten und dritten Halswirbel wie in der ersten Aufnahme – ein zusätzlicher Hinweis für die Seiteneigung mit Rotation.

Die nächste Aufnahme betrifft einen jungen Mann, der dachte, ein Sprung in seichtes Wasser würde ihm Spaß machen. Es kam zu einem plötzlichen Aufprall, bei dem sein Kopf entweder heftig nach vorne oder nach hinten gestoßen und sein Hals zu einer Seite hin verdreht wurde. Bald darauf folgte eine partielle Lähmung der beiden oberen Extremitäten. Drei Monate später ergab eine palpatorische osteopathische Untersuchung als Diagnose eine Rotationsdysfunktion zwischen dem vierten und fünften Halswirbel. Röntgenaufnahmen wurden zur Klärung einer möglichen versteckten Fraktur durchgeführt. Da keine gefunden werden konnte, wurde die Dysfunktion sofort korrigiert und der Normalzustand der oberen Extremitäten kehrte wieder zurück.

Die vorliegende Aufnahme zeigt die Dysfunktion zwischen dem vierten und fünften Halswirbel, wie sie bereits vorher palpatorisch diagnostiziert worden war. Beachten Sie den hellen Bereich zwischen dem vierten und fünften Halswirbel. Dieser Bereich ist an der linken Seite breiter.

Der zervikale Bereich ist anfälliger für versteckte Frakturen als andere Regionen. Diese Röntgenaufnahmen, die ausschließlich zum Zweck des Ausschlusses von Frakturen angefertigt wurden, und nicht um Dysfunktionen aufzuzeigen, beschränkten sich auf die Halsregion. Radiologische Nachweise lassen sich jedoch auch in anderen Gebieten finden.

## 2. Nachdenken, nicht Herumprobieren

Journal of the American Osteopathic Association, *Februar 1925, März 1925 und Juni 1925. Erneut gedruckt im* Jahrbuch von 1952 *der Academy of Applied Osteopathy.*

### Teil I: Februar 1925

Wenn wir in Bezug auf die knöchernen Relationen darüber nachdenken, verstehen wir unter osteopathischer Technik den intelligenten Einsatz unseres Tastsinnes. Sie kann nicht durch die reine Beobachtung von Manipulationen, durchgeführt von einer anderen Person, erlernt werden. Der Osteopath ist ein Denker, kein „Herumprobierer" – seine Finger besitzen, wenn sie richtig geschult wurden, an ihren Spitzen die Kunst, intelligent zu denken. Die Behandlungsweise kann also daher nicht durch die Demonstration verschiedener Manipulationen gelehrt werden.

Diese Fähigkeit kann nur erworben werden, wenn die Finger des Studenten genau da und präsent neben denen des Lehrers liegen, und diesen auf intelligente Weise, palpierend, fühlend, sehend und klug folgen, während das Gewebe vorsichtig, sanft, bestimmt und wissenschaftlich wieder in seine normalen Beziehung zurückgeleitet wird. Manipulationen, unterschiedliche Routinebewegungen, Druckimpulse, Ziehen und ruckartige Bewegungen, die ohne intelligenten Tastsinn an dem betroffenen Gebiet durchgeführt werden, kann man sehr wohl als „Herumprobiererei" bezeichnen. Diese Behandlungsweisen werden häufig als Techniken charakterisiert, aber es sind keine osteopathischen Techniken. Unter osteopathischer Behandlung in Bezug auf die Ausrichtung der Knochen verstehen wir jene geschickte Kunst, die sich als die intelligente Anwendung des Tastsinns unterhalb des Muskelgewebes versteht. Zeit, die heutzutage auf das Vorführen von Manipulationen vor Studenten verwendet wird, könnte vorteilhafter für die Ausbildung der palpatorischen Fähigkeiten eingesetzt werden. Das Tastvermögen gehört zu den fundamentalen Grundsätzen der Osteopathie und sollte bei der Ausbildung auch stärker berücksichtigt werden. Tastsinn ist bei der Behandlung ebenso wie bei der Diagnose unentbehrlich. Ohne Tastvermögen fehlt der Behandlung Intelligenz und sie schmeckt nach den blinden Manipulationen der Nachahmer.

Wenn Studenten und Osteopathen gekonnt in ihrem Tastsinn geschult wären, gäbe es weniger Bedarf danach, dass andere im ganzen Land herumreisen und Manipulationstechniken unterrichten, so wie es heutzutage geschieht. Jeder Mensch kann auch ohne technische Erfahrung eine sichtbare Schraubenmutter mit einem Schraubschlüssel drehen – eine einfache Manipulation. Wenn die Mutter jedoch tief im Motor verborgen ist, erfordert dies die intelligente Anwendung von Tastsinn durch einen erfahrenen Mechaniker, um sie korrekt festzuziehen. Der gute Mechaniker weiß aufgrund seines antrainierten Tastvermögens, ob sich die Schraube fälschlicherweise zusammen mit der Mutter dreht oder ob sie korrekt in derselben Position verbleibt, sobald die Mutter gedreht wird. Er weiß auch, wann die Arbeit getan ist. Er ist der erfahrene Maschinenmeister des Motors. Der Osteopath wird als sachkundiger Maschineningenieur des Körpers bezeichnet. Er sollte sich stets bewusst sein, dass zahlreiche Probleme der knöchernen Zusammenhänge unter Muskelfasern verborgen liegen, und dass eine simple Manipulation, die lediglich durch die Beobachtung eines anderen Burschen gelernt wurde, das Problem nicht berühren wird, da ihr die intelligente Anwendung der Palpation fehlt.

Bei der Manipulation ohne Anwendung des Tastsinns neigt man dazu, fälschlicherweise eine unnötige Hebelwirkung über benachbartes Gewebe auszuüben. Ein Beispiel hierfür ist der laterale Zug bei seitlicher Beugung im Halsbereich während des Versuchs, eine Dysfunktion der oberen Rippen zu korrigieren, oder der Einsatz des Beines als Hebel bei der Korrektur einer iliosakralen Fehlstellung. Diese Hebelmethode ist mit dem Versuch zu vergleichen, eine Mutter von einer Schraube mit Kraft wegzudrehen, wenn sie im Laufe der Zeit durch Rost schwer beweglich geworden ist. Die Anwendung des Hebels neigt aber dazu, das Schraubengewinde zu zerstören. Bei einer habituellen Pathologie sind im Laufe der Zeit Bedingungen entstanden, die man mit rostigen Gewinden in den Gelenkverbindungen vergleichen kann. Ruckartige Bewegungen oder der Einsatz von Hebelwirkungen gefährden sozusagen die Gewinde und sollten vermieden werden.

Nur durch das Anheben des Kinns oder durch eine Extension werden die gewünschten Ergebnisse bei einer Dysfunktion des Os occipitale nicht erzielt, da sich bei der Dysfunktion, die wir normalerweise vorfinden, die Facettengelenke des Atlas zusammen mit den Kondylen nach vorne bewegen. Es ist daher notwendig, den Atlas während der Drehung des Os occipitale festzuhalten, das heißt die Schraube festzuhalten, während sich die Mutter dreht. Eine Hebelwirkung durch angrenzendes Gewebe ist in der Regel an anderen Stellen größer als im Bereich der Dysfunktion. Die Hebelwirkung ist nicht spezifisch in ihrer Auswirkung und sie besitzt keinen intelligenten Tastsinn. Diese Aussage können Sie sich mittels Ihres Tastvermögens beweisen, indem Sie Ihre Finger auf den Dysfunktionsbereich platzieren, während jemand anderes die Hebelwirkung oder Traktion anwendet.

Die Anwendung einer Methode, bei der das Gewebe zusammen mit der Anwendung Ihres Tastsinnes zusammengeführt und nicht auseinandergezogen wird, ist vorzuziehen.

Führen Sie sich zur Darstellung einer Methode, in der mit einem Zusammenziehen des Gewebes gearbeitet wird, folgende Situation vor Augen, die gelegentlich auch als posteriore Dysfunktion des Os occipitale bezeichnet wird. Hier befinden sich die Kondylen des Os occipitale in Relation zum Atlas an der Stelle, wo der Abstand zwischen den Gelenkflächen am meisten divergiert. In dieser Situation sind sowohl die

Foramina jugulares als auch andere knöcherne Leitbahnen für die vaskuläre und lymphatische Drainage nach hinten verschoben, was einen weichteilbedingten Stau des Drainagesystems am Kopf nach sich zieht. Diese wichtige und tatsächlich bestehende Obstruktion sollte von allen Osteopathen ernstgenommen werden. Hier handelt es sich um eine posteriore Dysfunktion des Os occipitale, die üblicherweise durch berufliche Gewohnheiten hervorgerufen wird, welche ein regelmäßiges Beugen des Kopfes erfordern. Wenn diese Haltung bereits in der Kindheit zur Gewohnheit wurde, kann die posteriore Stellung des Os occipitale in Relation zu den Facettengelenken des Atlas zu einer allgemeinen Prädisposition für das Fatigue-Syndrom, Überbeanspruchung der Augen, Erkältungen, Tonsillitis und andere akute Krankheiten führen. Aufgrund der graduellen, gewohnheitsbedingten Natur der Ereignisse, die zu dieser Pathologie führen, ist eine plötzliche Korrektur dieses Zustands keine geschickte Vorgehensweise. Schnelle ruckartige Bewegungen oder Ziehen an der Halswirbelsäule wie das Knacken eines Fingergelenks, sind kontraindiziert, und eine Traktion, durch die das Os occipitale nach vorne angehoben werden soll, führt lediglich zu einer Verspannung der entsprechenden Gewebe und erschwert eine Korrektur. Sicherlich kann man es knacken lassen, aber Knacken und Krachen heißt noch nicht, am Ziel angekommen sein. Um noch einmal zusammenzufassen: Die graduelle und gewohnheitsbedingte Natur der Ereignisse, die zu dieser Pathologie führten, erfordert eine allmähliche und vorsichtige Korrektur, keine Gewalt oder Eile. Dagegen können Dysfunktionen, die erst vor kurzem oder durch eine Krafteinwirkung bei einem Unfall entstanden sind, also nicht durch Gewohnheit, anders beurteilt werden.

Die für eine derartige Pathologie passende Methode, mit dem Zusammenziehen des Gewebes zu arbeiten, wird folgendermaßen angewendet: Der Patient soll sich auf die Seite legen und seine Hände über dem Vertex verschränken. Lassen Sie ihn dann seinen Kopf nach unten ziehen, etwa wie eine Schildkröte, die sich in ihren Panzer zurückzieht. Diese Position wird eingehalten, während der Patient den Kopf nach hinten beugt. Diese Bewegung, die der Patient ganz alleine durchführt, führt das gesamte benachbarte Gewebe zusammen und versetzt es somit in einen Zustand vollkommener Entspannung.

Während der Patient in dieser Position bleibt, legt der Behandler seine Finger auf die Proc. laterales des Atlas und drückt sanft aber bestimmt nach oben und hinten, wobei er sie festhält, wenn die vom Patienten ausgehende Bewegungskraft die Kondylen des Os occipitale in den Gelenkflächen des Atlas nach vorne zieht. Dies ist eine ganz spezifische Methode, bei der die Anwendung von intelligentem Tastsinn genau in jenem Bereich stattfindet, in welchem Bewegung erwartet wird und wo osteopathische Finger fühlen können, was vor sich geht, während wir uns bemühen, ein wissenschaftliches Ergebnis zu erzielen.

Der Behandler, welcher dies häufiger anwendet, da es eine gewohnheitsbedingte Dysfunktion ist, wird bald merken, wie die Kondylen in den Gelenkflächen des Atlas nach vorne gezogen werden. Es ist dabei kein direktes Erspüren der Kondylen, denn wie bei einem Chirurg mit seiner Sonde, wird die Bewegung der Kondylen durch den geschulten Tastsinn wahrgenommen. Besonders beachtenswert ist dabei der Unterschied in der Beweglichkeit der Gelenke, sobald sich diese wieder in ihrer normalen Position befinden. Die Kondylen hängen nicht mehr hinten in den Facettengelenken des Atlas, da wo sie am weitesten divergieren, sondern befinden sich nun auf halber Strecke zwischen dem breitesten und engsten Abschnitt; ein Ort, der bei den nickenden und schaukelnden Bewegungen dieser Gelenke wichtig ist. Die Kondylen liegen nun höher und die Foramina jugulares sowie andere Leitbahnen der Drainage befinden sich weiter vorne. Das Hindernis, welches durch eine Kompression des weichen Gewebes bedingt war, wird beseitigt. Das von uns angestrebte große Ziel, nämlich die Abnahme der Augenüberlastung und des Fatigue-Syndroms sowie eine geringere Anfälligkeit für Erkältungen und akute Krankheiten, ist erreicht. Nach Eintritt dieser Verbesserung wird uns der Patient erzählen, dass er morgens erfrischt von seinem Schönheitsschlaf erwacht. Und möglicherweise schlafen auch seine Nachbarn jetzt besser, denn wenn wir diesem anatomischen Phänomen Aufmerksamkeit schenken, wird manchmal auch Schnarchen geheilt.

Wir könnten auch noch weitere Körperregionen anführen, in denen es bei gewohnheits- und berufsbedingten Faktoren zu pathologischen Stellungen in der Orientierung der Knochen kommt. Für all dies gibt es eine Behandlungsmethode, welche mit dem Zusammenziehen von Gewebe arbeitet. Man könnte ein ganzes Kapitel nur über die oberen Rippenpaare schreiben.

## Teil II: März 1925

Im vorigen Kapitel wurde erwähnt, dass die Pathologie der posterioren Dysfunktion des Os occipitale durch eine habituelle, routinemäßige Flexion des Kopfes hervorgerufen wird. Diese nimmt in vielen Fällen im Schulalter, mit dem Sitzen über Büchern seinen Anfang und wird später durch eine berufliche Bewegungsroutine, die eine konstante Flexion erforderte, verstärkt. In Zusammenhang mit einem Os occipitale posterior stoßen wir häufig auf eine kompensatorische oder sekundäre Pathologie zwischen Atlas und Axis, die große Aufmerksamkeit erfordert. Dies ist eine Pathologie, für deren Diagnose kluge-fühlende-sehende Finger nötig sind. Eine rätselhafte Pathologie, zu deren Ursache dem Patienten gesagt wurde und immer wieder gesagt wird: „Das sind nur Ihre Nerven." Wir hingegen denken, dass die posteriore Stellung der Kondylen des Os occipitale auf den Gelenkflächen des Atlas, die unteren Gelenkflächen des Atlas nach und nach auf den oberen Gelenkflächen des Axis, nach vorne geschoben hat. Dadurch wird der Dens axis so geneigt, dass er sich in unmittelbarer Nähe des ventralen Bereichs des Rückenmarks befindet. Hilton beschreibt in seiner kleinen wichtigen Schrift *Rest and Pain [Seiten 102-105]* eine interessante Erfahrung mit dem Dens axis, die es sich lohnt nachzulesen. Sie dient als Anreiz, weniger an zervikalen Fehlstellungen „herumzuprobieren", und stattdessen bei der Behandlung von empfindlichem Gewebe, welches man im Halsbereich häufig antrifft, den Tastsinn auf intelligente Weise einzusetzen. Vor allem der Dens axis ist eine „Bitte nicht!"-Kontraindikation für das Herumprobieren im zervikalen Bereich.

Das Rückenmark ist ein Bündel von Nerven. Stellen Sie sich vor, wie Sie dieses Bündel mit einem stumpfen Gegenstand in Form des Dens axis reizen. Nichts tut weh, nur die Nerven. Nur ein Nerv ist es auch, der beim Zahnarzt schmerzt, wenn dieser eine Nervenfaser mit einem Instrument kitzelt und diese dann zu zucken anfängt.

Holen Sie die Knochen des alten Mike[3] aus dem Schrank und platzieren Sie die unteren Gelenkflächen des Atlas auf den oberen Gelenkflächen des Axis nach vorne. Sie sehen dann die sich daraus ergebende Position des Dens axis, in unmittelbarer, kitzeliger Nähe zum ventralen Bereich des Rückenmarks, ganz zu schweigen von der Möglichkeit, dass er diesen Bereich stark bedrängen kann. Auch das Rückenmark ist möglicherweise empfänglich dafür, irritiert zu zucken, und wer weiß, vielleicht lösen diese kleinen Zuckungen unterschiedliche Kontraktionen der willkürlichen Rückenmuskulatur aus. Aber hier geht es nicht um Möglichkeiten, sondern um die vorliegende atlantoaxiale Pathologie, die einer Korrektur bedarf.

Hier wird, wie bei der posterioren Dysfunktion des Os occipitale, die Zusammenzieh-Methode zur Korrektur eingesetzt. Zum Beispiel: Der Patient wird in beliebiger Position gebeten, seine Hände über dem Vertex zu verschränken und den Kopf und Hals nach unten einzuziehen – wie eine sich in ihren Panzer zurückziehende Schildkröte. In der Zwischenzeit fixieren Sie die Proc. laterales des Atlas mit den Fingern einer Hand, wodurch Sie jenen Bereich direkt palpieren können, in dem Bewegung erwünscht ist. Halten Sie die Proc. laterales mit Entschiedenheit zurück, während Sie mit den Fingern Ihrer anderen Hand den Proc. spinosus des Axis sanft, aber bestimmt nach unten drücken. Das „Gefühl" des Gewebes während der Korrektur zeigt uns, dass die unteren Gelenkflächen des Atlas nach posterior gleiten, während sich die oberen Gelenkflächen des Axis nach anterior bewegen. Bedenken Sie dabei gut, dass es sich um eine habituelle Pathologie handelt, von jener Art, die sich allmählich entwickelt, und dass plötzliche Wunder hier in das Reich des Unmöglichen gehören.

**Laienerklärung für das „Gewebegefühl"**
Das intelligente Palpieren von Gewebe wurde kürzlich von einem Laien bei dem Versuch erklärt, einer mit der Osteopathie nicht vertrauten Person eine grundsätzliche Eigenheit der osteopathischen Kunst zu erklären. Er sagte: „Sehen Sie diesen Bürosafe? Sie können ihn nicht öffnen. Jimmy Valentine, der Safeexperte, kann ihn

---

3. „Mike" war der Name des Skeletts in Dr. Sutherlands Büro in Mankato, Minnesota. Als Dr. Sutherland sich zu beweisen versuchte, dass eine Bewegung der Schädelknochen unmöglich war, nahm er den Schädel von Mike auseinander, um die suturalen Gelenkverbindungen zu studieren (dabei entfernte er das Os temporale nur mithilfe seiner Finger und einem Taschenmesser vom Rest des intakten Schädels). Dr. Sutherland hat sein Skelett möglicherweise nach dem ersten Sektionsmodell an der American School of Osteopathy benannt, dessen Name ebenfalls „Mike" war.

mit seinen geschulten Fingern öffnen. Genauso ist es beim Osteopathen. Durch seinen geschulten Tastsinn öffnet er jene Labore, die unseren Körper nähren."

Ich wünsche mir, dass mehr Osteopathen erkennen, wie wichtig es ist, ein derartiges Maß an Tastvermögen direkt während der Behandlung einzusetzen, um feststellen zu können, wann und wie sich die Knochen bewegen; genauso wie der Safeexperte spürt, wann und wie sich die Bolzen drehen.

Unsere Finger sind die uns zur Verfügung stehenden, klugen, fühlenden und sehenden Instrumente. Das Gewebe zu fühlen und zu sehen, während Sie es bewegen, das ist diese geschickte Kunst, die bei der Anwendung bei Knochenfehlstellungen als osteopathische Technik bezeichnet wird.

**Pathologien der oberen Rippen**

Meiner Meinung nach handelt es sich bei Rippenfehlstellungen um posteriore Dysfunktionen an den vertebralen Rippenenden – nicht, wie die meisten Osteopathen behaupten, um nach oben oder unten gerichtete Fehlstellungen. Die scheinbare Stellung der Rippe nach oben ist auf eine Flexion des Wirbels zurückzuführen, und die auffällige Stellung nach unten auf eine Extension des Wirbels. Genauer gesagt steht die Rippe ebenso nach außen wie nach posterior. Wenn das Rippenköpfchen aus seiner Gelenkfläche mit dem Wirbelkörper nach hinten bzw. posterior verrutscht, verschiebt sich der Angulus aus der Gelenkfläche auf dem Proc. transversus des Wirbels nach außen oder lateral. Das erste, zweite und dritte Rippenpaar, und hier insbesondere das zweite Rippenpaar, scheinen dabei die größten Probleme zu bereiten. In den meisten Fällen sind sie bei einer Fehlstellung aufgrund ihrer Verbindung mit den Scapulae nur schwer wieder in ihre korrekte Position zu bringen. Wenn man jedoch die pathologische Position versteht, erleichtert dies die Aufgabe. Dieser Bereich des oberen Thorax kann als das große vasomotorische Zentrum des gesamten Körpers bezeichnet werden. Das deckt sich recht gut mit den Experimenten von Gaskell, hinsichtlich des unwillkürlichen Nervensystems.[4] Eine Pathologie der Rippen in diesem Bereich stört zweifelsohne die Blut- und Lymphbahnen, welche den Kopf versorgen sowie jene an anderen Stellen. Darüber hinaus hat sie auch einen Einfluss auf Sekretionen, Ausscheidungen und andere unwillkürliche Vorgänge der Viszera.

Eine Fehlstellung insbesondere des zweiten Rippenpaares stört ganz sicher den Frieden im Körpergewebe. Es ist sogar bekannt, dass eine Pathologie des zweiten Rippenpaares bei einem Fall eine kausale Verbindung zu einem Magengeschwür hatte, bei dem alle Anwendungen, ob osteopathischer oder anderer Natur, die Schmerzanfälle mit schweren Krämpfen nicht beheben konnten. In seiner Verzweiflung behandelte ein Osteopath dann den Bereich der zweiten rechten Rippe. Die Schmerzanfälle ließen augenblicklich nach, und eine weitere Behandlung dieser Rippe später führte zu etwas, was man als Heilung bezeichnen kann. Wir haben dennoch folgenden Spruch bei uns aufgehängt: „Wunder werden nicht vollbracht. Eine

---

4. Gaskell, *Involuntary Nervous System*, 1916.

Heilung wird nicht garantiert. Unsere einzige Garantie ist, dass wir unser berufliches Können nach bestem Wissen und Gewissen ausüben."

Eine Behandlung der rechten Rippe führte auch zu einer Entleerung der Gallenblase und brachte in mehreren Fällen von Gallenproblemen nachweislich Erleichterung. Auch bei vielen funktionellen und pathologischen Herzerkrankungen wurde die Rippe als auslösender Faktor erkannt. Als Beispiel für eine funktionelle Ursache sei jener Mensch angeführt, der in einem Stuhl sitzend beide Arme im Nacken verschränkte und den Stuhl nach hinten kippte. Sowohl die rechte als auch die linke zweite Rippe schossen augenblicklich aus ihrer normalen Position nach posterior, und der arme Mann litt 45 Stunden lang unter unglaublicher Dyspnoe. Osteopathisches Geschick führte die Rippen schließlich wieder in ihre korrekte Position zurück und das Herz begann sofort wild zu schlagen. Nach ein paar Minuten Herzrasen beruhigte es sich jedoch und schlug wieder normal.

Als Beispiel für eine pathologische Ursache zitieren wir eine Begebenheit, bei der ein Osteopath zur Konsultation hinzugerufen wurde. Bei seiner Ankunft am Krankenbett befanden sich die Verwandten im Nebenzimmer und erwarteten das Ende des Patienten, das von Herzspezialisten als kurz bevorstehend vorhergesagt war – ein Zeitpunkt also, an dem alles sehr schnell gehen musste und eine Untersuchung des Patienten mit Stethoskop sowie andere wichtige Prozeduren einer Herzuntersuchung, nicht mehr möglich waren. Wir wissen demnach bis heute nicht, ob der Mann wirklich an einer Herzerkrankung litt noch können wir irgendetwas über ihre tatsächliche Beschaffenheit aussagen. Wir unterstellen jedoch, dass der Zustand pathologischer Natur war. So lautete jedenfalls die Diagnose von Ärzten, die über großes Wissen im Bereich der Herzerkrankungen verfügen, einschließlich des zuständigen Osteopathen. Es gibt für uns keinen Grund anderer Meinung zu sein. Wir wissen, dass unsere Finger vorsichtig unterhalb des Thorax des Patienten in den Bereich der linken zweiten Rippe geführt wurden und dort etwas vorfanden, das nicht stimmte. Sie fanden heraus, dass die betroffene Rippe an ihrem vertebralen Ende nach innen und vorne gezogen war. Das war alles. Wir haben den Patienten nicht noch einmal gesehen, aber er begann sich zu erholen. Die Behandlung wurde vom fähigen Osteopathen der Familie fortgesetzt, er erholte sich und ging wieder zur Arbeit.

Diese beiden Fälle fielen mir während eines Tages in der Tagesklinik ein, an der einer unserer führenden Herzdiagnostiker anwesend war und, dessen Können ich sehr hoch einschätze. Unter den Patienten befand sich auch ein Osteopath, dessen Herz seit einiger Zeit verrückt spielte. Es wurden die üblichen Untersuchungen der Herzgeräusche, Messungen sowie eine stethoskopische Untersuchung durchgeführt – aber keine Untersuchung der Wirbelsäule. Sein Zustand wurde, wenn ich mich richtig erinnere, als Überlastung des Herzens diagnostiziert. Die Anamnese ergab, dass die Beschwerden zuerst nach dem Arbeiten mit einer Säge aufgetreten waren. Bei allem Respekt vor dem Diagnostiker kann ich mich des Gefühls nicht erwehren, dass eine grundlegende Untersuchung nicht durchgeführt wurde. Hier lag eine Anamnese vor, die uns geradewegs auf die Möglichkeit einer Pathologie des zweiten Rippenpaares hinwies, ausgelöst durch die ungewohnte Auseinandersetzung mit einer Säge, bei der jede Schwingbewegung der Säge die Rippen nach hinten geschoben hatte.

In einem kürzlich erschienenen Artikel im *Journal of the American Osteopathic Association* hieß es: „Vielleicht können einige von uns durch die Lektüre der neuesten medizinischen Literatur zu etwas genauerem und tieferem Graben in unserem eigenen Garten ermutigt und angeregt werden." Man könnte diese Aufzählung von nützlichen oder anderweitig interessanten Erfahrungen mit Pathologien des zweiten Rippenpaares fortführen. Erfahrung ist das, was „nicht in Büchern zu finden ist"[5], wie Dr. Littlejohn zu sagen pflegte. Aber das soll uns für den Moment genügen.

**Korrektur der zweiten Rippe**
Auch hier benutzen wir zur Korrektur wieder die Methode, die mit einem Zusammenziehen des Gewebes arbeitet. Wenn wir uns daran erinnern, dass die Rippe an ihrem vertebralen Ende posterior und nach außen steht, muss man nur einen Schritt zurück gehen und die Rippe nach innen und vorne bringen. Es handelt sich um eine Bewegung des Angulus nach innen, hin zu seiner ihm zugehörigen Gelenkfläche auf dem Proc. transversus des Wirbelkörpers.

Sobald sich der Angulus nach innen bewegt, gleitet das Rippenköpfchen auf natürliche Weise nach vorne bzw. anterior zu seiner dazugehörigen Gelenkfläche am Wirbelkörper. Jeder Versuch, die Rippe nach vorne zu ziehen, ohne dabei den Angulus nach innen zu bewegen, würde wahrscheinlich das Rippenköpfchen genau vor seiner Gelenkfläche am Wirbelkörper festhalten und eine Verbesserung verhindern. Der Zug nach innen ist entscheidend; die Vorwärtsbewegung des Rippenköpfchens erfolgt dann von selbst. Es bedarf keiner besonderen Lagerung des Patienten oder einer speziellen Manipulation, um den Angulus nach innen zu ziehen. Setzen Sie lediglich Ihren Kopf und Ihren Tastsinn ein und lassen Sie die Finger von jeglicher Hebelwirkung durch angrenzendes Gewebe.

# Teil III: Juni 1925

Im zweiten Teil widmeten wir unsere Aufmerksamkeit der Pathologie der oberen Rippen. Da Osteopathen und Osteopathiestudenten mit dem ätiologischen Zusammenhang zwischen dieser Pathologie und einer brachialen Neuritis vertraut sind, scheint es unnötig, wertvolle Zeit darauf verschwenden. Dieser Zusammenhang

---

5. Dr. John Martin Littlejohn D. O. (1865-1947: American School of Osteopathy, 1900), wurde in Glasgow, Schottland, geboren. Nach seinem Rücktritt als Präsident des Amity College in Iowa suchte er Dr. A. T. Still mehrmals Ende der 1890er auf, um sich behandeln zu lassen. Im Jahr 1897 wurde er Lehrer für Physiologie an der American School of Osteopathy (ASO), schrieb sich 1898 als Student ein und wurde kurz darauf zum Dekan der Fakultät und Professor der Physiologie ernannt. Er graduierte 1900 und gründete im selben Jahr mit seinen beiden Brüdern (die vorher ebenfalls Mitglieder der ASO waren) das American College of Osteopathy and Surgery in Chicago, Illinois. 1913 kehrte er nach England zurück und begründete die British School of Osteopathy. Siehe Berchtold, *History of the Chicago College*.

hat sich in der osteopathischen Umgebung als eine wissenschaftliche Tatsache ausreichend etabliert. Unser „Buch der Erfahrung" dient uns jedoch als Anreiz, einen pathologischen Zustand zu erwähnen, der am Art. acromioclaviculare anzutreffen ist und häufig mit einer Pathologie der oberen Rippen assoziiert ist. Obwohl dieser Zustand keine ätiologische Bedeutung bei der brachialen Neuritis besitzt, steht er doch in engem Zusammenhang mit der muskulären Restriktion in dieser Region. Dieses Gelenk könnte man als das „Iliosakralgelenk" der Schulter bezeichnen, über dessen „unteren" und „oberen" Fehlstellungen es möglicherweise genauso viele unterschiedliche Meinungen gibt.

Unserer Meinung nach sind diese Hoch- und Tiefstellungen nicht so wichtig, und wir werden uns bemühen, auf eine andere Sichtweise hinzuweisen. Eine Pathologie im Art. acromioclaviculare erfordert eine besondere Fähigkeit des Tastsinnes bei der Diagnostik. Sie ist häufig durch gewohnheitsbedingte, routinemäßig auftretende Ursachen bedingt, wie beispielsweise ein unnötig festes Umfassen des Lenkrads während einer langen Autofahrt. Sie tritt oft nach Unterarmfrakturen auf, möglicherweise als Sekundärkomplikation, aufgrund der Armstellung beim Halten des Unterarms in der Schlinge. Sie könnte jedoch ebenso durch den Unfall hervorgerufen werden, der die Fraktur verursachte. Bei dieser Pathologie ist die Gelenkfläche des Proc. acromialis nach anterior gerutscht oder rotiert, während die Gelenkfläche des äußeren Endes der Clavicula, nach posterior verschoben wurde: das heißt, die eine nach vorne, die andere nach hinten und nicht „nach oben" oder „nach unten". Das akromiale Ende der Clavicula bedrängt und erschwert daraufhin die Aktivität des M. supraspinatus und schränkt somit die Bewegung des Arms zu einem gewissen Grad ein. Wenn die Gelenkfläche des Akromion nach vorne gleitet, ändert sich auch die normale Position des Proc. coracoideus derart, dass sie eine muskuläre Einschränkung auslöst. Dies ist wahrscheinlich die Ursache dafür, dass das Caput longum des Bizeps aus dem Sulcus bicipitalis gerutscht ist. Möglicherweise ist das auch passiert. Aber was hilft es, das Caput longum wieder in die richtige Position zu bringen, wenn die Pathologie im Art. acromioclaviculare nicht behandelt wird? Wenn man die Fehlstellung des Art. acromioclaviculare korrigiert, erfolgt dadurch normalerweise auch gleich eine Korrektur der Bizepssehne, ohne lokale Behandlung. Es ist dennoch in allen Fällen angebracht, die Sehne des M. supraspinatus zu liften.

Zur Technik: Erst müssen Sie sicher sein, dass die Diagnose korrekt ist; der Rest ist simpel. Ziehen Sie die Gelenkfläche des Akromion einfach nach posterior und führen Sie gleichzeitig die Gelenkfläche der Clavicula nach vorne. Beachten Sie dabei jedoch, dass versteckte Frakturen möglich sind, die sich manchmal der Wahrnehmung der geschicktesten klugen, fühlenden und sehenden Finger entziehen. In allen Fällen, in der die Anamnese einen Hinweis auf Gewalteinwirkung gibt, ist eine Röntgenaufnahme indiziert. Diese mag nur ein kleines Fragment des Knochengewebes am akromialen Ende der Clavicula zeigen, aber so ein kleines Stück kann ein großes Stück sein, wenn es die normale Bewegungsfähigkeit einschränkt. Selbstverständlich kann auch beim Proc. coracoideus eine Fraktur auftreten. Für gewöhnlich suchen Patienten mit Schulterbeschwerden erst nach mehreren Wochen einen Osteopathen auf. Zu dieser Zeit ist aufgrund der Kallusbildung die Korrektur einer Subluxation kontraindiziert. Gelenknahe Frakturen haben stets große Auswirkung auf die normale Bewegungsfähigkeit. Zudem müssen sie aber in manchen Fällen nicht unbedingt in Gelenknähe auftreten. Eine vor kurzem gemachte Erfahrung mit einer Supinations-Einschränkung eines Unterarms hat dies gezeigt.

Die Fraktur war im unteren Drittel des Radius aufgetreten und war ungefähr sechs Wochen bevor ich den Patienten sah, zweimal hintereinander eingerichtet worden. Wahrscheinlich wurde es, den besonderen Umständen entsprechend, als gut gelungen betrachtet. Eine Röntgenaufnahme, die kurz vor der Entfernung des Gipses aufgenommen wurde, zeigte eine leichte Abweichung bzw. Überlappung an der Verwachsungsstelle. Außerdem war auch der Radiusknochen leicht verkürzt, was zu einer unangenehmen Annäherung des Os semilunaris und der Ossa cuneiformes des Handgelenkes zur Ulna führte. Dies allein war genug, um die Supination zu behindern. Die leichte Abweichung an der Frakturstelle spielte dabei ebenfalls eine wichtige Rolle. Stellen Sie sich beispielsweise vor, Sie fahren ein Auto, dessen Antriebswelle auf diese unförmige Weise verschweißt wurde. Bei jeder ihrer Umdrehungen könnten Sie ein Knirschen in der Getriebebox hören. In diesem Fall löste jeder Supinationsversuch ein Knirschen im unteren Radioulnargelenk aus.

**Achten Sie auf das elfte und zwölfte Rippenpaar**
Alle Rippenpaare des Thorax können mehr oder weniger auf dieselbe Art und Weise wie die oberen drei behandelt werden, so wie es in einem vorhergehenden Artikel erwähnt wurde. Das elfte und zwölfte Rippenpaar hingegen steht in pathologischem Zusammenhang mit einer iliosakralen Fehlstellung. Dies sollte beachtet werden, wann immer bei diesen freien Rippen eine Luxation vorzuliegen scheint. Es gibt viele Argumente und Gegenargumente führender Diagnostiker hinsichtlich der Pathologie der Iliosakralgelenke, und je weniger andere dazu sagen, desto besser ist es, auch wenn man darüber ein oder zwei Bände schreiben könnte. Und dennoch: Hier folgen nun ein paar Worte aus dem Buch der Erfahrung über Sachverhalte, die im Zusammenhang mit iliosakralen Strains nicht übersehen werden sollten, egal, ob diese nun als hoch oder tief, posterior oder anterior diagnostiziert wurden. Im Moment reicht es zu wissen, dass mittlerweile alle Osteopathen eine Fehlstellung des Iliosakralgelenks anerkennen, dass diese von unseren medizinischen Freunden akzeptiert wird, und dass Osteopathen bei einer Korrektur dieser Fehlstellung gewöhnlich ausgesprochen erfolgreich sind.

In Zusammenhang mit dieser Fehlstellung stoßen wir in vielen Fällen, wenn auch nicht in allen, auch auf einen Strain der Muskulatur, insbesondere des M. psoas major. Eine Überlastung der beiden Psoasmuskeln erstreckt sich bis in den Lumbalbereich und manifestiert sich durch eine deutliche lumbale Steifheit, die durch keine „Lockerungstechniken" an der Wirbelsäule oder den Lumbalmuskeln effektiv entspannt werden kann. Lockerungstechniken haben niemals als wissenschaftliche osteopathische Vorgehensweise Anklang gefunden. Wenn das Gewebe verspannt ist, tut man gut daran, nach den Ursachen dieser Rigidität zu suchen, und die ansonsten auf eine Lockerung verwendete Zeit zur Suche mithilfe des intelligenten Tastsinns einzusetzen. Diese Jagd, mittels des Erfühlens im Gewebe, zahlt sich aus. Das ist die einzige Art Jagd, die mir Spaß macht. Dabei finden wir heraus, dass die lumbale Steifheit in diesem Fall auf eine Überlastung des M. psoas major zurückzuführen ist. Nach einer Korrektur der iliosakralen Fehlstellung erweist es sich auch als vorteilhaft, die Sehne dieses Muskels, nahe ihrer Ansatzstelle am Trochanter minor, zu liften und ihr damit die Möglichkeit zu geben, sich mittels ihrer eigenen Dehnbarkeit wieder in ihre normale Orientierungslinie zu begeben. In vielen Fällen löst dieser kleine Lift die lumbale Rigidität und hilft dabei, ein erneutes Auftreten der iliosakralen Fehlstellung zu verhindern. Kluge-fühlende-sehende Finger sollten das muskuläre Gewebe ebenso gut verstehen wie die Knochen. Mit der Suche nach Fehlstellungen der Knochen durch das weiche Gewebe hindurch werden sich die Finger mit der Zeit zwangsläufig des Gefühls von Muskelgewebe bewusst. Daher die Aufgabe, fortwährend das Tastvermögen zu üben. Es gibt noch eine weitere Muskelsehne, die manchmal durch eine iliosakrale Überlastung Probleme verursacht: die des M. obturator internus. Auch hier ermöglicht es ein Lift der Sehne dem Muskel wieder, sich in seine normale Ausrichtung zu begeben und trägt dazu bei, den fälschlichen Hinweis zu vermeiden, der Ischiasnerv hänge am Trochanter fest.

Da wir uns gerade mit dem Muskelgewebe im Beckenbereich beschäftigen, sollten wir uns an die wundervolle Kontraktilität verschiedener Muskelgewebe erinnern, und daran, wie gut sich diese Gewebe selbst korrigieren, wenn sie die Möglichkeit dazu erhalten. Zur Gründerzeit der Osteopathie gab es einen bekannten Spruch: „Die Tendenz geht stets zum Normalen". Betrachten wir diese „Tendenz zum Normalen" aus einem ungewöhnlichen Blickwinkel wie zum Beispiel in einem Fall, bei dem Bauchorgane aufgrund einer Abwärtsverlagerung Gefahr laufen, zu Beckenorganen zu werden. Sie kennen diesen Zustand. Das ist keine Phantasterei, sondern ein Zustand, welcher in unserem Zeitalter fehlerhafter Sitzhaltung weit verbreitet ist. Die Bauchorgane bestehen aus Muskelgewebe, welches sich zusammenziehen kann und wieder in seine normale Position zurückkehrt, wenn es die Möglichkeit dazu erhält. Die entsprechende Technik lässt sich am besten an einer Schüssel voll Wasser verdeutlichen. Wenn Sie den Rand der Schüssel neigen, wird sich der Wasserpegel am Rand nivellieren. Ebenso kann man auch das Becken mit Hilfe der Ossa pubes kippen, und die Viszera werden auf natürliche Weise ihren Pegel nahe des geneigten

Randes suchen. Wenn es so gelöst wird, kann das Muskelgewebe mittels seiner ihm eigenen Kontraktilität die Bauchorgane wieder in ihre natürliche Position ziehen. Versuchen Sie dies an Ihrem eigenen Becken.

Legen Sie sich auf den Rücken und drücken Sie mit Ihren Fingern das Os pubis nach unten in Richtung Ihrer Füße. Beobachten Sie, wie sich die Bauchorgane langsam heben. Achten Sie darauf, bei Ihrer Technik den richtigen Druck anzuwenden. Setzen Sie beim Drücken etwas posterior der Ossa pubes an, und drücken Sie sanft. Diese Methode soll nichts forcieren, sondern lediglich die normale Kontraktilität der Muskeln behutsam unterstützen. Wenn Sie diese Technik anhand der Versuche an Ihrer eigenen Anatomie erlernt haben, können Sie sie bei Ihrem nächsten Fall, welcher eine derartige Behandlung erfordert, ausprobieren.

Dies ist jedoch nur ein bescheidener Anfang für die zahlreichen Möglichkeiten, die Ihnen das Schrägstellen des Beckens bietet. Unter Umständen erzielen Sie in der Bauchlage bessere Ergebnisse. Sie können aber auch andere praktische Stellungen ausprobieren: halbe Bauchlage, Kippen des Randes nahe der Verbindungsstelle des Arcus iliopectineus; oder direkte Seitenlage und ein Neigen des Randes nahe der Verbindungsstelle des Arcus iliopectineus mit der Facies auricularis des Ilium. Die letztere der beiden Positionen bringt dabei den weit reichendsten Effekt.

Wenn der Rand des Beckens lateral nach rechts geneigt wird, nimmt das Colon ascendens einschließlich des Caecums, welches mit seinem kleinen Appendix vielleicht Schwierigkeiten macht, wieder seine normale Position ein. Wenn der Rand des Beckens nach links gekippt wird, unterstützt dies die Flexur des Sigmoids. In beiden Fällen wird der Zug auf die zwei Arci lumbocostalis des M. diaphragmatica verringert, und wir finden, dass sich die Fasciae cervicalis als ganz natürliche Folge entspannen. Eine Befreiung dieser Faszien bedeutet auch eine Entspannung des zervikalen Muskelgewebes, was von großer Wichtigkeit ist. Diese Technik öffnet die Lymphbahnen und Stauungen im Beckenbereich oder anderswo können wieder normal abfließen. Ein Pumpen der Lymphbahnen ist nicht notwendig. Eine lokale Behandlung rektaler oder vaginaler Natur wird weniger notwendig. Gleichermaßen verliert die lokale Behandlung von Hämorrhoiden und vielen anderen geschlechtsspezifischen Beschwerden an Bedeutung. Wir weisen jedoch daraufhin, bei der Anwendung dieser Technik Vorsicht walten zu lassen. Das Gewebegefühl ist in jedem Moment höchst wichtig. Man muss die Pathologie kennen, mit der man es zu tun hat; beim Kippen des Beckens sanft vorgehen, gleichzeitig die benachbarten Weichteilbereiche palpieren und dabei aufmerksam jedes kleinste Anzeichen für einen Strain beachten.

Osteopathische Behandlung von knöchernen, muskulären und anderen Geweben des Körpers bedeutet die intelligente Anwendung ihres Tastsinnes. Das Denken, Fühlen und Sehen mit intelligenten Fingern und nicht blindes „Herumprobieren", öffnet neue Wege zu vielen Möglichkeiten in der Osteopathie.

## 3. TECHNIK AM KRANKENBETT

*Im September 1929 hielt Dr. SutherlandIm September 1929 hielt Dr. Sutherland diesen Vortrag bei einer Bezirksversammlung der Minnesota State Osteopathic Association in Redwood Falls. Dieser Vortrag ist nicht nur wichtig hinsichtlich der Behandlung verschiedener spezifischer Pathologien, sondern auch historisch wertvoll. Hier sprach er zum ersten Male öffentlich über sein von ihm so bezeichnetes „persönliches Hobby", die Theorie der Beweglichkeit der kranialen Gelenke. Er ließ damit sozusagen einen „Versuchsballon" vor einem Teil seiner Kollegen steigen. Seine Arbeit wurde anschließend auf Anfrage von Dr. John A. MacDonald aus Boston, dem damaligen Präsidenten der American Osteopathic Association an den Vorsitzenden des Bureau of Professional Development geschickt. Von dort ging es zur Begutachtung an fünf Komiteemitglieder weiter, die anonym blieben. Sie hielten das Kraniale Konzept, welches ihnen am meisten Kopfzerbrechen bereitete, für so neu und überraschend, dass man zu keinem spezifischen Ergebnis gelangte; kein Für und kein Wider. Obgleich Dr. Sutherland bereits zu anregenden und überzeugenden Schlussfolgerungen hinsichtlich des Craniums gelangt war, welche er gerne mit seinen Kollegen geteilt hätte, erkannte er, dass er sich zurückhaltend und diszipliniert verhalten musste und diese Kenntnisse nicht frühzeitig bekannt geben durfte.*

*„Technik am Krankenbett" und die dazugehörige Technik wurden im Juli 1958 vorgestellt, bei der Jahresversammlung der Osteopathic Cranial Association in Washington, D. C.*

Der Osteopath ist jemand, der denkt, und nicht herumprobiert. Seine Finger besitzen, wenn sie gut ausgebildet sind, an ihren Fingerspitzen die geschickte Kunst des intelligenten Denkens. Folglich kann seine Behandlungsweise nicht durch die Demonstration verschiedener Manipulationen vor einer Klasse gelehrt werden. Sie kann nur erlernt werden, wenn der Student seine Finger am richtigen Punkt „direkt im Schwarzen", neben die seiner Lehrerin oder seines Lehrers legt, und ihnen auf intelligente Weise, palpierend – mit fühlenden, sehenden und klugen Fingerspitzen – folgt, während sie vorsichtig, sanft aber bestimmt und mit wissenschaftlicher Kenntnis das Gewebe wieder in seine normale Anordnung führen.

Manipulationen, verschiedene andere Bewegungen, Thrusts, Ziehen und Rucken, ohne großes Tastvermögen im entsprechenden Bewegungsbereich kann man sehr wohl als „Herumprobieren" bezeichnen. Ich werde mich heute bemühen, Ihnen Methoden vorzustellen, die auch einer Behandlung am Krankenbett angepasst werden können.

Besonders bettlägerige Patienten bedürfen eines feinfühligen Vorgehens bei der anatomisch-physiologischen Berührung. Wenn wir nun die Anwendung unserer

## II. EINIGE GEDANKEN

Methode vorstellen, ist es gut, sich jenen Typ von Dysfunktion vorstellen, den man gewöhnlich bei den meisten Akuterkrankungen vorfindet. Es heißt immer, die „Barbiere waren die ersten Chirurgen". Einer dieser alten Haarkünstler arbeitet noch immer in Mankato, Minnesota, wo er neben seinem Friseurgeschäft auch noch eine Fußklinik betreibt. Er erzählt seinen Patienten, dass ein „Plattfuß" auf einen „verschobenen Wirbel im Fuß" zurückzuführen ist. Wenn wir uns unsere gedachte Dysfunktion vorstellen, versetzen wir den „Wirbel des Fußes" zurück in die Wirbelsäule und widmen uns nun dem „Plattfuß" im Rücken.

Wir haben es vom Rednerpult herab gehört und auf Papier gedruckt gelesen: „Ich habe nach einer Dysfunktion gesucht, aber keine gefunden!" – und dann wurde Argyrol oder ein ähnliches Mittel eingesetzt.[6] Plattfuß-Dysfunktionen der Wirbelsäule können auch ohne offensichtliche knöcherne Fehlstellung existieren. Eine Plattfuß-Dysfunktion kann sich zum Beispiel lediglich als eine Hyperextension der Wirbelsäule zeigen, die zu einer erhöhten Spannung anterior gelegener Bänder und weiterer Gewebe führt. Eine osteopathische Dysfunktion dieses Typs, die anscheinend nur als erhöhte Spannung von anterior gelegenen Bändern und anderem Gewebe in Erscheinung tritt, ist häufig als ätiologischer Faktor für eine sekundäre Pathologie von größerer Bedeutung als eine knöcherne Fehlstellung. Plattfuß-Hyperextensionen der Wirbelsäule behindern insbesondere die Blut- und Lymphbahnen, welche das Rückenmark versorgen, durch die erhöhte Spannung der anterioren Bänder und von anderem Gewebe. Darüber hinaus hat die erhöhte Spannung dieser anterioren Bänder und Gewebe eine bestimmte Neigung, durch Reflexe auf die Ganglien des sympathischen Nervensystems zu wirken. Diese Art der Dysfunktion findet man im Bereich der Halswirbelsäule, der oberen Brustwirbelsäule und im Lendenbereich. Man begegnet ihm sogar im höchsten Norden der menschlichen Landkarte, noch oberhalb des Os occipitale, an der Falx cerebri und tief im Süden, am Ganglion coccygeum impar.

Diese Art der Dysfunktion ist besonders aktiv als Prädispositionsfaktor für Komplikationen bei akuten Erkrankungen, welche die Anwendung einer spezifischen Behandlung am Krankenbett erfordern.

Die Dysfunktion einer Plattfuß-Hyperextension an der Wirbelsäule, mit ihrer im Fall von Akuterkrankungen stets vorhandenen erhöhten Spannung der anterioren Bänder und weiterer Gewebe, ist besonders deutlich bei Influenza. Die erhöhte Spannung besagter Bänder und Gewebe bei Influenza scheint jener Festigkeit zu ähneln, die man bei einem toten Körper vorfindet. Zum pathologischen Bild einer Influenza gehört auch die Steifheit der Crura diaphragmatica und ebenso der Ligamenti Arcuata *[Arci lumbocostales]*.

Ein derartiges Verständnis dieser bei bettpflichtigen Erkrankungen offensichtlich auftretenden Art von Dysfunktion bringt uns zu einer konstruktiven Kritik verschiedener Behandlungsmethoden bei einer erhöhten Spannung der Wirbelsäule. Eine Kontraindikation für die Anwendung von Hyperextension ist die zusätzlich

---

6. Argyrol bestand aus Silbernitrat, welches ein leichtes Silberprotein enthielt und aufgrund seiner antimikrobiellen Eigenschaften topisch verwendet wurde. Es wurde insbesondere bei Augen-, Nasen- und Halsentzündungen, aber auch gerne rektal, uretral und vaginal eingesetzt.

erhöhte Spannung der anterior gelegenen Bänder und anderer Gewebe, welche der in allen Fällen angestrebten Befreiung dieser Gewebe besonders im Weg steht. Ob die Hyperextension dabei spezifisch angewandt wird oder nicht, spielt dabei keine Rolle, denn sie führt zwangsläufig zur zusätzlichen Spannungserhöhung der anterior gelegenen Bänder und weiterer Gewebe in anderen, nicht gewollten Gebieten entlang der Wirbelsäule.

Aufgrund persönlicher Experimente mit einer Hyperextensionsbehandlung an meiner eigenen Wirbelsäule sowie an anderen Personen, bin ich der Ansicht, dass sämtliche Hyperextensionsmethoden als nachteilig einzustufen sind, egal ob sie direkt von einem Osteopathen auf einer osteopathischen Behandlungsbank oder auf andere Weise durchgeführt werden.

Offensichtlich haben wir einen besseren Weg gefunden: den Einsatz unseres Tastvermögens, mit dem Patienten in einer Flexionshaltung in Seitenlage. Dies ermöglicht ein „Ziehen der Dysfunktion nach posterior" in der Flexionshaltung, statt eines Forcierens nach anterior. Um zu verdeutlichen, was wir mit „nach posterior ziehen" in der Flexion meinen, stellen Sie sich den Patienten in einer „Hängematten-Aufhängung" vor. Das heißt, wir hängen ihn mit der Hängematte in Rückenlage zwischen zwei Behandlungstischen auf, wobei die Tischkanten als Auflagepunkt für den unteren Halsbereich und das Becken dienen. Auf diese Weise können wir erwarten, dass das Gesetz der Schwerkraft die Wirbelsäule, die ja flektiert ist, nach hinten zieht.

Sollten Sie dies selbst an Ihrer eigenen Wirbelsäule ausprobieren wollen, so werden Sie feststellen, dass die Schwerkraft die Wirbelsäule aktiv nach hinten zieht. Sie werden darüber hinaus eine Entspannung der vor der Wirbelsäule befindlichen Gewebe bemerken und sich nach der ermüdenden und anstrengenden Arbeit des Tages wieder erfrischt fühlen.

Im Gegensatz dazu bewirkt eine derartige Suspension in Bauchlage genau das Gegenteil, nämlich Müdigkeit. Dieses mentale Bild vor Augen, besuchen wir nun das Krankenbett und zeigen weitere Anwendungsbeispiele, bei denen der Patient in Flexionsstellung auf der Seite liegt.

Wir ziehen einen Schaukelstuhl zum Bett und füllen ihn bis zu den Armlehnen mit Kissen. Dann legen wir die „obere dorsale Hälfte" des Patienten auf die Armlehnen des Schaukelstuhls, wobei der Patient seitlich liegt. Wenn wir den Schaukelstuhl nun diagonal zur Seite des Bettes stellen, bringen wir den Patienten in eine Flexionsstellung und können ihn wie ein Pendel entweder vorwärts oder rückwärts schwingen. Jetzt lassen wir uns von unserer anatomisch-physiologischen Palpation führen und reduzieren die Dysfunktion über drei Fixpunkte. Genauso können wir auch die „untere Beckenhälfte" auf den Schaukelstuhl platzieren, da bettlägerige Patienten auf unsere professionelle Hilfe an beiden Enden angewiesen sind. Obwohl ich nun auch noch einen speziell eingerichteten Schaukelstuhl zur Verfügung habe, welchen ich zusammen mit meinem Behandlungstisch benutze, kann die Pendelmethode bei flektierter Lagerung am Krankenbett auch ohne Schaukelstuhl durchgeführt werden. Ich habe den Schaukelstuhl lediglich erwähnt, um die Vorgehensweise anschaulicher zu machen. Allerdings ist ein Schaukelstuhl, soweit vorhanden, in vieler Hinsicht von Vorteil.

Wie vielleicht erwartet, gewährleistet ein auf diese Weise bewirktes Lösen der erhöhten Spannung der anterior zur Wirbelsäule gelegenen Bänder und anderem Gewebe normalerweise auch eine Entspannung von posterior zur Wirbelsäule gelegenem Gewebe. Dies zeigt, dass die „öffnenden" Methoden, bekannt als „allgemeine Behandlungen", unnötig sind. Allgemeine Behandlungen sind bei Erkrankungen, welche Bettruhe notwendig machen, kontraindiziert, da sie einerseits überflüssig und andererseits nicht osteopathisch, mit einem anatomisch-physiologischen Touch, sind – es mangelt an Tastsinn. Um bei akuten Erkrankungen osteopathisch helfen zu können, benötigt man äußerste Geschicklichkeit und Begabung beim „Erfühlen der Gewebe" während jeder Bewegung. Das besondere Ziel ist das Lösen der Verspannung von anterior zur Wirbelsäule gelegenen Bändern und anderen Geweben, um damit einen normalen Zustand der Blut- und Lymphbahnen des Rückenmarks sicherzustellen sowie die Beseitigung störender Reflexwirkungen, durch die sympathischen Ganglien, zu bewirken.

Ein Lösen der Verspannung von anterior zur Wirbelsäule gelegenem Gewebe kann auch über andere Ansätze als durch eine zentrale Behandlung der Wirbelsäule erreicht werden. Bei der Darstellung anderer Behandlungswege muss man der großen Bedeutung des Diaphragmas Aufmerksamkeit schenken. Das heißt, seine normale Aktivität ist für die erfolgreiche Behandlung akuter Erkrankungen wichtig. Das Diaphragma ist der „Kolben" des großen „Verbrennungszylinders" unseres Körpers. Seine Crura sind die „Pleuelstangen", die vom Kolben zur „Kurbelwelle" in der Lendenwirbelsäule hinab führen. Seine Ligamenti arcuata entsprechen den „Kolbenringen". Die Lungen sind dann der große „Verbrennungsraum" des Zylinders, und der nasale Bereich der „Vergaser". Die „Zündung" und der „Anlasser" könnten sich dann irgendwo in der „Schale des Schädels" befinden. Wenn großer Druck auf die lumbale Kurbelwelle ausgeübt wird oder die Kolbenringe der Ligamenti arcuata unter hoher Spannung stehen, dann verliert der große Kompressionszylinder seine aktive Beweglichkeit.

Genau dies tritt unserer Vorstellung nach als Sekundärkomplikation auf, wenn die „Luft" der Influenza den „Vergaser erstickt". Bei Influenza und vielen anderen akuten Erkrankungen scheint es zu einer Inaktivität des Diaphragmas zu kommen, da die Crura und die Ligamenti arcuata anterior zur Wirbelsäule unter Spannung stehen. Erneut ergibt sich das Bild eines anterior zur Wirbelsäule verspannten Gewebes.

Wir bemühen uns, diese hohe Gewebespannung durch „Fühlen" spezifisch zu erreichen. Dieses „Fühlen" kann man als Beispiel beim Lösen der Ligamenti arcuata demonstrieren. Bei dieser Methode erfolgt die anatomisch-physiologische Berührung durch einen Finger oder den Daumen, der sich sanft um die zwölfte Rippe herum schiebt, sich dort bestimmt hält, während der Patient einatmet und sich weiter langsam nach oben und hinten vorarbeitet, während der Patient ausatmet.

Diese Methode hat zu überraschenden Erfolgen bei sekundären Komplikationen von Influenza geführt, wie zum Beispiel krampfartigem Diaphragma-Husten, Herzrhythmusstörungen, milden Herzgeräuschen, faszialen Zügen nach unten an der Halsmuskulatur sowie Atemschwierigkeiten. Zusätzlich kam es zur besseren Ausscheidung durch die Nieren; die Ausscheidung von erbsengroßen und einmal sogar bohnengroßen Nierensteinen eingeschlossen.

Der Bereich des Diaphragmas ist unseres Erachtens nach ebenso wichtig wie die obere Brusthälfte und sollte bei Erkrankungen, welche Bettruhe erfordern, nicht übersehen werden. Mit Ihrer eigenen anatomisch-physiologischen und osteopathischen Intelligenz verstehen Sie sehr gut, wie wichtig ein Lösen der verspannten Crura diaphragmatica als wissenschaftlich-therapeutische Maßnahme ist, um eine Verbesserung zahlreicher pathologischer oder funktioneller Beschwerden ober- oder unterhalb des Diaphragmas zu erreichen. Das Diaphragma spielt bei der physiologischen Steuerung der Blut- und Lymphströme, bei denen „der Beginn einer Veränderung" den Anstoß für eine Krankheit bedeutet, eine ebenso wichtige Rolle wie das Herz[7] Seine normale Aktivität ist eher eine verlässliche „lymphatische Pumpe" als die überall gelobte „Handpumpe". Offen gesagt, ist die Handpumpe für den Patienten ermüdend und für den „Pumpenden" harte Arbeit. In einem Fall von Bettruhe ist sie kontraindiziert. Nun, da ich meiner Zunge erlaubt habe unverblümt so weit zu gehen, will ich noch hinzufügen, dass dies auch für ambulante Fälle gilt. Damit wollen wir nicht sagen, dass die Handpumpe ineffektiv ist, sondern lediglich, dass es sich bei ihr nicht um eine osteopathische Technik handelt, da ihr die anatomisch-physiologische Berührung als Führung fehlt. Ein blindes Aneinanderreihen schneller Bewegungen nach oben und unten kann zur Irritation eines verborgenen Magengeschwürs und zu dessen plötzlichem vulkanartigen Aufbrechen führen – einer Blutung also, die dem Patienten, wenn Sie so wollen, eine sofortige Fahrkarte für eine stille Fahrt auf dem „Hausboot auf dem Styx" sichert. Da ich einmal bei einem derartigen Vulkanausbruch anwesend war, machte dieses Lehrstück nachhaltigen Eindruck auf mich. Die Lektion lautet: „Vorsichtiges Fahren" bei sämtlichen abdominalen Anwendungen!

Seine normale Aktivität ist eher eine verlässliche „lymphatische Pumpe" als die überall gelobte „Handpumpe". Offen gesagt, ist die Handpumpe für den Patienten ermüdend und für den „Pumpenden" harte Arbeit. In einem Fall von Bettruhe ist sie kontraindiziert. Nun, da ich meiner Zunge erlaubt habe unverblümt so weit zu gehen, will ich noch hinzufügen, dass dies auch für ambulante Fälle gilt. Damit wollen wir nicht sagen, dass die Handpumpe ineffektiv ist, sondern lediglich, dass es sich bei ihr nicht um eine osteopathische Technik handelt, da ihr die anatomisch-physiologische Berührung als Führung fehlt. Ein blindes Aneinanderreihen schneller Bewegungen nach oben und unten kann zur Irritation eines verborgenen Magengeschwürs und zu

---

7. Hier wird Bezug auf eine Aussage genommen, die Dr. Still zugeschrieben wird: „Sagen Sie mir, wann sich der Blutstrom ändert, und ich sage Ihnen, wann die Krankheit beginnt."

dessen plötzlichem vulkanartigen Aufbrechen führen – einer Blutung also, die dem Patienten, wenn Sie so wollen, eine sofortige Fahrkarte für eine stille Fahrt auf dem „Hausboot auf dem Styx" sichert. Da ich einmal bei einem derartigen Vulkanausbruch anwesend war, machte dieses Lehrstück nachhaltigen Eindruck auf mich. Die Lektion lautet: „Vorsichtiges Fahren" bei sämtlichen abdominalen Anwendungen!

Vorsichtiges Fahren hat etwas mit Motoren zu tun. Die obere Brusthälfte enthält einen Motor, der genauso interessant wie der Motor Ihres Autos ist. Dieser Vasomotor steuert die physiologische Zirkulation der Lymphe. Er leidet, wie Ihr Automotor, unter gelegentlichen Fehlfunktionen aufgrund von „hohem Spannungsverlust" durch lose Drahtverbindungen (oder Nervenverbindungen). Wissenschaftlicher ist es, diesen Vasomotor, welcher die Lymphbahnen kontrolliert, zu regulieren, indem man die knöchernen „Endstücke" in der oberen Hälfte des Rückens behandelt.

Diese Behandlung erspart ein unnötiges Zerlegen des Motors in seine Einzelteile, auf der Suche nach einem „Motorschaden", welcher in vielen Fällen überhaupt nicht existiert.

Wir vermeiden lokale Behandlungen im Bauchraum sooft sich uns andere Möglichkeiten bieten, wobei wir die Schaukelstuhl-Pendel-Methode, mit der man die Dysfunktion nach posterior zieht, als wissenschaftlicheren Ansatz betrachten. Mit dieser Methode wird eine deutlich bessere Entspannung der verspannten Crura diaphragmatica, der Ligamenti arcuata sowie weiterer Gewebe erreicht, die sich anterior zur Wirbelsäule befinden. Allerdings behandeln wir den Bauchraum auch lokal, wenn es als notwendig befunden wird. Dabei gehen wir aber sehr sanft vor, wie beispielsweise beim Halten und Liften des Sigmoids, oder beim Anheben des Colon ascendens aus dem Becken, wobei uns unsere anatomisch-physiologische Berührung leitet. Ein weiterer praktischer Ansatz zur Behandlung der Bauchorgane besteht darin, die elfte Rippe zu fassen und sie für die Dauer einiger Sekunden in ihrer Bewegung zurückzuhalten, was einen positiven Einfluss auf die Darmaktivität zu haben scheint. Tatsächlich können sowohl die falschen als auch die freien Rippenpaare auf diese Weise behandelt werden. In einem Fall führte das Halten und die Einschränkung der Bewegung der rechten zehnten Rippe innerhalb von wenigen Minuten zu einer schmerzfreien Ausscheidung der Gallensteine. Früher litt dieser Patient, trotz Injektionen, stundenlang an Schmerzen.

In anderen Fällen gab es einen Strain, hervorgerufen zum Beispiel durch das Herausziehen eines Pfostens aus der Erde, was zu einer Hyperextension der anterior zur Wirbelsäule befindlichen Muskulatur führte, insbesondere zu einem verspannten M. psoas major und M. iliacus. Hier hat das Liften der [*Psoas*-]Sehne, nahe ihrer Ansatzstelle am Femur, einem Patienten Erleichterung gebracht, dessen Leiden fälschlicherweise als Nierenstein diagnostiziert wurde. Dabei gab die Anamnese den entscheidenden differentialdiagnostischen Hinweis, welcher zwischen richtig und falsch entschied. Dasselbe Liften hat auch sonst zu einer Heilung von Fällen mit Ischiassyndrom, welche Bettruhe erforderten, geführt. Diese waren auch nach einer iliosakralen Korrektur hartnäckig geblieben. Wenn, wie bei akuter oder chronischer Appendizitis, Vorsicht geboten ist, beschränken wir unsere abdominalen Behandlungen auf den Bereich zwischen Rektum und Membrana obturatoria, wobei zwei intelligente Finger mit der Absicht nach oben wandern, die Gewebe sanft aus dem Becken zu liften.

Bestimmte Arten von Rippen-Dysfunktionen, bei welchen das Rippenköpfchen in die Vertiefung hinten in der dazugehörigen Gelenkhäfte zurückgetreten ist, verstärken die durch eine Hyperextension hervorgerufene erhöhte Spannung der anterior zur Wirbelsäule gelegenen Gewebe. In derartigen Fällen muss man sich im ersten Schritt um die Rippen-Dysfunktion kümmern. Eine Fixierung des Rippenköpfchens in der Vertiefung, hinter der halben Gelenkfläche, hält die Wirbelsäule in Hyperextension. Aufgrund der Fixierung ist diese Art von Rippen-Dysfunktion nur schwer zu behandeln, besonders wenn sie die obere Hälfte der Brustwirbelsäule betrifft.

Bei unserer Behandlungsmethode stellen wir uns die Rippe in der Form eines Hufeisens oder Wurfrings vor. Zur Veranschaulichung platzieren wir einen Arm des Hufeisens in eine Fehlstellung in die Vertiefung hinter der halben dazugehörigen Gelenkfläche, wobei das Tuberculum nahe dem benachbarten Proc. transversus ruht. Nun fassen wir den anderen Arm des Hufeisens und ziehen ihn nach posterior. Dabei stellen wir fest, dass sich der vertebrale Arm des Hufeisens aus der Vertiefung nach vorne in seine normale Position auf der halben Gelenkfläche bewegt. Die Rippenform ähnelt einem Hufeisen, wobei ein Arm länger und der andere wesentlich kürzer ist. Wenn sich das Rippenköpfchen in der beschriebenen Fehlstellung befindet, muss unsere Bewegung jener des Hufeisens ähneln.

Mit dem Patienten in Flexionsstellung und Seitenlage ergreifen wir eine Rippe mit einem oder zwei Fingern bestimmt an ihrem sternalen Ende und ziehen sie nach posterior, wobei intelligente Finger zur selben Zeit unter den zum betreffenden Rippengelenk gehörigen Proc. spinosi der Wirbelsäule lateral liften. Dieses laterale Liften der Proc. spinosi rotiert die betroffenen Wirbelkörper weg vom Rippenköpfchen, wobei die Vertiefung nach vorne gebracht wird, während das Rippenköpfchen, geführt durch das Erfühlen des Gewebes, nach außen gleitet.

Die bei der Behandlung derartiger Rippen-Dysfunktionen mithilfe der Hufeisen-Methode gesammelten Erfahrungen haben zur Entwicklung einer Vorgehensweise am Krankenbett geführt, die bei Pneumonie eine wirkungsvolle Entspannung der oberen Brusthälfte bewirkt. Dabei wird das Bettlaken um die obere Brusthälfte gelegt und weicher Druck, ähnlich wie bei einem Druckverband, verabreicht – vorausgesetzt, es liegen keine Rippen-Dysfunktionen vor. Die Rippen werden durch den Andruck des Druckverbandes wie bei der Hufeisen-Methode nach posterior gezogen, wodurch die Rippenköpfchen an ihren vertebralen Gelenkverbindungen nach außen und vorne gleiten und so eine Entspannung des anterior zur Wirbelsäule befindlichen Gangliongewebes in der oberen Brusthälfte sicherstellen.

Wir verwenden den Druckverband auch als wirksamen „Handgriff", um die obere Brusthälfte in die gewünschte Flexion zu bringen. So wird eine größtmögliche Entspannung der bei Akuterkrankungen so offensichtlich vorliegenden erhöhten Spannung von anterior gelegenen Bändern und anderen Geweben gewährleistet. Eine Anwendung in der unteren Brusthälfte hat sich bei Pleuritis ebenso als vorteilhaft erwiesen. Der Druckverband wird sich auch im Beckenbereich als praktische Methode erweisen.

Bei einer Behandlung im Halsbereich wird der Patient um Mithilfe gebeten, da es wichtig ist, jede unnötige Belastung für das empfindliche Knochen- und Muskelgewebe zu vermeiden oder auf ein Minimum zu begrenzen. So sollte beispielsweise der Patient selbst seinen Hals strecken, während der Behandler das muskuläre oder knöcherne Gewebe festhält. Der Patient wird gebeten, den Hals wie eine Schildkröte zu strecken und dabei seinen „Panzer", also den Körper, während des Streckens hinter sich zu lassen, wobei darauf zu achten ist, dass er das Kinn nicht anhebt oder das Os occipitale überstreckt. Der Patient streckt also seinen Hals lediglich in halbgebeugter Stellung, während der Tastsinn des Behandlers ohne Rucken und Zerren die angemessene Richtung der Korrektur herausfühlt und bestimmt festhält, während sich der Patient wieder aus der Streckung entspannt. Wenn sich die Möglichkeit bietet, hat eine Fehlorientierung der Knochen die natürliche Angewohnheit sich durch ihr eigenes Bewegungspotenzial in den Normalzustand zurückzubegeben. Äußerstes Feingefühl ist bei der Behandlung sämtlicher Gewebe im Halsbereich geboten. In manchen Fällen bitten wir den Patienten, sich auf die Bettkante zu setzen, beide Hände auf die Schultern des Behandlers zu legen, den Körper nach vorne zu beugen, wobei das Gewicht des Körpers vollständig auf den Armen ruht, und den Kopf hängen zu lassen. Sodann legen wir beide Daumen so weit unten wie möglich an die Seiten der Trachea, oder auf dazugehöriges und augenscheinlich verspanntes Gewebe, und halten dann bestimmt mit den Daumen fest, während sich der Patient mit noch immer gebeugtem Kopf wieder in die Sitzstellung aufrichtet. Ziel der Bemühungen ist es, das vor der Wirbelsäule liegende Gewebe zu befreien, welches bei Akuterkrankungen häufig unter erhöhter Spannung steht.

Clavicular-akromial-sternale Fehlstellungen, die fälschlicherweise als brachiale Neuritis diagnostiziert wurden, erfordern gelegentlich eine osteopathische Behandlung am Krankenbett. Die clavicular-akromial-sternale Fehlstellung ist wohl eher als „acromioclavicular" bekannt, allerdings gehört zu dieser Dysfunktion offensichtlich auch eine Fehlstellung an der sternoclavicularen Gelenkverbindung. Es findet sich jedenfalls eine Fehlstellung an beiden Enden der Clavicula. Die zur Korrektur eingesetzte Methode erfordert den Einsatz unseres Tastsinnes an beiden Gelenken gleichzeitig. Wir erreichen dies, indem wir den Patienten an die Bettkante setzen, ihn seine Hände auf unsere Schultern legen und sich nach vorne beugen lassen. Hängt die Dysfunktion beispielsweise mit der rechten Clavicula zusammen, halten wir mit den linken Fingern das akromiale und mit den rechten Fingern das sternale Ende. Daraufhin dreht der Patient seinen Körper langsam nach links, was zu der gewünschten Separation beider Gelenkverbindungen der Clavicula führt. Unter der Führung unserer anatomisch-physiologischen Berührung erfolgt eine simultane Korrektur beider Gelenke.

Die gleiche Sitzposition am Bett, bei welcher die Arme des Patienten auf den Schultern des Behandlers ruhen, ist auch auf eine Korrektur der oberen Rippen übertragbar. Befindet sich die Rippen-Dysfunktion auf der rechten Seite, fixiert der Behandler das sternale Ende mit seinen Fingern, während der Patient seinen Körper nach links dreht. Dadurch dreht sich der Wirbelkörper weg vom Rippenköpfchen und wird so aus seiner Fehlstellung in der Vertiefung hinter der halben Gelenkfläche gehoben. Man könnte dies simultane Separation beider Gelenke mit simultaner Korrektur nennen, wie es auch am Beispiel der clavicular-akromial-sternalen Fehlstellung gezeigt wurde. Jedoch fehlt dieser Methode die Führung durch den Tastsinn an beiden Gelenken.

Es ist bekannt, dass iliosakrale Fehlstellungen durch Reiten auf einem Pferd mit Sattel korrigiert wurden. Wenn eine Indikation zur iliosakralen Korrektur in Rückenlage vorliegt, wie dies häufig bei Fällen von Bettruhe der Fall ist, kann die Krankenschwester uns unterstützen, indem sie die unteren Extremitäten des Patienten so abduziert, als ob er auf einem Pferd säße. Das heißt, sie geht uns erst dann zur Hand, wenn wir unsere Hände wie ein Sattel am Patienten angelegt haben. Wir erreichen dies, indem wir eine Hand unter das Sakrum und die andere über den Arcus pubis legen, und sie verschränken; die Handfläche der unteren Hand hält dabei das Sakrum, so wie der hintere Anteil des Sattels und drückt nach anterior, während das Handgelenk der oberen Hand den Arcus pubis fixiert und diesen nach oben und posterior nimmt. Nun führt die Krankenschwester die Abduktion durch, wobei sie gleichzeitig nach oben schiebt. Im oben erwähnten Ritt, bei dem eine Korrektur geschah, schmiegte sich der hintere Anteil des Sattels offensichtlich fixierend ans Sakrum, wohingegen der Pubis vorne vom erhöhten Anteil des Sattels gehalten wurde. So war es möglich, dass beim Galoppieren gleichzeitig von posterior und anterior Druck ausgeübt wurde, während die Beine durch den Sattel abduziert und über die Steigbügel nach oben gedrückt wurden. Als Bestätigung für diese Methode gibt es einen Fall von einer schweren uterinen Blutung, welcher durch diese „Sattel-Methode" gelindert wurde. In einem weiteren Fall, bei dem das Einführen eines Katheters kontraindiziert war, erwies sie sich als hilfreiche Unterstützung. Dieser Methode mangelt es jedoch an der Anwendung des Tastsinnes, weshalb sie nur bei Notfällen am Krankenbett, in welchem der Patient auf dem Rücken liegt, zu empfehlen ist.

Ich denke, dass wahrscheinlich die so deutlich bei Influenza erkennbaren Effekte der erhöhten Gewebespannung durch die Falx cerebri und das Tentorium cerebelli ausgelöst werden und zu einer Restriktion der Abflusskanäle am Foramen jugularis und im retronasalen Bereich führen. Ebenso, dass es sekundär zu einer weiteren erhöhten Spannung an dem vor der Wirbelsäule gelegenen Gewebe kommt. Deshalb suche ich nach einem spezifischen Verfahren, um die primäre erhöhte Gewebespannung zu

## II. Einige Gedanken

behandeln. Bitte denken Sie nun sorgfältig über die folgenden ein bis zwei Absätze nach, welche mit meinem persönlichen Hobby, dem Experimentieren, zu tun haben.

Während Daumen und Finger einer Hand das Os frontale etwas rechts und links der Orbitae, und Daumen und Finger der anderen Hand die Proc. mastoidei der Ossa temporalia halten, unterstützt Sie der Patient, indem er mit dem Nacken nach oben schiebt. Wenn Sie Ihre Vorstellungskraft so weit ausdehnen können, zeigt uns das mentale Bild ein Liften des Os frontale nach vorne und der Proc. mastoidei nach hinten, wobei sich die Partes squamosae der Ossa temporalia, wie die Kiemen eines Fisches, seitlich öffnen. Gleichzeitig schiebt der Proc. basilaris des Os occipitale das Os sphenoidale nach oben und vorne. Damit werden die wichtigsten Abflusskanäle des menschlichen Systems, die Foramina jugulares und die benachbarten Gewebe des retronasalen Bereiches befreit. Bei einer Gelegenheit folgte dieser experimentellen anatomisch-physiologischen Behandlungsmethode die plötzliche Ausscheidung zweier großer Nasenpolypen.

Eine andere Möglichkeit ist folgende: Wenn man die Proc. mastoidei mit den Handflächen ergreift und nach innen und unten drückt, während der Patient seinen Nacken lang macht, scheint man dadurch offensichtlich die Tür zur „Kuckucksuhr" (der Pars squamosa der Ossa temporalia) zu öffnen, wobei uns unsere Vorstellungskraft zeigt, wie die Partes petrosae der Ossa temporalia vom Proc. basilaris des Os occipitale wegschwingen, und sich somit die Blut- und Lymphbahnen öffnen. Hier werden große Möglichkeiten bei der Behandlung psychologischer Fälle aufgezeigt. Als Bestätigung haben wir mit Genugtuung eine Rückkehr des normalen Augen- und Gesichtsausdrucks sowie eine Änderung des Herzrhythmus festgestellt.

Bei anderen Gelegenheiten habe ich auf die Proc. mastoidei der Ossa temporalia einen lateralen Druck nach außen und auf die Arci zygomatici einen Druck nach oben ausgeübt, mit dem mentalen Bild der Partes squamosae der Ossa temporalia, wie sie, anstatt sich wie die Kiemen eines Fisches lateral zu öffnen, an ihren abgeschrägten Gelenkverbindungen entlang glitten. Gleichzeitig sah ich im Geiste, wie der Proc. basilaris des Os occipitale, gefolgt vom Dorsum sellae des Os sphenoidale, nach posterior und unten zurücktrat. Diese Bewegung führte zu einer Erweiterung der Foramina jugulares, während die Proc. pterygoidei des Os sphenoidale sich minimal hin und her bewegten und dadurch ein Lösen der erhöhten Gewebespannung im retronasalen Bereich bewirkten. Nach diesen Experimenten glaube ich, dass diese Behandlungsmethode gute Ergebnisse bringt. Es gab positive Rückmeldungen in Fällen von Augen-, Ohren- und Nasen-Problemen, und es weist auf die Möglichkeit eines osteopathischen Spezialfachs hin.

In Zusammenhang mit diesen Experimenten könnte man ein paar Worte über mögliche physiologische Bewegungen in den Schädelgelenken sagen, wenn es nicht wahrscheinlich wäre, dass meine Zuhörer hinsichtlich physiologischer Bewegungen an den Iliosakralgelenken ebenso skeptisch wie Ärzte reagieren. Stellen wir uns einmal vor, dass die Falx cerebri und das Tentorium cerebelli mit den Schädelgelenken zusammenarbeiten und physiologische, rhythmische Bewegungen zusammen mit jenen des Diaphragmas ausführen. Bei dieser Bewegung kann man möglicherweise erkennen, wie die Proc. mastoidei der Ossa temporalia beim Ausatmen lateral nach außen expandieren oder rotieren und beim Einatmen wieder nach innen zurückkehren, im Zusammenwirken mit anderen kranialen Gelenken; und all das zur Akkomodation des Blut- und Lymphflusses. Die an mancher Stelle schwalbenschwanzähnlichen Suturen des Schädels und an anderer Stelle abgeschrägten Gelenkverbindungen führen einen zusammen mit anatomisch-physiologischen Experimenten immer weiter und weiter zu der Möglichkeit hin, durch stetiges „Weitergraben" in den „Löchern" und Gelenken der Schädelsphäre mehr vom „Schwanz" des „Eichhörnchens im Baumloch" des Alten Doktors zu entdecken.[8]

Bisher haben wir unsere Behandlungsmethoden hauptsächlich bei Folgen von Influenza eingesetzt, wie beispielsweise bei erhöhter Spannung der vor der Wirbelsäule gelegenen Bänder und weiterem Gewebe. Wenn wir nun mehr über den Zusammenhang zwischen der Falx cerebri, dem Tentorium cerebelli und den Schädelgelenken wissen, wird es uns vielleicht möglich sein, Folgen von erhöhter Gewebespannung effizienter und spezifischer zu behandeln. Die Falx cerebri und das Tentorium cerebelli haben vielleicht noch andere physiologische Aufgaben, als lediglich Trennwände zu sein, die eine Verschiebung des Gehirninhalts verhindern. Auf jeden Fall ist dies ein interessanter Forschungsansatz.

Laut zuverlässiger Autoritäten beginnen die membranösen Suturen im Alter von vierzig Jahren zu verknöchern. Falls Sie Interesse daran haben, diese Suturen auch noch während der Verknöcherungsphase (laut *Applied Anatomy* von Davis bis zum 80. Lebensjahr) beweglich zu erhalten, könnte Ihnen folgende Übung als Forschungsexperiment von Nutzen sein. Auf alle Fälle unterstützt diese Übung die Versorgung und Erfrischung der Gehirnzellen mit einem sauberen arteriellen Strom – wenn nicht sogar mehr:

Gehen Sie hinaus an die frische Luft und atmen Sie tief und langsam aus. Wenn das Diaphragma nach oben steigt, nehmen Sie den Kopf nach unten. Bringen Sie dabei die Proc. mastoidei der Ossa temporalia simultan nach lateral. Halten Sie für einen kurzen Moment inne. Dann atmen Sie langsam wieder ein, und während das Diaphragma nach unten sinkt, strecken Sie den Hals und bringen Sie die Proc. mastoidei simultan nach innen.

Meiner Ansicht nach bedeutet eine Spannung der Falx cerebri und des Tentorium cerebelli mit gleichzeitiger Einschränkung der physiologischen Bewegung am Foramen jugulare und im Gewebe des retronasalen Bereichs, dass die Drainage aus Gehirn und Gesichtsbereich nicht ausreichend ist.

Eine vollständige Drainage der Gehirnregion, vor der Zufuhr von frischem arteriellen Blut, ist unbedingt nötig, genauso wie das Ablassen alten Öls aus dem Kurbelgehäuse eines Automotors vor dem Einfüllen von neuem Öl. Man tut dem Motor nichts Gutes, wenn man vier Litern verbrauchten Öls einen Liter neues Öl hin-

---

8. Dr. A. T. Still (der respektvoll als der Alte Doktor bezeichnet wurde), betrachtete die Osteopathie als eine Wissenschaft, eine Philosophie und eine Kunst, deren Potenzial noch nicht vollständig erkannt worden war, gerade so, wie ein Eichhörnchen, das nur teilweise in einem Baumloch zu sehen ist und daher noch nicht ganz zu erfassen ist. Seiner Ansicht nach war momentan lediglich der Schwanz des Eichhörnchens sichtbar.

zufügt. Gleiches gilt für das Gehirn. Fügt man einer größeren Menge verbrauchtem venösen Blutes eine kleinere Menge frischen Blutes hinzu, ölt man die Gehirnzellen nur unzureichend – deshalb ist es wichtig nach dem Ausatmen innezuhalten, damit das venöse Blut vollständig abfließen kann, bevor man den „Denk-Tank" mit frischem und reinem arteriellen Gleitmittel auffüllt. Die Pause hält das Foramen jugulare „weit geöffnet", das retronasale Gewebe in Entspannung, und eine vollständige Drainage kann stattfinden.

Als der GROSSE ARCHITEKT den knöchernen jugularen Kanal zwischen Ossa temporalia und Os occipitale mit gleichen Anteilen plante, traf ER wahrscheinlich Vorkehrungen für eine physiologische Expansionsmöglichkeit durch eine Rotationsbewegung ihrer Gelenke, sodass das Foramen jugularis in seiner Gelenkform den spinalen Foramina gleicht. Eine Restriktion in der Rotation und Expansionsmöglichkeit der Gelenke am Foramen jugulare erfordert ähnliche osteopathische Überlegungen wie bei einer knöchernen atlantookzipitalen Fehlstellung. Unserer Ansicht nach ist eine Restriktion des Foramen jugulare insofern wichtiger als die atlantookzipitale Fehlstellung, da es sich hierbei um eine Behinderung des venösen Abflusses aus den inneren Bereichen des Schädels handelt.

Die Gelenkverbindungen der Gesichtsknochen bieten ebenfalls Ansatzpunkte für osteopathische Forschung, die zu osteopathischen Behandlungen bei Heuschnupfen und anderen lokalen Erkrankungen führen könnten. Lon Chaney, einst ein in Filmen zu bewundernder Grimassenschneider, konnte seine Ossa zygomatica mit Leichtigkeit bewegen. Versuchsweise kann man den eigenen Arcus zygomaticus und die Maxilla unterhalb ihrer Verbindungsstelle anfassen und beide Knochen sanft nach vorne und oben liften und so einen positiven Einfluss auf die Ducti lacrimosi sowie die nasalen und retronasalen Bereiche ausüben.

Meinen Bemerkungen über die laterale Rotation und Expansion der Proc. mastoidei der Ossa temporalia beim Ausatmen kann ich vielleicht hinzufügen, dass die Arci zygomaticorum simultan die Ossa zygomatica und diese wiederum die Maxillae neigen, während auch eine entsprechende Bewegung in Relation zur Ala major des Os sphenoidale stattfindet. Die angedeutete physiologische Bewegung der Gesichtsknochen beim Ausatmen ist für eine normale Drainage der Blut- und Lymphbahnen in Bezug auf die orbitalen, nasalen und retronasalen Bereiche essenziell. Bei akuten Erkrankungen findet man Anzeichen für eine Restriktion dieser normalen Gelenkbewegung.

Beachten Sie abschließend, dass ich sehr häufig das Wort „offensichtlich" verwendet habe. Mein Hauptanliegen ist es, Sie zum Nachdenken über die vor der Wirbelsäule gelegenen Gewebe in Fällen von akuten Erkrankungen anzuregen, insbesondere bei Influenza. Außerdem möchte ich dazu ermuntern, dass beim Behandeln das Fühlen des Gewebes noch mehr kultiviert wird. Die Palpation des Gewebes ist ein nahezu unvergleichliches Spezialfach. Sie ist bei größeren und kleineren chirurgischen Eingriffen ebenso unerlässlich wie bei der Behandlung von Muskel- und Knochengewebe. Das Gewebe zu spüren ist ein Dienst, den wir durch die intelligente Anwendung unserer ausgebildeten anatomisch-physiologischen Berührung bei Diagnose und Behandlung ausüben. Es ist keine „blinde Behandlung". Osteopathisch zu dienen, bedeutet mehr an anatomisch-physiologischer Berührung bei der Diagnose, mehr an anatomisch-physiologischer Berührung während der Behandlung und weniger blinde Manipulationen.

Plattfuß-Dysfunktionen der Wirbelsäule sind weit verbreitet. Diese Dysfunktionen, bei denen es sich nicht um knöcherne Fehlstellungen, sondern eher um Hyperextensions-Strains handelt, werden bei der osteopathischen Untersuchung häufig übersehen. Zu diesen Plattfuß-Dysfunktionen gehört die erhöhte Spannung von vor der Wirbelsäule gelegenen Bändern und anderem Gewebe. Sie haben daher im Vergleich zu knöchernen Fehlstellungen als ätiologischer Faktor eine größere Bedeutung. Obwohl diese erhöhte Spannung der Bänder und anderer Gewebe häufig auf die berufsbedingte Routine zurückzuführen ist, tritt sie häufig auch im Fahrwasser akuter Erkrankungen, insbesondere bei Influenza auf. Bei akuten Erkrankungen beschränken wir uns auf die Behandlung von Folgen, das heißt, auf ein Lösen der vor der Wirbelsäule gelegenen angespannten Gewebe.

Es ist möglich, dass diese Folgen der erhöhten Gewebespannung, im Rahmen akuter Erkrankungen ihren Ursprung in der Falx cerebri und dem Tentorium cerebelli haben, und dass sekundär dazu die Spannung an dem anterior zur Wirbelsäule gelegenen Gewebe auftritt. Ein tieferes Verständnis der Funktionen der Falx cerebri und des Tentorium cerebelli in Verbindung mit den Bewegungen der Schädelgelenke, die den Bewegungen des Diaphragmas rhythmisch folgen, könnte uns zu einer effektiven und spezifischen Behandlungsmethode derartiger Gewebespannungseffekte bei akuten Erkrankungen führen.

Experimentelle Behandlungen über die Schädelgelenke zeigen uns neue Möglichkeiten. Das alte Hausmittel für Kopfschmerzen bietet einen interessanten Hinweis. Hier wurde der Kopf mit einer Bandage umwickelt, kombiniert mit sanftem Druck auf Os frontale, Os occipitale und die Proc. mastoidei der Ossa temporalia, und diese wurden nach unten und nach oben gezogen, wie man einen engen Hut abwechselnd auf- und absetzt. Bei dieser Technik ist eine Flexionsstellung zu empfehlen; Extensionsstellungen verstärken häufig die Gewebespannung. Den Plattfuß-Bereich in Flexionsstellung nach posterior zu ziehen ist spezifisch. Allgemeine und deblockierende Methoden sind hingegen unspezifisch und unnötig.

## II. Einige Gedanken

## 4. Neue Möglichkeiten, eröffnet

### durch die Schädelbasisgelenke der „Schädelschale"

*Im Jahr 1929, als Dr. John A. MacDonald aus Boston, Massachusetts, Präsident der American Osteopathic Association war, riet er Dr. Sutherland dazu, dem Vorsitzenden des Bureau of Professional Development den folgenden Artikel vorzulegen, damit er von fünf namentlich nicht benannten Mitgliedern des Bureau gelesen werde. Das Manuskript war bereits in früheren Jahren an das Journal of Osteopathy geschickt, aber nicht angenommen worden. Dr. MacDonalds Absicht war es, zum beiderseitigen Vorteil Interesse, Neugierde und eine kritische Diskussion anzuregen. Er persönlich war an dieser Thematik aufrichtig interessiert. Die Antwort der fünf Bureau-Mitglieder, die anderthalb Jahre später eintraf, hatte eine Spannweite von ausnehmend deutlicher Skepsis bis zu „es regt zum Studium an". Diese Niederschrift der kranialen Gedanken Dr. Sutherlands bildete seinen ersten schriftlichen Kontakt mit der nationalen Organisation überhaupt.*

Ein Diskussionsbeitrag, der in einer unserer ältesten Zeitschriften erschien, weist darauf hin, dass Pharmakologie und Prohibition eng miteinander verwendet sind, soweit es endlose Diskussionen und Auseinandersetzungen angeht. Der Autor ist geneigt zu denken, dass hier wertvoller Platz auf eine fruchtlose und am Ende ungelöste Meinungsverschiedenheit verschwendet wird. Warum diesen wertvollen Platz nicht dem Studium von und einer Auseinandersetzung über Gewebedetails widmen, die im Zusammenhang mit den Gelenken der Wirbelsäule und des Schädels stehen? Wenn es Osteopathen gelingen soll, den „Schwanz" des „Eichhörnchens im Baumloch" aus der Geschichte des Alten Doktors besser festzuhalten, dann ist es notwendig, unablässig „weiterzugraben".[9]

Die Artikel Dr. Albert E. Guys aus Paris, Frankreich, über das Thema „Mechanik der Wirbelsäule", welche in der Zeitschrift der American Osteopathic Association erschienen, zeigen uns interessante Ansätze für eine Forschungsreise in die Baumlöcher des Alten Doktors.[10]

Um Studien und Debatten anzuregen, lenkt der Autor unsere Aufmerksamkeit auf die zahlreichen knöchernen Foramina, in Zusammenhang mit den basilaren Gelenken der Schädelknochen. Und um dieses Studium und die Debatte interessanter zu machen, behauptet er, die Beweglichkeit der basilaren Gelenke demonstrieren zu können. Außerdem kommt es, bei einer derartigen Behandlung, auch zur Lösung der erhöhten Spannung von Muskeln und Bändern im Hals- und Nackenbereich – obwohl

---

**9.** Dr. A. T. Still (der respektvoll als der Alte Doktor bezeichnet wurde), betrachtete die Osteopathie als eine Wissenschaft, eine Philosophie und eine Kunst, deren Potenzial noch nicht vollständig erkannt worden war, gerade so wie ein Eichhörnchen, welches nur teilweise in einem Baumloch sichtbar ist und daher nicht als Ganzes zu erkennen. Seiner Ansicht nach war momentan lediglich der Schwanz des Eichhörnchens sichtbar.

**10.** Die Artikel erschienen in der JAOA von Juli 1930 bis März 1931. Dr. Guy kam ursprünglich aus Paris, Frankreich. Nach dem ersten Weltkrieg besuchte er seinen Sohn an der American School of Osteopathy und war anscheinend ziemlich beeindruckt. Er emigrierte anschließend in die Vereinigten Staaten und schrieb sich selbst an der Schule ein.

es eine Behandlung ist, welche vollkommen spezifisch auf die Beweglichkeit der basilaren Gelenke wirkt, ohne jegliche Berücksichtigung oder Manipulation der atlantookzipitalen oder anderer zervikaler Gewebe. Bei der Behandlungsdemonstration gibt es zudem ein Anzeichen für die Normalisierung der Versorgung physiologischer Zentren innerhalb der Medulla oblongata. Wir neigen zu sehr dazu, nur anerkannte Texte zu akzeptieren und Schlüssen aus kalten Leichen zu ziehen. Dr. Still argumentierte durch Beweisführung an lebenden Strukturen und demonstrierte so die Beweglichkeit des Iliosakralgelenkes.

Jemand schrieb einmal: „Dem Träumer, der arbeiten kann, und dem Arbeiter, der träumen kann, gibt das Leben alles". Es wird nötig, beim Studium der Lebenskräfte unseres Körpers zu träumen und unsere Vorstellungskraft zu erweitern.

Über die Falx cerebri und das Tentorium cerebelli ist nur wenig bekannt, mit Ausnahme von Textaussagen wie: „... Trennwände, die verhindern, dass sich die Gehirnmasse verschiebt".

Es ist natürlich bekannt, dass diese Gewebe mit der Dura mater kontinuierlich sind, dass sie die duralen Gefäßkanäle mit bilden und so weiter. Aber warum ist die Falx cerebri mit der Crista galli des Os ethmoidale verbunden? Um den Traum zu beginnen, könnte man sich vorstellen, dass die Falx wie das Seil einer Zugglocke arbeitet und das Os ethmoidale vor- und zurückschwingt. Stellen Sie sich dann vor, dass die Falx und das Tentorium automatisch mit den Schädelbasisgelenken in Form einer physiologischen Bewegung und im Rhythmus des Diaphragmas zusammenarbeiten. Zum Beispiel kann man sich vorstellen, wie eine Influenza durch den nasalen Bereich eintritt und mit ihrer verspannenden Wirkung auf die Körpergewebe beginnt; zuerst in der Falx, wo sie eine Spannung auslöst, und von dort aus weiter zur Dura mater, wo sie eine Unbeweglichkeit der Schädelbasisgelenke verursacht – eine derartige Verspannung der Falx und des duralen Gewebes sowie die Unbeweglichkeit der Schädelbasisgelenke behindert die vaskulären Abflusskanäle und stört so die Zentren der normalen Physiologie in der Medulla oblongata. Wenn man so denkt, bedeutet eine spezifische Behandlung zur Wiederherstellung der Beweglichkeit an den Schädelbasisgelenken möglicherweise eine spezifischere Behandlung von Influenza und vielen anderen akuten Erkrankungen.

Abgesehen von schlechten Zähnen oder pathologischen Mandeln, denke ich, dass die meisten Verspannungen der Muskeln und Bänder der zervikalen Region ihre Ursache irgendwo innerhalb des Schädels haben, und dass dementsprechend eine spezifische Behandlung vorgenommen werden sollte.

Ich kann dies anhand eines schweren Falls von Torticollis darlegen, gelöst durch eine einzige spezifische Behandlung, bei welcher die Beweglichkeit der Schädelbasisgelenke wiederhergestellt wurde. Dieser Fall war sogar so akut, dass eine Behandlung des Halses oder der oberen Brustwirbelsäule kontraindiziert schien. Auch gab es kein Anzeichen für eine Pathologie der Mandeln, des Os mastoideum oder der Zähne. Vermutlich lag die Ursache in diesem Fall von akutem Schiefhals innerhalb des Schädels, möglicherweise durch eine Grippe ausgelöst. Ich könnte noch weitere Beispiele anführen, aber ich denke es ist bereits genug gesagt worden, um Gedanken und eine Debatte in diese Richtung mit ihren viel versprechenden Möglichkeiten anzuregen.

## 5. Schädel-Ideen

*Von „Blunt Bone Bill D. O.", einem „Oldtimer" aus Minnesota.*

*Die folgenden sechs Artikel wurden erstmals 1931 in der Juli-, August-, September,-, Oktober-, November- und Dezemberausgabe von The Northwest Bulletin veröffentlicht, einer monatlich erscheinenden Zeitschrift der Minnesota State Osteopathic Association, welche an Mitglieder der osteopathischen Profession in mehreren Staaten des mittleren Westens geschickt wurde*
*„Schädel-Ideen" war eine Kolumne, welche als Antwort auf die Bitte hin entstand, Dr. Sutherland möge doch regelmäßig einen Beitrag für das Bulletin schreiben. Er erklärte sich unter der Voraussetzung dazu bereit, dass seine Beiträge anonym blieben, indem er das Pseudonym „Blunt Bone Bill" verwendete. Seine Identität blieb geheim, bis der Herausgeber auf einer Aufklärung bestand, da die bei ihm eingegangenen Briefe eine direktere Kommunikation erforderten, welche in der Anonymität nicht möglich war.*
*Es gab zwar nicht viele Anfragen, aber diese führten dennoch zu einem beträchtlichen Interesse an der Thematik der Kolumne. Dies wiederum führte zu Vorträgen in mehreren Staaten und weiteren Interessensbekundungen.*

### 5.1   Juli 1931

Die „Schädel-Ideen" sind visionär, sie blicken sowohl zurück als auch nach vorne.

♦

Der Sattel des Os sphenoidale ist nicht zum Sitzen gedacht, obwohl er genau auf Augenhöhe liegt und man daher bei einer Ausfahrt einen tollen Ausblick hätte. Warum aber gibt es dann diese wundervolle Anlage am Ansatz des Tentoriums?

♦

Die Crista galli gibt dem Menschen nicht das Recht zu krähen, aber was hat es mit der Falx und ihrem eigenartigen Ansatz auf sich? Ist sie das Seil einer Lokomotiven-Glocke, welche das Os ethmoidale beim Niesen nach außen schwingt?

♦

*Warum* gibt es die Falx und das Tentorium überhaupt? Es ist besser, jetzt nicht mit dem Schreiben aufzuhören. Weise ist es, ein kleines Forschungsschiff durch die Gefäßkanäle zu schicken.

♦

... die unerfreulichen Auswirkungen des Schwitzkastengriffes eines Ringers mit ihren schlimmen Folgen sind vielleicht ein Hinweis darauf, dass man über Gelenkstrains oberhalb der okzipitoatlantalen Region nachdenken sollte.

♦

Durch einen ungeschickten Kontakt mit der Geburtszange am kindlichen Schädel – und im Gegensatz zur geschickten Anwendung dieser Technik durch viele Geburtshelfer – kann es zu einem Gelenkstrain oberhalb der okzipitoatlantalen Region kommen. Genauer gesagt zu membranösen Gelenkstrains, welche als Prädispositionsfaktoren weiter bestehen können.

◆

Auch im Falle eines eingekeilten Zahnes, der unter Einsatz „einfrierender" Anästhetika zahnchirurgisch gekonnt operiert wird, kommt es unter Umständen zu einem Gelenkstrain oberhalb der okzipitoatlantalen Region. Ernsthafte und schmerzhafte Komplikationen von zweiwöchiger Dauer wurden durch eine sanfte Behandlung mit einem Finger zwischen Maxilla und dem Proc. pterygoideus des Os sphenoidale unmittelbar geheilt.

◆

Ebenso im Falle eines Mandibula-Kontakts mit dem harten Straßenpflaster, kann es zu einem Gelenkstrain oberhalb der okzipitoatlantalen Region kommen.

◆

Können Gelenkstrains oberhalb der okzipitoatlantalen Region osteopathisch behandelt werden?

◆

Das reicht fürs Erste. Mehr gibt es auf Anfrage, wenn Sie einen Brief an den Chefredakteur schicken. Sonst wird geschwiegen.

◆

„Glauben oder Nicht-Glauben": So visionär diese „Schädel-Ideen" auch erscheinen mögen, es finden sich doch einige *fundamentale* Wahrheiten darin.

## 5.2. AUGUST 1931

Wenn wir uns eine Rotation oder ein Verdrehen des Os occipitale zwischen den Ossa temporalia vorzustellen könnten – auf der einen Seite nach anterior und auf der anderen nach posterior – fänden wir höchstwahrscheinlich eine Funktionseinschränkung oder Fehlstellung in der Gelenkverbindung zwischen Pars petrosa der Ossa temporalia und Proc. basilaris des Os occipitale. Bei einer Untersuchung des gesamten Schädels am leblosen Kadaver kommt man zu dem Schluss, dass dies unmöglich ist. Eine Beobachtung am lebenden Modell weist jedoch darauf hin, dass es *möglich* ist. Experimente in diesem Sinne ermutigen zu weiterer Forschung.

◆

Der anatomisch als Foramen jugulare bekannte Ausgang wird jeweils zur Hälfte von der Pars petrosa und dem Proc. basilaris in einer knöchernen Gelenk-Kooperation gebildet ähnlich jenen Gelenkverbindungen, die man bei der Konstruktion der

Foramina der Wirbelsäule antrifft, welche auch aus jeweils zwei Teilen bestehen. Vorausgesetzt, dass eine Funktionseinschränkung oder Fehlstellung in der Gelenkverbindung zwischen der Pars petrosa und dem Proc. basilaris möglich ist, können wir uns eine Störung des venösen Abflusses und den Beginn einer intrakranialen Pathologie vorstellen.

◆

Ein Fallbeispiel: ein dumpfer Kopfschmerz, welcher nicht als suboccipital eingestuft werden konnte. Knöcherne Dysfunktionen der Gelenke im oberen zervikalen und oberen thorakalen Wirbelsäulenabschnitt sowie an der ersten rechten Rippe. Eine deutliche Spannung des ligamentären Gewebes in Relation zu der knöchernen Gelenk-Dysfunktion. Dazu Muskelverhärtung auf der rechten Seite vom Os occipitale bis zur oberen Brustwirbelsäule – die Spannung der Bänder und der Muskulatur äußerst hartnäckig gegenüber lokalen Entspannungsversuchen. Die knöchernen Gelenk-Dysfunktionen waren rezidivierend.

Das gleiche Fallbeispiel aus der Sichtweise der „Schädel-Ideen" gesehen: In der Anamnese wurde von einem gewaltsamen Kontakt zwischen dem Kopf und einer Steinmauer berichtet (genauer gesagt, ein Kontakt am rechten Os parietale im hinteren Bereich). Eine Untersuchung ergab eine sichtbare Rotation oder Verdrehung des Os occipitale zwischen den beiden Ossa temporalia, auf der rechten Seite offensichtlich nach anterior und auf der linken Seite posterior. Ein Lösen des Os occipitale nach posterior und des Os parietale nach anterior auf der rechten Seite verbesserte die Kopfschmerzen einigermaßen.

Derselbe Fall noch weiter im Sinne der „Schädel-Ideen" betrachtet: Das ligamentäre Gewebe sowie die Muskelverhärtung vom Os occipitale bis zur oberen Brustwirbelsäule *sprachen ohne weiter Behandlungen unmittelbar auf die Entspannung an*. Die knöchernen Gelenk-Dysfunktionen in der Hals- und oberen Brustwirbelsäule wurden anschließend lokal korrigiert und *was noch wichtiger ist*, verloren ihre Tendenz zu rezidivieren.

Eine erfundene Geschichte? Aber nein! Eine nachweisliche Tatsache, welche auf knöcherne Gelenkstrains oberhalb der atlantookzipitalen Region hindeutet.

◆

Es steht viel geschrieben über die Physiologie und Pathologie der Hypophyse, aber sehr wenig über die möglichen ätiologischen Faktoren, welche ihre normale Funktion stören können. Der Sattelkontakt des M. glutaeus maximus auf einem buckelnden wilden Pferd gibt uns einen Anhaltspunkt: Die Hypophyse hat Kontakt mit einem „Sattel". Im lebendigen Schädel besitzt das Gebiet der Sella turcica des Os sphenoidale Flexibilität und vielleicht besteht – ganz wie bei einem wilden Pferd – die Möglichkeit zum Hoch- und Herunterspringen.

◆

Visionär? Ja! Aber auch NEIN! Wir verfügen über ausreichend viele „Neins" und genügend „Wissen", welches uns zum „Weitergraben" anspornt, um alles zu *lernen*, was es über die verschiedenen „Löcher" im Bereich der Schädelbasis zu lernen gibt. *Dabei* gelingt es uns vielleicht, den „Schwanz" des „Eichhörnchens im Baumloch" aus der Geschichte des Alten Doktors besser zu erfassen.[11]

◆

Treten knöcherne Gelenkstrains oberhalb der atlanto-occipitalen Region auf? Auf jeden Fall! „Graben Sie weiter!"

## 5.3. September 1931

*Im Büro des Chefredakteurs treffen weitere positive Zuschriften ein. Ein Kollege schreibt: „...Dr. Blunt Bone Bills Artikel haben neue Denkansätze eröffnet, die zu einer Revolutionierung der Techniken oberhalb des Os occipitale führen könnten. Setzen Sie seine Kolumne bloß nicht ab!"*

Eine Idee im Kopf von Christopher Columbus materialisierte sich schließlich in jener historischen Seereise über den Atlantik. Die Erde *ist* rund.

◆

Eine weitere Idee, welche im Kopf von Oberst Lindbergh entstand, *wuchs* und *gedieh*, zum Beispiel durch seinen Flug über den Atlantik. Bei einem späteren Flug wurde die Erde umrundet. Die Erde *ist* kugelförmig.

◆

Eine Idee, welche durch die Fruchtbarkeit der Möglichkeiten im Kopf des Verfassers genährt wird, führt durch experimentelle Kultivierung zu einem Wachstum an Material. Er hofft, folgendes zu beweisen: dass membranöse Strains der Schädelgelenke häufig im Zusammenhang mit *Influenza* auftreten; dass es sich bei ihnen gelegentlich auch um Sekundärfolgen traumatischer Faktoren handelt; und dass dies in beiden Fällen eine Inaktivität der Zerebrospinalen Flüssigkeit, der Lymphe und des Blutes zur Folge hat, und dass „in diesem Moment Krankheit beginnt".[12]

◆

Hier nun ein zufällig aus seinem „experimentellen Garten" entnommener Fall vom Typ *Influenza*: Ein Mann von 67 Jahren; starke stirn- und schläfenseitige Kopfschmerzen; Anzeichen für eine Stirnhöhlenentzündung; Unfähigkeit zum Schnäuzen der Nase oder einer anderweitigen Sekretion jeglicher Art; bronchiales Husten nach schwerer Influenza; Tonsillektomie und medizinische Behandlung erfolglos; keine augenscheinlichen knöchernen Gelenk-Dysfunktionen im zervikalen und oberen thorakalen Bereich; deutliche Verhärtung der Muskulatur und Bänder auf der rechten Seite.

---

11. Dr. A. T. Still (der respektvoll als der Alte Doktor bezeichnet wurde), betrachtete die Osteopathie als eine Wissenschaft, eine Philosophie und eine Kunst, deren Potenzial noch nicht vollständig erkannt worden war. Er verglich sie mit einem Eichhörnchen, das nur teilweise in einem Baumloch sichtbar ist und das man sich daher nicht richtig vorstellen kann. Seiner Meinung nach war im Moment nur der Schwanz des Eichhörnchens sichtbar.

12. Hier wird Bezug auf eine angeblich von Dr. Still stammende Aussage genommen: „Sagen Sie mir, wann sich der Blutstrom ändert, und ich sage Ihnen, wann Krankheit beginnt."

## Schädel-Ideen

◆

Der gleiche Fall im Sinne der „Schädel-Idee" betrachtet: deutlich prominente Venen im rechten Stirn- und Schläfenbereich, welche auf eine Blockierung der Zirkulation hinweisen; ein auf der rechten Seite nach außen hervorstehender Proc. mastoideus; Hervortreten der rechten Squama temporalis an ihrer Gelenkverbindung mit dem Os parietale; vergleichbares Hervortreten der Ala major des Os sphenoidale. Beurteilung: Ein eindeutiger Fall von membranös-artikulärer Expansion der Schädelgelenke im Zusammenhang mit bzw. als Folge einer Influenza.

Hier im Sinne der „Schädel-Idee" behandelt – ein Fall, bei dem sich ein Herr Müller aufgrund der Aussage eines anderen Herrn Müller freiwillig der experimentellen Gärtnerei unterzog; das Ergebnis: die Aktivität von Zerebrospinaler Flüssigkeit, Lymphe und Blut wurde wiederhergestellt; das Hervorstehen der Venen verschwand; die Kopfschmerzen gingen weg; die Nase konnte erfolgreich geschnäuzt werden; zervikale Muskel- und Bänderspannungen entspannten sich ohne lokale Behandlung.

◆

Und jetzt ein Fallbeispiel mit einem membranösen Strain der Schädelgelenke als Sekundärfolge eines Traumas. Dieser wurde aus mehreren ähnlichen Fällen ausgewählt, welche allesamt auf eine Zahnextraktion zurückzuführen sind. Ein Mann von 58 Jahren klagt über mehrtägige dumpfe Kopfschmerzen und Schmerzen der rechten Maxilla nach Extraktion zweier noch vitaler Backenzähne aus der Maxilla. Zudem hat er ein eigenartiges Druckgefühl unter dem rechten Os parietale, keinen Abszess an beiden Zähnen, eine ungehinderte Blutung, aber keine trockene Wurzelhöhle. Also keine Hinweise auf die Ursache des Schmerzes und der anderen Erscheinungen.

Betrachtung des Schädels im selben Fallbeispiel: Bei der Extraktion dieser beiden noch lebendigen oberen Backenzähne, deren lange und gebogene Wurzeln mit Novocain betäubt wurden, findet es der geschulte Zahnarzt notwendig, das feste Fundament der Zähne im „vereisten" Gebiet vor dem Ziehen durch kräftiges Drehen und seitliches Hin- und Herbewegen zu lockern. Während die Kraftanwendung des Dentisten demzufolge nach lateral verdreht und dabei nach unten und anterior gerichtet einwirkt, hat das Os occipitale Kontakt mit der Kopfstütze des Behandlungsstuhls und zieht nach posterior in die entgegengesetzte Richtung. Dabei wird der gesamte Schädelbasisbereich vom Proc. pterygoideus des Os sphenoidale bis zur Sutura lambdoidea einem starken, membranösen Streck-Strain der Schädelgelenke ausgesetzt. Dies führt zur Entstehung membranös-artikulärer Dysfunktionen der Schädelgelenke, welche oberhalb der atlantookzipitalen Region liegen und von weitaus größerer Bedeutung als Dysfunktionen in diesem Bereich sind.

Die Behandlung im Sinne der „Schädel-Idee", in diesem Falle: Adduzierende Kompression mit spezifischer Behandlung der rechten Sutura lambdoidea und des Bereichs des rechten Os frontale führte zu einer Reduktion des membranösen Strains der Schädelgelenke; die Aktivität der Zerebrospinalen Flüssigkeit, der Lymphe und des Blutes wurde wiederhergestellt und es folgte eine Genesung des Patienten. Der Verfasser bezeugt: „Dies war meine eigene Erfahrung im Behandlungsstuhl des Dentisten".

## 5.4. OKTOBER 1931

*In der nachfolgenden Kolumne von „Schädel-Ideen" wird eine „Helmbandagen"-Vorrichtung erwähnt, welche Dr. Sutherland zuerst für Forschungszwecke und zum Nachweis der artikulären Beweglichkeit seines eigenen Schädels entwickelte. Durch Dr. Sutherlands sorgfältige und intelligente Anwendung dieser Vorrichtung, gepaart mit seiner mikroskopisch-anatomischen Vorstellungskraft, erwies sie sich auch bei der Reduktion von Strains oder membranösen Dysfunktionen der Schädelgelenke als äußerst effektiv. Diese Helmbandage wurde jedoch nur für kurze Zeit verwendet und dann durch manuelle Techniken ersetzt, welche er mithilfe seiner taktilen Fähigkeiten entwickelte. Sie ist heutzutage nur noch deshalb von Interesse, weil sie ein vorübergehender Teil der Entwicklung war. Aus diesem Grund wurde die Erwähnung der Bandagen auch nicht aus dem Kontext dieser „Schädel-Ideen" gelöscht.*

Ein D. O. aus Iowa schrieb zu dieser Kolumne: „Ich würde gerne wissen, wie Sie die Bewegung zwischen den verschiedenen Schädelknochen, eine ‚Dysfunktion', und die Art ihrer Korrektur bestimmen. Schreiben Sie bitte weiter über dieses Thema." Obwohl man diese Anfrage besser und genauer mit einer Demonstration am lebenden Modell beantworten könnte, werde ich mich bemühen, den Wunsch unseres Kollegen aus Iowa zu erfüllen.
*Die normale Bewegung* zwischen den Schädelknochen wird bestimmt, indem man den *geschulten* Tastsinn an der Verbindungsstelle zwischen dem Proc. zygomaticus des Os temporale und dem Proc. temporalis des Os zygomaticum sowie zwischen der Pars squamosa des Os temporale und dem Os parietale intelligent einsetzt. Normalerweise besitzen diese beiden Gelenkverbindungen, bei Inspiration und Exspiration, eine geringe Beweglichkeit. Wenn wir Bewegung an diesen beiden Punkten feststellen, weist dies auf Bewegung an weiteren Gelenken des Os temporale hin. Es gibt keine Bewegung an einem Gelenk ohne Bewegung an allen anderen.

◆

„Dysfunktionen", die ich lieber als *membranös-artikuläre Strains* bezeichne, besitzen expansiven Charakter, d. h., dass sich das Gelenk in einem Zustand extremer Expansion befindet.

◆

*Diagnose*: So wie man die Position eines Wirbelkörpers durch die Anwendung des Tastsinnes hinten am Proc. transversus erkennt, so sehen wir notwendigerweise auch die Pars petrosa des Os temporale im basilaren Gelenkbereich durch die Anwendung unseres Tastsinnes an den temporozygomatischen und squamoparietalen Gelenkverbindungen. In manchen Fällen, insbesondere im Zusammenhang mit Migräne, Heuschnupfen und Pathologien der Nebenhöhlen, kann man an den Gelenken der Gesichtsknochen eine Expansion feststellen, wobei diese expansive Komponente bereits lediglich durch Sichtbefund zu erkennen ist. Gelegentlich ist diese Expansion an der squamoparietalen Verbindungsstelle und an der Sutura lambdoidea ziemlich deutlich sichtbar. Gelegentlich steht ein Proc. mastoideus des Os temporale nach außen hervor. Es gibt noch viele weitere diagnostische Komponenten, einschließlich all jener, die gewöhnlich bei vertebralen Dysfunktionen berücksichtigt werden.

◆

*Korrektur* : Da es sich bei diesem Typ membranös-gelenkiger Strains um eine *Expansion* handelt, muss bei der Korrektur eine *Kompression* stattfinden. Man erreicht dies mithilfe einer Helmbandagen-Konstruktion. [*Im ursprünglichen Artikel war an dieser Stelle eine Abbildung der Konstruktion zu sehen. – Hrsg.*] Diese besteht aus einer speziell dafür entworfenen Bandage aus Englischleder, die um den Kopf herum reicht und vier nach oben über dem Kopf zusammengeführte Bänder hat. Diese vier Bänder verlaufen durch einen Lederhelm, welcher mit elastischem Gummi ausgekleidet ist. Eine *leichte*, nach oben anhebende Kompression kann so durch Druck über den Helm, erzeugt werden. Diese Kompression kann, je nach den *spezifischen* Anforderungen des Falls, beidseitig, einseitig, anterior oder posterior erfolgen. Bei der Anwendung dieser Methode muss man mit dem gleichen technischen Geschick wie bei der Korrektur einer vertebralen Dysfunktion vorgehen.

Außerdem ist es wichtig, ein vollkommen klares Bild sämtlicher Gelenke der Schädel- und Gesichtsknochen vor Augen zu haben sowie der intrakranialen Gewebe – Gehirn, Falx cerebri, Tentorium cerebelli, Zerebrospinale Flüssigkeit, Blut- und Lymphbahnen. Diese Art der Behandlung anzuwenden, erfordert in der Tat besonderes Geschick. Im Zusammenhang mit der kranialen Technik kann auch eine Kompression der Ossa zygomatica durchgeführt werden. Eine Kompression der Ossa zygomatica wirkt sich über die Verbindung mit den Maxillae auf alle anderen Gelenke der Gesichtsknochen aus. Wie immer, sollte diese Technik demonstriert und gesehen werden, um sie richtig zu verstehen.

◆

Wir gehen davon aus, dass unser Kollege aus Iowa dieselbe Meinung wie Gerrish und andere Experten aus dem Bereich der Anatomie vertritt, nämlich dass „die Schädelknochen über Suturen *unbeweglich* miteinander verbunden sind".[13] Allerdings erzählt Davis in *Applied Anatomy* eine andere Geschichte: „Die Knochen der Schädelbasis entstehen aus Knorpel, wohingegen sich die Knochen

---

13. Gerrish, *Textbook of Anatomy*; Hervorhebung wurde hinzugefügt.

der Schädelsphäre aus Membranen entwickeln. Im Alter von 40 Jahren *beginnen* die Suturen des Schädeldaches zu verknöchern und verschmelzen weiter bis zum *80sten Lebensjahr.*"

Am *lebendigen* Schädel *angewandte Anatomie* unterscheidet sich beträchtlich vom anatomischen Befund am Leichnam. Der Verfasser behauptet aufgrund seiner Experimente mit der „angewandten Anatomie" am lebendigen Schädel, dass wir am Schädeldach eine *expansive und kontraktile gelenkige Funktion der* schwalbenschwanzähnlichen Suturen vorfinden, und dass *besagte Suturen zu Lebzeiten nicht komplett verknöchern.*

♦

Ich stelle nun einige *kausale* Fragen zu weiteren Schädelgelenken, die sich von den schwalbenschwanzähnlichen Suturen des Schädeldaches unterscheiden. Wahrscheinlich werden alle, die darüber nachdenken, davon profitieren:

Warum: die abgeschrägte Verbindungsstelle zwischen der Pars squamosa des Os temporale und dem Os parietale? Ihre verblüffende Ähnlichkeit mit den Kiemen eines Fisches weist auf eine mechanische Einrichtung für eine Gleitbewegung hin.

Warum: die halbschräge Überlappung zwischen dem Proc. zygomaticus des Os temporale und dem Proc. temporalis des Os zygomaticum? Höchstwahrscheinlich – als Kardanwelle geformt, um sich der Beweglichkeit von Gelenken an anderer Stelle anzupassen.

Warum: die spezielle Anordnung an der Gelenkfläche des Os mastoideum an seinen Verbindungsstellen mit Os parietale und Os occipitale? Ich denke – eine kombinierte Kardanwellen-Gelenkkontruktion mit einem Pivotpunkt, welche die Rotations- und Wellenbewegung der Pars petrosa ermöglicht. [14]

Warum: dieses spezielle Design für eine Rotations- und Wellenbewegung an der Gelenkfläche zwischen der Pars petrosa und dem Proc. basilaris? Man kann annehmen – eine Art Türangelvorrichtung, welche diese Rotations- und Wellenbewegung gestattet.

Wenn dies alles stimmt, könnten wir folgende Idee formulieren: Falx cerebri und Tentorium cerebelli arbeiten mit dem Schädelbasisbereich zusammen, um die Funktion der Gelenke zu ermöglichen. Deren Rotations- und Wellenbewegungen sind dabei, entsprechend zu jenen des Diaphragma, rhythmisch.

Wenn wir das bisher Genannte nun für möglich halten, bedeutet das: Eine Einschränkung dieser Funktion verändert die Zirkulation der Zerebrospinalen Flüssigkeit, der Lymphe und des Blutes. An diesem Punkt „nimmt die intrakraniale Dysfunktion ihren Anfang".

Betrachten Sie nun die Gesichts- und Schädelgelenke als ein *Ganzes*. Aufgrund der Tatsache, dass beide, sowohl Gesichts- als auch Schädelgelenke an dieser Funktionsweise beteiligt sind, könnte man bei ganzheitlicher Betrachtung zu der Schlussfolgerung kommen, dass den Einschränkungen der Schädelbasis

---

14. Aus mechanischer Sicht ist eine Kardanwelle eine oszillierende Stange zur Übertragung von Bewegung, wie in der Verbindung zwischen einem Motor und dem Rad. Das Ende der Kardanwelle ruht und dreht sich dabei in einem Lager, welches als Drehpunkt dient – das Gebiet, um welches die Kardanwelle rotiert bzw. oszilliert. Dr. Sutherland betrachtete das Os occipitale dabei als Drehpunkt-Lager und den temporoparietalen Mechanismus als Kardanwelle.

eine Expansion der Gesichtsgelenke und andererseits den Einschränkungen im Gesichtsbereich eine Expansion der Schädel- oder Schädelbasisgelenke vorausgeht. Die Maxilla verfügt beispielsweise über Gelenkverbindungen zu ihrem Gegenstück sowie zum Os zygomaticum, Os nasale, Os frontale, Os lacrimale, Os ethmoidale, Os palatinum, Vomer, Concha nasalis inferior und manchmal auch zum Os sphenoidale. Tatsächlich könnte eine Bewegung des Os temporale durch den Proc. zygomaticus alle Gesichtsknochengelenke wackeln lassen.

♦

Die *Wurzeln* einer mächtigen Eiche krümmen sich, während sie in die Länge wachsen, beengen sich gegenseitig und heben so die Erdoberfläche hoch.
Auch die *Wurzeln* der Schneide- und Eckzähne krümmen sich, während sie in die Länge wachsen. Manchmal erreichen sie eine außergewöhnliche Länge von bis zu 2,7 cm. So können sie sich gegenseitig beengen und die Maxilla hochheben.
Der Autor folgert: lebendige Zahnwurzeln sind in manchen Fällen größere Unruheherde als tote Wurzeln. Manchmal können sie in sämtlichen Gelenken der Gesichtsknochen einen membranös-artikulären Strain verursachen. Derartige Asymmetrien haben einen größeren Einfluss als Unregelmäßigkeiten der drei Conchae nasales.

## 5.5. NOVEMBER 1931

Ein führender osteopathischer Chirurg schrieb über meine Schädel-Idee: „Ich denke, dass Sie hier auf etwas gestoßen sind, das einer genaueren Untersuchung wert ist. Ihre Behauptung ist interessant und ich persönlich würde gerne mehr darüber erfahren. Man sollte sie auf jeden Fall nicht flüchtig abtun."
Die Gelenkflächen der Schädel- und Gesichtsknochen präsentieren uns Rätsel so tief wie jene des Meeres. Diese *mechanischen Gelenkflächen* wurden zu einem bestimmten Zweck gestaltet. Sie besitzen Eigenheiten, die eine mechanische Interpretation erfordern, welche nicht durch einen flüchtigen Blick erfasst werden können. Diese Interpretation erfordert ein mechanisch detailliertes Studium der *Gelenkflächen,* am *zerlegten Schädel.*
Der menschliche Körper wird auch als „Maschine" und der Osteopath als „Mechaniker" bezeichnet.[15] Er muss seine Anatomie *kennen,* und dazu gehört auch der Gelenkmechanismus des Schädels.

♦

Das Os ethmoidale, mit seinen Conchae nasales, regt zum Nachdenken und zu ausgiebigem Studium an, ganz zu schweigen von den anderen Knochen, die mit ihm in Verbindung stehen. Das Os ethmoidale atmet. Es ist zwar ein kleiner Knochen, doch verfügt es über Gelenkverbindungen mit 13 anderen Knochen. Warum? Es könnte das „Leitschaf" der gesamten Herde von Schädel- und Gesichtsknochen sein und diese bei der membranös-artikulären Mobilität anführen. Es könnte der „Propeller"

---

15. Dr. A. T. Still nannte den Körper häufig eine Maschine und den Osteopathen einen Mechaniker, um zu betonen, das Kenntnisse über diese Maschine (d. h. Anatomie) unerlässlich sind. Siehe Still, *Autobiography*, Seiten 287 und 304.

sein, welcher das Os sphenoidale anhebt. Das Os sphenoidale mit seinen Alae majores et minores könnte man als „Flugzeug" bezeichnen. Sein vorderes Ende steigt bei der Exhalation, und bei der Inhalation macht es einen „Sturzflug". Dabei schwingen die oberen und mittleren Conchae nasales des Os ethmoidale wie eine Glocke nach anterior, während das Flugzeug steigt, und posterior während des Sturzfluges. Zur gleichen Zeit kooperiert die Falx cerebri, welche mittels ihres Ansatzes an der Crista galli als „Glockenseil" fungiert, funktionell bei dieser glockenähnlichen Bewegung. Sobald sich der vordere Anteil hebt, senkt sich der hintere Anteil und unterstützt somit die Wellenbewegung der petrobasilaren Gelenkverbindung. Das Tentorium cerebelli, welches an den Proc. clinoidei ansetzt, sorgt für eine funktionelle Zusammenarbeit mit der Falx cerebri.

Während sich das Os sphenoidale hebt, gleiten die Proc. pterygoidei in ihrer Gelenkverbindung mit dem Os palatinum und der Maxilla nach oben. Os palatinum und Maxilla gleiten dabei nach unten.

In der Zwischenzeit schaukelt sich das temporozygomatische Kardanwellen-Lager nach unten und außen, um sich der Rotations- und Wellenbewegung in der petrobasilaren Gelenkverbindung anzupassen. Das Gehirn ist höchstwahrscheinlich der Pilot dieses Flugzeugs, und der kleine Auswuchs unterhalb des dritten Ventrikels, auch Hypophyse genannt, reitet und schaukelt im „Cockpit" der Sella turcica hin und her. Hierin liegt ein Gedanke, welcher unsere „Hirnschaufeln" stimulieren sollte. Dr. Still sagte: „Nichts von dem, was ich Ihnen über die Osteopathie erzähle, ist unbedeutend." Die Schädelidee ist osteopathisch und erfordert, dass man sie studiert. Man kann sie nicht „flüchtig abtun".

◆

Ich bin angetan von der Art und Weise, wie osteopathische Chefredakteure ihre Weisheit ausdrücken, indem sie Manuskripte ablehnen, die sich mit Ungewöhnlichem und scheinbar Unmöglichem beschäftigen. Der Chefredakteur einer führenden Zeitung schreibt sehr höflich:

> „Ich habe Ihren Artikel sehr gründlich gelesen und mit Mitgliedern der Fakultät besprochen. Wir mussten allerdings feststellen, dass wir Ihren Theorien nicht folgen können. Vor der vollständigen Verknöcherung des Schädels können entlang der Suturen offensichtlich leichte Bewegungen festgestellt werden, und somit sind Fehlstellungen möglich. Sobald die Verknöcherung jedoch abgeschlossen ist, haben die Suturen keinerlei gelenkige Strukturen mehr. Unser Anatomie-Experte erklärt uns, dass es selbst mit einer Hebestange unmöglich ist, die Knochen eines Erwachsenen aufzubrechen. Eine Zerlegung erreicht man gewöhnlich, indem man den Schädel mit Mais und Bohnen füllt, diese mit Wasser übergießt, um sie aufzuweichen, sodass ihr Expansionsdruck die Knochen separiert. Dies weist tatsächlich darauf hin, dass die Gelenkverbindungen nicht so stark sind wie ein solider Knochen; allerdings haben Röntgenaufnahmen von

## Schädel-Ideen

Schädelfrakturen gezeigt, dass einige Knochen brechen, bevor es zur Trennung der Gelenke kommt. Das zeigt uns, dass es unvernünftig ist ‚Dysfunktionen' an diesen Gelenkverbindungen zu erwarten. Allerdings räumen wir die Möglichkeit ein, dass Sie mehr über dieses Thema wissen als wir, da Sie sich damit experimentell beschäftigt haben."

Erlauben Sie mir, die Behauptung vom letzten Monat zu wiederholen: *Die Suturen des Schädeldaches verknöchern zu Lebzeiten nicht vollständig.* Der lebendige Schädel verfügt im Gegensatz zum toten Schädel über eine starke Lebenskraft, welche die normale membranös-artikuläre Expansion und Kontraktion an den schwalbenschwanzähnlichen Suturen der Schädelsphäre begünstigt. Sogar der Stamm der mächtigen Eiche verfügt über eine gewisse Flexibilität, bis er, gefällt, zu einem saftlosen Stück Holz wird. Röntgenaufnahmen haben gezeigt, dass Frakturen an der Wirbelsäule und an den langen Röhrenknochen auftreten können, ohne dass es dabei zu einer Separation ihrer Gelenke kommt. Die konvexe Form des Schädeldaches ist hauptsächlich dafür verantwortlich, dass es zu Frakturen ohne Separation an der Sutur kommt. Die schwalbenschwanzähnlichen Suturen wurden nicht geschaffen, um sich zu separieren, sondern um davor zu schützen, und gleichzeitig eine Gelenkerweiterung und -kontraktion zu ermöglichen, welche die Bewegungen anderer Gelenke der Schädel- und Gesichtsknochen in Einklang bringt.

Ein führender Osteopath und Anatomie-Experte schreibt:

„Die Angelegenheit mit der Beweglichkeit zwischen den Schädelknochen ist an sich genommen keine neue Idee. Die Idee allerdings, dass Falx und Tentorium eine Rolle bei jeder möglichen Bewegung spielen, ist meines Wissens nach neu. Vor einiger Zeit haben wir Druck auf den Schädel eines konservierten Leichnams ausgeübt und die möglichen Variationen am Foramen jugulare beobachtet. Dabei haben wir festgestellt, dass ein lateraler Druck etwas Flüssigkeit aus der Vene drückte, wohingegen dies bei einem anterior-posterioren Druck nicht geschah. Dies bewies uns, dass die Knochen im Bereich des Pterion, nicht aber in der Sagittalebene, ein geringes Maß an Flexibilität besaßen. Wir hatten dies bereits erwartet, da der Schädel in diesem Bereich sehr dünn ist."

Dieser Druck-Versuch an einem „konservierten Exemplar" sowie die Experimente im Rahmen meiner Schädelidee am lebendigen „Exemplar", bestärken mich in meinen Bemühungen.

◆

Ich freue mich ganz besonders über die Aufmerksamkeit, die meinem Vortrag und meiner Demonstration auf der Konferenz in Red Wing, Minnesota, entgegengebracht wurde. Es folgen ein paar „Echos":

Ein D. O., der sich als „Versuchsobjekt" zur Verfügung stellte, bemerkte: „Das ist das erste Mal seit dem ersten Weltkrieg, dass dieses Druckgefühl hinter meinen Augen entlastet worden ist". Die Bemerkung „das erste Mal seit dem ersten Weltkrieg" weist auf die Möglichkeit hin, dass ein Kriegsschock, als ätiologischer Faktor, membranöse Strains der Schädelgelenke ausgelöst haben mag.

Ein anderer D. O. probierte die Methode der Schädel-Idee aus, nachdem er aufgrund von Sinusitis-Schmerzen eine schlaflose Nacht verbracht hatte. Hier sein Kommentar: „Keine Frage, das hat mir geholfen. Ich gehe hier in wesentlich besserem Zustand heraus, als ich herein gekommen bin."

Eine dritte Osteopathin fragte um Rat hinsichtlich eines Patienten, der sehr besorgt war aufgrund eines Druckgefühles in seinem Kopf. Sein Blutdruck war normal. Er war ein sehr lernbegieriger Mann mit einem stets hyperaktiven Geist. Sie schrieb mir später, wie sie ihm mit der Kompressions-Methode Erleichterung verschaffen konnte. Beachten Sie, dass der Patient ein „sehr lernbegieriger Mann mit einem stets hyperaktiven Geist" war. Man könnte daraus schließen, dass ein membranös-artikulärer Strain gelegentlich durch geistige Aktivität verursacht sein kann, nicht nur durch elementare und traumatische Krafteinwirkungen.

Die Kompression, im Sinne der Schädel-Idee, so wie sie hier vorgeschlagen wird, sollte bei ihrer Anwendung sanft und spezifisch sein.

## 5.6. Dezember 1931

*Diese Ausgabe von* The Northwest Bulletin, *in welcher der folgende Artikel erschien, war die letzte. Dieser Umstand hing mit der wirtschaftlichen Lage zusammen und war nicht freiwillig.*

Für eine Zeitung schreiben ist wie eine Rundfunkübertragung. Man weiß nie, ob der Zuhörer oder der Leser dem Inhalt offen gegenübersteht oder nicht. Ich freue mich daher über jeden Kommentar, ob positiv oder negativ.

Vor kurzem erhielt ich Kritik aus der Feder eines hoch geachteten und von mir geschätzten Beraters. Sein Schreiben bezog sich nicht auf die in *The Northwest Bulletin* erschienenen Artikel, sondern auf einen nicht veröffentlichten Artikel, den ich einige Monate vor der ersten *Bulletin*-Ausgabe geschrieben hatte. Da viele unserer Leser zweifelsohne derselben Ansicht wie dieser Berater sind, folgt nun ein Auszug aus seinem Brief:

„Der Autor stellt diverse Behauptungen auf und bietet theoretische Möglichkeiten an, ohne diese anhand von Krankengeschichten oder Beschreibungen von Experimenten zu erhärten. Wenn man einen oder zwei Fälle mit bestimmten subjektiven Symptomen nennt, die mittels einer nicht beschriebenen Technik kuriert wurden, welche angeblich Bewegungen in

> den Schädelbasisgelenken bewirkt hat, ist das kein gültiger Beweis. Das ist zu sehr wie das Entfernen von Warzen, indem man einen roten Faden um sie bindet, und in diesen dann für jede Warze einen Knoten knüpft. Es gibt viele Menschen, die bereitwillig aussagen werden, dass ihnen als Kind auf diese Weise die Warzen auf dem Handrücken von einer alten Großmutter entfernt worden sind. Der Fortschritt der Profession der Osteopathie leidet, da in zu vielen Fällen Kollegen Dinge aufgreifen, die in der Therapie spektakulär sind. Die klassische Medizin leidet unter dem Forschungskomplex, und dass sich die Ärzte für spektakuläre Dinge in der Medizin interessieren. Die Osteopathie jedoch leidet noch viel mehr, da wir ohne Forschung das Spektakuläre suchen und übernehmen."

Dieser unverblümte Kommentar hätte meiner Ideen-Kolumne beinahe das Genick gebrochen. Ich schrieb meinem Chefredakteur, dass ich aufhören wollte. Er jedoch schrieb zurück: „Bitte schreib weiter, Bill. Wir brauchen genau so eine Grundlagen-Osteopathie".

Ich gebe zu, dass meine Idee recht ungewöhnlich, ja vielleicht sogar „spektakulär" ist, aber ich erwarte auch nicht, dass unsere Profession sie ohne ausreichende Untersuchung annimmt. Mein Ziel beim Schreiben war bislang, Gedanken, Studium und sogar Forschung anzuregen. Meine „junge Idee" ist noch nicht alt genug, um von der Profession adoptiert zu werden.

Zu Gunsten dieses Beraters und anderer Personen möchte ich noch sagen, dass man meine Idee auch *eine* Idee der „alten Großmutter" nennen könnte. Das soll heißen, das althergebrachte Kopfbandagen-Heilmittel von Großmutter zur Erleichterung von Migräneanfällen, lieferte den Anreiz für meine eigenen Untersuchungen und Experimente. Diese gute alte Großmutter war keine Fürsprecherin des Fadens als Therapie bei Warzen, aber einige ihrer alten Heilmittel werden auch heute noch sehr erfolgreich angewendet. Ihre Erfahrungen, die sie zu einer Zeit machte, als noch keine Ärzte verfügbar waren, haben sie viele wertvolle und praktische Dinge gelehrt.

Ich habe zwar keine Erfahrung mit dem Faden als Therapie bei Warzen, aber ich habe ein Gummiband um den Mittelfinger eines Patienten gelegt und die daraufhin entstehende Stauung und Entfärbung am Finger beobachtet. Dann habe ich noch vor der Entfernung des Gummibandes eine Kompression auf den Schädel ausgeübt und stellte dabei eine deutliche Veränderung der Stauung und Verfärbung des Fingers fest. Das klingt wie ein „roter Faden", ist aber eine demonstrierbare Tatsache. Eine Tatsache, die ich Ihnen nicht erzähle, weil sie spektakulär ist, sondern um eine Untersuchung anzuregen, *warum* und *wie* diese Veränderung geschah. Bei einem Fall von Ankylose, welche einem schweren Anfall von entzündlichem Rheuma folgte, habe ich einen Druckverband oberhalb des Knöchels angelegt, und dann vor seiner Entfernung eine Kompression am Schädel vorgenommen. Ich war von der daraufhin in der Gewebetextur des gesamten Fußes und Knöchels erfolgenden Veränderung angenehm überrascht. Ich habe bei steifen Fingern, welche von großen Knötchen überdeckt waren, gelegentlich Kompression am Schädel, über einen Zeitraum von vier Wochen, angewendet. Der Patient wird Ihnen sagen, dass die Steifheit und die Knötchen verschwanden – ohne den Einsatz eines Fadens.

Meine Absicht war, bei meinen Darstellungen bescheiden und ebenso mit meinen Behauptungen vorsichtig zu sein. Ich habe auf Krankheitsgeschichten und Fallbeispiele weitgehend verzichtet. Nur gelegentlich habe ich Krankheitsgeschichten präsentiert, wenn sie vielversprechendes Wachstum für unseren „experimentellen Garten" versprachen. Fallbeispiele könnten im jetzigen Stadium zu sehr wie Heilsversprechen von medizinischen Mittelchen wirken.

Ich könnte Ihnen vielleicht einige so genannte „Heilungen" von Sinusitis und Migräne liefern – mit eidesstattlichen Erklärungen der Patienten – aber die Ethik und der Wunsch, die fundamentalen Grundsätze der Osteopathie zu fördern, lassen dies nicht wünschenswert erscheinen. Eine Beschreibung der Technik ist ziemlich schwer in Worte zu fassen. Wie jede osteopathische Behandlung muss man sie demonstriert sehen, um sie zu verstehen. Eine Demonstration ist auch unerlässlich, um die kraniale Beweglichkeit zu bestimmen und um die von mir als membranöse Strains der Schädelgelenke bezeichneten Dysfunktionen diagnostizieren zu können.

Die ersten Experimente habe ich an meinem eigenen Schädel durchgeführt, wobei ich von einer in der Gewebetextur der Finger und Zehen auftretenden Veränderung sehr beeindruckt war. Sie ging mit einem Gefühl einher, ausgestrichen oder „gemolken" zu werden. Das alleine reichte aus, mich „weitergraben" zu lassen, um das *Warum* zu ergründen. Habe ich eine blühende Fantasie? Falls ja, war sie ziemlich ausufernd und hat mich davon überzeugt, dass mein Lymphstrom eine deutliche Veränderung erfahren hatte. Ich führte dieses Experiment nicht in der Absicht durch, mit der Miller-Pumpe zu konkurrieren, sondern es war einfach so[16] Später wurde es mit vergleichbaren Ergebnissen wiederholt. Es folgten weitere Experimente an den Schädeln von Patienten, die voll informiert waren, dass diese Methode von experimenteller Natur war. Erfolge bei Sinusitis und Migräne haben mich zum „Weitergraben" angespornt. Ich grabe noch immer. Es gibt so vieles über den Mechanismus des Schädels und die damit verbundenen intrakranialen, membranösen Gewebe zu lernen.

Eine Kompression des Schädels entspannt Kontrakturen der spinalen Muskulatur und das dazugehörige ligamentäre Gewebe. Man könnte sagen, dass sie auch der Differenzierung und Diagnose von Dysfunktionen in den knöchernen Gelenken der Wirbelsäule dient, welche eine lokale Behandlung erfordern.

Ich habe zur Zufriedenheit einiger Personen gezeigt, dass eine Kompression am Schädel den Rhythmus des Diaphragmas verändert. Ich möchte Ihre Aufmerksamkeit nun auf die Bedeutung einer normalen Aktivität des Diaphragmas lenken, indem ich Ihnen ein Zitat von Dr. Still aus seinem Werk *Philosophy and Mechanical Principles* *[Seite 145]* vorstelle:

„Ich möchte den Leser darauf aufmerksam machen, dass das Diaphragma

---

16. C. Earl Miller D. O. lehrte um 1920 eine Methode, bei der man den oberen Thorax sanft federn ließ, um die Zirkulation der Lymphe zu erleichtern.

den Blutstrom verlangsamen und unterbrechen kann. Es kann alle stagnierenden Veränderungen, vom entstehenden bis zum vollständigen Knoten, Krebs, eine Geschwulst oder ein Anschwellen der Drüsen an Hals, Gesicht, Kopf und Faszien bewirken. Das Diaphragma spricht: ‚Durch mich lebst du, und durch mich stirbst du.'"

Wenn es uns gelingt, die oben erwähnte Rhythmusänderung des Diaphragmas zu demonstrieren, warum sollten wir uns nicht auch darüber Gedanken machen, dass membranöse Strains der Schädelgelenke diese wichtige muskuläre Struktur möglicherweise stören könnten, welche „den Blutstrom verlangsamen und unterbrechen" und sogar den Ductus thoracicus verschließen kann, wie Dr. Still in einem anderen Absatz seines Werkes schrieb.[17] Es ist jetzt ein passender Zeitpunkt, nach membranös-artikulären Strains bei Influenza-Fällen zu suchen.

Nachdem ich meinen Artikel für diese Ausgabe schon geschrieben hatte, erhielt ich von einem ausgezeichneten Kollegen, dem ehemaligen Präsidenten der American Osteopathic Association, einen interessanten Kommentar. Ich zitiere einen Auszug:

„Ich habe Ihre Artikel sorgfältig gelesen und bin sehr froh, dass endlich jemand eine Idee ausgearbeitet hat, die mir bereits seit Längerem im Kopf herumgeht. Mein ganzes Leben lang leide ich unter Kopfschmerzen, die fast immer von Aufregung, Sorge oder Nervosität geprägten Zeiten folgen. Vor einigen Jahren sagte ich meiner Frau, dass meine Kopfschmerzen nicht von einer Dysfunktion im Hals oder toxischer Vergiftung, sondern von einem intrakranialem Druck hervorgerufen seien, der auf eine übermäßige Blutzufuhr im Gehirn aufgrund von mentaler Belastung zurückzuführen sei. Oder möglicherweise auf eine *unnachgiebige Schädelstruktur...* Ich habe versucht, derartige stressauslösende Aktivitäten zu vermeiden und kam damit in den letzten Jahren besser zurecht. Sollte es eine Möglichkeit geben, die Knochen in meinem Schädel zu korrigieren, sodass ich keine Kopfschmerzen mehr bekomme, würde ich das natürlich gerne wissen...

...Ich werde den Kopf eines entsprechenden Sektionspräparates säubern und sehen, ob ich einige Ideen hinsichtlich der Knochenstruktur gewinnen kann. Schreiben Sie mir bitte Ihre Meinung dazu."

Das ist ausgezeichnet: „Säubern des Schädels eines zur Sektion bestimmten Leichnams", um „Schädel-Ideen" zu bekommen. Das könnten auch andere tun, und davon profitieren. Beachten Sie, dass er sein Leben lang unter Kopfschmerzen litt, und dass diese „von Aufregung, Sorge oder Nervosität geprägten Zeiten" folgten. Zweifellos haben wir hier ein Merkmal, welches mit jenem des in unserer letzten Ausgabe erwähnten Patienten übereinstimmt: mentaler Stress als auslösender Faktor. Man könnte auch denken, dass ein prädisponierender membranös-artikulärer Strain durch einen Schlag auf den Kopf in der Kindheit oder Jugendzeit entstanden sein kann. In diesem Fall könnte man eine Einschränkung in der membranös-artikulären Beweglichkeit, wenn sich das Os sphenoidale hebt, erwarten. Suchen könnte man

---

**17.** Siehe Still, *Philosophy and Mechanical Principles*, Kapitel 7, „The Diaphragm", insbesondere Seite 140.

## II. EINIGE GEDANKEN

nach einer Expansion an den Alae majores des Os sphenoidale.

Als Versuch einer Fernbehandlung habe ich ihm empfohlen, seine Frau, welche ebenfalls eine hervorragende Osteopathin ist, nach einer derartigen Expansion suchen zu lassen. Sie sollte dann versuchen, die Ala major sanft und vorsichtig nach unten und das Os frontale nach oben zu schieben. Dann sollte sie die Ala major nach oben und das Os frontale nach unten schieben. Genauso sollte sie den Proc. zygomaticus des Os temporale an seiner Verbindungsstelle mit dem Proc. temporalis des Os zygomaticum nach oben und wieder nach unten drücken. Bedenken Sie, dass ich diesen Rat nur im Rahmen einer Fernbehandlung und ohne Diagnose gegeben habe. Nehmen Sie den zerlegten Schädel oder den Schädel eines zur Sektion bestimmten Leichnams zur Hand und *graben* Sie. Hier gibt es tatsächlich etwas in Bezug auf den membranösen Gelenkmechanismus, das es wert ist, untersucht zu werden. Allerdings muss dazu jeder für sich in dessen fundamentalen Tiefen *graben*.

## 6. STRAINS DER MEMBRANÖSEN SCHÄDELGELENKE

*Dr. Sutherland wurde 1932 eingeladen, allgemeine Techniken bei der Jahresversammlung der American Osteopathic Association in Detroit, Michigan, vorzuführen. Wichtiger für ihn war jedoch die zusätzliche Bitte, er möge einige seiner Gedanken und Vermutungen hinsichtlich des Schädels zur Diskussion stellen. In der Programmvorschau war Folgendes zu lesen:*

> Dr. W. G. Sutherland beschreibt die Anatomie und Physiologie, welche zu seinem Prinzip der Dysfunktionen an den Schädelgelenken gehört. Seiner Meinung nach ähneln sie osteopathischen Dysfunktionen an anderen Stellen sehr stark und können wie diese behandelt werden. Dies wird von Dr. John A. MacDonald diskutiert.[18]

*Für den ersten Vortrag über dieses Thema im Rahmen einer offiziellen Einladung wurde ein Artikel mit dem Titel „Cranial Membranous-Articular Strains" überarbeitet und erweitert, der 1931 in der Dezemberausgabe in* The Western Osteopath *erschienen war. Es folgt diese etwas umfassendere Version, anstelle des vorher veröffentlichten Artikels.*

*Der Beitrag von Dr. MacDonald ist aufgrund seines passenden Inhaltes ebenfalls abgedruckt. Er wurde später in der Märzausgabe von* The Western Osteopath *im Jahre 1933 gedruckt.*

Ich glaube, dass die Gelenkflächen der Schädel- und Gesichtsknochen für eine gelenkartige Bewegung geschaffen wurden. Die mechanischen Charakteristika dieser Gelenkflächen erfordern von uns ein Studium, so tiefgründig wie die Geheimnisse des Ozeans. Osteopathische „Mechaniker" der Gelenkmechanismen des menschlichen Körpers sollten mit den mechanischen und mobil-gelenkigen Konstruktionen des Schädels ebenso vertraut sein, da der kraniale Mechanismus weit reichenden Strains der membranösen Gelenke ausgesetzt ist, welche die intrakranialen Gefäßkanäle beeinflussen.

Bis das Gegenteil bewiesen ist, wird unsere Profession im Allgemeinen wohl zusammen mit Gerrish und anderen Experten der Anatomie der Meinung sein, dass „die Schädelknochen durch Suturen unbeweglich miteinander verbunden sind". Davis bringt in *Applied Anatomy* jedoch einen Gedanken zu Papier, der alle umstimmen könnte. Er schreibt: „Die Knochen der Schädelbasis entstehen aus Knorpel, wohingegen sich die Knochen der Schädelsphäre aus Membran[19] entwickeln... im Alter von *vierzig Jahren beginnen* die Suturen der Schädelsphäre zu verknöchern und *verschmelzen weiter* bis zum *achtzigsten Lebensjahr.*"[20] Jene Experten ziehen ihre Schlussfolgerungen aufgrund von Experimenten an *leblosen* Schädeln.

---

18. Dr. MacDonald war 1929 Präsident der American Osteopathic Association und war schon früh an den Ideen von Dr. Sutherland interessiert.

19. Anm. d. Übers.: *membrane* bedeutet hier: Bindegewebe. *Membranous bone* = Bindegewebsknochen.

20. Gerrish, *Textbook of Anatomy*. Davis, *Applied Anatomy*; Hervorhebung wurde hinzugefügt.

## II. Einige Gedanken

Joyce Kilmer schrieb, „Nur GOTT kann einen Baum erschaffen".[21] Eine wunderschöne, hochgewachsene norwegische Kiefer kann sich biegen und im Wind schaukeln. Eine drei Meter entfernte, abgestorbene norwegische Kiefer mit dem gleichen Durchmesser und von gleicher Höhe steht dagegen steif und starr wie ein Telegrafenmast da. Wie eine lebendige Eiche oder Kiefer verfügt auch der menschliche Schädel so lange über ein gewisses Maß an Flexibilität, bis der lebensgebende Strom endet. Angewandte Anatomie und der *lebendige* Schädel zeigen einen großen Unterschied in der Struktur des lebendigen membranös-artikulären Schädelgewebes im Vergleich zu dem Gewebe, welches man bei einem *leblosen* Körper vorfindet.

Ich behaupte: Im lebendigen Schädel haben sämtliche Gelenke der Schädelbasis und des Gesichts eine normale Beweglichkeit. Diese Beweglichkeit wird kompensiert durch eine anpassungsfähige expansionsfähige und kontraktionsfähige gelenkartige Leistung der Suturen des Schädeldaches, mit ihrem speziell entworfenen gezackten oder schwalbenschwanzähnlichen Arrangement. Ich erkläre, dass diese Suturen nicht vollständig verknöchern, solange das Leben währt.

Diese Behauptung basiert auf meinen persönlichen Studien und den Resultaten von Experimenten. Das erste Experiment habe ich an meinem eigenen Schädel vorgenommen. Eine Leinenbandage wurde fest um meinen Kopf gewickelt. Dann wurden zwei Bänder seitlich an die Bandage geheftet und diese über der Schädelsphäre zusammengebunden. Die Bandage wurde anschließend mit einem kleinen Stab, wie bei einem Druckverband, durch Drehung unter Spannung gebracht.

Dadurch wurde die Kompression durch die Bandage verstärkt, und es gab gleichzeitig ein seitliches Liften. Der Effekt auf die Aktivität von Blut und Lymphe war überraschend. Die Änderung der Blutzirkulation wurde durch eine angenehme Wärme deutlich, die zuerst in der intrakranialen Region des Cerebellum und dann im gesamten Gesichts- und retronasalen Bereich auftrat. Daraufhin folgte eine allgemeine Entspannung der Wirbelsäulenmuskulatur, vom Os occipitale abwärts. Die Veränderung des Lymphflusses war besonders in den Fingern und Zehen, also an Händen und Füßen spürbar, zusammen mit dem lebhaften Gefühl, sozusagen gemolken zu werden. Auch die Atmung veränderte sich deutlich, ich hörte ein Gurgeln der Galle und spürte, wie sie sich in das Duodenum entleerte.

Mehrere Monate später führte ich dasselbe Experiment an einem Patienten, mit dessen Zustimmung, aus. Seit einem schweren Anfall entzündlichen Rheumas litt er an einer Ankylose des rechten Fußes und Knöchels. Zum ersten Male kam er in die Praxis, als der Fuß bereits das ankylotische Stadium erreicht hatte. Es fand sich eine beträchtliche Hyperplasie[22] im Fuß und am Knöchel. Dem Patienten wurde ein Druckverband oberhalb des Knöchels angelegt, um das Experiment auf die Lymphbahnen zu beschränken. Es folgte die Bandagenkompression des Kopfes. Die Textur des Fuß- und Knöchelgewebes änderte sich nahezu augenblicklich und manifestierte sich in einer Reduktion der Hyperplasie. Bei einem weiteren Experiment,

---

21. Alfred Joyce Kilmer (1886-1918), amerikanischer Dichter.
22. Anm. d. Übers.: Hier ist möglicherweise Schwellung gemeint.

ebenfalls ein Fall von entzündlichem Rheuma, diesmal im präankylotischen Stadium, wurde die Hypertrophie vermindert und der Schmerz reduziert.

Ein anderes Experiment hat mit einem meiner Zahnarztbesuche und der Extraktion von mehreren Backenzähnen in den Maxillae, mit Novocain-Betäubung, zu tun. Während meine Maxilla sich wie „eingefroren" anfühlte und mein Os occipitale fest auf der Kopflehne des Zahnarztstuhls lag, spürte ich, wie sich die Gelenke im Bereich der Schädelbasis mit jedem Ziehen eines weiteren oberen Backenzahns separierten. Es folgte ein dumpfer Kopfschmerz im Okzipitalbereich und starke Schmerzen in der Maxilla. Dies dauerte mehrere Tage an. Weder lag bei einem der Molaren ein Abszess vor, noch gab es eine schmerzhafte Wurzelhöhle, die eine Ursache für die andauernden Beschwerden hätte sein können. Auf der Suche nach Linderung wandte ich die Kompression mittels Kopfbandage an und bemerkte, dass sich wieder eine Bewegung an den Gelenken der Schädelbasis einstellte. Sofort spürte ich Erleichterung. In drei weiteren Fällen mit vergleichbaren Beschwerden nach einer Zahnextraktion führte ich dasselbe Experiment durch. Auch hier führte es zu sofortiger Linderung. Ebenso sprach ein Fall von Torticollis, auch ohne Manipulation der zervikalen Gewebe, gut darauf an.

Man könnte als Beispiele noch zahlreiche weitere Experimente anführen, die mich zum „Weitergraben" an den Gelenkflächen der Gesichts- und Schädelknochen veranlassten.[23] Aber die eben genannten sollen hier genügen.

Um Sie in das Studium der kranialen membranös-artikulären Funktionsweise einzuführen, werden wir das Os sphenoidale und seine Alae majores et minores mit einem Flugzeug vergleichen, dessen vorderer Anteil beim Ausatmen ansteigt und beim Einatmen eine Art „Sturzflug" durchführt. Zusammen mit dem Proc. basilaris des Os occipitale, bewegt sich der Bereich der Sella turcica wellenförmig nach unten, sobald der vordere Teil des Flugzeugs ansteigt. Wenn der vordere Teil wieder sinkt, bewegt sich dieser Bereich in einer Wellenbewegung wieder nach oben. Im Zusammenhang mit dieser wellenförmigen Funktionsweise der Schädelbasis dienen die schwalbenschwanzähnlichen Suturen der Schädelsphäre durch ihre Kontraktions- und Expansionsfähigkeit als Kompensation. Dabei ziehen sich die Suturen als Anpassung zusammen, wenn sich der Schädelbasisbereich in Exspiration wellenförmig nach unten bewegt, und sie weiten sich auf, wenn der Schädelbasisbereich bei der Inspiration wellenförmig nach oben kommt. Man kann sich diesen suturalen Anpassungsdienst mithilfe der Kontraktions- und Expansionsfähigkeit vorstellen, in dem man die Finger kreuzt, ohne dass sich die Handflächen berühren. Die Finger werden dann eng zusammengeschoben, um die Kontraktionsfähigkeit zu demonstrieren, und für die Expansionsfähigkeit wieder entspannt.

Zur Beweglichkeit der Schädelbasis gehören auch die Partes petrosae der Ossa temporalia, welche wellenförmig rotieren. Hier findet die Anpassung statt, durch ein Gelenk in einer ähnlichen Form wie eine Kardanwelle mit einer Drehpunkt-Lagerung. Dieses Gelenk liegt zwischen der Gelenkfläche des Os mastoideum und

---

23. Der Ausdruck „weitergraben" bezeichnet Dr. Sutherlands eigenen Forschungsansatz bei seinen Studien und war etwas, zu dem er andere ermutigte. Zu seiner Erzählung der Kindheitsgeschichte, die ihn diesbezüglich inspirierte, lesen Sie Artikel 26, Die Philosophie der Osteopathie. Ihre Anwendung im Kranialen Konzept unter Fußnote 114, Seite II-192.

dem Os occipitale und Os parietale. Außerdem gibt es eine Art Kardanwelle in der halbschrägen Gelenkverbindung des Proc. zygomaticus mit dem Proc. temporalis des Os zygomaticum.[24]

Zu dieser Gelenkfunktion gehören auch Gleitbewegungen an der abgeschrägten Gelenkverbindung, zwischen der Pars squamosa und dem Os parietale sowie der Ala major des Os sphenoidale. Während des Ausatmens rotiert die Pars petrosa nach innen und bewegt sich wellenförmig nach unten. Beim Einatmen rotiert sie nach außen und bewegt sich wellenförmig nach oben.

Die Maxilla artikuliert mit ihrem Gegenpart sowie dem Os zygomaticum, Os nasale, Os frontale, Os lacrimale, Os ethmoidale, Os palatinum, Vomer, der unteren Nasenmuschel und manchmal auch mit den Ossa sphenoidale. Durch Bewegung des Os temporale werden sämtliche Gesichtsgelenke über den Proc. zygomaticus bewegt.

Aufgrund seiner Gelenkverbindung mit dem Os frontale schwingt das Os zygomaticum wie ein Pendel, wobei der Impuls mit dem Proc. zygomaticus des Os temporale verknüpft ist. Beim Ausatmen drückt er über das maxillare Gelenk auf das Antrum des Sinus maxillaris und scheint somit die Luft nach außen zu pressen. Beim Einatmen zieht es an dem maxillaren Gelenk nach hinten und pumpt somit Luft nach innen.

Vom Os ethmoidale, mit seinen superioren und medialen Conchae nasales superiores et mediales – diesem kleinen atmenden Knochen – könnte man sagen, dass es beim Ein- und Ausatmen eine Bewegung wie eine Glocke ausführt. Die Ansatzstelle der Falx cerebri an der Crista galli fungiert dabei wahrscheinlich wie das Glockenseil. Sie verfügt auch über ein kleines Jigger-Gelenk mit der Crista sphenoidalis[25].

Das Vomer pflügt gleichsam nach vorne, ausgelöst durch einen Impuls des Os sphenoidale, mit dessen Rostrum es ein Universalgelenk verbindet.

Die Ossa palatina pendeln mit der Maxilla und gleiten zusammen mit den Proc. pterygoidei des Os sphenoidale.

Auch das Os lacrimale und die knöchernen Conchae nasales spielen ihrerseits eine wichtige Rolle bei der Bewegung.

Die Falx cerebri und des Tentorium cerebelli, die über keine muskulären oder elastischen Fasern verfügen, sind in ihrem Gewebe zu einem gewissen Grad gestrafft beziehungsweise gespannt. Sie bilden zusammen ein Balance-Band aus membranösem Gewebe, welches eine reziproke, oder abwechselnd vorwärts und rückwärts gerichtete Bewegung zwischen den verschiedenen Gelenkpolen ermöglicht.

Ich habe für dieses Falx-Tentorium-Gewebeband den Namen *Balance-Reziprokant* gewählt. Es arbeitet mit der Funktion der Gelenke in einer, rhythmischen zum Diaphragma passenden Bewegung zusammen. Die Funktionsweise dieses *Balance-Reziprokanten* kann man mit zwei flexiblen Stangen illustrieren, die man in einem gewissen Abstand voneinander senkrecht in den Boden steckt und dann ein

---

24. Aus mechanischer Sicht ist eine Kardanwelle eine oszillierende Stange zur Übertragung von Bewegung wie bei der Verbindung zwischen Motor und Rad. Das Stangenende ruht und dreht sich dabei in einem Lager, welches als Drehpunkt dient – das Gebiet, um welches die Stange rotiert bzw. oszilliert. Dr. Sutherland betrachtete das Os occipitale dabei als Drehpunkt-Lager und den temporoparietalen Mechanismus als die Kardanwelle.

25. Anm. d. Übers.: Ein „Jigger" ist ein kleines, herausstehendes Stück, oft eine Führung in einer Maschine.

Stück Draht vom oberen Pol der einen Stange zum oberen Pol der anderen spannt. Das Biegen eines Stangenendes in die longitudinale Richtung des Drahtes wird die andere Stange mit derselben Auslenkung in die gleiche Richtung verbiegen. Erlaubt man dem ersten Pol zurückzuschwingen, erlaubt man damit dem zweiten Pol das Gleiche zu tun. Ich nenne deshalb diesen straff gespannten Draht, welcher die reziproke bzw. vorwärts und rückwärts gerichtete Bewegung der beiden Stangen ermöglicht, den *Draht-Balance-Reziprokanten*.

Für den *Falx-Tentorium-Balance-Reziprokanten* gibt es verschiedene gelenkartige Pole zur Befestigung. Wir finden einen anterior-superior gelegenen Befestigungspol an der Crista galli, laterale Ansätze entlang den Sinus laterales und der Partes petrosae der Ossa temporalia sowie einen anterior-inferior gelegenen Befestigungspol an den Proc. clinodei des Os sphenoidale. Darüber hinaus gibt es eine zentrale Kreuzung zwischen dem Tentorium cerebelli und der Falx cerebri. Der *Falx-Tentorium-Balance-Reziprokant* bewegt sich demzufolge abwechselnd zurück-hoch-vor in einer kreisförmigen Art und Weise, und dann kreisförmig zurück-herunter-vor.

Natürlich stellt sich die Frage: Was treibt den *Falx-Tentorium-Balance-Reziprokanten* in seiner Funktion an? Für den Moment reicht es aus zu sagen: Der Antrieb geht von einer vorhandenen, aber nicht sichtbaren pulsierenden oder *rhythmischen* Kraft aus. Es gibt jedoch verschiedene erkennbare Windungen und Fissuren des Cerebrums, welche nutzbare Ansätze für eine wissenschaftliche Abenteuerreise bieten. Ebenso wissen wir, dass *Rhythmus* ein wichtiges Charakteristikum der materiellen Manifestation des Lebens ist. Ein Klavierstimmer nimmt Disharmonien dadurch wahr, dass er dem Klang und Rhythmus der Saiten zuhört. Ein Automechaniker erkennt Motorenprobleme am Motorengeräusch bzw. am Rhythmus.

Als osteopathische membranös-artikuläre Mechaniker können wir zusätzliches Wissen über sämtliche Aktivitäten des Körpers sammeln, indem wir das grundlegende stoffliche *rhythmische* Lebensprinzip studieren. Das Cerebrum spielt dabei die Hauptrolle, indem es alle Körperaktivitäten außerhalb des Schädels reguliert. Man kann daher die Hypothese aufstellen, dass die Gehirnwindungen und Fissuren möglicherweise geschaffen wurden, um sich der pulsierenden oder rhythmischen Aktivität des Gehirns selbst anzupassen. D. h., dass das Gehirn automatisch in einer rhythmischen Bewegung, mittels seiner verschiedenen Windungen funktioniert. Es regelt seinen eigenen intrakranialen rhythmischen Antrieb und gibt dadurch einen sekundären rhythmischen Impuls auf die Hypophyse, welche in der Sella turcica des Os sphenoidale reitet. Somit trägt das Gehirn wesentlich dazu bei, die rhythmische membranös-artikuläre Beweglichkeit im Schädel einzuleiten.

Man könnte sich vorstellen, wie sich die Gehirnwindungen beim Einatmen zurückrollen und zusammen mit der Hypophyse die Sella turcica und die Schädelbasis in eine nach oben gerichtete Wellenbewegung leiten. D. h., die Hypophyse fungiert dabei als Fulkrum und bewegt die membranös-artikulären „Zahnräder" wellenförmig nach oben. Beim Ausatmen hingegen *dilatieren* bzw. entrollen sich die Windungen wieder, und die Hypophyse bewegt die „Zahnräder" wellenförmig nach unten. Zu unserer *Hypothese* gibt es zu sagen, dass wir über den materiellen, anatomischen Beweis der Ansatzstelle des Tentoriums an den Proc. clinoidei verfügen. Darüber hinaus schreibt Gerrish *[Textbook of Anatomy,* Hervorhebung wurde hinzugefügt – Hrsg.]:

> „Diaphragma sellae und Tentorium der Hypophyse genannt, erstreckt sich eine kleine Falte aus Dura mater von allen Seiten aus nach innen über die Sella turcica, bedeckt die Hypophyse und lässt eine kleine Öffnung für das Infundibulum frei. Aufgrund der Anwesenheit dieser Falte wird die Hypophyse normalerweise herausgerissen, wenn man das Gehirn entfernt."

Mit anderen Worten, die Hypophyse wird durch diese Falte der Dura mater richtig in der Sella turcica verankert. Zusammen mit dem *Falx-Tentorium-Balance-Reziprokanten* und den Schädelgelenken ist diese Falte in ihrer Funktion mit dem lautlosen Synchrongetriebe eines Autos zu vergleichen. Dies ist lediglich eine hypothetische Bemerkung zum Schädel, keine Theorie.

Osteopathen wissen, dass es Strains der ligamentären Gelenke gibt.

Ebenso gibt es „Strains der kranialen membranösen Gelenke". Diese sind weit reichend und verursachen eine *Behinderung der normalen Funktion der membranösen Gelenke*. Eine derartige Restriktion *verändert die Aktivität der Zerebrospinalen Flüssigkeit, der Lymphe und des Blutes.* Und „genau in diesem Moment beginnt die intrakraniale Pathologie".[26]

Strains der kranialen membranösen Gelenke treten häufig bei einer Grippe mit Beteiligung der Atemwege auf und können als Sekundärfolge dieser Krankheit betrachtet werden. Man findet sie auch in Verbindung mit Heuschnupfen und Sinus-Pathologien. Sie können diese auslösen, aber auch sekundär als Folge erscheinen. Ebenso sieht man sie bei Migräne, Augen- und Ohrenbeschwerden. Gelegentlich treten sie als Sekundärfolgen eines Traumas auf wie z. B. einer Zahnextraktion mit Novocain-Betäubung. Sie können auch die Folge von Stürzen, Schlägen, Kriegsneurosen und mentalem Stress sein oder durch die falsche Anwendung einer Geburtszange hervorgerufen werden. Man findet solche Strains bei normaler Kopflage, wenn das Os occipitale des Neugeborenen auf seinem Weg durch das Becken nach oben und vorne gedrängt wird – eine Möglichkeit, welche uns eine Chance im Studium der Kindesentwicklung bietet. Man könnte logisch folgern, dass einer Funktionseinschränkung im Bereich der Schädel- oder Schädelbasisgelenke eine Expansion der Gesichtsgelenke vorausgeht oder dass Einschränkungen im Gesichtsbereich ein kraniale oder basilare Expansion vorausgeht.

Strains der membranösen Schädel- oder Schädelbasisgelenke können exspiratorischer oder inspiratorischer Natur sein. Der inspiratorische Typ findet sich am häufigsten. Dieser tritt einseitig und mit seitlicher Neigung zum sphenoidalen „Schiff"

---

26. Hier wird Bezug auf eine angeblich von Dr. Still stammende Aussage genommen: „Sagen Sie mir, wann sich der Blutstrom ändert, und ich sage Ihnen, wann die Krankheit beginnt."

hin auf, wobei die Spannung im Tentorium-Bereich des *Balance-Reziprokanten* auf der betroffenen Seite zugenommen hat. Dieser Typ kommt auch bilateral vor, wobei die Spannung des gesamten *Balance-Reziprokanten* verstärkt wird.

Bei exspiratorischen expansiven Strains werden die Alae majores des Os sphenoidale nach oben stehen und hervorragen. Sie können leicht entlang ihrer schmalen externen Oberflächen zwischen den Ossa frontalia und den Ossa temporalia diagnostiziert werden. Bei inspiratorischen expansiven Strains sind die Alae nach unten gerichtet und befinden sich näher an der temporozygomatischen Verbindungsstelle, welche einer Kardanwelle gleicht. Bei Heuschnupfen und Sinus-Pathologien kann die Weitung der Gesichtsgelenke bereits durch Blickdiagnose erkannt werden. So wie man durch das Benutzen des Tastsinns die Position eines Wirbelkörpers hinten an den Proc. transversi erkennen kann, untersuchen wir notwendigerweise auch auf vergleichbare Art und Weise die Schädelbasis durch Palpation der Ala major des Os sphenoidale, der temporozygomatischen Verbindungsstelle und des squamoparietalen Gelenkes. Manchmal ist die Weitung sehr deutlich an der Sutura lambdoidea erkennbar. Bei der Diagnose muss man noch viele andere Merkmale beachten, einschließlich jener, die gewöhnlich bei vertebralen Dysfunktionen berücksichtigt werden.

Die Behandlung ist spezifisch und erfordert *eine entsprechende Kenntnis der mechanischen Gelenkflächen sämtlicher Schädel- und Gesichtsknochen sowie ihrer Art sich zu bewegen*. Ohne dieses Wissen ist es besser, die Finger davon zu lassen. Diese „Schädel-Idee" ist mein Beitrag zur Wissenschaft der Osteopathie. Dem aufrichtigen Forscher bietet sie Gelegenheit, den „Schwanz des Eichhörnchens im Baumloch" aus der Geschichte des Alten Doktors fester zu packen.[27] Diese Schädelidee lässt sich demonstrieren.

## Ein Beitrag zu „Strains der membranösen Schädelgelenke"
*Von Dr. John A. MacDonald D. O.*

Ich bin der Meinung, wir sollten uns mit der Theorie und Darstellungen der Idee Dr. Sutherlands über Strains der membranösen Schädelgelenke sorgfältig beschäftigen. Zu oft akzeptieren wir bereitwillig die Forschungsergebnisse der älteren Schule der Medizin, ohne sie zu hinterfragen. Wir wissen, dass diese Ergebnisse der älteren Schule in den meisten Fällen sehr strenge Tests bestehen, und dass die von ihren Vertretern vorgebrachten Ideen meist maßgebend sind; und aus der Sicht der alten Schule betrachtet, verdienen sie es auch, akzeptiert zu werden. Wir allerdings sind Vertreter einer neuen therapeutischen Idee, und die Richtung unserer Gedanken und Forschung führt uns zu einer neuen Interpretation der anatomischen und physiologischen Fakten.

---

**27.** Dr. A. T. Still (der respektvoll als der Alte Doktor bezeichnet wurde), betrachtete die Osteopathie als eine Wissenschaft, eine Philosophie und eine Kunst, deren Potenzial noch nicht vollständig erkannt worden war. Er verglich sie mit einem Eichhörnchen, das nur teilweise in einem Baumloch sichtbar ist und das man sich daher nicht richtig vorstellen kann. Seiner Meinung nach war zur damaligen Zeit nur der Schwanz des Eichhörnchens sichtbar.

## II. Einige Gedanken

Ich kann aufgrund meiner eigenen Erfahrung nicht sagen, ob Dr. Sutherlands Idee von Strains an den membranösen Schädelgelenken definitiv mehr als nur eine Theorie ist. Es gibt allerdings viele verstreute Hinweise, welche mich glauben lassen, dass uns diese Theorie eine Antwort auf einige ungeklärte Fragen geben wird.

Osteopathische Ideen entwickeln sich langsam. Wir tun gut daran, die von den Mitgliedern unserer Profession vorgestellten neuen Ideen sorgfältig zu überprüfen, um nichts, was nicht Hand und Fuß hat, zu akzeptieren. Auf der anderen Seite ist *unser* Spielraum groß, eine neue Theorie oder Interpretation in Erwägung zu ziehen. Wir erkunden ja sowieso ein Feld, das auch für uns neu ist – ein Feld, das von den „normalen" therapeutischen Forschern kaum beachtet wird. Wir brauchen keine Angst davor zu haben, innovativen Ideen von Kollegen unsere volle Aufmerksamkeit zu schenken. Ich denke, es ist wahr, dass wir es normalerweise schwer damit haben, dass osteopathische Ideen überhaupt ernst genommen werden, während doch von Osteopathen viele Maximen der alten Schule häufig ohne Frage akzeptiert werden. Mir persönlich genügt es, wenn eine osteopathische Idee so vernünftig klingt, dass sie meine Aufmerksamkeit weckt – und wenn ich sehe, dass es verschiedene Hinweise gibt, welche mit dieser Idee offenbar in Verbindung stehen, drängt es mich, alles nur Erdenkliche zu unternehmen, um unsere Profession dazu zu bringen, diese Idee zu untersuchen.

Embryologen und Experten der Anatomie betrachten die Schädelknochen als modifizierte Wirbel. Dr. Sutherlands Zitat aus *Applied Anatomy* von Davies ist recht erstaunlich: „Die Knochen der Schädelbasis werden in Knorpel vorgeformt, während die des Schädeldaches in Membran vorgeformt werden[28] Im Alter von *vierzig Jahren beginnen* die Suturen des Schädeldaches zu verknöchern und *verschmelzen weiter* bis zum *achtzigsten Lebensjahr.*" *[Hervorhebungen wurden hinzugefügt. – Hrsg.]*

Wenn man den Ursprung dieser knöchernen Platten betrachtet, sollten uns diese Aussagen hinsichtlich des Alters, in welchem die Suturen verschmelzen, etwas zu denken geben.

Dr. Sutherland weist auf die großen Unterschiede bei dem, was uns jeweils lebendige und leblose Schädel zeigen, hin. Dies ist nicht neu für uns. Man ging früher beispielsweise davon aus, dass das Iliosakralgelenk unbeweglich sei – eine Annahme, die man bei einer Gerichtsverhandlung vor dreißig Jahren als bewiesen ansah, nachdem dort ein toter Körper gezeigt wurde. Vielleicht darf auch daran erinnert werden, dass ein Osteopath eine frische Sezierung beantragte und darauf bestand, dass ein Iliosakralgelenk im frischen Zustand beweglich sei. Ich glaube, er hat seine Behauptung bewiesen.

Diese Fakten beweisen vielleicht nichts, aber es ist interessant, verstreute klinische Hinweise im Auge zu behalten von Folgen, welche sich durch zufällige Annäherung, Trennung oder jede Art von Bewegung an den Suturen ergeben haben. Der am häufigsten festzustellende Effekt findet sich bei Patienten, die unter starken Kopfschmerzen leiden und denen geholfen wird, indem man ein Band eng über dem

---

**28.** Anm. d. Übers.: Bindegewebsknochen heißt im Englischen *membrane bone*.

Os frontale und *oberhalb* der Basis occipitalis um den Schädel bindet.

Ich glaube auch demonstrieren zu können, dass Druck auf die Nasenknochen eine Schwellung der Schleimhäute der oberen Atemwege reduzieren wird. Druck mit der Handinnenfläche auf die Ossa frontalia führt möglicherweise zum gleichen Ergebnis; jedenfalls ist jedes Mal der Effekt nicht zu übersehen.

Und weiter: Bei Patienten mit Cerebralparese, bei welchen sich gewöhnlich zu einem gewissen Zeitpunkt die Frage nach einem chirurgischen Eingriff stellt, lassen sich die Neurochirurgen bei ihrer Entscheidung vom Zustand der Falx leiten. Wenn sie Beweise für eine gerissene oder schwer beschädigte Falx finden, halten sie eine Operation für sinnlos. Bei jeder chirurgischen Untersuchung, die ich in Fällen von angeborener Cerebralparese vornahm, hat irgendeiner der Chirurgen stets eine derartige Aussage über die Falx gemacht.

Dass sich bei der Manipulation der Schädelplatten eine mechanische Veränderung in der Falx vollzieht, scheint eine vernünftige Annahme zu sein. Dr. Sutherland unterstellt, dass sich die Spannung in der Falx durch die von ihm beschriebene Vorgehensweise verändert bzw. von ihr beeinflusst wird. Wenn es sich so verhält, sollte sie als Grundlage für eine Vorgehensweise dienen, von der man weit reichende Ergebnisse bei ungeklärten und schwierigen Fällen erwarten könnte, wie beispielsweise bei Migräne, Sturzerbrechen und cerebraler Stauung – ganz zu schweigen von ungeklärten Zuständen, die nur entfernt damit in Verbindung stehen.

Mein Interesse an Dr. Sutherlands Idee wurde zuerst durch sein tiefes Wissen über die Strukturen, welche er untersuchte, geweckt. Vor zwei Jahren stellte ich ihm eine Frage über die Falx und er antwortete mir, er könne sie nicht auf der Grundlage seines damaligen Wissens beantworten, aber dass ihm zwei weitere Jahre des Studiums der Falx die erwarteten Erkenntnisse liefern sollten. Ich war zufrieden, so seine wissenschaftliche Einstellung zu entdecken.

Dr. Sutherland muss seine Idee beweisen und Anhänger um sich versammeln, so wie er es vermag. Ich schreibe hier kein Zeugnis für ihn. Ich möchte lediglich sagen, dass ich genug gesehen habe, um mich davon zu überzeugen, dass seine Idee von jedem von uns ernst genommen, ausprobiert und angewendet werden sollte, falls wir sie für effektiv halten.

In Anbetracht der Zeit, die Dr. Sutherland aufgewendet hat, der Studien, die er vorgenommen hat, und der Erfahrungen, die er mit dieser Idee gesammelt hat, möchte ich zu diesem Zeitpunkt keine kritische Diskussion führen. Ich bin von seiner Idee beeindruckt. Ich bitte Sie, diese Idee sorgfältig zu überprüfen.

## II. Einige Gedanken

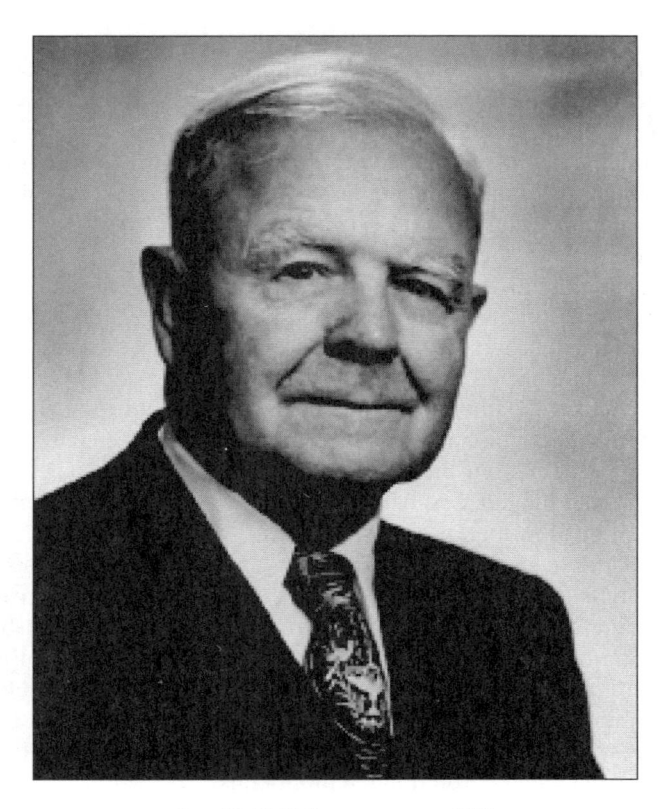

Bild 11: W. G. Sutherland, ca. 1949

## 7. KRANIALE MEMBRANÖSE GELENKSTRAINS ERKENNEN

### TEIL I

The Western Osteopath, *März 1933*.

Um kraniale membranöse Gelenkstrains zu erkennen und erfolgreich zu behandeln, muss man sich zuerst ein mentales Bild der *Gelenkflächen* der Schädel- und Gesichtsknochen machen. Dies ist genauso wichtig, wie sich die Gelenkflächen der Iliosakralgelenke im Geiste vorzustellen.

Das fruchtbare Feld Kranialer *Oberflächen* ist ein größerer und komplizierterer Bereich als das der Iliosakralgelenke. Das heißt, es gibt *viele* einzelne Gelenkflächen im kranialen Gebiet, während sich im Iliosakralbereich nur zwei finden. Trotzdem müssen diese einzelnen Gelenkflächen in unserem geistigen Bild des Mechanismus der kranialen Gelenke als eine Einheit betrachtet werden. Wir sollten ein ausdrucksstarkes Bild vor Augen haben, wie die Vorstellung, welche sich ein Uhrmacher mit seinem mechanischen Wissen um die feine Funktionsweise einer kleinen Damenarmbanduhr macht. Ohne dieses detaillierte, mentale Bild der kranialen Struktur wird der osteopathische Mechaniker des menschlichen Skelettsystems seine Fertigkeiten klugerweise nur in jenem Bereich einsetzen, der ihm vertraut ist. Wahrscheinlich wird er, ohne diese genaue Kenntnis der Flächen der Schädelgelenke, zögern, die Behauptungen des Autors hinsichtlich der Strains der membranösen Schädelgelenke zu akzeptieren.

Aneignen kann man sich meiner Erfahrung nach diese Kenntnisse nur durch ein fleißiges Studium der *Gelenkflächen*, so wie sie an den einzelnen Knochen eines *zerlegten* Schädels zu finden sind. Wenn man sich dieses Wissen bis ins kleinste Detail erarbeitet hat, kann man den Mechanismus der Gelenkmobilität im Bereich der Basis besser verstehen, indem man Os sphenoidale, Os occipitale und die zwei Ossa temporalia in ihre richtige Relation zueinander anordnet und sie mithilfe von Gummibändern und kleinen Schrauben so in dieser Position fixiert, dass eine freie Bewegung an den Gelenkverbindungen möglich ist.

Bei den meisten Fällen von Migräne findet sich eine „seitliche Neigung" des Os sphenoidale, was ein stärkeres Hervortreten der großen Alae auf der betroffenen Seite verursacht. Dies kann von jedem Osteopathen, der über einen gut ausgebildeten Tastsinn verfügt, leicht diagnostiziert werden. Dieser Versuch wurde bereits auf zahlreichen Tagungen durchgeführt, und in fast allen Fällen waren die Mitglieder unserer Profession in der Lage, diesen Punkt zu ihrer Zufriedenheit zu klären. Bisher waren klinische Demonstrationen bei Tagungen jedoch auf die Mitglieder unseres Berufes und ihre Familien beschränkt. Der nachfolgende Brief eines osteopathischen Arztes bezieht sich auf einen Fall, bei dem es um die Gelenkmobilität der Schädelbasis geht:

## II. Einige Gedanken

„Ich dachte, es wird Sie interessieren, folgende Informationen über meine Frau zu erhalten, welche Sie letztes Frühjahr auf der bundesstaatlichen Tagung im Anschluss an Ihren Vortrag aufgrund ihrer Migräne behandelten. Seit jener Behandlung bis heute, vier Monate danach, hatte sie keine echten Kopfschmerzen mehr... Sie sagte, dass sie sich diesen Sommer besser fühle als die Jahre zuvor. Sie hat mehr ‚Pep', ist lebendiger und fühlt sich allgemein ganz anders. Das ist der längste mir bekannte Zeitraum, in dem sie keine Kopfschmerzen hatte... In Ihrer Idee steckt mit Sicherheit etwas, das funktioniert und äußerst interessant ist."

In diesem Fall stand die Ala major des Os sphenoidale auf der rechten Seite stärker hervor, was von jedem untersuchenden D. O. außer von zweien, bestätigt wurde. Es folgte eine Demonstration der Technik. Eine Korrektur war möglich. Daraufhin folgte ein weiterer Palpationstest durch dieselbe Gruppe. Hier wurde bestätigt, dass eine Veränderung eingetreten war, wenn man die Vorwölbung beider Alae majores verglich.

Wie es bei Demonstrationen auf Tagungen der Fall ist, wurde diese Diagnose relativ rasch durchgeführt, was bei einer Untersuchung in der Praxis nicht der Fall sein sollte. Hier können wir jedoch sehen, was bei Migräne an der Schädelbasis geschieht, wenn uns unser Tastempfinden zeigt, dass einer der Alae majores des Os sphenoidale im Vergleich zum anderen stärker hervortritt.

Wenn ein so Forschender vorsichtig Os sphenoidale, Os occipitale und Ossa temporalia zusammensetzt, wie vorhin beschrieben und dann die Gelenke so bewegt, dass er diese unterschiedliche Hervorwölbung der Alae majores des Os sphenoidale vor sich hat, wird er klar und einfach vor sich sehen, was an der Schädelbasis los ist.

Er wird die „seitliche Neigung" des Os sphenoidale wiedererkennen. Diese Positionsveränderung des Os sphenoidale bringt auch eine Veränderung in den Gelenkverbindungen des Os temporale mit sich. Dies schränkt die normale Beweglichkeit der Schädelbasis ein und – was noch wichtiger ist – behindert die Gefäßkanäle aufgrund einer konsekutiv entstehenden Spannung des zugehörigen Membrangewebes. Das ist der Grund dafür, warum ich diesen Zustand als kranialen membranösen Gelenkstrain bezeichnet habe.

## Teil II
*1933.*

*Eine am Originalmanuskript befestigte Notiz lautet: "Herausgegeben von Dr. C. B. Rowlingson, Herausgeber von* The Western Osteopath, *der vor der Veröffentlichung verschied."*
*Eine Kopie davon wurde später zum Gedankenaustausch an Dr. J. B. McKee Arthur, Herausgeber von* The Osteopathic Profession, *geschickt.*

Anmerkung: Anatomische Texte enthalten detaillierte Beschreibungen der Schädel- und Gesichtsknochen, *mit Ausnahme eines sehr wichtigen Aspekts* – der *Gelenkflächen*. Aus diesem Grund hat der Autor vor, dieses Kapitel ausschließlich den Gelenk*flächen* zu widmen, so wie er sie bei seinen Studien wahrnimmt.

Man unterteilt das Thema der kranialen Gelenkmobilität der Einfachheit halber in drei Bereiche: 1. die *Beweglichkeit der Schädelbasis*, einschließlich des Os sphenoidale, der zwei Ossa temporalia und des basilaren Bereiches des Os occipitale; 2. die suturale Kompensationsfunktion des Schädeldaches, wozu die zwei Ossa parietalia und der suturale Bereich des Os occipitale gehören; und 3. die Beweglichkeit der Gesichtsknochen.

### Die Beweglichkeit der Schädelbasis

Das Os sphenoidale artikuliert mit elf weiteren Knochen und ist für die Beweglichkeit der Schädelbasis, des Schädeldaches und den Gesichtsbereichen von vorrangiger Bedeutung. Daher werden wir uns zunächst mit den *Gelenkflächen* des Os sphenoidale beschäftigen.

Die superiore Gelenkfläche der Ala major hat an ihrer Kontaktstelle mit dem Os frontale einen kleinen L-förmigen Bereich, welcher, wenn er auch vergleichsweise winzig ist, in gewissem Maße dem größeren L-förmigen Gebiet der Iliosakralgelenke ähnelt. Da es zwei Alae majores gibt, gibt es auch zwei L-förmige Bereiche, und es ist wahrscheinlich, dass sie als eine Art Fulkrum-Gelenk dienen und die Beweglichkeit an den verschiedenen anderen Gelenkverbindungen des Os sphenoidale ermöglichen und begrenzen.

Posterior zu diesen L-förmigen Bereichen befinden sich die superioren Gelenkflächen, welche in nach innen gerichtete Abschrägungen übergehen. Diese artikulieren mit den in gleicher Weise nach außen abgeschrägten Flächen des Os frontale und der Ossa parietalia. Diese Anordnung ermöglicht eine gleitende Beweglichkeit.

Die posterioren Gelenkflächen der Ala major beginnen mit einem scharfen Winkel am Ende der superioren Gelenkflächen. Es ist bemerkenswert, dass sie an diesem Punkt von einer nach innen in eine nach außen gerichtete Abschrägung übergehen. Diese setzt sich im Verlauf der oberen Hälfte fort, um dann entlang der unteren Hälfte wieder nach innen gerichtet zu verlaufen; dazwischen befindet sich in der Mitte eine eckige Nische. Diese abwechselnd nach außen und nach innen gerichteten Gelenkflächen besitzen dazugehörige, nach innen und nach außen gerichtete Gegenkontakte mit den anterioren Gelenkflächen der Partes squamosae der Ossa temporalia.

Beachten Sie gut den Unterschied zwischen den Alae majores und den Partes squamosae – in der oberen Hälfte ist die Ala major nach außen und die Pars squamosa nach innen abgeschrägt, während sie in der unteren Hälfte nach innen und die Pars squamosa nach außen abgeschrägt ist. Die eckige Nische in der Mitte, zwischen der oberen und unteren Hälfte der hinteren Gelenkfläche der Ala major, muss in ihrer Verbindung mit dem hervorstehenden Gegenstück auf der anterioren Gelenkfläche der Pars squamosa des Os temporale betrachtet werden.

Dieser mechanische Gelenkkontakt, zwischen den Alae majores des Os sphenoidale und den Partes squamosae der Ossa temporalia zeigt uns, ohne noch viele weitere Hinweise auf eine Gelenkmechanik zu geben, das Design des Bauplanes für die Beweglichkeit der Schädelbasis. Umriss und Form der anatomischen Details in diesem Bereich zusammen mit allen mechanischen Möglichkeiten ist das, was wir spezifisch studieren müssen, um uns dieses unbedingt notwendige, innere Bild zu erschaffen, welches wir für Diagnose und Behandlung von kranialen membranösen Gelenkstrains unbedingt brauchen.

Auf die anterioren Gelenkflächen des Os sphenoidale werden wir später noch einmal im Abschnitt über die Beweglichkeit der Gesichtsknochen zurückkommen. Die Verbindungsstelle zwischen dem Corpus sphenoidalis und dem Proc. basilaris des Os occipitale (die sphenobasilare Synchondrose) ist bereits im frühen Lebensalter eine chondrale Einheit. Ihre Bewegung wird am besten mit Flexibilität, statt mit gelenkartiger Beweglichkeit beschrieben.

Die zwei Ossa temporalia spielen die nächstwichtige Rolle bei der Beweglichkeit der Schädelbasis. Es ist ausreichend, einen Knochen zu studieren, um ein mentales Bild der Gelenkflächen von beiden zu haben. Die superiore Gelenkfläche der Pars squamosa geht nahtlos in jene Gelenkfläche über, die mit der Ala major des Os sphenoidale artikuliert und ist ebenfalls nach innen abgeschrägt. Sie kontaktiert eine nach außen abgeschrägte Fläche des Os parietale und diese Anordnung deutet auf eine gleitende Beweglichkeit hin. Wenn wir nun zur Pars mastoidea der superioren Gelenkfläche weitergehen, stellen wir einen Übergang zu unebenen Riefen an einer aufwärts gerichteten Fläche fest. Ihr Kontakt, mit der unteren Gelenkfläche des Angulus mastoidei am Os parietale, erlaubt eine Schaukelbewegung, welche notwendig ist, um die Rotations- und Wellenbewegungen der Pars petrosa auszugleichen.

Die posteriore Gelenkfläche des Os mastoideum, welche Kontakt mit dem Os occipitale hat, ist ähnlich gestaltet und erlaubt daher ebenfalls diese kompensierende Schaukelbewegungen. Die inferiore Gelenkfläche ist an der Kontaktstelle zur nach oben gerichtete Fläche am Os occipitale leicht wellenförmig, bis wir zu einer Rinne genau posterior der Incisura jugularia gelangen. Diese Rinne überkreuzt das Gelenk und stößt an einen querverlaufenden Grat auf dem Os occipitale. Diese querverlaufende Rinne und dieser Kamm sind, wenn man sie zusammen mit dem Übergang zu der seitlichen Gelenkfläche des Os mastoideum betrachtet, ein Hinweis, welcher zu meiner Behauptung führte: „Es gibt ein Gelenk in der Form einer Kardanwelle mit einer Drehpunktlagerung zwischen der Gelenkfläche des Os mastoideum und Os occipitale und Os parietale". Dies erwähnte ich das erste Mal in meinem Artikel „Cranial Membranous-Articular Strains" in *The Western Osteopath* im Dezember 1931.[29] Dieser Mechanismus sollte detailliert studiert werden, damit man sich dieses wichtige, mentale Bild in Bezug auf die Beweglichkeit der Schädelbasis machen kann. Behalten Sie dabei im Auge, dass die Pars petrosa auf bestimmte Weise vom Os mastoideum aus in diagonaler Richtung nach innen verläuft.

Die inferiore Gelenkfläche der Pars petrosa besitzt eine längs verlaufende Rinne, welche über eine wichtige mobile Verbindung zu einer längs verlaufenden, gratähnlichen Gelenkfläche am Proc. basilaris des Os occipitale verfügt. Dies liefert den entscheidenden Hinweis auf die rotatorische und wellenförmige Beweglichkeit der Schädelbasis.

Die anteriore Gelenkfläche der Pars squamosa artikuliert, wie zuvor beschrieben, mit der posterioren Gelenkfläche der Ala major am Os sphenoidale.

Das weitere Studium des Os occipitale erfolgt zu einem späteren Zeitpunkt, im Zusammenhang mit dem Schädeldach und den gezackten, schwalbenschwanzähnlichen Suturen zwischen Os occipitale und Ossa parietalia. Der Mechanismus der Gelenkflächen des basilaren Anteils des Os occipitale wurde in Verbindung mit dem Studium der Partes petrosae und mastoideae des Os temporale interpretiert.

Die Knochen der Schädelbasis (Os sphenoidale, Os occipitale und die beiden Ossa temporalia) können nun, wie in unserem letzten Artikel beschrieben, zusammengefügt werden. Wir sind jetzt bereit, uns mit einem Fall aus der Praxis zu beschäftigen, als Beispiel für das *mentale Bild*, welches wir bei *einigen* kranialen membranösen Gelenk – Strains entwerfen sollten.

In Verbindung mit diesem Fall sollte ich vielleicht erwähnen, dass Kopfbeschwerden in vielerlei Hinsicht lediglich Hinweise oder Symptome sind. Diese Symptome manifestieren sich häufig auf komplexe Art und Weise und können daher zu einer ziemlich ungenauen Diagnose führen. Der Hausarzt, ein erfahrener M. D., der diesen Fall im Vorfeld behandelt hatte, soll daher für seine vorsichtige Diagnose einer Meningitis nicht getadelt werden.

Die von mir anfangs beobachteten Symptome waren ein Verlust der gesamten willkürlichen Bewegung der Geschichtsmuskulatur, stark erweiterte Pupillen, Konjunktivitis und eine Tendenz der Augäpfel, nach oben zu rollen. Zusätzlich zu diesen Symptomen am Kopf konnte der Patient seinen rechten Arm von der Schulter aus nicht seitwärts anheben, obwohl er ihn ansonsten normal willkürlich kontrollie-

---

**29.** Aus mechanischer Sicht ist eine Kardanwelle eine oszillierende Stange zur Übertragung von Bewegung, wie bei der Verbindung zwischen Motor und Rad. Das Ende der Kardanwelle ruht und dreht sich dabei in einem Lager, das als Drehpunkt dient – das Gebiet, um welches die Stange rotiert bzw. oszilliert. Dr. Sutherland betrachtete das Os occipitale dabei als Drehpunkt-Lager und den temporoparietalen Mechanismus als Kardanwelle.

## II. Einige Gedanken

ren konnte – ein festes Zupacken mit der Hand eingeschlossen. Die Anamnese ergab eine schwere Tonsillitis mit einem Mandelabszess auf der rechten Seite.

Diese war vom zuvor behandelnden Arzt wirksam behandelt worden – die Symptome im Kopfbereich bzw. Komplikationen traten später auf. Ich war bei der Diagnose gleichermaßen vorsichtig. Die Anamnese ergab, dass der Patient ein stehengebliebenes Auto angeschoben hatte, bevor er an der Tonsillitis erkrankte. Dies führte zu einer erfolgreichen Behandlung des Armproblems. Ich fand einen Strain an der Clavicula, dessen Korrektur das Problem am Arm beseitigte und somit auch einen Zusammenhang zwischen diesen und den Symptomen am Kopf ausschloss. Ich vermied die Manipulation der Halsgewebe, um die Tonsillitis nicht zu reizen, und das, obwohl es auf der rechten Seite im Bereich des Mandelabszesses stark verspannt war. Ich habe auch keine Behandlung der oberen Brustwirbelsäule versucht. Auch wenn eine derartige Behandlung unter Umständen vorteilhaft gewesen wäre, hat sie sich später doch als unnötig herausgestellt.

Anschließend wurde der Patient in Bezug auf die „kraniale Idee" untersucht. Bei einem derartigen Fall kann man eine erhöhte Spannung des intrakranialen Membrangewebes an der Schädelbasis bei gleichzeitiger Erweiterung der Schädel- und Gesichtsgelenke erwarten. Diese Spannung des Membrangewebes verändert wahrscheinlich die Gefäßkanäle. Es lag ebenso im Bereich des Möglichen, das intrakraniale Gewebe an der Schädelbasis durch eine kraniale Behandlung zu entspannen und damit die Gefäßkanäle zu befreien, ohne den infektiösen Bereich des Mandelabszesses zu stören. Die Untersuchung ergab einen, im Gegensatz zur linken, eine deutlich prominente rechte Ala major des Os sphenoidale. Dieses Hervortreten auf der rechten Seite stimmte mit der Seite des Mandelabszesses überein und wies darauf hin, dass die Erweiterung der Gelenke auf der betroffenen Seite größer war. Ich schloss daraus, dass eine „seitliche Neigung" des Os sphenoidale vorlag, mit der größten intrakranialen Membranspannung im Bereich der Schädelbasis auf der rechten Seite. Daraufhin wurde die kraniale Behandlung folgendermaßen ausgeführt:

> Mit dem Patienten in Rückenlage wurde der rechte Daumen an die Pars mastoidea des rechten Os temporale gelegt, gerade posterior vom Meatus acusticus externus und der linke Daumen auf die linke Ala major des Os sphenoidale. Auf das Os mastoideum wurde zunehmender Druck mit einem nach hinten gerichteten Zug ausgeübt. Gleichzeitig übte der linke Daumen denselben zunehmenden starken Druck nach oben, hinten und innen auf die linke Ala major des Os sphenoidale aus. Ziel war es dabei, die Pars petrosa des Os temporale an ihrem basilaren Anteil mit dem rechten Daumen nach hinten und außen zu ziehen, während der basilare Anteil des Os sphenoidale mit dem linken Daumen auf der Ala major gedreht oder gerollt wurde. Damit sollte die intrakraniale Membranverspannung an der Schädelbasis entspannt und die Gefäßkanäle wieder befreit werden.

Das Ergebnis überraschte Behandler und Patient angenehm. Ein „Ungläubiger Thomas" wird diese Aussage in Frage stellen, aber es ist eine Tatsache, dass sich unmittelbar darauf wieder eine normale, willkürliche Kontrolle der Augäpfel einstellte, die stark erweiterten Pupillen wieder auf Normalgröße zurückgingen und der Patient die Muskeln seiner Augenbrauen wieder geringfügig bewegen konnte. Beim nächsten Besuch bewegten sich alle Gesichtsmuskeln wieder normal. Wenn auch eine Tonsillektomie indiziert war und empfohlen wurde, lieferten die bei diesem „Symptomkomplex am Kopf" umgehend auftretenden Veränderungen positive Argumente für die Behauptung von Dr. George Reid, dass „... es in einem normalen Körper keine echten Synarthrosen gibt, und dass unbewegliche Gelenke immer anormal sind".

Wenn der Studierende die Knochen der Schädelbasis nimmt und sie so miteinander verbindet, dass sie sich an ihren Gelenkverbindungen bewegen können, und die in diesem Fall eingesetzte Technik bei jenen Knochen anwendet, wird er das mentale Bild von den kranialen membranösen Gelenkstrains verstehen, und wie die Technik eine Linderung der Symptome bewirken konnte. Bei diesem Fall handelte es sich zweifelsfrei um eine Sekundärkomplikation der Tonsillitis. Aber man kann wirklich sagen, dass die Verspannungen oder die Steifheit im Halsbereich ohne Manipulation verschwanden. Diese Tatsache sollte uns zu denken geben.

Der Stamm der mächtigen Eiche verfügt über eine gewisse Flexibilität, bis er, gefällt, zu einem saftlosen Stück Holz wird. Eine hochgewachsene norwegische Kiefer biegt sich und schwankt mit dem Wind. Eine daneben stehende abgestorbene, norwegische Kiefer mit demselben Durchmesser und derselben Höhe steht so steif und starr da, wie ein Telegrafenmast. Ein GROSSER MEISTER DER MECHANIK hat den menschlichen Schädel entworfen. Wie die lebendige Eiche und Kiefer besitzen selbst seine solidesten Knochenstrukturen eine gewisse Flexibilität und seine Gelenkverbindungen eine bestimmte Beweglichkeit, solange der lebensspendende Strom fließt.

**Die suturale Kompensationsfunktion des Schädeldaches**
Bedenken Sie bei diesem thematischen Abschnitt, dass „die Knochen der Schädelbasis aus Knorpel entstehen, wohingegen sich die Knochen des Schädeldaches aus Membranen entwickeln...". Dies unterstützt die Interpretation der Ansicht des Autors hinsichtlich Beweglichkeit an der Schädelbasis und des notwendigen und entsprechenden Ausgleichs, wie er durch expansive und kontraktile suturale Kompensationseinrichtungen des Schädeldaches gegeben ist.

Wir beginnen bei der Betrachtung der Oberflächen der Suturae lambdoideae zwischen Os occipitale und den beiden Ossa parietalia. Diese beiden Suturen verlaufen, ausgehend von ihrem oberen Winkel, an Lambda, rechts und links in einer Kurve nach unten und außen, in einer ähnlichen Form wie ein Wunschknochen[30] Wenn man

---

[30]. Anm. d. Übers.: „*wishbone*" ist die Clavicula eines Huhnes, welches man brechen kann und sich dabei etwas wünscht.

mit der Lambda beginnt, der Verbindungsstelle zum posterioren Ende der Sutura sagittalis, sollte ganz speziell darauf geachtet werden, wie die Gelenkflächen der gezackten Vorsprünge am Os occipitale erst nach innen abgeschrägt sind, wenn Sie diesen Flächen nach unten bis zu einem Punkt auf der Mitte folgen. Hier wechseln sie dann in eine nach außen abgeschrägte Gelenkverbindung, welche sich nach unten bis zum Asterion, dem Kreuzungspunkt der Sutura occipitomastoidea mit der Sutura parietomastoidea, fortsetzt.

Sehen Sie sich insbesondere auch an, wie die nach innen und außen gerichteten Gelenkflächen der gezackten Vorsprünge einen externen oder internen Kontakt mit den Ossa parietalia haben. Das heißt, der obere Anteil der Gelenkfläche des Os occipitale ist nach innen gerichtet und artikuliert mit einer nach außen gerichteten Gelenkfläche am Os parietale, während der untere Anteil der Gelenkfläche nach außen gerichtet ist und mit einer nach innen gerichteten Gelenkfläche am Os parietale artikuliert. Dies ist ein weiteres mechanisches Charakteristikum der Gelenkflächen, welches auf eine Beweglichkeit der Schädelgelenke hinweist. Bei manchen Schädeln finden sich im unteren Bereich mehrere einzelne kleine Knochenabschnitte in den zugehörigen Suturen. In diesem Bereich liegen am Lebensanfang die mastoidalen Fontanellen, was uns zum Teil diese Schädelunterschiede erklärt.

Die Gelenkflächen der Sutura sagittalis, welche man an beiden Ossa parietalia vorfindet, besitzen im hinteren Bereich, verglichen mit dem vorderen, breitere und weniger stark gezackte Vorsprünge. Das heißt, die gezackten Vorsprünge sind entlang des vorderen Bereiches feiner und liegen näher aneinander.

Diese Differenzierung weist auf eine Vorkehrung für einen weiteren expansiven Bereich im hinteren Abschnitt hin, um mit der expansiven Vorkehrung an der Verbindungsstelle zu den Suturae lambdoideae zusammenzuwirken.

Die gezackten Gelenkflächen der Sutura coronalis verfügen über einen abwechselnd nach innen oder außen gerichteten Gelenkkontakt mit dem Os frontale und den Ossa parietalia. Dies ist eine weitere spezielle Einrichtung für den expansiven und kontraktilen kompensatorischen Dienst des Schädeldaches.

Alle weiteren Gelenkflächenkontakte wurden bereits in Zusammenhang mit den Studien der Schädelbasis erwähnt und werden hier nicht wiederholt.

Wir sind jetzt so weit, das Os frontale und die beiden Ossa parietalia miteinander zu verbinden. Wir verbinden sie nur an einem Punkt: dort wo sich die Sutura sagittalis und die Suturae coronalis treffen. Dies erlaubt den Suturen die freie Beweglichkeit, welche für ein Studium des Mechanismus notwendig ist. Nachdem diese Verbindung hergestellt ist, ziehen Sie die beiden Ossa parietalia an ihren inferioren Begrenzungen nach außen und beobachten Sie, wie sich das Os frontale an seiner unteren Gelenkverbindung mit den Ossa parietalia nach anterior bewegt. Studieren Sie diese Bewegung in Verbindung mit den Gelenkflächen der Sutura coronalis genau. Beachten Sie auch, wie die Sutura sagittalis in ihrem posterioren Bereich expandiert, beziehungsweise sich erweitert.

## Kraniale membranöse Gelenkstrains erkennen

Setzen Sie nun diese drei Knochen so zusammen, dass sie mit den Knochen der Schädelbasis artikulieren und befestigen Sie die beiden Abschnitte vorübergehend mithilfe eines Bandes, welches über den Scheitel und unter der Schädelbasis verläuft. Dies hält die beiden Abschnitte temporär zusammen und erlaubt eine Bewegung, die ihr Studium als Ganzes ermöglicht. Nehmen Sie als Nächstes eine 5 cm breite Bandage, ca. 10 cm länger als nötig, um sie einmal um den Kopf zu wickeln und befestigen Sie ihre Enden miteinander. Legen Sie die Bandage um den Schädel herum; über den Augenbrauen am Os frontale und mit dem verknoteten Ende hinten, genau über der Verbindungsstelle zwischen Sutura lambdoidea und Sutura sagittalis.

Dann drehen Sie mit einem Bleistift hinten am Verband, um Druck wie bei einem Tourniquet-Verband zu erzeugen. Beobachten Sie, wie das Os frontale dadurch aus seiner unteren Gelenkverbindung mit den Ossa parietalia nach anterior angehoben wird. Sie bemerken dann, dass das Os occipitale im oberen Bereich den Suturae lambdoideae angenähert und in den unteren Bereichen gleichzeitig nach hinten gezogen wird. Während die Knochen durch den Druck der Tourniquet-Bandage in Position gehalten werden, drücken Sie die Proc. zygomatici der Ossa temporalia nach innen und unten.

So können Sie das mentale Bild der an den petrobasilaren Gelenkverbindungen auftretenden Rotations- und Wellenbewegungen verstehen sowie den kombinierten Kardanwellen- und Drehpunkt-Lager-Mechanismus der Pars mastoidea, wie sie sich zwischen Ossa parietalia und Os occipitale schmiegt. Beachten Sie auch die gleitende Beweglichkeit an den abgeschrägten Gelenkverbindungen, insbesondere denen zwischen Os sphenoidale und den Partes squamosae der Ossa temporalia, welche abwechselnd nach außen bzw. nach innen gerichtet sind.

Nun vervollständigen Sie Ihr Studium der Beweglichkeit der Schädelbasis und der suturalen Kompensation. Üben Sie denselben Druck der Tourniquet-Kompression auf Ihren eigenen lebendigen Schädel aus, genauso wie Sie es beim anatomischen Modell getan haben. Vergewissern Sie sich, dass die Bandage vorne oberhalb der supraorbitalen Vorwölbung des Os frontale und hinten über der Verbindungsstelle zwischen Sutura lambdoidea und Sutura sagittalis liegt. Sie üben nur eine sanfte seitliche Tourniquet-Kompression aus. Dann drücken Sie auf Ihren Proc. zygomatici nach innen und unten. Als Effekt bemerken Sie ein Gefühl von Beweglichkeit an der Schädelbasis und die Kompensation durch die Suturen des Schädeldaches sowie – und das ist noch wichtiger – eine angenehme Veränderung der Zirkulation im Kopf und einen zusätzlichen Glanz in Ihren Augen.

Wenden Sie diese Technik auch bei einem Kollegen an. Kaufen Sie ein dickeres Stück Wildleder, schneiden Sie einen ca. 6,5 cm breiten und ca. 75 cm langen Streifen ab und nähen oder knoten Sie dessen Enden zusammen. Das Wildleder ist weich, angenehm und lässt sich waschen. Damit kann man eine praktikable Vorrichtung machen. Im Abschnitt über die Beweglichkeit des Gesichtsbereiches werden wir Ihnen als Beispiel für diese Technik einen schweren Fall von Sinusitis vorstellen.

## II. Einige Gedanken

**Die Beweglichkeit der Gesichtsknochen**
Wir haben herausgefunden, dass das Os sphenoidale die Hauptrolle bei der Gelenkmobilität der Schädelbasis spielt. Es hat eine vergleichbar vorrangige Bedeutung für die Beweglichkeit der Gesichtsgelenke.

In der Mitte der superior-anterioren Gelenkfläche des Körpers des Os sphenoidale befindet sich die kleine Spina ethmoidalis, ein kleiner flacher Fortsatz, welcher Gelenkkontakt mit einer entsprechenden Nische am Os ethmoidale besitzt. Dies ist ein Hinweis auf eine „Jigger"-Bewegung des Os ethmoidale.[31] Direkt unterhalb dieser Spina befindet sich die Crista ethmoidalis, welche über einen flexiblen Gelenkkontakt mit der Lamina perpendicularis des Os ethmoidale verfügt, was auf eine seitliche Flexibilität hindeutet.

Unterhalb der Crista ethmoidalis liegt das Rostrum, ein kleiner schnabelförmiger Fortsatz auf der Mittellinie der inferioren Gelenkfläche des Körpers des Os sphenoidale. Es hat einen Gelenkkontakt mit einer tassenförmigen Gelenkfläche des Vomers, die eine ähnliche Funktion wie ein Universalgelenk erfüllt. Die Gelenkflächen, welche vom ethmoidalen Grat auf der superior-anterioren Gelenkfläche des Os sphenoidale lateral nach außen laufen, sind leicht nach superior abgeschrägt. Sie haben einen Gelenkkontakt mit den ähnlich nach inferior abgeschrägten Flächen des Os ethmoidale. Studieren Sie diese abgeschrägten Flächen an beiden Knochen genau, da Sie Ihnen bei der Interpretation der Beweglichkeit der Gesichtsknochen wesentlich helfen werden. Nehmen Sie beispielsweise das mentale Bild des Os sphenoidale, welches an seinen L-förmigen Fulkrum-Gelenken hängend schaukelt. Man kann sich bildlich vorstellen, wie das Os sphenoidale ähnlich einer Wippe schaukelt. Der Bereich der Sella turcica des Os sphenoidale stellt das eine Ende der Wippe dar, die Gesichtsknochen das andere. Der Bereich der Sella turcica bewegt sich in der Exspirationsphase wellenförmig nach unten und die Gesichtsknochen nach oben. In der Inspirationsphase bewegt sich der Bereich der Sella turcica nach oben und die Gesichtsknochen nach unten.

Die vordere Gelenkverbindung der Ala major und ihr Kontakt mit dem Os frontale im Orbitabereich weisen auf eine ausschließlich expansiv-ausgleichende Funktion hin.

Der Kontakt der Gelenkflächen der Proc. pterygoidei des Os sphenoidale, mit den Ossa palatina deuten auf eine schaukelartige Beweglichkeit hin. Diese Gelenkbereiche haben meiner Erfahrung nach durch das Ziehen von Backenzähnen aus der Maxilla unter Novocain-Betäubung häufig einen Strain. In drei Fällen von äußerst schmerzhaften und mehrwöchig anhaltenden Neuralgien, welche nach der Extraktion eines Backenzahnes auftraten, gab es durch eine Korrektur dieser Art von Strain unmittelbare Erleichterung.

Beim Studium des Os ethmoidale erinnern Sie sich bitte daran, dass die Crista galli durch die Incisura im Os frontale hervorsteht, und dass sie an der Schädelinnenseite als Ansatzstelle für die Falx cerebri dient. Dieser Ansatz ist ein

---

31. Anm. d. Übers.: „Jigger" ist ein kleines herausstehendes Stück einer Maschine, welches der Führung dient.

wichtiger Faktor für die Beweglichkeit der Schädelgelenke. Lateral an den superioren Gelenkflächen bemerken wir einen Gelenkkontakt mit dem Os frontale, der entweder eine Schaukelbewegung oder Flexibilität suggeriert. Es gibt auch zwei seitliche Gelenkflächen auf der Unterseite des Os ethmoidale, welche Kontakt mit der Maxilla haben. Sie sind ähnlich geformt, was Flexibilität nahe legt.

Die Gelenkkontakte der unteren Conchae nasales sind aufgrund ihres zerbrechlichen Aufbaus, so wie man sie am zerlegten Schädel vorfindet, nicht einfach zu verstehen. Ihre Bauweise deutet aber auf Flexibilität oder eher noch auf eine expansive Funktion hin.

Das Vomer wurde im Zusammenhang mit der anterioren Gelenkfläche des Os sphenoidale erwähnt. Seine übrigen Gelenkbereiche deuten eine expansive Funktion an.

In der Maxilla finden wir zwei Gelenkflächen, welche eine bedeutende Verbindung zu den Ossa zygomatica darstellen. Man könnte diese als die „Iliosakralgelenke" der Gesichtsknochen bezeichnen. Sie sind unerlässlich für eine schwingende Bewegung. Der maxilläre Gelenkkontakt mit dem Os frontale lässt uns an Flexibilität denken. Der Gelenkkontakt beider Maxillen untereinander ebenso wie der mit den Ossa palatina weist auf eine expansive Funktion hin.

Der Gelenkkontakt der Ossa zygomatica mit dem Os frontale indiziert Flexibilität, während ihr halbschräger Kontakt mit den Proc. zygomatici der Ossa temporalia auf eine ausgleichende schaukelartige Funktion in Verbindung mit der Bewegung der Schädelbasis schließen lässt.

Ich möchte Ihnen nun einen Fall vorstellen, in dem es um einen expansiven membranösen Gelenkstrain bei Sinusitis geht. Es handelte sich hierbei um einen schweren, bereits sehr lang andauernden Fall. Eine Dame mittleren Alters war viele Male von einem Augen- und Nasenspezialisten behandelt worden und hatte sich auch in der Hoffnung auf Linderung mehreren Operationen unterzogen. Zum Zeitpunkt ihres ersten Besuches in meiner Praxis unternahm sie wöchentlich eine Fahrt von 90 Meilen zu dem Spezialisten, um von ihm eine lokale Drainage durchführen zu lassen. Trotz dieser lokalen Drainage waren praktisch alle Nebenhöhlen eitrig entzündet. Als sie zu mir in die Praxis kam, litt sie an starken Schmerzen und konnte nicht durch die Nase atmen. Es war leicht, die durch die Stauung verursachte ausgedehnte Expansion der Gesichtsgelenke zu erkennen.

Ich legte ihr die weiche Wildlederbandage um die supraorbitale Vorwölbung des Os frontale und über Lambda, übte dann seitlich eine sanfte Tourniquet-Kompression aus, während ich gleichzeitig die Proc. zygomatici nach unten und innen drückte. Die Schmerzen ließen augenblicklich nach und es kam ohne lokale Behandlung zu einer Drainage durch die Nase. Die Kompression bewirkte auch eine retronasale Drainage und später weiterer Bereiche.

Die aktive Zirkulation im gesamten Kopf und Gesicht änderte sich deutlich. Anders ausgedrückt, zusätzlich zur natürlichen Drainage war auch der nährende und heilende Blutstrom befreit worden; ein Ergebnis, welches die Anwendung lokaler Methoden nicht erreicht hatte.

Ich möchte damit keine Kritik an den Methoden dieses Spezialisten zum Ausdruck bringen, sondern Ihnen Möglichkeiten zeigen, wie Sie entsprechende Ergebnisse ohne lokale Behandlungen erzielen. Dies war wie gesagt ein chronischer Fall. Ich habe die Patientin sechs Mal hintereinander behandelt, um dem aktiven Blutstrom auszuhelfen. Das war vor zehn Monaten. Die Patientin erachtete eine lokale Drainage für nicht mehr notwendig und ihr Zustand verbessert sich stetig. Sogar ihre Gesichtskontur hat sich verändert.

Das mentale Bild für die strukturelle Diagnose präsentierte die Schädelbasis in einer wellenförmigen Aufwärtsbewegung, während der Gesichtsbereich nach unten tendierte und eine deutlich Zunahme der Expansion an den Gesichtsgelenken zeigte. Das heißt, statt einer seitlichen Neigung des Os sphenoidale, wie bei dem Migränefall beschrieben, ergab eine palpatorische Untersuchung, dass beide Alae majores des Os sphenoidale nach unten gerichtet bzw. abgesenkt waren. Als Schlussfolgerung ergab sich, dass die Bemühungen der Patientin normal zu atmen zu einer Inspirationsbewegung auf Kosten der Exspirationsbewegung geführt hatten, und dass es sich hier um einen inspiratorischen Typ eines membranösen Strains der mechanischen Schädelstruktur handelte. Als Konsequenz führte dies zu einer Einschränkung der intrakranialen Membranen, welche den normalen Gefäßabfluss blockierte. In derartigen Fällen ist es unmöglich, eine aktive arterielle Versorgung zu gewährleisten, ohne vorher den venösen und lymphatischen Abfluss sicherzustellen – genauso unmöglich, wie ein Kurbelgehäuse mit frischem Öl zu füllen, ohne vorher das alte, verbrauchte Öl zu drainieren.

Das mentale Bild bei der Behandlung durch das Anlegen der Wildlederbandage zeigte ein Liften und eine anterior gerichtete Bewegung des Os frontale, weg von seiner unteren Gelenkverbindung mit den Ossa parietalia, und eine Rückwärtsbewegung des Os occipitale an den unteren Gelenkflächen der Suturae lambdoidea. Damit verbunden sah ich den Proc. basilaris des Os occipitale und die Sella turcica des Os sphenoidale sich wellenförmig nach unten bewegen, die Partes petrosae der Ossa temporalia sich nach innen drehen und sich mit dem Proc. basilaris wellenförmig nach unten bewegen, während die Alae majores des Os sphenoidale und die Gesichtsknochen nach oben glitten.

Dies änderte den inspiratorischen Strain, sodass auch die normale Exspirationsposition mit der Bewegung wieder eingenommen werden konnte, wodurch die intrakraniale membranöse Einschränkung, welche einen normalen Abfluss verhinderte, gelöst wurde. So wurde die aktive Zirkulation wieder aufgefüllt und eine angemessene Zufuhr von Nährstoffen war möglich.

Diesem groben Bild fehlen viele wichtige Details, deren Beschreibung beträchtlichen Raum einnähme.

Allerdings bietet unser Bild dem Behandler genügend Information, um damit zu arbeiten. Sie werden feststellen, dass sich diese Technik bei der Behandlung unterschiedlicher nasaler und retronasaler Stauungen sowie von Stauungen an Auge und Ohr, die allesamt bei respiratorischen Infekten häufig auftreten, als besonders wirkungsvoll erweist.

Wir haben bereits den inspiratorischen Typ des membranös-artikulären Strains genannt. Man tut gut daran, auch den exspiratorischen Typ zu erwähnen. Bei Letzterem gehen exspiratorische zu Lasten inspiratorischer Bemühungen und es kommt zu einer aktiven Zirkulationsstauung, welche in einigen Fällen irrtümlicherweise auch als hoher Blutdruck bezeichnet wird. Hierbei handelt es sich um das genaue Gegenteil des passiven Stauungstyps, der gewöhnlich bei Komplikationen von Influenza und Erkältungen auftritt. Exspiratorische Komplikationen treten wahrscheinlich sekundär zu Gehirnerschütterungen, Kriegsneurosen und ähnlichem als auslösenden Faktoren auf. Bei diesen Komplikationen erwarten wir neben einer Einschränkung der Aktivität der Zerebrospinalen Flüssigkeit entlang des Sinus longitudinalis auch einen Zuwachs in der aktiven Blutzirkulation.

Um unsere Aussage zu veranschaulichen, dass die exspiratorischen auf Kosten der inspiratorischen Bemühungen erfolgen und anders herum, lassen Sie uns ein berufsbedingtes willkürliches Muskeltraining des rechten Arms mit einer fehlenden Muskelaktivität des linken Arms vergleichen – die Muskeln des rechten Arms arbeiten auf Kosten jener des linken Arms. Die intrakranialen Membranen besitzen zwar weder muskuläre noch elastische Fasern, doch scheinen sie möglicherweise mittels abwechselnder Spannung und Entspannung zu arbeiten. Zum Beispiel spannen sich die membranösen Wände des Sinus longitudinalis, einschließlich derjenigen, die in Relation zu den darunter liegenden Räumen stehen, sobald sich die Sutura sagittalis in ausgleichender Expansion befindet, und sie entspannen sich, sobald sich die Sutura sagittalis zusammenzieht. Dieses abwechselnde membranöse Spannen und Entspannen unterstützt wahrscheinlich die Fluss-Regulation des venösen Bluts, der Lymphflüssigkeit und der Zerebrospinalen Flüssigkeit entlang des Sinus longitudinalis. Daher dürfen wir beim exspiratorischen Typ eine Einschränkung der Aktivität der Zerebrospinalen Flüssigkeit sowie eine stark gesteigerte Zirkulation des arteriellen Blutes erwarten.

Dieser Kanal leistet lediglich einen kleinen Beitrag zur Aktivität der Zerebrospinalen Flüssigkeit und wird hier nur beispielsweise als Teil der membranösen Einschränkung erwähnt. Weitere Interpretationen der Einschränkung müssen warten, bis wir uns dem Studium der intrakranialen Membranen und ihrer Bedeutung für die Gehirnaktivität widmen.

Bei diesem Typ zeigt uns das strukturelle Bild die Schädelbasis in wellenförmiger Abwärtsbewegung und die Alae majores des Os sphenoidale sowie der Gesichtsbereich nach oben gerichtet.

Der suturale Ausgleich bewegt das Os frontale notwendigerweise nach anterior, heraus aus seiner unteren Gelenkverbindung mit den Ossa parietalia, während die

## II. EINIGE GEDANKEN

Sutura sagittalis in ihrem posterioren Anteil breiter wird bzw. sich aufweitet. Diese expansive oder erweiternde ausgleichende Funktion der Sutur verstärkt die intrakraniale Spannung der Membranen des Sinus longitudinalis, wodurch die Flussaktivität der Zerebrospinalen Flüssigkeit eingeschränkt wird – eines der Symptome ist ein dumpfer, schwerer oder drückender Schmerz oben am Kopf im Bereich der Granulationes arachnoideales.

Bei einem dazu passenden Fall lautete die bereits erstellte medizinische Diagnose Enzephalitis im Anfangsstadium. Ich war geneigt, dem nicht zuzustimmen und glaubte, dass der Zustand auf übermäßige arterielle Aktivität sowie auf eine Einschränkung des Flusses der Zerebrospinalen Flüssigkeit zurückzuführen war, die sich nach einem Schock als Komplikation entwickelt hatten. Die Beschwerden folgten nämlich einem elektrischen Schlag durch einen Blitz, der eine in unmittelbarer Nähe befindliche Kuh getötet hatte. Der Patient wurde vom Hausarzt der Familie, einem Mediziner der alten Schule, behandelt, der die übliche Spinalpunktion durchgeführt hatte, um den Druck der Zerebrospinalen Flüssigkeit zu senken. Diese Punktionen hatten dem Patienten ab und an eine vorübergehende Linderung verschafft. Es sollte vielleicht noch erwähnt werden, dass der Patient zwar zu einem früheren Zeitpunkt seines Lebens einen Arm verloren hatte, dennoch war er bis zu diesem elektrischen Schlag physisch aktiver gewesen als viele Menschen mit zwei Armen. Nach dem Schlag begann er seine physische Kraft zu verlieren.

Die Palpation zeigte die beiden Alae majores des Os sphenoidale in hochgestellter Position – also genau das Gegenteil wie bei der passiven Stauung bzw. der Sinusitis. Das kraniale Verfahren muss daher in gewisser Weise umgekehrt wie bei der Behandlung des Sinusitisfalles sein. Dieselbe Wildlederbandage wird vorne weiter unten über dem orbitalen Bereich des Os frontale und hinten direkt oberhalb von Lambda angelegt – das heißt, nicht wie beim Sinuspatienten direkt über der Verbindungsstelle der Suturen, sondern genau vor der Verbindungsstelle und ausschließlich über der Sutura sagittalis. Dadurch wird das Os frontale an seiner unteren Gelenkverbindung zu den Ossa parietalia nach innen bzw. nach posterior bewegt und nicht nach anterior gliftet, wie dies der Fall ist, wenn die Bandage höher über der Augenbraue angelegt ist. Gleichzeitig führt die sanfte Tourniquet-Kompression dazu, dass die Sutura sagittalis stärker zusammengezogen wird in einen kontraktilen Ausgleich, und so die intrakraniale membranöse Spannung entlang des Sinus longitudinalis gelöst und die normale Funktion der Zerebrospinalen Flüssigkeit wiederhergestellt wird. Ebenso stellt dies das physiologische Gleichgewicht zwischen exspiratorischer und inspiratorischer Bewegung in der Schädelbasis wieder her und trägt dazu bei, die übermäßige Aktivität der arteriellen Blutzirkulation zu reduzieren. Man kann zur Unterstützung dieser Technik an den Proc. zygomatici der Ossa temporalia einen Druck nach oben oder an den Proc. mastoidei einen Druck nach innen ausüben.

Der besagte Fall wurde vor einem Jahr auf die oben angegebene Art und Weise behandelt. Ich hatte den Patienten sechs Monate lang nicht mehr gesehen. Bei diesem Besuch bemerkte er von sich aus Folgendes: „Seitdem Sie mir diese Bandage um den Kopf gelegt haben, habe ich keine Kopfschmerzen mehr gehabt." Seine Kopfschmerzen waren dumpf, schwer oder drückend und traten am Scheitel auf. Das Blut steigt ihm nun nicht mehr während der geringsten physischen Anstrengung übermäßig in den Kopf, wie dies vorher üblich war, und er gewinnt wieder an Stärke und „Pep". Am befriedigendsten aber war, dass weitere Spinalpunktionen für überflüssig befunden wurden.

Diese aus meiner persönlichen Praxis zitierten Fälle sollen im Zusammenhang mit den Kopfsymptomen lediglich als Illustration für die verschiedenen Arten membranöser Strains der Schädelgelenke sowie für die Vorgehensweise bei der Anwendung der Technik dienen. Es handelt sich dabei um keine vollständigen Fallberichte.

*Anmerkung des Herausgebers: Dieser Artikel wurde 1933 geschrieben, als im Zuge der kranialen Forschung experimentelle Techniken entstanden. Als diese sich weiterentwickelten, das Können beim Einsatz der Techniken sich steigerte und vorläufige Schlussfolgerungen durch Ergebnisse bestätigt wurden, begann man, auf den Einsatz sämtlicher äußerlicher Hilfsmittel – Bandagen, Arterienklemmen etc. – für immer zu verzichten. Diese waren vorübergehend notwendig, bis sie durch rein manuelle Techniken ersetzt werden konnten, welche von Dr. Sutherland entwickelt und gelehrt wurden.*

**Teil III**
*Datum unbekannt.*

*Eine an diesem Manuskript befestigte Notiz von Dr. Sutherland lautet: „Kapitel drei an Dr. Arthur zum Gedankenaustausch gegeben. Nicht bereit für eine Veröffentlichung." (Dr. Arthur ist Dr. J. B. McKee Arthur aus New York, Herausgeber von The Osteopathic Profession).*

*Auf eine Frage zur Falx, welche Dr. John A. MacDonald ein paar Jahre zuvor gestellt hatte, antwortete Dr. Sutherland, dass er diese auf der Grundlage seines damaligen Wissens nicht beantworten könne, aber dass ihm zwei weitere Jahre des Studiums der Falx die erwarteten neuen Wege eröffnen sollten. Dieser Artikel befasst sich einfach nur mit den „neuen Wegen", welche er nach seinem zweijährigen Studium und zwei weiteren Jahren formulierte. Es war jedoch eine reine Hypothese, die ihn reizte und ihn in eine ausgedehnte Zeit des Studiums führte.*

***Die Anregung für die Beweglichkeit der Schädelgelenke***
Da die kranialen Gelenke nicht mithilfe von Muskeln bewegt werden, stellt sich die Frage: Von welcher Mittelskraft getrieben kommt es zur Beweglichkeit der Schädelgelenke?

## II. Einige Gedanken

Das Studium der Antriebskräfte für die Beweglichkeit der kranialen Gelenke beginnt mit den Ventrikeln und Windungen des Gehirns inklusive Pia mater, Membrana arachnoidea und der Dura mater. Das lebendige Gehirn ist voller bewegungsanregender Potenzialität und hat eine sich daraus ergebende Aktivität in den Ventrikeln und Windungen. Es bewegt sich und lebt innerhalb des Schädels. Daher können wir folgende Hypothese aufstellen: Da das Gehirn die vermittelnde Muskelaktivität anregt, welche die Beweglichkeit aller Gelenke ermöglicht, kann es mithilfe seiner eigenen bewegungsanregenden Potenzialität und der daraus folgenden Aktivität der Ventrikel und Gehirnwindungen kraniale Gelenkbeweglichkeit anregen durch die dazwischen liegende antreibende Spannungskraft der Membranen von Pia mater, Membrana arachnoidea und Dura mater. Diese Membranen funktionieren wie antreibende Spannungsbänder zwischen den Windungen und den Gelenken, statt der sonst notwendigen, dazwischenliegenden Muskelaktivität.

Wenn wir einen beweglichen Abguss der Ventrikel aus Gummi erstellten, entspräche dessen Form in gewisser Weise dem Körper und den Flügeln eines Vogels. Wenn wir dann die Windungen beider Hemisphären an den Flügeln des Gummiabgusses befestigen, wird das zum Verständnis der Hypothese des Autors beitragen. Zum Beispiel falten sich hiernach die „Flügel" des Gehirns in der Inhalationsphase zusammen und die Wände der Ventrikel ziehen sich zusammen. In der Exhalationsphase wiederum entfalten sich die zerebralen Flügel wieder beziehungsweise expandieren – so wie die Flügel einer Henne, die sitzt, sich aufplustert und ihre Kükenschar bedeckt – und die Ventrikel erweitern sich wieder. Während dieser Funktion der Ventrikel rollen sich die Windungen der Hemisphären ein und aus, wenn sich die Flügel des Gehirns falten und entfalten, und so wird die Bewegung der kranialen Gelenke angeregt. Dies geschieht mittels der zwischengeschalteten antreibenden Membranspannung von Pia mater, Membrana arachnoidea und Dura mater.

Die Falx cerebri und besonders das Tentorium cerebelli fungieren dabei sowohl als antreibende Spannungsbänder, welche zwischen Gehirnwindungen und Gelenken vermitteln als auch als Balance-Reziprokanten, welche die Beweglichkeit der Gelenke ausgleichen.

Im Zusammenhang mit dieser Hypothese ist es gut, sich daran zu erinnern, dass die Wände des dritten Ventrikels praktisch vom Thalamus gebildet werden, während die Wände des vierten Ventrikels durch Cerebellum, Brücke und Medulla oblongata begrenzt sind. Wir erinnern uns auch, dass der dritte Ventrikel eine schmale, tiefe und mittig gelegene Spalte ist, welche sich auf tieferem Niveau als die Seitenventrikel befindet und in funktioneller Wechselbeziehung mit dem oberen Anteil des Gehirns steht. Demgegenüber ist der vierte Ventrikel *rautenförmig* geformt und funktionell mit dem unteren Gehirnabschnitt verbunden. Man kann die Funktionsweise der Wände des vierten Ventrikels in der Art eines an einer Spritze befestigten Gummiballons visualisieren. Stellen Sie sich beispielsweise vor, dass die Fasern des Cerebellum und der Brücke den Ventrikel zusammendrücken und den Druck dann wieder entspannen.

Man könnte sagen, die Zerebrospinale Flüssigkeit sei ein Kompressions-Gleitmittel, welches dem Gleitmittel ähnelt, welches bei hydraulischen Hebegeräten eingesetzt wird.

Es lohnt sich auch die Tatsache anzuerkennen, dass es immer dort wo eine Flüssigkeit im Körper zirkuliert, es notwendigerweise eine Aktivität der Gefäßkanäle gibt, welche das Fließen garantiert. Die Zerebrospinale Flüssigkeit füllt das Ventrikelsystem und den Spatium subarachnoidale. Die Pathologie lehrt uns, dass wir in vielen Fällen, in denen Adhäsionen oder andere Anomalien der Dura mater, der Membrana arachnoidea und der Pia mater den Fluss der Zerebrospinalen Flüssigkeit einschränken, eine Erweiterung der Ventrikel, insbesondere des dritten Ventrikels, vorfinden. Man könnte dies eher als eine physiologische und nichtpathologische Erweiterung bezeichnen.

*Im Rahmen unseres Studiums visualisieren wir die bereits ausführlich besprochene Hypophyse mit einer Aktivität, welche im Zusammenhang mit der zwischengeschalteten membranösen Antriebskraft steht.*

In unserem mentalen Bild „reitet" die Hypophyse „im Sattel" des Os sphenoidale – so wie wir uns mit unseren Tubera ischiadica bewegen, während wir auf einem galoppierenden Pferd sitzen – sie gleitet bei Inspiration und Exspiration abwechselnd vor und zurück. Wir vermuten, dass eine Unterbrechung dieser Bewegung der Hypophyse in der Sella turcica aufgrund einer mechanischen membranös-artikulären Einschränkung die Hauptursache für Sekretionsstörungen der Hypophyse ist. Mit anderen Worten: Wir glauben, dass Sekretionsstörungen der Hypophyse durch eine mechanische Einschränkung hervorgerufen werden – einen kranialen membranösen Gelenkstrain. In diesem Zusammenhang möchte ich aus einem kürzlich erhaltenen Brief zitieren:

„Ich lese gerade ein Buch mit dem Titel *Glands Regulating Personality* von Louis Berman, M. D., der Columbia University. Er betont deutlich den Einfluss der Hypophysenlappen und den Einfluss mechanischer Faktoren auf die Drüse (Die Unfähigkeit der Drüse, sich an ihr knöchernes Umfeld anzupassen bzw. das Unvermögen des Raumes, sich der Drüse durch Dehnung anzupassen). Er weist zudem auf die verschiedenen Charakteristika hin, welche sich entwickeln, wenn einer der Drüsenlappen dominiert. Und dennoch scheint er nicht zu sagen, warum die Drüse sich in ihrer Anatomie derart verschieben könnte... Ich frage mich, ob Sie eine wissenschaftliche Beweiskette zwischen ihren kranialen Strains und diesen Hypophysenstrains aufstellen können. Ich glaube, dass Dr. Bermann an einer oder mehreren Stellen Migränekopfschmerzen auf einen Druck durch den Knochensattel zurückführt."

Es war mir bisher nicht möglich, eine Kopie des Textes und somit des wortgetreuen Zitats zu beschaffen.

Allerdings lassen mich die Erinnerungen meines Briefpartners daran an eine mechanische Störung denken.

Dies wird auch durch meine persönliche Erfahrung bei der kranialen Behandlung von Migräne bestärkt. In den betreffenden Fällen ergab die Palpation eine „seitliche Neigung" des Os sphenoidale, wobei die Ala major einer Seite im Vergleich zur Ala major der anderen Seite deutlicher hervortrat. Eine Korrektur der seitlichen Neigung führte in den meisten Fällen zu einem positiven Ergebnis. Als weiteren Beweis für diese Theorie habe ich bei einer Tagung in unserem Bundesstaat vor einer Gruppe von Osteopathen einen Test bei einem Migränepatienten durchgeführt. Mit der Ausnahme von zwei Teilnehmern gelangten alle Osteopathen zu derselben Diagnose: eine Ala major trat im Vergleich zum anderen weiter hervor. Anschließend wurde eine Korrektur durchgeführt und dieselbe Gruppe bestätigte die Veränderung hin zur Normalstellung. Die seitliche Neigung des Os sphenoidale schränkte die normale Gelenkmobilität ein, was wiederum zu einer Einschränkung des „Galoppierens" der Hypophyse führte, verursacht durch eine zusätzliche Spannung der entsprechenden Membrangewebe.

## 8. KORRESPONDENZ 1933

Sehr geehrter Herr Doktor,

Ihr Patient hat mich gestern aufgesucht. Vielen Dank für die Überweisung.
Es handelt sich um einen interessanten Fall eines membranösen Strains der Schädelgelenke. Da ich nicht weiß, wie ich es anders ausdrücken soll, spreche ich von einer expansiven Außenrotation der Pars petrosa des Os temporale, welche eine membranöse Einschränkung jenes Anteils der Dura mater verursacht, der das Ganglion trigeminale einhüllt. Die Expansion an der squamoparietalen Gelenkverbindung ist ziemlich offensichtlich. Man kann sich vorstellen, wie die Pars squamosa nach unten und außen, und das Os parietale nach außen und oben gleitet. Bitte verstehen Sie dies als Generalisierung dessen, was geschieht. Die spezifische Dysfunktion befindet sich an der Schädelbasis. Es handelt sich dabei um eine Außenrotation der Pars petrosa.

Die Außenrotation der Pars petrosa erhöht die Spannung der Dura mater zwischen dem Apex und dem Ursprung der Ala major des Os sphenoidale. Wie Sie wissen, liegt das Ganglion trigeminale auf dem Apex petrosis, innerhalb der Dura mater. Das bedeutet, dass besagte erhöhte Spannung zu einer membranösen Einschränkung um das Ganglion trigeminale herum führt.

Jetzt aber zur Technik: Ich nehme eine weiche, aber feste Wildlederbandage, ca. 7,5 cm breit und 95 cm lang, und lege sie um den Schädel. Ich befestige die Enden mit einer Gefäßklemme, aber sie können auch zusammengeknotet werden. Da sich die Dysfunktion auf der linken Seite befindet, lege ich meinen linken Daumenballen unter die Bandage auf den linken Angulus mastoidei des Os parietale. Dann erzeuge ich mit der rechten Hand mittels eines Stifts oder eines kleinen Stocks einen Tourniquet-Druck. *[Die hier beschriebene Technik mit der Wildlederbandage wurde nur vorübergehend eingesetzt. Sie blieb auf jenen Zeitraum beschränkt, als die manuellen Techniken entwickelt wurden. – Hrsg.]* Dadurch wird der Angulus mastoidei des Os parietale von seinem Gelenkkontakt mit dem Os temporale nach innen weg befreit. Dies ermöglicht es der Pars squamosa, nach oben und innen zu gleiten und die Pars petrosa rotiert natürlicherweise im Schädelbasisbereich nach innen. So wird dadurch die Spannung der membranösen Einschränkung in der duralen Umhüllung des Ganglion trigeminale gelöst. Man kann diese Technik noch unterstützen, indem man den Proc. zygomaticus des Os temporale mit den freien Fingern der linken Hand nach oben zieht, während man mit dem Daumenballen den Angulus mastoidei des Os parietale federn lässt. Indem man den Proc. zygomaticus nach oben zieht, wird das squamoparietale Gelenk in eine engere Annäherung gebracht.

## II. Einige Gedanken

Es gibt bei diesem Typ der Dysfunktion sicherlich noch weitere membranöse Einschränkungen der Schädelbasis, aber für Ihre Überlegungen genügt es, das Ganglion trigeminale zu berücksichtigen.

Mit freundschaftlichen Grüßen
W. G. S.

## 9. Die Behandlung der „modifizierten Wirbel" bei Influenza mit Beteiligung der Atemwege

The Osteopathic Profession, *September 1934.*

Die aus Knorpel entstandenen und „modifizierten Wirbeln" ähnelnden Knochen der Schädelbasis zeigen uns viele mechanische Details, welche darauf schließen lassen, dass sie für normale Gelenkmobilität geschaffen sind. Wenn die Vorraussetzung erfüllt ist, dass eine normale gelenkartige Beweglichkeit durch Forschungsergebnisse bewiesen werden kann, dann können osteopathische Behandler davon ausgehen, dass eine anormale Einschränkung der Beweglichkeit an den Schädelbasisgelenken ebenso häufig vorkommt, wie eine Bewegungseinschränkung an den Wirbelsäulengelenken.

Die aus Membran entstehenden Knochen des Schädeldaches besitzen zahlreiche mechanische, zackenförmige Anzeichen dafür, dass sie für die normale suturale Expansion und Kontraktion angelegt sind.

Der Stamm der mächtigen, im Winde schwankenden Eiche ist solange flexibel in seiner Struktur, bis er gefällt zu einem saftlosen Stück Holz wird. Auch die Knochen des Schädeldaches besitzen zahlreiche Anzeichen dafür, dass sie strukturelle Flexibilität haben, bis der „Saft" nicht mehr fließt. Vorausgesetzt, eine strukturelle Flexibilität des Schädeldaches könnte durch Forschungsergebnisse nachgewiesen werden, dann könnten osteopathische Behandler die strukturelle Flexibilität des Schädeldaches im Zusammenhang mit der normalen suturalen Expansion und Kontraktion betrachten.

Die berufliche Erfahrung des Autors bei der Behandlung verschiedener Arten von kranialen membranösen Gelenkstrains deutet auf die gewichtige Tatsache hin, dass eine normale Beweglichkeit der Schädelbasisgelenke sowie eine normale Expansion und Kontraktion der Suturen des Schädeldaches für die Gesundheit ebenso essenziell sind wie eine normale Gelenkmobilität zwischen Atlas und Os occipitale und in anderen Bereichen der Wirbelsäule. Diese technische Erfahrung mit dem Schädel stützt die Behauptung, die Dr. George Reid aus Worcester, Massachusetts, vor etwa 20 Jahren aufstellte, nämlich dass „es in einem normalen Körper keine echten Synarthrosen gibt, und dass unbewegliche Gelenke stets anormal sind".

Obwohl zu dieser technischen Erfahrung mit dem Schädel verschiedenste Arten von kranialen membranösen Gelenkstrains gehören, beschränkt sich dieser Artikel auf den bei Influenza mit Beteiligung der Atemwege häufig auftretenden limitierenden expansiven Typ.

Bei diesem Typ *startet* der kleine Erreger seinen zerstörerischen Streifzug *innerhalb des Schädels*. Als folgenschwere Konsequenz wird die Spannung der intrakranialen Membrangewebe, welche physiologisch so wichtig für die Normalität der Blut-

und Lymphbahnen sind, erhöht, und schränkt den Abfluss und die Nährstoffzufuhr von und zu den physiologischen Primärzentren ein. Dies erklärt möglicherweise das Phänomen pathologischer Komplikationen in unterschiedlichen Körperregionen. Zu diesen Komplikationen gehören die diversen Muskelverspannungen an der Wirbelsäule.

Die extrem erhöhte Spannung der intrakranialen Membrangewebe schränkt auch die normale Beweglichkeit der Schädelbasisgelenke sowie die normale suturale Expansion und Kontraktion ein. Man findet die Suturae lambdoideae in ihren unteren Bereichen in einer limitierenden Expansion und in ihren oberen Bereichen in einer limitierenden Kontraktion. Dieser Zustand kann durch unseren Tastsinn leicht diagnostiziert werden. Man findet weiterhin die Partes mastoideae der Ossa temporale nach außen expandiert und die Partes petrosae als Folge davon an ihren Gelenkkontakten mit dem Proc. basilaris nach außen rotiert. Dadurch sind sie in ihrer normalen Bewegungsfunktion der Innen- und Außenrotation an den Gelenken eingeschränkt. Das ist lediglich das grobe Bild. Aus Platzgründen verzichte ich auf Details. Ich möchte jedoch die kraniale Technik beschreiben, welche sich bei der Behandlung als wirkungsvoll erwiesen hat – eine Behandlungsweise, die jeder Osteopath mit mechanischem Geschick anwenden und somit die Hypothese des Autors überprüfen kann.

**Die normale Beweglichkeit wiederherstellen**
Das Ziel der Behandlung ist es, die normale Beweglichkeit an den Schädelbasisgelenken und die normalen Expansion und Kontraktion an den Suturen wiederherzustellen. Dadurch sollen die Gefäßkanäle sämtlicher intrakranialer Membranen befreit, und ein normaler Abfluss und eine normale Nährstoffzufuhr der physiologischen Primärzentren sichergestellt werden.

Ich benutze dazu eine Wildlederbandage mit weicher und zugfester Textur, ca. 75 cm lang und ca. 7,5 cm breit. Die Bandage besitzt zusätzlich zwei seitliche Bänder, ca. 15-20 cm lang und ca. 7,5 cm breit. Außerdem habe ich aus einer hölzernen Schüssel eine konkave Kappe, welche ein Fulkrum besitzt, geformt. Diese mit einem Fulkrum ausgestattete Kappe ist vorne und hinten ausgepolstert, und lässt einen konkaven Platz von ca. 7-8 cm dazwischen frei, damit eine Hebelkraft über den Scheitel stattfinden kann, ohne dabei Druck auf die Sutura sagittalis auszuüben. Die Polster haben Kontakt mit dem Os frontale anterior der Sutura coronalis, und am Os occipitale posterior zur Verbindungsstelle zwischen den Suturae lambdoideae und der Sutura sagittalis. Diese mit einem Fulkrum versehene Kappe ist 23 cm lang und in der Mitte 10 cm breit.

*Anmerkung der Herausgeberin: Diese hier beschriebene Apparatur wurde vorübergehend in der frühen Übergangsphase verwendet, als Dr. Sutherland seine manuellen Techniken noch entwickelte. Diese zu erschaffen war sein Ziel, und er zeigte sie später jenen Menschen, die nach Anleitung im kranialen Bereich suchten. Keine Apparatur und kein Gerät waren je Ersatz für den geschulten Tastsinn, welcher ihm so wichtig war.*

Der Patient liegt auf dem Rücken. Wir legen die Wildlederbandage eng um seinen Kopf und befestigen die Enden mittels einer Gefäßklemme über dem Os frontale zusammen. Dann setzen wir die mit einem Fulkrum versehene Kappe auf den Scheitel, wobei die vordere Auspolsterung am Os frontale, anterior zur Sutura coronalis, und die hintere am Os occipitale, posterior zu Lambda, liegt. Die seitlichen Bänder werden nun nach oben über die Kappe mit ihrem Fulkrum geführt und die Enden mit einer Gefäßklemme zusammengefügt. Wir rollen oder drehen die Klemme dann so, dass diese seitlichen Bänder angespannt werden. Dies zieht die unteren Begrenzungen der Ossa parietalia nach innen und oben, während die mit dem Fulkrum ausgestattete Kappe das Os frontale und das Os occipitale nach unten hält.

Man könnte sagen, dass die Knochen des Schädeldaches von den Schädelbasisknochen weg nach innen und oben geliftet werden; eine notwendige primäre Prozedur zur Korrektur all der verschiedenen Arten von kranialen membranösen Gelenkstrains, welche wir später noch besprechen werden. Das Ziehen der Ossa parietalia nach innen und oben erlaubt es den Partes squamosae der Ossa temporalia nach innen zu gleiten. Während sie dies tun, rotieren die Partes petrosae der Ossa temporalia notwendigerweise nach innen, heraus aus ihrer Position des limitierenden außenrotatorischen Strains, den wir bei einer Influenza mit Atemwegsbeteiligung vorfinden.

Diese Technik können Sie in manchen Fällen noch unterstützen, indem Sie die Partes mastoideae der Ossa temporalia mit den Handflächen nach innen federn. Dies ist in den meisten Fällen allerdings nicht notwendig.

Halten Sie den den Os parietale liftenden Druck solange aufrecht, bis eine Veränderung in der aktiven Zirkulation des Kopfes feststellbar wird. Diese Veränderung wird häufig von einem angenehmen Wärmegefühl intrakranial im okzipitalen Bereich begleitet. Seien Sie nicht überrascht, wenn Sie beobachten, dass sich die Mehrheit Ihrer Patienten als Zeichen für eine deutliche Veränderung der aktiven Zirkulation im Kopf die Nase reibt. Ebenso soll es Sie nicht erstaunen, dass sich als Folge davon die Verspannungen der Halsmuskulatur lösen, und eine ähnliche muskuläre Entspannung entlang der gesamten Wirbelsäule auftritt. Zusätzlich können deutliche Veränderungen der Atmung und anderer physiologischer Aktivitäten bemerkt werden. Diese Ergebnisse sollen Sie daran erinnern, dass eine Veränderung der aktiven Zirkulation im Kopf normalerweise einer Pneumonie als positives Zeichen vorausgeht.

## II. Einige Gedanken

**Fallbeispiele**
Influenza mit Beteiligung der Atemwege: Ein Mann, 35 Jahre alt, angestellt als Sachverständiger einer Versicherung; er wurde zwölf Stunden nach Beschwerdebeginn untersucht. Temperatur 38,8 Grad, plötzliches Auftreten mit Schüttelfrost, schleppendem Puls und schwerer Atmung; schwerer dumpfer intrakranialer Schmerz im Cerebellumbereich, Muskeln im Hals- und oberen Brustbereich verspannt mit toxischem Gefühl; restliche Wirbelsäulenmuskulatur ebenfalls verspannt, jedoch ohne erkennbare knöcherne Dysfunktion der Wirbel. Klage über einen allgemeinen „grippeähnlichen" Schmerz im gesamten Körper. Tonsillen leicht gestaut; Nase verstopft; leichte Laryngitis; Bronchien- und Lungengewebe ohne Befund.

Eine einzige sanfte Anwendung der oben beschriebenen Technik am Schädel führte umgehend zu einem angenehmen intrakranialen Wärmegefühl am Ort des dumpfen Schmerzes im Cerebellumbereich; die Stirn wurde heiß, die Augen klärten sich und die Nase wurde frei. „Es fühlt sich an, als ob man aufwacht", sagte der Patient. Der osteopathische Tastsinn erspürte ein warmes Gefühl, welches sich im Halsbereich aufwärts bewegte bzw. dort hoch rann oder floss. Man kann sich dieses Gefühl so vorstellen, als würde man eine Hand auf das zu einer Heißwasser-Heizung führende Rohr legen, welches bislang kalt gewesen war und sich nun langsam erwärmt, wenn das Wasser im Heizofen beginnt, Wärme abzugeben.

Diesem Wechsel von passiver zu aktiver Zirkulation im Kopf folgte unmittelbar eine Veränderung hin zu normaler Atmung und normalem Puls.

Das toxische Gefühl im Halsgewebe verschwand, und die Muskelverspannungen lösten sich *ohne jede lokale Manipulation*. Ich interpretierte dieses Phänomen als ein Anzeichen dafür, dass die „arterielle Überlegenheit" nun wieder aktiv arbeitete und eine weitere Behandlung nicht mehr notwendig war. Es war an der Zeit, „das Gewebe seiner eigenen Fähigkeit zur Reparatur zu überlassen". Das Fieber ging zurück. Obwohl er sich ziemlich gut fühlte, blieb der Patient zur Sicherheit bis zum nächsten Morgen im Bett und ging dann wieder ins Büro. Hatte er zuvor noch Zweifel hinsichtlich der Wirksamkeit osteopathischer Methoden, so war er von dieser prompten Beseitigung seiner Beschwerden äußerst beeindruckt.

Ein weiterer Fall: Influenza mit Atemwegsbeteiligung und Komplikationen: Eine Frau, 42 Jahre alt, verheiratet, wurde am siebten Tag nach Beginn der Krankheit untersucht. Die Patientin hatte bei sich anfänglich 39,4 Grad Fieber gemessen, war im Bett geblieben und hatte Hausmittel angewandt. Das Fieber, in seinem Versuch die Beschwerden zu bekämpfen, war noch immer sehr hoch. Die Atmung war erschwert und der Puls akzentuiert. Sie hatte eine leichte Bronchitis, aber das Lungengewebe zeigte keinen Befund. Die Patientin klagte über einen „schmerzhaft geschwollenen Kopf", und sie litt stark an „ihrer Unfähigkeit, die Nase zu schnäuzen". Dies zu verbessern, war ihr größter Wunsch.

Die Nebenhöhlen waren sehr stark gestaut. Es gab eine leichte Stauung am linken Os mastoideum. Die Augen waren glanzlos, mit stark geröteter Bindehaut und blockierten Tränengängen. Die Tonsillen waren nicht mehr vorhanden. Die Halsmuskeln und die Muskulatur im Bereich der oberen Brustwirbelsäule waren auf der linken Seite deutlich verspannt, mit einem nach links gezogenen Atlas. Das erste und zweite Rippenpaar waren nach oben gezogen, wahrscheinlich als Folge einer Verspannung der Mm. scaleni. Ähnlich wie beim Schiefhals, traten Probleme und Schmerzen auf beim Versuch, den Kopf zu heben oder zu drehen. Ich werde hier nicht auf die Komplikationen eingehen, die bei einem Fall wie diesem, mit Anamnestisch vorausgehenden chronischen Beschwerden, natürlicherweise zu finden sind.

Eine einzige Behandlung mit der kranialen Technik erbrachte die von der Patientin so sehr gewünschte Linderung der Stauung im Nasenbereich, durch einen reichhaltigen und eitrigen Ausfluss. Dem folgte eine sofortige Veränderung von passiver zu aktiver Zirkulation im Kopf. Die zervikalen Gewebe entspannten sich und das toxische Gefühl in dieser Region verschwand. Der Atlas kehrte spontan in seine korrekte Position zurück. Lediglich die Rippen benötigten eine lokale Behandlung, worauf eine Entspannung der Muskeln im Bereich der oberen Brustwirbelsäule folgte. Die Patientin verbrachte eine angenehme Nacht. Mit gutem Gefühl auf dem Weg zur vollständigen Genesung machte sie am nächsten Tag den Fehler, aufzustehen, und verursachte damit einen Rückfall, obwohl sie daheim blieb. Eine zweite Anwendung der Technik mit der Bitte, noch im Bett zu bleiben, führte zur vollständigen Genesung der Patientin, ohne eine weitere Behandlung.

In der Schilderung dieser beiden Fälle geht es mir darum, die Veränderung von der *passiven* zur *aktiven* Zirkulation im Kopf zu betonen. Das zeigt, wonach wir bei jeder osteopathischen Behandlung streben. Wir sehen dann, dass die arterielle Überlegenheit wieder eifrig arbeitet, und es an der Zeit ist, das Gewebe seinen eigenen Reparaturmechanismen zu überlassen.

## II. Einige Gedanken

## 10. „Modifizierte Wirbel" bei Trigeminusneuralgie

The Osteopathic Profession, *Mai 1935.*

In einem Artikel der Septemberausgabe von *The Osteopathic Profession* des Jahres 1934 ging es um den klinischen Befund bei der limitierenden Beweglichkeit der Schädelbasisgelenke und der verstärkten Spannung der intrakranialen Membranen, welche zu einer Einschränkung der zu den physiologischen Primärzentren führenden Blut- und Lymphbahnen führt – wie es die Interpretation der verschiedenen Komplikationen bei einer Influenza mit Atemwegsbeteiligung nahe legt. Ich möchte in diesem Artikel die limitierende Beweglichkeit der Schädelbasisgelenke und die daraus resultierende Verstärkung der Membranspannung auf die intrakranialen Ganglien anhand der Trigeminusneuralgie beispielhaft interpretieren.

Bei einer Trigeminusneuralgie wird ein osteopathischer Behandler wahrscheinlich auf einen einseitig nach innen einschränkenden Rotations-Strain der Pars petrosa stoßen – also genau auf das Gegenteil eines Strains in externer Rotation, so wie er bei einer Grippe mit Beeinträchtigung der Atemwege vorkommt. Der Typus, um den es hier geht, tritt gewöhnlich als Sekundäreffekt eines Traumas auf, wie beispielsweise nach einem Fausthieb gegen die Mandibula, einem Sturz auf das Kinn, Extraktion der unteren Weisheitszähne unter Novocain-Betäubung, oder – wie die Anamnese in einem Fall stark vermuten lässt und den ich später noch ausführen werde – durch eine Tonsillektomie mit Allgemeinnarkose.

Ein Kinnhaken, der die Mandibula trifft, oder das Ziehen eines Weisheitszahns aus der Mandibula scheint der Pars petrosa nach innen und posterior mit dem Proc. basilaris zu verkanten und dadurch eine leichte Separation zwischen dem Apex der Pars petrosa und der Ansatzstelle der Ala major des Os sphenoidale zu verursachen. Dies wiederum dehnt bzw. erhöht die Spannung der Dura mater, welche das Ganglion trigeminale umgibt. Letzteres liegt in den Falten der Dura mater gebettet, auf dem Apex der Pars petrosa und am Ursprung der Ala major des Os sphenoidale. So wird die Funktion des Ganglions beeinträchtigt, und das Phänomen des Trigeminusneuralgie könnte damit erklärt werden.

Zusätzlich zu dem einschränkenden Gelenkstrain an der Pars petrosa wird das Os sphenoidale nach unten und zur Seite gezogen, was einen weiteren Stress für die Separation zwischen dem Ursprung der Ala major und dem Apex der Pars petrosa bedeutet. Diese Stellung des Os sphenoidale kann durch Ihren geschulten Tastsinn unter oder nahe der Verbindungsstelle zwischen Proc. zygomaticus und Proc. temporalis des Os zygomaticum leicht diagnostiziert werden, denn die Ala major des Os sphenoidale tritt dabei im Vergleich zur Ala major der Gegenseite sehr deutlich hervor und ist nach unten gerichtet. Normalerweise finden sich bei diesem Typus auch okzipitoatlantale Dysfunktionen, die entweder als Primär- oder Sekundäreffekt, oder möglicherweise auch gleichzeitig auftreten. Eine Korrektur der okzipitoatlantalen Dysfunktion bewirkt offensichtlich keine Lösung des einschränkenden Strains der Schädelbasisgelenke, wohingegen eine Korrektur des einschränkenden Strains der Schädelbasisgelenke häufig zu einer Entspannung des subokzipitalen und submaxillaren Gewebes führt und so die okzipitoatlantalen Dysfunktionen sich selbst korrigieren lässt.

Bei dieser Technik ist ein „Liften" oder Anheben der Knochen des Schädeldaches von denen der Schädelbasis notwendig. Daher verwenden wir die Wildlederbandage und die mit einem Fulkrum versehene Kappe, so wie dies im Artikel über die Grippe mit Atembeschwerden beschrieben wurde. *[Siehe Kapitel 9, „Die Behandlung der modifizierten Wirbel bei Grippe mit Atembeschwerden". – Hrsg.]* Während die Knochen des Schädeldaches in der Lift-Stellung gehalten werden, legen wir eine Handfläche oder einen Daumenballen auf das Os mastoideum direkt posterior des äußeren Gehörgangs, und führen nach innen und hinten, um die eingeschränkte Gelenkmobilität zu lösen. Anschließend führen wir nach vorne, während wir mit dem Daumen der freien Hand auf der Ala major des Os sphenoidale einen Druck nach oben ausüben. Das ist einfach und effektiv.

*Anmerkung der Herausgeberin: Die oben beschriebene Apparatur wurde nur während der Frühphase in der Entwicklung manueller Techniken verwendet. Diese manuellen Techniken zu entwickeln, war Dr. Sutherlands eigentliches Ziel und später unterrichtete er sie auch. Keine Apparatur und kein Gerät ersetzen jemals den trainierten Tastsinn, auf denen er bestand.*

Dr. Perrin T. Wilson beschreibt in einem Fallbericht in der Oktoberausgabe des *Journal of the American Osteopathic Association* des Jahres 1933 eine erfolgreiche Behandlung bei Trigeminusneuralgie.

Hier wurde die „Mandibula nach unten und vorne gezogen, um das Gewebe zu befreien, und an den Weichteilen unter dem Angulus mandibulae gearbeitet".[32] Er machte auch auf die Aussagen von Dr. Still in *Research and Practice* aufmerksam, denen zufolge er in allen von ihm behandelten Fällen von Trigeminusneuralgie stets auf Dysfunktionen der Mandibula gestoßen war und die Behandlung dieser Dysfunktionen in fast allen Fällen eine Linderung mit sich gebracht hatte.[33] Dr. Still berief sich oft auf den „Schwanz" des osteopathischen „Eichhörnchens", der noch immer aus dem „Loch im Baum" schaut.[34] Bei seiner Behandlung der Mandibula hatte er wahrscheinlich lediglich den Schwanz gepackt. Der Körper des

---

32. Perrin T. Wilson D. O. (American School of Osteopathy, 1918), war 1933 Präsident der American Osteopathic Association (AOA), von 1938-39 Vorsitzender der Osteopathic Manipulative Technique and Clinical Research Association, und von 1944-46 Präsident der Academy of Applied Osteopathy (AAO). Zusammen mit Thomas L. Northup D. O., verschaffte Dr. Wilson Dr. Sutherland die Gelegenheit, seine Ideen bei einem wissenschaftlichen Seminar der AOA im Juli 1946 vorzutragen. Der Anstoß zur Errichtung der Osteopathic Cranial Association als Tochterorganisation der AAO entsprang diesem Treffen.

33. Still, *Research and Practice*, Seiten 268-269 (n. 636). In diesem Text verwendet Dr. Still den Begriff „lower maxilla", ein veralteter Ausdruck für die Mandibula.

34. Dr. A. T. Still (der respektvoll als der Alte Doktor bezeichnet wird), betrachtete die Osteopathie als eine Wissenschaft, eine Philosophie und eine Kunst, deren Potenzial nicht vollständig erkannt worden war; ebenso wie man sich von einem Eichhörnchen, das nur teilweise in einem Baumloch sichtbar ist, kein vollständiges Bild machen kann. Er behauptete, dass momentan nur der Schwanz des Eichhörnchens sichtbar sei.

Eichhörnchens befindet sich noch immer im Bauminneren. Meine Hypothese einer eingeschränkten Beweglichkeit der Schädelbasisgelenke berührt kaum das Hinterteil des Eichhörnchens, das heißt, sie hält nur den Schwanz fest. Unsere Forschungen kann man mit einer „Steißlage" des Eichhörnchens vergleichen, wir warten noch auf die komplette Geburt.

Wenn wir nun die Position der Pars petrosa beachten, sehen wir, wie sie bei einer einschränkenden Beweglichkeit der Schädelbasisgelenke nach innen und hinten gegen den Proc. basilaris blockiert, und die Fossa mandibularis als Folge ihre normale Orientierung verliert. Dies ist wiederum die Ursache für die Mandibula-Dysfunktion und ihre begleitenden Klicklaute bzw. für eine Trigeminusneuralgie.

**Fallbeispiel**
Ich zitiere, um meine Hypothese zu untermauern, folgenden Fall: Die 14jährige Schülerin einer High School litt seit sieben Jahren an einem Trigeminusneuralgie, der bei oder nach einer Tonsillektomie unter Vollnarkose entstand. In diesem Fall war eine deutlich expansive Stellung der Ala major des Os sphenoidale erkennbar, welche aufgrund des Gelenkkontakts zwischen Os sphenoidale und den Gesichtsknochen zu einer entstellenden Asymmetrie des Gesichtes führte. Eine Asymmetrie, die für den Rest ihres Lebens hätte verhindern können, dass das Mädchen hübsch aussieht.

Das Os mastoideum stand auf einer Seite wesentlich stärker hervor als auf der anderen. Es lagen keine okzipitoatlantalen oder andere zervikale Dysfunktionen vor, obwohl es möglicherweise ursprünglich welche gab, da die Patientin „chiropraktische Behandlung für die zervikalen Dysfunktionen in Anspruch genommen hatte".

Ihr Fall war von Experten der üblichen Fachbereiche untersucht worden, wobei kaum eine wissenschaftliche Diagnose erstellt oder eine passende Behandlung vorgeschlagen wurde. Dann gelangte der Fall ins chiropraktische Gebiet, was elektronische Diagnosegeräte einschloss und zu einer Behandlung führte, wobei die Diagnosemaschine eine „Erkrankung der Nebenhöhlen" anzeigte. Eine chiropraktischer Behandlungsreihe sowie Anwendungen mit Geräten brachten keine Erleichterung.

Ich informierte die Eltern über meine Zweifel hinsichtlich der Diagnose und erklärte, dass ich mein Können, wenn sie es wollten, lediglich versuchsweise einsetzen würde. Ich führte die weiter oben beschriebene Technik aus, vorsichtig meinen Weg suchend. Nach der ersten Probebehandlung verbesserte sich der Zustand des Mädchens bereits beträchtlich. Ich führte diese vorsichtigen Bemühungen die nächsten drei Monate fort, mit Behandlungen im wöchentlichen Abstand. In dieser Zeit ging die Asymmetrie langsam zurück, was für das Mädchen sehr erfreulich war, und die Neuralgie hörte ebenfalls allmählich auf, was alle Beteiligten noch mehr freute.

Bis jetzt habe ich in 35 Jahren osteopathischer Praxis nie behauptet, einen einzigen Krankheitsfall „geheilt" zu haben und ich möchte dies auch in diesem Fall sicherlich nicht tun. Jedoch in Anbetracht der Länge der Zeit und der Veränderung, die sich bei den Knochenstrukturen in der kommenden Wachstumsphase ergeben werden, glaube ich, dass ich dort erfolgreich war, wo dies anderen nicht beschieden war. Diese Bemühungen stärken meine Behauptung, dass es eine normale Bewegung der Schädelbasis gibt, dass eine eingeschränkte Bewegung der Schädelbasis anormal ist und dass eine derartige Anomalie von gut ausgebildeten Osteopathen erfolgreich behandelt werden kann.

## II. Einige Gedanken

## 11. Eine neue Vorrichtung für die kraniale Technik

The Osteopathic Profession, *August 1935.*

*In den Ausgaben von The Osteopathic Profession von September 1934 und Mai 1935 beschrieb Dr. Sutherland, wie er eine ziemlich revolutionäre Technik bei der Behandlung von Influenza und Trigeminusneuralgie einsetzte. Die von ihm zum damaligen Zeitpunkt verwendete Ausrüstung war selbst gemacht. Die unten beschriebene Vorrichtung ist das Ergebnis weiterer Studien und Erfahrungen im Rahmen der „kranialen Technik".*

Die begleitende Zeichnung zeigt eine Verbesserung der Vorrichtung, die wir derzeit bei der kranialen Technik einsetzen. Sie ermöglicht das Ausüben einer lateralen Kompression auf erwünschte spezifische Schädelbereiche ohne Anterior-posterior-Kontakt sowie eine Anterior-posterior-Kompression ohne lateralen Kontakt. Sie kann an den Suturae lambdoideae, der Pars mastoidea, den Proc. mastoidei, Suturae squamosae, Maxillae, Os zygomaticum, Teilen des Os sphenoidale und an anderen Knochen angewendet werden, je nachdem welche Kompression in Abhängigkeit vom Typ der membranösen Strains der Schädelgelenke vorliegt.

Die Vorrichtung funktioniert ungefähr wie die von den Bremsen eines Autos erzeugte Kompression. Es gibt zwei konkave, ca. 21 cm lange und ca. 10 cm breite Holzklammern, die sich der konvexen Schädelform anpassen. An der einen Klammer sind vier Schnallen und an der anderen Klammer vier kleine Riemen befestigt. Außerdem gibt es zwei kraniale Kontaktpolster aus Gummi, die in weiches Leder gehüllt sind und dieselbe Länge und Breite wie die Holzklammern besitzen. Diese Kontaktpolster sind ca. 7,5 cm dick und ermöglichen eine weiche und sanfte, aber dennoch kräftige Kompression. Die gewünschte Kompressionsstärke kann durch Nachstellen der Riemen bestimmt werden.

## 12. KORRESPONDENZ 1935

*11. November 1935.*

Sehr geehrter Herr Doktor,

ich habe Ihren Enthusiasmus in Ihrem letzten Brief erfreut zur Kenntnis genommen. Wenn Sie „weitergraben", werden Sie feststellen, dass die Kraniale Idee eine Vielzahl an Möglichkeiten eröffnet; nicht nur bei Beschwerden im Kopfbereich, sondern auch bei systemischen Erkrankungen. Ja, ich fand die Behandlungsweise wirkungsvoll bei Kopfschmerzen und Augenbeschwerden, auch bei Veränderungen in der Orbita. Über die Ergebnisse bei Taubheit bin ich noch nicht enthusiastisch, aber es gab genügend Teilerfolge, um mich zu ermutigen, tiefer in das Problem hinein zu graben.

Da der Hörapparat in einem knöchernen Raum eingeschlossen ist, ist tiefes Graben erforderlich. Der beigefügte Abschnitt aus „Schädel-Ideen" zeigt Ihnen meine bisherigen Gedanken zu den meisten Fällen von Taubheit.[35] Das Gefühl von „reibendem Sand", das Sie im Fall Ihrer Mutter erwähnen, könnte mit der A. carotis interna in Zusammenhang stehen. Möglicherweise hat es etwas mit einer intrakranialen membranösen Einschränkung dieser Arterie in der Nähe der Pars petrosa des Os temporale zu tun. Sollte dies der Fall sein, wäre die laterale Kompression einen Versuch wert. Meine eigene Mutter ist 86 Jahre alt und bereits seit mehreren Jahren taub. Als sie mich letzten Winter besuchte, probierte ich die laterale Kompression bei ihr aus, und ihr Gehör verbesserte sich. Das ist angesichts ihres Alters ein guter Erfolg.

Als Hintergrundinformation zum Einsatz der Technik bei Influenza möchte ich noch erwähnen, dass die normale gelenkige Bewegung des Os sphenoidale an der Schädelbasis in der Inspirationsphase normalerweise ein „Sturzflug" und in der Exspirationsphase ein Aufsteigen ist. Außerdem gibt es noch eine „Seitenneigung", die uns abwechselnd immer nur durch ein Nasenloch atmen lässt, das heißt, beim Einatmen durch das linke Nasenloch geht die linke Ala major in Seitenneigung, und er richtet sich in der Exspirationsphase wieder auf.

Beim Einatmen durch das rechte Nasenloch erfolgt die Seitenneigung auf dieser Seite. Im Falle einer Influenza mit Beteiligung der Atemwege können Sie in diesem Bereich der Bewegung des Os sphenoidale eine Einschränkung erwarten.

Das Ziel der Behandlung ist es, den „nasalen Vergaser" in seine normale Bewegung zurückkehren zu lassen. Legen Sie die Klammern für die laterale Kompression so an, wie in der Augustausgabe von *The Osteopathic Profession* beschrieben. *[Siehe Artikel 11, „Eine neue Vorrichtung für die kraniale Behandlung". – Hrsg.]* Verschließen Sie dann das linke Nasenloch mit einem Finger der linken Hand. Gleichzeitig legen Sie einen Finger oder Daumen der rechten Hand auf die rechte Ala major des Os sphe-

---

35. Der genaue Absatz, auf den sich Dr. Sutherland bezieht, ist nicht bekannt. Es könnte sich jedoch um den ersten Absatz von Artikel 5, Abschnitt 2: „Schädelideen: August 1931" handeln.

## II. EINIGE GEDANKEN

noidale und drücken Sie diesen nach unten und bitten Sie Ihre Patientin, drei oder vier Mal durch das rechte Nasenloch einzuatmen. Lösen Sie den Druck auf die Ala major während der Dauer des Ausatmens. Auf der anderen Seite gehen Sie dann umgekehrt vor. Durch diese Behandlung wird nicht nur die normale Beweglichkeit der Schädelbasisgelenke, sondern auch eine Drainage im intrakranialen und retronasalen Bereich erreicht. Darüber hinaus befreit sie den Bereich des Ganglion pterygopalatinum und unterstützt dadurch die Versorgung der nasalen und retronasalen Gewebe. Diese Technik hilft auch bei der Behandlung von Sinusbeschwerden.

Mit kollegialen Grüßen
W. G. S.

## 13. SPINALE TECHNIK

The Osteopathic Profession, *Dezember 1935*.

Das lebendige Skelett[36] von Dr. Virgil Halladay deutet darauf hin, dass es bei anormale Gelenkfixierungen, die von Osteopathen häufig in der Bewegung der Wirbelsäule festgestellt werden, zu einer spontanen Korrektur durch die Bänder kommen kann – vorausgesetzt, die Gelenke werden von klugen-fühlenden-sehenden osteopathischen Fingern korrekt geführt. Gäbe es keine Aktivität der Rückenmuskulatur im lebendigen Körper, könnten diese durch das Skelett inspirierte Ideen nicht nur bei der Behandlung, sondern auch in der Diagnostik von großem praktischen Nutzen sein.

Mit diesem Skelettmodell im Kopf entwickelte der Autor eine Methode, in der das Muskelgewebe durch Gummigewebe ersetzt wird. Dazu verwendete er einen stark belastbaren Hochgeschwindigkeits-Innenschlauch (Firestone 7-50-18). Der Schlauch wird zuerst quer in zwei Teile und dann der Länge nach, seitlich von einem Ende zum anderen, so aufgeschnitten, dass man ein ca. 150 cm langes und ca. 43 cm breites Gummistück erhält. Von der Mitte des einen Endes dieses Gummistücks aus wird dann ein ca. 56 cm langer Einschnitt vorgenommen, sodass man zwei Streifen erhält, die man über die Schultern legen kann.

Dem stehenden Patienten werden diese beiden Streifen über die Schultern gelegt, wobei das untere Ende der Wirbelsäule entlang über das Sakrum, durch die Beine und nach oben über das Abdomen geführt wird. Dort wird es mithilfe einer Arterienklemme an den beiden Schulterstreifen befestigt. Mit dieser Vorrichtung haben wir den Patienten quasi von seinen Mm. erector spinae und anderen zugehörigen Muskeln befreit.

Der Patient verfügt nun über keinerlei Aktivität der Rückenmuskulatur mehr. Diese wird durch die Aktivität des Gummigewebes ersetzt. Man könnte auch sagen, dass der Patient sozusagen zu einem lebendigen Halladay-Skelett geworden ist.

Man kann nun leicht unter diesen Schlauch greifen und palpieren, um anormale Gelenkfixierungen festzustellen, während man Flexion, Extension, Lateralflexion und Rotation der Wirbelsäule des Patienten im normalen Bewegungsausmaß testet. Das kann am sitzenden oder stehenden Patienten durchgeführt werden. Nachdem die richtige Diagnose gestellt wurde, ist es nun einfach, das entsprechende Gelenk in den gewünschten Grad der Flexion, Extension, Lateralflexion oder Rotation zu führen, während die Bänder spontan die Korrektur durchführen. Man kann vielleicht sogar fühlen, wie das Gelenk wieder in seine normale Position zurückgleitet und gelegentlich sogar zurückspringt.

Die sonst so widerspenstigen Blockierungen der oberen Brustwirbel und Rippen sowie Fixierungen in anderen Bereichen der Wirbelsäule sprechen bereitwillig auf

---

36. Virgil Halladay D.O. (American School of Osteopathy, 1916), Autor von *Applied Anatomy of the Spine* war Professor für Anatomie an der American School of Osteopathy in Kirksville, Missouri. Er entwickelte ein chemisches Verfahren, mit der die natürliche Flexibilität der Bänder bei Leichen erhalten werden konnte. Er erstellte entsprechende Präparate der Wirbelsäule, des Thorax und des Beckens, die häufig als „lebendige Skelette" bezeichnet wurden.

## II. Einige Gedanken

die Anwendung dieser Vorrichtung an. Lumbale und iliosakrale Strains reagieren auch besonders gut darauf.
Viele lumbale und iliosakrale Strains entstehen im Stehen oder werden durch die stehende Haltung aufrechterhalten. Daher finde ich die stehende Position bei der Korrektur auch am vorteilhaftesten. Diese Vorrichtung erweist sich jedoch auch im Sitzen als praktisch oder in anderen Behandlungspositionen. Weibliche Patienten tragen dabei pyjamaähnliche Kleidung.

## 14. DER KRANIALE ATEMMECHANISMUS

The Osteopathic Profession, *November 1935.*

Viele Mitglieder unserer Profession werden den folgenden Gedankengang vielleicht hypothetisch finden. Es handelt sich hierbei jedoch um eine Interpretation verschiedener Phänomene, auf die ich im Rahmen meiner Forschungstätigkeiten bezüglich der anatomischen Struktur gestoßen bin, die „lebt, webt und ist".[37] Fallberichte, auch Fälle von Mitgliedern dieser Profession, liefern Beweise. Auch das anatomische Labor liefert viele zusätzliche Argumente, vorausgesetzt, man studiert die Gelenkverbindungen des Schädels in ihren vielfältigen mechanischen Details.

Im Schädelbasisbereich findet sich eine leicht erkennbare Gelenkverbindung: die normale Verbindung zwischen Os sphenoidale und dem Proc. basilaris des Os occipitale. Als Argument kann ich den präparierten Schädel anführen, den ich bei der Versammlung der American Osteopathic Association in Detroit sowie auch bei bundesstaatlichen Treffen in Minnesota, Iowa und South Dakota demonstrierte. Dieser Schädel zeigt eine normale Gelenkverbindung zwischen dem Os sphenoidale und dem Proc. basilaris des Os occipitale, welche auf die Präsenz von intervertebralem Knorpel hinweist, der für eine wellenförmige Bewegung und eine Rotation angelegt ist und diese ermöglicht. Ich besitze noch ein weiteres Präparat mit denselben Merkmalen. Beide sind nicht in zwei Hälften gesägt, wie es bei den meisten zerlegten Schädeln üblich ist.

In Verbindung mit diesen beiden überzeugenden Präparaten lieferte auch Dr. Charlotte Weaver weitere Argumente mit ihrer Demonstration pränataler und postnataler Präparate, welche ebenfalls diese normale Gelenkverbindung zeigten. Eines dieser Präparate zeigt sogar eine noch intakte „Bandscheibe". Lesen Sie hierzu Seite 333 ihres Artikels in der Märzausgabe des *Journal of the American Osteopathic Association* des Jahres 1936.[38]

Hier ein Zitat von Dr. John A. MacDonald: „Das Erwecken des Atemzentrums scheint der Gnade GOTTES zu unterliegen; man könnte jedoch wagen zu behaupten, dass die Arbeit des Diaphragmamechanismus zu einem gewissen Grad in unseren Händen liegt".[39] Während ein „Erwecken der Atemzentren" weiterhin der „Gnade GOTTES unterliegt", kann der Atemmechanismus der Schädelgelenke und der intrakranialen Membranen, innerhalb derer das Atemzentrum wohnt, sich auch einer Regulation seiner Beweglichkeit anpassen, welche osteopathische Hände vornehmen.

Das Os ethmoidale atmet und bewegt sich in gelenkiger Aktivität mit 13 anderen Knochen, wobei es die Falx cerebri und das Tentorium cerebelli vorwärts und rückwärts schwingt. Das Os sphenoidale bewegt sich durch Gelenktätigkeit mit elf anderen Knochen und unduliert bzw. rotiert – mit der Hypophyse als Pilot in

---

37. „Denn in IHM leben, weben und sind wir..." Apostelgeschichte, Kapitel 17, Vers 28.

38. Dr. Weaver hielt Vorträge und schrieb Artikel über das Thema „kraniale Wirbel". Ihre zu diesem Thema veröffentlichten Artikel erschienen im *JAOA* zwischen 1936 und 1938.

39. Dr. MacDonald war 1929 Präsident der American Osteopathic Association und bereits sehr früh an den Ideen von Dr. Sutherland interessiert.

der Sella turcica – an seiner Verbindungsstelle mit dem Proc. basilaris des Os occipitale in einem normalen Gelenk und unterstützt die schwingende Bewegung der Falx und des Tentoriums. Die Aktivität der Falx und des Tentoriums erzeugt eine Membranbewegung der intrakranialen membranösen Sinuswände, ohne die es zu einem Stillstand der intrakranialen Zirkulation käme.

Atemwegserkrankungen haben ihren Ursprung im Nasenbereich und führen zu einer anormalen Fixierung des normalen Bewegungsspielraums von Os ethmoidale, Os sphenoidale, Falx und Tentorium, was folglich das Fließen der Zirkulation von venösem Blut und Zerebrospinaler Flüssigkeit einschränkt.

Eine spezifische Kompression, mittels Daumen oder Daumenballen auf der Maxilla, direkt unterhalb der Orbitae und zwischen den Ossa zygomatica und der Nase, intelligent verabreicht, wird das normale Bewegungsausmaß wiederherstellen. Ein in Richtung der Zähne nach unten gerichteter Druck beeinflusst die während der Inspirationsphase erfolgenden Bewegung, und ein Druck nach oben beeinflusst die während der Exspirationsphase stattfindende Bewegung in Richtung der Orbitae. Bei Sinuskomplikationen wird dieser Kompressionsbereich empfindlich sein

Alle lebendigen Gewebe sind in stetiger rhythmischer Bewegung. Das Gehirn ist keine stille leblose Masse Nervengewebe.

Seine Windungen rollen sich ein und aus, seine Ventrikel dilatieren und kontrahieren in rhythmischem Einklang mit der wechselnden membranös-artikulären Schädelaktivität während der Atmung. Demzufolge schränken abnormale Fixierungen im normalen Bewegungsspielraum der membranös-artikulären Schädelaktivität auch die Bewegungen von Gehirn und Ventrikeln ein.

Die Hypophyse ist nicht der Sitz der Intelligenz. Sie ist lediglich ein kleiner „Körper", der im Sattel des Os sphenoidale reitet, welcher vom Sitz der Intelligenz gelenkt wird. Sie bewegt sich mechanisch, und eine Einschränkung ihrer Bewegung ist von größerer Bedeutung als ihre Sekretionsfunktion.

Bei Influenza verstärkt sich die Spannung an der Verbindungsstelle zwischen Tentorium und Falx. Dies behindert die normale Aktivität in den Bereichen des Diencephalons, des Mesencephalons und des Metencephalons und führt daher zu einer Einschränkung der normalen Aufweitung des Aquaeductus cerebri und des dritten und vierten Ventrikels. Diese Einschränkung ist für die in diesen Bereichen bei Influenza gewöhnlich auftretenden dumpfen, intrakranialen Schmerzen verantwortlich. Eine spezifische Kompression auf den Suturae lambdoidea, dort wo die Sinus laterales vom Os occipitale hinüber zu den Ossa parietalia kreuzen, ist zum Lösen dieser Falx-Tentorium-Spannung wirkungsvoll.

Wenn Sie durch Atemwegserkrankungen bedingte, anormale kraniale Fixierungen behandeln, ist es gut, auch mögliche Fixierungen aufgrund traumatischer Ursachen zu beachten, da diese an den Schädelgelenken ebenso häufig vorkommen wie an der Wirbelsäule. Eine dementsprechende Diagnose sollte erstellt werden, bevor Sie eine kraniale Behandlung ausführen.

## 15. KRANIALE DYSFUNKTIONEN AUFGRUND DENTALER TRAUMEN

The Osteopathic Profession, *April 1937.*

Eine der häufigen traumatischen Typen kranialer membranöser Gelenkstrains tritt bei Zahnoperationen auf. Zu diesem Typus gehört ein membranöser Gelenkstrain bzw. eine Fixierung zwischen Os temporale, Os sphenoidale, Maxilla und Mandibula. Das Os temporale steht auf der Dysfunktions-Seite nach innen, mit seiner Pars petrosa in Innenrotation. Der Proc. pterygoideus des Os sphenoidale steht nach oben und lateral; die Maxilla ist nach unten verschoben und die Mandibula weist eine Fehlstellung im Kiefergelenk auf.

Diese Dysfunktion entsteht folgendermaßen: Das Os occipitale des Patienten liegt so auf der V-förmigen Kopfstütze des Dentistenstuhls, dass eine Kompression der Pars mastoidea des Os temporale direkt vor der Sutura lambdoidea erfolgt.[40] Der Dentist meißelt um den unteren Backen- oder Weisheitszahn herum, und zieht den Zahn mithilfe einer speziellen Zange, durch eine seitliche und nach innen gerichtete Hebelkraft, das heißt, nicht durch ein senkrecht nach oben gerichtetes Anheben oder Ziehen. Diese seitliche, und nach innen gerichtete Hebelwirkung auf den Zahn neigt dazu, den Druck auf das Os temporale über das Kiefergelenk zu verstärken. Gleichzeitig dreht oder drückt diese seitliche Hebelwirkung die Mandibula auf der Gegenseite mit ziemlicher Kraft nach unten, was zu einer starken Anspannung des Lig. sphenomandibulare führt. Dies wiederum zieht das Os sphenoidale nach unten und lateral und schwingt den Proc. pterygoideus auf der Seite der Dysfunktion seitlich nach oben.

Während der Extraktion eines oberen Bachenzahns wird dieselbe seitliche Hebelkraft wirksam, was zu einer Verdrehung der Maxilla nach lateral und unten führt.

In einigen Fällen wird der Proc. pterygoideus so weit lateral stehen, dass er den Proc. coronoideus der Mandibula beengt. Dieses Bedrängen des Proc. coronoideus führt zu einem Überbiss, gemeinsam mit der Fehlstellung im Kiefergelenk aufgrund eines nach innen stehenden Os temporale.

Diese Art von Strain hat einen Einfluss auf die normalen Funktionen der Ganglia trigeminale und der Ganglia pterygopalatina. Es folgt meist eine Fazialisneuralgie. Die Innenrotation der Pars petrosa des Os temporale beeinflusst bzw. verdreht den chondralen Anteil der Tuba auditiva, was in manchen Fällen zu Ohrkomplikationen führt. Zudem kommt es, insbesondere auf der Dysfunktions-Seite, zu einer erhöhten Spannung der intrakranialen Membran.

Die laterale Stellung des Os sphenoidale erweitert die Fissura sphenomaxillaris der Orbita, und wenn dieser Zustand lang bestehen bleibt, kann es zu Augenerkrankungen

---

**40.** In den modernen Zahnarztpraxen von heute findet man eine derartige V-förmige Kopfstütze nicht mehr.

kommen. Wenn wir Orbita und Augenmechanismus studieren, sehen wir, neben Hinweisen auf eine Anordnung zur Beweglichkeit in den verschiedenen knöchernen Gelenkverbindungen, dass die Fissura sphenomaxillaris neben ihrer Funktion als Durchtrittsort für Nerven und Gefäße auch noch mechanische Funktionen besitzt. Die Fissura sphenomaxillaris dient der Orbita, indem sie sich erweitert und verengt, und ermöglich so eine Bewegung des Augapfels nach vorne und nach hinten. Bei der Orbita handelt es sich nicht um eine feste, knöcherne Höhle, wie beim Acetabulum. Sie wird aus Teilen des Os frontale, des Os sphenoidale, der Maxilla, des Os zygomaticum, des Os ethmoidale, des Os palatinum und des Os lacrimale gebildet, die mithilfe von vielen Gelenken miteinander artikulieren. Jede Fixierung des Os sphenoidale ist folglich mit einer Störung der normalen Funktion oder Bewegung der Orbita verbunden, was Augenerkrankungen nach sich ziehen kann. Darüber hinaus beeinflusst eine Fixierung des Os sphenoidale auch die normale Stellung des Os ethmoidale mit seinen Conchae nasales, das Vomer und die Ossa palatina. Dies könnte die Ursache für viele Abweichungen im Nasenbereich sein.

Dieser Strain-Typ ist nicht schwer zu diagnostizieren. In manchen Fällen erzählt uns ein Blick auf die herausgenommene obere Zahnprothese eine ganze Geschichte. Die Abdrücke auf der Oberfläche der Prothese spiegeln die Ungleichmäßigkeiten des Gaumens und seine nach unten gerichtete Position wider. Eine direkte Betrachtung des Gaumens zeigt das ganze Ausmaß. Das Ausmaß dieser nach unten gerichteten Stellung der Maxilla entspricht in einigen Fällen der Stärke eines dreilagigen Kartons, und in anderen der Stärke eines Stückes Papier.

Der Autor besitzt eine obere Zahnprothese mit einer nach unten gerichteten Stellung von der Stärke einer dreilagigen Pappe. Nachdem in diesem Fall eine Korrektur stattgefunden hatte, benötigte der Patient eine neue Prothese, um einen guten Kontakt mit der Maxilla zu gewährleisten.

Der seitlich nach oben gestellte Proc. pterygoideus kann diagnostiziert werden, indem man einen Zeigefinger zwischen Oberlippe und Zahnfleisch legt, mit ihm zum posterioren Bereich der Maxilla wandert, ihn dann nach oben unter das Os zygomaticum und weiter posterior schiebt, bis er schließlich den Proc. pterygoideus berührt. Der Proc. pterygoideus auf der Dysfunktions-Seite wird im Gegensatz zum Proc. pterygoideus der Gegenseite nach seitlich oben stehen. In den meisten Fällen beengt er den Proc. coronoideus der Mandibula auf der Dysfunktions-Seite. Eine Palpation der Partes mastoideae der Ossa temporalia wird zeigen, dass die Dysfunktions-Seite im Vergleich zur Gegenseite nach innen steht.

Eine Korrektur wird durchgeführt, indem Sie den Zeigefinger wie bei der Untersuchung sanft auf den Proc. pterygoideus der Dysfunktions-Seite legen. Der Finger hält den Proc. pterygoideus mit Entschiedenheit, während der Patient gebeten wird, seinen Mund langsam zu schließen. Diese Bewegung verstärkt die Dysfunktion. Sobald der Finger die passende Spannung spürt, bitten Sie den Patienten, seinen Mund wieder langsam zu öffnen. Normalerweise löst sich der Proc. pterygoideus und federt unter Führung des Fingers wieder in seine normale Position zurück.

In den meisten Fällen führt eine Korrektur des Proc. pterygoideus auch zu einer Korrektur der Fixierungen von Maxilla und Os temporale. Sollte dies nicht der Fall sein, gelingt die Korrektur, indem Sie die Maxilla sanft nach unten ziehen und ihr dann erlauben, zurückzufedern. Das Verstärken der Stellung nach innen des Os temporale durch Kompression mit anschließender Freigabe sichert eine Rückkehr zur normalen Position. Fälle mit kurzer Krankengeschichte – unter einem Jahr – reagieren gewöhnlich auf eine Behandlung. Patienten, bei denen das Trauma länger zurückliegt, benötigen mehrere Behandlungen, bis eine Korrektur erreicht wird.

Hinweis: Kraniale membranöse Gelenkstrains vom dental-traumatischen Typ treten häufig auf. Dieser Strain-Typ alleine eröffnet – ohne dabei die verschiedenen weiteren Typen wie beispielsweise traumatische und viszero-somatische Strains zu berücksichtigen, ein riesiges Feld neuer Möglichkeiten für die osteopathische Praxis. Auch zu einer Zusammenarbeit mit den Dentisten lädt er ein.

Der Autor steht in der Schuld eines führenden Dentisten von Saint Paul, der ihn mit authentischen Informationen über jene Techniken versorgte, die beim Zahnziehen eingesetzt werden. Als ich mich bei ihm für das Gespräch bedankte, bot er mir die Zusammenarbeit an, da er bei dieser Unterhaltung mehr gelernt habe als ich.

## II. Einige Gedanken

## 16. Behandlung am stehenden Patienten

The Osteopathic Profession, *Oktober 1939*.

Viele Strains oder Dysfunktionen im unteren, mittleren und oberen Rückenbereich entstehen beim Stehen oder Bücken. Die Korrektur derartiger Dysfunktionen erfordert die Anwendung einer Technik am stehenden Patienten. Dadurch erzielt man eine maximale Wirkung bei minimalem Aufwand. Im Sinne der Aussage in einem Editorial in *The Osteopathic Profession* gilt: „Ein weiser Behandler wird stets eine Technik entwickeln, welche bei minimalem Energieaufwand eine maximale Wirkung liefert".

In der Regel handelt es sich bei lumbalen Dysfunktionen, die man sich beim Stehen oder Bücken zuzieht, um keine echten iliosakralen oder spinalen Dysfunktionen, obwohl es von der Haltung her verschiedene Befunde geben mag. Die Patienten dieses Typs kommen normalerweise an einem Stock humpelnd in die Praxis, wobei sie eine übertrieben gebeugte Haltung inklusive Seitenneigung und Rotation einnehmen, die sich besonders im unteren Rücken zeigt und auf iliosakrale bzw. lumbale Probleme hindeutet.

Dieser Befund kann eine sekundäre Folge sein von einer primären Dysfunktion oder Verdrehung zwischen Femur und Acetabulum, durch Traktion auf die Iliopsoas-Muskulatur entstanden. Bei diesem Typus führt eine Korrektur der iliosakralen und lumbalen Dysfunktionen nur selten wieder zu einer normalen Haltung. Der Patient humpelt meist genauso aus der Praxis, wie er gekommen ist, da die Verdrehung zwischen Femur und Acetabulum weiterhin die Traktion auf die Iliopsoas-Muskulatur sowie eine Rotation der Lendenwirbel bewirkt.

Die Dysfunktion zwischen Femur und Acetabulum, welche im Stehen oder Bücken entstanden ist, reagiert gut auf eine Technik, wenn sie in der gleichen Haltung angewandt wird. Der Autor stellt normalerweise einen Stuhl auf seine Behandlungsbank, und der stehende Patient kann seine Arme darauf stützen. Der Patient sollte dabei mit dem Gesicht zum Tisch stehen, während der Osteopath auf der Seite der Dysfunktion auf einem Stuhl sitzt.

Die Finger der einen Hand greifen fest hinter den Trochanter und die Finger der anderen Hand ergreifen die gemeinsame Sehne von M. Psoas und M. Iliacus nahe ihrer Ansatzstelle. Der Patient wird dann gebeten, die andere Seite seines Beckens nach vorne und nach hinten zu drehen. Diese Methode gleicht dem Drehen der Schraubenmutter auf einer Schraube, also dem Drehen des Acetabulums auf dem Caput femoris; und nicht dem Drehen der Schraube in der Mutter, also dem mühsamen Drehen des Caput femoris im Acetabulum. Alte Schüler der American School of Osteopathy[41] werden sich an eine Methode erinnern, bei der das Caput femoris im Acetabulum gedreht wurde. Dabei lag der Patient auf einem Tisch; sein auf

---

41. Die American School of Osteopathy wurde 1892 von Dr. A. T. Still in Kirksville, Missouri, als erste osteopathische Schule gegründet. Dr Sutherland graduierte mit der Klasse von 1900.

dem Abdomen fixiertes Bein wurde nach außen rotiert und dann mit dem Kinn des Behandlers auf dem Knie in dieser Außenrotation gehalten, während das Bein in Extension geführt wurde.

Der Behandlungs-Techniker wird es leichter finden, das Acetabulum auf dem Caput femoris zu drehen, während der Patient steht, wobei der Patient dabei das effektive Maximum beisteuert. Der Behandler trägt das Minimum bei, indem er den Knochen und die Sehne fixiert und durch seinen geschulten Tastsinn führt.

Die iliosakrale Dysfunktion wird korrigiert, während der Patient steht und der Osteopath auf der Seite der Dysfunktion sitzt. Dabei fixiert der Behandler das Ilium mit der einen und das Sakrum mit der anderen Hand, um anschließend zu halten und zu führen, während der Patient die andere Beckenhälfte dreht oder zur Seite beugt.

Bei sakrolumbalen Dysfunktionen sitzt der Behandlungs-Techniker. Eine Hand liegt auf dem Sakrum, nahe dem fünften Lendenwirbel, und die andere Hand reicht von hinten um das Becken zur Crista iliaca. Der Patient wird dann gebeten, seine Füße fest auf dem Boden, und die Arme auf dem Stuhl zu behalten, das Becken nach hinten zu schieben und es von der einen zur anderen Seite zu rotieren, während der Osteopath die Dysfunktion führt.

Dysfunktionen im mittleren und oberen Rückenbereich können möglicherweise ebenfalls besser behandelt werden, wenn der Patient steht, da in dieser Haltung eine normale, entspannte Bewegung sämtlicher Gelenke der Wirbelsäule möglich ist. Man verwendet die gleiche Methode, nämlich mit den Fingern des Behandlers den Bereich der Dysfunktion zu fixieren. Der Patient wird nun gebeten, sich zu beugen, zu strecken oder zur Seite zu neigen, je nachdem, welche Bewegung für eine Korrektur notwendig ist.

Bestimmte Arten von Dysfunktionen der oberen Rippen, welche sich häufig nur schwer korrigieren lassen, entstehen meist im Stehen, wenn man nach etwas greift und sich dabei überdehnt. Das Überstrecken geschieht normalerweise nach oben und hinten und verursacht eine Traktion des M. serratus anterior. Durch diese Traktion wird eine Rippen-Dysfunktion ausgelöst. Bei diesen Dysfunktionen kann es nötig sein, zuerst den M. serratus anterior zu behandeln, bevor man mit der Korrektur der Rippe beginnt.

Unterhalb der Scapula findet sich oft eine Muskelkontraktur, welche dazu neigt, die Rippe in ihrer Fehlstellung zu halten. Die Behandlung wird im Stehen ausgeführt. Der Behandlungs-Techniker legt die Finger einer Hand vorsichtig und sanft unter die Scapula von ihrem lateralen Rand unterhalb der Fossa glenoidalis, kommend; die Finger wandern so weit wie möglich nach hinten, nahe an den medialen Rand, und fixieren die Rippe. Die Finger der gegenüberliegenden Hand werden auf das Art. acromioclaviculare gelegt. Der Patient wird daraufhin gebeten, sich zum Behandler hin zu lehnen und die andere Schulter erst nach vorne und dann nach hinten zu drehen, während der Behandler mit seinem geschultem Tastsinn führt; dabei hat er vor seinem inneren Auge, was sich an den Gelenkflächen der Wirbel abspielt.

## II. EINIGE GEDANKEN

Auf die Muskelkontraktur in den Fasern des M. serratus anterior trifft man normalerweise, wenn sich die Finger unter der Scapula ihren Weg nach hinten bahnen. Dieser Zustand sollte vor der Rippenkorrektur behoben werden. Sie erreichen dies, indem Sie die Scapula nach außen federn lassen.

Dysfunktionen der unteren Rippen können durch den Einsatz der Technik am stehenden Patienten auf unkomplizierte Art und Weise behandelt werden.

Vorfälle von abdominalen Organen können durch entsprechende Mitarbeit des Patienten ebenfalls im Stehen angehoben werden. Der Behandler legt dabei seine Hände oder Finger unter das betroffene Organ und der Patient wird gebeten, sich auf die Zehenspitzen zu stellen, sein Becken erst nach hinten und dann wieder nach vorne zu schieben, und die Fersen schließlich wieder auf den Boden abzusenken, während der Behandler das Organ führt.

## 17. Die Kernverbindung zwischen Schädelschale und Beckenschale

*Mitteilungsblatt Nr. 45, International Society of Sacro-Iliac Technicians.*

*Dieser Vortrag wurde bei einem Treffen der International Society of Sacro-Iliac Technicians, während der Jahresversammlung der American Osteopathic Association in St. Louis, Missouri, im Juni 1940 gehalten. Die Society fungierte als „Postgraduierten-Abteilung für spezifische Forschung in der Osteopathie". Sie ist als organisierte Gruppe nicht mehr aktiv.*

Osteopathische Behandler sind mit den vegetativen, efferenten und afferenten Funktionen von Nervenimpulsen an Kopf und Becken vertraut. Ihnen ist auch die bekannte osteopathische Tatsache bekannt, dass ligamentär-artikuläre Fixierungen oder Dysfunktionen am Iliosakralgelenk pathologische Folgen haben können. Wir brauchen uns diesem Themenbereich daher nicht zu widmen. Schlussfolgerungen aus praktischer Erfahrung haben ergeben, dass die das Rückenmark umgebenden intraspinalen Membranen als reziprokes Spannungsgewebe fungieren, welches den Schädelgelenkmechanismus mit dem Gelenkmechanismus des Beckens in den Phasen der Atmung verbinden und regulieren. Ich werde versuchen, gedanklich in das Zentrum von Schädel und Rückenmark hineinzuklettern, um die Dinge von innen anstatt von außen zu betrachten.

In meinem Buch *Die Schädelsphäre* habe ich auf eine Reziproke Spannungsmembran aufmerksam gemacht, welche die Gelenkmobilität der Schädelknochen reguliert, und zu der die Falx cerebri und das Tentorium cerebelli gehören. Diese Reziproke Spannungsmembran besitzt einen vorderen oberen Pol des Ansatzes an der Crista galli des Os ethmoidale, einen vorderen unteren Pol des Ansatzes am Proc. clinoideus des Os sphenoidale, einen seitlichen Pol des Ansatzes an den Partes petrosae der Ossa temporalia und einen hinteren Ansatzspol am Os occipitale. Während der Atmung erlaubt die Reziproke Spannungsmembran in der Inhalationsphase dem Os ethmoidale, sich nach unten abzusenken, während sie das Os sphenoidale und die Partes petrosae nach oben und das Os occipitale nach vorne zieht. In der Exhalationsphase erlaubt die Membran dem Os sphenoidale und den Partes petrosae nach unten und dem Os occipitale nach hinten zu wandern, während sie das Os ethmoidale nach oben zieht.

Gehirn und Rückenmark arbeiten während der Atmungsphasen *im Einklang miteinander*, wobei das Rückenmark in der Inhalationsphase nach oben und in der Exhalationsphase nach unten zieht. Der kraniale Gelenkmechanismus und der

## II. Einige Gedanken

Mechanismus der Wirbelsäulengelenke sind eine *Einheit*, wobei zu Letzterem auch das Sakrum mit der Beckenschale gehört. Die intraspinalen Membranen umhüllen das Rückenmark und sind die *Hauptfäden*, an denen unser Objekt *hängt*.

Die intraspinalen Membranen sind kontinuierlich mit den intrakranialen Membranen. Man tut gut daran, die anatomische Tatsache zur Kenntnis zu nehmen, dass die Dura mater keine Verbindung mit dem Periost der Wirbel besitzt, ebenso wie es auch im Schädel ist. Sie besitzt lediglich zwei Ansätze unterhalb des Os occipitale: eine in der oberen zervikalen Region und die andere am Sakrum.[42] Ich möchte Sie darauf hinweisen, dass die intraspinalen Membranen *entlang* der Wirbelsäule bis zu ihrem Ansatz am Sakrum frei *hängen* oder *schweben*. Daraus möchte ich schlussfolgern, dass diese besondere Anordnung wahrscheinlich einem bestimmten Zweck dient. Sie weist darauf hin, dass ein spezifisches reziprokes Spannungsgewebe die Gelenkmobilität an beiden Ansatzstellen reguliert: am kranialen Gelenkmechanismus undam Gelenkmechanismus des Pelvis. So haben wir, zusätzlich zur Reziproken Spannungsmembran zwischen den Gelenkpolen im Schädel, also noch eine ähnlich funktionierende Reziproke Spannungsmembran zwischen dem kranialen Gelenkmechanismus und dem Gelenkmechanismus des Beckens, wobei beide Reziproke Spannungsmembranen während der Phasen der Atmung im Einklang miteinander arbeiten. In der Exhalationsphase geht der spheno-basilare Bereich des kranialen Mechanismus in Extension, und das Sakrum sinkt an den Iliosakralgelenken nach vorne. In der Inhalationsphase flektiert der spheno-basilare Bereich, und das Sakrum bewegt sich zwischen den Iliosakralgelenken nach hinten.

Die reziproke intraspinale Membran sorgt darüber hinaus für die Fluktuation der Zerebrospinalen Flüssigkeit innerhalb der Wirbelsäule. Wenn der spheno-basilare Bereich in Extension geht, und das Sakrum innerhalb seiner iliosakralen Gelenke nach vorne sinkt, bewegt die Membran die Flüssigkeit. Sobald der spheno-basilare Bereich in Flexion geht und das Sakrum sich wieder aufrichtet, bewegt die Membran die Flüssigkeit erneut innerhalb der Wirbelsäule.

Artikuläre Fixierungen am iliosakralen Gelenk beschränken diese Funktion, und mit der Zeit entstehen sekundär dazu Fixierungen innerhalb der Schädelgelenke. Chronische Fixierungen der Gelenke des Schädelmechanismus hemmen die Aktivität der Gehirnwindungen und irritieren Nervenimpulse, was zu Pathologien im Becken führt.

Es ist wichtig, sein Augenmerk gleichermaßen auf die Korrektur der Fixierungen der Schädel- wie auch der iliosakralen Gelenke zu richten. Wenn man solchermaßen den kranialen Mechanismus beachtet, ergeben sich viele Überraschungen und Möglichkeiten, Becken-Dysfunktionen erfolgreich zu behandeln. Ohne unsere

---

42. Spätere anatomische Studien haben gezeigt, dass die Dura mater im lumbalen Bereich mit dem Rückenmarkskanal verbunden ist. Die anterioren Ansätze sind kurz und stark, die hinteren demgegenüber schwächer und länger. Die anterioren und anterolateralen Bänder aus Bindegewebe sind mit dem Lig. longitudinale posterius verbunden. Diese Bänder sind im Bereich von L5-S1 am stärksten und im oberen Lendenwirbelbereich schwächer. Die duralen Nervenwurzelhüllen sind anterior ebenfalls mit dem Lig. longitudinale posterius und lateral mit dem Periost des inferioren Pediculus vertebrae verbunden. Vgl. Parkin und Harrison, „The Topographical Anatomy of the Lumbar Epidural Space", *Journal of Anatomy* 141 (1985): 211-217, und Spencer, Irwin und Miller, „Anatomy and Significance of Fixation of the Lumbosacral Nerve Roots in Sciatica", Band 8, Nr. 6 (1983): 672-679.

*Die Kernverbindung zwischen Schädelschale und Beckenschale*

ambulanten Chirurgen kritisieren zu wollen, ziehe ich dennoch osteopathische Methoden, welche auf fundamentalen ätiologischen Faktoren basieren, den lokalen Anwendungen vor. In dieser Hinsicht zu arbeiten, hat für mich Früchte getragen.

Die Bewegung dieser Kernverbindung zu testen, hilft bei der Diagnose von Fixierungen des iliosakralen Gelenkes und sogar bei der Differenzialdiagnose, wenn man ein iliosakrales Gelenk mit dem anderen vergleicht.

II. EINIGE GEDANKEN

## 18. BEHANDLUNG DES ILIOSAKRALEN GELENKES IM STEHEN

*Mitteilungsblatt Nr. 65, International Society of Sacro-Iliac Technicians.*[43]

In St. Louis wurde Ihre Aufmerksamkeit auf die Verbindung zwischen der kranialen und der iliosakralen Gelenkbeweglichkeit geleitet. Folgende Fakten wurden vorgestellt: Es gibt keine muskulären Vermittler für den Anstoß der kranialen Gelenkbeweglichkeit, und es gibt keine Muskelansätze zwischen Sakrum und Ilium. Es wurde konstatiert, dass für die Beweglichkeit des Schädels keine muskulären Vermittler benötigt werden, da dessen Aktivität *unwillkürlich* ist und mit den Phasen der Atmung auftritt, und dass die iliosakralen Gelenke gleichermaßen *unwillkürlich* arbeiten, ebenso in den Atmungsphasen. Außerdem habe ich dargelegt, dass die intrakranialen und intraspinalen Membranen als Vermittler für diese *unwillkürliche* Aktivität dienen. Wenn man diese Idee anerkennt, werden diverse Ideen anderer Kollegen in Bezug auf Dysfunktionen am iliosakralen Gelenk klarer – und ebenso meine eigenen Ideen.

Heute möchte ich Sie bitten, Ihre Aufmerksamkeit auf die *haltungsbedingte* wie auch die *unwillkürliche* Mobilität dieses Gelenkes zu richten. Bei der unwillkürlichen Mobilität rotiert das Sakrum zwischen den Ilia, und bei der haltungsbedingten Mobilität rotieren die Ilia auf dem Sakrum. Die unwillkürliche Mobilität agiert durch die Anpassung der intraspinalen Membranen während der Atmungsphasen, und *die haltungsbedingte Mobilität mittels der Anpassung der iliosakralen und der sakrotuberalen Bänder, welche durch Schwerkraft und indirekte Hebelkräfte hervorgerufen wird.* Obwohl es muskuläre Verbindungen vom Sakrum und den Ilia zu den Trochantern sowie vom Arcus pubis zum Oberschenkel gibt, spielen diese Muskeln bei der Aktivität des iliosakralen Gelenkes – wenn überhaupt – höchstens eine sehr kleine Rolle. Dr. Virgil Halladay vertritt in *Applied Anatomy of the Spine [Seite 138]* eine ähnliche Ansicht. Die Ligamenta sacroiliaca sowie das Lig. sacrumspinale fungieren in ihrer besonderen Anordnung mit quer und schräg verlaufenen Anteilen bei der Anpassung an die haltungsbedingte Mobilität als *Kontrollmechanismen*. Die intraspinalen Membranen fungieren dagegen als *Kontrollmechanismen* bei der Anpassung an die unwillkürliche Mobilität.

Viele – und möglicherweise sogar die große Mehrheit – aller iliosakralen Dysfunktionen entstehen beim Stehen oder Bücken. Sie werden gewöhnlich durch indirekte Hebelkraft verursacht, wenn sich die Femurknochen in Abduktion befinden. Zum Beispiel, wenn ein Patient mit gespreizten Beinen ein festsitzendes Auto aus einer Schneeverwehung schiebt. Während des Schiebens neigt er dazu, tief einzuatmen und die Luft anzuhalten. Dies führt zu extremer Spannung an den intraspinalen Membranen und den iliosakralen Bändern, und die Knochen bewegen sich jenseits ihres normalen Bewegungsspielraums. Beim Bücken und sogar im Sitzen

---

**43.** Die International Society of Sacro-Iliac Technicians war eine formlose Organisation von Osteopathen, die sich jährlich trafen, um neue Ansichten und Konzepte im Bereich der Osteopathie zu untersuchen.

wirken dieselben Kräfte wie beispielsweise bei einem Bauern, der mit geöffneten Oberschenkeln auf einem Melkschemel sitzt. In meinen Aufzeichnungen gibt es einen Fall, bei dem ein Bauer beim Unkrautjäten mit gespreizten Oberschenkeln auf dem Boden in einem Maisfeld saß. Er musste um Hilfe rufen[44] und kam später auf eineKrücke gestützt in meine Praxis.

Bei meinen Experimenten mit dem lebendigen Beckenpräparat von Dr. Halladay[45], welches zuerst bei der Versammlung der American Osteopathic Association, 1919 in Chicago, ausgestellt wurde, habe ich entdeckt, dass eine Adduktion der Femurknochen zu einer posterioren oder internen Rotation der Ilia in Bezug auf das Sakrum führt und dass das Sakrum dann nach vorne sinkt und dadurch den lateralen Durchmesser des Beckens verkleinert. Und ebenso, dass die Abduktion der Femurknochen die Ilia nach vorne dreht, wodurch der laterale Beckendurchmesser vergrößert wird. Diese Versuche veränderten meine Vorstellungen hinsichtlich Diagnose und Behandlungstechnik im iliosakralen Bereich.

Diagnose: Die Diagnostik wird am besten am stehenden Patient durchgeführt, während man testet, ob das Gelenk unbeweglich ist. Ein Stuhl wird auf den Behandlungsbank gestellt, um dessen Höhe zu vergrößern und um als Stütze für die Arme oder Hände des Patienten zu dienen. Der Patient steht mit dem Gesicht zur Bank und lässt seine Arme oder Hände auf dem Stuhl ruhen, während der Behandler bequem auf einem Stuhl direkt hinter dem Rücken des Patienten sitzt. Der Bewegungstest wird zunächst durchgeführt, indem der Patient mit geschlossenen Beinen steht. Dabei wird der Patient gebeten, die Hüften nach hinten, vorne und zur Seite zu schieben, während der Behandler mit seinen Fingern Kontakt mit den Bändern aufnimmt, um ihre Spannung und die Beweglichkeit des Gelenkes zu überprüfen. Der Patient stellt dann die Beine leicht auseinander und es folgt die gleiche Vorgehensweise beim Testen. Anschließend überkreuzt er die Beine und wieder testet man entsprechend. Dies ist ein haltungsabhängiger Bewegungstest. Der Patient steht in normaler Haltung und wird gebeten tief einzuatmen, und zwar eher mit dem Gehirn als mit dem Diaphragma. Sollte eine Fixierung oder Unbeweglichkeit vorliegen, wird sich das Ilium oder die Ilia mit dem Sakrum nach oben bewegen.

Behandlungstechnik: Wie bei all meinen Techniken an der Wirbelsäule, lasse ich den Patienten seine eigenen natürlichen Kräfte einsetzen, anstatt die meinen einzusetzen. Es werden keine Thrusts oder plötzliche Bewegungen angewendet, und es wird auch kein anderer, distaler Teil der Anatomie als Hebel gebraucht. Das angewandte Prinzip ist jenes, welches von Dr. Still verwendet und gelehrt wurde, und zwar eine Dysfunktion bis hin zum Punkt der Befreiung zu verstärken, und dann den Bändern zu erlauben, die Gelenke wieder in ihre normale Position zurückzuziehen. Dieselbe Methode wird bei der Behandlung im iliosakralen Bereich angewandt.

---

44. Anm. d. Übers.: um aufstehen zu können.

45. Virgil Halladay D. O. (American School of Osteopathy, 1916), Autor von *Applied Anatomy of the Spine* war Professor für Anatomie an der American School of Osteopathy in Kirksville, Missouri. Er entwickelte ein chemisches Verfahren, mithilfe dessen die natürliche Flexibilität der Ligamente bei Leichen erhalten werden konnte. Er erstellte entsprechende Präparate der Wirbelsäule, des Thorax und des Beckens, die häufig als „lebendige Skelette" bezeichnet wurden.

## II. EINIGE GEDANKEN

Der Patient steht, so wie bei der Diagnose, mit dem Gesicht zur Bank, wobei seine Hände oder Arme auf dem Stuhl ruhen. Der Behandler sitzt hinter dem Patienten auf einem Stuhl. Im Falle einer Fixierung auf der rechten Seite, die durch eine Rotation des Ilium nach anterior oder vorne angezeigt wird, abduziert der Patient die Beine so weit wie möglich, und der Behandler legt seine linke Handfläche an den unteren Bereich des Sakrum und die rechte Hand auf die rechte Crista iliaca. Dann wird der Patient gebeten, seine rechte Hüfte nach vorne und seine linke nach hinten zu schieben, um die Dysfunktion bis zum Punkt der Befreiung zu verstärken. An diesem Punkt wird er dann gebeten, die rechte Hüfte nach hinten und die linke nach vorne zu schieben, wobei die Hand des Behandlers in die Richtung der gewünschten Bewegung führt.

Eine weitere Methode besteht darin, den Patient seine Knie beugen zu lassen, während sich seine Femurknochen in Abduktion befinden. In dieser Position hängen die Ilia bloß noch am Sakrum – man könnte sagen, sie sind aufgehängt wie beim Skelett – daher ist eine Manipulation der Ilia nun auch so leicht wie an einem Skelett durchführbar. Manchmal kann man es dem Patienten auch erlauben, sein Becken auf die Knie des Behandlers abzusenken, wobei die Knie des Behandlers hier dieselbe Rolle übernehmen, wie der iliosakrale Stuhl des Alten Doktors.[46] Die Arci pubes werden von einer Seite zur anderen oder nach vorne und nach hinten geschoben, je nachdem, was zum Erreichen einer Korrektur wünschenswert ist. Das ist genauso einfach, wie ein Kind auf seinen Knien reiten zu lassen. Diese Technik kann man auch – falls indiziert – mit den Oberschenkelknochen in Adduktion durchführen, wobei der Patient in diesem Fall ein Bein über das andere kreuzt.

*Hinweis*: In vielen Fällen lumbaler Dysfunktionen, welche im Stehen oder beim Bücken aufgetreten sind, ist meist eine Verdrehung oder Rotation des Caput femoris im Acetabulum die primäre Störung. Diese Dysfunktion schränkt entweder die Außen- oder die Innenrotation des Beines ein, und verursacht über das Acetabulum eine Hebelwirkung, welche das iliosakrale Gelenk beeinflusst und zusätzlich zu einer Spannung am Psoas major und der iliakalen Muskulatur führt, die ihrerseits eine Rotation entlang des gesamten lumbalen Bereichs bewirkt. Diese Dysfunktion sollte zuerst behandelt werden.

---

46. In seinen späteren Jahren wurde Dr A. T. Still respektvoll der Alte Doktor genannt.

## 19. DIE BEHANDLUNG DES PELVIS

*Mankato, Minnesota, 13. Juni 1941.*

*Geschrieben für die praktischen Lektionen in Technik und manipulative Therapie, durchgeführt im Juni 1941 in Atlantic City.*

Ich begrüße diese Gruppe intelligenter osteopathischer Behandler mit über 40-jähriger Erfahrung; diese Gruppe – welche sich einen neuen Erfahrungsbereich erschlossen hat – nämlich wie man Körpergewebe ohne zusätzliche Apparaturen lediglich mit „zehn kleinen Fingern", die in der geschickten Kunst des Denkens, Fühlens und Sehens ausgebildet wurden, wieder in seine normale Ausrichtung führt. Die Gruppe, die durch besagte wunderbare Erfahrung nicht nur sich selbst, sondern auch der Welt demonstrierte, dass Dr. Andrew Taylor Stills wissenschaftliches und therapeutisches Prinzip über allen anderen steht.

Da ich ein Mitglied dieser „40-jährigen" bin, wurde ich gebeten, „eine Kleinigkeit" einer osteopathischen Technik kurz zu beschreiben, welche bei spezifischen Beschwerden angewendet werden kann, und man sicher sein kann, dass diese ein Ergebnis bringt. Etwas, von dem ich aus Erfahrung weiß, dass „es funktioniert."

Meine Erfahrungen habe ich nicht nur im Gebiet der Schädelsphäre gemacht, sondern auch im Bereich des Beckens. „Meine Kleinigkeit" bezieht sich also auf die Beckenbodenmuskulatur. Damals als ich anfing zu arbeiten, war es notwendig, mit der Nadel zu konkurrieren. Als moderne ambulante proktologische Methoden unseren lieben Kreis betraten, begannen meine Finger im Wettbewerb einen neuen Pfad zu erdenken, zu erfühlen und zu suchen. Diese Lust am Wettbewerb war eher in der Macht der Gewohnheit und meiner Freude an persönlicher Leistung begründet und keine Kritik an der modernen Methode. Mein Vorhaben verlief ziemlich zufrieden stellend und laut einem Brief, den ich kürzlich von einem Absolventen des Jahrgangs 1922 erhielt, welchem ich meine Technik mit Freude beigebracht hatte, *funktioniert* die von mir entwickelte Methode auch bei anderen Kollegen. Er schreibt: „Ich habe einige Male gestaunt, nachdem ich Beckenorgane oder andere Organe, die ins Becken gewandert sind, mit Ihrer Methode erfolgreich wieder angehoben habe. Es ist eindrucksvoll, wie sich die Symptome des Patienten änderten."

Bei dieser Methode steht der Patient mit dem Gesicht zur Bank, auf der seine Hände ruhen. Der Behandler sitzt bequem in einem Stuhl hinter dem Patienten. Zeige- und Mittelfinger werden sanft zwischen die äußere Wand des Rektums und den internen Bereich des Ischiums gebracht. Der Patient setzt sich dann vorsichtig auf die Finger, welche sich sanft nach oben in das Becken schieben. Wenn die Finger das gewünschte Gebiet erreicht haben, das nur mithilfe des geschulten Tastsinnes aufgespürt wird, halten sie dort sanft, aber bestimmt inne, während der Patient langsam und tief einatmet. Sobald der Patient wieder langsam ausatmet, „springen" die nach unten ins Becken gewanderten Organe von den Fingern weg nach oben.

Ich antworte auf die Frage bezüglich meiner Erfahrungen mit Pneumonie: *Ja*, sowohl bei mir als auch bei meinen Familienangehörigen wäre ich nicht nur gerne bereit, eine *kompetente*, manipulative Behandlung und gute Pflege durchführen zu lassen – ich würde sogar darauf bestehen.

## 20. UNDATIERTE KORRESPONDENZ

*Ausschnitte aus einem Brief.*

... Sie verfügen über jenen wissenschaftlichen Geist, der beständig auf der Suche nach wissenschaftlichen Erklärungen für die Beweglichkeit des Schädels ist. Aus Ihren Fragen schließe ich jedoch, dass Sie „den Karren vor das Pferd gespannt haben", etwas anders, als von mir in meiner Hypothese gemeint. Unser erstes wissenschaftliches Bestreben ist es, die Tatsache der Beweglichkeit in den Schädelgelenken zu beweisen. Bevor wir den Beweis liefern, würde ich es aber vorziehen, dass nichts an die Öffentlichkeit gelangt... Sobald wir den Beweis haben, ist Dr. Hulburt bereit, wissenschaftliche Artikel von wissenschaftlichen Mitgliedern der Profession wie zum Beispiel von Ihnen anzunehmen.[47] Bereiten Sie momentan also bitte noch nichts vor. Sobald wir etwas Definitives in Händen halten, werde ich Ihnen die Fakten, so wie sie sich uns darlegen, gerne mitteilen... Ich werde jetzt versuchen, Ihre Fragen zu beantworten, auch wenn das nicht so einfach ist, da ich im Moment viel zu tun habe:

**Erstens** – die Veränderungen in den pH- und $CO_2$-Werten sind hauptsächlich auf eine Einschränkung der normalen Fluktuation der Zerebrospinalen Flüssigkeit zurückzuführen. Bedenken Sie, dass sich *alle* physiologischen Zentren, einschließlich des physiologischen Atemzentrums in der Medulla oblongata oder am Boden des vierten Ventrikels befinden. Wie ich bereits an anderer Stelle erklärt habe, ist ihre Funktion sekundär zu der des Primären Atemmechanismus. Während die pH- und $CO_2$-Veränderungen Auswirkungen auf die physiologischen Zentren haben, kann dieselbe Schädel-Dysfunktion auch „ein Abknicken" im Aquaeductus cerebri verursachen, und tut dies auch häufig. Die Zerebrospinale Flüssigkeit verhält sich (mechanisch in ihrer Fluktuation) gewissermaßen wie ein hydraulisches Bremssystem und blockiert die Gehirnbewegung, welche einen Teil des Kraftmechanismus des Primären Atemmechanismus ist. Der „ATEM DES LEBENS" ist der primäre Funken, nicht das Atmen von *Luft*. Das Atmen von Luft ist lediglich eines der materiellen Elemente, welche der ATEM DES LEBENS benutzt, während der Mensch hier auf der Erde weilt.[48]

Tatsächlich sind das Gehirn, die Zerebrospinale Flüssigkeit, die intrakranialen Membranen, die physiologischen Zentren usw. lediglich sekundäre Elemente in diesem Erdendasein.

---

**47.** Ray G. Hulburt D. O. (1884-1947: American School of Osteopathy, 1920), war Herausgeber des *Journal of the American Osteopathic Association*.

**48.** Eine ausführliche Erklärung zur Verwendung des Begriffs ATEM DES LEBENS durch Dr. Sutherland finden Sie in Artikel 23, „Vortrag ohne Titel von 1944". Siehe: „Da machte GOTT der HERR den Menschen aus Erde vom Acker und blies ihm den ATEM DES LEBENS in seine Nasenlöcher. Und so wurde der Mensch eine lebendige Seele." (Gen 2,7).

## II. Einige Gedanken

**Zweitens** – denken Sie daran, dass die normale Fluktuation der Zerebrospinalen Flüssigkeit hinter allen Veränderungen der Inhaltsstoffe steht. Die Auswirkungen dieser Veränderungen auf die Nervenzentren sind sekundär.

**Drittens** – ja, nach einem vor kurzem veröffentlichten Text erhält die Zerebro-spinalen Flüssigkeit Stoffe von der Hypophyse. Allerdings ist die *Bewegung* der Hypophyse wichtiger als ihre Sekretionsfunktion. Ohne die Bewegung, die entsteht, wenn sich das Os sphenoidale in der unwillkürlichen Respiration auf- und abbewegt, würde keine Sekretion der Hypophyse erfolgen. Der Austausch zwischen Zerebrospinaler Flüssigkeit und Blut in den Bereichen der Plexi choroidei ist wichtiger. Hier ist der Ort, an dem der chemische Austausch stattfindet.

**Viertens** – möglicherweise.

**Fünftens** – Wie ich an anderer Stelle erklärt habe, ist die Dura mater gespannt, wobei sie ebenso als „Kontrollband" als auch als Antriebsvermittler zwischen den artikulären Befestigungspolen fungiert.

**Sechstens** –...

**Siebtens** – die Bewegung des Os temporale gleicht der eines wackelnden Rades. Nehmen Sie ein disartikuliertes Os temporale. Halten Sie den Knochen mit Daumen und Zeigefinger, wobei die Spitze des Zeigefingers auf der Pars petrosa und der Daumen hinter dem äußeren Gehörgang liegt. Bewegen Sie nun mit einem Finger der anderen Hand den Proc. zygomaticus nach oben und nach unten. Beobachten Sie, wie der Pars mastoidea des Os temporale nach außen hervortritt und sich der Proc. mastoideus nach innen und unten bewegt, sobald die Pars petrosa nach außen rotiert. Wenn die Pars petrosa nach innen rotiert, wird die Pars mastoidea nach innen geneigt und der Proc. mastoideus tritt nach außen hervor. Wenn sich der Pars basilaris des Os occipitale in der Inhalationsphase bzw. bei der Flexion nach vorne bewegt, wird die Pars mastoidea nach hinten wandern, und wenn sich der Pars basilaris des Os occipitale in der Exhalationsphase bzw. bei der Extension wieder nach vorne bewegt, wird der Pars mastoidea nach vorne wandern.

Mit kollegialen Grüßen
W. G. S.

## 21. KORRESPONDENZ, NOVEMBER 1943

*Auszüge, welche sich auf die „Lippincott Notes",* A Manual of Cranial Technique, beziehen[49]

Es gibt *vieles*, das man in die „Lippincott Notes" mit aufnehmen könnte, erschiene dieses dem Durchschnittsmenschen und der üblichen Argumentation nicht allzu „fanatisch". Dieses *„Viele"* sind Informationen, die ich zu Beginn meiner Forschungen am Schädel, durch persönliche Experimente an mir selbst als „Versuchskaninchen" gewonnen habe. Diese frühen und persönlichen Erfahrungen sind die Quelle meiner Bemühungen, Ihre Fragen bezüglich „willkürlicher und unwillkürlicher Aktivität innerhalb des Schädels, welche unabhängig von der Aktivität des Bewegungsapparats erfolgt", zu beantworten.

Man kann diese unwillkürliche Aktivität, unabhängig von jeder Aktivität des Bewegungsapparats, willkürlich steuern – das heißt, man kann die Hemisphären und auch das Cerebellum willkürlich zu derselben normalen, unwillkürlichen Aktivität anregen, die auch während der Phasen der Atmung erfolgen. Während der willkürlichen Aktivität kann man *fühlen*, wie die Zerebrospinale Flüssigkeit in der Inhalationsphase vom Raum unterhalb der Membrana arachnoidea in den vierten Ventrikel gezogen wird und nach oben in den dritten Ventrikel und die Seitenventrikel fluktuiert.[50] Ebenso kann man *fühlen*, wie die Zerebrospinalen Flüssigkeit in der Exhalalationsphase von den Seitenventrikeln und dem dritten Ventrikel in den vierten Ventrikel gezogen wird und dann in den Bereich unterhalb der Membrana arachnoidea fließt. Tatsächlich habe ich herausgefunden, dass man den „Bulbus" – den vierten Ventrikel – durch willkürliche Aktivität des Cerebellum, unabhängig vom Faktor des Bewegungsapparates, „komprimieren" kann.

Diese frühen Experimente führten zu meiner Hypothese hinsichtlich der Fluktuation der Zerebrospinalen Flüssigkeit und des Weiteren zur Kompressionstechnik des Bulbus, wie sie heute im kranialen Unterricht gelehrt wird.[51]

Man muss dieses persönliche Wissen in seinem eigenen Kopf fühlen, um jenes Geschehen genau verstehen zu können. Das Problem liegt darin, wie man dieses Wissen vermitteln kann, da man die Studenten nur über Primäransätze wie beispielsweise das Studium der Beweglichkeit der Schädelknochen dort hinführen kann. Bisher ist die Unterweisung nicht gerade allzu einfach.

Im Anhang der „Lippincott Notes" wird darauf hingewiesen, wie wichtig es ist, dem Patienten beizubringen, mit dem Gehirn – anstelle des sekundären Atemmechanismus – zu atmen. Dies ist ein weiterer Schritt in unserem fortschrei-

---

49. Howard A. und Rebecca C. Lippincott, *A Manual of Cranial Technique*. Dieses Buch wurde oft die „Lippincott Notes" genannt. Es war aus Material erarbeitet, das Dr. Sutherland zur Verfügung stellte. Es wurde später in die Erstausgabe von *Osteopathy in the Cranial Field* von Harold I. Magoun integriert.

50. Dieser Bericht geht aus der Reihe von Experimenten hervor, die Dr. Sutherland mithilfe von Bandagen etc. an seinem eigenen Schädel durchgeführt hat. Siehe 28, „Wissen finden, nicht Informationen sammeln". Hier finden Sie eine ausführliche Beschreibung dieser Experimente.

51. Die Technik „Kompression des Bulbus" wurde später in „Kompression des vierten Ventrikels" umbenannt.

## II. Einige Gedanken

tenden Studium, welches darauf abzielt, den Körper von Dr. Stills „osteopathischem Eichhörnchen" zu greifen, das sich noch immer im „Baumloch" versteckt.[52]

Ich stimme Ihnen bezüglich der Bedeutung sorgfältiger Studien zu, die sich mit den – wie Sie es nennen – „opponierenden Strukturen, etwa den zervikalen Muskeln und Faszien und den Muskeln von Gesicht und Rachenhöhle" beschäftigen. Auch, dass „die Strukturen um das Foramen jugulare eine Rolle im Gesamtbild spielen". Wie Sie sagen, *ist* „die respiratorische Leistung" in abdominale, thorakale und zervikale Bereiche gegliedert, allerdings tritt sie nur sekundär zur *primären* kranialen Atemleistung auf, welche unabhängig davon stattfinden kann. Haben Sie neben den Strukturen um das Foramen jugulare auch einmal an die unter der Mandibula liegenden neun Muskeln gedacht? Multipliziert mit Zwei ergeben sich 18 Muskeln. Befestigen Sie daran den M. levator und den M. tensor veli palatini, den weichen Gaumen und die Zunge. Jede sphenobasilare oder das Os temporale betreffende Dysfunktion stört zwangsläufig die normale Aktivität dieser Muskeln und sollte daher stets Teil des mentalen, anatomisch-physiologischen Bildes sein, welches man bei der Diagnose und der Anwendung der Technik vor Augen hat.

---

**52.** Dr A. T. Still betrachtete die Osteopathie als eine Wissenschaft, eine Philosophie und eine Kunst, deren Potenzial noch nicht vollständig erkannt worden war. Er verglich sie mit einem Eichhörnchen, das nur teilweise in einem Baumloch sichtbar ist, und das man sich daher nicht richtig vorstellen kann. Seiner Meinung nach war im Moment nur der Schwanz des Eichhörnchens sichtbar.

## 22. KORRESPONDENZ 1943

*Auszug aus einem Brief vom 30. November 1943.*

Da der Kraniale Gedanke bislang nicht mehr als eine „Steißlage" von Dr. Stills „osteopathischem Eichhörnchen" im „Baumloch"[53] ist, brauchen wir für die „Erweiterung der grundlegenden Betrachtung der kranialen Behandlung" wissenschaftliche Köpfe wie den Ihren. Ihr Interesse ist aufmunternd, und ich freue mich jederzeit über einen Brief von Ihnen zu diesem Thema. Ich werde mich bemühen, Ihnen so ausführlich wie möglich zu antworten. Ich unterstelle, dass es in den kommenden Jahren viele unterschiedliche Meinungen zu dieser grundlegenden Überlegung geben wird. Es wird vielleicht ebenso viele Theorien geben, wie es sie bereits heute in Relation zur Entstehung der Zerebrospinalen Flüssigkeit und der Idee ihrer ausgleichenden Dialyseeigenschaft bezüglich des Blutplasmas gibt. Es gibt einen Grund für diese immer neuen Theorien über die Vorgänge, die mit diesem Thema zu tun haben. Dieser Grund besteht darin, dass der *verborgene* „ATEM DES LEBENS" außer Acht gelassen wird. Ich habe mehrfach darauf hingewiesen, dass ich damit nicht das „Einatmen von Luft" meine, was meiner Auffassung nach eines der *materiellen* Elemente ist, die während unseres Erdendaseins vom „ATEM DES LEBENS" benützt werden.[54]

Es war die Anerkennung der alles überragenden Potency des ATEMS DES LEBENS als *Zündfunken* für die unwillkürliche Aktivität, die meiner Hypothese zum Primären Atemmechanismus Sinn gab. Wenn Sie – als persönliches Experiment – Ihren eigenen Schädel als „Versuchskaninchen" verwenden, wie ich dies in den letzten Jahren getan habe, können Sie vielleicht verstehen, wie die unwillkürliche Aktivität vom „ATEM DES LEBENS" initiiert wird.

Nennen Sie es wie Sie wollen, es ist dieses „Etwas", das „eine Form von Energieverteilung" in Bewegung setzt, „die von irgendwoher ausgehen muss" (Ihr Zitat).

... man könnte sagen, dass es *sowohl* ein maximales als auch ein minimales Ausmaß der Bewegung des Gehirnes gibt. Die maximale Bewegung findet in tiefer Inhalation und Exhalation statt, und die minimale stellt sich ein, wenn „sich der Motor im Leerlauf befindet", ein Zustand, der nach der Kompression des vierten Ventrikels eintritt. Nach der Kompression des vierten Ventrikels kommt es zu einer Situation, in der die Atemphasen ihren Rhythmus ändern, kürzer und minimal werden.

Sollten Sie experimentieren wollen, kann Ihnen die folgende Methode beim Verständnis der unterschiedlichen Bewegungsausmaße helfen. Legen Sie sich in Rückenlage auf einen Tisch. Verschränken Sie Ihre Hände über die Sutura sagittalis

---

**53.** Dr. A. T. Still stellte die Osteopathie als Wissenschaft, Philosophie und Kunst vor, deren Potenzial nicht vollständig erkannt worden sei; ebenso wie man sich von einem Eichhörnchen, das nur teilweise in einem Baumloch sichtbar ist, kein vollständiges Bild machen kann. Seine Aussage war, dass momentan nur der Schwanz des Eichhörnchens sichtbar sei.

**54.** Eine ausführliche Erklärung zur Verwendung des Begriffs ATEM DES LEBENS durch Dr. Sutherland finden Sie in Kapitel 23, „Vortrag ohne Titel von 1944". „Da machte GOTT der HERR den Menschen aus Erde vom Acker und blies ihm den ATEM DES LEBENS in seine Nase. Und so wurde der Mensch eine lebendige Seele." (Gen 2,7)

## II. Einige Gedanken

an Lambda, und komprimieren Sie fest über den Anguli mastoidei der Ossa parietalia und den Suturae lambdoideae. Halten Sie Ihre Hände unverändert, während Sie schrittweise, bis zum letztmöglichen Grad der Exhalation, ausatmen und anschließend wieder schrittweise bis zum höchsten Grad der Inhalation einatmen. Wiederholen Sie die Atemschritte mehrere Male und lösen Sie dann die Kompression. Beobachten Sie unmittelbar darauf genau, wie sich die Anguli mastoidei der Ossa parietalia nach außen bewegen, und *fühlen* Sie die Expansion der Gehirnhemisphären. Versuchen Sie dies einmal bei einem Patienten.

Das Entwerfen eines mentalen Bildes hilft Ihnen vielleicht dabei, die Bewegung der Gehirnhemisphären *zu erfühlen*. Eine Art und Weise, dies zu tun, wäre: Kriechen Sie in Ihrer Vorstellung in den Schädel hinein und nehmen Sie den für Sie reservierten Platz auf dem Foramen magnum ein. So sind Sie in einer Position, in der Sie die Aktivität *visualisieren* und *fühlen* können. Einer der fundamentalen Schlüssel zur Diagnose und Technik ist die Fähigkeit, bewusst in den Schädel zu gelangen, und sämtliche Vorgänge visualisieren zu können. Als Antwort auf Ihre Frage zu den Veränderungen, die an anderer Stelle des Gehirns geschehen, zeigt folgendes Bild das Wichtigste: Während die Gehirnhemisphären bei der Inhalation nach oben und nach außen expandieren, weitet sich der dritte Ventrikel in der Form eines V. Dies zieht den Boden des Ventrikels nach oben, und dadurch wird die Hypophyse geliftet. Da die Hypophyse durch eine starke durale Schicht fest in die Sella turcica geschnallt ist, hebt sie natürlicherweise das hintere Ende des Os sphenoidale an und kippt das vordere Ende in seinen „Sturzflug".

In der anschließenden Exhalationsphase zieht sich der dritte Ventrikel zusammen und der Boden des Ventrikels senkt sich wieder nach unten. Dadurch kommt die Hypophyse und das hintere Ende des Os sphenoidale nach unten, und das vordere Ende in Folge nach oben. Die Falx cerebri und das Tentorium cerebelli, welche ständig gespannt sind, nehmen an dieser Bewegung auf reziproke Art und Weise teil und fungieren als Kontrollbänder. Zusammen mit der Membrana arachnoidea sind sie für die Fluktuation des großen Körpers der Zerebrospinalen Flüssigkeit verantwortlich, welche das Gehirn umgibt. Ich würde nicht behaupten, dass die Expansion der Gehirnhemisphären gegen die Membranen den „Anschub" leistet.

## 23. Vortrag ohne Titel von 1944

*Dieser Vortrag wurde frei während einer Lehrveranstaltung im Jahre 1944 am Des Moines Still College of Osteopathy and Surgery gehalten. Der Vortrag wurde aus Stenografieaufzeichnungen und einer Tonbandaufnahme übertragen. Wie bei Dr. Sutherlands Lehrveranstaltungen zur Einführung in die Kraniale Osteopathie üblich, lagen ein montierter, zerlegter Schädel, einzelne Schädelknochen sowie viele anatomische Poster zur Anschauung bereit. Während des Vortrags bezog er sich oft darauf, und auf die von ihm vorgeführten Techniken.*

Als ich einen Vortrag vor einer Versammlung der „Academy of Applied Osteopathy" in Chicago hielt, stellte mir ein Kollege zwei Fragen: „Ist das Kraniale Konzept von religiöser Natur?" und „Wie sind Sie nur darauf gekommen, sich das ganze Zeug auszudenken?"

Als ich über mein Versprechen nachgedacht habe, eine Autobiographie zu schreiben – es scheint allerdings, dass ich dazu nie die Zeit finden werde – hatte ich überlegt, ob ich mich in der Einleitung mit diesen beiden Fragen beschäftige.

Damals waren meine Antworten folgendermaßen:

Wenn Dr. Andrew Taylor Stills Erkenntnis, dass GOTT der SCHÖPFER des menschlichen Körpers ist, religiös ist, dann ist die Wissenschaft der Osteopathie vom Konzept her ebenfalls religiös. Und wenn die Wissenschaft der Osteopathie religiös ist, ist auch das Kraniale Konzept *innerhalb* der Osteopathie religiös. Bei der Wissenschaft der Osteopathie handelt es sich um ein Spezialgebiet, und diejenigen, die dieses Spezialgebiet ausüben, sind Spezialisten. Das Kraniale Konzept an sich ist kein Spezialgebiet. Es ist Osteopathie, und der Verdienst gebührt Dr. Still.

Das Konzept der Wissenschaft der Osteopathie entstand während einer sehr traurigen Zeit im Leben von Dr. Still. Er hatte engste Familienangehörige verloren. In dieser Erfahrung verlor er seinen Glauben an orthodoxe medizinische Methoden. Sein neues Konzept entstand zu einer Zeit, als ein aufrichtig gemeintes Gebet um Führung an seinen SCHÖPFER aufstieg.[55] Dr. Still studierte den lebendigen menschlichen Körper in aller Ausführlichkeit und erwarb ein Wissen über die anatomisch-physiologischen Mechanismen des Körpers, welches der Schlüssel zu seinem phänomenalen Geschick bei der Diagnosestellung und Behandlung wurde. Bei all seinen Vorträgen und Reden vergaß er nie, seinen SCHÖPFER, den SCHÖPFER des menschlichen Körpers zu erwähnen.

Wie bin ich „nur darauf gekommen, mir dieses kraniale Zeug auszudenken"? Vor ungefähr 46 Jahren, als ich Student an der American School of Osteopathy in Kirksville, Missouri, war, wurde meine Aufmerksamkeit auf die Knochen eines zerlegten Schädels gelenkt, die Dr. Still zusammen mit anderen anatomischen Präparaten ausgestellt hatte. Wie ein Blitz aus heiterem Himmel kam mir folgender Gedanke: *„Abgeschrägt wie die Kiemen eines Fisches. Sie weisen auf Gelenkmobilität für einen*

---

55. Im Frühjahr 1864 tötete eine spinale Meningitis trotz größter Bemühungen seitens des Predigers und des Arztes drei von Dr. Stills Kindern. Diese Zeit war eine große spirituelle Krise für Dr. Still, aus deren Lösung zehn Jahre später die Wissenschaft der Osteopathie hervorging. Siehe Still, *Autobiography*, Seiten 87-88, 303-304.

*Atemmechanismus hin.*" Da ich an der Möglichkeit einer derartigen Beweglichkeit zweifelte, wurde dieser Leitgedanke zu einer Art Peitsche, die mich antrieb zu graben, um etwas herauszufinden. Dies wurde der Antrieb in meinem System.

Bei meinem Studium der komplizierten Gelenkflächen der Schädelknochen fand ich heraus, dass jedes Detail dieser Gelenkflächen Anzeichen aufwies, die auf Mobilität für einen Atemmechanismus hindeuteten. Im Verlauf meiner weiteren Studien begann ich schließlich, Experimente an meinem eigenen Schädel durchzuführen – ich fügte mir sogar Schädel-Dysfunktionen zu, um deren Auswirkungen zu untersuchen. Einige dieser Auswirkungen waren ziemlich schwerwiegend, aber sie halfen mir, den Weg zu finden.

Es hat einmal jemand gesagt, „dem Träumer, der arbeiten kann, und dem Arbeiter, der träumen kann, gibt das Leben alles". Man könnte das verändern zu „dem Träumer, der graben wird, und dem Grabenden, der träumen kann, bietet die Wissenschaft der Osteopathie Möglichkeiten, welche die aller anderen therapeutischen Methoden übersteigen".

Sie wissen bereits aus den Vorträgen von Dr. Kimberly zur Anatomie dieses Körperbereichs,[56] dass Sie viele Träume haben werden, und dass es gute Gründe gibt, sich mit anderen jeden Monat in einer Studiengruppe zu treffen, um sich tiefer in dieses Thema einzugraben. Denken Sie an die Worte von Dr. Still in Bezug auf die Osteopathie „Wir haben lediglich den Schwanz des Eichhörnchens im Baumloch fest in der Hand". Ein großer Teil des osteopathischen Eichhörnchens steckt immer noch im „Baumloch". Das Kraniale Konzept ist nur ein Teil des Ganzen. Wie Dr. Still es bereits erfasst hatte, bietet die Wissenschaft der Osteopathie Möglichkeiten, die noch nicht erträumt wurden. Jeder Traum kann die Kreation einer Hypothese auslösen. Notwendig ist es, einen Anfang zu haben.

Von der Erschaffung des Menschen lernen wir, dass es der „ATEM DES LEBENS" und nicht das Atmen der Luft war, welches „...in die Nase einer Gestalt aus Lehm geblasen wurde. Und so ward der Mensch eine lebendige Seele."[57] Ich betrachte das Einatmen der Luft als eines der materiellen Elemente, welche der Mensch in seinem Dasein auf Erden nutzt. Das menschliche Gehirn ist ein Motor. Der ATEM DES LEBENS ist ein Zündfunke für den Motor – etwas, was nicht stofflich ist, und das wir nicht sehen können.

In meiner Hypothese habe ich das beschrieben, was wir den Primären Atemmechanismus nennen. Zu diesem Mechanismus gehört das Gehirn, die Zerebrospinale Flüssigkeit, die intrakranialen Membranen und die Beweglichkeit der Schädelgelenke; Ebenso das Rückenmark, die intraspinalen Membranen, dieselbe Zerebrospinale Flüssigkeit und die unwillkürliche Beweglichkeit des Sakrum zwischen den Ilia. Kritiker haben mich darauf hingewiesen, dass an Sakrum und Ilia keine Muskeln ansetzen, die eine Gelenkmobilität zwischen diesen Knochen möglich machen.

---

**56.** Paul E. Kimberly D. O. (Des Moines Still College of Osteopathy, 1940), war Professor für Anatomie am Des Moines Still College of Osteopathy. Er gestattete Dr. Sutherland ab 1944 das College zu nutzen, um dort Unterrichtsstunden über „Osteopathy in the Cranial Field" abzuhalten. Bei diesen Kursen unterrichtete Dr. Kimberly ausführlich die Anatomie des menschlichen Kopfes.

**57.** „Da bildete GOTT der HERR den Menschen aus Erde vom Acker und blies ihm ATEM DES LEBENS in seine Nase. Und so wurde der Mensch eine lebendige Seele." (Gen 2,7)

Dennoch wurde eine Mobilität zwischen diesen Knochen demonstriert. Es wurde gleichermaßen darauf hingewiesen, dass in der kranialen Struktur keine Muskeln zwischen den einzelnen Knochen verlaufen, welche die Gelenke bewegen könnten. Es ist daher offensichtlich, dass die Beweglichkeit zwischen Sakrum und Ilia sowie zwischen den einzelnen Schädelknochen nicht durch Muskeln initiiert wird. Es handelt sich hier nicht um durch Muskelaktionen bewirkte, willkürliche Gelenkmobilität. Bei der Beweglichkeit des kranialen Mechanismus und der Beweglichkeit zwischen Sakrum und Ilia handelt es sich um eine unwillkürliche Bewegung, und das Ganze arbeitet während der primären Atemphasen als Einheit. Die mechanische Interpretation des Entwurfs der Gelenkflächen an den Schädelknochen wie beispielsweise die abgeschrägten Gelenkflächen, lässt auf eine mit einem Primären Atemmechanismus zusammenhängende Mobilität schließen. Damit ist nicht der Atemmechanismus gemeint, der mit dem Atmen von Luft zu tun hat.

Da sich sämtliche physiologischen Zentren des menschlichen Körpers einschließlich des Atemzentrums im Boden des vierten Ventrikels befinden, ist ein Primärer Atemmechanismus inklusive all dieser bereits genannten Elemente primär in Relation zu der durch das Atemzentrum ausgelösten Brustatmung.

Sehen Sie sich beim Studium des Primären Atemmechanismus zunächst einen Abdruck der Ventrikel des Gehirns und des Rückenmarks an. Sie bemerken dessen vogelähnliche Form. Hier haben wir den Körper des „Vogels". Der Aquaeductus cerebri mit dem vierten Ventrikel und dem Canalis spinalis des Rückenmarks gleichen dem Schwanz des Vogels. Beachten Sie die Ansätze der Seitenventrikel. Sie befinden sich nämlich dort wo man auch die Flügelansätze am Vogelkörper findet, am vorderen oberen Rand des dritten Ventrikels. Daher können wir die Seitenventrikel mit den Flügeln eines fliegenden Vogels vergleichen. Wir nehmen nun diese Hirnhemisphäre und legen sie in ihrer normalen Position um jenen Seitenventrikel. So werden die Flügel des Vogels ausgestaltet. Jetzt nehmen Sie dort den ATEM DES LEBENS dazu, mit dem Funken, der den Motor zündet, und stellen sich vor, wie die Windungen des Gehirns expandieren. Was macht der Vogel, wenn er fliegt? Die Flügel bewegen sich in der Inhalationsphase hinten nach außen. Schauen Sie nun auf den dritten Ventrikel. Sehen Sie, wie er V-förmig expandiert? Beachten Sie, dass sich der Boden des Ventrikels nach oben bewegt und sich das Dach ausdehnt.

Was setzt am Boden des dritten Ventrikels an? Das Infundibulum, welches bis zur kleinen Hypophyse hinunter führt, die in der Sella turcica, also dem Sattel reitet. Ihr Körper reitet nicht frei im Sattel, sondern ist über die Dura mater fest in der Sella turcica angeschnallt. Das Infundibulum zieht diese kleine Drüse in der Inhalationsphase am hinteren Ende des Os sphenoidale nach oben. Das vordere Ende des Os sphenoidale geht folglich nach unten. Das Gehirn benötigt keine muskulären Vermittler für die Bewegung seiner Strukturen innerhalb des Schädels. Es liftet die Hypophyse während der Inhalationsphase und kippt das Os sphenoidale in einen „Sturzflug". Was geschieht in der Exhalationsphase? Vögel fliegen, lassen sich dann auf Bäumen nieder und legen ihre Flügel wieder an. Der obere Teil des dritten Ventrikels, an dem die Flügel ansetzen, bewegt sich nach innen, das Dach des dritten Ventrikels zieht sich zusammen, der Boden mit der kleinen Hypophyse sinkt nach unten, während sich das vordere Ende des Os sphenoidale hebt.

Hilton schreibt in *Rest and Pain [Seite 24]* „... die zentralen Teile der Gehirnbasis... ruhen auf dieser Ansammlung von Zerebrospinaler Flüssigkeit, die ein wunderbares, effizientes und perfekt angepasstes Wasserbett bildet". Ich füge dem noch hinzu, dass sie nicht nur darauf ruhen, sondern sie in einer Wiege aus gelenkig verbundenen Schädelknochen hin und her geschaukelt werden. Es gibt zwei „Wasserbetten", die Cisterna interpeduncularis und die Cisterna magna.

Beim Studium der Wirbelsäule haben Sie gelernt, dass die Bänder die Wirbel zusammenhalten und ihnen ein gewisses Bewegungsspiel erlauben. Sie können diese Bänder „Kontrollbänder" oder „reziproke Spannungsbänder" nennen. Lenken Sie nun Ihre Aufmerksamkeit auf die Reziproke Spannungsmembran hier im Schädel – auf die Falx cerebri und das Tentorium cerebelli. Ich habe Ihnen erzählt, dass sich diese Membran entlang der Wirbelsäule wie ein hohler, nach unten hängender Schlauch fortsetzt, wobei sie nur im oberen Bereich um das Foramen magnum herum und an einem oder zwei der oberen Halswirbel sowie unten am Sakrum befestigt ist.[58] Hier haben wir mit der Falx cerebri und dem Tentorium cerebelli die Reziproke Spannungsmembran zwischen den artikulären Befestigungspolen im kranialen Mechanismus. Sobald das Os sphenoidale in der Inhalationsphase angehoben wird, liftet die Reziproke Spannungsmembran die Partes petrosae der Ossa temporalia in eine Außenrotation, von der Mittellinie aus gesehen. Zur gleichen Zeit sehen wir, wie sich das Foramen magnum nach vorne bewegt, welche die intraspinalen Membranen liftet und das Sakrum zwischen den Ilia nach posterior zieht. In der Exhalationsphase bewegt sich die Reziproke Spannungsmembran in die entgegengesetzte Richtung: der posteriore Teil des Os sphenoidale senkt sich nach unten, die Partes petrosae rotieren nach innen und die intraspinale Membran senkt das Sakrum zwischen den Ilia nach vorne.

Unter der duralen Membran befindet sich die Membrana arachnoidea, unter welcher wiederum die Zerebrospinale Flüssigkeit fluktuiert, im Gehirn, um das Gehirn und um das Rückenmark herum – wie der hydraulische Bremsmechanismus eines Autos. Sie besitzt eine intrakraniale Kraft. Das Notbremssystem eines Autos kann dieses tatsächlich zum Stehen bringen. Die Zerebrospinale Flüssigkeit ist nicht nur ein hydraulischer Mechanismus, sondern enthält auch Chemikalien, so ähnlich wie jene, welche man im arteriellen Blut findet. Und sie enthält noch etwas anderes – Elemente, über die man vielleicht in der Zukunft mehr wissen wird. Der arterielle

---

58. Spätere anatomische Studien haben gezeigt, dass die Dura mater im lumbalen Bereich mit dem Rückenmarkskanal verbunden ist. Die anterioren Ansätze sind kurz und stark, die hinteren schwächer und länger. Die anterioren und anterolateralen Bänder aus Bindegewebe sind mit dem Lig. longitudinale posterius verbunden. Diese Bänder sind im Bereich von L5-S1 am stärksten, und im oberen Lendenwirbelbereich schwächer. Die duralen Nervenwurzelhüllen sind anterior ebenfalls mit dem Lig. longitudinale posterius und lateral mit dem Periost des inferioren Pediculus vertebrae verbunden. Vgl. Parkin und Harrison, „The Topographical Anatomy of the Lumbar Epidural Space", *Journal of Anatomy* 141 (1985): 211-217, und Spencer, Irwin und Miller, „Anatomy and Significance of Fixation of the Lumbosacral Nerve Roots in Sciatica", Band 8, Nr. 6 (1983): 672-679.

Blutstrom mag die Vorherrschaft besitzen, aber die Zerebrospinale Flüssigkeit hat das Kommando.[59]

Auf den heutigen Kriegsschauplätzen verursachen furchtbare Explosionen starke Vibrationen. Diese haben in vielen Fällen folgende Wirkung auf die Membranen der Menschen, die sich in der Nähe befinden, nämlich dass die Membranen um diese kleinen Seen Zerebrospinaler Flüssigkeit blockieren. Diese Folge wird uns zukünftig in unseren Praxen begegnen.

Bei diesen Fällen werden wir auf dieselben Probleme stoßen wie bei einem Fall, den ich zitieren möchte, und der durch eine Kombination toxischer und physischer Ursachen ausgelöst wurde. Der Vorfall ereignete sich an einem Uferbereich des Eriesees, an dem es einen langen Abschnitt mit seichtem Wasser gibt. Der Mann hatte schwarz gebrannten Alkohol schlechter Qualität getrunken – damals herrschte noch die Prohibition. Er war dann hinaus ins Wasser gewatet und erlitt plötzlich an einer Stelle, an der das Wasser kaum über seine Knie ging, einen meningealen Schock. Sein Begleiter trug ihn zurück an Land und man versuchte ihn durch Mund-zu-Mund-Beatmung wiederzubeleben, obwohl kein Wasser in seine Lungen eingedrungen war.

Ich war in einem nahe gelegenen Ferienhaus zu Gast und wir rannten zum Ufer, als wir den Tumult hörten. Der Mann war blau angelaufen, steif wie eine Leiche, und es gab keine Anzeichen dafür, dass er noch atmete. Er schien tot zu sein. Ich fasste seine Ossa temporale und warf sie in Außenrotation. Ein warmes Gefühl kam auf, und die Atmung setzte ein. Ich lockerte meinen Griff und er hörte auf zu atmen. Umstehende riefen: „Warum holt niemand einen Arzt?" Ich wiederholte meine Technik und mit der Atmung kam auch das gleiche warme Gefühl zurück. Der Mann drehte seinen Kopf und sprach mit seiner Schwester. Der ATEM DES LEBENS – nicht der Atem der Luft – war noch vorhanden. Er war der Funke, der den Motor wieder zündete. Ich hatte lediglich den „Anlassermechanismus" der materiellen Atmung „angekurbelt".[60]

Die Ventrikel weiten sich in der Inhalationsphase. Stellen Sie sich vor, wie dieser Zerebrospinale Flüssigkeitskörper in der Inhalationsphase durch den vierten und dritten Ventrikel und durch die beiden Seitenventrikel fluktuiert. Die Ventrikel dilatieren in dieser Phase. In der Exhalationsphase ziehen sich die Ventrikel zusammen und die Flüssigkeit fluktuiert in die entgegengesetzte Richtung, auch um das Gehirn und Rückenmark herum. Es handelt sich um einen hydraulischen Mechanismus, den wir uns mit der Atmung bei der Korrektur von kranialen Dysfunktionen zu Nutze machen.

Die Schädelbasis, die aus Knochen besteht, welche in Knorpel vorgeformt wurden, verfügt über Gelenkmobilität. Dies ist die Schädelschale, und Beweglichkeit hier wäre unmöglich, gäbe es keine Kompensation im Schädeldach, dessen Knochen in Bindegewebe vorgeformt werden und dann verknöchern. Diese Kompensation wird durch zwei Eigenschaften erreicht. Eine davon ist die Einrichtung für suturale

---

59. Hier wird Bezug auf den Grundsatz von Dr. Still genommen, nach dem die Arterie die Vorherrschaft besitzt sowie auf Dr. Sutherlands Zusatz, dass die Zerebrospinale Flüssigkeit das Kommando besitzt.
60. Diese Geschichte wird auch in Sutherlands Buch *Die Schädelsphäre*, Seite III-30, erzählt.

## II. Einige Gedanken

Bewegungen, auf die das gezackte Design der Gelenkverbindungen zwischen den Knochen des Schädeldaches hinweist. Die andere Eigenschaft ist die Flexibilität der gesamten strukturellen Anteile dieser aus bindegewebiger Grundlage entstandenen Knochen. Die Diploe besitzt zwei Wände. Die innere Wand ist glatt und die äußere ist rau. Zwischen beiden Wänden befindet sich Flüssigkeit. Um es noch einmal zu wiederholen: Die aus Bindegewebe entstandenen Knochen erbringen eine Kompensation für die Gelenkmobilität zwischen den Schädelbasisknochen, welche in Knorpel vorgeformt werden.

Hier haben wir eine schematische Zeichnung, welche die Bewegung von Os sphenoidale und Os occipitale verdeutlichen soll. Das Os sphenoidale mit der Sella turcica ist als Rad mit Speichen dargestellt. Sobald sich das Os sphenoidale um die eigene Achse dreht, dreht sich jeder Bereich des Rades, so wie es uns die Speichen zeigen. Das Os sphenoidale bewegt sich also weder vorwärts noch rückwärts. Das Os occipitale dreht sich ebenfalls wie ein Rad. Beide Räder drehen sich zur selben Zeit. In der Inhalationsphase dreht sich das Rad des Os sphenoidale nach anterior und das Rad des Os occipitale nach posterior; daher sehen Sie, wie sich die Sella turcica und das vordere Ende des Proc. basilaris des Os occipitale nach oben bewegen. In der Exhalationsphase geschieht genau das Gegenteil: Das Os sphenoidale dreht sich nach posterior und das Os occipitale nach anterior. Die Sella turcica und der Proc. basilaris senken sich also nach unten, und das Foramen jugulare sowie das Foramen magnum drehen sich mit dem Rad, so wie wir es, durch die Speichen angedeutet, sehen[61]

Die Verbindungsstelle zwischen Os sphenoidale und Proc. basilaris des Os occipitale gleicht einem Bogen. Er ähnelt in gewisser Weise einer der Flussbrücken in Chicago, bei der sich beide Seiten gleichzeitig nach oben öffnen und beim Schließen wieder nach unten senken. Obgleich sich der Bogen nach unten senkt, behält er während des Absenkens dennoch seine Form bei. Das ist ein wichtiger Aspekt bei der Visualisierung der kranialen Technik. Diese Verbindungsstelle wurde mit einer Synchondrose verglichen. Dies ist einer der wichtigsten Bereiche im kranialen Mechanismus; ein Bereich, den Sie nicht unmittelbar fühlen können, sondern den Sie visualisieren müssen. Man kann es mit den Wirbeln vergleichen, da Sie den Wirbelkörper auch nicht palpieren können, Sie aber das mentale Bild haben. Ihr Tastsinn beobachtet die Proc. transversi, und diese Beobachtung erzählt Ihnen die Stellung des Wirbelkörpers. Sie können es erlernen, mittels Ihres Tastsinns die Stellung der Verbindungsstelle zwischen dem Corpus sphenoidalis und Proc. basilaris des Os occipitale zu erkennen. Das ist nicht schwierig, auch wenn es Ihnen momentan noch so erscheinen mag.

Jetzt kommen wir zum Studium der beiden Ossa temporalia, so wie sie bei den Bewegungen der Schädelbasis mitmachen. Zuerst betrachten wir ihre Form und Stellung zwischen Os sphenoidale und Os occipitale.

Im Anschluss daran beobachten wir, was uns das Studium der Gelenkflächen über die Mechanik ihrer Bewegungen erzählt, sobald sich Os sphenoidale und Os

---

61. Abbildungen dieses allgemeinen Konzepts finden Sie in Sutherland, *Unterweisungen*, Seiten I-36, I-39.

occipitale an der sphenobasilaren „Synchondrose" um die eigene Achse in Flexion und Extension drehen. Dieses mentale Bild wird uns eine Einsicht in die normale Bewegung der Schädelschale verschaffen, so wie sie ununterbrochen abläuft. Vom mechanischen Verständnis der normalen Bewegung ausgehend, werden wir in der Lage sein, Variationen und Anomalien zu erkennen und zu deuten, sobald sie uns in unseren Patienten begegnen. Denn wir müssen zuerst eine brauchbare Diagnose erstellen, bevor wir uns den Dysfunktionen in diesem Bereich und den Techniken für ihre Korrektur widmen können. Zwei weitere grundlegende Bewegungen in der Schädelbasis sind neben Flexion und Extension noch Sidebending und Torsion. Die Ossa temporalia spielen hier eine signifikante Rolle. In der Tat halte ich sie zuweilen für Unruhestifter.

Das Os temporale bewegt sich wie ein wackeliges Rad. Wenn Sie eines in der Hand halten, einen Finger auf dem Apex der Pars petrosa und einen anderen an der Basis des Proc. mastoideus und dann den Proc. zygomaticus mit der anderen Hand anfassen, werden Sie beobachten, dass sich die Pars petrosa nach außen dreht, das heißt, weg von der Mittellinie, wenn Sie am Proc. zygomaticus nach unten ziehen. Wenn ich den Proc. zygomaticus nun nach oben nehme, sehen Sie, wie die Pars petrosa wieder nach innen hin zur Mittellinie rotiert. Nun sehen Sie, dass die Partes petrosae jeweils auf einer Diagonale liegen, die nach vorne in den Kopf gerichtet ist. Setzen Sie diese[62] in die Schädelbasis zwischen Os occipitale und Os sphenoidale ein und passen Sie die Nut dabei über die Feder an der Seite des Proc. basilaris des Os occipitale, und schon haben Sie das Bewegungsbild. Wenn Os sphenoidale und Os occipitale während der Inhalationsphase flektieren, rotieren die Partes petrosae nach außen. Wenn Os sphenoidale und Os occipitale extendieren, drehen sich die Partes petrosae nach innen.

Sobald die Pars petrosa eines Os temporale nach außen rotiert, bewegt sich deren Pars mastoidea nach außen und der dazugehörige Proc. mastoideus nach innen – das heißt, bei einer Außenrotation der Pars petrosa tritt die Pars mastoidea auf der Schädelaußenseite deutlicher hervor, und der Proc. mastoideus weniger deutlich. Wenn die Pars petrosa nach innen rotiert, verhält es sich genau anders herum.

Dann bewegt sich der Proc. mastoideus nach außen und die Pars mastoidea nach innen. Man kann also an der Außenseite des Schädels die Rotation der Partes petrosae im Schädelinneren vergleichend feststellen. Dieses Anzeichen kann durch Palpation wahrgenommen werden und dient dazu, ein mentales Bild der Positionen im sphenobasilaren Bereich zu erstellen. Da die Nut- und Federgelenke zwischen Proc. basilaris des Os occipitale und Partes petrosae der Ossa temporalia direkte Verbindungen darstellen und anhand des an der Schädelaußenseite erkennbaren Hinweises auf die Rotation der Partes petrosae können wir die Position des Proc. basilaris des Os occipitale bestimmen. Der Mechanismus der Bewegung zwischen Os occipitale und Ossa temporalia ist ziemlich kompliziert und erfordert ein genaues Studium. Die Ossa temporalia bewegen sich bis zu einem gewissen Grad mit dem Os occipitale, da sie

---

62. Anm. der Übers.: Knochen.

## II. Einige Gedanken

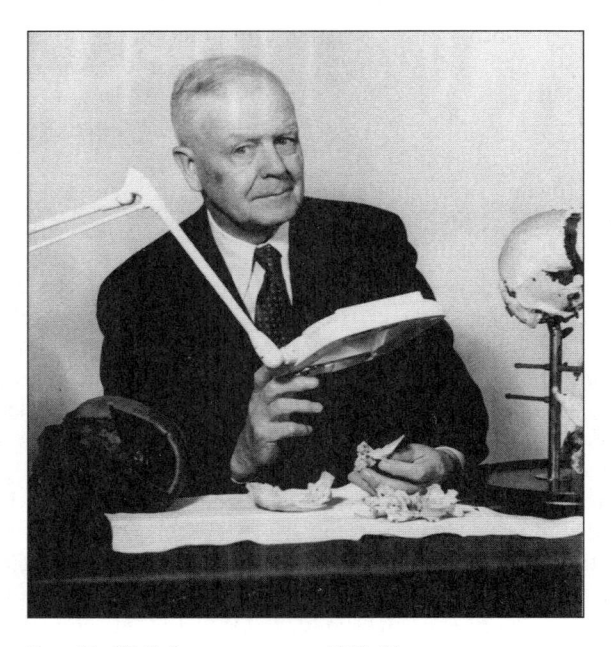

BILD 12: W. G. SUTHERLAND, CA. 1950. NEBEN IHM JEWEILS EIN TREPANIERTER UND EIN ZERLEGTER SCHÄDEL. VOR IHM EINZELNE SCHÄDELKNOCHEN MIT DEM OS TEMPORALE IN DER HAND.

von diesem auf den Proc. jugulares getragen werden. Merkwürdig ist es zu verstehen, dass sich die Pars petrosa mitdreht, sobald der Proc. basilaris sich – als eine Speiche am Rad des Os occipitale – dreht. Gleichzeitig findet aber auch eine Bewegung zwischen beiden Knochen statt, die man mit jener zwischen einem Marmeladenglas und seinem Deckel vergleichen kann.

Die Drehung des Os occipitale um seine eigene Achse führt nicht nur zu einer Drehung des Proc. basilaris, sondern auch des Foramen magnum und der Proc. jugulares. Ich betrachte den Proc. jugularis als eine Kombination aus Pivotpunkt und Fulkrum, eine Anordnung, um welche die Pars petrosa sich arrangiert. Sobald sich der Proc. basilaris bewegt, bewegt sich der Pivotpunkt mit ihm, dabei lässt sich aber auch der Apex der Pars petrosa nach vorne bewegen, und der untere Abschnitt der Pars mastoidea nach hinten drehen. Dies geschieht in der Inhalationsphase bzw. der Flexion an der sphenobasilaren Synchondrose. Wenn sich der Proc. basilaris in der Exhalationsphase nach hinten dreht, bewegt sich der Pivotpunkt mit ihm, und der Apex der Pars petrosa bewegt sich nach hinten, während sich der untere Abschnitt der Pars mastoidea nach vorne dreht. Wie bei einem Marmeladenglas und seinem Deckel, bei denen man das Glas in eine Richtung und den Deckel in die andere dreht, bewegt sich auch der Proc. basilaris in eine Richtung und die Pars petrosa entgegengesetzt, wenn sich der Pivotpunkt und die Pars petrosa nach vorne bewegen. Jetzt erkennen Sie, warum es gleich hinter dem Proc. jugularis und Pivotpunkt diese Konkavität gibt, und warum der untere Abschnitt der Pars mastoidea konvex geformt ist.

In der Inhalationsphase macht das vordere Ende des Os sphenoidale einen „Sturzflug" bzw. bewegt sich nach unten, während der Bereich der Sella turcica nach oben geht. Was geschieht nun an der sphenosquamösen Gelenkverbindung? Wir sehen, dass die obere Hälfte[63] der Ala major nach außen, und die obere Hälfte (der Gelenkfläche) der Pars squamosa des Os temporale nach innen abgeschrägt ist. Dann, an einer Einkerbung etwa in Höhe der Linea infratemporale, wechselt die Abschrägung so, dass die untere Hälfte (der Gelenkfläche) der Ala major nach innen und die untere Hälfte (der Gelenkfläche) des Os temporale nach außen abgeschrägt ist. Als ich damals anfing, diese Dinge zu untersuchen, konnte ich das Os temporale aus einem Schädel, welchen ich besaß, entfernen, indem ich dieses mit der kleinen Klinge eines Taschenmessers herausbrach. Aufgrund meines geistigen Bildes von diesem Mechanismus wusste ich, wie ich den Schädel zu zerlegen hatte. Wenn Sie die Finger einer Hand unter den Proc. mastoideus legen, und mit der anderen Hand (besser noch: mit einem anderen Finger derselben Hand) die Ala major des Os sphenoidale federn lassen, werden Sie die Bewegung fühlen, welche von dieser sphenosquamösen Gelenkverbindung zugelassen wird. Das ist nicht schwierig.

Um die fein abgestimmte Bewegung zwischen Os occipitale und Ossa temporalia zu erfühlen, tasten Sie zunächst entlang der Sutura occipitomastoidea, und bestimmen Sie die Position eines jeden einzelnen Knochens. Sie palpieren leichthändig, um sich mit diesem Bereich vertraut zu machen, und suchen medial zum Proc. mastoideus an der Unterseite die Rinne; dann fühlen Sie den Puls der A. occipitalis. Die Gelenkverbindung befindet sich medial davon. Mit der gleichen leichten Palpation folgen Sie der Sutura. Sie können die schon von mir erwähnte Bewegung, welche der des Marmeladenglases mit seinem Deckel ähnelt, erspüren. Die Bewegung gleicht ungefähr einem Knick in einem Stück Pappe. Sie bewegt sich nach außen und nach innen. Unterdrücken Sie diese Bewegung nicht, indem Sie darauf drücken. Es handelt sich hier um einen komplizierten Mechanismus, und Ihre Berührung muss äußerst leicht sein, damit Sie seine Bewegungen erfühlen und sie in Form einer Diagnose deuten können. Sie machen all dies nicht, um eine Sutura zu korrigieren. Sie fühlen sie.

Wenn Sie nun dieses Gefühl haben, ist es notwendig, sich den Mechanismus und seine Funktionsweise bildlich vorzustellen, um zu verstehen, was Sie fühlen, und um aus Ihrer Erfahrung heraus den Unterschied zwischen normal und anormal zu erkennen. In der Inhalationsphase bewegt sich der Pivotpunkt nach vorne und die Pars petrosa folgt; die Pars petrosa dreht sich dabei jedoch in entgegengesetzter Richtung. Der Pivotpunkt und das Fulkrum bewegen sich in der Exhalationsphase nach hinten, und dennoch dreht sich das Os temporale in die entgegengesetzte Richtung. Wenn

---

63. Anm. der Übers.: der Gelenkfläche.

Sie diesen Mechanismus studieren, werden Sie erkennen, dass dies hier ein laterales und inferiores Gebiet ist. Wenn Sie hingegen diesen Pivotpunkt untersuchen, scheint es sich dabei eher um eine superiore Gelenkfläche, einen kleinen Wendepunkt, zu handeln, der eine große Rolle in jenem Mechanismus spielt. Der Pivotpunkt bewegt sich nach vorne, und das Os temporale dreht sich auf der lateralen Oberfläche. Das müssen Sie sich bildlich vorstellen, wenn Sie auf eine Dysfunktion stoßen. Sie drehen ihn in der konkaven und konvexen Oberfläche.

Was ist eine kraniale Dysfunktion? Nehmen wir die Flexion als Beispiel. Wenn sich die sphenobasilare Synchondrose etwas über ihren normalen Bewegungsspielraum hinaus in Flexionsrichtung bewegt und dabei in dieser Position fixiert bleibt, ergibt dies eine Einschränkung der Beweglichkeit, welche eine Bewegung in Extensionsrichtung verhindert. Bei der Diagnose begegnen Ihnen sämtliche Anzeichen einer Flexionsstellung, und wenn Sie die Beweglichkeit testen, stellen Sie fest, dass sich der Bereich in Flexionsrichtung, nicht aber in Extensionsrichtung bewegen kann. Also können Sie dies eine „Flexions-Dysfunktion" nennen. Bei einer „Extensions-Dysfunktion" ist es genau anders herum. Wir werden auch noch die Sidebending-Dysfunktion und die Torsions-Dysfunktion des sphenobasilaren Bereichs besprechen. Bei der Diagnose und in der Behandlungstechnik haben wir also diese vier sphenobasilaren Muster, mit denen wir arbeiten. Denken Sie dabei an folgende Faktoren: die Bewegungsmechanik, so wie sie von der anatomischen Form der Gelenkflächen zugelassen wird. Zweitens, wie jedes der vier Muster auf der Außenseite des Kopfes aussieht, und wie es sich dort anfühlt. Drittens, wie man die Bewegungstests durchführt, um eine brauchbare Diagnose zu erstellen. Und schließlich, wie man diese Diagnose für das Anwenden einer Technik einsetzt, damit die Dysfunktion auf die einfachste und wirkungsvollste Art und Weise korrigiert wird.

Was geschieht bei Flexion der Schädelbasis?

Wir haben gesehen, dass der Proc. basilaris ebenso wie der Proc. jugularis und das Foramen magnum nach vorne gedreht werden, wenn sich das Rad des Os occipitale dreht. Die Partes petrosae der Ossa temporalia rotieren nach außen, die Partes mastoideae treten an der Außenseite des Schädels stärker hervor, und die Proc. mastoidei gehen nach innen. Der obere Bereich der Ossa temporalia ist nach vorne gedreht und der Bereich der parietomastoidalen Gelenkverbindung steht nach außen.

Zur gleichen Zeit dreht sich auch das Rad des Os sphenoidale, und die Alae majores bewegen sich nach vorne, sobald das vordere Ende des Os sphenoidale zum Sturzflug ansetzt. Durch diese Bewegung werden die Augäpfel nach vorne getragen, die Winkel der Ossa frontalia gehen nach außen, und so gibt es ein Zurückweichen an jener Stelle der Sutura metopica, wo die beiden Ossa frontalia zusammentreffen. Die Incisura ethmoidalis in der Facies orbitalis des Os frontale weitet sich posterior, und das Os ethmoidale wird nach hinten bewegt. Die lateralen Teile des Os ethmoidale enthalten eine Ansammlung von Luftkammern, und die zarten Conchae nasales rollen sich in der Inhalation und Exhalation ein, und entrollen sich wieder, so wie die

Blätter eines Baumes. Auf der Mittellinie artikuliert die Lamina perpendicularis des Os ethmoidale mit der Crista ethmoidalis auf der Vorderseite des Os sphenoidale; ebenso mit dem Vomer, das seinerseits am Rostrum mit dem Os sphenoidale artikuliert. Das Vomer läuft wie eine Pflugschar über die Ossa palatina und maxillaria. Zusammen mit der Lamina perpendicularis des Os ethmoidale bildet es den knöchernen Anteil des Septum nasi.

Wenn sich das Os sphenoidale um seine eigene Achse dreht, gibt es eine Bewegung zwischen Os ethmoidale und Vomer. Es ist eine leichte Gleitbewegung. Die Proc. pterygoidei hängen vom Corpus sphenoidalis nach unten, und wenn wir ihrer Bewegung als den Speichen des Rades folgen, sehen wir, dass sie sich nach unten und hinten bewegen. Wie Sie wissen, drehen sie sich in den Rinnen bzw. Furchen auf der Rückseite der kleinen Ossa palatina. Die Ossa palatina passen in die Maxillae, sodass die Proc. pterygoidei die Maxillae mit ihrer Hilfe nach außen und nach posterior drehen können – ebenso, wie die Winkel der Ossa frontalia gedreht werden. Sie werden bemerken, dass die Zähne, die oberen Schneidezähne wie die Ossa frontalia nach hinten zurückweichen. Da die Alae majores et minores des Os sphenoidale einen Teil der Orbita bilden und die vier extrinsischen Muskeln jedes Augapfels zwischen den Wurzeln der Alae minores am Canalis opticus entspringen, führt die Vorwärtsbewegung der Alae majores in der Flexionsphase zu einer prominenten Stellung der Augäpfel.

Die Ala major des Os sphenoidale artikuliert mit dem Os zygomaticum in der lateralen Orbitawand. Sobald die Ala minor in der Flexionsphase der Schädelbasis nach vorne kommt, kippt dieser das Os zygomaticum nach außen.

Während der Proc. zygomaticus des Os temporale in der Außenrotation der Pars petrosa bewegt wird, unterstützt er ebenfalls eine Außenrotation des Os zygomaticum. Normalerweise artikulieren weder das Os sphenoidale noch das Os temporale mit der Maxilla. Allerdings haben sie eine Gelenkverbindung zum Os zygomaticum, welches wiederum mit der Maxilla artikuliert. In der Orbita befindet sich die Fissura sphenomaxillaris, die, wie wir erkennen können, ein Erweitern und Verengen der Orbita ermöglicht.

Bei der Flexions-Dysfunktion im sphenobasilaren Bereich haben wir einen so genannten breiten Schädeltyp mit einer verbreiterten Orbita und einem prominenten Augapfel. Das gibt uns einen visuellen diagnostischen Hinweis. Um Ihre Blickdiagnose zu vertiefen, palpieren Sie die Bewegung. Bei der Extensions-Dysfunktion geht die physiologische Bewegung über den normalen Bewegungsspielraum an der sphenobasilaren Synchondrose hinaus in Richtung Extension. Dies finden Sie bei Fällen von Bronchitis und Asthma. Die Partes petrosae sind nach innen rotiert; somit stehen die Partes mastoideae und die Winkel der Ossa parietalia medial und die Proc. mastoidei sind prominent. Folglich ergibt sich eine schmale Schädelform. Das Os sphenoidale steht nach hinten, das Os frontale nach innen und die Incisura ethmoidalis ist im hinteren Bereich verengt. Die Maxilla steht nach oben und ist nach innen gezogen, und das Os zygomaticum steht nach innen rotiert und verengt, und vertieft dadurch die Orbita. Der Augapfel ist in den vertieften Raum zurückgewichen. Hier haben Sie einen Aspekt, den es zu berücksichtigen gilt, wenn wir über die Form der Augäpfel im Zusammenhang mit der Nah- und Fernsicht nachdenken.

Sie haben zum Beispiel einen Patienten mit verengtem Schädel und tiefliegenden Augäpfeln. Ihre Blickdiagnose zeigt Ihnen einen sphenobasilaren Extensions-Typ. Durch Palpation erfahren Sie die ganze Geschichte. Warum? Sie verfügen über das anatomisch-physiologische Verständnis und die Fähigkeit, den wichtigsten Teil der Behandlungsweise von Dr. Still einzusetzen – die klugen-fühlenden-sehenden-wissenden Finger. Die Osteopathie hält noch ungeahnte Möglichkeiten bereit. Sie ist kein Spezialgebiet, das nur an einem bestimmten Bereich des Körpers zum Einsatz kommt; hingegen bietet Sie Ihnen die Möglichkeit, sich nach Wunsch auf die osteopathische Behandlung der Augen, Ohren, Nase und des Halses zu spezialisieren.

Jetzt wollen wir uns mit dem Sidebending-Typ der sphenobasilaren Dysfunktion beschäftigen. Bei einem/r Sidebending/Rotation der sphenobasilaren Verbindungsstelle mit einer Konvexität links sind die Alae majores des Os sphenoidale so gekippt, dass die rechte Ala major höher als die linke steht, während die sphenobasilare Verbindungsstelle auf der linken Seite nach unten rotiert. Gleichzeitig neigt sich das Os occipitale auf der rechten Seite nach oben und auf der linken Seite nach unten. Da der Proc. basilaris dazu gehört, wird er ebenfalls auf der rechten Seite nach oben und auf der linken Seite nach unten geneigt – seitlich, nicht am Ende. Wann immer der Proc. basilaris sich auf diese Weise auf der einen Seite nach oben und auf der anderen Seite nach unten neigt, gibt es eine direkte Wirkung auf die Position der Partes petrosae der Ossa temporalia. Die Pars petrosa der höher gelegenen Seite wird in Innenrotation und die Pars petrosa der niedriger liegenden Seite in Außenrotation gebracht. Und wieder gibt Ihnen die Position der Partes petrosae der Ossa temporalia Auskunft über die Position des Proc. basilaris des Os occipitale. Im Gesicht haben wir auf der Seite der höher stehenden Ala major eine weitere Orbita und einen prominenten Augapfel und auf der Seite der tiefer stehenden Ala major eine engere Orbita und einen tiefer liegenden Augapfel. Bei einem Sidebending nach links mit einer rechts höher gelegenen Ala major, werden sich die verbreiterte Orbita und der prominente Augapfel daher auf der rechten Seite befinden. Bei einer Sidebending/Rotation nach rechts am sphenobasilaren Bereich verhält es sich gerade anders herum.

Hier haben wir nun eine Torsions-Dysfunktion. Das bedeutet, dass wir eine Drehung an der sphenobasilaren Verbindungsstelle haben. In diesem Fall steht die Ala major auf der rechten Seite nach oben und der Proc. basilaris auf der linken Seite. Sie sehen, dass sich der Proc. basilaris in die entgegengesetzte Richtung neigt, wie der Apex[64] sphenoidalis. Nun, wann immer der Proc. basilaris seitlich nach oben geneigt ist, werden Sie die Pars petrosa auf dieser Seite nach innen rotiert vorfinden. In diesem Fall steht die linke Pars petrosa nach innen rotiert. Da die Ala major rechts höher steht, ist die Orbita rechts weiter, der rechte Augapfel prominent, und

---

**64.** Anm. der Übers.: der Ala major

das rechte Os temporale nach außen rotiert. Auf der linken Seite des Patienten haben wir die verengte Orbita, den tieferliegenden Augapfel und das nach innen rotierte Os temporale.

Betrachten Sie nun diese Unterschiede in Bezug auf ihre allgemeine Wirkung auf die Konturen des gesamten Schädels. Beim Sidebending-Typ sehen Sie, dass die eine Seite des Schädels flacher und manchmal sogar konkav ist, und zwar auf der Seite, wo Os sphenoidale und Os occipitale höher stehen, und dass die andere Seite länger, voller und in einigen Fällen bis zu einem gewissen Grad konvex ist. Dies kann mittels Palpation bestätigt werden. Mit diesem Bild vor Augen können Sie nun durch das Erspüren der Beweglichkeit eine richtig brauchbare Diagnose erstellen.

Sie können nun zwar nicht bis zum Bereich der sphenobasilaren Verbindungsstelle hinunter fühlen, aber Sie sind in der Lage vorne das Os sphenoidale und hinter das Os occipitale zu ergreifen, und beide sanft und vorsichtig zu drehen, um den Bewegungsspielraum festzustellen oder die mögliche Bewegung zu untersuchen. Bemerken Sie, dass sich der Bewegungsspielraum mehr in Extension befindet, dann handelt es sich um eine Extensions-Dysfunktion. Stellen Sie fest, dass sich die Ala major auf der rechten Seite und das Os occipitale auf der linken Seite weiter nach oben bewegen, handelt es sich um eine Torsions-Dysfunktion mit einer hohen rechten Ala major. Wenn Sie feststellen, dass sich die Ala major und das Os occipitale auf der rechten Seite weiter nach oben bewegen, handelt es sich um eine Sidebending-Dysfunktion mit Konvexität links. Mit dem erforderlichen anatomisch-physiologischen Wissen können Ihre Finger herausfinden, mit welchem Typ Sie es zu tun haben.

In der Art der Behandlung versuche ich, den Methoden von Dr. Still zu folgen, was bedeutet, ohne ruckartige Bewegungen den Punkt der Lösung zu erreichen, und es dann den natürlichen Kräften zu überlassen, die Knochen wieder in ihre normale Positionen und Beziehung zueinander zurückzuführen. Wer sind die natürlichen Kräfte? Die Bänder – und nicht die Muskeln – sind die natürlichen Kräfte, mit der Aufgabe, Position und Beziehung der Knochen zueinander an den Gelenkverbindungen zu korrigieren. Dr. Stills Behandlungsweise beruht auf einer sanften Verstärkung der Dysfunktion, die es den natürlichen Kräften erlaubt, die Knochen an ihren richtigen Ort zurückzubringen.

Dr. Still hat meine Hand in die seine genommen und mir ermöglicht zu spüren, wie die Dysfunktion verstärkt wurde und wie anschließend die natürlichen Kräfte die Knochen wieder zurück an ihren Platz zogen.

Es gibt gute Gründe dafür, diese Behandlungsart auch beim kranialen Mechanismus anzuwenden. Der Unterschied zwischen spinaler und kranialer Technik lässt sich mit dem Unterschied zwischen einem Automechaniker und einem Uhrmacher vergleichen. Bei der Korrektur einer Dysfunktion führen wir nichts durch den Einsatz von Kraft wieder an seinen Platz zurück. Wir verfügen über etwas Stärkeres als unsere eigenen Kräfte; etwas, das im Patienten stets in die Richtung des Normalen arbeitet.

Was sind die normalen Kräfte im Schädel? (1) Das Gehirn – der Motor der

## II. Einige Gedanken

Atmung; (2) die Zerebrospinale Flüssigkeit; (3) die Reziproke Spannungsmembran.

Wenn wir die Schädel-Dysfunktion bis zur Befreiung des Gelenkes verstärken, lassen wir den Patienten mithilfe von Atemkooperation mitarbeiten. Das bedeutet, er atmet so weit wie möglich aus und hält dann den Atem so lange wie möglich an. Wenn er den Atem nicht länger anhalten kann, kommt es zu einem spontanen Einatmen, welches der Patient nicht kontrollieren kann. Es bewegt sich in Richtung Normalität und wir stellen fest, dass der Motor eine Fluktuation der Zerebrospinalen Flüssigkeit in den Membranen auslöst. Haben Sie schon einmal gesehen, wie eine Druckpumpe arbeitet? Diese Veränderung entspricht oft dem, was sich in einem Motor abspielt. Sie verläuft dabei stets zum Normalen hin. Das ist intrakraniale Kraft.

*An diesem Punkt führte Dr. Sutherland die Methoden vor, von denen er sprach. Die Teilnehmer waren dabei jeweils zu zweit an den Behandlungsbänken und übten, was er ihnen zeigte.*

Bei der Arbeit nutzen wir die Mm. flexor digitorum profundus, um eine Hebelwirkung zu erzielen. Dieser Ursprung dieser Muskeln befindet sich im Unterarm, und sie bewegen die Finger. Ich vergleiche diese muskulären Kräfte gerne mit den Armen einer Zange. Meine Finger sind verschränkt, und ich arbeite oder ziehe mit den Fingerspitzen. Die Kraft wird zunächst mit dem Zeigefinger, dann entlang des kleinen Fingers und schließlich durch die Mittelfinger geleitet. Ein Finger macht eine Sache, und ein anderer etwas anderes, während Sie zum Beispiel die Ossa parietalia nach oben liften. Hierbei liften Sie den Angulus sphenoidalis der Ossa parietalia nach außen und oben. Gleichzeitig können Sie mit Ihrem Zeigefinger auch den Angulus mastoideus liften und nach vorne ziehen.

Bei diesem Test legen Sie eine Handfläche mit ausgestreckten Fingern unter das Os occipitale. Achten Sie darauf, die Hand nur auf dem Os occipitale und nicht auf dem Os temporale zu platzieren. Mit der anderen Hand kontaktieren Sie die Ala major des Os sphenoidale. Rotieren Sie sanft und vorsichtig die Ala major nach anterior und das Os occipitale nach posterior, um den Bewegungsspielraum nach oben an der sphenobasilaren Verbindungsstelle zu testen. Neigen Sie den Kopf nicht. Sie bewegen lediglich Os sphenoidale und Os occipitale. Einige von Ihnen können nun Ihre Hand unter das Sakrum legen, um zu sehen, ob Sie einen Hinweis auf die Bewegung an der sphenobasilaren Synchondrose spüren. Bringen Sie jetzt die sphenobasilare Verbindungsstelle nach unten, also genau das Gegenteil von dem, was Sie taten, um eine Flexion zu erzeugen. Dann wiederholen Sie dann noch die Bewegung in Flexion.

Achten Sie dabei auf das Os temporale, sobald es nach außen rotiert. Alle Bewegungen erfolgen gleichzeitig, der untere Teil dreht sich nach hinten, die Pars squamosa nach vorne und der Proc. mastoideus wandert nach innen. Legen Sie den Zeigefinger auf die Sutura parietomastoidea und bitten Sie den Patienten tief einzuatmen. Beobachten Sie, was geschieht. Stellen Sie sich bildlich vor, wie sich das Cerebellum, zusammen mit dem Foramen magnum und dem Zerebrospinalen

Flüssigkeitskörper in der Cisterna cerebellomedullaris bewegt. Sehen Sie, wie das Cerebellum expandiert und wie der vierte Ventrikel sich weitet. Die Zerebrospinale Flüssigkeit hat das Kommando. Das Tentorium cerebelli liegt über dem Dach des vierten Ventrikels. Hier haben Sie die Ossa temporalia und die nach außen rotierten Partes petrosae. Beobachten Sie in der Inhalationsphase die membranöse Verbindung zu Cerebellum und Tentorium.

Bringen Sie die sphenobasilare Verbindungsstelle nun in Extension und beachten Sie, wie die Pars petrosa nach innen rotiert. Der Pivotpunkt am Os occipitale und das Foramen magnum wandern nach hinten. Die intraspinalen Membranen sinken nach unten und die Basis sacralis bewegt sich nach anterior. Sobald sich das Os occipitale in diese Richtung dreht, nimmt es die Pars petrosa nach hinten. Die Pars mastoidea bewegt sich nach innen, und der untere Teil geht nach vorne, während sich die Pars squamosa nach posterior bewegt. In der Exhalationsphase geht der Proc. mastoideus nach außen. In der Inhalationsphase geht er nach innen, die Sutura parietomastoidale wird prominent und die Pars mastoidea ist relativ zum Proc. nach außen gerichtet.

Versuchen Sie, die linke Ala major nach oben zu bringen, zusammen mit den Os occipitale auf der rechten Seite. Dies testet die sphenobasilare Position von Os sphenoidale links hoch, und Proc. basilaris rechts hoch. Spüren Sie die Beweglichkeit an der sphenobasilaren Verbindungsstelle. Nun versuchen Sie die Bewegung mit Os sphenoidale rechts hoch und Proc. basilaris links hoch. Als nächstes testen Sie Sidebending/Rotation. Bewegen Sie dazu das Os sphenoidale auf einer Seite nach oben, und die sphenobasilare Verbindungsstelle rotiert zur anderen Seite. Testen Sie die Sidebending/Rotation rechts. Nehmen Sie Os sphenoidale und Os occipitale links nach oben. Dies rotiert die sphenobasilare Verbindung nach rechts.

Da Sie nun eine Vorstellung von der Rotation der Ossa temporalia haben, können Sie auch lernen, wie Sie die Zerebrospinale Flüssigkeit durch eine alternierende Rotation der Ossa temporalia fluktuieren lassen können. Bei dieser Methode bewirkt das Tentorium cerebelli eine Fluktuation der Zerebrospinalen Flüssigkeit nicht nur im Schädel, sondern in der gesamten Wirbelsäule. Mithilfe dieser Methode können Sie die Beweglichkeit der Ossa temporalia testen. Sie können die Partes petrosae in Außenrotation bringen und sie durch eine Änderung der Zugrichtung wieder nach innen rotieren. So können Sie etwas über die Beweglichkeit der Ossa temporalia herausfinden. Komprimieren Sie nicht. Mit derselben Sensibilität wenden Sie sich der Sutura lambdoidea zu. Sie werden eine Bewegung, ähnlich wie ein Knick in einem Stück Pappe spüren... Benutzen Sie Ihre klugen-fühlenden-sehenden-wissenden Finger!

Nun lassen Sie Ihren Patienten nach dem Ausatmen die Luft anhalten. Visualisieren Sie die Kompression des vierten Ventrikels. Der Patient übt dabei mehr Kompression aus als Sie. Es kommt schließlich zu einer plötzlichen, unwillkürlichen Inhalation, gefolgt von einem warmen Gefühl im Bereich des dritten und vierten Ventrikels. Die Diaphragmabewegung ändert sich. Ist dieser Punkt erreicht, findet eine Veränderung in allen Körperflüssigkeiten statt, einschließlich jener in den Augäpfeln, Zehen, Fingern, dem Herzen etc. Sie starten den Motor, der dies bewirkt. Ein Zweig des arteriellen Zustroms führt durch den Zerebrospinalen Flüssigkeitskörper auf das Dach des dritten Ventrikels und von dort in die Wände der Seitenventrikel. Ein anderer Zweig führt über das Dach des vierten Ventrikels. Sie bilden zusammen die Plexi choroidei. Diese liegen auf der Außenseite des Neuralrohrs und innerhalb der Membrana arachnoidea. Der Plexus choroideus auf dem Dach des dritten Ventrikels wird in der Inhalation weiter.

Wenn Sie über den Plexus choroideus nachdenken, sollten Sie sich daran erinnern, dass uns Dr. Still in seiner geistigen Vision Lichtjahre voraus war. Was meint er mit seiner Aussage, dass „das Gehirn die Apotheke GOTTES ist und sich dort Opiate, Säuren und Laugen und alle anderen Arzneimittel befinden, die für menschliches Glück und Gesundheit als notwendig erachtet werden?"[65] Wenn Sie zum Mechaniker für den kranialen Mechanismus werden, indem Sie Schädel-Dysfunktionen korrigieren, dann werden Sie auch zum Apotheker. Dieser Gedanke lässt sich beliebig fortführen. Es ist kein neuer Gedanke. Swedenborg erklärte bereits vor 200 Jahren, dass sich das Gehirn bewegt..[66] Haben wir etwas ganz Neues zu bieten? Nein.

Die Körperflüssigkeiten, insbesondere die Zerebrospinale Flüssigkeit, sind von größter Bedeutung. Ich möchte darauf hinweisen, dass die kleine Hypophyse auf jeder Seite von einer Wand aus Blut umgeben ist. Speransky hätte eine Bewegung des Gehirns und Schädels als respiratorischen Mechanismus erkannt, wenn er seine Experimente weiter fortgeführt hätte.[67]

Ich musste meine Experimente an meinen eigenen Schädel durchführen. Warum? Weil ich mir dieses Wissen ganz persönlich zu eigen machen musste. Ich fand heraus, dass nicht nur die Schädelgelenke beweglich sind, sondern dass sich auch die intrakranialen und intraspinalen Membranen bewegen und als Allerbestes, dass es eine Fluktuation der Zerebrospinalen Flüssigkeit gibt. Ich fand außerdem heraus, dass ich diese Flüssigkeit im Schädel meiner Patienten spüren konnte. Nehmen Sie einen mit Wasser gefüllten Behälter, schwenken Sie ihn hin und her und setzen Sie ihn ab. Wenn Sie Ihre Hände nun um den Behälter legen, werden Sie fühlen, wie sich das Wasser darin bewegt. Sie können eine derartige Bewegung auch im Schädel fühlen. Sie wissen, wonach Sie spüren. Als ich einen parietalen Lift an meinem Kopf durchführte, war die Wirkung ungefähr so, als ob jemand meine Finger, Zehen etc. melken würde.

---

65. Still, *Autobiography*, Seite 182. Beachten Sie, dass Dr. Still das Wort „Gehirn" in der überarbeiteten Ausgabe von 1908 zu „Körper" änderte. Siehe das Original von 1897, Seite 219.

66. Emanuel Swedenborg (1688-1772) war ein schwedischer Wissenschaftler und Mystiker, der Anatomie studierte, um die Seele zu finden. Seine Ideen vermischten Spiritualität mit Wissenschaft, und fanden Eingang in den Spiritualismus im Amerika des 19. Jahrhunderts. Sie sollen Dr. Stills Überlegungen angeblich beeinflusst haben. Vgl. Trowbridge, *Andrew Taylor Still*.

67. A. D. Speransky war ein russischer Wissenschaftler, der äußerst vielfältige Experimente durchführte, einschließlich Experimenten zur Natur der Zerebrospinalen Flüssigkeit. Vgl. Speransky, *A Basis for the Theory of Medicine*.

## 24. Die Schädelsphäre

*Zeitung der „American Osteopathic Association", April 1944*

*Dieser Vortrag wurde am 03. April 1943 beim Jahrestreffen der Eastern Osteopathic Association in New York City gehalten. Die Einleitung zu diesem Artikel wurde vom Herausgeber, Ray G. Hulburt D. O. (American School of Osteopathy, 1920) verfasst.*

Vor acht Jahren veröffentlichten Dr. Russel C. McCaughan (American School of Osteopathy, 1914) und der Herausgeber eine Reihe von Aufsätzen mit dem Titel „Osteopathic Research Imperative". Im dritten Aufsatz, im März 1936, zitierten wir Dr. Della B. Caldwell, die eine genauere Untersuchung und Auswertung verschiedener von Osteopathen gemachter Entdeckungen und der von ihnen eingesetzten Methoden als dringlich bezeichnete, einschließlich der von Dr. W. G. Sutherland gelehrten Diagnose und Behandlung kranialer Probleme.

Schon viele Jahre zuvor, während seiner Anfangszeit am College für Osteopathie, beschäftigte sich Dr. Sutherland mit dem Cranium. Er untersuchte beim Sezieren tote und vertrocknete Schädel, aber auch lebendige bei seinen jungen und älteren Patienten. In letzter Zeit ist er häufiger auf Kongressen aufgetreten, wo er natürlich lediglich die Grundgedanken seiner Methode vor einer zunehmenden Zahl osteopathischer Behandler erklären konnte – denn keine Vortragszeit bei einem Kongress ist lang genug, um alles genau erklären zu können.

Den Kollegen, die an seinen Methoden besonders interessiert waren, gab er Einzelunterricht, sodass die kraniale Behandlungsweise mittlerweile von immer mehr Ärzten im ganzen Land praktiziert wird.

Wie jedes andere Spezialgebiet in der Osteopathie, so kann auch die kraniale Behandlungsweise nicht durch gelegentliches Beobachten oder gar durch Lesen von einem oder zwei Zeitungsartikeln erlernt werden. Deswegen zögerte man, irgendetwas darüber zu publizieren. Dieser Vortrag, den Dr. Sutherland im letzten Frühjahr vor der Eastern Osteopathic Association hielt, entsprach jenen, die er bereits an verschiedenen anderen Orten gehalten hatte. Dazu gehören eigentlich viele Zeichnungen und die Untersuchung des Craniums und der unterschiedlichen Knochen, aus denen es zusammengesetzt ist, die sich jedoch meistens nicht für eine zweidimensionale Darstellung eignen. Die hier wiedergegebenen Illustrationen haben nicht das Ziel, den Text besser zu erklären, sondern sollen lediglich als Beispiel für die von Dr. Sutherland bei seinen Präsentationen häufig verwendeten Zeichnungen dienen.

Wir hoffen, dass mit diesem Text das Interesse all derjenigen geweckt wird, die mit den zugrunde liegenden Prinzipien dieses Aspektes der osteopathischen Diagnose und Behandlung noch nicht vertraut sind, und dass er denjenigen, die bereits etwas damit vertraut sind, zur Wiederholung und als Überblick dienen möge.

Selbstverständlich ist dies nicht die erste schriftliche Veröffentlichung über die Auswirkungen, Diagnose oder Behandlung kranialer Dysfunktionen. Dr. Sutherland veröffentlichte bereits 1939 ein Buch mit dem Titel *Die Schädelsphäre*, das nicht mehr aufgelegt wird. In diesem Buch wird nicht nur auf die ersten Veröffentlichungen seiner Arbeiten im *Journal*, sondern auch auf die Artikel im *Northwest Bulletin* und im *The Western Osteopath* Bezug genommen.

Dr. Charlotte Weaver hat seit Jahren zum Thema kraniale Wirbel gelehrt und geschrieben. Ihre Artikel zu diesem Thema wurden im *Journal* in den Ausgaben März, April, Mai und Juni 1936 veröffentlicht. Es folgte im *Journal* vom November 1937 bis März 1938 ein Symposium mit Dr. Charles L. Naylor, Earle E. Sanborn, Edward T. White, N. A. Ulrich und Charlotte Weaver. In der Juniausgabe von 1942 erschien im *Journal* ein Artikel von Dr. Perrin T. Wilson, in denen er sich auf Dr. Sutherlands Arbeit bezieht und über die Anwendung seiner eigenen modifizierten Form spricht..[68]

Herausgeber (Ray G Hulburt D. O.)

Mein Thema ist „Die Schädelssphäre", die jedoch, genau wie jeder andere Teil unseres komplizierten Körpers, nicht für sich alleine dasteht. Bei meiner Interpretation berücksichtigen wir einen Mechanismus, zu dem Gehirn, intrakraniale Membranen, Zerebrospinale Flüssigkeit und Gelenkmobilität der Schädelknochen sowie das Rückenmark, die intraspinalen Membranen, erneut Zerebrospinale Flüssigkeit und die Gelenkmobilität des Sakrum zwischen den Ilia gehören.

Dieser Kraniale Gedanke geht auf Dr. Andrew Taylor Still, den Begründer der Osteopathie, zurück. Der Alte Doktor bezog sich häufig auf ein osteopathisches „Eichhörnchen in einem Baumloch." Er hatte den Schwanz des Eichhörnchens gefasst, und wir mussten weitermachen und versuchen, es herauszuziehen.

Der Kraniale Gedanke ist lediglich Teil dieses Prozesses, den Körper des Eichhörnchens heraus zu bekommen. Durch diesen Gedanken ergibt sich ein Weg, durch wissenschaftliche Forschung „weiterzugraben". [69]

Erinnern wir uns an Dr. Stills Ausspruch: „Der Osteopath überlegt logisch, ausgehend von seinem anatomischen Wissen. Er vergleicht die Funktionen eines abwei-

---

68. Perrin T. Wilson D.O.: siehe. Kapitel 10. „Modifizierte Wirbel" ..., Fußnote 32, Seite II-109.

69. Für Dr. A. T. Still (hochachtungsvoll auch der Alte Doktor genannt) war die Osteopathie eine Wissenschaft, eine Philosophie und eine Kunst, deren Potenzial noch nicht voll ausgenützt war; so wie auch ein Eichhörnchen in seinem Baumloch nur teilweise erkennbar ist. Er erklärte, dass zurzeit lediglich der Schwanz des Eichhörnchens zu sehen sei.

chenden Körpers mit denen eines normal funktionierenden Körpers." Auf diesem Weg der wissenschaftlichen Forschung muss man vor allem die kranialen Strukturen, innen und außen, *kennen*. Für diesen, wie für alle anderen Teile des Körpers, gelten die Worte von Dr. Still: „Wir müssen die Lage und den Zweck eines jeden einzelnen Knochens *kennen* und mit den einzelnen Gelenkverbindungen bestens vertraut sein... Wir müssen eine klare Vorstellung von den *normalen Gelenken* der Knochen haben, die wir korrigieren wollen."[70]

Sein anatomisch-physiologisches Wissen war der Schlüssel für seine Diagnostik und seine regulierenden Korrekturen. Der Schädel ist ein *komplexer Mechanismus* und erfordert ein besonderes Studium seiner komplizierten Gelenkflächen. Um das für die kraniale Diagnose und Technik erforderliche Können zu perfektionieren, ist es vor allem notwendig, ein vollkommenes, geistiges anatomisch-physiologisches Bild zu besitzen.

Bevor wir weitergehen, betrachten Sie bitte folgende Illustrationen. *[Zwei Bilder des Os sphenoidale und ein Bild von Os sphenoidale und Os occipitale mit ihrer sphenobasilaren Verbindungsstelle wurden gezeigt. – Hrsg.]* Beachten Sie die L-Form der superioren Gelenkfläche der Alae majores des Os sphenoidale. Beide Flächen, eine auf jeder Ala major, artikulieren mit einer L-förmigen Oberfläche unter dem Os frontale Bei Geburt hat der Mensch zwei Ossa frontalia und bei manchen Erwachsenen verläuft die Sutura sagittalis bis hinunter zur Incisura ethmoidalis.

Da es zwei Ossifikationszentren gibt, können wir als Grundlage annehmen, dass es zwei Ossa frontalia gibt: Und das Os sphenoidale hängt zwischen den beiden, so ähnlich wie das Sakrum, welches an den L-förmigen Gelenkflächen zwischen den oder unterhalb der Ilia hängt. Beide Knochen, Sakrum und Os sphenoidale, besitzen Gelenkmobilität in anteriorer und posteriorer Rotation sowie eine Bewegung in Sidebending.

Betrachten Sie nun den kleinen, flachen Proc. in der Mitte des anterioren superioren Bereiches des Os sphenoidale. Dieser passt genau in eine schmale Rille in der Mitte des posterioren superioren Bereiches des Os ethmoidale und schafft so eine mechanische Vorrichtung, um das Os ethmoidale zu bewegen, wenn sich das Os sphenoidale nach unten bewegt. Gleich seitlich neben diesem P., auf der oberen Gelenkfläche der Alae minores des Os sphenoidale, befinden sich zwei lateral abgeschrägte Gelenkflächen, welche unter den zwei Ossa frontalia artikulieren, seitlich zur Incisura ethmoidalis. Sie schaffen eine mechanische Vorrichtung für die Anpassung der Gelenkmobilität zwischen den Alae minores des Os sphenoidale und den Ossa frontalia.

Man braucht nicht mehr als diese zwei Indikatoren, welche man auf den Gelenkflächen des Os sphenoidale findet, um die Wahrheit deutlich zu machen, dass ein MEISTERMECHANIKER die Knochen des Schädels geschaffen hat, um eine gelenkartige Beweglichkeit zu ermöglichen. Es gibt viele weitere Anzeichen an den Schädelknochen, die diese Wahrheit belegen, und man könnte sie auch – als

---

**70.** Still, *Research and Practice*, Seite 8 und Seite 30.

## II. Einige Gedanken

Beweis für unsere Anatomen – in den anatomischen Labors unserer osteopathischen Colleges beweisen, vorausgesetzt, man „gräbt" danach. Der Beweis für die Mobilität der Schädelgelenke befindet sich genau hier an den Gelenkflächen, und man muss nicht einmal einen mechanischen Verstand haben, um dieses mechanische Prinzip zu erkennen.

Hier, im unteren, mittleren und anterioren Bereich des Os sphenoidale, befindet sich ein schnabelförmiger Fortsatz, den man Rostrum nennt. Diesen Namen bekam er zweifellos von einem Anatomen aufgrund seiner Ähnlichkeit mit einem Vogelschnabel, was wiederum zu der vogelähnlichen Form des Os sphenoidale mit seinen Alae majores et minores passt.

Als nächstes wenden wir uns dem Vomer zu. Es hat eine tassenähnliche Gelenkfläche, eine Vorrichtung, die so konstruiert wurde, dass sie über den Schnabel bzw. das Rostrum passt.

Diese Gelenkfläche ermöglicht eine Bewegung, ähnlich der eines Universalgelenkes.[71] Das Vomer erstreckt sich von dieser Gelenkverbindung nach vorne, über das Dach der Maxilla und die Ossa palatina, die sich auch alle bewegen.

Hier unten in diesem Bereich haben wir Kufen, die als Lamina medialis und lateralis des Proc. pterygoideus bezeichnet werden. Sie haben eine konvexe Form und hängen an der vogel- oder bootsähnlichen Form, am unteren Ende des Os sphenoidale. Sobald sich das Os sphenoidale nach vorne bewegt, rotieren diese Kufen nach unten und hinten. Sie bilden eine Gelenkverbindung mit den konkaven Gelenkflächen der kleinen Ossa palatina.

Lassen Sie uns diese konkave Gelenkfläche auf dem Os palatinum sowie die Gelenkfläche zwischen den Maxillae und Ossa palatina im Detail untersuchen. Man benötigt zum Betrachten der orbitalen Oberfläche, welche in die Orbita ragt, fast ein Vergrößerungsglas.

Dr. Still sagte: „Es sind die kleinen Dinge, die in der Osteopathie wirklich groß sind." Jene winzige orbitale Oberfläche hat im kranialen Mechanismus eine große Aufgabe zu erfüllen. Dieses kleine Os palatinum schafft die Möglichkeit einer osteopathischen Spezialisierung in den Bereichen Augen, Ohren, Nase und Pharynx.

Das Ganglion pterygopalatinum liegt zwischen Os palatinum und dem Corpus sphenoidalis. Hier treten häufig Fixierungen der Gelenke auf, die das Os palatinum nach hinten auf das Ganglion drängen und damit dessen Funktion beeinträchtigen. Das Ganglion sendet Nervenfasern zur Gl. lacrimalis, den Conchae nasales, den nasalen und postnasalen Bereichen und zum Ostium pharyngeum der Tuba auditiva.

Das Os sphenoidale hat zwar keine Gelenkverbindung mit der Maxilla, dafür aber mit den Ossa palatina. Letztere passen exakt zwischen Os sphenoidale und Maxilla und fungieren als „Geschwindigkeits-Bremse", um die Bewegung zwischen Os sphenoidale und Maxilla zu verlangsamen. Das Os sphenoidale hat, bezogen auf die Bewegungen zwischen Os sphenoidale und Maxilla, noch eine weitere Verbindung, mit einem anderen Moderator. Dabei handelt es sich um das Os zygomaticum, wel-

---

**71.** Ein Universalgelenk stellt eine Verkopplung dar, die in einem begrenzten Winkel ein Schwingen in alle Richtungen zulässt, insbesondere ein Schwingen, welches die Rotationsbewegung einer nichtlinearen Achse überträgt, so wie dies bei der Antriebswelle in einem Auto der Fall ist.

ches mit dem Ala major des Os sphenoidale *innerhalb der Orbita* artikuliert.

Wenn das Os sphenoidale nach vorne schaukelt, schwingt die Ala major das Os zygomaticum nach außen und erweitert so die Orbita. Steigt das vordere Ende des Os sphenoidale nach oben, zieht die Ala major das Os zygomaticum nach innen und verengt damit die Orbita. Das Os zygomaticum hat auch eine Gelenkverbindung mit der Maxilla. Daher bewegt das Os sphenoidale die Maxilla, mithilfe des Os zygomaticum als Moderator. So wird die Fissura sphenomaxillaris innerhalb der Orbita erweitert bzw. verengt. Diese Tatsache wird bei der Blickdiagnose sphenobasilarer Dysfunktionen berücksichtigt. Eine erweiterte bzw. verengte Orbita birgt Hinweise, welche später durch die geschickte Kunst der osteopathischen Palpation verifiziert werden können.

Die orbitale Oberfläche des Os palatinum befindet sich gleich hinter der Maxilla, am Beginn der Fissura sphenomaxillaris. Unmittelbar bevor der N. infraorbitalis in einen Sulcus in die Maxilla eintritt, um zum Foramen infraorbtialis zu gelangen, verläuft er über diese winzige orbitale Oberfläche. Gäbe es nicht diese besonders konstruierte kleine orbitale Oberfläche, könnte die Maxilla den N. infraorbitalis möglicherweise in zwei Teile zersägen oder verschleißen. Die orbitale Oberfläche des Os palatinum dient also als Moderator, welcher die Spannung vom Nerv nimmt.

Die Orbita gleicht nicht dem soliden knöchernen Acetabulum des Ilium, sondern wird durch die Gelenkverbindungen zwischen Os frontale, orbitaler Oberfläche des Os ethmoidale, Os lacrimale, Maxilla, orbitaler Oberfläche des Os palatinum, Os zygomaticum und aus den Alae majores et minores des Os sphenoidale geformt. Diese Höhle wurde von einem MEISTER DER MECHANIK entwickelt, der Beweglichkeit im Sinn hatte.

Darüber hinaus hat der WEISE MECHANIKER den Ursprung der extrinsischen Muskulatur des Augapfels um das Foramen opticum und auf den Alae minores des Os sphenoidale gelegt. Es gibt lediglich eine Ausnahme, den M. obliquus inferior, welchen ER etwas weiter vorne platziert hat, und der an der Maxilla entspringt. Bewegt sich das Os sphenoidale nach vorne, tritt auch der Augapfel hervor. Bewegt sich das Os sphenoidale nach hinten, bewegt sich auch der Augapfel nach hinten. Neben der Fissura sphenomaxillaris gibt es noch eine weitere, die von den Alae majores et minores des Os sphenoidale gebildete Fissura orbitalis superior.

Der Sinus cavernosus kommt von dieser Fissur und transportiert dabei seinen Anteil venösen Blutes, welches zum Austrittspunkt am Foramen jugulare fließt. Die Augenvenen münden in diesen Sinus cavernosus.

Im Falle eines Glaukoms kann man folgerichtig denken, dass die dabei auftretende Flüssigkeitsansammlung auf einen Befund irgendwo entlang der intrakranialen membranösen Wände des Sinus cavernosus oder der Wände des Sinus petrosus bzw. auf einen membranösen Widerstand hinweist, der den venösen Rückfluss beeinflusst und – noch einen Schritt weiter – auf die Möglichkeit einer kranialen Dysfunktion als ätiologischen Faktor schließen lässt.

## II. Einige Gedanken

Die Maxillae hängen, seitlich der Incisura ethmoidalis, an den Proc. nasales von den Ossa frontalia. Zwischen den Proc. nasales befindet sich eine Lücke, die von den Nasalknochen überdacht wird. Jetzt können wir uns die Sutura sagittalis vorstellen, wie sie sich hinunter bis zur Incisura ethmoidalis fortsetzt bzw. wie sie zwischen den Proc. nasales der Maxillae endet. Das Os ethmoidale liegt posterior zu den Proc. nasales. Es besitzt Fortsätze, die wir als obere und mittlere Conchae nasales kennen. Eine dysfunktionale Fixierung des Proc. nasales einer Maxilla kann die Conchae nasales einengen. Solche Fixierungen kommen relativ häufig vor. Wir haben hier also erneut eine Gelegenheit für diejenigen Osteopathen, die sich auf Augen, Ohren, Nase und Pharynx spezialisieren wollen. Wenn jemand an dieser Möglichkeit zweifelt, soll er sich vor einen Spiegel stellen, einen Finger ans Dach seiner Mundhöhle auf die Verbindungsstelle zwischen Ossa palatina und den Maxillae legen, tief ein- und ausatmen und dabei seine Schneidezähne beobachten, wie sie auseinander driften und wieder zusammen kommen. Seinen eigenen, osteopathisch geübten Finger werden ihn zu dieser Möglichkeit führen, vorausgesetzt natürlich, die Maxillae sind nicht fixiert.

Lassen Sie uns nun zur posterioren Gelenkfläche des Ala major des Os sphenoidale zurückkehren. Die obere Hälfte seiner Gelenkfläche ist nach außen hin abgeschrägt und artikuliert mit der nach innen gerichteten Gelenkfläche auf der oberen, anterioren Hälfte der Pars squamosa des Os temporale. Genau auf halber Strecke befindet sich eine winzige Nische, die mit einem kleinen Vorsprung auf der Pars squamosa in Gelenkverbindung steht. Betrachten wir die untere Hälfte[72], stellen wir fest, dass die Ausrichtung der Gelenkfläche jetzt in eine nach innen gerichtete Abschrägung wechselt, und dass sie mit einer nach außen hin abgeschrägten Gelenkfläche auf der unteren Hälfte der Pars squamosa ein Gelenk bildet. Diese Oberflächen sind speziell für Gelenkmobilität entworfen worden.

Hinter der Pars squamosa des Os temporale finden wir Auszackungen auf der Gelenkfläche. Sie artikulieren mit ähnlichen Auszackungen auf der Gelenkfläche des Angulus posterior inferior des Os parietale. Dies ermöglicht eine Lateralbewegung zwischen Os temporale und Os parietale, nach innen und nach außen.

An der inferioren Gelenkfläche, die auch als laterale Gelenkfläche bezeichnet werden kann, ist die Oberfläche konvex. Sie artikuliert mit einer konkaven Gelenkfläche innerhalb des Kondylarbereiches des Os occipitale auf so eine Art und Weise, dass sich die konvexe Oberfläche der Ossa temporalia in eine Richtung bewegt, die konkave Oberfläche des Kondylarbereiches dagegen in die Gegenrichtung.

Etwas weiter vorne am Kondylarbereich des Os occipitale befindet sich ein kleines Fulcrum, welches mit einer Kerbe unterhalb der Pars petrosa des Os temporale in einer Gelenkverbindung steht. Dieses Fulcrum befindet sich unmittelbar hinter dem Foramen jugulare.

Der vor dem Foramen jugulare liegende basilare Teil hat auf seiner Gelenkfläche einen lateralen Kamm. Dieser Kamm artikuliert mit einer längs gerichteten Rinne

---

72. Anm. der Übers.: der posterioren Gelenkfläche der Ala major.

## Die Schädelsphäre

auf der Pars squamosa des Os temporale. Es ist dabei wichtig, die außerordentliche Form des Os temporale zu betrachten. Es ist wie eine Drehscheibe, in einem Zustand, wie er zuweilen bei einem Autorad vorkommt, und dann eine wackelige Bewegung verursacht.[73]

Das Os temporale wurde extra entworfen, um diese Wackelbewegung zu ermöglichen. Dadurch kann es sich der Innen- und Außenrotation der Pars petrosa anpassen, welche meiner Meinung nach zusammen mit der Atmung auftritt. Steht die Pars mastoidea nach außen, wird der Proc. mastoideus nach innen zeigen. Umgekehrt zeigt der Proc. mastoideus nach außen, wenn die Pars mastoidea nach innen steht. Aufgrund dieses Wackelns des Os temporale können wir eine sphenobasilare Dysfunktion mithilfe unserer Palpation diagnostizieren, da die Pars mastoidea in einem Fall hervorsteht und im anderen Fall weniger prominent ist.

Der chondrale Anteil der Tuba auditiva ist an die Pars petrosa angeheftet.

Ich bin der Überzeugung, dass die Pars petrosa, und mit ihr dieser chondrale Anteil, in der Inhalationsphase nach außen rotiert, und sich dabei das Ostium der Tuba auditiva öffnet. Ebenso rotiert die Pars petrosa in der Exhalationsphase nach innen, und das Ostium schließt sich. Im Falle einer dysfunktionalen Fixierung der Pars petrosa wäre auch die Bewegung der chondralen Anteile der Tuba auf diese Weise gehemmt, und das Ostium der Tuba auditiva wäre entweder weit geöffnet oder geschlossen. Hier bietet sich eine weitere Möglichkeit der Spezialisierung auf die Bereiche Augen, Ohren, Nase und Pharynx.

Das Os temporale besitzt wie das Os sphenoidale keine Gelenkverbindung zur Maxilla. Es artikuliert mit einem Moderator, dem Os zygomaticum, und dieser wiederum mit der Maxilla. Diese Verbindung findet durch den Proc. zygomaticus des Os temporale statt. Die Gelenkfläche ist halbschräg und überlappt des Os zygomaticum, wodurch eine Auf- und Abwärtsbewegung ermöglicht wird, wenn der Pars petrosa nach innen und dann nach außen rotiert. Man kann ein einzelnes Os temporale in die Hand nehmen und das Wackeln des Rades demonstrieren, indem man den Proc. zygomaticus auf und ab bewegt.

Die Knochen der Schädelbasis entstehen aus *Knorpel*, wohingegen sich die Knochen des Schädeldaches aus Bindegewebe bilden. Gelenkmobilität findet man dort im basilaren Bereich, wo die Knochen aus Knorpel entstanden sind. Die kraniale Struktur ist eine *Schädelsphäre* und es kann keine Gelenkbewegung in der Schädelbasis geben ohne Kompensation durch die aus Bindegewebe bzw. Membranen entstandenen Knochen des Schädeldaches.

Hier haben wir eine weitere mechanische Konstruktion eines MEISTERS DER MECHANIK, der SEIN Handwerk verstand.

Nun ist es ratsam, die strukturelle Beschaffenheit der Knochen des Schädeldachs noch einmal auf andere Art und Weise zu betrachten. Da diese aus *Membranen* entstanden sind, können wir daraus schließen, dass sie, solange sie noch von Saft erfüllt sind bzw. bis das Leben sie verlässt, auch *membanröses Gewebe* bleiben; ganz wie

---

**73.** Zu jener Zeit war es beliebt, Scheiben- anstatt Speichenräder an seinem Auto zu haben. Wenn die Scheibe jedoch verformt war, begann das Autorad zu wackeln.

## II. Einige Gedanken

eine weiche Eierschale, in sämtlichen Strukturen und verzahnten Suturen flexibel. Die Dura mater hat zwei Wände oder Lagen. Die innere Wand ist glatt, wohingegen die äußere rau erscheint.

Auch die Diploe der Knochen des Schädeldachs besitzt zwei Wände – eine äußere und eine innere. Wie bei der intrakranialen Dura mater, ist auch hier die innere Wand glatt und die äußere Wand rau. Warum also sollte man diese Diploe nicht weiterhin als *Membran* bezeichnen? In der Dura mater verbirgt sich die Mutter Dura; warum also sollte es also nicht einen Vater Dura als Dura pater geben? Vater Dura ist in allen strukturellen Bereichen flexibel und verfügt an den Suturen zudem über besondere Verzahnungen, welche die Gelenkmobilität der Schädelbasis ausreichend ausgleichen. Man kann jeden beliebigen leblosen Schädel aus einem anatomischen Labor zur Hand nehmen, und an ihm die strukturellen Bereiche der Knochen des Schädeldaches mit Leichtigkeit verbiegen. Um wie vieles leichter können wir die Gewebe des Daches erst am Schädel eines lebendigen Menschen bewegen.

Unser MEISTER DER MECHANIK hat an den Verzahnungen der äußeren Wand noch weitere Vorrichtungen geschaffen, um die Gelenkmobilität an der Schädelbasis auszugleichen. So sind die Verzahnungen am unteren Bereich des Os occipitale extern abgeschrägt, während die Verzahnungen des Os parietale intern abgeschrägt sind. Anders formuliert: Die Verzahnungen des Os parietale überlappen in diesem Bereich die des Os occipitale. Im oberen Bereich des Os occipitale ändern sich diese Verzahnungen und sind nun nach innen abgeschrägt, wohingegen die Verzahnungen des Os parietale jetzt nach außen abgeschrägt sind. Das bedeutet, dass die Verzahnungen des Os occipitale die des Os parietale im oberen Bereich überlappen – dies ist ebenfalls eine spezielle Vorrichtung für das Ausgleichen der Gelenkmobilität an der Schädelbasis. Die Verzahnungen entlang der Sutura sagittalis sind posterior weiter ausladend als anterior.

Dies ist eine Kompensation für ein Weiter- und Engerwerden im posterioren Bereich der Sutura sagittalis, wenn die Knochen sich bewegen, nach oben und außen, und nach unten und innen. Die Ossa frontalia passen an der Sutura coronalis genau zwischen die inferioren Winkel der Ossa parietalia.

Es liegt auf der Hand, dass ein so umfangreiches Thema im gegebenen Rahmen nur grob umrissen werden kann. Wir erwähnen nur kurz die Erweiterung und Kontraktion der Ventrikel, so wie sie mit den Bewegungen des Os sphenoidale möglicherweise auftreten, und die Auswirkungen auf die Zerebrospinale Flüssigkeit, die Hilton in *Rest and Pain [Seite 24]* als „Wasserbetten", auf denen das Gehirn ruht, bezeichnet.

Einen kurzen Blick können wir auf die membranösen Wände mit ihrem venösen Blut, an Hypophyse, Sella turcica und Infundibulum werfen.

Wir sehen die A. carotis internus mit ihrem Ast, der zum Plexus choroideus wird, und von dem bekannt ist, dass dort ein wichtiger Austausch zwischen Zerebrospinaler Flüssigkeit und arteriellem Blut stattfindet. Und wir bemerken, dass Bewegung – so winzig sie auch sein mag – für den freien Austausch essenziell ist.

Wenn wir vom Sinus cavernosus aus weitergehen, kommen wir zur Fissura orbitalis superior des Os sphenoidale, deren Bewegungen die membranösen Wände der Sinus, durch welche das venöse Blut fließt, anspannt und entspannt. Wir beobachten zudem, wie die Augenvenen durch die Fissurae orbitalis superiores in die Sinus cavernosi eintreten. Ebenso stellen wir fest, dass die Nn. oculomotorii, die Nn. trochleari, die Nn. abducentes sowie der ophthalmische Anteil des N. trigeminus durch diese Sinus verlaufen. Unmittelbar vor der Sella turcica sehen wir, wie das Chiasma opticum und die Nn. optici durch die Foramina optici im Alae minores des Os sphenoidale passieren. Wir erinnern uns, dass die extrinsischen Augenmuskeln um die Foramina optici herum entspringen – mit Ausnahme eines einzigen Muskels, der seinen Ursprung an der Maxilla hat. Denken Sie an den Effekt, den eine normale – oder beeinträchtigte – Beweglichkeit in den Gelenkverbindungen des Os sphenoidale auf diese Muskeln haben kann.

Posterior zur Sella turcica erkennen wir die Verbindungsstelle zwischen Os sphenoidale und Proc. basilaris des Os occipitale, und wir erinnern uns daran, dass sich dort bis zum Alter von 25 oder 30 Jahren ein Discus befindet, und dass auch später, eine gewisse Zeitspanne lang, immer noch Mobilität an der sphenobasilaren Verbindungsstelle vorhanden ist. Lateral zu dieser Verbindungsstelle erkennen wir die Foramina lacera und sehen die Aa. carotis internae, wie sie durch ihre eigenen Kanäle, in den Partes petrosae der Ossa temporalia, in den Schädel eintreten. Wir nehmen zur Kenntnis, dass sich diese Partes petrosae diagonal nach vorne und nach innen zu ihrer Verbindungsstelle mit dem Proc. basilaris des Os occipitale hin erstrecken. Anschließend erinnern wir uns, dass die chondralen Anteile der Tuba auditiva an diesen Partes petrosae befestigt sind – worauf bereits hingewiesen wurde. Auf den Apices der Partes petrosae befinden sich die Ganglia trigeminale, eingebettet in Dura mater, welche sowohl mit den Partes petrosae als auch mit dem Os sphenoidale verbunden ist. Wir sehen, wie die Ganglia die Äste des fünften Hirnnervs aussenden; weiter vorne erblicken wir die Ganglia pterygopalatina in den Fossae pterygopalatina. Ist es nicht offensichtlich, dass es zu Störungen der Funktionen der Ganglien als Resultat einer Spannung in den sie umgebenden Membranen kommen kann, welche durch Dysfunktionen des Os sphenoidale und der Ossa temporalia verursacht wird?

Wieder müssen wir einen Teil des Gesamtbildes in Eile betrachten. Diesmal schenken wir dem vierten Ventrikel, in dessen Boden diverse physiologische Zentren liegen – darunter auch das Atemzentrum – nicht die gebührende Aufmerksamkeit. Zu schnell übergehen wir die Dura mater und die Membrana arachnoidea. Die Dura mater transportiert venöses Blut im Sinus longitudinalis superior, und in diesen münden wiederum die kleineren Venen des Gehirns und der Sinus laterales.

Neben meiner bereits erwähnten Überzeugung, dass es normalerweise eine Bewegung in vielen kranialen Gelenkverbindungen im Einklang mit Inhalation und Exhalation gibt, bin ich auch der Meinung, dass das venöse Blut durch die Aktivität der Membranen bis zu den Ausgängen an den Foramina jugulares weitertransportiert wird. Wir denken daran, dass die Wände der venösen Hauptbahnen innerhalb des Schädels sich deutlich von jenen außerhalb des Schädels unterscheiden und dass die venösen Bahnen ihren Weg aus dem Cranium durch Ausgänge finden, welche durch die Gelenkverbindung zweier Knochen entstehen – wie beispielsweise die Foramina jugularia. Demgegenüber entsprechen sich die Wände der Arterien in- und außerhalb des Schädels und sie werden auch auf gleiche Weise innerviert. Sie werden auf ihrem Weg in das Cranium hinein zusätzlich geschützt, indem sie durch eigene Kanäle, in eigenen Knochen verlaufen. Wir können also argumentieren, dass eine membranöse Einschränkung den venösen Blutfluss und die Fluktuation der Zerebrospinalen Flüssigkeit stört. Obwohl kraniale Dysfunktionen eine primäre Ursache sein können, so sind doch Störungen der intrakranialen Membranen, einschließlich der Dura mater und der Membrana arachnoidea, die wahren kausalen Faktoren für Erkrankungen des Gehirns oder Beeinträchtigungen der Gehirnfunktion.

Die intraspinalen Membranen gehören ebenfalls zum Gesamtbild. Sie sind kontinuierlich mit den intrakranialen Membranen und lediglich mit zwei oder drei der oberen Halswirbel und dem Foramen magnum verbunden. Sie haben keinen weiteren festen Ansatz, bis sie dann unten das Sakrum erreichen.

Im Praxisalltag stößt man immer wieder auf verschiedene Typen kranialer Dysfunktionen. Vier kennen wir als sphenobasilare Typen: Die Sidebending-Rotations-, die Torsions-, die Flexions- und die Extensionsdysfunktion.

Sie treten alle an der Verbindungsstelle zwischen Os sphenoidale und Proc. basilaris des Os occipitale auf und sind relativ häufig.

Die Sidebending-Rotations-Dysfunktion sehen Sie auf der Illustration der Verbindungsstelle zwischen Os sphenoidale und Os occipitale. Hier handelt es sich um ein Sidebending, konvex nach links. Die Partes petrosae der Ossa temporalia sind von der Dysfunktion mit betroffen – die rechte Seite ist in Innenrotation, die linke in Außenrotation. Der Proc. basilaris ist rechts nach oben und links nach unten geneigt, und auch die Ala major des Os sphenoidale zeigt rechts nach oben und links nach unten. Dadurch wird der Schädel auf der rechten Seite kürzer und auf der linken länger. Wenn man diesen Dysfunktionstyp von vorne betrachtet, erscheint die rechte Orbita weiter, und die linke schmaler. Das rechte Os zygomaticum ist nach außen, das linke nach innen gedreht. Der rechte Augapfel ist prominent, der linke tritt zurück. Beobachtungen dieser Art zeigen den Dysfunktionstyp auf einen Blick, und es wäre ein Leichtes, ihn durch Palpation zu bestätigen.

Sphenobasilare Dysfunktionen vom Torsions-Typ sind ebenfalls ein relativ häufiges Bild. Das Os sphenoidale ist an der sphenobasilaren Verbindungsstelle in eine Richtung gedreht, wohingegen der Proc. basilaris sich in die Gegenrichtung wendet. Der Proc. basilaris ist auf der rechten Seite nach unten und auf der linken Seite nach oben geneigt. Die Ala major des Os sphenoidale ist auf der rechten Seite nach oben und sein Gegenüber auf der linken Seite nach unten geneigt. Die Pars petrosa des

*Die Schädelsphäre*

Os temporale rechts steht in Außenrotation, während die gegenüberliegende Pars petrosa links nach innen rotiert. Von vorne betrachtet, entsprechen die zu beobachtenden Hinweise jenen der Sidebending-Rotations-Dysfunktion, da auch hier die Orbita rechts weit und links schmal ist. Das Os zygomaticum ist rechts nach außen und sein Gegenüber ist links nach innen rotiert. Der Augapfel ist rechts prominent und links zurückgetreten. Allerdings unterscheidet die Schädelkontur diese Torsions-Dysfunktion von jener des Sidebending-Rotations-Typs, da hier beide Seiten gleichlang sind. Das Vorhandensein und der Typ einer Dysfunktion können durch Palpation leicht bestätigt werden.

Die sphenobasilare Dysfunktion vom Flexions-Typ ist eine Verstärkung der normalen Flexion an der sphenobasilaren Verbindungsstelle. Von vorne betrachtet, werden beide Orbitae weit erscheinen, und beide Augäpfel prominent.

Beide Ossa zygomatica befinden sich in Außenrotation. Die Alae majores des Os sphenoidale sind vorne, und die Partes petrosae der Ossa temporalia sind nach außen rotiert. Auch diese Dysfunktion kann leicht durch Palpation verifiziert werden.

Die sphenobasilare Dysfunktion vom Extensions-Typ besteht aus einer Verstärkung der normalen Extension an der sphenobasilaren Verbindungsstelle. Von vorne betrachtet, werden beide Orbitae schmal erscheinen, und beide Augäpfel treten zurück. Beide Ossa zygomatica befinden sich in Innenrotation, die Alae majores des Os sphenoidale sind hinten, und die Partes petrosae der Ossa temporalia sind nach innen rotiert. Auch diese Dysfunktion kann leicht durch Palpation verifiziert werden.

Weitere kraniale Dysfunktionen werden unter dem traumatischen Typ zusammengefasst, und sind zahlreich in diesem Zeitalter häufiger Autounfälle. Sie werden nach dem Bereich benannt, wo der traumatische Kontakt stattfand.

Beim frontoparietalen Typ wurden die Ossa frontalia durch ein Trauma im mittleren Bereich zwischen die Ossa parietalia komprimiert. Die unteren Winkel der Ossa frontalia stehen nun nach innen und verhindern so die normale Bewegung der Alae majores des Os sphenoidale. Wenn das Trauma den Kopf rechts oder links vom mittleren Bereich traf, kann die Dysfunktion einseitig sein. In diesen Fällen wird lediglich ein unterer Winkel an der parietalen Verbindungsstelle nach innen komprimiert.

Bei Dysfunktionen vom parietofrontalen Typ wurden die Ossa parietalia durch ein Trauma an der Verbindungsstelle zwischen Sutura sagittalis und Sutura coronalis nach unten komprimiert. Daraus resultiert eine Lateralstellung der vorderen Winkel der Ossa parietalia, und konsekutiv eine Fehlstellung der Kondylen des Os occipitale. Diese werden innerhalb der Facettengelenke des Atlas nach posterior gezwungen. Abhängig von der Stelle, wo der traumatische Kontakt stattfand, kann die Dysfunktion beidseitig oder einseitig sein.

Beim parietosquamösen Typ wurden die Ossa parietalia durch ein mittiges Trauma, genau über der Sutura sagittalis, nach unten zwischen die Partes squamosae der Ossa temporalia komprimiert. Tritt dieses Trauma rechts oder links von der Sutura sagittalis auf, so kann diese Dysfunktion einseitig vorkommen. Die Partes squamosae

## II. Einige Gedanken

der Ossa temporalia werden nach außen gedrängt, was eine Außenrotation der Partes petrosae im basilaren Bereich und eine konsekutive Flexion der sphenobasilaren Verbindungsstelle zur Folge hat.

Bei Dysfunktionen vom parietookzipitalen Typ wurden die Ossa parietalia durch ein Trauma an der Verbindungsstelle der Sutura sagittalis mit den Suturae lambdoideae nach unten komprimiert. Dieses Trauma neigt dazu, die Kondylen des Os occipitale tief in die Facettengelenke des Atlas hinein zu drücken, wodurch der Proc. basilaris an seiner sphenobasilaren Verbindungsstelle nach oben geneigt und gegen das Os sphenoidale komprimiert wird. Daraus ergibt sich eine Fehlstellung der Partes petrosae der Ossa temporalia in Außenrotation. Abhängig vom Ort, wo der traumatische Kontakt stattfand, kann die Dysfunktion beidseitig oder einseitig auftreten. Diese Fehlstellungen im basilaren Bereich weisen auf einen ernsten Befund der intrakranialen Membranen hin, die als Bahnen für den venösen Blutfluss dienen, und meiner Meinung nach die Aktivität der Zerebrospinalen Flüssigkeit initiieren.

Beim okzipitomastoidalen Typ wurde der laterale basilare Bereich des Os occipitale durch ein Trauma in der unteren Region des Os occipitale nach oben zwischen die lateralen Gelenkbereiche der Partes mastoideae des Os temporale komprimiert. Der Proc. basilaris des Os occipitale wurde in seine Verbindungsstelle mit dem Os sphenoidale hineingedrückt, und die Partes petrosae der Ossa temporalia in Innenrotation gezwungen. Abhängig vom Bereich des Kontaktes, tritt die Dysfunktion beidseitig oder einseitig auf. Dies ist ein weiterer Dysfunktionstyp mit ernsthaften Folgen für die intrakranialen Membranen, welche als Wände für den venösen Blutfluss und für die Fluktuation der Zerebrospinalen Flüssigkeit dienen.

Dysfunktionen vom dental-traumatischen Typ eröffnen den Mitgliedern der osteopathischen Profession ein Feld neuer Möglichkeiten. Auch der Dentist sollte sich hierfür gleichermaßen interessieren. Dentisten verfügen bekanntermaßen über ein besonderes anatomisches Wissen und chirurgisches Geschick bezüglich der Gesichtsknochen. Dieser Dysfunktionstyp lädt geradezu zur Kooperation dieser zwei Professionen ein.

Zu dieser dental-traumatischen Dysfunktion gehört ein membranöser Strain der Gelenke des Os temporale, des Os sphenoidale, der Maxilla und der Mandibula. Auf der Dysfunktionsseite steht das Os temporale lateral nach innen, die Pars petrosa innenrotiert, der Proc. pterygoideus des Os sphenoidale zeigt nach oben außen, die Maxilla nach unten und die Mandibula hat eine Fehlstellung im Art. temporomandibularis.

Nach dem klinischen Befund entsteht die Dysfunktion folgendermaßen: Das Os occipitale des Patienten ruht so auf einer V-förmigen Kopfstütze des Dentistenstuhls, dass der Proc. mastoideus des Os temporale unmittelbar vor der Sutura lambdoidea komprimiert wird.[74] Der Dentist ummeißelt einen unteren Molaren und verwendet eine Spezialzange, um damit den Zahn durch ein einwärts gerichtetes Heben oder Ziehen, zu extrahieren. Diese seitlich nach innen gerichtete Hebelkraft auf den Zahn

---

74. Diese V-förmige Kopfstütze findet man heutzutage nicht mehr beim Zahnarzt.

verstärkt meistens, durch das Art. temporomandibularis, die Kompression auf das Os temporale. Gleichzeitig dreht oder drückt diese seitliche Hebelkraft die Mandibula auf der Gegenseite ziemlich gewaltsam nach unten, spannt dadurch das Lig. sphenomandibularis und schwingt auf der Dysfunktionsseite den Proc. pterygoideus seitlich nach oben. Die gleiche seitliche Hebelkraft wird auch bei der Extraktion eines beliebigen oberen Molaren eingesetzt, wodurch die Maxilla seitlich nach unten gedreht wird. In einigen Fällen wird der Proc. pterygoideus so weit lateral gebracht, dass er den Proc. coronoideus der Mandibula bedrängt. Diese Enge um den Proc. coronoideus führt, zusammen mit der Fehlstellung der Art. temporomandibulariss, aufgrund der Innenrotation des Os temporale, zum Überbiss.

Dieser Dysfunktionstypus hat offenbar Auswirkungen auf die Funktionsweise des Ganglion trigeminale und des Ganglion pterygopalatinum und führt gelegentlich zu den Symptomen einer Gesichtsneuralgie oder Trigeminusneuralgie. Die Innenrotation der Pars petrosa des Os temporale beeinflusst oder verdreht den chondralen Anteil der Tuba auditiva, was einige der auftretenden Komplikationen im Bereich der Ohren erklärt. Es kommt auch zu einer Spannung der intrakranialen Membranen, insbesondere auf der Dysfunktionsseite.

Die Lateralisierung des Os sphenoidale sowie das Absinken der Maxilla verengen die Fissura sphenomaxillaris innerhalb der Orbita und stören so die venöse Drainage über die Augenvene, welche durch die Fissura orbitalis superior zum Sinus cavernosus führt. Dies kann in einigen Fällen zu krankhaften Veränderungen am Auge führen. Eine Fixierung des Os sphenoidale neigt gewöhnlich dazu, die normale Funktion oder Bewegung der Orbita zu beeinträchtigen, und hat darüber hinaus auch Auswirkungen auf die normale Stellung des Os ethmoidale mit seinen Conchae nasales, des Vomers und der Ossa palatina. Diese Fixierung ist auch für zahlreiche Abweichungen im Nasenbereich verantwortlich. Die Fehlstellung der Maxilla engt die Conchae nasales und auch die Ossa palatina ein. Dieses Einengen der Ossa palatina wirkt sich wiederum auf die Ganglia pterygopalatina aus.

Diese Dysfunktionstypen sind leicht zu diagnostizieren. Manchmal genügt schon das Herausnehmen einer oberen Zahnprothese, wenn diese eine unregelmäßige Form aufweist, und der Abdruck die nach unten veränderte Stellung der Maxilla wiederspiegelt. Diese Stellung kann durch eine Blickdiagnose im Mund verifiziert werden.

Der seitlich nach oben stehende Proc. pterygoideus des Os sphenoidale wird diagnostiziert, indem man den Zeigefinger zwischen Oberlippe und Gaumen legt. Dann fährt man mit dem Zeigefinger nach hinten zum posterioren Bereich der Maxilla, biegt jetzt nach oben ab unter das Os zygomaticum, um schließlich weiter nach posterior zu gehen, bis man den Proc. pterygoideus berührt. Im Vergleich zur Gegenseite findet man den Proc. pterygoideus an der Dysfunktionsseite in einer nach oben und lateral veränderten Position. In den meisten Fällen bedrängt er die Mandibula auf dieser Dysfunktionsseite. Bei Palpation der Pars mastoidea der Ossa temporalia zeigt sich, dass die Dysfunktionsseite im Gegensatz zur gegenüberliegenden Seite nach

## II. Einige Gedanken

innen steht.

Ein Großteil der Dysfunktionen im Bereich der Gesichtsknochen tritt im Zusammenhang mit sphenoidalen Dysfunktionen auf und reagiert normalerweise auf eine Behandlung des Os sphenoidale. Es gibt allerdings auch zahlreiche lokale Traumen der Gesichtsknochen, die auch eine lokale Behandlung erfordern.

Häufig findet man das Os zygomaticum in einer Fehlstellung vor. Man kann die Dysfunktion bereits durch Blickdiagnose leicht feststellen, wenn man das Os zygomaticum auf der einen Seite mit dem der Gegenseite vergleicht. Seine äußeren und inneren Begrenzungen stehen nach außen, was eine Erweiterung des Orbitaerandes und eine Asymmetrie des Gesichts zur Folge hat. Seine halbschräge Gelenkverbindung mit dem Proc. zygomaticus des Os temporale wird sich in einer Fehlstellung befinden. Das Os zygomaticum ist ein Teil des Gelenkmechanismus, der zum Auge gehört.

Eine Fehlstellung der Maxilla entsteht häufig durch eine lokale Verletzung sowie durch ein Trauma, als Folge eines Zahnarztbesuches. Man sollte sie als ätiologischen Faktor bei nasalen, postnasalen und pharyngealen Erkrankungen in Betracht ziehen.

In diesem Fall wird man feststellen, dass die Conchae nasales des Os ethmoidale durch die Proc. nasales beengt werden. Diese Fehlstellung wirkt sich auf den Querschnitt der Fissura sphenomaxillare innerhalb der Orbita aus. In Extremfällen wird durch die Dysfunktion das Os palatinum so weit nach hinten gedrängt, dass eine Störung des Ganglion pterygopalatinum auftritt.

Fehlstellungen der Ossa palatina sind gewöhnlich Sekundärfolgen von Fehlstellungen der Maxilla und des Os sphenoidale. Sie sind leicht durch Blickdiagnose im Mund festzustellen.

Während das Os ethmoidale zur Schädelbasis zählt, müssen seine Conchae nasales als zu den Gesichtsknochen gehörend betrachtet werden. Bei Nebenhöhlenbeschwerden werden die Conchae nasales in Expansion vorgefunden. Ebenso kann man sagen, dass sich die fronto-ethmoidalen Gelenkverbindung auch in Expansion befindet, und dadurch eine Fixierung anstelle der normalen Bewegung des Os ethmoidale bedingt.

Es gibt verschiedene Fälle von Geburtstraumen, welche häufig bei verschiedenen Arten der Behinderungen von Kindern auftreten, aber Platzmangel erlaubt es uns nicht, diesen Aspekt hier genauer zu erörtern.

## 25. Vorträge über Kraniale Osteopathie in Des Moins

*Die folgenden fünf Vorträge wurden im April 1948 am College of Osteopathic Medicine and Surgery in Des Moines, Iowa, gehalten. Beim ersten handelt es sich um einen informellen Vortrag, der während eines Einführungskurses für Kraniale Osteopathie gehalten wurde. Die folgenden Vorträge wurden entweder während eines Einführungs- oder eines Fortgeschrittenenkurses gehalten. Sie sind die einzigen Vorträge, welche zu jener Zeit stenografisch festgehalten wurden. Die Aufzeichnung dieser stenografierten Vorträge erwies sich als ausgesprochen schwierig, da es sich um einen unerfahrenen Stenografen handelte.*

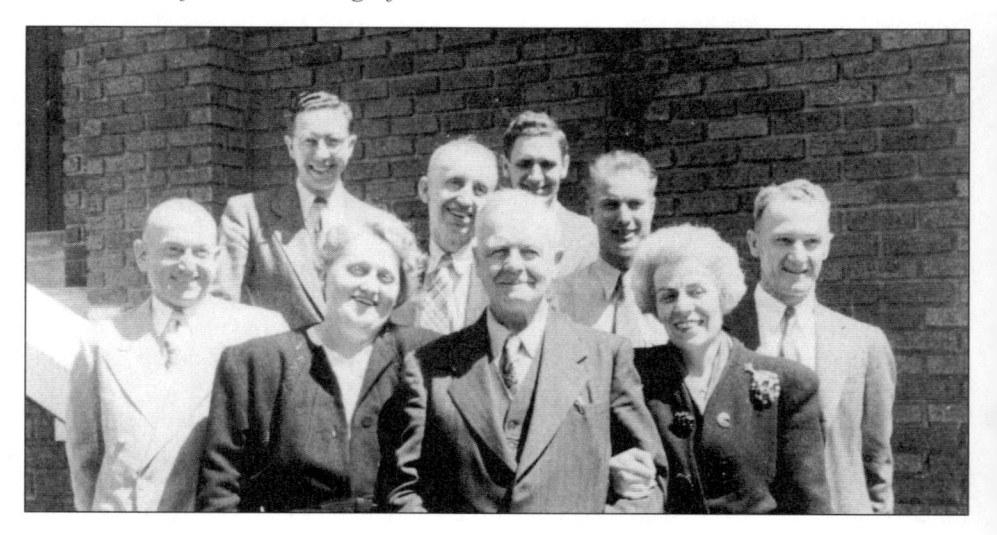

BILD 13: DES MOINES IOWA-LERNGRUPPE, 1948.
OBERE REIHE v.l.n.r.: GLENN ?, R. MC VICKER, K. E. LITTLE, P. E. KIMBERLEY.
UNTERE REIHE v.l.n.r.: H. I. MAGOUN, DR. A. SLOCUM, W. G. SUTHERLAND, A. L. WALES.

### 25.1. Einführung
*5. April 1948*

Sie sind hierher gekommen, um sich für einen Kurs in Kranialer Osteopathie einzuschreiben. Tatsächlich sind Sie jedoch gekommen, um Ihre Studien der Osteopathie nach den Vorstellungen Dr. Andrew Taylor Stills fortzuführen, der uns mit seiner Vision bereits 1000 Jahre voraus war.

## II. EINIGE GEDANKEN

Vor Ihnen steht ein Träumer – ein Mensch, der sich wie Dr. Still von den Texten lösen und etwas folgen musste, das er nicht erklären konnte. Etwas, dass ihn dazu anhielt, an seinen Träumen weiterzugraben. Ich erinnere mich an meine Kindheit, als mein Vater meinem Bruder und mir die Aufgabe zuteilte, im Gemüsegarten nach Kartoffeln zu graben. Wir gruben die Kartoffeln aus. Am folgenden Tag kam mein Vater jedoch und sagte: „Jungs, grabt noch mal." Diese Prozedur wiederholte sich dreimal oder mehr, und jedes Mal fanden wir wieder eine ganze Menge Kartoffeln.

Sicherlich kennen Sie Dr. Asa Willard aus Missoula, Montana, mit seinem breitrandigen Cowboyhut. Unter diesem Hut hat er etwas, was er von Dr. Andrew Taylor Still bekam. In dem 1939 erschienenen Buch: *Die Schädelsphäre* findet sich folgender Kommentar von Dr. Asa Willard: „Im Jahre 1874, nach vielen Jahren des *unabhängigen Denkens erschien* Dr. Still das Konzept der Osteopathie."[75]

Ich mag den Gedanken: „*erschien* Dr. Still." Das Konzept erschien dem Alten Doktor während einem seiner traurigsten Lebensabschnitte, als er den Verlust von einigen Familienangehörigen zu beklagen hatte In einer Zeit, als er im Gebet seinen SCHÖPFER um Führung bat. Die Wissenschaft der Osteopathie ist tiefer als eine rein materielle Interpretation..[76]

An der Wand rechts von Ihnen werden Sie das Zitat eines anderen Pioniers sehen, der in engem Kontakt zu Dr. Still stand – Dr. Harry L. Chiles (American School of Osteopathy, 1901). Es lautet: „Nur wer in der Lage ist, Osteopathie zu denken, wird auch Osteopathie ausüben." Es heißt hier nicht: „osteopathisch denken". Wenn jemand „Osteopathie denkt", so wie Dr. Still Osteopathie dachte, dann wird er etwas bekommen, was Dr. Still besaß. Etwas, das wir alle brauchen, um Osteopathie im Sinne Dr. Stills zu praktizieren. Wenn Sie diese Vision in den Zeilen seiner Bücher *Research and Practise,* und *The Philosophy of Osteopathy* finden, werden Sie Osteopathie ausüben.

Dr. Still hatte es mit einer sachlichen Welt zu tun. Er musste Schritt für Schritt vorgehen und mithilfe einer materiellen Interpretation. Wenn Sie *The Philosophy of Osteopathy* zwischen den Zeilen lesen, beginnen Sie, die wahre Größe der Wissenschaft der Osteopathie zu erkennen. Sie werden Osteopathie denken, nicht osteopathisch denken.

In meinen Studentenzeit in Kirksville war ich bemüht, Osteopathie zu denken. In der North Hall gab es eine Sammlung von Knochen aus dem Besitz des Alten Doktors. Darunter befand sich auch ein auseinandergenommener Schädel. Als ich seine Knochen betrachtete, mit der Absicht Osteopathie zu denken, so wie Dr. Still Osteopathie dachte, kam mir folgender Gedanke: Abgeschrägt, wie die Kiemen eines Fisches, was auf einen Primären Atemmechanismus für Mobilität hinweist. So erschien das Kraniale Konzept. Es gehört mir nicht. Es hat mir niemals gehört. Wie viele von Ihnen war ich anfänglich skeptisch, und meine Absicht war zuerst zu be-

---

75. Asa Willard D.O. (American School of Osteopathy, 1900) war 1925 Präsident der American Osteopathic Association. Aus Missoula in Montana stammend, und überall durch seinen Cowboyhut bekannt, war er ein charismatischer Redner, der sich intensiv in der osteopathischen Berufspolitik engagierte.

76. Im Frühling 1864 starben drei seiner Kinder anspinaler Meningitis, trotz größter Bemühungen von Prediger und Arzt. Diese Zeit war für Dr. Still eine große spirituelle Krise, deren Auflösung zehn Jahre später in der Geburt der osteopathischen Wissenschaft mündete. S.a. *Autobiography*, Seite 87-88, 303-**304**. Später wurde Dr. Still respektvoll „der Alte Doktor" genannt.

weisen, dass es im Schädel keine Beweglichkeit gibt. Je mehr ich mich bemühte, dies zu beweisen, desto mehr ähnelte mein Bestreben der Erfahrung, die ich in meiner Kindheit beim Kartoffelgraben gemacht hatte. Ich machte weiter und weiter.

Hier sehen Sie nun einen pränatalen Schädel. Können Sie an ihm irgendwelche direkte Verbindungen der Knochen erkennen? Er ist so gestaltet, dass er sich bei seiner Passage durch den Geburtskanal zusammenschieben kann. Kann irgendjemand an der Beweglichkeit in einem pränatalen Schädel zweifeln? Betrachten Sie diesen Schädel hier eines Neugeborenen,... und diesen... und diesen hier, den Schädel eines Kindes von vier und fünf Jahren, immer weiter – sie haben allesamt keine direkten Verbindungen zwischen den Knochen. Denken Sie darüber nach! Die Ossa parietalia schieben sich über die Ossa frontalia. Die Ossa parietalia schieben sich über die Squama occipitalis, damit der Schädel das Becken passieren kann. Das können wir nicht anzweifeln! Und später finden wir, dass sich die aus Bindegewebe bzw. Membranen entstehenden Knochen des Schädeldachs und die aus Knorpel entstehenden Knochen der Schädelbasis zu einem Mechanismus werden, der beweglich ist. Ich habe nicht versucht, dieses eine Argument zu widerlegen, sondern zu widerlegen, dass es in diesem hier Beweglichkeit gibt *(er zeigte dabei auf den Schädel eines ausgewachsenen Menschen)*. Und je mehr ich mich darum bemühte, nun ja....

In den frühen Jahren sprach Dr. Still über die Notwendigkeit, die Gelenkflächen der einzelnen Rückenwirbel, der Rippen usw. genau zu kennen – jener Gelenkflächen also, die den Bewegungsradius der Wirbelsäule ermöglichen. Ohne dieses mechanische Bild sind Sie nicht in der Lage, den spinalen Mechanismus auf wissenschaftliche Art und Weise zu korrigieren.

Ich habe sämtliche anatomischen Texte durchforscht, die sich heutzutage erheblich von jenen der damaligen Zeit unterscheiden. Man findet eine Menge über die inneren und äußeren Oberflächen der Knochen[77], aber nichts über die Gelenkflächen, jene so wichtigen Gelenkflächen zwischen den einzelnen Knochen. Ich möchte einige der mechanischen Merkmale, auf die ich gestoßen bin, genauer beschreiben, und zwar jene, bei denen sowohl nach innen als auch nach außen abgeschrägte Gelenkflächen mit ihren gegenüberliegenden Gelenkkontakten auf eine gleitende Beweglichkeit hindeuten.

Können auch die hinten sitzenden Kollegen diese Abbildung erkennen? Das Os sphenoidale und das Os occipitale, mit dem Os sphenoidale vorne? Ich möchte Sie auf die abgeschrägte Gelenkfläche hinweisen, die wie die Kiemen eines Fisches aussieht. Dies hier *(er deutet darauf)* ist die hintere Gelenkfläche der Ala major des Os sphenoidale. Auf der oberen Hälfte befindet sich eine nach außen abgeschrägte Gelenkfläche, die hier unten in eine übergeht, die nach innen abgeschrägt ist. Eine kleine Rinne zwischen der oberen und unteren Hälfte artikuliert auf halber Strecke mit einem kleinen Fortsatz auf der Pars squamosa des Os temporale. Oberhalb davon ist das Os temporale nach innen, darunter nach außen abgeschrägt. Diese Abschrägungen, sowohl nach innen als auch nach außen, mit ihren gegenüberliegen-

---

**77.** Anm. der Übers.: des Schädels.

den Gelenkkontakten, weisen auf eine Gleitbewegung hin. Hinter jener Pars squamosa des Os temporale findet man Einkerbungen, die zu anderen Einkerbungen passen, die quer über den posterioren inferioren Parietalwinkel verlaufen. Einkerbungen, also nicht abgeschrägte, sondern geriffelte Gelenkflächen. Sie verlaufen transversal, diagonal etc. und zeigen uns wurmförmige und schraubenförmige Verzahnungen und welche, die einem Friktionsgetriebe gleichen. Über diese Verzahnungen auf den Gelenkflächen ist nichts in anatomischen Texten zu finden.

Nun musste ich erst einmal Abstand gewinnen und über alles in Ruhe nachdenken. Ich fand den Beweis, indem ich in diesen Kartoffelacker hineingrub, also in die Gelenkflächen. Hier einige weitere Beispiele: Kugelgelenk, Kugellager, Umleitrolle, Vorgelegewelle and sogar eine Wiege). Wozu ihre Existenz, wenn nicht zur Mobilität dieser Knochen? Es musste so sein! Ich sage Ihnen, der Rammbock der Vernunft des Alten Doktors traf mich mit unglaublicher Wucht.[78] Ich musste *graben*. Und hier noch mehr davon: Bremsausgleicher, Druckpumpen, Regler und sogar ein Fulkrum.

Wenn Sie nun in den angrenzenden Raum gehen, werden Sie beginnen, ein paar Beweglichkeitstests durchzuführen. Ich musste diese Dinge an meinem eigenen Schädel testen und dabei verschiedene Apparate für dies und jenes zu Hilfe nehmen. Je mehr ich das Ganze zu widerlegen versuchte, desto mehr fand ich in diesem Kartoffelacker.[79]

Sie müssen nicht das durchmachen, was ich getan habe. Ich bin bestrebt, diese Demonstration so einfach wie möglich zu halten, damit Sie die Mobilität der Schädelknochen sehen und fühlen können. Bei diesem Bemühen werden Sie dazu angehalten, Ihren Berührungssinn *herunterzuregeln*.

Sie sind daran gewöhnt, mit der großflächigeren Anatomie der Wirbelsäule umzugehen. Beim kranialen Mechanismus hingegen könnte man sagen, dass Sie es vergleichsweise mit dem Mechanismus einer Damenuhr zu tun haben. Versuchen Sie nicht, etwas innerhalb des kranialen Mechanismus zu erzwingen. In ihm steckt etwas Mächtiges und Intelligentes. Eine darin enthaltene intelligente Kraft, die den Mechanismus *lenkt*. Sie müssen diesem „Etwas" lediglich einen kleinen Anschub geben und ihm erlauben, den Mechanismus weiterzutragen in die Flexionsposition an der sphenobasilaren Verbindungsstelle. Wir werden mit Ihnen Schritt für Schritt vorgehen. Beim ersten Test geht es darum, dass Sie die Bewegung zwischen dem basilaren Teil des Os occipitale und dem Os sphenoidale bei der Inhalation und auch die Gegenbewegung bei der Exhalation spüren. Erst einmal geht es nur um darum, dies zu verinnerlichen. Über die Grundlagen erfahren Sie später mehr.

Etwas innerhalb des Schädels bewegt diesen Mechanismus, der wie eine knöcherne Eierschale ist. Ein knöcherner Eierschalenmechanismus, mit Schaltungen, die der Anpassung an dieses „Etwas" dienen, über das wir noch mehr sprechen werden, intrakranial, wenn wir Schritt für Schritt weiter gehen.

Den folgenden Gedanken möchte ich Ihnen noch mitgeben. Sie wissen etwas über die Zerebrospinale Flüssigkeit, und es gibt Lehrbücher und in Labors durchgeführ-

---

78. Ram of Reason: Still, *Autobiography*, Seite 355-356, 362-363.
79. Über seine Kindheitsgeschichte vom Ausgraben der Kartoffeln siehe Kapitel 26, Philosophie der Osteopathie und ihre Anwendung, Fußnote 114, Seite II-192.

te, relevante wissenschaftliche Versuche. Meine Kenntnis über die Zerebrospinale Flüssigkeit unterscheidet sich jedoch von den Kenntnissen der auf diesem Gebiet offiziell anerkannten Fachleute. Warum? Weil ich mein Wissen durch Versuche an diesem Exemplar *(er deutet auf seinen eigenen Schädel)* erlangt habe. Diese Experimente musste ich an meinem eigenen Schädel, das heißt, an einem lebendigen Exemplar durchführen. Ich konnte ja keinen[80] Arzt als Versuchskaninchen nehmen. Er hätte dann das Wissen besessen, und ich gar keines. Ich musste also mein eigenes Versuchskaninchen sein. Dadurch habe ich etwas über die Zerebrospinale Flüssigkeit gelernt, das sich von den gängigen Texten unterscheidet. Und ich las in den Schriften von Dr. Still zwischen den Zeilen. Ich zitiere hier einige Stellen aus *Philosophy of Osteopathy*. Ich möchte, dass sie mit mir zusammen versuchen, zwischen den Zeilen zu lesen:

„Eine weitere Zeit der Beobachtung kommt auf den Philosophen zu... Sein Geist untersucht den Knochen, das Band, den Muskel, die Faszie, die Kanäle, durch die das Blut, mit den Lymphkanälen und ihrer Fracht, vom Herzen zum lokalen Bestimmungsort fließt... Dieser bekommt viel Blut vom Herzen und bringt viel zurück, doch die erzielten Ergebnisse sind unbefriedigend. Eine weitere Seite wird umgeblättert, und die Frage stellt sich: Warum wurde kein gutes Ergebnis erzielt? Und wo liegt das Geheimnis? *[Seite 38f]*

Wir hören ihn sagen, dass der arterielle Blutfluss am wichtigsten ist, aber wenn wir hier zwischen den Zeilen lesen, begegnet uns noch ein weiterer Gedanke:

Er hat die Eingebung, dass die Zerebrospinale Flüssigkeit das höchste bekannte Element des menschlichen Körpers ist. Falls das Gehirn diese Flüssigkeit nicht reichlich produziert, wird der Körper eingeschränkt bleiben.

Er spricht hier über Zerebrospinale Flüssigkeit– und nicht vom arteriellen Blutfluss. Sie werden mich von Zeit zu Zeit davon sprechen hören, dass der arterielle Blutfluss von übergeordneter Bedeutung ist, dass jedoch die Zerebrospinale Flüssigkeit und ihre Fluktuation das Oberkommando innehat. Dann schreibt Dr. Still weiter:

„Wer in der Lage ist nachzudenken, wird erkennen, dass dieser große Fluss des Lebens angezapft werden muss, und die verdorrenden Felder auf der Stelle gewässert werden müssen, da sonst die Ernte der Gesundheit für immer verloren ist."

Wir folgen daher in diesem Kranialen Konzept dem Gedanken Dr. Stills, indem wir uns bemühen, diesen großen Lebensfluss der Zerebrospinalen Flüssigkeit anzuzapfen. Wir hoffen zudem, dass Sie verstehen werden, wie das Kraniale Konzept zu einem Gedankenbeitrag wurde, der die Aufmerksamkeit auf einen bisher unerforschten Bereich oder eine neue Bahn in der Wissenschaft der Osteopathie lenkt. Ein Gedanke, der keinen Millimeter von der Wissenschaft der Osteopathie abweicht. Bitte verstehen Sie das! Keinen Millimeter. Kein Spezialgebiet an sich... nicht einmal als Therapieform. Wir haben es hier mit einer Wissenschaft zu tun! Darin erkennen wir in aller Bescheidenheit Dr. Stills Überlegung an, dass die Zerebrospinale Flüssigkeit das bedeutendste Element des menschlichen Körpers ist.

---

**80.** Anm. der Übers.: anderen.

## II. Einige Gedanken

Mit diesem Gedanken entlasse ich Sie für heute morgen. Sie werden später noch mehr darüber erfahren, wenn wir Schritt für Schritt weiter gehen. Wir werden dorthin weitergehen, wo Sie eine intrakraniale Vision haben werden, zu der die Fluktuation der Zerebrospinalen Flüssigkeit mit ihrem „höchsten bekannten Element" gehört sowie die Membranen, die das venöse Blut aus dem Gehirn abtransportieren. Membranöse Bahnen, die sich von den venösen Kanälen außerhalb des Schädels unterscheiden. Venöse Bahnen, die etwas benötigen, was sie weiterbewegt.

Wenn diese knöcherne Eierschale sich jener Bewegung nicht anpassen könnte, hätten wir einen Stau des venösen Blutes auf seinem Weg aus dem Gehirn heraus, was später zu einer Pathologie im Gehirn führen kann.

Aber nun bitte zu den Behandlungsbänken und zu den Mobilitätstests. Ich danke Ihnen.

### 25.2. Die Fluktuation der Zerebrospinalen Flüssigkeit und Motilität des Zentralnervensystems

*9. April 1948*

Meine Aufgabe ist es, unabhängig zu denken, wenn ich hier das Kraniale Konzept vorstelle und meine Ideen in Bezug auf Entstehen und Funktion der Zerebrospinalen Flüssigkeit. Mir ist klar, dass ich mich dabei gegen so genannte Autoritäten auflehne, die in einem Jahr möglicherweise schon anders denken werden. Mit anderen Worten, die Zusammenfassung ihres Wissens schließt mit einem: „Wir kommen zu der Überzeugung, dass es kein Ergebnis gibt". Eine ihrer Überlegungen bezieht sich auf einen Austausch zwischen Zerebrospinaler Flüssigkeit und dem arteriellen Blutkreislauf im Plexus choroideus, und es gibt eine ganze Reihe Theorien darüber, was dort passiert.

An der Tafel zu meiner linken Seite sehen Sie eine Zeichnung aus einem Ihnen sicherlich bekannten anatomischen Lehrbuch. Sie wurde von einem Leichenpräparat angefertigt, bei dem die Wände des dritten Ventrikels vertikal stehen und eng aneinander liegen. Dr. Kimberly hat Sie ja bereits auf den dritten Ventrikel und auf das, was mit ihm im Tod passiert, aufmerksam gemacht[81] Das Dach dieses dritten Ventrikels bildet den so genannten Plexus choroideus. Zwischen ihm und dem dritten Ventrikel befindet sich ein Vorhang. Bei Eintritt des Todes findet ein Verkürzungsprozess, eine Bündelung des Plexus choroideus statt, so wie Sie es hier auf dieser Tafel sehen können. Vergleichbares geschieht mit dem Plexus choroideus in den Wänden der Seitenventrikel – nicht in den Ventrikeln selbst – sondern in den Wänden. Kommt der Tod, dann kontrahiert sich die Motilität der Großhirnhemisphären.

Wir finden also auch hier, in den Wänden der Seitenventrikel, jenes verkürzte oder zusammengeballte Erscheinungsbild, das Sie auf dieser anatomischen Abbildung se-

---

[81]. Paul E. Kimberly D. O. (Des Moines Still Kollege of Osteopathy, 1940), war Professor für Anatomie am Des Moines Kollege of Osteopathy. Bereits 1944 sorgte er dafür, dass Dr. Sutherland die Räume des College nutzen konnte, um Vorlesungen zum Thema „Osteopathie im kranialen Feld" zu halten. In diesen Kursen behandelte Dr. Kimberly ausführlich die Anatomie des menschlichen Kopfes.

hen. Gleiches geschieht in den Wänden des vierten Ventrikels – die Kontraktion des Stammhirns und der verkürzte oder zusammengeballte Plexus choroideus, die Pia mater und die sie versorgenden Arterien. Hätte ich mehr Zeit, könnte ich Sie mit auf die Reise einer kleinen Elritze durch die Zerebrospinale Flüssigkeit nehmen, aber leider fehlt dazu heute morgen die Zeit.[82] Ich könnte Ihnen den Weg der Arterie durch die Cisterna interpeduncularis zum Plexus choroideus zeigen, und einen kleinen Strom Zerebrospinaler Flüssigkeit, der zusammen mit dieser Arterie zum Dach des dritten Ventrikels, heraus zu den Wänden des Seitenventrikels und nach außen zu den Wänden des Cerebellum zum vierten Ventrikel fließt. Wenn Sie sich dies vorstellen, sind Sie nicht innerhalb der Ventrikel, sondern an der Außenseite des Gehirns. Es gibt einen Vorhang, der in den Ventrikel hineinhängt, aber der Austausch zwischen Zerebrospinaler Flüssigkeit und Blut findet nicht innerhalb der Ventrikel, sondern an den Wänden, also auf der Außenseite der Ventrikel statt. Das Präparat, das Sie gerade betrachten *[Tafel – Hrsg.]* befindet sich in der Exhalationsphase. Lassen Sie uns nun einen Blick auf einen lebendigen Menschen werfen, um zu sehen, was während der Inhalationsphase geschieht.

Der dritte Ventrikel nimmt eine V-förmige Gestalt an und das Dach des dritten Ventrikels wird weit. Der zusammengeballte Plexus choroideus verteilt sich über diese V-Form – ein mechanisches Arrangement, um einen rhythmischen Balance-Austausch[83] zwischen der Zerebrospinalen Flüssigkeit und dem Blut während der Inhalation und Exhalation zu erreichen: Ausdehnung während der Inhalation, Zusammenballen während der Exhalation, die Fluktuation der Zerebrospinalen Flüssigkeit und jener kleine Flüssigkeitsstrom, welcher dem Verlauf der Arterie folgt, münden in die Wände der Seitenventrikel. Sehen Sie, wie sich in der Inhalationsphase die Motilität der Großhirnhälften ausdehnt und der zusammengeballte Plexus choroideus sich streckt. Das Gleiche geschieht hinten, in den Wänden des vierten Ventrikels. Die Hemisphären – hier die Hemisphären des Cerebellum – expandieren in der Inhalation und kontrahieren in der Exhalation. Im Kranialen Konzept wird dadurch jener Mechanismus veranschaulicht, der den besagten wichtigen rhythmischen Balance-Austausch zwischen Zerebrospinaler Flüssigkeit und Blut ermöglicht.

Sowohl in der Zerebrospinalen Flüssigkeit als auch im arteriellen Strom befinden sich chemische Substanzen. Sie können das in ihren Lehrbüchern nachlesen. Dort steht, was Sie in der Zerebrospinalen Flüssigkeit finden werden. Aber dort steht auch, dass sich etwas in der Zerebrospinalen Flüssigkeit befindet, was sich nicht nachweisen lässt – etwas Unsichtbares. Wir wollen Ihr Augenmerk auf den ATEM DES LEBENS lenken.[84] INTELLIGENZ. Die verschiedenen Autoritäten haben unterschiedliche Vorstellungen über den Ursprung der Zerebrospinalen Flüssigkeit. Sie wissen darüber ebenso viel wie ich – und das ist fast gar nichts. Mir genügt es zu wissen, dass sie irgendwo gebildet wird und sich von Zeit zu Zeit regeneriert. Das muss sein, etwa

---

**82.** Siehe Kapitel 34, „Die Reise der Elritze"

**83.** Anm. d. Übers.: rhythmic balance interchange.

**84.** Zur umfassenden Auseinandersetzung mit Sutherlands Gebrauch des Begriffes ATEM DES LEBENS siehe Kapitel 23, „Vortrag ohne Titel von 1944"; Zitat: „Da bildete GOTT, der HERR, den Menschen, aus Staub vom Erdboden und hauchte in seine Nasenlöcher den ATEM DES LEBENS, so wurde der Mensch eine lebendige Seele." (Gen 2,7).

## II. Einige Gedanken

wie beim Wasser in der Batterie Ihres Autos. Wenn Sie in Dr. Stills Werken zwischen den Zeilen lesen, dann werden Sie sich fragen, was er damit meint, wenn er sagt: *„Das Gehirn ist* GOTTES *Apotheke und trägt in sich alle Medikamente, feuchtende Öle, Opiate, Säuren und Laugen und überhaupt jede Art von Arzneimittel, welche die Weisheit* GOTTES *für menschliches Glück und die Gesundheit als nötig erachtet hat."*[85] Er bezieht sich immer wieder auf seinen SCHÖPFER. Er spricht von den Wassern des Gehirns – dem höchsten bekannten Element – und dann erzählt er davon, dass das Lymphsystem mehr von diesen Wassern trinkt als sämtliche Eingeweide zusammen.[86]

Wir haben darüber gesprochen, wie wir für Bewegung testen. Bewegung, bezogen auf die sphenobasilare „Synchondrose". Nun werde ich etwas über die Gehirnmotilität sagen. Die Motilität, nicht die Mobilität, der nach außen schwingenden Großhirnhemisphären, welche in der Inhalationsphase expandieren; und dabei weiten sich die Seitenventrikel.

Wenn Sie sich diese Zeichnung von einem Ventrikelmodell betrachten, so können wir das hier als die Schwingen eines Vogels bezeichnen. Setzen sie eine Großhirnhemisphäre auf diese Ala und die zweite auf die andere. Stellen Sie sich nun vor, dass in der Motilität diese Alae in einer expansiven Bewegung wie die Flügel eines Vogels nach hinten gehen. Aber wo setzen diese Alae an? Hier oben *[er deutet auf die Tafel – Hrsg.]*, im vorderen, oberen Bereich des dritten Ventrikels. Stellen Sie sich vor, wie beim Ausbreiten[87] das Dach des dritten Ventrikels weit wird und der Ventrikel dabei diese V-förmige Gestalt annimmt. Es gibt im dritten Ventrikel einen Boden, und von diesem Boden erstreckt sich ein Stängel mit einer hohlen Röhre nach unten; dort finden wir den kleinen Körper der Hypophyse, mit einem Lobus anterior und einem Lobus posterior. Fachleute berichten Ihnen, dass vom Bereich des Hypothalamus im Boden etwa 40.000 Nervenfasern entlang dieses Infundibulums zur Hypophyse verlaufen. Steigt der Boden nach oben, folgt das Infundibulum dieser Bewegung.

Was passiert mit der Hypophyse, die mithilfe eines straffen Bandes, bestehend aus duraler Membran, in der Sella turcica des Os sphenoidale fest verankert ist? Sie muss entweder wie bei einer Dissektion abgerissen werden oder sie wird die Sella turcica des Os sphenoidale anheben und das Os sphenoidale in eine Art „Sturzflug" neigen. Und genau das passiert, wenn das Os sphenoidale in der Inhalationsphase in Flexion zirkumrotiert. Demnach verfügt die kleine Hypophyse über eine eigene Motilität und sogar über eine Mobilität, welche einen Ritt ermöglicht. Das Reiten auf einem Sattel, das Reiten auf der Sella turcica – Bewegung und Motilität – sind essenziell für die Sekretion. Die kleine Hypophyse ist der Leithammel des endokrinen Systems. Und

---

85. Still, *Autobiography*, Seite 182. Beachten Sie, dass Dr. Still in der überarbeiteten Ausgabe von 1908 das Wort „Gehirn" in „Körper" änderte; vgl. Das Original in der Ausgabe von 1897, Seite 219.

86. „Die Eingebung trifft ihn, dass die Zerebrospinale Flüssigkeit das höchste bekannte Element des menschlichen Körpers ist, und solange das Gehirn diese Flüssigkeit nicht reichlich produziert, wird der Körper eingeschränkt bleiben." (Seite 39). Das Lymphsystem verbraucht mehr jener ausgezeichneten Flüssigkeit des Gehirns, als sämtliche Eingeweide zusammen. (Seite 104); „Das Lymphsystem ist eng und umfassend mit der Wirbelsäule und allen anderen Nerven verknüpft, den langen und kurzen, als Ganzes oder getrennt; und alle trinken sie vom Wasser des Gehirns." (Seite 105). Aus Stills *Philosophy*.

87. Anm. der Übers.: der Alae.

als Leithammel kann sie nicht faulenzen, sondern muss aktiv sein und sowohl über Motilität als auch Mobilität verfügen. Im Sattel reitend, hat sie gleichzeitig ein motilitätsartiges Pulsieren, Expansion und Kontraktion. Was passiert nun während der Exhalationsphase? Die zusammengeballte Erscheinung hier *[das Dach des dritten Ventrikels – Hrsg.]* und der Boden des dritten Ventrikels sowie das Infundibulum sinken nach unten. Wenn wir nun eine Bewegungseinschränkung des Os sphenoidale und seines Sattels haben, was geschieht wohl?

Eine Störung der normalen Sekretionsfunktion der Hypophyse wäre die Folge, eine Einschränkung des mechanischen Mechanismus im Dach[88]– eine Störung jenes so wichtigen, rhythmischen und ausbalancierten Austausches zwischen Zerebrospinaler Flüssigkeit und Blut. Wenn Sie also ein kranialer Behandler werden, dann werden Sie auch zum Apotheker, da Sie die Mobilität des Os sphenoidale wiederherstellen und damit die Aktivität des Leithammels im endokrinen System. Sie stellen in GOTTES Apotheke die Medikamente zusammen. Sie stellen das Rezept aus. Denken Sie daran, dass sich die Zerebrospinale Flüssigkeit in den Seitenventrikeln, im dritten Ventrikel, im Aquaeductus cerebri bzw. im Aquaeductus sylvii sowie im vierten Ventrikel befindet. Vom vierten Ventrikel aus bewegt sich ein gleichmäßiger Flüssigkeitsstrom durch die Türen, die zu dem großen Flüssigkeitskörper führen, der Gehirn und Rückenmark umgibt – wie wichtig ist doch diese Fluktuation der Zerebrospinalen Flüssigkeit! Etwas, das Nahrung mit sich führt, etwas Unsichtbares, mit dem sie beispielsweise die Nervenzellen des Hypothalamus versorgt, dem eine Transmutation entlang jener Nervenfasern hin zu der kleinen Hypophyse folgt. Bitte denken Sie darüber nach! Das Kraniale Konzept geht weiter und tiefer als das bloße Wissen über diesen leblosen Knochen, über die Präparate, die Sie in einem Labor finden.

Dr. Kimberly sprach von den Membranen, der Falx cerebri und dem Tentorium cerebelli. Sie bilden, wie wir wissen, die venösen Hauptbahnen, die das Blut aus dem Gehirn abtransportieren. Deswegen habe ich in meinen frühen Veröffentlichungen, besonders in einem Artikel im *The Western Osteopath*, den Titel „membranös-gelenkige Strains" gewählt. Warum? Weil es um die Mobilitäts- oder die Bewegungseinschränkung jener Hauptwand aus Membranen geht, welche das venöse Blut vom Gehirn abtransportiert. Eine membranöse Wand, welche so etwas wie eine knöcherne Schale besitzen muss, die es dem Blut erlaubt, in der Inhalationsphase und der Exhalationsphase weiter zu fließen – die Sutura sagittalis. Sie werden im konkaven Inneren der Pars mastoidea des Os temporale keine Sutura finden, die das Blut vorwärts bewegt. Folgen Sie jedoch dem Sinus lateralis, werden Sie feststellen, dass er den posterioren inferioren Winkel des Os parietale überquert – jenen Bereich, von dem Sie bereits wissen, dass er auf seiner inferioren Gelenkfläche Einkerbungen besitzt, welche es ihm ermöglichen, sich bei der Inhalation nach außen, und bei der Exhalation nach innen zu bewegen. Hier also, in der Bewegung dieses posterioren inferioren Winkels des Os parietale, haben wir also Etwas, was das venöse Blut wei-

---

88. Anm. der Übers.: des dritten Ventrikels

## II. Einige Gedanken

tertransportiert.

Sie wissen, dass die Pars petrosa des Os temporale nach innen und nach außen rotiert. Es gibt noch weitere venöse Bahnen, den Sinus petrosus superior und den Sinus petrosus inferior. Ohne Bewegung in diesen membranösen Bahnen gäbe es einen Widerstand in den venösen Kanälen und einen Rückstau im Sinus cavernosus. Und wo befindet sich der Sinus cavernosus? Er verläuft an der Seite des Corpus sphenoidalis, lateral zu der kleinen Hypophyse mit einem Zerebrospinalen Flüssigkeitskörper darüber. Und das Infundibulum, welches durch diesen Flüssigkeitskörper hindurch nach unten passiert. Der Sinus cavernosus hat membranöse Wände. Gäbe es während der Inhalation und der Exhalation keine Bewegung im Os sphenoidale, käme es zu einer Stasis des venösen Blutes bis in die Sinus petrosus superiores und inferiores. Beachten Sie, dass die A. carotis interna durch jenen Sinus (cavernosus) verläuft, in entgegengesetzter Richtung, geschützt, und mit den gleichen arteriellen Wänden wie außerhalb[89] Die venösen Hauptbahnen sind membranös. Es gibt jedoch kleine Hirnvenen mit den gleichen venösen Wänden wie außerhalb des Schädels, die sich in diese venöse Hauptbahn entleeren. Aber wenn Sie ein lebloses Präparat betrachten, da entleeren sie sich in entgegengesetzter Richtung. Während der Inhalation dreht sich die Mündung, und entleert sich in die venöse Hauptbahn, so wie das T-Stück eines Installateurs. Membranöse Strains der Gelenke – es sind die membranösen Restriktionen in den venösen Hauptbahnen, die zu einer Pathologie im Gehirn führen.

Ich habe Ihnen davon berichtet, wie man die Fluktuation der Zerebrospinalen Flüssigkeit starten kann, indem man die Partes petrosa in Außenrotation bringt; und in diesem Fall ist es das Tentorium, welches die Fluktuation der Zerebrospinalen Flüssigkeit bewirkt. Eine Bewegungseinschränkung dieser Membran führt zu einer Einschränkung der normalen Fluktuation der Zerebrospinalen Flüssigkeit. Daher müssen wir nicht nur die venösen Bahnen berücksichtigen, wenn wir über eine Einschränkung nachdenken, die zu einer Pathologie im Gehirn führt, sondern auch die Einschränkung der normalen Nährstoffzufuhr der Nervenzellen durch die Zerebrospinale Flüssigkeit und die Transmutation entlang der Nervenbahn zu ihrem Ziel.

Dieses Bild wird immer vielschichtiger, je tiefer Sie sich hineingraben. Ich kratze hier nur an der Oberfläche. Ich könnte den ganzen Tag über dieses Thema sprechen. Aber ich werde Ihnen nur soviel darüber erzählen, dass Sie „anbeißen".

Wenn Sie sich später einer Studiengruppe anschließen, können Sie immer tiefer und tiefer graben. Im Laufe dieses Tages werden Sie etwas über die Kompression des Bulbus erfahren. Glauben Sie jetzt bitte nicht, dass Sie einen Bulbus zusammendrücken sollen. Dieser Begriff wurde geprägt, weil zur Illustration der Bewegung des vierten Ventrikels in der Inhalations- und Exhalationsphase ein kleiner zusammendrückbarer Gummiballon verwendet wurde.[90] Dieser zieht sich in der Exhalation zusammen, und weitet sich bei der Inhalation. Und warum verwenden

---

**89.** Anm. der Übers.: des Schädels

**90.** Anm. der Übers.: Der knollenförmige Gummiballon eines Blutdruckmessgerätes heißt im Englischen „bulb", also Bulbus.

wir das beim vierten Ventrikel? Weil sich alle physiologischen Zentren, inklusive des Atemzentrums, im Boden des vierten Ventrikels befinden. Mit anderen Worten: Mit der „Kompression des Bulbus" meine ich die Kompression der normalen Funktion des vierten Ventrikels. Dies wird manuell erreicht, indem man den äußeren Rand der Squama[91] im unteren Bereich komprimiert. Dies ist der einzige Bereich, wo Sie die Squama occipitalis komprimieren können. Er befindet sich unterhalb des Ansatzes des Tentorium cerebelli, welches sich wiederum oberhalb des Cerebellum befindet. Mit dieser Methode lernen Sie, die Fluktuation der Zerebrospinalen Flüssigkeit herunter zu bringen in einen kurzen Leerlauf in ihrer Fluktuation.

Wenn ich ein Glas mit Wasser auf diesen Tisch stelle, und dann am Tisch rüttle, wird das Wasser aus dem Glas spritzen. Lege ich aber meine Hand sanft auf den Tisch und induziere eine Vibration, kein Rütteln, dann vibriert auch das Wasser, bis ins Zentrum.[92] Genau das ist es, was wir versuchen zu tun, wenn es heißt : „den Bulbus komprimieren". Es bedeutet, die Fluktuation der Zerebrospinalen Flüssigkeit herunter zu einem Punkt des Leerlaufes zu bringen – zu einer kurzen Leerlauf-Punkt-Zeitspanne. Die Zerebrospinale Flüssigkeit ist wie dieses Glas Wasser. Wenn Sie an diesen Punkt des Leerlaufes kommen, werden Sie eine unmittelbare Veränderung wahrnehmen – ein Nachgeben unter Ihren Fingern, wie Wasser unter dünnem Eis. Nicht nur in den Händen oder Extremitäten, sondern in allen Organen, dem Bindegewebe und dem Fasziensystem. Es findet ein Austausch zwischen sämtlichen Körperflüssigkeiten statt. Und ich meine wirklich *sämtliche* Körperflüssigkeiten.

Denken Sie nun daran, was ich zuvor gesagt habe: Alle physiologischen Zentren befinden sich im Boden des vierten Ventrikels.

Das endokrine System wird reguliert, um die direkten Bedürfnisse des Körpers zu erfüllen und um den Austausch zwischen dem „Leithammel" und dem endokrinem System zu gewährleisten.

Der Zerebrospinale Flüssigkeit regelt den Metabolismus, einen Großteil der unwillkürlichen Abläufe und den autoprotektiven Mechanismus des Systems.

Sie haben bereits von Dr. Howard Lippincott gehört, dass sekundäre osteopathische Dysfunktionen unter dem Einfluss einer Bulbuskompression weniger offensichtlich sind.[93] Daher ist diese Technik für das Aufspüren von primären spinalen Dysfunktionen so wichtig. Wissen Sie etwas über das Schmieröl, welches ein Mechaniker bei einer rostigen Kette verwendet? Er reißt keine Schrauben ab, sondern appliziert etwas Schmieröl. Im gesamten Wirbelsäulenbereich haben Sie nun eine Veränderung im Gewebe dieser Wirbelsäulenknochen. Sie haben dann dieselbe Zerebrospinale Flüssigkeit, welche Nährstoffe zu den unterschiedlichen Zellen transportiert, von der Wirbelsäule ausgehend. Ich erinnere mich an einen Gastredner, der mit mir studiert hatte, und bei der Jahresversammlung des Minnesota State Program

---

**91.** Anm. der Übers.: occipitalis.

**92.** Damit ist die Übertragung einer Vibration auf ein Glas Wasser beschrieben, auf die sich Dr. Sutherland oft bezieht.

**93.** Howard A. Lippincott D. O. (1893 – 1963: American School of Osteopathy, 1916), gehörte Dr. Sutherlands Lehrerkollegium an. Er folgte Dr. Sutherland als Präsident der Sutherland Cranial Teaching Foundation, schrieb einige Publikationen über Osteopathie im kranialen Bereich und leitete zusammen mit seiner Frau Rebecca in seiner Heimat Moorestown, New Jersey, eine aktive Studiengruppe.

## II. Einige Gedanken

auftrat. Was tat er? Er rief einige Ärzte auf die Bühne und ließ sie einen Probanden untersuchen, also das zervikale und das spinale Gewebe etc. palpieren. Dann sagte er ihnen: „Ich werde den Bulbus komprimieren." Nachdem er dies getan hatte, rief er dieselben Leute erneut auf. Sie konnten ihrem Tastsinn kaum trauen. Entlang der gesamten Wirbelsäule und dem zervikalen Gewebe konnten sie eine Entspannung fühlen.

Was gehört zum Kranialen Konzept? Dr. Kimberly hat heute Morgen bereits mit dem Gehirn begonnen.

Ich werde hier nun weiter gehen und die Zerebrospinale Flüssigkeit und ihre Fluktuation, die Motilität der Groß- und Cerebellumhemisphären sowie die Motilität des dritten Ventrikels und des Aquaeductus cerebri genau betrachten. Rufen Sie sich ins Gedächtnis, dass der Aquaeductus sylvii in der Inhalationsphase expandiert und in der Exhalationsphase kontrahiert, dass die Tractus corticospinales die Wände des Aquaeductus sylvii bilden, und dass der dritte Ventrikel dehnbar ist usw. Daher sprechen wir von der Motilität des Gehirns – des gesamten Gehirns, inklusive Truncus cerebri – und des Rückenmarks sowie von der Fluktuation der Zerebrospinalen Flüssigkeit um all diese Gewebe herum und innerhalb.

Diese Tide, wie wir sie nennen, dieser konstante Flüssigkeitskörper.

Dann haben wir die intrakranialen Membranen, die wir auch als Reziproke Spannungsmembranen bezeichnen. Verbinden wir zwei Stangen mit einem Draht, dann könnten wir diesen Draht reziproken Spannungsdraht nennen. Ziehen wir eine Stange in eine Richtung, dann folgt die andere und umgekehrt. Das ist ein reziproker Spannungsdraht. Nun haben wir hier die Falx cerebri und das Tentorium cerebrelli, die wir eine Reziproke Spannungsmembran zwischen Gelenkpolen der Befestigung nennen. Wenn sich das Os sphenoidale in eine Richtung und das Os occipitale in die andere bewegt, während die Patres petrosae nach außen und nach innen rotieren, sprechen wir von einer gestrafften Reziproken Spannungsmembran. Dr. Kimberly hat ihnen gezeigt, wie sie an den oberen Halswirbeln – nicht an allen oberen Halswirbeln – befestigt ist und dass die durale Membran, wie bereits von einigen Anatomieexperten beschrieben, dann ähnlich einer hohlen Röhre herabhängt. Das bedeutet, sie hängt ohne irgendeine knöcherne Verbindung bis hinunter zum Sakrum.[94] Wir gehen daher bei unserer Betrachtung von einer Reziproken Spannungsmembran aus, die vom kranialen hinunter bis zum sakralen Mechanismus reicht.

Und wir stellen fest, dass zu diesem Mechanismus auch die Gelenkmobilität – nicht Gelenkmotilität – der Schädelknochen und des Sakrum zwischen den Ilia gehört. Prägen Sie sich das ein! Wir sprechen hier nicht von der Mobilität der Ilia bezogen auf das Sakrum – dabei handelt es sich um haltungsbedingte Mobilität.

---

94. Anatomische Studien, durchgeführt zu einem späteren Zeitpunkt, haben gezeigt, dass die Dura mater im Lumbalbereich am Canalis vertebralis befestigt ist. Die anterioren Ansätze sind kurz und kräftig, während die posterioren schwächer und länger sind. Die anterioren und anterolateralen, aus Bindegewebe bestehenden Bänder sind am Lig. longitudinale posterius befestigt. Die Bänder sind in Höhe L5-S1 am stärksten und im oberen Lumbalbereich weniger stark. Die duralen Nervenwurzelscheiden sind anterior ebenfalls am Lig. longitudinale posterius und seitlich am Periost des unteren Pedikels befestigt. Zitat Parkin und Harrison, „The topographical anatomy of the Lumbar Epidural Space," *Journal of Anatomy* 141 (1985): 211-217, und Spencer, Irwin und Miller, „Anatomy and Significance of Fixation of the Lumbosacral Nerve Roots in Sciatica," *Spine* 8, Nr. 6 (1983): 672-679.

Zwischen Sakrum und Ilium gibt es keinerlei Muskeln als Antriebsvermittler der Gelenkmobilität.

Haben Sie sich jemals die Zeit genommen, darüber nachzudenken? Es existieren keine Muskelverbindungen zwischen Sakrum und Ilium. Wir finden dort ligamentäres Gewebe. Zwischen Sakrum und Femur gibt es Muskelverbindungen. Aber keine zwischen Sakrum und Ilium, die als Vermittler der Gelenkmobilität dienen könnten. Die Bewegung des Sakrum zwischen den Ilia ist eine unwillkürlichen Mobilität, die in Verbindung mit der Mobilität des kranialen Mechanismus auftritt. Auch für den Antrieb des kranialen Gelenkmechanismus gibt es keine muskulären Vermittler. Es handelt sich um unwillkürliche Mobilität. Bei Erwachsenen bilden sich Verzahnungen für eine Anpassung an diesen intrakranialen Mechanismus. Das ist eigentlich alles. Wir haben also diese Verzahnung, nämlich das Sakrum zwischen den Ilia, die in Verbindung mit den Verzahnungen der knöchernen Schädelhülle arbeitet. Sind Sie müde? Es ist genug für heute.

### 25.3. Techniken zur Anregung und zur Hemmung der Fluktuation der Zerebrospinalen Flüssigkeit

*10. April 1948*

Die Anwendung der kranialen Behandlungsweise sowohl bei der Diagnose als auch in der Behandlung wurde von mir in Anlehnung an Dr. Stills Handgelenk-Technik entwickelt, wobei wir lediglich den M. flexor digitorum profundus und den M. flexor pollicis longus benutzen. Sie wissen ja, wo sich diese Flexoren befinden. Wir verwenden keine Kraft aus der Schulter! Stattdessen nutzen wir diese Muskeln. So sind Sie in der Lage, Ihre plumpe spinale Technik für den zarten Mechanismus der kranialen Strukturen zu dämpfen. Nutzen Sie Ihre fühlenden-sehenden-klugen-wissenden Finger sowohl bei der Diagnostik als auch bei der Behandlung.

Ich habe Ihnen vorhin die Geschichte des Mannes erzählt, der am Eriesee gerettet wurde, und bei dem ich die Partes petrosae seiner Ossa temporalia in Außenrotation brachte. Und ich habe deutlich gemacht, dass die Bewegung des Tentoriums Auslöser war für die Fluktuation der Zerebrospinalen Flüssigkeit.[95]

Dies geschah mittels eines Kontaktes an den Ossa temporalia, wobei die Mm. flexor digitorum profundi als Initialkraft verwendet wurden, um diese Pars petrosa in Außenrotation zu bringen. Anders ausgedrückt, ich „kurbelte das Auto an" und startete so die Fluktuation der Zerebrospinalen Flüssigkeit.

Heute möchte ich ihre Aufmerksamkeit auf etwas lenken, das ich als Anregen der Fluktuation der Zerebrospinalen Flüssigkeit bezeichne. Genau das habe ich damals bei dem Mann am Seeufer durch eine bilaterale, gleichgerichtete Bewegung der

---

[95]. Vgl. Kapitel 23, „Vortrag ohne Titel von 1944" und Sutherland, *Die Schädelsphäre*, Seite III-30.

## II. Einige Gedanken

Partes petrosae der Ossa temporalia gemacht. Heute werden wir bei dieser Technik die Bewegung abwechselnd durchführen – eine Pars petrosa in Außenrotation, und zur gleichen Zeit die andere in Innenrotation „werfen" – und umgekehrt. Erst die eine, dann die andere Seite; als eine Einheit, in der sich der gesamte Mechanismus in Eintracht bewegt, und in welcher dasselbe Tentorium die Zerebrospinale Flüssigkeit zum Fluktuieren bringt.

An der Tafel werden Sie den Begriff „anregende Anwendung" bemerken. Damit ist eine Aktivierung oder Anregung der Fluktuation der Zerebrospinalen Flüssigkeit gemeint. Visualisieren Sie nun das Tentorium, wie es die Fluktuation der Zerebrospinalen Flüssigkeit anregt, und wie dieser Mechanismus als Einheit operiert. Nun das Os sphenoidale, zuerst auf der einen Seite – sehen Sie dort die Torsionsaktivität? Die normale Torsionsaktivität, welche ich demonstriert habe. Dies ist eine anregende Anwendung, zur Aktivierung der Fluktuation der Zerebrospinalen Flüssigkeit. Sie drehen nun kaum, mit demselben Kontakt am Os temporale – es handelt sich dabei lediglich um einen leichten Kontakt, so wie ein leichter Pulsschlag des Mittelfingers – einen davon in die eine und den anderen in die Gegenrichtung. Ihre Berührung der Ossa temporalia ist wie ein sanfter Pulsschlag, wenn Sie die Partes petrosae bewegen, wobei sie eine in die Richtung der Innenrotation und die andere in Außenrotation drehen – und umgekehrt. Bei der Anwendung Ihrer Bewegungskraft handelt es sich hier um eine sehr kurze, kaum wahrnehmbare Bewegung. Und wie nennen wir das? Wir nennen es „palliative Anwendung, um eine Hemmung der Fluktuation der Zerebrospinalen Flüssigkeit zu initiieren."

Gestern wurde Ihnen die Kompression des vierten Ventrikels bzw. die so genannte „Kompression des Bulbus"[96] gezeigt. Was haben Sie dabei getan?

Sie haben die Fluktuation der Zerebrospinalen Flüssigkeit bis zu jenem Punkt verlangsamt, den wir auch bei der palliativen Anwendung zur Hemmung erreichen. Wir bringen die Fluktuation zu jenem erwünschten Punkt hinunter, zu jener kurzen rhythmischen Zeitspanne der Zerebrospinalen Flüssigkeitsfluktuation innerhalb des Schädels, um das Gehirn herum, innerhalb des Gehirns, um das Rückenmark herum und innerhalb des Rückenmarks. Ich bitte Sie, sich noch einmal die Bewegung dieses Zerebrospinalen Flüssigkeitskörpers in seiner Fluktuation so vorzustellen, wie bei meinem Vergleich mit einem Glas Wasser, welches sich durch eine übertragene Vibration um ein Zentrum herum aufwirft. Ganz im Gegensatz zu einem Rütteln am Tisch, durch welches das Wasser überschwappt. Das wollen wir durch die „Kompression des Bulbus" und bei der palliativen Anwendung der Technik erreichen, die ich mit dem Pulsschlag verglichen habe, und bei der Sie die Fluktuation an einen zentralen Punkt in der Vibration heranführen; dort wo der Motor sich im Leerlauf befindet und dieser Austausch zwischen allen Körperflüssigkeiten stattfindet.[97]

Ich werde Dr. Kimberly wegen eines Ausdrucks ins Gebet nehmen, den er heute Morgen verwendete, als er von einem „Entlangfließen" entlang der Nervenfasern sprach. Es handelt sich dabei nicht so sehr um einen Fluss, sondern vielmehr um

---

**96.** Die Technik „Kompression des vierten Ventrikels" wurde ursprünglich als „Kompression des Bulbus" bezeichnet.

**97.** Vgl. „Kurse über Kraniale Osteopathie: Des Moines," Kurs 2, „Zerebrospinale Flüssigkeitsfluktuation und Motilität des Zentralen Nervensystems."

eine Veränderung, eine Transmutation innerhalb dieser Flüssigkeit – etwas, das von jenem Beben ausgeht – ein unsichtbares Etwas, welches man als Nervenkraft bezeichnen könnte, und das bis dahin gelangt, wo die Enden[98] mit den Lymphbahnen ihren Aufenthalt haben. Es gibt eine Veränderung der Bestandteile oder Elemente durch eine Transmutation. Das ist etwas ganz Anderes als eine Übermittlung oder ein Entlangfließen. Eine Transmutation, eine Verwandlung in der Flüssigkeit, verändert eine Infektion, die sich in den Lymphknoten, wie wir sie nennen, angestaut hat; und dieselbe Transmutation verändert diese Infektion, bevor sie die Cisterna chyli und die venösen Blutbahnen erreicht. Es gibt „Etwas" in der Zerebrospinalen Flüssigkeit – viele der so genannten Fachleute sprechen davon – aber sie wissen nicht, was es ist. Dr. Still, in seiner Vision, bezeichnete es als das „höchste bekannte Element des menschlichen Körpers".

Nun möchte ich, dass Sie sehen, wie in dieser Transmutation dieses höchste bekannte Element des menschlichen Körpers von der Nervenzelle, die Fasern entlang, zu deren Enden hingelangt. Es gibt eine Transmutation – etwas wird verändert und befördert dabei dieses höchste bekannte Element.

Sie werden dann vielleicht etwas besser verstehen, was Dr. Still meinte, als er davon sprach, dass die Lymphbahnen mehr von den „Wassern des Gehirnes" verbrauchen als sämtliche Eingeweide zusammen.[99] Jetzt denken wir zwischen den Zeilen von Dr. Stills Philosophie, wo er dies in materiellen Kategorien erklärte. Versetzen Sie sich beim Lesen von *The Philosophy of Osteopathy* und *Research and Practise* in seine Gedankengänge, um seinen Standpunkt und seine Vision zu verstehen.

Dort erwähnt er, dass *sämtliche* Nerven „von den Wassern des Gehirns trinken". Stellen Sie sich diese Transmutation des höchsten bekannten Elements vor – und nicht das Entlangfließen Zerebrospinaler Flüssigkeit, den ganzen Weg hin zu den venösen Bahnen. Eine Transmutation und eine Veränderung innerhalb der Zerebrospinalen Flüssigkeit während dieser Umwandlung.

Wir machen jetzt eine Pause, damit Sie diesen Gedanken verinnerlichen können. Ich möchte die Fluktuation der Zerebrospinalen Flüssigkeit als fundamentales Prinzip des Kranialen Konzepts besonders hervorheben. Der „Saft des Baumes" – etwas, das den ATEM DES LEBENS enthält – nicht den Atem der Luft.[100] Etwas Unsichtbares, was von Dr. Still als das höchste bekannte Element bezeichnet wurde, und das sich von Zeit zu Zeit wieder auffüllt. Glauben Sie, wir werden herausfinden, woher es kommt? Wahrscheinlich nicht. Aber es existiert. Das ist alles, was wir wissen müssen.

Kommende Woche werde ich Ihnen erklären, wie Sie die Tide der Zerebrospinalen Flüssigkeit in eine andere Richtung lenken und wie Sie dies in Diagnose und Behandlung verwenden können. Ich möchte, dass Sie das zugrunde liegende Prinzip verstehen. Mein Wunsch ist auch, dass Sie Ihre Art der Behandlung vereinfachen, und von jedem äußeren Krafteinsatz Abstand nehmen. Aber genug für heute. Vielen Dank.

---

98. Anm. der Übers.: der Nervenbahnen
99. Zur genaueren Erläuterungen, s. Fußnote 9 in diesem Beitrag. Still, *Philosophy*, Seiten 39, 104, 105.
100. Eine genauere Beschreibung, wie Dr. Sutherland den Ausdruck „ATEM DES LEBENS" gebrauchte, vgl. Kapitel 23, „Vortrag ohne Titel, von 1944." Zitat: „Da bildete GOTT, der HERR, den Menschen, aus Staub vom Erdboden und hauchte in seine Nasenlöcher den ATEM DES LEBENS, so wurde der Mensch eine lebendige Seele." (Gen 2,7).

## 25.4. Diagnose und Behandlung, unter Verwendung der Tide

*12. April 1948*

Es geht wieder um das gleiche Thema, die Fluktuation der Zerebrospinalen Flüssigkeit. Sie haben gelernt, besagte Fluktuation durch die „Kompression des Bulbus"[101] zu kontrollieren. Ebenso wurden Ihnen die anregende und die hemmende Technik beigebracht, welche ich – um die Sanftheit dabei zu betonen – als „Samtpfötchen"- bzw. „Katzenpfoten"-Technik bezeichne.[102] Heute Morgen möchte ich Ihnen zeigen, wie Sie dieses Lenken der Tide oder die Potency in der Zerebrospinalen Flüssigkeit bei der Diagnose verwenden können.

Ein Kollege unter uns hat eine Fraktur der Squama occipitalis auf der linken Seite. Wenn Sie mit Ihren Fingern einen leichten Druck auf die *linke* Seite des Os frontale ausüben, um die Flüssigkeit zur *rechten* Sutura lambdoidea zu lenken, könnten Sie in diesem Falle eine äußerst freie Bewegung an der *rechten* okzipitomastoidalen Gelenkverbindung feststellen. Wenn Sie aber nun die Flüssigkeit von der *rechten* Frontalseite hin zum linken okzipitomastoidalen Bereich dirigieren, könnten Sie hier hinten in der Fläche der linken okzipitomastoidalen Gelenkverbindung eine Einschränkung vorfinden, seitlich, genauer gesagt an der Bruchstelle der Squama occipitalis. Dies ist ein diagnostisches Merkmal. Es weist Sie auf die Bewegungseinschränkung in der okzipitomastoidalen Gelenkverbindung hin, und zeigt Ihnen eine Bewegungseinschränkung des Os temporale. Es ist nicht notwendig, diesen Befund mittels eines Tests der physiologischen Bewegung nachzuprüfen, um zu erkennen, dass es hier eine Fixierung des Os temporale gibt. Indem Sie die Tide vom rechten Os frontale diagonal nach hinten lenken, sehen Sie, dass es hier nicht das Öffnen an der gelenkigen Verbindung gibt, welches Sie auf der rechten Seite, wo eine freie Beweglichkeit existiert, erhalten, wenn Sie am linken Os frontale diagonal nach hinten pressen.

Sie können andererseits auch die Bewegung der Ala major des Os sphenoidale und des Os frontale testen, indem Sie Ihre Tide von diesem Gebiet aus diagonal nach vorne zum linken Frontalbereich lenken, und dabei überprüfen, ob sich diese Tide dort hinüber bewegt hat und ob Sie eine Bewegung des linken Ala major des Os sphenoidale gespürt haben oder die Bewegung des Os frontale in der Exhalation und Inhalation. Finden Sie eine Einschränkung, dann wissen Sie, dass es unterhalb davon irgendeine Fixierung gibt, entweder im linken Ala major des Os sphenoidale, oder im linken Os frontale. Es könnte z. B. eine frontosphenoidale Dysfunktion sein: Eine traumatische Dysfunktion, bei welcher das Os frontale auf dieser Seite nach posterior auf die Ala major des Os sphenoidale gedrückt wurde; oder der umgekehrte Fall, wo das Os fron-

---

101. Die Technik „Kompression des Bulbus" wurde später in „Kompression des vierten Ventrikel" umbenannt.
102. Dr. Sutherland benutzte diese Begriffe auch, um „verschiedene Auslenkungsgrade bzw. unterschiedliche Frequenzen beim Drehen der Partes petrosae der Ossa temporalia bei der Kontrolle der Zerebrospinalen Flüssigkeitsfluktuation" auszudrücken. Vgl. Sutherland, *Unterweisungen*, Seite I-153f.

tale nach anterior auf den Alae majores des Os sphenoidale durch einen Schlag hier oben *[zeigt auf den Vertex – Hrsg.]* getrieben wurde. Wenn Sie beim Lenken der Tide solch eine Restriktion in der Bewegung des Knochens dort drüben spüren, ist dies ein positiver Befund, Sie müssen daher keinen weiteren Bewegungstest durchführen. Das Lenken der Tide an sich ist schon ein Bewegungstest.

Ich möchte Sie noch einmal an das Wasserglas erinnern, und daran, wie ein Rütteln am Tisch das Wasser im Glas verschüttet. Wenn wir dagegen aus der Schulter heraus eine Vibration(auf den Tisch, Anm. der Übersetzung) übertragen, bringt dies das Wasser dazu, um das Zentrum herum zu vibrieren.[103] Nun legen wir einen Deckel auf das Wasserglas, und anstatt dieses Beben zur Oberkante des Glases hin zu sehen, möchte ich nun, dass Sie sehen, wie die gesamte Tide an einen Punkt kommt, denn wir ‚Balance' nennen, so wie die Balance zwischen zwei ausgeglichenen Waagschalen. An diesem Punkt ist der Mechanismus im Leerlauf, er ebbt nicht ab und flutet nicht herein, er ist genau am Neutralpunkt. Deshalb nennen wir dies einen „rhythmischen Balance-Austausch".[104] Eine Zeitspanne, in der sich sämtliche Körperflüssigkeiten miteinander austauschen.

Noch einmal zurück zum Wasserglas! Dieses Mal wollen wir es als Glas aus flexiblen Plastik betrachten. Ich lege meinen Finger an dieses weiche Plastikglas und ich bemerke, dass das Wasser zur entgegengesetzten Seite fluktuiert. Ich lenke die Tide also in diesem Wasserglas. Ich kann zum Beispiel hier am Boden des flexiblen Behälters Druck ausüben und sie in den oberen Bereich hin lenken. Oder ich dirigiere sie von oben nach unten.

Dies ist eine unkomplizierte Darstellung dessen, was ich mit dem „Lenken der Potency der Zerebrospinalen Flüssigkeit" meine. Dabei lenken wir nicht bloß eine Potency, sondern eine Potency voller Intelligenz – einen Flüssigkeitskörper mit dem ATEM DES LEBENS, mit „etwas" Unsichtbarem darinnen, nicht bloß die Potency, sondern auch eine INTELLIGENZ, mit einem großen „I" am Anfang des Wortes[105] In dieser Potency der Fluktuation haben Sie eine intrakraniale und intraspinale Kraft, die sich nie irrt, und dabei eine Tendenz zum Normalzustand hin hat, welche als Triebkraft für die Reduktion von Dysfunktionen wirkt. Jetzt haben wir bei dieser von mir erwähnten Fraktur der Squama eine Diagnose durchgeführt. Bei der Korrektur benutzen wir dieselbe gerichtete Kraft, vom rechten Frontalbereich quer hinüber zu diesem Punkt, und auch wenn Sie nichts anderes täten, würde die Tide mit der Zeit die Dysfunktionen korrigieren. Sie können jedoch außerdem Folgendes machen: Nehmen Sie dieses Os temporale und das Os occipitale, und während Sie sich eine Bewegung wie die Bewegung des Deckels auf einem Marmeladenglas vorstellen, drehen Sie das Os temporale äußerst behutsam in die eine und das Os occipitale in die andere Richtung, und halten sie zart in dieser Position, während Sie die Tide vom rechten Frontalbereich aus lenken. Sie werden viele so genannte traumatische Verletzungen behandeln, daher legen wir bei der Diagnose und Behandlung so viel Wert auf das Lenken der Potency in der Zerebrospinalen Flüssigkeitsfluktuation. Sie

---

103. Anm. d. Übers.: (Vibration) auf dem Tisch. Für eine Beschreibung dieser übertragenen Vibration vgl. auch Fußnote 10 dieses Beitrags.
104. Anm. der Übers.: *rhythmic balance interchange*.
105. *Anm. der Übers,:* Im Englischen wird „*intelligence*" normalerweise klein geschrieben.

## II. Einige Gedanken

werden unter der sanften Berührung Ihrer fühlenden-sehenden-klugen-wissenden Finger einige interessante Überraschungen erleben.

Während des Kurses im Oktober 1947 hatte ich unerwarteterweise einen Patienten. Ein Teenager, der Sohn eines osteopathischen Arztes, hatte eine kleine Auseinandersetzung mit einem Schulkameraden und wurde in einem unaufmerksamen Moment überrumpelt. Er verlor bei diesem Angriff sogar sein Bewusstsein. Der Schlag traf ihn irgendwo hier in der Nasengegend und am linken Os zygomaticum. Sein Gesicht sah traurig aus. Es sah so aus, als ob die Nasenknochen gebrochen seien; er hatte auch eine sehr ernste Symptomatik an der linken Kopfseite, die beim Behandeln zur Vorsicht mahnte. Hier hatten wir einen Hinweis auf eine frontosphenoidale Dysfunktion links posterior und eine okzipitomastoidalen Dysfunktion links. Das ist an sich schon ein ernster Befund. Eine okzipitomastoidale Dysfunktion ist eine der schwerwiegendsten Dysfunktionen, die Ihnen in Ihrer Praxis begegnen kann, denn sie stört die normale Fluktuation der Zerebrospinalen Flüssigkeit. Ich musste in diesem Falle vorsichtig vorgehen, also begann ich mit der frontosphenoidalen Dysfunktion auf der linken Seite. Ein Assistent fixierte den Proc. pterygoideus, und ein anderer Assistent wurde gebeten, die ihm vertraute „Kant-Haken-Technik" an der frontosphenoidalen Dysfunktion anzuwenden, um die betroffenen Gelenke durch ein leichtes Liften zu befreien. Jemand lenkte die Flüssigkeit vom rechten okzipitomastoidalen Gelenk quer hinüber zu diesem linken frontosphenoidalen Gelenk, und alles gelangte leicht und sanft an seinen Platz zurück.

Dies kam zustande durch das Lösen des Os frontale von den Alae majores des Os sphenoidale, und durch das Lenken der Potency der Tide von der rechten okzipitomastoidalen Seite aus. Es wurde keine Kraft angewendet, sondern die Tide – eine unfehlbare, intelligente Antriebskraft – verrichtete die Arbeit.

*An dieser Stelle wurde der Fall einer Kriegsverletzung besprochen, wo eine Trepanation[106] entlang und unterhalb der Sutura sagittalis durchgeführt, und das Os parietale herausgenommen und wieder eingesetzt worden war.*

Zu einem späteren Zeitpunkt wurde diese Person kranial behandelt. Durch das Lenken der Potency in der Tide veränderten wir die Größe der Trepanation[107] und reduzierten den Druck von dieser Seite der Großhirnhälfte. Die Tide wurde dabei nicht von der linken, sondern von der rechten Seite aus gelenkt. Man hätte sie sowohl vom rechten okzipitomastoidalen Gelenk als auch vom rechten Frontalbereich aus zu diesem Gebiet lenken können.

Überlegen Sie nun: Was gehört zum Primären Atemmechanismus? Die Fluktuation der Zerebrospinalen Flüssigkeit, die intraspinalen Membranen und die Gelenkbeweglichkeit des Sakrum zwischen den Ilia. Der Punkt, wo man am meisten aufpassen musste, befand sich in diesem Falle an der linken Schädelseite. Daher können Sie dann hier herunter zur rechten Seite des Sakrum gehen, und die Tide quer hinüber zur linken Seite des Schädels lenken. Sie dirigieren also die Potency in der Fluktuation der Zerebrospinalen Flüssigkeit mittels des Sakrum. Es handelt sich

---

106. Anm. der Übers.: hier Schnitt.
107. Anm. der Übers.: hier Größe der Restriktion.

ja um dieselbe Flüssigkeit. Umgekehrt habe ich, wenn es erforderlich war, die Tide auch hinunter in den spinalen Bereich vom Cranium aus gelenkt.

Vor nicht allzu langer Zeit hatte ich Gelegenheit, eine traumatische Verletzung zu untersuchen, und der Patient fragte:

„Woher wussten Sie, dass sich die Einschränkung auf dieser Seite befand und nicht auf der anderen?" Er hatte die Bewegung der Tide im Bereich seines eigenen Os frontale gespürt und dachte, ich müsste hellsichtig sein, da ich das Problem nur durch einen schlichten Druck an einer anderen Stelle erkennen konnte. Nein, ich bin kein Hellseher! Ich wusste, dass eine Einschränkung vorlag und wo sie sich befand, da es bei der Fluktuation nach links ein leichtes Zögern in der Flüssigkeit gab. Er spürte die Einschränkung während der Fluktuation auf der linken Seite, und wie frei sie sich zur rechten Seite bewegte. Es ist einfach ein diagnostisches Prinzip: das Lenken der Potency in der Fluktuation der Zerebrospinalen Flüssigkeit ohne Anwendung blinder Gewalt von außen! Das ist keine Träumerei. Sie werden in der nun folgenden praktischen Übung merken, dass es funktioniert.

## 25.5 „KRUMME ZWEIGE": SÄUGLINGE UND KINDER

*16. April 1948*

*Gezeigt wurden Dr. Sutherlands Sammlung von Säuglings- und Kinderschädeln, vom vierten fötalen Monat bis zum zehnten Lebensjahr. Sie wurden genauestens untersucht und studiert.*

Auf der Tafel steht unser Thema: „Krumme Zweige". Ich bin mir sicher, Sie kennen das Sprichwort: „Wie der Zweig gekrümmt wird, so neigt sich der Baum!" Anders ausgedrückt: Das Knochengewebe kann bereits in der pränatalen Zeit so verbogen werden, dass sich daraus später Unregelmäßigkeiten ergeben, die in der Diagnose kranialer Dysfunktionen in Betracht gezogen werden müssen. Dr. Rebecca Lippincott wird Ihnen in ihrem Vortrag zeigen, wie dies pränatal, bei der Geburt und postnatal geschehen kann[108] Daher muss ich hier jetzt nicht ins Detail gehen.

Wie Sie bereits wissen, funktioniert unser kraniales Gefüge in der pränatalen Zeit, und bis zum fünften oder sechsten Lebensjahr noch ohne gelenkartige Verzahnungen. Einige der knöchernen Gewebe sind durch Bindegewebe bzw. Membranen miteinander im Kontakt, während die Gewebe an der Schädelbasis chondrale Verbindungen haben.

Während dieser Phase arbeitet das Gefüge also ohne jegliche mechanische Zahnräder, außer an einer Stelle, nämlich der Verbindung zwischen den Kondylen des Os occipitale und dem Atlas.

Sie werden bemerken, dass die kondylären Bereiche sogar schon bei diesem

---

**108.** Rebecca C. Lippincott D. O. (1894-1986: Philadelphia College of Osteopathy, 1923), war Mitglied von Dr. Sutherlands Lehrerkollegium. Mit ihrem Ehemann Howard schrieb sie *A Manual of Cranial Techniques*, und sie leiteten zusammen eine aktive Studiengruppe in Moorestown, New Jersey.

## II. Einige Gedanken

Schädel, der vier Monate alt ist, eine kleine Erhebung aufweisen, die in eine konkave Fläche auf dem Atlasknochen passt, welche als Facettengelenk des Atlas bekannt ist. Diese Kondylen konvergieren anterior und inferior und divergieren posterior. Nehmen wir also an, der Kopf ist in das Becken eingestellt, eine Kraft wie bei den Wehen wirkt darauf, und das Fruchtwasser kommt über dem Schädel zusammen, und zwar direkt über dem Kontakt dieser Kondylen im Fulkrum des Atlas. Es ist in diesem Alter ein knöcherner Kontakt, der einzige knöcherne Kontakt, den wir in diesem Alter zwischen den Schädelknochen haben. Ein Fulkrum – eine Kraft treibt hinunter und treibt diese Kondylen in die Konkavität des Atlas. Und falls die Kraft hier hinten wirkt *[er führt es an einem Säuglingsschädel vor – Hrsg.]*, treibt sie die Kondylen nach vorne. Oder wenn sie hier wirkt, nach hinten. Diese kondylären Anteile besitzen eine chondrale Verbindung und formen den lateralen Rand des Foramen magnum. Dahinter liegt die Squama occipitalis mit einer chondralen Verbindung zwischen sich und den kondylären Anteilen, und weiter vorne finden Sie eine weitere chondrale Verbindung zwischen den kondylären Anteilen und dem Proc. basilaris des Os occipitale. Was also geschieht nun, falls eine Kraft auf diesen knöchernen Kontakt einwirkt – den einzigen knöchernen Kontakt, der in dieser Phase existiert, und zwar zwischen den Kondylen des Os occipitale und den Facettengelenken des Atlas? Sie haben alle schon eine Subluxation von Ulna und Radius gesehen – das ist eine Illustration dessen, was passiert. Sehr häufig, entweder durch ein Trauma, welches an der Oberseite des Kopfes, an seiner Rückseite oder Vorderseite wirkt, pränatal, postnatal oder manchmal während der normalen Passage des Kindes durch den Geburtskanal, wobei sich das Os parietale während der normalen Passage über das Os frontale und über die Squama occipitalis schiebt, damit der kleine Kopf das Becken normal passieren kann, kehrt der Schädel danach nicht wieder in seine normale Position zurück.

Etwa während des vierten Jahres beginnen kleine, einem Horn ähnelnde Erhebungen aus den Verknöcherungszentren des Os parietale zu wachsen.

Wieso? Weil die Ossa parietalia noch immer die Squama occipitalis und das Os frontale überlappen – ein[109] normales Überlappen, welches nach der Geburt nicht wieder in die normale Position zurückgekehrt ist. Sie nennen das Geburtstrauma? Falsch! Der Klaps auf das Sakrum, der Schrei des Neugeborenen und die Fluktuation der Zerebrospinalen Flüssigkeit bringen den Knochen normalerweise in seine richtige Position zurück. Jedoch nicht immer. Wenn notwendig, werden unsere kranialen Behandler, falls man ihnen die Gelegenheit dazu gibt, ihn zum Zeitpunkt der normalen Geburt in seine Position zurückbringen.

Nein, kein Geburtstrauma, obgleich die unsachgemäße Anwendung von Forzeps Geburtsverletzungen verursachen kann. So wie einem von mir betreuten Fall. Eine junge fünfundzwanzigjährige Frau hatte ein Mal auf der Wange, verursacht durch die Anwendung einer Zange. Ein Os frontal stand tief, das andere hoch. Sie sah doppelt, und das im Alter von 25 Jahren. Eine Orbita zeigte nach oben, die andere so nach unten. Ich bin glücklich, sagen zu können, dass sie nicht mehr doppelt sieht,

---

**109.** Anm. der Übers.: zum Zeitpunkt der Geburt.

und Auto fahren kann. Also, Schaden kann angerichtet werden; obgleich wir mehr Anormalitäten, verursacht durch normale Geburten finden werden, als solche, welche durch die Anwendung einer sachgemäß angewendeten Geburtszange verschuldet sind.

Dann lernt ein Kleinkind zu krabbeln und zu gehen. Es fällt nach hinten, auf den Hinterkopf. Ein kleiner Aufprall, dem keine Aufmerksamkeit geschenkt wird. Auf einen Mechanismus, der noch keine gelenkartigen Verschaltungen hat. Sie haben einiges über Sidebending-Rotation im Schädel gelernt. Haben Sie jemals daran gedacht, dass es sich um einen „krummen Zweig" handeln könnte? Nehmen Sie (als Beispiel) eine Rotation in der Squama occipitalis, und damit eine andere dort, in der Dura. So haben Sie zum Beispiel bei der Sidebending-Rotation einen anormalen Zustand im Erwachsenenschädel, der in der Säuglingszeit seinen Ursprung hat – der „krumme Zweig". Genauso kann es sich bei einer Torsion oder einer Flexions- oder Extensionsdysfunktion um einen „krummen Zweig" handeln. Es kann Unregelmäßigkeiten im Proc. frontalis der Maxilla geben –[110] gekrümmt, wächst weiter, bis er sich so neigt. Sie sehen hier einige „krumme Zweige" bei diesen Schädeln von etwa zehnjährigen Kindern. Man muss dies bei der Diagnose jeder kranialen Dysfunktion in Betracht ziehen. „Krumme Zweige", anormale Zustände, der „geneigte Baum" und so geht es weiter bis ins Erwachsenenalter.

Kürzlich stellte mir Dr. Kimberley eine Frage über die Mandibula. Ein „gebeugter Zweig" kann bei der Entwicklung der Mandibula vorkommen. Eine Hälfte der Mandibula mag während ihrer Entwicklung länger wachsen als die andere Hälfte. Dies muss bei der Untersuchung der Mandibula in Betracht gezogen werden. Vielleicht gibt es auch einen Unterschied in der Größe der beiden Ossa zygomatica. Ich erwähne dies nicht, um Sie zu entmutigen, sondern um den Einfluss der „krummen Zweige" zu betonen. Ich denke, dies ist genug, um Ihnen eine Vorstellung davon zu geben, was ich heute vermitteln möchte. Weiterhin werden wir besprechen, welche Probleme krumme Zweige, die pränatal, peri- und postnatal verursacht werden, mit sich bringen.

## 25.6 Abschließende Vorlesung

*25. April 1948.*

Was ich nun sagen möchte ist kein religiöser Vortrag, obgleich es so erscheinen mag. Sie konnten diesen Fall beobachten, bei dem mehrere Korrekturen durchgeführt wurden, und auch, wie leicht es für mich war, eine Diagnose zu stellen. Sie haben viel über Dr. Still, seine Art der Diagnostik und seine Behandlungen gehört. All diese Jahre war es mein Bestreben, Osteopathie im Sinne Dr. Stills zu denken. Daher bin ich in der Lage, bis zu einem gewissen Maße Osteopathie auch auszuüben. Ich

---

110. Anm. der Übers.: und der Zweig, solcherart…

## II. Einige Gedanken

stimme mit Dr. Harry L. Chiles überein, der behauptete: „Wenn jemand Osteopathie denkt, wird er Osteopathie praktizieren!"

Einige Wochen, bevor wir hier herunter nach Des Moines kamen, hatten wir Besuch von einer jungen Dame, einer Balletttänzerin, deren Name am Broadway sehr bekannt ist. Sie tanzte in unserem Wohnzimmer eine dramatische und ehrfürchtige Interpretation des biblischen Spruchs „Seid still und erkennt, dass ich GOTT bin!"[111] Während ihrer beeindruckenden Interpretation bemerkten wir, dass sie ihr Bewusstsein für die physischen Sinne gänzlich verlor. „Seien Sie still", bezüglich Ihrer physischen Sinne, und kommen Sie Ihrem SCHÖPFER so nahe wie möglich – näher als das Atmen. Dorthin, wo Sie die Bedeutung des „ATEMS DES LEBENS" erkennen, gemeint ist nicht das „Atmen der Luft" – dies ist bloß etwas Materielles, was der Mensch während seiner Zeit auf Erden benutzt.[112]

Haben Sie jemals am Bett eines sterbenden Patienten gesessen, und ihm die Hand, im Bemühen um Erleichterung, auf die Squama occipitalis gelegt, und haben Sie dabei realisiert, dass der Patient in diesem letzten Augenblick seinem SCHÖPFER näher war als Atmen? Meine Experimente waren niemals beschränkt auf die bloße Korrektur eines Os temporale etc. Ich habe mich bemüht, mich so weit wie möglich von den physischen Sinnen zu entfernen, bis hin zu einem Punkt, an dem man zu erkennen beginnt: „Seid stille und erkennt!" Daher habe ich so viel zu sagen über die Information, welche ausschließlich durch Labor-Tests und Experimente gewonnen wurde, und über die Information, die oft durch die Anwendung irriger und unzuverlässiger physischer Sinne gewonnen wurde. Wie viele von Ihnen haben dieselbe Sehkraft? Denselben Berührungssinn? Sie haben mich besagte Diagnose durchführen sehen, eine Diagnose mittels sehender-fühlender-kluger-wissender Finger – Finger, welche sich bemühen, sich von der Wahrnehmung physischen Empfindens zu entfernen, dorthin, wo es eine Berührung gibt, die weiß. Oft legen Sie dann Ihre Hände direkt auf die Dysfunktion. Doch, wie ich zuvor schon erwähnt habe, dies soll hier nicht als ein religiöses Thema erscheinen.

Einmal wurde ich zur Konsultation in einen benachbarten Ort gerufen. Als ich das Haus des Patienten erreichte, traf ich dort vierzehn Personen im Besuchszimmer an, die sich versammelt hatten und betrübt den Tod des Patienten erwarteten. Sein Zustand war als Herzerkrankung diagnostiziert worden, und man hatte auch die noch verbleibende Lebenszeit bestimmt. Er war nahe an der Grenze. Ich ging in das Zimmer und erkannte, dass der Patient seinem SCHÖPFER näher stand als Atmen. Doch ich war zur Konsultation bei einem sehr ernsten Befund gerufen worden, und so musste ich etwas unternehmen. Ich setzte mich an die Bettkante und meine Finger wanderten hier oben hin, genau im Bereich der linken dritten Rippe. Meine Finger blieben dort einen Moment, und das nächste Ereignis, an das ich mich erinnern kann war, dass ich Folgendes tat *[Er zeigt eine schnelle Bewegung – Hrsg.]*. Dies geschah vor 30 Jahren. Der Patient überlebte, heiratete und das Letzte, was mir bekannt ist,

---

111. Psalm 46,11.

112. Zu einer umfassenderen Diskussion von Dr. Sutherlands Gebrauch des Begriffes „ATEM DES LEBENS" vgl. Kapitel 23 *„Vortrag ohne Titel"* von 1944. Vgl. „Da bildete GOTT, der HERR, den Menschen, aus Staub vom Erdboden und hauchte in seine Nasenlöcher den ATEM DES LEBENS, so wurde der Mensch eine lebendige Seele." (Gen 2,7).

war, dass er zur Heuernte ging. Dies sind kluge-fühlende-sehende-wissende Finger. Unter *Wissen* verstehe ich keine durch physische Sinne gewonnene Information, sondern ein Wissen, welches entsteht, wenn man sich so weit wie möglich vom physischen Sinn entfernt. So habe ich auf meinem Weg hier und da gesucht.

Einmal hatte ich Gelegenheit an einer „Lehrstunde" über die „Christian Science", durchgeführt von einem der ersten Studenten von Frau Eddy teilzunehmen.[113] Ich bin kein Anhänger der „Christian Science". Aber wir wurden in dieser Wahrheit unterwiesen, dass der Mensch nach dem Vorbild und Wesen GOTTES, des SCHÖPFERS, geschaffen ist. Ich glaube, Dr. Still hat diesen Menschen gesehen. Ich glaube, Sie werden ihn auf diesen Menschen deuten sehen, wenn es Ihnen gelingt, zwischen seinen Zeilen zu lesen und sein Denken zu erfassen. Genau das meine ich, wenn ich sage „Osteopathie denken" – und nicht „osteopathisch denken".

Die Osteopathie ist hier, um zu bleiben. Osteopathie ist eine Wissenschaft. Das Kraniale Konzept ist Osteopathie. Demnach ist es eine Wissenschaft. Es ist nicht ein integraler Bestandteil der Osteopathie, es ist Osteopathie. Es handelt sich nicht um eine „Therapie". Daher reizt mich der Begriff „Therapie". Dies hier ist eine Wissenschaft, welche mit den natürlichen Kräften des Körpers arbeitet. Sie haben in dieser Woche Hinweise darauf sowohl bei der Befunderhebung als auch bei der Anwendung der Techniken gesehen. Handelte es sich dabei um eine „Therapie"? Nein! Es handelt sich um wissenschaftliche Kenntnis und ist genau das, was sich Dr. Still bemühte, uns zu hinterlassen. Wie Dr. Agersborg sagte: „Bleiben Sie osteopathisch!" Viele Mediziner sehen mehr in der Osteopathie als einige in unserer eigenen Profession. Und doch ahmen wir sie nach, und das, obwohl sie sich andererseits wünschen, über unsere Kenntnis der Wissenschaft im Umgang mit den natürlichen Kräften des Körpers zu verfügen. Dies ist genug, um Ihnen meinen Gedankengang zu zeigen. Vielen Dank!

---

113. Mary Baker Eddy (1821-1910) gründete die Kirche Christi, Wissenschaftler.

## II. Einige Gedanken

### 26. Die Philosophie der Osteopathie. Ihre Anwendung im Kranialen Konzept

*Dieser Vortrag wurde auf der zweiten Jahresversammlung der Osteopathic Cranial Association, Boston, Massachusetts, am 18. Juli 1948, gehalten.*

Die Bitte, diesen Vortrag zu halten, erinnert mich an die Zeit, als mein Vater meinen älteren Bruder und mich damit beauftragte, in unserem Gemüsegarten nach Kartoffeln zu graben. Wir gruben die Kartoffeln auf unsere eigene, originelle Art und Weise aus. Der Vater warf am nächsten Morgen einen Blick auf das Feld und sagte: „Jungs, los, grabt noch mal!" Er ließ uns die Arbeit dreimal wiederholen, und jedes Mal fanden wir einen reichlichen Vorrat an Kartoffeln, darunter eine beträchtliche Anzahl kleiner Saatkartoffeln. Durch diese Kindheitserfahrung kam ich zu der Einsicht, dass es sich lohnt zu graben, selbst auf originelle Art und Weise.[114]

Jahre später begann ich, mich durch Dr. Andrew Taylor Stills Wissenschaft der Osteopathie zu graben. Während dieses intensiven Studiums entdeckte ich eine große Menge kleiner Dinge, welche Dr. Still als die großen Dinge seiner Philosophie bezeichnete. Sie erinnern mich an die kleinen Saatkartoffeln in diesem Kartoffelfeld.

Neben vielen anderen Zitaten im Buch *Die Schädelsphäre*, welche ich von Kollegen habe, stammt eines von Dr. Asa Willard, der überall durch seinem Hut und seinen Enthusiasmus für die Wissenschaft der Osteopathie bekannt ist: „Nach jahrelangem *unabhängigem Denken erschien* Dr. Still das Konzept der Osteopathie im Jahre 1874."[115] IIch mag diesen Gedanken: „erschien Dr. Still". Wir müssen nicht wissen, woher es kam. Es reicht völlig aus zu wissen, dass dieses Konzept im Leben des Begründers zu einem traurigen Zeitpunkt erschien, in einer Zeit, als ein frommes Gebet zu seinen SCHÖPFER emporstieg. Es wird gesagt, dass Dr. Still seinem SCHÖPFER Das Konzept der Osteopathie ist tiefgründiger als die gewöhnliche materielle Interpretation und es ruft einen Gedanken Dr. Harry L. Chiles in Erinnerung: „Wenn jemand in der Lage ist Osteopathie zu denken, dann wird er Osteopathie praktizieren!" Meiner Interpretation zufolge heißt „*Osteopathie zu denken*", so wie Dr. Still zu denken und zwischen den Zeilen in seinen Texten, *Research and Practise* und *The Philosophy of Osteopathy,* zu denken. Daher sollte zu unserem Verständnis der Grundprinzipien des osteopathischen Konzepts *das Denken zwischen den Zeilen* gehören.

Durch solches „Zwischen-den-Zeilen-Denken" und seine Interpretation wurde meine Aufmerksamkeit auf jene mächtige fluktuierende Flüssigkeit gerichtet, die Zerebrospinale Flüssigkeit, von der wir nun wissen, dass sie von fundamentaler Bedeutung für das Kraniale Konzept ist. Um diesen besagten „Blick-zwischen-den-Zeilen" zu veranschaulichen, möchte ich mehrere Auszüge aus *The Philosophy of Osteopathy* [Seite 39] zitieren:

---

[114]. Auf diesen Gedanken spielt Dr Sutherland an, wenn er den Ausdruck „weitergraben" benutzt.
[115]. Asa Willard D. O. (American School of Osteopathy, 1900) war 1925 Präsident der American Osteopathic Asscociation.

## Die Philosophie der Osteopathie

„Eine weitere Zeit der Beobachtung kommt auf den Philosophen zu.
Sein Geist untersucht den Knochen, das Band, den Muskel, die Faszie, die Wege, durch die das Blut, mit den Lymphkanälen und ihrer Fracht, vom Herzen zum lokalen Bestimmungsort fließt,..
Dieser bekommt reichlich Blut vom Herzen und gibt viel zurück, doch die erzielten Ergebnisse sind unbefriedigend. Eine weitere Seite wird umgeblättert, und die Frage stellt sich: Warum wird kein gutes Ergebnis erzielt? *Und wo liegt das Geheimnis...?*
*Er hat die Eingebung, dass die Zerebrospinale Flüssigkeit das höchste bekannte Element des menschlichen Körpers ist.* Falls das Gehirn diese Flüssigkeit nicht reichlich produziert, wird eine eingeschränkte Funktion des Körpers zurückbleiben.
Wer in der Lage ist nachzudenken, wird erkennen, dass dieser große Fluss des Lebens angezapft und die verdorrenden Felder auf der Stelle gewässert werden müssen, da sonst die Ernte der Gesundheit für immer verloren ist."

So haben wir im Sinne Dr. Stills zwischen den Zeilen nachgedacht, im Bemühen, „diesen großen Fluss des Lebens"– die Zerebrospinale Flüssigkeit – anzuzapfen. Wir vertrauen darauf, dass Sie verstehen, wie das Kraniale Konzept ein Gedankenbeitrag wurde, der die Aufmerksamkeit auf bislang in der Wissenschaft der Osteopathie unerforschte Gebiete oder Kanäle lenkte. Es handelt sich dabei keineswegs um eine neuartige Idee. Der Hauptgedanke drückt diese wesentliche Erkenntnis in Bezug auf Dr. Stills Philosophie aus. Das Kraniale Konzept, welches ich zu vermitteln bemüht bin, ist die Wissenschaft der Osteopathie, so wie sie Dr. Still voraussah.

Ich betrachte diesen gedanklichen Beitrag und denke nicht, dass er von mir kommt. Ich nenne ihn einen Leitgedanken. Woher er kommt, weiß niemand. Er erschien vor langer Zeit, in den frühen Tagen der American School of Osteopathy einem Studenten, der im Sinne von Dr. Stills Philosophie dachte. Es geschah, während er die komplizierten abgeschrägten Gelenkflächen der Alae majores des Os sphenoidale und der squamösen Anteile der Ossa temporalia betrachtete. Mir kam damals folgender Gedanke: Abgeschrägt, wie die Kiemen eines Fischs, und auf einen beweglichen Gelenkmechanismus im Dienste einer Atmung hindeutend. Man könnte sagen, dass dies auch 'Osteopathie denken' war.

Wenn man weiter auf diesem osteopathischen Wege denkt, wird die Aufmerksamkeit auf eine weitere Goldader gelenkt: nämlich Dr. Stills Hinweis auf die „Bewässerung der verdorrenden Felder" des Körpersystems durch die „Wasser des Gehirns". Im Folgenden weitere Auszüge aus *The Philosophy of Osteopathy*:

## II. Einige Gedanken

„Das Gehirn umspült zuerst die Nerven der Lymphgefäße, *mehr als jedes andere System im Körper.*
Das Lymphsystem verbraucht einen größeren Teil der feinen Flüssigkeiten des Gehirnes als alle Eingeweide zusammen.
In den Lymphgefäßen sind noch feinere Nerven als im Auge.
... Alle... Nerven trinken von den Wassern des Gehirns"[116]

Dieser Gedanke führt uns – bildlich ausgedrückt – in tiefes Wasser und hin zum Studium jenes höchsten bekannten Elements, der Zerebrospinalen Flüssigkeit. Dieses Element, so wird es im Kranialen Konzept gedacht, versorgt die Gehirnzellen mit Nährstoffen, mit einer darauf folgenden *Transmutation* des Elements, entlang der Nervenfaser bis zu deren Endpunkt. Möglicherweise ist diese Transmutation jene Nervenkraft, auf die Dr. Still Bezug nahm. In Wirklichkeit weiß man über dieses Element genau soviel wie diese anerkannten Autoritäten, welche dazu neigen, ihre Überlegungen mit der Bilanz abzuschließen: „Wir kommen zu der Überzeugung, dass es kein Ergebnis gibt."

Der Kraniale Gedanke sieht die Zerebrospinale Flüssigkeit eher *fluktuierend,* nicht zirkulierend, wie dies bei anderen Körperflüssigkeiten der Fall ist. „Fluktuation" bedeutet nach Websters medizinischem Lexikon: „Bewegung einer Flüssigkeit in einem natürlichen oder künstlichen Hohlraum, wahrgenommen durch Palpation oder Perkussion".

Die Zerebrospinale Flüssigkeit befindet sich in einem natürlichen Hohlraum und ihre Bewegung bzw. Fluktuation kann leicht durch Palpation wahrgenommen werden, so wie es kraniale Behandler aus der täglichen Erfahrung in ihrer Praxis berichten. Wenn ich es richtig deute, wurde die Fluktuation der Zerebrospinalen Flüssigkeit jetzt laut Speransky in seinem Buch *A Basis for the Theory of Medicine* in Labor-Experimenten bewiesen.[117]

Ohne zu zögern, kann man folgende Behauptung aufstellen: Die Fluktuation der Zerebrospinalen Flüssigkeit kann in ihrem Rhythmus mit klugen-fühlenden-sehen-den-wissenden Fingern bis zu jenem Zustand gelenkt werden, an dem sich sämtliche Körperflüssigkeiten in einem „rhythmischen Balance-Austausch" befinden. Einen ausreichenden klinischen Beweis dieser Behauptung findet man, indem man die allgemein üblichen Tests vor und nach dem Ausüben der Technik durchführt Einige davon sind zum Beispiel das Messen von Temperatur, Puls, Atmung und Blutdruck, dazu die Analyse der Blutwerte. Die Beobachtung des Tonus einiger oder aller Gewebe ist fraglos aufschlussreich. Der kraniale Behandler lernt es, die verdorrenden Felder Dr. Stills zu bewässern.

Mitglieder des Publikations-Komitees der *Osteopathic Cranial Association* wurden gebeten, das Konzept des *Primären Atemmechanismus* zu analysieren, um auf diese Weise eine Wissenschaftlern verständliche Interpretation anzubieten.[118] Eine

---

116. Diese vier Zitate stehen in der Reihenfolge Seite 109, 104, 104 und 105. Hervorhebung hinzugefügt.

117. A.D. Spreransky begann das letzte Kapitel seines Buches: „A Basis for the Theory of Medicine" mit diesen Worten. Er war ein russischer Wisenschaftler, der eine Vielzahl verschiedener Untersuchungen durchführte, darunter einige über die Natur der Zerebrospinalen Flüssigkeit.

derartige Analyse würde die Anwesenheit des Wissenschaftlers erfordern und ein intensives Studium, so wie es die kranialen Studenten momentan durchführen – einschließlich der Teilnahme an Graduiertenkursen, die diesen Gegenstand behandeln.

Der Heiligen Schrift zufolge wurde der ATEM DES LEBENS, nicht der Atem der materiellen Luft, einer Form aus Lehm in die Nasenlöcher geblasen – und aus dem Menschen wurde eine lebendige Seele.[119] Betrachtet man diesen Bericht als buchstäblich wahr, dann stimmt er mit der Hypothese eines *Primären Atemmechanismus* überein – dies ist ein unwillkürlicher Mechanismus, zu dem grundsätzlich das höchste bekannte Element dazugehört, die Zerebrospinale Flüssigkeit, in der besagter Atem des Lebens enthalten ist.

Der Primäre Atemmechanismus besteht im wesentlichen aus der Fluktuation der Zerebrospinalen Flüssigkeit, in und um das Gehirn und das Rückenmark herum. Die Gehirn- und Rückenmarks-Motilität, die Beweglichkeit der Schädelknochen und des Sakrum zwischen den Ilia und die intrakranialen bzw. intraspinalen Membranen als reziproke Spannungsvermittler zwischen den Ansatzspolen sind ebenfalls Teile davon. Die Beweglichkeit des Sakrum zwischen den Ilia ist eine unwillkürliche Bewegung, und muss von der haltungsbedingten Beweglichkeit der Ilia am Sakrum unterschieden werden. Es gibt keine muskulären Vermittler, welche die kraniale Beweglichkeit steuern. Ebenso gibt es keine muskulären Ansätze zwischen Sakrum und Ilia. Schädelknochen und Sakrum funktionieren während der primären Atemphasen als unwillkürliche Bewegungseinheit.

Diese Hypothese berücksichtigt folgende Information anatomischer Standardwerke: „Alle physiologischen Zentren, auch das der Atmung, befinden sich am Boden des vierten Ventrikels."[120] Dies deutet auf ein primäres physiologisches Zentrum der Atmung hin, welches die sekundäre Atmungsaktivität von Herz, Lungen, Diaphragma etc. kontrolliert.

Verstehen Sie, dass das Kraniale Konzept nicht der Kopf der Osteopathie ist. Weit gefehlt. Die Osteopathie ist der Kopf, während man die Kraniale Idee den „Schwanz", passend zum „Körper" von Dr. Stills symbolischem „Eichhörnchen im Baumloch" nennen kann. Das kraniale Denken ist demnach lediglich eine „Steißlage", die vielleicht einen festeren Zugriff auf diesen „Schwanz" ermöglicht[121] Unsere Idee „zieht einfach nur einen Vorhang beiseite" und eröffnet damit einen einladenden und studienintensiven Weg, auf dem der osteopathische Behandler und Chirurg das Studium der Wissenschaft so fortsetzen kann, wie es in den Schriften des Gründers vorausgesehen wurde.

Worin liegt die Signifikanz des folgenden Gedankens?

---

118. *The Osteopathic Cranial Association* wurde Juli 1947 als Tochtergesellschaft der *Academy of Applied Osteopathy* ins Leben gerufen. 1960 wurde der Name in *The Cranial Academy* abgeändert.

119. „Da bildete GOTT, der HERR, den Menschen, aus Staub vom Erdboden und hauchte in seine Nasenlöcher den ATEM DES LEBENS, so wurde der Mensch eine lebendige Seele." (Gen 2,7).

120. „Im Boden des vierten Ventrikels... finden sich bestimmte wichtige Zentren, d. h. Herz-, vasomotorische-, Atmungs-, Brech- und Schluckzentren. Wright, Applied Physiology, Seite 108.

121. Dr. A. T. Still stellte Osteopathie als Wissenschaft, Philosophie und Kunst vor, deren Potenzial noch nicht vollkommen realisiert war, so wie ein Eichhörnchen in einem Baumloch nicht vollständig zu sehen ist. Er sagte immer, dass momentan bloß der Schwanz des Eichhörnchens sichtbar sei.

## II. Einige Gedanken

*„Das Gehirn ist GOTTES Apotheke und enthält alle Flüssigkeiten, Medikamente, feuchtende Öle, Opiate, Säuren und Laugen und überhaupt alle Arten von Arzneimitteln, welche die WEISHEIT GOTTES für menschliches Glück und Gesundheit als nötig erachtet hat."*[122]

Bedeutet dies, dass der osteopathische Behandler eines Tages in der Kunst der Ausübung so gewandt sein wird, dass er die Rolle des Apothekers übernehmen und die Rezepte in der „Apotheke" ausstellen kann? Vielleicht kommt der durch Kompression des vierten Ventrikels gewährleistete rhythmische Balance-Austausch sämtlicher Körperflüssigkeiten der Kunst, körpereigene „Arzneimittel" zu befreien, sehr nahe.

Die Kompression des vierten Ventrikels bezieht sich auf den Inhalt des Ventrikels, nicht auf die Medulla oblongata oder den Ventrikelboden. Während der respiratorischen Inhalationsphase weitet sich der Ventrikel, im Einklang mit allen anderen Ventrikeln, wohingegen sich alle während der respiratorischen Exhalationsphase wieder kontrahieren.

In der Fluktuation der Zerebrospinalen Flüssigkeits-Tide gibt es eine entsprechende Veränderung, die sich auf die normale Ernährung der physiologischen Zentren auswirkt.

Der kraniale Behandler hat eine bestimmte Kompressions-Methode für den vierten Ventrikel erlernt, und mit dieser sanften Technik wird die Fluktuation der Zerebrospinalen Flüssigkeits-Tide so zurückgehalten, bis die Tide eine kurze rhythmische Phase in ihrer Funktion erreicht. Das ist keine leere Behauptung. Diese Methode kann demonstriert werden. In dieser kurzen rhythmischen Phase kommt es sofort zu einem rhythmischen Balance-Austausch zwischen allen Körperflüssigkeiten. Wegen dieser physiologischen Wirkung sagt man den Behandlern: „Wenn Ihnen nichts anderes einfällt, komprimieren Sie den vierten Ventrikel"! Das hat weit reichende physiologische Auswirkungen.

Diese Methode wurde nicht nur durch lizenzierte Behandler durchgeführt, sondern auch von einem Patienten, der ein wenig Kenntnis über die Behandlung, die an seinem Kopf ausgeführt wurde, erworben hatte. Dieser junge Mann hatte offenbar Vertrauen in seine eigene Fähigkeit und bot seine Hilfe in einem Fall von Querschnittsmyelitis an, in fortgeschrittenem Stadium, ein so genannter unheilbarer Fall, der während langer Krankenhausaufenthalte als Komplikation verschiedene große Dekubitus-Stellen entwickelt hatte. Eine der vielen ernsten Komplikationen waren heftige Blutungen an den Fußnägeln. Als ich mich an der Pazifikküste aufhielt, bat mich der junge Mann, den Patienten aufzusuchen. Ich fand, dass die wunden Stellen in ziemlich kurzer Zeit verheilt waren und die Blutungen aufgehört hatten. Ich fragte den jungen Mann: „Was für eine Behandlung haben Sie durchgeführt?" Er antwortete: „Ich habe den Ventrikel komprimiert!" Es gibt viele vergleichbare Geschichten, die in diesem Zusammenhang angeführt werden können.

---

**122.** Still, *Autobiography*, Seite 182. Bitte beachten Sie, dass Dr Still in der revidierten Ausgabe von 1908 das Wort „Gehirn" durch „Körper" ersetzte. Vgl. die ursprüngliche Ausgabe 1897, Seite 219.

*Die Philosophie der Osteopathie*

Dr. Howard A. Lippincott ist ein Kollege, der mit mir das Kraniale Konzept vermittelt. Ich habe die Erlaubnis, ihn zu zitieren[123]:

„Es ist schwer, zurückhaltend zu sein, wenn es um den Nutzen geht, den wir durch die Kompression des Ventrikels erreichen. Denn wenn diese mächtige Flüssigkeit durch besagte Technik aktiviert wird, kommt es zu Ergebnissen, die Begeisterung rechtfertigen.
Es kommt zu einer günstigen Wirkung auf das gesamte zirkulatorische System, mit Abnahme von Stauungen, Ischämien und Ödemen, soweit dies ohne Chirurgie überhaupt möglich ist.
Die Stoffwechselvorgänge werden verbessert, einschließlich der Ernährung aller Gewebe und der schrittweisen Absorption fibröser und kalziumhaltiger Ablagerungen, die nicht physiologischer oder kompensatorischer Natur sind.
Die Kompression des Ventrikels verbessert auch die Funktion der Organe, und bei Infektionen wird das Immunsystem durch die Wirkung auf Milz, Pankreas und Leber gestärkt.
Das endokrine System wird entsprechend der unmittelbaren Bedürfnisse des Körpers reguliert.
Die Zerebrospinale Flüssigkeit hat das Kommando über den Stoffwechsel, einen Großteil der unwillkürlichen Funktionen, und den autoprotektiven Mechanismus des Organismus.
Dr. Sutherland macht darauf aufmerksam, dass sekundäre osteopathische Dysfunktionen nach der Kompression des Ventrikels weniger offensichtlich sind. Die Kompression ist daher nützlich, um die primäre Dysfunktion zu bestimmen."

Es ist wichtig, zu diesem letzten Zitat hinzuzufügen, dass das Kraniale Konzept spinale Dysfunktionen nicht übersieht. Techniken, deren Anwendung für den gesamten Körper und seine mechanischen Probleme nützlich sind, werden auch in Kursen über kraniale Behandlung demonstriert.

Der dritte Ventrikel und die Seitenventrikel drücken während der wechselnden Atemphasen ebenso ihre frei bewegliche physiologische Aktivität aus, wie der vierte Ventrikel, der Aquaeductus cerebri und der Rückenmarkskanal. Sie alle dilatieren während der Inhalation und kontrahieren in der Exhalation, mit entsprechenden Veränderungen in der Fluktuation der Zerebrospinalen Flüssigkeits-Tide. Mit der Kontrolle der Tide-Fluktuation innerhalb des vierten Ventrikels kontrollieren wir auch die Fluktuation im dritten Ventrikel, in den Seitenventrikeln und die Fluktuation der Flüssigkeit, welche Gehirn und Rückenmark umfließt. Es gehört zu den Möglichkeiten der kranialen Kunst, die Tide auch über die Seitenventrikel, den

---

123. Howard A. Lippincott D.O. (1893-1963: American School of Osteopathy, 1916), war Mitglied von Sutherlands Lehrerkollegiums. Als Nachfolger von Dr. Sutherland wurde er Präsident der Sutherland Cranial Teaching Foundation, schrieb mehrere Publikationen über Osteopathie im kranialen Bereich und leitete zusammen mit seiner Frau Rebecca eine aktive Studiengruppe bei sich daheim in Moorestown, New Jersey.

## II. Einige Gedanken

dritten Ventrikel oder das Sakrum zu kontrollieren.

In dieser Fluktuation der Zerebrospinalen Flüssigkeits-Tide identifiziert das Kraniale Konzept eine Potency, die bei Diagnose und Behandlung effektiv genutzt werden kann. Die Potency wirkt nicht blind, wie dies gewöhnlich bei einer von außen auf den Schädel angewendeten Kraft der Fall ist.

Kompetente Autoren, die über die Zerebrospinale Flüssigkeit schreiben, erwähnen einen Austausch mit arteriellem Blut an den Plexi choroidei. Ich neige zu der Ansicht, dass es ohne einen gewissen Grad an Motilität in den Plexi keinen Austausch geben kann. Das kraniale Denkmodell macht auf folgenden Anpassungsmechanismus aufmerksam: Die Plexi choroidei befinden sich in den Ventrikelwänden, und nicht in den Kammern. Motilität, welche in den Wänden normal ist, kommt dann notwendigerweise auch in den strukturellen Formen der Plexi vor. In der Exhalationsphase, während die Wände in kontrahierender Motilität funktionieren, nehmen die Plexi eine *kurze* Gestalt an und zeigen jene unregelmäßige bzw. zusammengeballte Erscheinung, so wie man sie bei Präparaten im anatomischen Labor sieht.

In der Inhalationsphase, wenn sich die Wände in Motilität dilatieren, strecken sich die Plexi zu *einem langen Gebilde*. So sollte man es sich beim normal funktionierenden lebenden Gehirn vorstellen.

Die Fachleute zögern, eine verbindliche Feststellung zu machen, was tatsächlich bei diesem Mechanismus des physiologischen Austausches zwischen Zerebrospinaler Flüssigkeit und Blut geschieht. Demgegenüber liefert der Kraniale Gedanke ein erhellendes Bild darüber, wie der Mechanismus beim physiologischen Austausch möglicherweise funktioniert.

Die Hypophyse, die so majestätisch in der Sella turcica des Os sphenoidale reitet, bekleidet eine wichtige physiologische Rolle in diesem kranialen Schauspiel. Sie ist in ihrem Sattel festgeschnallt und mithilfe des Infundibulum am Boden des dritten Ventrikels befestigt. Dieser „Körper" ist das Oberhaupt des endokrinen Systems. Stellen Sie sich einen Anführer untätig vor! Eigenbewegung ist für seine physiologische Funktion essenziell. Anderenfalls könnte es zu einem Mangel an den sekretorischen Elementen kommen, mit denen die „Herde" versorgt wird.[124] Zusammen mit den respiratorischen Atemphasen[125] eine pulsierende Motilität sowie eine Mobilität, welche den Ritt während der alternierenden Bewegung des Os sphenoidale ermöglicht.

Die Hypophyse wird augenscheinlich vom Nervensystem durch ein Kabel, bestehend aus zahlreichen Nervenfasern im Infundibulum, und mit den Zellzentren im Hypothalamus gesteuert. Diese Zellen erhalten, dem Kranialen Konzept zufolge, ihre Nahrung vom höchsten bekannten Element, der Zerebrospinalen Flüssigkeit.

Im intrakranialen Bild des Konzepts wird der Unterschied in den Wänden der Hauptvenengefäße innerhalb des Schädels gegenüber jenen, welche außerhalb liegen, als bedeutsam betont. Die Anlage der Wände innerhalb der Dura mater liefert keine Möglichkeit, das venöse Blut voranzutreiben, es sei denn, dass ein mecha-

---

124. Anm. der Übers.: An anderer Stelle vergleicht Dr. Sutherland die Hypophyse mit einem Leithammel und die anderen endokrinen Drüsen mit einer Schafherde.

125. Anm. der Übers.: hat die Hypophyse.

nischer Faktor gefunden werden kann. Eben dieser Faktor ist die ausgleichende Bewegung der Schädelknochen. Eine Einschränkung dieser Bewegung führt zur ernsten Pathologie im Gehirn.

Die Foramina jugularia sind ebenfalls für die venöse Drainage des Schädels von höchster Bedeutung. Sie werden durch die Gelenkverbindung zwischen zwei Knochen, dem Os occipitale und dem Os temporale, geformt. Mögliche Strains zwischen diesen Knochen können Form und Größe der Foramina derart modifizieren, dass der venöse Fluss eingeschränkt wird. Im Gegensatz zu solchen möglichen Ursachen, welche die Bewegung des venösen Blutes einschränken können, tritt die arterielle Hauptversorgung durch individuelle Knochenkanäle und andere geschützte Zugangswege ins Innere des Schädels. Die Wände der Arterien innerhalb des Kopfes sind gleich gebaut wie die der externen Arterien.

Ich könnte noch viel mehr über diesen inneren Atemmechanismus sagen, aber zeitlich ist es leider nicht möglich. Außerdem möchte ich Ihnen noch einen kurzen Überblick über die Mechanik der knöchernen Hülle geben, welche über den internen Mechanismus bewegt wird.

Alles beginnt in der pränatalen Phase des Aufenthalts dieses Menschen auf der Erde. In dieser Zeit fehlt den Schädelknochen ein gelenkartiger Kontakt untereinander. Dieses Arrangement erlaubt es dem Kopf, sich zum Zwecke einer günstigen Passage durch den Geburtskanal anzupassen. Das Kopfgelenk ist das einzige ausgebildete Gelenk im gesamten Gebiet.

Darüber hinaus sind die einzelnen Teile von fast allen Schädelknochen durch die Knorpelmatrix, in der sie sich entwickelt haben, voneinander getrennt. Bei der Geburt können diese Knorpelverbindungen von Luxationen betroffen werden. Sie entsprechen den epiphysären Verbindungen an anderen Stellen des Körpers.

Die vier Anteile des Os occipitale, welche den Rand des Foramen magnum bilden, sind bei der Geburt durch Knorpel verbunden und befinden sich in einem Bereich, in dem häufig ernste Luxationen vorkommen. Die Form des Foramen magnum kann man mittels Röntgenaufnahmen untersuchen. Kraniale Techniker haben gelernt, die Probleme in diesem Bereich zu erkennen, und sie widmen ihnen ihre fachkundige Aufmerksamkeit. Die Knorpelverbindungen zwischen den einzelnen Anteilen des Os occipitale verschmelzen erst zwischen dem dritten bis fünften Lebensjahr vollständig. Ganz im Sinne des Sprichwortes: „Wie der Zweig gekrümmt ist, so neigt sich der Baum!" kann man erkennen, wieso die Form verschiedener Köpfe so deutlich variieren kann. Bei der Mehrzahl der in unseren anatomischen Labors untersuchten erwachsenen Schädel handelt es sich um pathologische Exemplare, die auf Luxationen der chondralen Verbindungen in frühen Lebensjahren hindeuten.

Die Verbindung zwischen dem basilaren Anteil des Os occipitale und dem Corpus sphenoidalis ist ein modifizierter Discus. Diese Vereinigung verknöchert erst zwischen dem fünfundzwanzigsten bis zum dreißigsten Lebensjahr.

Die Knochen des Schädeldachs entwickeln sich aus Bindegewebe, anstelle von

## II. Einige Gedanken

Knorpel, und haben innerhalb dieser membranösen Verbindung keinen gelenkartigen Kontakt. So gesehen, erscheint es in diesem frühen Lebensalter unmöglich, die Bewegung der Schädelknochen durch innere Atmungsvermittler in Frage zu stellen. Die Frage nach gelenkvermittelter Beweglichkeit stellt sich erst zu einem späteren Zeitpunkt, nachdem die Knochen von den Verknöcherungszentren aus nach außen gewachsen sind und gelenkartige Kontakte miteinander ausbilden.

Ganz zu Anfang hatte ich in bei meinen derartigen Überlegungen selbst erhebliche Zweifel. Deshalb wollte ich erst beweisen, dass es keine Beweglichkeit zwischen den einzelnen Knochen des Schädels geben könne. Während dieses fruchtlosen Bemühens fand ich zahlreiche mechanische Vorrichtungen auf den Gelenkflächen, die auf ein Design für Beweglichkeit hinweisen. Im Folgenden einige wenige jener Merkmale die ich gefunden habe:

*Interne und externe Abschrägungen* mit korrespondierendem Gelenkkontakt sind ein Hinweis auf gleitende Beweglichkeit.

*Riffelungen*, welche transversal, diagonal etc. verlaufen, in allen möglichen Formen: Schneckengetriebe, konusartige Zahnräder, Ausgleichsgetriebe, versteckte Zahnräder, Friktionsgetriebe und schraubenförmige Verschaltungen, Kugelgelenke, Kugellager, Schalthebel, Schalenkupplung, Scharniere, Umlenkrollen, Gegenwellen und sogar eine Wiege. Ausgleichsschienen, Hemmungen[126], Federschlüssel, Biegewellen, Druckpumpen, Regler, Koppelspulen und Fulkren.

Der Beweis für diese gelenkvermittelte Beweglichkeit entstand, während ich grub und mich bemühte, das Gegenteil zu beweisen. Das erinnert mich an diesen Ausspruch eines Philosophen: „Dem Träumer, der arbeiten kann, und dem Arbeiter, der träumen kann, bietet das Leben alles!" Dem möchte ich hinzufügen: Dem Grabenden, der sich die Zeit nimmt, zu träumen, und dem Träumer, der aufwachen und graben wird, wird sich Dr. Andrew Taylor Stills Wissenschaft der Osteopathie entfalten, in einer Großartigkeit, welche der des Himmels gleicht.

---

**126.** Anm. der Übers.: wie an einer Uhr.

## 27. DIE KERN-VERBINDUNG ZWISCHEN DER BECKEN- UND DER SCHÄDELSCHALE

*Dieser kurze Vortrag mit einer Behandlungsdemonstration wurde im Juli 1949 bei einem Treffen der* International Society of Sacro-Iliac Technicians *in St. Louis, Missouri, im Rahmen der jährlichen Versammlung der* American Osteopathic Association, *gehalten.*[127]

Im Jahr 1940, während des Treffens dieser Gesellschaft hier in St. Louis, hatte ich schon einmal das Vergnügen, einen Vortrag über das Thema „Die Kern-Verbindung zwischen der Schädelschale und der Beckenschale" zu halten. Dr. Goode hat mich gebeten, heute erneut einige Worte über mein „Lieblingsthema" zu sagen.[128] Nun, mein Lieblingsthema ist die Wissenschaft der Osteopathie. Da jener Vortrag damals den ersten Aufschwung für das Kraniale Konzept bewirkte, habe ich mich entschlossen, heute das Thema auf den Kopf zu stellen. Statt der „Kern-Verbindung zwischen der Schädelschale und der Beckenschale" werden wir über „Die Kern-Verbindung zwischen der Beckenschale und der Schädelschale" sprechen. Es ist nämlich nicht wichtig, welcher Teil sich oben und welcher sich unten befindet.

Aufgrund der engen Wechselwirkung beider Schalen zueinander bereitet es große Schwierigkeiten, sich zu entscheiden, was zuerst kommt und was zuletzt oder was oben und was unten ist. Das Unten beeinflusst das Oben, und das Oben beeinflusst das Unten. Andererseits kann das Unten möglicherweise das Oben und das Oben das Unten beeinflussen. Ein anteriores *Absinken* des Promontoriums oder der Basis sacralis wird zu einem *Zug nach unten* über die intraspinalen Membranen und führt oben zu Abnormalitäten und Störungen. Demgegenüber kann eine Elevation der sphenobasilaren Synchondrose über einen Zug an den intraspinalen Membranen unten Unstimmigkeiten auslösen.

Es kann auch sein, dass der von der Elevation der sphenobasilaren Synchondrose ausgelöste Zug den unteren Bereich so beeinflusst, dass wiederum über Reflexe das Oben berührt wird. Ist es da ein Wunder, dass wir ins Grübeln geraten: Was ist nun Ursache und was Folge?

Daher scheint es, wie ich schon in meinem Vortrag 1940 betont habe, dass diese Kern-Verbindungs-Funktion der intraspinalen Membranen eine bedeutende Verbindung zwischen oben und unten bzw. unten und oben ist, die wir berücksichtigen müssen. Diese Kern-Verbindung ist am Foramen magnum und am zweiten Halswirbel befestigt, und hängt danach wie eine Röhre herab, ohne weitere

---

127. Die *International Society of Sacro-Iliac Technicians* war eine informelle Organisation osteopathischer Behandler, die sich jährlich trafen, um neue Perspektiven und Konzepte im Bereich der Osteopathie zu diskutieren.

128. George W. Goode D.O. (American School of Osteopathy, 1905), war zu jener Zeit Präsident der *International Society of Sacro-Iliac Technicians*. Zuvor war er Präsident der *American Osteopathic Association* gewesen.

## II. EINIGE GEDANKEN

Knochenanheftungen, bis sie das Sakrum erreicht.[129] Sie arbeitet mit der Falx cerebri und dem Tentorium cerebelli als ein reziproker Spannungsmechanismus zwischen den gelenkvermittelten Bewegungen der kranialen Struktur und jenen des Sakrum zwischen den Ilia. Eine Störung dieser physiologischen Funktion bedeutet gleichzeitig eine Störung der normalen Fluktuation der Zerebrospinalen Flüssigkeit, innerhalb derer wir jenes „höchste bekannte Element im menschlichen Körper"[130] inden.

Es gibt *psychische* Störungen, verursacht durch das Absenken des Sakrum. Heute möchte ich Ihnen deshalb meinen Behandlungsansatz demonstrieren, den ich bei einigen dieser besagten psychischen Fälle effektiv fand.

Der Patient sitzt auf der Kante des Behandlungstisches, während der Behandler vor ihm auf einem Hocker sitzt. Die Daumen des Behandlers wandern sanft entlang der Innenseite der Crista ilia, zu deren hinteren Bereich.

Der Patient wird nun gebeten, den Körper zunächst nach links und dann nach rechts zu neigen. Dieses Seitenneigen erleichtert meist auf sanfte Art und Weise die Bewegung der Daumen mehr nach medial, entlang des Weichgewebes, bis in die Nähe der Alae sacralis. Der Patient lehnt sich nun nach vorne und legt seine Hände auf die Schultern des Behandelnden. Der Patient atmet aus und setzt sich beim nachfolgenden Einatmen auf. In der Zwischenzeit *halten* die Daumen des Behandlers die Alae sacralis. Das Sakrum bewegt sich nun nach hinten, ohne ein Geräusch oder einen unnötigen Thrust.

---

**129.** Nachfolgende anatomische Studien haben gezeigt, dass die Dura mater im Lumbalbereich am Wirbelkanal befestigt ist. Die anterioren Ansätze sind kurz und kräftig, während die posterioren schwächer und länger sind. Die anterioren und anterolateralen aus Bindegewebe bestehenden Bänder sind am Ligamentum longitudinale posterius befestigt. Die Bänder sind in Höhe L5-S1 am stärksten und im oberen Lumbalbereich weniger stark. Die duralen Nervenwurzelscheiden sind anterior ebenfalls am Ligamentum longitudinale posterius und seitlich am Periost des unteren Pedikels befestigt. Zitat Parkin und Harrison, „The topographical anatomy of the Lumbar Epidural Space," *Journal of Anatomy* 141 (1985): 211-217, und Spencer, Irwin und Miller, „Anatomy and Significance of Fixation of the Lumbosacral Nerve Roots in Sciatica," *Spine* 8, Nr. 6 (1983): 672-679.

## 28. WISSEN ANSTATT INFORMATIONEN ERLANGEN

*Diese Vorlesung bezieht sich auf frühe Experimente im kranialen Bereich der Wissenschaft der Osteopathie. Geschrieben wurde sie in Carmel-by-the-Sea, California, und am 16. Juli 1950 auf der vierten Jahrestagung der Osteopathic Cranial Association Chicago, Illinois präsentiert.*

Der Erwerb von Wissen anstatt Information begann bereits in den Tagen früher Kindheit. Ein denkwürdiges Ereignis fand statt, als mich Dad in elterlicher Zuneigung mit meinem Becken bäuchlings über seine Knie legte und das Sakrum versohlte. So erwarb ich Wissen anstatt bloßer Information darüber, *wie* sakrale Technik eine Fluktuation der Zerebrospinalen Flüssigkeit bewirkt und die eigene Persönlichkeit verändert. Ich bin meinem Vater dankbar für diese frühe Unterweisung aufgrund elterlicher Zuneigung.

    Es gab verschiedene andere Ereignisse, die bedeutende Eindrücke hinterließen und aus denen das Wissen über die Potency der „Tide" entwickelt wurde. Mein drei Jahre älterer Bruder fand großes Vergnügen darin große Gebäude zu erklimmen und mich damit zu necken, ihm zu folgen. Daraufhin machte Steve einen Satz, landete sicher und sanft auf behänden Füßen und überließ es seinem kleinen Bruder zu springen und auf seine Tuberositae zu *plumpsen*. Bei einem anderen Kunststück rannte Steve geschwind einen steilen Hügel herunter, während Pummelchen Bill rasend rollend wie ein Fass unten ankam und sich auf seinem Weg hier und da an Geröllblöcken stieß. Möglicherweise wurde durch diese Erfahrung Wissen erworben, das später beim Entwickeln der Technik ‚abwechselnde laterale Fluktuation der Tide' hilfreich sein sollte. Bei einer weiteren Gelegenheit des Angebens schloss Steve seine Augen und ging sicher über ein Brückengeländer. Bill, ohne das außerordentliche Geschick von Steve, fiel von der Brücke in tiefes Wasser und wurde von der Strömung ans andere Ufer getrieben. Das war eine wertvolle Erfahrung, um Wissen über die Notwendigkeit zu erwerben, „sein eigenes Kanu paddeln" zu können.

    Da dieser Vortrag sich auf die Experimente bezieht, die ich mit meinem eigenen Schädel anstellte, um Wissen anstatt Information zu erwerben, welche von anderen lediglich gesammelt wurden, verlassen wir nun die Tage der Kindheit und berichten von einigen ernsthaften Erinnerungen.

    Ich habe häufig erwähnt, dass der Gedanke, der mir 1898 erschien, nicht von mir stammte. Der Gedanke an abgeschrägte Gelenkflächen im Schädel und ihr Hinweis auf respiratorische Gelenkbeweglichkeit erschien mir zu jener Zeit so irrational wie auch heute noch manchen Vertretern unserer Profession. Gleichwohl schien eine „Präsenz" in der Nähe, der SCHÖPFER des kranialen Mechanismus, den man mit dem liebevollen Begriff „Dad" betiteln könnte. Der Begriff „Dad" erscheint mir keineswegs respektlos, sondern neigt im Gegenteil dazu, einen näher an das tiefere Verständnis eines „HIMMLISCHEN VATERS" heranzuführen. Ich mag den Gedanken,

---

**130.** Still, *Philosophie*, 39.

## II. Einige Gedanken

dass kraniale Mobilität von Dad kommt. So betrachtet wurde es zu einer persönlichen Aufgabe diesen Gedanken zu beweisen, und da Dad allgegenwärtig war, hätte Er mir womöglich anderenfalls in elterlicher Güte mein Becken ebenso über SEINE Knie gelegt, wie es der irdische Vater während der Kindheit tat.

Aufgrund dieser Auslegung wurde es zu meiner persönlichen Mission, nach einer tiefen Kenntnis bzw. Wissen über die Gelenkflächen an den separierten Schädelknochen zu *graben* und zu *graben*, was weitere Hinweise auf einen Mechanismus für eine physiologische Atemfunktion lieferte. Dieses Wissen war nicht über einschlägige anatomische Lehrbücher zu erwerben. Zudem handelte es sich bei vielen der verfügbaren Präparate um pathologisch „krumme Zweige"[131]

Die beständige Suche ergab:
Interne und externe *Abschrägungen* mit korrespondierendem Gelenkkontakt, der gleitende Beweglichkeit andeutet.

Transversal, diagonal etc. verlaufende *Riffelungen* folgender Gestalt: Schneckengetriebe, knousartige Zahnräder, Ausgleichsgetriebe, versteckte Zahnräder, Reibräder und schraubenartige Zahnräder. Kugelgelenk, Kugellager, Schalthebel, Schalenkupplung, Ruderscharnier, Umlenkrolle, Gegenwelle und sogar eine Wiege. Ausgleichsschienen, Hemmungen, Federschlüssel, Biegewellen, Druckpumpen, Regler, Koppelspulen und Fulkren.

Mithin fanden sich *überzeugende Hinweise* auf den Gelenkflächen:
Sich den Gedanken an eine kraniale Mobilität auszumalen, stellt weder eine *leere Träumerei* noch eine irrationale Vorstellung dar. Freilich – *wo* gab es Anzeichen für einen Primären Atemmechanismus? Ein derartiger Mechanismus musste notwendigerweise die *Motilität* des Zentralen Nervensystems und die *Bewegung* der Zerebrospinalen Flüssigkeit einschließen. Auf der emsigen Suche nach dieser Information lieferte ein anerkanntes Lehrbuch folgendes Stichwort: „Alle physiologischen Zentren, *einschließlich des Atemzentrums*, befinden sich am Boden des vierten Ventrikels."[132]

Derselbe Text beschreibt die Medulla oblongata als den „Boden" und das Cerebellum als das „Dach". Also überlegte ich ganz im Sinne von Information zu sammeln: Falls jemand in der Lage sei, ins Innere des Schädels zu gelangen und das Cerebellum so zu komprimieren, wie man den Ballon eines Blutdruckmessgerätes zusammendrückt, dann würde dies Motilität in den Wänden des vierten Ventrikels mit konsekutiver Bewegung der Zerebrospinalen Flüssigkeit bewirken – eine Bewegung, die sich in den anderen Ventrikeln und im das Gehirn und das Rückenmark umgebenden Spatium subarachnoidale fortsetzen würden. Ich schloss weiter, dass die Kompression die physiologischen Zentren in der Medulla oblongata und daraus resultierend die sekundäre physiologische Aktivität in allen Körpersystemen beeinflussen würde.

Insofern der vierte Ventrikel etwas anterior des Supraocciput liegt, erwies sich mein persönliches Wissen über die Gelenkflächen als relevant für das Problem. Mir war

---

131. Der Begriff ‚krumme Zweige' bezieht sich auf den Sinnspruch „Wie der Zweig gekrümmt ist, so neigt sich der Baum!"

132. „Am Boden des vierten Ventrikels... finden sich verschiedene wichtige Zentren, d.h. Herz-, vasomotorische-, Atem-, Brech- und Schluckzentren. Wright, *Applied Physiology*, 108.

aufgefallen, dass unterhalb jenes Punkts in der Lambdanaht, an dem die Abschrägung wechselt, die Gelenkflächen der Hinterhauptschuppe extern abgeschrägt sind. Dieser Sachverhalt würde die Anpassung an eine spezifische Kompression des Supraocciput mit einem vergleichbaren Effekt auf die Wände des vierten Ventrikels bewirken. Das bedeutet: Durch Federn oder Komprimieren des Supraocciput konnte ich eine Kompression der Wände des vierten Ventrikels auslösen. Daher musste nun ein praktisches Gerät erfunden werden, das eine passende Kompression des Supraocciput ermöglichte.

Der Besuch eines Sportartikelgeschäfts führte zum Kauf zweier gut gepolsterter Baseball-Handschuhe. Diese wurden an ihren Enden mit Schuhriemen zusammengeschnürt, um den Mechanismus bezüglich der korrekten Kontaktpunkte mit den lateralen Begrenzungen des Supraocciput justieren zu können. Ein verstellbarer Riemen wurde an der Gegenseite eines Handschuhs befestigt und eine dazugehörige Schnalle am anderen. Dieser Mechanismus war zur Justierung der Hebelkraft konstruiert, über die eine Kompression der lateralen Begrenzungen des Supraocciput in gewünschter Intensität sichergestellt werden konnte. Mit dem Gefühl einen Schritt ins Unbekannte zu tun, aber auch mit einem klaren geistigen Bild des Verfahrens, das ich ausführen wollte vor Augen, legte ich meinen Kopf etwa so in die V-förmige Vorrichtung, wie er im V-förmigen Kopfteil eines Dentistenstuhls ruhen würde. Mit den justierbaren Riemen und der Schnalle verstärkte ich schrittweise die Kompression, bis meine Sinne nahezu vollständig erloschen waren. Dann folgte ein *intensives Gefühl*, als ob jemand meine Finger und Zehen bis hinauf zu Hüfte und Schultern melkte bzw. zog; damit verbunden war ein vergleichbares Gefühl im ganzen Körper – sowohl in den Organen als auch in den Knochen.

Man tut gut daran an dieser Stelle innezuhalten, um bezüglich des Experiments aus einer Broschüre zu zitieren, die anlässlich meines 77. „Meilensteins" als Geburtstagsgruß versendet wurde. Warum die Unterbrechung? Weil es einen dazu drängt, sich an diesem Punkt des Wissenserwerbs anstelle des Informationen-Sammelns sehr nahe bei dem SCHÖPFER des menschlichen Körpers wiederzufinden:

> „Sie verstehen, das große Geheimnis besteht nicht darin, an sich selbst zu denken, an Ihren Mut oder Ihre Verzweiflung, an Ihre Stärke oder Ihre Schwäche, sondern an IHN, für den Sie auf der Reise sind. Dann werden Sie verstehen, dass ER Ihnen keine Aufgabe stellt, ohne Sie mit ihrer Erfüllung zu befähigen – ER sendet Ihnen keine Prüfung ohne Ihnen Mittel zu geben, sie zu bestehen. Wenn Sie sich selbst in SEINER Stärke aufgehoben wissen, werden Sie nicht länger mit sich beschäftigt sein, sei es im Zweifel noch im Stolz."
>
> Von Philippe Vernier, With The Master[133]

---

133. Vernier, *With The Master: Kurze Andachts-Entwürfe*.

## II. Einige Gedanken

Schwer nachzuvollziehen und dennoch wahr, gelang es mir trotz fehlender substantieller Kraft offensichtlich die Schnalle des druckerzeugenden Riemens zu lösen. Der Lösung folgte unmittelbar eine Wärmeempfindung im Bereich der Cisterna magna und des vierten Ventrikels; eine bemerkenswerte Flüssigkeitsbewegung die Wirbelsäule hinauf und herab, durch die Ventrikel hindurch und um das Gehirn herum wurde spürbar. Ich deutete diese Bewegung als atembedingte Fluktuation der Zerebrospinalen Flüssigkeit – entsprechend der Begriffsdefinition „Fluktuation" durch Webster: „Die Bewegung einer Flüssigkeit innerhalb eines natürlichen oder künstlichen Hohlraums, wahrgenommen durch Palpation oder Perkussion". Diese Terminologie erweiterte ich um die Feststellung:

Der arterielle Fluss *ist* von höchster Bedeutung, *doch* die Zerebrospinale Flüssigkeit kommandiert; ihre Fluktuation in einem natürlichen Hohlraum *kann* durch Palpation innerhalb der kranialen Technik wahrgenommen werden und *ist auch* wahrgenommen worden.

Während die Fluktuation spürbar wurde, trat eine ebenso offensichtliche rhythmische Bewegung des Sakrum zwischen den Ilia zusammen mit einer deutlichen Bewegung der Schädelknochen auf. Die wechselnden Formänderungen des Schädels zwischen „Flexion" und „Extension" schlossen auch eine Bewegung der Orbitae und der Augäpfel ein. Ich verspürte zudem aktive Motilität in Gehirn und Rückenmark. Letzteres verkürzte sich mit einem Zug nach oben wie beim Schwanz einer Kaulquappe, gefolgt von einer wechselseitigen Verlängerung nach unten.

Die augenscheinliche Bewegung des Sakrum zwischen den Ilia bedurfte einer Interpretation, da eine derartige Bewegung im Zusammenhang mit dem Gedanken der kranialen Gelenkbewegung bislang noch nicht in Betracht gezogen worden war. Diese führte zum spezifischen Studium der Beckenschale, insbesondere der L-Form der Gelenkflächen an den Iliosakralgelenken. Das Bemühen in anatomischen Lehrbüchern muskuläre Ansätze zwischen Sakrum und Ilia zu entdecken, blieb erfolglos. Vielmehr fand sich eine lebhafte Beschreibung transversal und quer verlaufender Bänder, welche die Gelenke zusammenhielten. Dieselben Abhandlungen beschrieben diese Verbindungen als Synarthrosen, was unbeweglich bedeutet. Dr. A. T. Still hatte aber bewiesen, dass sie beweglich sind. Nun war es meine Mission, ebenso zu beweisen, dass die Schädelverbindungen gelenkartige Beweglichkeit besaßen.

Man könnte sich Folgendes überlegen: Die beiden Typen von Bändern halten nicht bloß die Gelenke zusammen, sondern regulieren ebenso ein normales Bewegungsausmaß, wie dies bei verschiedenen Bandtypen im Zusammenhang mit spinaler Gelenkbeweglichkeit der Fall ist. Hier unten aber, an diesen sakralen Gelenkverbindungen, fehlen muskuläre Vermittler, und Gleiches kann über die gelenkvermittelte Beweglichkeit der Schädelknochen gesagt werden. In der Tat gab es zu einem späteren Zeitpunkt bezüglich des Kranialen Konzepts eine Stellungnahme genau zu diesem Punkt, mit nachfolgender Kritik an einem meiner frühen Aufsätze.

In dieser Frühphase des Fortschritts meiner Anstrengungen galt das Bemühen *Osteopathie zu denken* (nicht bloß osteopathisch bzw. auf osteopathische Weise zu denken), und schließlich begann Dr. Stills Widder der Vernunft[134] mit folgendem Gedanken gegen meine Lobi frontales zu stoßen: Wenn der Schädel einen Primären Atemmechanismus darstellt, benötigt er keine muskulären Vermittler zur Aktivierung seiner Mobilität. Es könnte eine intrakraniale reziproke Spannungseinrichtung zwischen verschiedenen Polen der artikulären Ansatzstellen geben, die das Bewegungsausmaß regulierten.

Es folgte eine Phase vertiefter Studien der Anordnung von Falx cerebri und Tentorium cerebelli sowie die Verbindung mit dem Sakrum über die intraspinale Dura. Die Untersuchung zeigte: Schädelknochen und Sakrum funktionieren innerhalb eines Primären Atemmechanismus gemeinsam als Einheit.

Bei der Durchführung des nächsten Experiments ging es darum zu lernen, ob man die Bewegung des Sakrum zwischen den Ilia einschränken konnte. Ein schmales Lederpolster wurde so konstruiert, dass es während der Rückenlage bequem an die Basis sacralis passte. Dieser Kontakt fixierte das Sakrum in äußerster Extension und schränkte – wie kraniale Techniker beispielhaft gezeigt haben – insbesondere die Fluktuation der Zerebrospinalen Flüssigkeit ein. Diese Einschränkung führte zu einer dumpfen, schweren Empfindung im Bereich der Cisterna magna. Es erschien als wahrscheinlich, dass die Basis sacralis in abgesenkter bzw. nach vorn gerichteter Stellung als prädisponierender Faktor für einige mentale Probleme betrachtet werden konnte. In Nervenheilanstalten könnte eine gute klinische Studie mit der Fragestellung durchgeführt werden, wie häufig dieser Befund bei den Patienten vorkommt.

Weitere Experimente wurden mit dem Polster nun unter dem Apex sacralis durchgeführt. Man verwendete auch eine kleine runde Vorrichtung, die am zweiten Abschnitt des Sakrum wie ein Fulkrum funktionierte.

Im Anschluss an die Experimente mit dem Sakrum wurde die Baseball-Handschuh-Kompression an den Schädelseiten appliziert, sodass mein Schädel die Extensions-Form annahm. Bei diesem Experiment wurde ein Gesichtsspiegel verwendet, um jede Veränderung zu beobachten, die erwartungsgemäß am Schädel und im Gesichtsbereich auftreten würde. Es zeigte sich eine allmähliche, aber großflächige Veränderung hin zu einer längeren, höheren und schmaleren Schädelform, die charakteristisch für die Extension der Schädelbasis ist und ebenso eine Verengung der Orbitae und eine offensichtliche Verlängerung der Augäpfel einschloss. „Offensichtliche Verlängerung" bedeutet, dass die Verlängerung durch die Notwendigkeit angezeigt wurde, den Spiegel zur scharfen Betrachtung näher heranzuziehen.

Das Experiment mündete in die vertiefte Studie des Gesichtsknochen-Mechanismus, um dabei folgendes Wissen zu erwerben: Die Maxilla, obgleich sie einheitlich mit der Beweglichkeit der Schädelbasisgelenke funktioniert, hat keinen direkten Gelenkkontakt mit der Schädelbasis. Die sphenoidalen Gelenke interagieren zuerst

---

**134.** Widder der Vernunft: Still, *Autobiography*, Seite 355-356, Seite 362-363.

mit den Gaumenknochen und den Ossa zygomatica, und diese wiederum mit der Maxilla. Die Ossa temporalia interagieren zuerst mit den Ossa zygomatica und dann erst mit der Maxilla.

Auch hierbei handelte es sich um Erwerb von Wissen anstatt Information, da die wichtige interossäre mechanische Vorrichtung mittels derer die Schädelbasis das Gesicht beeinflusst noch in keinem früheren Lehrbuch niedergeschrieben worden war. Es galt Wissen zu interpretieren: Ein Mechanismus, der Orbitae und Augäpfel verengt bzw. erweitert, um sich wichtigen physiologischen Veränderungen während der Atemphasen anzupassen. Zugleich handelte es sich um erworbenes Wissen, das Hinweise lieferte: Eine physiologische, die Augäpfel formende Funktion; darauf hinweisend, wie eine Einschränkung in der gelenkvermittelten Beweglichkeit der Orbitae für die Notwendigkeit von Brillengläsern zur Verbesserung der Sehkraft verantwortlich sein könnte.

Während die Baseball-Handschuhe zur Sicherung der Kompression angewendet werden konnten, erwiesen sie sich beim Wissenserwerb in Bezug auf einen Mechanismus des Flexions-Typs als nutzlos. Dies bedeutete eine weitere Konsultation bei Dr. Stills Widder der Vernunft. Nachdem ich in Texten die Information nachgelesen hatte, dass sich die Knochen der Schädelbasis aus Knorpel und jene des Schädeldachs aus Membranen ausgeformt hatten, verknüpfte ich das bei der Studie der Gelenkflächen erworbene Wissen mit dieser Information und überlegte:

„Die aus Knorpel gebildeten Knochen der Schädelbasis funktionieren mittels gelenkvermittelter Beweglichkeit, während die aus Membranen gebildeten Knochen des Schädeldachs mittels besonders entworfener suturaler Kontakte kompensatorisch bezüglich der basilaren Beweglichkeit arbeiten."

Ich hatte zuvor die basilare Schale veranschaulicht, die später zum Buchtitel *Die Schädelsphäre* wurde. Diese Schale besitzt einen Deckel und ohne Kompensation durch den Deckel gäbe es unmöglich eine gelenkvermittelte Beweglichkeit in dieser Sphäre. Des Weiteren wäre es ebenso möglich wie technisch realisierbar, die gelenkvermittelte Beweglichkeit der Sphäre durch Liften der Kappenkomponenten so zu regulieren, wie die Knochenkontakte es (bereits) andeuten.

Also machte ich einen weiteren Besuch im Sportartikelgeschäft, um einen brauchbaren Mechanismus zu finden, mit dem man nicht bloß die seitlichen Begrenzungen des Dach-Deckels anheben, sondern sie auch lateral ziehen konnte. Diese Bewegung sollte das Anheben und seitliche Ziehen des Dachgesimses einer Scheune simulieren, wodurch sich die Spitze bzw. die zentrale Fläche des Daches senken würde. Ein Football-Helm erwies sich bei der Durchführung des Experiments als nützliche Vorrichtung. Das Zubehör für die Ohren wurden abgeschnitten, um eine Kompression im unteren Bereich des Dach-Deckels zu vermeiden.

Dann suchten wir nach einem Fensterleder, welches so gewebt war, dass es sich nicht dehnte, aber dennoch eine weiche Fläche aufwies. Damit vermied man ein Zwicken oder Kneifen der Haut. Wir schnitten eine etwa fünf Zentimeter breite

Bandage aus dem Fensterleder, deren Länge zur Umwicklung des Kopfes ausreichte und zudem zwei je vier Zentimeter Breite Überstände übrig ließ, die nach oben über den Helm führten und auf der Spitze des Dach-Deckels ruhten. Anschließend wurde die Bandage mit einer Gefäßklemme rund um den Schädel befestigt, welche außerdem dazu diente, die Bandagenenden einzurollen, um den passenden liftenden Kontakt mit dem Schädeldach herzustellen. Die über den Helm führenden Überstände wurden ebenfalls befestigt und in ähnlicher Weise mittels einer Gefäßklemme eingerollt. Stellen Sie sich nun die Bandage um den Kopf vor, wie sie in Kontakt mit dem Schädel steht, und die Überstände über den Helm, wie sie die mittleren Bereiche[135] hoch und lateral liften, und Sie besitzen ein Bild des frühen Experiments.

Dieses Bild sollte tunlichst die sich öffnende Sagittalnaht und eine beachtliche Lateralbewegung der Ossa parietalia an ihren posterioren inferioren Winkeln mit einschließen.

Der bereits erwähnte Spiegel wurde benutzt, um eine angemessene Beobachtung der sich ergebenden Veränderungen zu ermöglichen. Es zeigten sich breite Orbitae mit vorstehenden Augäpfeln in einem kürzeren, breiteren und flacheren Kopf – die für die Flexion der Schädelbasis charakteristische Flexions-Form. Allen kranialen Technikern ist klar, dass dieses Experiment die sphenobasilare Synchondrose in Flexion und das Kompressions-Experiment die Synchondrose in Extension brachte.

Die Veränderungen während der Flexions- und Extensions-Experimente in Bezug auf Orbitae, Augäpfel und Schädelkonturen stimulierten selbstverständlich *eine Gewohnheit zur Beobachtung* sämtlicher Gesichter und Köpfe jener Menschen, denen man begegnete. Bei vielen von ihnen zeigte die Beobachtung breite Orbitae und breite Augäpfel auf der einen Seite, während sie auf der Gegenseite eng bzw. verlängert waren. Nachdem ich diese Information durch Beobachtung an anderen[136] gesammelt hatte, wurde es nun zu meiner Aufgabe durch ein weiteres persönliches Experiment am eigenen Schädel Wissen zu erwerben.

In diesem Experiment wurden die Überstände der *[Leder-]*Bandage, anstelle seitlich über den Helm geführt zu werden, diagonal platziert, mit liftenden Bandagen-Kontakten nahe dem rechten Os frontale bzw. dem linken Angulus mastoideus Winkel. Die Betrachtung im Spiegel zeigte rechts eine breite Orbita und einen breiten Augapfel und links eine enge Orbita bzw. einen verlängerten Augapfel. Während des Experiments verspürte ich eine Art Verwringung der sphenobasilaren Synchondrose. Anschließend wurde die diagonale Anordnung zum Liften auf die andere Schädelseite angewendet, wodurch sich jenes Bild ergab, das heute als Torsion bezeichnet wird – mit der hochstehenden Ala major des Os sphenoidale auf der linken Seite. In beiden Tests bemerkten wir die Gleichförmigkeit der Schädelkontur in Bezug auf den Längsdurchmesser.

Die Beobachtung weiterer Personen lieferte weitere Information über einen Typ, bei dem eine unterschiedliche Schädelkontur bezüglich des Längsdurchmessers beider Seite vorlag. Das bedeutet: Eine Seite des Kopfes zeigte sich lang und konvex,

---

135. Anm. der Übers.: des Kontakts.
136. Anm. der Übers.: Mitmenschen.

## II. EINIGE GEDANKEN

während die andere Seite kürzer und konkav war.

Hierbei hatten die Menschen breite Orbitae und breite Augäpfel auf der konkaven Seite, während sie auf der konvexen Seite eng bzw. verlängert waren. In vielerlei Hinsicht ähnelte das Bild jenem des Torsions-Experiments mit dem höchst auffallenden Unterschied bezüglich der Längskontur des Schädels. Dies erforderte eine erneute Konferenz mit Dr. Stills Widder der Vernunft.

Als Überlegungshilfe nahmen wir eine über Gelenke verbundene Wirbelsäule zur Hand und bogen ihre Enden nach rechts. Der mittlere Bereich rotierte auffällig nach links. Die ganze Wirbelsäule zeigte sich links-konvex und rechts-konkav. Anschließend bogen wir die Enden nach links und bemerkten die Rechtsrotation im mittleren Bereich, wobei sich die Wirbelsäule diesmal rechts-konkav und links-konvex zeigte. Von diesem Bild lernten wir außerdem, dass die Wirbel auf der konkaven Seite nach oben und auf der konvexen Seite nach unten kippten. Diese Information deutete darauf hin, was sich wahrscheinlich bei den konkav-konvexen Schädeltypen an der sphenobasilaren Synchondrose abspielt. Der nächste Schritt bestand in der Erfindung einer Apparatur, mit der man die frontalen und okzipitalen Enden des Schädels in dieselbe Richtung biegen konnte. Den Helm-Mechanismus konnte man hierzu nicht verwenden.

Bei der Suche nach einem geeigneten Material, um damit einen Apparat anzufertigen, fanden wir eine altmodische hölzerne Butterschale, die von einer Bauersfrau zum Formen von Butter benutzt worden war, nachdem sie den Rahm geschlagen hatte. Das Butterschale wurde mit einer Bügelsäge ungefähr auf Helmgröße verkleinert und auf einer Seite konkav zugeschnitten, während die andere Seite konvex blieb. Der Mechanismus wurde mit seiner konvexen Form links und der konkaven Form rechts oben auf den Schädel montiert. Die Fensterleder-Bandage wurde um den Schädel herum gelegt und ihre Enden mittels der Gefäßklemme nicht vorne, sondern auf der rechten Seite verbunden. Die Überstände legten wir so, dass sie längs über den Schädeldeckel-Mechanismus führten und sicher befestigt waren. Die Bandagenenden wurden mittels der Gefäßklemme auf der rechten Seite eingerollt. Auf diese Weise zogen sie die frontalen und okzipitalen Enden nach rechts, was eine konkave Form auf der rechten und eine konvexe Form auf der linken Seite zur Folge hatte. Die Betrachtung im Spiegel ergab eine breite Orbita und einen breiten Augapfel rechts und eine enge Orbita und einen verlängerten Augapfel links. Während des Experiments konnten wir leicht eine Rotation der sphenobasilaren Symphysis nach rechts wahrnehmen.

Um die Konkavität nun auf die linke Seite zu bringen wurde der Apparat umgedreht. Die Bandageenden wurden jetzt auf der linken Seite zusammengerollt und bei der Betrachtung im Spiegel ergaben sich dadurch eine breite Orbita und ein breiter Augapfel links und eine enge Orbita mit einem verlängerten Augapfel rechts. Auch nahmen wir eine Rotation der sphenobasilaren Synchondrose nach rechts wahr.

Während all dieser Experimente bemerkten wir die reziproke Spannungs-

Bewegung von Falx cerebri und Tentorium cerebelli und den automatischen Shift dort wo die Falx auf das Tentorium trifft. Dieser Bereich wurde als „Sutherlands Fulkrum" bekannt, seit Dr. Harold I. Magoun ihn so bezeichnete.[137]

Die besagten Experimente wurden von Zeit zu Zeit wiederholt, um die Aktivität der petrösen Anteile der Ossa temporalia zu bestimmen. Jedes Mal, wenn die Bewegung der sphenobasilaren Synchondrose in Flexion ging, rotierten die petrösen Anteile nach außen, und sie rotierten bei sphenobasilarer Extension nach innen. In den Torsions- und Sidebending-Experimenten rotierten die petrösen Anteile nach innen, wenn der Proc. basilaris des Os occipitale auf ihrer Seite nach oben stieg und nach außen, wenn der Proc. basilaris auf ihrer Seite abkippte. Daraus ergab sich die inzwischen vertraute Regel: Immer dann, wenn der Proc. basilaris *auf der betreffenden Seite* abgekippt ist, rotieren die petrösen Anteile jeweils nach außen. Immer dann, wenn der Proc. basilaris *auf der betreffenden Seite* nach oben steigt, rotieren die petrösen Anteile nach innen.

Während der Wiederholung der Experimente schenkte man der Bewegungswahrnehmung der Reziproken Spannungsmembran besondere Beachtung, insbesondere dort wo die Falx (cerebri) auf das Tentorium (cerebelli) stößt.

Das mentale Bild eines *Balance-Punkts* oder Fulkrums, das die verschiedenen gelenkvermittelten Bewegungen der Schädelknochen reguliert, musste geschaffen werden. Als Überlegungshilfe machte ich an eine Wand gelehnt einen Kopfstand und stellte mir die Falx bildlich vor, wie sie vom Tentorium herunterhing. In aufrechter Körperhaltung hing das Tentorium von der Falx herunter. In Seitenlage hing eine Tentoriumhälfte von der anderen Hälfte und von der Falx herunter. Begreifen Sie das Bild als um einen Aufhängungsbereich zentriert, der mittig liegt, welcher nicht von den Dura-Ansätzen der Sagittalnaht und anderen distalen Punkten herabhängt. Die Ähnlichkeit beider Tentoriumhälften mit der Falx begünstigte die Annahme dreier sichelförmiger Membranen, die sich im Bereich des Sinus rectus treffen. Zur Vereinfachung begann ich beim Tentorium an eine *Falx* tentorii mit einer Sichel auf jeder Seite zu denken. Dies half mir bei der Vorstellung eines automatisch-shiftend-aufgehängten Fulkrums, zu dem jener Bereich gehört, an dem die drei Sichelformen aufeinander treffen.

Ein Fulkrum ist ein stiller, sich nicht bewegender Mechanismus, über den sich ein Hebel bewegt und von dem er seine Kraft bekommt. Das Fulkrum kann bei seiner Verwendung an verschiedene Orte unterhalb des Hebels hin verändert werden, dennoch bleibt es ein *stiller Balance-Mechanismus*, über dem der Hebel arbeitet und seine Potency sichert. Wenn der kraniale Techniker von der Funktionsweise dieses Mechanismus eine klare Vorstellung hat und dieses wichtige *wissende Gefühl* spürt, wird er ein Bild besitzen, das ebenso zum Leben erwacht wie für die Verfasserin folgender Zeilen:

„Jetzt *weiß* ich, was Sie mit einem aufgehängten Fulkrum meinen. Wow! Wie diese Membranen schwingen. Irgendwie erinnert es mich an die Person, die beim Square

---

**137.** Magoun, *Osteopathy in the Cranial Field*, 1. Aufl., Seite 39. Harold I. Magoun Sr. (1898-1981: Andrew Taylor Still College of Osteopathy and Surgery, 1924), war Mitglied in Dr. Sutherlands Unterrichtsteam und einer der Gründer der *Sutherland Cranial Tteaching Foundation*. Er stellte die erste Auflage der *Osteopathie im kranialen Feld* zusammen, gab sie heraus und autorisierte die beiden folgenden Auflagen.

## II. EINIGE GEDANKEN

Dance die Ansagen macht: ‚Schwingen Sie Ihre Partner nach links, alle!' Was für ein Rhythmus ist in diesen Membranen."[138]

Unseren Assistenten bereitet es häufig Schwierigkeiten, den *Balance-Spannungs-Punkt* der kranialen Technik zu erklären. Vielleicht hilft die Vorstellung dieses automatisch-shiftend-aufgehängten Fulkrums mitsamt seinem Rhythmus zum besseren Verständnis. Es handelt sich nicht um die Vorstellung eines Punktes bezogen auf die eine oder die andere Falx, sondern um jenen Balance-Punkt, an dem die drei Sicheln aufeinander treffen.

Bisher hatten wir mit Vorrichtungen experimentiert, die geeignet waren mittels externer Kraft kraniale Mobilität zu erzeugen – eine Kraft, der die Intelligenz kluger-fühlender-sehender-wissender Fingern fehlt. Dies passte zum *Osteopathie-Denken*, welche innere Vermittler gegenüber äußeren als zuverlässiger einschätzt. Nachdem wir die nützliche Methode erfahren hatten, wie die Schädelknochen an anatomischen Präparaten disartikuliert werden – man füllt den Schädel mit trockenen Erbsen und Wasser, um durch Anschwellen der Erbsen einen entsprechenden Druck zu erzeugen – lenkte Dr. Stills Widder der Vernunft die Aufmerksamkeit auf die Potency der Zerebrospinalen Flüssigkeit. Die besagte Potency könnte als fundamentales Prinzip in der Funktion des Primären Atemmechanismus verstanden werden. Diese Überlegung bedeutete den Beginn des Experimentierens mit fühlenden-sehenden-klugen-wissenden Fingern.

Das erste Experiment begann in Bezug auf den Proc. basilaris und die petrösen Anteile der Ossa temporalia. Als Anwendung wurde eine Modifikation von Dr. Stills Handgelenks-Technik gewählt, d. h. ausschließlich der M. flexor digitorum profundus und der M. flexor pollicis longus werden als Werkzeuge benutzt, um Bewegung zu erzeugen. Die Daumenballen nahmen sanften, aber bestimmten Kontakt mit den dazu passenden Gruben hinter den Ohren auf den Ossa temporalia auf, wobei die Finger unterhalb des Supraocciput verschränkt wurden. Die ersten drei Finger jeder Hand wirkten als Initiations-Vermittler für die Außenrotation der petrösen Anteile, während die beiden kleinen Finger die Zirkumrotation des Os occipitale auslösten. Denken Sie daran, dass wir die Bewegung bloß in Gang setzten und – mit allen Kontakten zur Beobachtung mittels des Tastsinns noch auf Position, um mittels des Tastsinns wahrzunehmen – wir warteten darauf, dass die Potency der Zerebrospinalen Flüssigkeit den Mechanismus an seine normale Grenze trug.

Bei diesem Experiment wurde die Tatsache beobachtet, dass sich bei Zirkumrotation des Supraocciput in die eine Richtung die Partes mastoideae und die Proc. temporalia sich in die Gegenrichtung drehten. Dies erklärt die – trotz ihrer sagittalen Fläche – konvexe Form des Gelenkkontaktes der Pars mastoidea mit der Konkavität und der sagittalen Fläche der seitlichen Begrenzung des Os occipitale hinter dem Proc. jugularis. Dies deutete auf eine Kugelgelenk-Bewegung bzw. Deckel-Einmachglas-Beweglichkeit hin, auf die ich häufig hingewiesen habe.

Da die Mehrzahl der für das Studium verfügbaren anatomischen Präparate pa-

---

**138.** Edith E. Dovesmith D.O. (1895-1970: American School of Osteopathy, 1918).

thologische „krumme Zweige" sind, wird diese normale Bewegung nicht leicht (an)erkannt.

Beim Experiment zum Anregen der Extensions-Mobilität des Os occipitale mit nachfolgender Innenrotation der petrösen Anteile des Os temporale entsprachen die Kontakte jenen der Flexions-Initiierung. Dieses Mal fungierten die ersten drei Finger jeder Hand als Vermittler, um die Proc. mastoidei zu lateralisieren, während die beiden kleinen Finger das Os occipitale in Zirkumrotations-Bewegung bei Extension anstießen. Bei dieser Bewegung rotierten bzw. drehten sich die konkaven Flächen des Os occipitale nach posterior, während die konvexen Partes mastoideae nach anterior rotierten und sich die Proc. mastoidei sich nach anterior und lateral bewegten.

Das nächste Experiment betraf die Initiierung der Flexion bzw. Extension der sphenobasilaren Symphysis durch Liften des Schädeldachs. Die Handflächen auf den Ossa parietalia ruhend sowie die Finger über dem Dach verschränkt, war es ein Leichtes die Mobilität an der sphenobasilaren Symphysis in Gang zu setzen. Man erreichte dies durch Ziehen der inferioren Begrenzungen der Ossa parietalia lateral nach oben in Flexion mit anschließendem Drücken der parietalen Winkel nach medial in Extension. Ein ähnlicher Kontakt wurde der Gestalt an den Ossa frontalia verwendet, dass die Winkel nach vorne in Flexion geliftet und nach medial in Extension gehoben wurden. Dies erweiterte die Incisura ethmoidalis posterior in Flexion und verengte sie (ebenfalls) posterior in Extension.

Neben den wenigen heute vorgestellten Versuchen gab es im Lauf der Zeit noch eine Menge weiterer.

Der Rest dieses Vortrags bezieht sich (nun) auf einige persönliche Erfahrungen mit äußeren traumatischen Vermittlern, die erarbeitet wurden, um membranöse Strains an den Schädelgelenken hervorzurufen. Eine davon ging auf das Bemühen zurück, den als okzipitomastoidal bekannten Strain zu erzeugen, der häufig durch Stürze und andere das Supraocciput betreffende Kräfte entsteht. Die daraus resultierenden Komplikationen waren außergewöhnlich ernst und ich vertraue darauf, dass niemand das Experiment ohne Beisein eines kranialen Technikers wiederholt. Bei diesem Experiment bauten wir den Butterschale-Mechanismus um, indem wir eine weitere konkave Fläche auf der anderen Seite ausschnitten.

Die Idee war, die konvexe Bodenfläche als spezifischen Kontakt mit dem Supraocciput zu nutzen. An den Enden des Mechanismus wurden lange Riemen befestigt und dann sicher an einem Wandhaken nahe dem Fußende des Behandlungstisches verzurrt, der an der Wand stand, um den Füßen eine Schubhilfe zu bieten. Die Riemen führten schräg zum Mechanismus am Kopfende des Tischs.

Während ich auf dem Rücken lag, der Mechanismus mit dem Supraocciput in Kontakt stand und ich die Partes mastoideae mit den Handflächen festhielt, schob ich mit beiden Füßen langsam immer stärker gegen die Wand. Das Experiment führte zu einem typischen membranösen okzipitomastoidalen Gelenkstrain – *einschließlich der ernsten Komplikationen*. Ja, ich begann „Dinge zu sehen!" Tatsache ist, ich war dabei, reif für die Einweisung in eine Nervenheilanstalt zu werden. Die Komplikationen hielten einige Tage an. So erwarb ich durch Selbsterfahrung Wissen anstatt bloßer Information, die mir die Durchführung des Experiments an einem Kollegen vermittelt hätte.

Das erworbene Wissen aus diesem Experiment mit klugen-fühlenden-sehenden-wissenden Fingern in Verbindung mit dem okzipitomastoidalen Gelenk dämpften meine Befürchtung, Insasse einer Nervenheilanstalt zu werden. Der Strain wurde folgendermaßen rasch und leicht beseitigt: Ich nahm dieselbe Position auf dem Behandlungstisch mit einem kleinen Polster unter dem Apex sacralis ein. Dadurch sollte das Sakrum in Flexion gehalten werden, um somit die Tide zum Os occipitale zu lenken. Die Finger waren unterhalb des Supraocciput verschränkt, wobei die Daumen längs der Proc. mastoidei lagen. Die Finger zirkumrotierten den oberen Abschnitt des Os occipitale sanft entlang der Bewegungsrichtung während des Entstehungsvorgangs; dabei entlasteten die Daumen die Partes mastoideae so lange nach lateral, bis die gewünschte Balance im automatisch-shiftend-aufgehängten Fulkrum spürbar wurde. Mittels Dorsalflexion der Füße strömte die Tide schließlich ein. Dieses Experiment steht beispielhaft für viele, die unternommen wurden, um bei mir membranöse Gelenkstrains hervorzurufen und zu korrigieren.

Ein eher zufälliges Experiment entstand dadurch, dass ich es übersah mich beim Betreten eines Kellers zu bücken und den Kopf einzuziehen.

Durch einen ziemlich harten Stoß gegen einen Balken über meinem Kopf wurden die Ossa frontalia an ihren Gelenken mit den Alae majores et minores des Os sphenoidale nach posterior gedrückt und das Denkareal gestört. Dem folgte die Neigung der Augäpfel nach hinten zu rollen.

Es gab auch einmal ein Experiment, bei welchem der Dentist die traumatischen Vermittler des Strains mit entsprechender Komplikation erzeugte. Dabei geht es um die erfolgreiche Extraktion eines oberen Backenzahns. Obgleich mich die Novocain-Anästhesie während der Operation von jedem Schmerz befreite, bemerkte ich etwas, dass sich wie eine Trennung zwischen Gelenkkontakten weiter hinten anfühlte. Zwei Wochen lang litt ich an einem schrecklichen Schmerz, wo der Zahn gewesen war. Dieser Zeitraum genügte zum Wissenserwerb von Schmerzen und schlaflosen Nächten, die Dr. Stills Widder der Vernunft dazu brachten, die Aufmerksamkeit auf das Gefühl besagter Trennung zu lenken. So legte ich einen Zeigefinger nach hinten auf den Proc. pterygoidus des Os sphenoidale, fixierte diesen Kontakt und kippte meinen Schädel von ihm weg. Dies verschaffte mir eine sofortige Erleichterung aller Komplikationen, die mit diesem Schmerz an der Extraktionsstelle in Zusammenhang standen.

Eine weitere persönliche Erfahrung, die in diesem Rückblick erwähnt werden sollte, betraf eine berufliche Aufgabe zu meiner Zeit als Druckerjunge. Zu den vielen Verpflichtungen gehörte auch das stundenlange „Treten" einer Perlen-Arbeitspresse, wobei der rechte Fuß sich mit jedem Druckvorgang nach oben und unten bewegte.

*Wissen anstatt Informationen erlangen*

Diese Bewegung bewirkte eine anteriore Senkung des rechten Ala des Sakrum, weg von ihrer Verbindung mit dem Ilium. Daraus resultierten später zwei Zug-Typen, die den Bereich der rechten Cisterna magna und die normale Fluktuation der Tide beeinflussten. Einer verlief entlang der intraspinalen reziproken Membranen und der andere entlang der Faszien. Aus der Aufarbeitung dieser frühen Erfahrung entwickelte ich die Technik der Kontaktaufnahme mit den Alae sacralis über den anterioren Zugang.

Ob Sie es glauben oder nicht: Das Gewissen eines Kollegen rief eine Störung der Tiden-Fluktuation hervor und beeinflusste sekundär die physiologischen Zentren im Boden des vierten Ventrikels. Diesen Sachverhalt lernte ich beim Schreiben von Leitartikeln für eine täglich erscheinende Abendzeitung. Es geschah im Jahr, als der redegewandte Bryan sich die demokratische Nominierung für das Präsidentenamt sicherte.

Die Zeitung, bei der ich beschäftigt war, beschloss die Demokraten im Wahlkampf zu unterstützen. Um meinen Job zu behalten, musste ich die Leitartikel-Spalten mit Argumenten zugunsten Bryans und freiem Silber[139] füllen. Persönlich hatte ich immer die republikanische Liste gewählt und bediente den Bezirk zudem über eine republikanische Zeitung, die *Minneapolis Journal*. Obwohl ich mich bemühte, die leisen Gewissensbisse durch Zitieren zahlreicher Ansichten eines demokratischen Journalisten einer anderen Tageszeitung zu beruhigen, wurde ich mir des Balance-Punkts bewusst, welcher im Leben unbedeutender Menschen bei ihrer Wanderung auf Erden auftritt. Die Lösung des Strains begegnete mir, als ich mich entschloss, Dr. Andrew Taylor Stills Wissenschaft der Osteopathie zu studieren und auf eine verheißungsvolle journalistische Karriere zu verzichten.

---

139. Anm. der Übers.: Ausdruck für „bloße Rhetorik" bzw. Gefälligkeitsgerede.

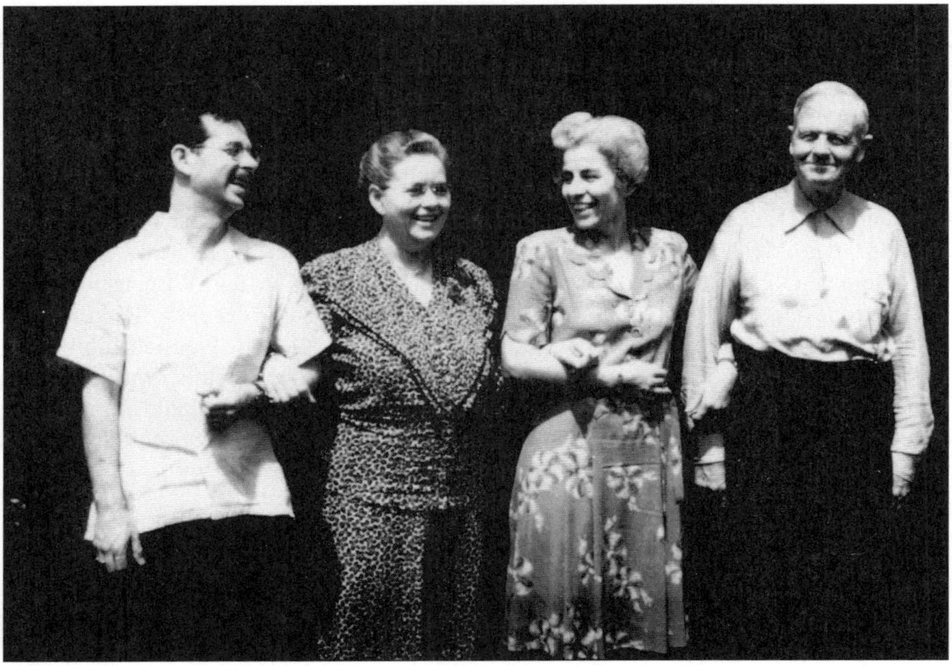

## II. Einige Gedanken

Bild 14: V.l.n.r.: C. Handy (1911-1963), A. S. Sutherland, A. L. Wales, W. G. Sutherland, ca. 1950.

## 29. Ein Hundertstel Millimeter

*18. November 1950*

*Die Abschlussvorlesung eines Kurses in Kranialer Osteopathie in Des Moines, Iowa*

Besäßen wir Dr. Andrew Stills Vision vom unendlich Kleinen in der mechanischen Struktur des Menschen, wären wir ohne weiteres in der Lage, eine Unmenge an „kleinen Dingen" als „große Dinge" zu sehen, denn in der Wissenschaft der Osteopathie sind sie groß. *Erst dann* könnte unsere Vision der Möglichkeiten so groß werden, dass sie der Großartigkeit des Himmels gleicht. Neulich, durch ein beschriftetes Foto, welches mir Dr. Joseph Peterson überreichte, wurde meine Aufmerksamkeit auf eine dieser Visionen des unendlich Kleinen gelenkt, so wie man sie in Dr. Stills *The Philosophy and Mechanical Priciples of Osteopathy* findet. Ich zitiere auszugsweise:

> „Er [der Osteopath] muss intelligent sein in seiner osteopathischen Praxis, wenn er Krankheiten durch das kunstvolle Korrigieren von Körperteilen heilt, welche durch Verstauchungen, Stürze oder irgendwelche anderen Gründe derangiert wurden, und wodurch möglicherweise ein winziger Nerv, *sei es auch nur um einen Hundertstel Millimeter*, aus seiner normalen Position gebracht wurde."[140]

*Denken Sie* an besagten winzigen Hundertstel Millimeter, und Sie sind dabei, *Osteopathie* im Sinne des Begründers dieser Wissenschaft *zu denken*. Vielleicht bekommen Sie dann auch eine Ahnung von Dr. Stills hervorragender *mechanischer* Kenntnis des menschlichen Körpers; ein Mechanismus, zu dem Flüssigkeiten, Bindegewebe, Zellen, Zellkerne und Elektronen ebenso gehören wie das Skelett. Aufgrund dieses ungeheuren Wissens konnte er die kleinen Dinge wie unter einem Vergrößerungsglas sehen und interpretieren, *wie* sie physiologische Funktionen beeinflussen und verändern können. Folgen Sie dem folgenden Gedanken aus demselben Text:

> „Nur wenn wir die Anatomie in ihrem Normalzustand wirklich verstanden haben, sind wir in der Lage, anormale Zustände aufzuspüren."

Dr. Stills fundamentales Prinzip, dass man die Anatomie in ihrem Normalzustand wirklich verstanden haben muss, sollte in der Lehre der osteopathischen Wissenschaft höchste Wichtigkeit genießen. Ich bedaure es, von einem unserer prominentesten

---

[140]. Still, *Philosophy and Mechanical Principles*, Seite 18 (Hervorhebung hinzugefügt).

## II. Einige Gedanken

Anatomie-Professoren an einer osteopathischen Hochschule erfahren zu haben, dass der Vorschlag gemacht worden sei, den Unterricht in funktioneller Anatomie auszusetzen, um die Zeit anderen Fächern zu widmen, die jetzt in unserem Hochschul-Lehrplan notwendig sind. Glücklicherweise gibt es zwei Hochschulen, in denen die Abteilung für Anatomie von Doktoren der Osteopathie geleitet wird. Einer hat mir versichert, dass er gegen diese Abkehr von einem fundamentalen Prinzip unserer Wissenschaft kämpfen werde, und ich bin zuversichtlich, dass auch der andere in Bezug auf den Unterricht in funktioneller Anatomie standfest bleibt.

Nachdem ich nun mein Gefühl in dieser Angelegenheit zum Ausdruck gebracht habe, lassen Sie uns eine weitere wesentliche Aussage aus jenem Zitat berücksichtigen:

„Möglicherweise können wir durch Messungen eine Normabweichung von nur einigen Hundertstel Millimetern entdecken, welche, *obwohl unendlich klein*, nichtsdestotrotz anormal ist."[141]

Beachten Sie, dass Dr. Still hier die Sichtweise ändert, und doch bleibt er bei dem unendlich Kleinen.

Dies erinnert mich an einen Schwarm von frisch geschlüpften Zaunkönigen, die gerade ihr Nest verlassen hatten und zu fliegen lernten. Sie flogen in meine Garage. Ein kleiner Zaunkönig erschrak, als ich plötzlich eintrat und stieß völlig verstört mit seinem winzigen Kopf an einen Balken in der Türöffnung. Das Vögelchen fiel offensichtlich leblos zu Boden. Mir fehlte die anatomische Kenntnis, wo und wie man den Puls fühlt, aber die Atmung stand still. Selbst das winzige Köpfchen maß weniger als zwei Zentimeter. Ich hob den Vogel auf und brachte das Köpfchen sanft auf in Flexion, dort wo wahrscheinlich die Facettengelenke des Atlas waren. Es folgte ein winziger Klick, der darauf hindeutete, dass etwas in seinen Normalzustand zurückkehrte. Ich stellte mir dies als ligamentäre Korrektur eines vermutlich ligamentären Strains des Gelenkes vor.

Der winzige Zaunkönig kam wieder zu Bewusstsein und drehte sich von der Seite in eine Sitzhaltung. Die Augen öffneten sich, und die Atmung wurde deutlich sichtbar. Eine halbe Stunde später flog unser kleiner Patient zu seinem Schwarm in die Fliederbüsche zurück, und das ohne seine winzige Rechnung für die erbrachten professionelle Dienste zu begleichen. Irgendwie weiß ich aber, dass der winzige Zaunkönig dankbar war und im Frühling zurückkehren wird, um ein Nest in meinem Hinterhof zu bauen. Ich werde seinem heiteren Lied lauschen und ihn sagen hören: „Selbst wenn ein winziger Zaunkönig am Wegesrand fällt, weiß es der VATER!"[142]

Im Zusammenhang mit anderen Ereignissen kleinen Ausmaßes würde ich gerne eine interessante Beobachtung erwähnen, die ein Mitglied unserer eigenen Profession berichtete. Es geht um eine fleißige Ameise, die mühsam einen langen Wurm davon schleppte, der zehnmal so lang war wie sie selbst. Sie grub ein Loch, legte den Wurm

---

141. Ebd., Seite 33 (Hervorhebung hinzugefügt).
142. Vgl. „Kauft man nicht zwei Sperlinge für einen Groschen? Dennoch fällt keiner von ihnen auf die Erde ohne das Wissen Eures VATERS." (Mt 10,29).

hinein, deckte das Loch sorgfältig mit Erde ab und trat diese fest. Später kehrte die Ameise zurück, legte das Loch frei, grub den Wurm aus und schleppte ihn erneut in ein entfernteres Gebiet. Sie grub ein weiteres Loch, legte den Wurm hinein, bedeckte ihn wieder mit Erde und trat die Decke fest. Bei dieser Erzählung handelt es sich nicht um ein Märchen, sondern um eine wahre Begebenheit. Sie erinnert uns daran, wie groß kleine Dinge erscheinen können, wenn wir unsere Sehlinse auf wenige Hundertstel Millimeter fokussieren.

Um Dr. Stills letztes Zitat fortzuführen:

„Verfolgen wir die Auswirkungen anormaler Belastungen der Ligamente, kommen wir mit Leichtigkeit zu dem Schluss, dass Abweichungen von *wenigen Millimetern oftmals* jene Teile des Körpers beeinflussen, in welchen Gefäße und Nerven verteilt sind; deren Aufgabe ist es, ein bestimmtes Gebiet aufzubauen, zu vitalisieren und zu erhalten, und zwar *trotz ihrer kleinen Maße* zu einem normalen gesunden Standard."

Sein Hinweis auf den *anormalen Strain der Ligamente* bei einer Abweichung um wenige Millimeter stimmt mit meiner Ansicht überein, dass spinale Dysfunktionen ligamentäre Strains der Gelenke und kraniale Dysfunktionen membranöse Strains der Gelenke sind; ebenso damit, dass ligamentäre und membranöse Einschränkungen zu pathologischen Auswirkungen führen.

Mit anderen Worten: Ligamentäre und membranöse Strains sind jene prädisponierenden Faktoren, über die Dr. Korr vergangenen Sommer in Chicago bei seinem Vortrag vor der Academy of Applied Osteopathy sprach[143] Diese Terminologie ist nicht neu für die Studenten der Wissenschaft der Osteopathie, die schon lange dabei sind. Es war sehr erfreulich, zu hören, wie Dr. Knorr ihn verwendete.

Kürzlich wurde ich auf einen Fall aufmerksam, der diese prädisponierende Faktoren veranschaulicht.

Das Problem erforderte ein Fokussieren meiner imaginären Linse auf die Perspektive von wenigen Hundertstel Millimetern, da die gewöhnlichen groben Tast- und Bewegungstests ohne Befund waren. Die lang andauernden Beschwerden, welche als systemische Infektion diagnostiziert worden waren, wurden durch hässliche wunde Stellen bestätigt. Sie waren an den Unterarmen, der Stirn und am Kinn zu sehen. Für einen erfahrenen Osteopathen war diese lokale Erscheinung ein Fingerzeig auf einen prädisponierenden Faktor leichteren oder schweren Grades im oberen Bereich der Wirbelsäule.

Mein mechanisch-anatomisches Wissen „richtig verstandener Anatomie" führte mich zu der Vorstellung, dass es eine „wenige Millimeter kleine" Anspannung in den Ligamenten der oberen Rippenköpfchen geben könne, welche eine Störung der angrenzenden sympathischen Ganglien verursachte. Das besagte mechanische Wissen zeichnete mir folgendes Bild von der normalen Gelenkbewegung der

---

**143.** Prof. Irvin M. Korr, Ph. D. (Princeton 1936), Physiologe, hat im Bereich der angewandten Physiologie in Bezug auf die Osteopathie gelehrt, geforscht und ausführlich geschrieben. Seine Arbeit auf diesem Gebiet begann 1947, als er der Fakultät des Kirksville College of Osteopathic Medicine beitrat.

## II. Einige Gedanken

Rippenköpfchen: Sie rotieren mithilfe eines Kugelgelenkes in den Halbfacetten der Wirbelkörper; nach außen und leicht nach hinten während der Inhalation (ähnlich der Aktivität des Caput femoris im Acetabulum), nach innen und leicht nach vorne während der Exhalation. In Verbindung mit der „Rippenköpfchen-Aktivität" zirkumrotieren die Rippen auch, etwa in der Art, wie man ein Hufeisen zirkumrotierend bei Quoits[144] wirft. Bei diesem Vorgang ziehen die sternalen Rippenenden das Sternum über intermembranöse Ansätze während der Inhalation nach hinten, und wenn sie dann während der Exhalation in die Gegenrichtung zirkumrotieren, wird das Sternum mithilfe des intermembranösen Ansatzes nach vorne gezogen.

Diese Betrachtungsweise der normalen Rippen-Aktivität unterscheidet sich beträchtlich von der üblichen Anweisung für Sportler, wie die Brust geweitet werden könne, um die Lungen während der Inhalation zu füllen. Solch eine Übung behindert sogar das normale Absenken des Diaphragmas während der Inhalation. Möglicherweise könnte sie sogar einen Strain des ligamentären Gewebes in Verbindung mit den Rippenköpfchen verursachen. In einigen Fällen könnte diese Übung runde Schultern erklären.

Mit diesem Bild vom Normalzustand vor Augen, und dem Hinweis darauf, wo sich im besprochenen Fall der Strain befinden könnte, folgt nun die Beschreibung der Durchführung der Technik. Die Patientin saß auf einem Stuhl, ich ihr gegenüber auf einem anderen Stuhl. Ich legte meine Daumen sanft und bestimmt, nahe den Fossae glenoidae, ventral an die oberen lateralen Begrenzungen der Scapulae, um die *stillen Punkte* der Fulkren festzulegen. Diese Fulkrumkontakte an den Scapulae wurden leicht nach lateral gehalten. Die Patientin wurde dann gebeten, ihre Arme soweit wie möglich über meine Schultern zu legen (oder in manchen Fällen kann es auch nötig sein, sie um den Körper des Behandlers zu legen) und sich schrittweise nach vorne zu ziehen. Dadurch kommt es zu einem nach lateral bzw. nach außen gerichteten Schwingen der Margines mediales scapulae. Sie können vielleicht sehen, wie sich hiermit das Gewebe des M. serratus anterior zwischen Ursprung und Ansatz entspannt, diesen Muskels, welcher so wichtig ist für die besondere Aktivität jener Ligamente, die mit den Rippenköpfchen verbunden sind. Es war befriedigend, die Zirkumrotationsbewegung der Rippen spüren zu können, als diese schlichte Technik wie erwartet wirkte. Ermutigend war es auch, die unmittelbaren Veränderungen in Farbe und Gewebe an den lokalen Manifestationen der Infektion an den Unterarmen zu beobachten. Ich behaupte hier nicht, dass dieser Fall geheilt wurde. In meiner Praxis werden keine Heilungen versprochen oder Wunder vollbracht. Die einzige Garantie, welche ich gebe, besteht darin, dass ich meine professionelle Kunst ausübe, so gut ich kann. Jedenfalls führte diese Behandlungsweise, welche auf der Idee basiert, dass es einen prädisponierenden Faktor in den minimalen Bänderanspannungen im Bereich der Rippenköpfchen gab, zu einem ermutigenden Resultat, wo andere Methoden versagt hatten. Da zudem nur eine einzige Behandlung durchgeführt wurde, besteht die berechtigte Hoffnung, dass die systemische Infektion verschwindet,

---

144. Anm. der Übers.: einem Wurfringspiel.

*Ein Hundertstel Milimeter*

wenn mehrere Behandlungen über einen ausreichenden Zeitraum gegeben werden.

Einige Mitglieder der *Academy of Applied Osteopathy* haben sich sehr anerkennend über Dr. Howard A. Lippincotts Artikel „Ligamentäre Gelenkstrains" geäußert, der im *1949er Year Book* erschien.[145]

Dr. Lippincott, der sehr für den Plan ist, diese *[Art von]* Technik im demnächst erscheinenden Buch von Harold I. Magoun D. O., *The Osteopathy in the Cranial Field*, mit darzustellen, schlug vor, dass eine Gruppe kranialer Behandler einige Wochen in einem anatomischen Labor verbringen sollte.[146] Ein vorteilhafter, gewöhnlich für die Sommerferien reservierter Zeitraum, wurde ausgesucht, in der Absicht noch stärker mit Dr. Stills Visionen des unendlich Kleinen vertraut zu werden. Zu meiner Freude konnte ich eine ganze Woche mit der Beobachtung der Arbeit an zwei sehr interessanten Präparaten verbringen.

Um die Gelenke von allen Muskeleinflüssen zu befreien, wurde eines der Präparate bis zum ligamentären Gewebe frei präpariert, in der Absicht, die spezifischen ligamentären Korrekturen sehen zu können. Diese wurden an sämtlichen Gelenken des Präparats, darunter auch an Fingern und Zehen, außergewöhnlich gut demonstriert. Von jeder ausgeführten Technik wurden Fotografien angefertigt. Das Präparat bot zudem einen schönen Blick durch ein offenes Fenster auf die reziproke kraniale Spannungsmembran. Das Testen der Funktion dieser Membran wurde auch sehr zufrieden stellend veranschaulicht.

Die Arbeit am anderen Präparat lieferte überzeugende Belege für unsere Ansicht, das die intraspinale Membran ein kontinuierlicher, reziproker Spannungsvermittler ist, der vom Os occipitale und dem oberen zervikalen Bereich bis hinunter zum Sakrum reicht. Das Präparat zeigte uns einen derartig festen knöchernen Ansatz am zweiten Sakralsegment, dass man noch zwei oder drei andere Leichen hätte daran hängen und das Ganze an der Membran von Chicago nach New York ziehen können. Ein Beobachter, der hinzu kam, hielt diesen Ansatz für eine Anomalie. Jedoch hatte er irgendwo etwas über eine Befestigung der Membran am Lig. longitudinale posterius der Wirbelsäule gelesen. Tags darauf kam er mit einer entsprechenden Passage von Trolard wieder. Genau die gleiche Aussage hatte ich Jahre zuvor schon einmal von einem Zuhörer bei einem Vortrag gehört. An diesem Präparat konnten wir es nun herausfinden, und so wurde die Sektion an den hinteren Wirbelbögen fortgesetzt. Die Ansätze am Lig. longitudinale posterius wurden bestätigt, jeweils einer an jedem Wirbelsäulensegment. Aber *[!]* diese Ansätze am Lig. longitudinale waren *lang genug*, um zwischen Os occipitale und dem oberen zervikalen Bereich sowie der knöchernen Befestigung am zweiten Sakrumegment eine *freie Bewegung* zu erlauben.

---

145. Die *Academy of Applied Osteopathy*, ursprünglich *Osteopathic Manipulative Therapeutic and Clinical Research Association* (1937 gegründet und 1938 einvernehmlich der *American Osteopathic Association* als Unterorganisation eingegliedert), ist der Vorläufer der *American Academy of Osteopathy*.

Howard A. Lippincott D. O. (1893 – 1963: American School of Osteopathy, 1916), gehörte Dr. Sutherlands Lehrerkollegium an. Er war Dr. Sutherlands Nachfolger als Präsident der Sutherland Cranial Teaching Foundation, schrieb einige Publikationen über die Osteopathie im kranialen Bereich und leitete mit seiner Frau Rebecca in seiner Heimat Moorestown, New Jersey, eine Studiengruppe.

146. Die erste Auflage wurde von Dr. Magoun herausgegeben und von Dr. Sutherland genehmigt. Dres. Howard und Rebecca Lippincott, Dr. Paul Kimberley und andere lieferten wesentliche Beiträge zu diesem Buch. Die folgenden Auflagen wurden von Dr. Magoun umgeschrieben.

## II. Einige Gedanken

Diese Trolard-Ansätze erfüllen einen Zweck, und stimmen, so wie ich es heute sehe, mit meinem Konzept überein, das ein nach vorne Beugen des ganzen Körpers das Gleiche wie Flexion bedeutet.

Neben anderen Ereignissen im Labor entstand auch eine Diskussion darüber, auf welche Weise die kranialen Nerven die Dura mater passieren. Nach einer Sektion des Ganglion trigeminale schien es einen Hinweis darauf zu geben, dass die drei Äste, welche bei einer Trigeminusneuralgie wichtig erscheinen, eine umhüllende Schicht Dura mater mitnehmen, so wie einen Ärmel. Das Ganglion liegt auf einer externen und einer internen Duraschicht. Bedeckt wird es von zwei internen Duraschichten. Histologische Studien sind erforderlich, um festzustellen, wie weit der Nerv diese umhüllende Lage mit sich führt. Dies lenkt unsere Aufmerksamkeit auf eine weitere von Dr. Stills Visionen des unendlich Kleinen, wo er sagt, ein winziger Nerv könne gestört sein, „wenn auch nur durch *einen Hundertstel Millimeter…*"

Die Membranae interosseae außerhalb des Schädels wurden ebenso spezifisch untersucht wie die intrakranialen und intraspinalen Membranen. Die Membrana interossea antebrachii arbeitet zusammen mit den Ligamenten der Art. radioulnaris distalis et proxis und unterstützt die ligamentäre Korrektur von radioulnaren Strains außerordentlich.

Sobald diese mechanische Vorrichtung richtig verstanden ist, wird die momentan überall angewendete „Hau-Ruck"-Methode ausrangiert werden. Die mechanische Funktion dieser interossären Membran bestätigt meine Behauptung, dass keines dieser Art. radioulnaris isoliert gestört sein kann. Eine Störung beeinflusst die Bewegung sowohl am proximalen als auch am distalen Ende des Unterarms.

Die Membrana interossea, welche Tibia und Fibula verbindet, kann bei ligamentären Korrekturen ebenfalls als Hilfe benützt werden, da meist beide Enden der Fibula gestört sind, und nicht nur eines.

Die Membrana obturatoria, die das Foramen obturatorium nahezu ausfüllt, verbindet zwar keine separaten Knochen miteinander, ist jedoch ähnlich in ihrer mechanischen Funktion. Denn sie hat auf jeder Seite partielle Muskelansätze – den M. obturator internus auf ihrer inneren Oberfläche und den M. obturator externus auf ihrer nach außen zeigenden Oberfläche. Diese Membran erinnert an ein Trommelfell, mit Muskeln, die in gegensätzlich Richtungen ziehen. Hier kommt es häufig zu Strains. Ich habe Verschiebungen erlebt, die einen schmalen Ast des N. ischiadicus und ein arterielles Gefäß auf ihrem Weg durch den Canalis obturatorius zum Inneren des Acetabulums gestört haben. Bei Beschwerden am Hüftgelenk ist dieser Bereich und seine Störungen ein weiterer Ort, den wir eingehend studieren müssen, im Sinne von Dr. Stills Konzept, dass unendlich kleine Strukturen wichtig sein können.

Mein Artikel „Großvaters Stiefelknecht: eine Hilfe bei Plattfüßen", wurde erneut in *The Osteopathic Physician* gedruckt, der von meinem Studienkollegen Dr. Henry S. Bunting herausgegeben wird. Buntings Editorial hatte als Titel folgendes Zitat: „ Hew to the line, let the chips fall where they may."[147]

---

147. Anm. d. Übers.: sinngemäß: Machen Sie alles genauso, wie es schon immer getan wurde, egal, welches die Folgen sind.

In dieser Zeit entwickelte die *American Osteopathic Association* Interesse für einen kleinen Apparat zur Korrektur des dritten Os cuneiforme. Damit war eine ziemlich harte Thrust-Technik verbunden. Folglich „hauten" einige erfahrene Osteopathen „rein" und die „Späne fielen" *(also die Folgen waren entsprechend)*. Mein Sonderbeitrag zum Thema war ein „Span vom Alten Hauklotz", denn: Großvater hatte niemals Probleme mit Plattfüßen. Er trug langbeinige, enge Stiefel, dessen Ausziehen vor dem Zubettgehen einen Stiefelknecht erforderten.

Der Stiefelknecht zog den Calcaneus nach innen unter seine Gelenkverbindung mit dem Talus. War der Stiefelknecht nicht zur Hand, legte Großvater sein Bein über das andere Knie, ergriff mit der einen Hand den Absatz des Stiefels und mit der anderen die Spitze, und führte dieselbe einfache Technik aus.

Technik *ist* einfach, wenn die Anatomie richtig verstanden wurde. Daher wurde in diesem Labor eine spezifische Untersuchung durchgeführt, um zu sehen, wie sich der Talus in Relation zum Calcaneus bewegt sowie die Furchen auf der inferioren Fläche des Talus und der superioren Fläche des Calcaneus. In diesem Raum befindet sich das Lig. talocalcaneale interosseum. Wenn man dessen Mechanismus, in Verbindung mit den Knochen richtig versteht, wird die Technik vereinfacht.

In einer anderen Studie ging es um das wichtige Problem von Faszienzügen nach unten, vom Becken ausgehend, welche die physiologische Funktion des Primären kranialen Atemmechanismus beeinflussen. Die Studie konzentrierte sich auf das Diaphragma, welches in seiner Sekundäraktivität über Nervenimpulse gesteuert wird, die ihren lokalen Ursprung im physiologischen Zentrum in der Wand des vierten Ventrikels haben. Dabei ergab eine bestimmte Manipulation am Centrum tendineum eine Antwort an der sphenobasilaren Synchondrose. Die Bewegung an der Synchondrose zeigte sich als Flexion und Extension und zudem als Innen- bzw. Außenrotation der petrösen Anteile der Ossa temporalia. Die Faszienverbindungen zwischen der äußeren Oberfläche des Kopfes und dem Centrum tendineum des Diaphragmas wurden ebenfalls untersucht. Da der Pharynx vom Tuberculum pharyngeum an der Unterseite des Proc. basilaris des Os occipitale hängt, und die Raphe pharyngis an den petrösen Anteilen der Ossa temporalia und vom Os sphenoidale herunterhängt, und da die begleitenden Fasciae cervicalis mit dem Centrum tendineum des Diaphragmas verbunden sind, erhalten wir eine mögliche Idee, wie die physiologische Funktion des Primären kranialen Atemmechanismus durch Faszienzüge von unten beeinflusst werden kann.

Auch der Bereich des Sakrum des Primären kraniosakralen Atemmechanismus wurde ausgiebig untersucht, insbesondere auch die iliosakralen Ligamente, welche die Bewegung regulieren. Das Problem eines nach vorne abgesenkten Sakrum, mit dem daraus folgenden Zug nach oben, entlang der intraspinalen Dura mater wurde genau analysiert.

Dieser Zug von unten beeinflusst unzweifelhaft die Fluktuation im Bereich der Cisterna magna, und führt häufig zu dumpfen Beschwerden in dieser Gegend. Ich

## II. Einige Gedanken

stelle mir eine derangierte Position des Cerebellum vor, die Hemisphären nach hinten und unten gebogen, wodurch die darunter liegende Cisterna magna bedrängt wird. Okzipitomastoidale membranöse Gelenkstrains haben dieselben Folgen.

In den vergangenen beiden Wochen Ihrer Studien wurden Ihnen in verschiedenen Beispielen vorgestellt, wie diese unendlich kleinen Strukturen wichtig sein können, welche man in den Mechanismen des kranialen Bereiches findet. In diesem Vortrag habe ich Ihnen lediglich noch einige Bereiche in anderen Körperregionen vorgestellt, in denen Dr. Stills Vorstellung, dass Abweichungen vom Ausmaß eines Hundertstels Millimeter wichtig sind, Anwendung findet.

## 30. Der Lichtstrahl des Leuchtturms

Es ist der Mörtel *im Raum zwischen den Ziegeln*, der eine Struktur zusammenhält.
Ein Kollege unserer Fakultät hatte eine wunderbare Idee. Er schlug vor, in größeren Abständen vom Haus der Sutherlands aus, was ja den Namen „Fulkrum" hat, eine Publikation herauszugeben, damit auf diese Weise die Mitglieder der Fakultät in Verbindung bleiben.[148] Diese Idee wurde mit Begeisterung aufgenommen, und wir bekamen bei der Konferenz in Milwaukee einen Vervielfältigungsapparat geschenkt.
Dieser *Lichtstrahl* ist unser erster Versuch, diesen Apparat zu bedienen. Lesen Sie bitte *den Raum zwischen* den Zeilen und der verschmierten Druckerschwärze
Lesen Sie bitte auch *den Raum zwischen* den physiologischen Zentren im Boden des vierten Ventrikels.
Wenn Sie zwischen den Zeilen lesen, empfehle ich Ihnen, erst mit Ihrem inneren Blick durch das kleine Ende eines Mikroskops zu sehen, und dann einen Blick durch das große Ende eines Fernrohres zu werfen, um die Materie im *unendlichen Raum* verschwinden zu sehen.

Von niemandem anderem als... W. G. S.

### 30.1. 4. August 1951

Wir leben in der Nähe des Leuchtturms am Meer und sehen jeden Tag das Wasser des Es ist uns gesagt worden, *dass die Hauptbühne das Meer ist*, was Leben und alle Aktivität auf diesem Planeten betrifft, und dass dieses schöne Land rings um uns herum eigentlich nur ein Nebenschauplatz ist.
So schreibt Rachel L. Carson in *The Sea around us [Seite 51]*S:

„Es gibt keinen Wassertropfen im Meer, nicht einmal in den tiefsten Tiefen, der die geheimnisvollen Kräfte, welche die Tide hervorrufen, nicht kennt und darauf reagiert. Keine andere Kraft, welche auf das Meer wirkt, ist derart stark."-

In einem anderen Buch haben wir gelesen, dass *die Wasser getrennt wurden und die Erde erschien*, und dass der stoffliche Körper aus *Erde* gestaltet wurde.[149] Wir,

---

148. „Fulkrum" war der Name, den Dr. Sutherland und seine Frau ihrem Haus in Pacific Grove, Kalifornien, gaben. Es stand auf der anderen Straßenseite der Station der Küstenwacht in Point Pintos. Das Licht des Leuchtturms drang regelmäßig durch das Haus, ein Phänomen, welches Dr. Sutherland sehr genoss.
149. „Und GOTT sprach: Es sammle sich das Wasser unter dem Himmel an besondere Orte, auf dass man das Trockene sehe. Und es geschah so." (Gen 1,9) „Da machte der HERR den Menschen aus Erde vom Acker..." (Gen 2,7)

die wir nahe am Leuchtturm leben, sehen vor uns große Haufen von Sanddünen und die Auflösung von festem Fels, welche auf unterschiedlichste Art und Weise jene Erde bilden, aus welcher der stoffliche Körper geformt wird. Wir stellen uns *den Raum zwischen den Sandkörnern vor,* und *wissen*, dass der feste Fels wieder zu Sand zerfällt.

Wir, die wir nahe am Leuchtturm leben, nahe am Meer, *fühlen die* Gegenwart der fließenden Tide[150], Tag um Tag.

Ich freue mich darauf, ein anderes Buch zu studieren, welches unter dem Titel *The Science of Osteopathy in the Cranial Field* bekannt ist, in dem richtig verstandene Anatomie zur intelligenten Anwendung einlädt.

– W. G. S.

## 30.2. September 1951

*„Fulkrum", Asilomar Boulevard 53, Pacific Grove, Kalifornien*
*Gerichtet an unsere Fakultät.*

Ohne eine *Ruhe-Pause* zwischen den Noten kann es keinen musikalischen Klang geben.

Ohne eine *Ruhe-Pause* zwischen den Momenten, in denen sich die Kamerablende öffnet, gäbe es keinen Film.

Das Buch *Osteopathy in the Cranial Field* von Harold I. Magoun D. O. wird nun endlich als wertvolle Hilfe für den kontinuierlichen Prozess des Unterrichtens zur Verfügung stehen.

Eines unserer Probleme war das Folgende: Wie kann man das *Gefühl* der Flüssigkeit vermitteln? Es ist vielleicht effektiver, wenn der Ausbilder die Aufmerksamkeit zunächst auf das *Gefühl* der „Säfte" lenkt, anstatt der Flüssigkeit.

Diesen Gedanken verdanken wir dem viereinhalbjährigen Joe Franz, dem intelligenten Sohn von Dr. Ruth Franz aus Pittsburgh. Während er behandelt wurde, überraschte Joe Dr. Ruth mit der Frage: „Mama, fühlst du, wie die Säfte fließen?" Als seine Mutter diese Geschichte erzählte, sagte sie auch, dass sie sich nicht erinnern könne, Joe die Aktivität jemals erklärt zu haben – die Frage erwuchs offensichtlich aus seiner eigenen Wahrnehmung.

Die Definition der *Fluktuation* im Kranialen Konzept sollte gelegentlich betont werden: Die Bewegung einer Flüssigkeit innerhalb eines natürlichen oder künstlichen Hohlraums, wahrgenommen mithilfe von Palpation oder Perkussion.

Der Kontakt der Finger sollte *bestimmt* und *sanft* sein, so wie die Füßchen eines Vogels, wenn sie die Rinde eines Zweiges berühren – er lässt sich sanft nieder und hält sich allmählich fester, ohne dabei die Rinde zu verletzen.

– W. G. S.

---

**150.** Anm. der Übers.: *fluid tide.*

## 30.3. Oktober 1951

Asilomar Blvd. 53, Pacific Grove, Kalifornien
*Gerichtet an unsere Fakultät*

**Der Vortrag in Milwaukee**
Dr. Stills Vorstellung des unendlich Winzigen, des unermesslich Kleinen, ist beim Studium der Wissenschaft der Osteopathie insbesondere im kranialen Bereich von Nutzen. In vielen Fällen entsprechen nämlich kraniale Strains in ihrem winzigen Ausmaß den Verletzungen des Zaunkönigkükens.

In dieser kleinen Vogelerzählung war für die Korrektur ein spezifisch mechanisches Wissen nötig, mit dem inneren Blick durch ein Mikroskop gesehen. [151]

Denken Sie an die kleine Stelle in der Sutura sphenosquamosa, an welcher die Abschrägung wechselt und die häufig als sphenosquamöser Pivotpunkt bezeichnet wird. Der Bewegungsmechanismus ist dort zwar ziemlich winzig, dennoch erweitert er den Bewegungsspielraum sowohl am Os temporale in den oberen und unteren squamösen Bereichen als auch an den petrösen Anteilen, in Bezug auf Innen- und Außenrotation. Eine unendlich kleiner Strain am sphenosquamösen Pivotpunkt kann die Stellung der Fossa mandibularis verändern – mit einer daraus resultierenden anormalen Ausrichtung im Gelenkkontakt mit dem Köpfchen der Mandibula. Dies kann zum Knacken und Vorspringen des Kiefers führen, sehr zur Verlegenheit des Patienten.

Hier nun ein weiteres Beispiel eines unendlich kleinen kranialen Strains: Jene Schicht der Dura mater, welche die Äste des fünften kranialen Nervs wie ein Ärmel umhüllt und begleitet, wenn sie das Ganglion trigeminale verlassen. Wenn bei einer Trigeminusneuralgie eine Rotation der petrösen Temporalanteile die lokale Duraspannung erhöht hat, lohnt es sich, sein Augenmerk auf einen unendlich kleinen Strain dieser Duraumhüllung zu richten. Stellen Sie sich vor, wie unbehaglich und irritiert einem Menschen zumute ist, der zu enge Hemdsärmel und Manschetten trägt. Das ist ein guter Vergleich mit den empfindlichen Beschwerden im Gesicht, welche bei einer Trigeminusneuralgie auftreten.

Eine weitere unendlich kleine kraniale Anormalität bei der Trigeminusneuralgie, welche wir beachten müssen, ist ein spezifischer *Strain durch eine Überdehnung* des N. infraorbitalis. Die Dehnung kann entlang des Nervenverlaufs entstehen, aufgrund einer eng ansitzenden Duraumhüllung: *[Er verläuft]* durch die kleine Furche am orbitalen Fortsatz des Os palatinum herum, weiter durch die Rinne im orbitalen Bereich der Maxilla, bis er schließlich seinen Ausgang unterhalb des Os zygomaticum erreicht. Diese Art von Strain, durch Nervenüberdehnung an einer bestimmten Stelle und innerhalb eines bestimmten Mechanismus, kann auch an einem größeren Nerv veranschaulicht werden – dem Ischiasnerv. Die Methode lässt sich leicht vorführen,

---

151. Dr. Sutherland erzählt, wie er den Nacken eines verletzten Vogels korrigierte; vgl. den Kapitel 29 „Ein Hundertstel Millimeter", Fußnote 142, SEite II-218.

mit der wir eine Überdehnung des N. ischiadicus testen: Der Patient liegt bequem auf dem Rücken und Sie flektieren die gesamte untere Extremität in Richtung Kopf, ohne dabei das Knie zu beugen. Nun dorsalflektieren Sie den Fuß.

Gewöhnlich folgt eine ziemlich schmerzhafte Empfindung entlang des Ischiasverlaufes. In manchen Fällen von *einer Trigeminusneuralgie* ist es auch nötig, *unendlich kleine* Strains der maxilla oder palatinum zu behandeln.

Wenn Sie sich auf besagten N. infraorbitalis konzentrieren, werfen Sie auch einen Blick auf den vom SCHÖPFER erschaffenen Aufhängungsmechanismus für das Ganglion pterygopalatinum. Zwei Aufhängungsfasern hängen vom Bereich einer möglichen Nervendehnung herunter, und machen so eine schwingende Aktivität möglich, welche die Bewegung von Os sphenoidale und Os palatinum ausgleichen kann.

.Es gibt auch andere, ziemlich interessante Arrangements und Gemeinsamkeiten, im Zusammenhang mit den physiologischen Funktionen kranialer Ganglien und Bulbi, die wir mit dem inneren Blick durch ein Mikroskop auf der Suche nach dem unendlich Kleinen anschauen. Betrachten Sie zum Beispiel das Ganglion trigeminale, nahe am Apex der Pars petrosa des Os temporale. Sehen Sie, wie es während der Rotation de Pars petrosa herumrollt. Betrachten Sie die Bulbi olfactorii auf der Lamina cribrosa des Os ethmoidale und beobachten Sie, wie sie schaukeln. Dann achten Sie darauf, wie das Ganglion ciliare in seiner Aufhängung schwingt. In Bezug auf unsere kranialen Probleme ist die *Vorstellung der Bewegung* von Fasern und Ganglien ziemlich wichtig. Zu dieser Vorstellung der Bewegung gehören auch jene Nervenbahnen, welche die Wände des Aquaeductus cerebri bilden – ein für die normale Fluktuation der Zerebrospinalen Flüssigkeit vom dritten zum vierten Ventrikel und zurück außerordentlich wichtiger Bereich.

Das Verständnis von Dr. Stills Hinweis: „Im lymphatischen System gibt es *noch feinere Nerven* als im Auge" erfordert viele Stunden, in denen wir mit unserem inneren Auge durch ein Mikroskop schauen[152] Es lohnt sich ebenso, über folgendes Zitat eines bekannten Pathologen nachzudenken, dass „vierzigtausend Nervenfasern vom Hypothalamus über das Infundibulum zur Hypophyse führen". Die Interpretation der letzten Aussage ist schwieriger, seitdem ein berühmter Anatom, der an einer Universität in Texas lehrt, ein Experiment an einem Delphin durchgeführt hat:

> „Das Experiment bewies, dass die Hypophyse nicht, wie ursprünglich angenommen, unmittelbar vom Gehirn oder vom Zentralen Nervensystem zuführende Fasern besitzt. Wir sind nun so sicher, wie das überhaupt bei einem wissenschaftlichen Experiment möglich ist, dass es irgendeine andere Art der Kontrolle des Zentralen Nervensystems gibt... Es gibt gute Gründe dafür, dass eine andere Kontrollmöglichkeit existiert, die – falls wir sie finden – dazu führen wird, dass sich einige Störungen beheben lassen, welche durch das Zentrale Nervensystem verursacht werden."

---

152. Still, *Philosophie*, 104. (Hervorhebung hinzugefügt)

Ein Teilnehmer eines Kurses in kranialer Technik brachte mir ein kleines Stück eines Koaxialkabels mit, was vielleicht zu der theoretischen Interpretation von Dr. Stills Hinweis über „...feinere Nerven als in den Augen" beitragen wird, und dem Zitat des Pathologen zu den „vierzigtausend Nervenfasern", die durch das Infundibulum führen. Dieses Kabel enthält eine bestimmte Anzahl Kupferrohre. Jedes Rohr ist von einem Draht isoliert, der durch sein Zentrum führt. Dieser Draht gilt als Überträger der elektrischen Kraft („potency"), worüber viele Botschaften zur gleichen Zeit durch die Kupferrohre übertragen werden können.[153] Wenn wir mit unserem inneren Auge durch das schmale Ende des Mikroskops schauen, können wir uns theoretisch das Infundibulum als ein Kupferrohr vorstellen, durch welches vierzigtausend Nervenimpulse vom Hypothalamus übertragen werden und auch wieder zurück kommen. Wissenschaftler schildern Nervenfasern als hohl, und man mag sich in der Theorie einen winzigen hohlen Nerven vorstellen, einen Überträger vergleichbar mit diesem Kupferrohr, welcher noch feinere Nervenimpulse besitzt als die Augennerven.

## 30.4 Ein Gedanke hier und da
*Eine Fortsetzung des „Vortrags von Milwaukee"*

Wenn wir beginnen, *Osteopathie im Sinne Dr. Stills zu denken*, und vielleicht seine häufige Referenz auf die „kleinen Dinge", welche in Wirklichkeit „große Dinge" innerhalb der Wissenschaft der Osteopathie sind, verstehen, kommen wir einem möglichen Verständnis seines Gedanken näher, dass der *Bussard*, der sich von toter Materie ernährt, die größte existierende Mikrobenart darstellt.

Wenn wir uns die normale Gelenkbeweglichkeit der Rippenköpfchen vorstellen, und ebenso die störende Wirkung, welche ein winziger Strain auf die sympathischen Ganglien in der unmittelbaren Umgebung hervorrufen kann, können wir zwischen den Zeilen lesen und folgendes größeres Bild erkennen:

In Verbindung mit der Aktivität der Rippenköpfchen
*Liest man zwischen den Zeilen, dann kann*
zirkumrotieren die Rippen etwa in der Art, wie man ein Hufeisen
*man das Funktionieren des Thoraxes sehen*
beim Wurfringspiel „Quoits" in einem Bogen wirft.
*wie eine spiralförmige Bewegung, ähnlich der Haupttriebfeder*
Bei diesem Vorgang ziehen die sternalen Rippenenden in der Inhalation
*der Unruhe in jener großen Uhr,*

---

153. Ein Koaxialkabel besteht aus einem zentralen isolierten Leiter, mit rohrförmig verdrahteten Kupferleitern, die konzentrisch über den Leiter gelegt sind und durch Isolationsschichten getrennt werden. Auf diese Weise ist es möglich, dass zeitgleich Tausende Signale von Telephon, Radio oder Fernsehen übertragen werden können, ohne dass Störungen durch elektrische Felder auftreten.

## II. Einige Gedanken

über intermembranöse oder chondrale Ansätze
*welche ich im Grand Central Station*
das Sternum nach hinten. Wenn sie während der Exhalation
*in New York City sah.*
in die Gegenrichtung zirkumrotieren, wird das Sternum nach vorne gezogen.

Diese Auffassung (der normalen Rippenaktivität) unterscheidet sich beträchtlich von der Anweisung für Sportler, die Brust in der Inhalation zu expandieren, was wahrscheinlich die normale Absenkung des Diaphragmas behindert. Dieselbe Vorgehensweise könnte auch einen Strain des ligamentären Gewebes im Bereich der Rippenköpfchen hervorrufen. Geht man nach der Aussage eines prominenten Chirurgen aus Dallas, Texas, in *Associated Press*, stehe ich mit dieser Meinung anscheinend nicht alleine da. Hier ein Zitatausschnitt:

Jahrzehntelang hat man uns gesagt, wir müssten unsere Schultern nach hinten ziehen, die Brust herausstrecken und vollkommen aufrecht im Stuhl sitzen... Von alten militärischen Kreisen haben wir die Ansicht geerbt, dass eine herausgestreckte Brust und eine stolze Pose typisch für eine gute Haltung seien... Doch diese Haltungsgewohnheiten sind tatsächlich verheerend, denn sie *missachten anatomische Fakten...*

Ich möchte nun zwei Vorträge erwähnen, welche ich in 1940 und 1949, auf Einladung von Dr. George W. Goode, vor der *Society of Sacro-Iliac Technicians* in Louis, Missouri, hielt.

Bei beiden Vorlesungen war das Thema die Verbindung zwischen der Schädel- und der Beckenschale. 1949 drehte ich den Titel des Vortrages von 1940 um. Auf den Kopf gestellt, war der Titel nun: „Die Kern-Verbindung zwischen der Becken- und der Schädelschale". Bei dieser Vorlesung wurde meine Technik, in der ich den Kontakt des Sakrum von vorne benütze, zum ersten Male öffentlich demonstriert. Diese Technik behandelt einen spezifischen *Strain* am Sakrum, der gewöhnlich bei vielen Patienten in Hunderten von psychiatrischen Krankenhäusern in den Vereinigten Staaten zu finden ist. Sie wird heute etwas später von einem Kollegen demonstriert, der inzwischen ganz besonders erfahren in diesem Bereich ist.

Alle diese einführenden Gedanken führen uns also dazu, wie wichtig
*Durch besonderes Studium zwischen*
das <u>Studium</u> dieser <u>verschiedenen winzigen</u> Unterschiede ist,
*den Zeilen kann man beobachten,*
welche gewöhnlich an den iliosakralen Gelenkflächen auftreten.
*Dass es eine <u>anteriore Konvergenz gibt,</u>*

*Der Lichtstrahl des Leuchtturms*

Daraus können Sie vielleicht ein neues Verständnis entwickeln,
*mit einer daraus resultierenden posterioren Divergenz*
um den anterioren bzw. nach vorne gerichteten Strain des Sakrum
*an einer wichtigen Stelle*
vom gewöhnlichen, haltungsbedingten Strain zu unterscheiden.
*der iliosakralen Gelenkfläche,*
Der anteriore Strain des Sakrum führt zu einem Zug nach unten
*die so vom GROßEN ARCHITEKTEN DES MECHANISMUS entworfen wurde,*
an den intraspinalen Teil der Reziproken Spannungsmembran
*um sich so der respiratorisch bedingten*
bzw. der Kern-Verbindung zwischen Becken- und Schädelschale,
*Gelenkbewegung anzupassen,*
wodurch die Fluktuation der Zerebrospinalen Flüssigkeit
*welche sich von der*
in der Cisterna magna gestört wird.
*haltungsbedingten Bewegung unterscheidet.*

*Anmerkung der Herausgeberin: Vergleichen Sie die Illustrationen von Koronarschnitten der vorderen, mittleren und hinteren Segmente des Sakrum in Grays Anatomie des menschlichen Körpers, 26. Aufl. 1954, Seite 351.*

Dr. Stills Gleichnis vom „Ziegenbock und dem Felsblock" bringt uns zu *einem sehr bedeutenden Gedanken* in unserem Studium der Wissenschaft der Osteopathie. In seiner Vorstellung des *unendlich Kleinen* finden wir hier einen prädisponierenden Faktor, welcher sich allmählich bis zum Herzklappenfehler entwickelt[154]

In dem Gleichnis repräsentiert der Ziegenbock das *Herz*, der Pfad vom Berg herunter die *absteigende Aorta,* und der Felsblock die *Crura diaphragmatica.* Der Ziegenbock kommt den Pfad herunter und versetzt dem Block einen ziemlichen *Stoß*, ohne ihn jedoch zu verschieben, *lediglich* der Schwanz des Bocks fliegt hoch. Der Bock klettert *noch höher* auf den Berg, um sich zusätzlichen Schwung für einen weiteren Stoß zu holen. Doch der Felsblock steht fest. Dieses Mal fliegen *Schwanz und Hinterbeine* hoch. Der entschlossene Ziegenbock klettert schließlich auf die *Spitze* des Berges, um noch mehr Kraft und Geschwindigkeit zu haben. Und wieder bleibt der Felsblock völlig reglos, doch beim Bock werden diesmal *Schwanz, Hinterfüße und das ganze Ding* hoch geschleudert.

Wenn sich das nächste Mal ein Patient über Palpitationen beschwert, denken Sie an Dr. Stills Vorstellung dieses Bereiches, in welchem die abdominale Aorta durch die Crura diaphragmatica hindurch und darunter verläuft. Erinnern Sie sich, was Sie über die Cisterna chyli wissen, *Anatomie, die sie richtig verstanden haben.*

---

**154.** Vgl. Dr. Sutherlands Erzählung von Dr. Stills Gleichnis, in: Sutherland, *Unterweisungen*, Seite I-186.

## II. Einige Gedanken

Dorthinein mündet der Lymphstrom, bevor er im Ductus thoracicus nach oben transportiert wird, um sich schließlich in die linke Vena subclavia zu entleeren. Einige vorzügliche Resultate konnten bei kardialen und lymphatischen Störungen durch eine Behandlung der Crura diaphragmatica erzielt werden. Wenn wir funktionelle Anatomie anwenden, bedeutet das eine gekonnte Behandlung. Wenn der Behandler die Arci lumbocostales und die Ligamenta arcuata mediale und laterale richtig versteht, gestaltet sich die Technik einfach. Das Lig. laterale, dessen seitlicher Ansatz sich an der Spitze und dem unteren Rand der zwölften Rippe befindet, kann leicht erreicht werden, indem man einen Finger unter die Rippe legt, worauf eine sanfte, aufwärts und lateral gerichtete Bewegung möglich ist. Dadurch wird das Lig. laterale zur Seite gezogen, zieht damit wiederum das Lig. mediale ebenfalls seitlich und *befreit dadurch anormale Spannungen im Bereich der Crura diaphragmatica.*

Ich könnte Ihnen noch viele Beispiele aufzählen, um zu zeigen, wie wichtig es ist, mit dem inneren Blick durch ein Mikroskop zu blicken; genauso wichtig ist es allerdings auch, umgekehrt durch ein Teleskop zu schauen, um die Fähigkeit, zu behandeln, einfacher zu machen. Aber für heute ist es genug. Ich danke Ihnen.

## 31. DIE WISSENSCHAFT DER OSTEOPATHIE

*Dieser Vortrag wurde vor Mitgliedern und Gästen bei einem Treffen der Osteopathic Cranial Association in Atlantic City, New Jersey, im Juli 1952 gehalten. Eine Tonbandaufnahme davon wurde am 9. März 1953 in Pacific Grove, Kalifornien, hergestellt.*

*In seinen Vorlesungen und Schriften machen Dr. Sutherland auffälligen Gebrauch von „wir" und „unser", wenn er über seine kranialen Entdeckungen und Experimente spricht. Dabei handelt es sich um eine Sprachgewohnheit aus seiner Zeit als Journalist. Tatsächlich führte er sein gesamtes Forschungsprojekt alleine durch.*

Dr. Andrew Taylor Still zufolge „hat keine menschliche Hand jene Gesetze entworfen", die für die Wissenschaft der Osteopathie wesentlich sind[155] Es hat sich in den vergangenen Jahren als einladende, spannende und lohnende Reise erwiesen, auch nur *einige* dieser Gesetze zu erlernen, die den anatomisch-physiologischen Mechanismus steuern, und von einem MEISTERMECHANIKER geschaffen wurden, um für den Erhalt und Fortschritt des menschlichen Erdendaseins zu sorgen. Als Folge davon bin ich heute der festen Überzeugung, dass diese von GOTT gegebenen Gesetze mit einer *wahren* Wissenschaft übereinstimmen – mit einer *Wahrheit*, welche Dr. Still offenbart wurde, so wie „andere Wahrheiten, die der Menschheit nützen."

Meiner ganz persönlichen Interpretation zufolge dienen diese von GOTT gegebenen Gesetze einer chirurgischen Kunst, welche nicht schneidet. Diese Überlegung wird sich wie ein roter Faden durch meinen Vortrag ziehen. Um die Thematik hervorzuheben, zitiere ich eine Äußerung von Dr. Asa Willard aus *Die Schädelsphäre*: „Im Jahr 1874, nach Jahren unabhängigen Nachdenkens, erschien Dr. Still die Idee von Grundprinzipien einer *großen Wahrheit*."[156]

Meiner Interpretation zufolge bedeutet eine *große* Wahrheit eine Kunst, welche größer ist als bloße strukturelle Manipulation.

Osteopathie zwischen den Zeilen *im Sinne* Dr. Stills zu denken, hat in großem Umfang dazu beigetragen, um (mir) ein tiefes Wissen jener Gesetze zu erwerben, welche der Begründer zuweilen durch Gleichnisse und Analogien ausdrückte, und die interpretiert werden müssen.

Eine dieser bemerkenswerten Analogien findet sich in einem nicht veröffentlichten Manuskript mit dem Titel: „Die Schweineschnauze". Um es zu verstehen, war beachtliches analytisches Denken nötig. In diesem Manuskript schreibt Dr. Still, dass es besonders wichtig sei, zunächst die Hauptkonzentration auf das Studium der Schnauze zu richten, bevor man einen Einstieg in die restliche Anatomie des Schweins sucht. Dies unterscheidet sich erheblich von der üblichen Herangehensweise beim

---

155. „Ich behaupte nicht, Urheber der Wissenschaft der Osteopathie zu sein. Keine menschliche Hand hat ihr Gesetz je entworfen. Ich beanspruche keine größere Ehre als diejenige, sie entdeckt zu haben." Still, *Autobiography*, Seite 302.

156. Asa Willard D.O. (*American School of Osteopathy*, 1900), war 1925 Präsident der *American Osteopathic Asscociation*.

anatomischen Studium, wo man mit einer Extremität beginnt. Natürlicherweise assoziierte ich die Schweineschnauze in meiner Analyse mit dem Gedanken des Primären Atemmechanismus. Wie beim Menschen, besitzt auch die Schnauze des Schweins Öffnungen zur Aufnahme stofflicher Luft – ein so wichtiger Vorgang für die erste Funktion am Anfang eines Menschenlebens.

Die Analyse der Schnauze offenbarte Maxillae, Ossa palatina, Ossa zygomatica, Ossa lacrimales, Ossa nasales, ein Vomer und ein Os ethmoidale – all jene Knochen mit ihren anatomisch-physiologischen kleinen Details, welche nun in der Heilkunst eine so große Bedeutung mit unzähligen Möglichkeiten haben. Die Erwähnung dieser kleinen Details erinnert mich an eine schlichte Technik, die Dr. Still beim Primären Atemmechanismus anwendete.

In *Research and Practise* (Seite 57, Nr. 125) beschreibt er dies folgendermaßen:

„Pterygium (eine Wucherung der Bindehaut des Auges) – Ich habe viele Fälle von Pterygium so behandelt, sodass die Wucherung verschwand, und das Auge in seinem ursprünglichen Zustand zurückkehrte. In allen Fällen von Pterygium behandle ich die Ossa nasalia, die sich – wie Sie ja wissen – ein klein wenig unterhalb der Nasenwurzel befinden, dort wo die Brille auf der Nase sitzt. Ich setze meine Daumen an beide Seiten der Nase, auf den oberen Bereich der Ossa nasalia und drücke sie sanft, aber bestimmt in Richtung der Eckzähne. Ich mache dies, um eine freie Zirkulation der Flüssigkeiten zu erreichen, damit sie aus dem Pterygium abfließen können. Zwei bis vier Wochen später ist das Pterygium unter der eben beschriebenen Behandlung normalerweise verschwunden."

Bitte beachten Sie, dass der Leitgedanke dieser Technik darin besteht, eine *freie Zirkulation der Flüssigkeiten* zu gewährleisten und es den Flüssigkeiten zu ermöglichen, *aus dem Pterygium abzufließen*.

Der kraniale Behandler stellt sich bei der Anwendung der Technik die Tatsache vor, dass die zwei schmalen Ossa nasales in der Mittellinie mit der Lamina perpendicularis des Os ethmoidale – einem der Knochen der Schädelbasis – gelenkig verbunden sind.

Man kann sich leicht ausmalen, dass dieses Schieben der beiden Ossa nasales nach unten eine Bewegung des Os ethmoidale initiiert, mit der entsprechenden membranös-artikulären Beweglichkeit der übrigen Schädelbasisknochen, da das Os ethmoidale ja ein Teil einer gesamten mechanischen Einheit ist.

Sie können sich auch vorstellen, dass in diesem Zusammenhang bedeutende Veränderungen an den Orbitae auftreten, zum Beispiel eine Vertiefung der Tränenkanäle, eine Erweiterung der Fissurae orbitalis superiores (die als Tor der venösen Drainage von den Orbitae zu den Sinus cavernosus gelten) und eine Verengung der Fissurae sphenomaxillaris, in Anpassung an die Verlängerung der Orbitae

*Die Wissenschaft der Osteopathie*

– und alle diese Bewegungen finden zusammen statt, um *die freie Zirkulation der Flüssigkeiten zu sichern.*

In dieser Technik erkennen wir die von Dr. Andrew Taylor Still gelehrte *chirurgische Kunst, welche nicht schneidet,* wieder. Ich möchte ausdrücklich betonen, dass sein Kontakt mit den knöchernen Anteilen des Mechanismus sanft und bestimmt war. Die Finger sollten sanft sein, so wie die Füßchen eines Vogels auf einem Zweig landen und *dann* allmählich festeren Kontakt gewinnen, der so ausgeführt wird, dass die Rinde des Zweigs dabei nicht verletzt wird. Dies entspricht nicht der so genannten „manipulativen Therapie", sondern ist eine Demonstration unseres Themas: der *Chirurgie, welche nicht schneidet.*

Eine weitere Besonderheit der Analogie des Felsblockes, der dem Ziegenbock im Wege war, kommt mir in den Sinn, weil sie meine Aufmerksamkeit auf das anatomisch-physiologische Gesetz, welches die Ureterfunktion steuert, konzentrierte.[157] Sie ergab sich aus dem Versagen in einer schriftlichen Prüfung bei Dr. J. Martin Littlejohn, als er noch Professor für Physiologie an der American School of Osteopathy war.[158]

Glücklicherweise konnte ich noch an einer mündlichen Prüfung teilnehmen. So konnte ich die von mir im schriftlichen Test vertretene Theorie des konstanten Flusses durch jene ersetzen, welche konstatiert, dass ein Tropfen der Flüssigkeit durch die Ureter stattfindet. Ich hatte Dr. Littlejohns Vorlesungen über die Nierenfunktion versäumt, da ich mir in einer Druckerei mit dem Setzen seiner Texte über Physiologie in Korpusschrift ein paar notwendige Pennies dazu verdiente. Das wusste er natürlich nicht. Insgesamt gesehen lernte ich möglicherweise genauso viel über die Physiologie der Niere wie ein Durchschnittsstudent – jedenfalls genug, um tiefer und tiefer zu graben.

Ich nehme mir die Freiheit, mich bei folgender Überlegung dem alten Pionier der Osteopathie, Joseph H. Sullivan D. O. anzuschließen: „Wenn Sie nicht in der Lage sind, die Osteopathie zu begreifen, dann treten Sie zur Seite und erlauben der wirklichen Wissenschaft, ihren fortschrittlichen Weg zu marschieren."

In der Zwischenzeit haben die Mayo-Brüder in Rochester, Minnesota, das im Einzugsbereich meiner Praxis liegt, eine Methode zur Diagnostik von Beschwerden des Ureter entwickelt – eine Ureterografie – welche jetzt auch von unseren eigenen,

---

157. Zu einer Beschreibung der Analogie „Ziegenbock und der Felsblock" vgl. Dr. Stills Gleichnis, in: Sutherland, *Unterweisungen*, Seite I-186

158. John Martin Littlejohn D.O. (1865-1947: American School of Osteopathy, 1900), wurde in Glasgow, Schottland geboren. Nachdem er sein Amt als Präsident des Amity Colleges in Iowa niedergelegt hatte, kam er zu Dr A. T. Still in den späten 1890ern als Patient, um Linderung für seine körperlichen Beschwerden zu finden. Seit 1897 lehrte er Physiologie an der American School of Osteopathy (ASO), immatrikulierte sich 1898 als Student und wurde kurz danach zum Dekan der Fakultät und zum Professor für Physiologie ernannt. Er graduierte 1900 und gründete im selben Jahr zusammen mit seinen beiden Brüdern (die ebenfalls ehemalige Mitglieder der ASO waren) das American College of Osteopathy and Surgery in Chicago, Illinois. 1913 kehrte er nach England zurück und gründete die British School of Osteopathy. Vgl. Berchtold, *History of the Chicago College.*

osteopathischen Chirurgen erfolgreich angewendet wird. Das diagnostische Vorgehen ist dabei recht schmerzhaft für den Patienten, die Behandlung ebenso. Daher entwickelte ich damals, als ich anfing in meiner Praxis zu arbeiten, eine Methode, welche von einem nicht-schneidenden Chirurgen angewandt werden kann. Hierzu benötigt man ein geübtes und gewandtes taktiles Empfinden, gepaart mit physiologisch-anatomischem Wissen. Darüber hinaus wurde eine erfolgreiche Technik zur Erkennung der bei Uretern oft vorkommenden anormalen Knicke ausgearbeitet. Knicke, welche das normale Urintropfen aus der Niere ins Nierenbecken zurückhalten und eine entsprechende Pathologie hervorrufen.

Die Technik erfordert die Kooperation des Patienten. Der Patient strengt sich bewusst an, um die unteren Rippen während der Inhalation eher lateral als anterior-posterior zu bewegen. Während dieser Unterstützung zieht der Behandler die Rippen sanft und bestimmt in dieselbe Richtung, nach lateral. Dieses physiologische Verfahren verschafft nicht nur der Funktion des sich auf und ab bewegenden Diaphragmas mehr Raum, sondern erreicht auch die Arci lumbocostales bzw. die Ligamenta arcuata laterale und mediale. Es kann Dr. Stills „Felsblock" erfolgreich bewegen, der so häufig den Weg der abdominalen Aorta einschränkt, was wiederum zu Erkrankungen der Herzklappen führt.

Beim Überblick über die Faktoren, welche den normalen tropfenden Ureterfluss behindern können, erkennt man, dass die Ureter anterior zu den Faszien der Psoasmuskulatur liegen. Das Sigmoid ist links und der Blinddarm rechts anterior in Relation zu den Uretern positioniert. Aufgrund dieser Anordnung kann ein Außenrotations-Strain des Caput femoris im Acetabulum auch den Ureter mit beeinflussen. Strains dieser Art traten früher, als ich Hausbesuche machte, häufiger auf, als die Straßen noch nicht so gut befahrbar waren wie heute. Wenn man zum Beispiel ein Auto aus einem Schlammloch schob, wurde die Sehne des M. psoas major vom Ursprung bis zum Ansatz am Trochanter minor femoris heftig zusammengezogen. Zu diesem Strain-Muster gehören auch die Arci lumbocostales.

Mit diesem Überblick im Kopf kann der nicht-schneidende Chirurg das Problem mit schlichtem, wirksamem und sanften Können, folgendermaßen angehen: Der Patient liegt bequem auf dem Rücken. Der geübte Zeigefinger oder Daumen des Behandlers fährt über den Beckenrand zur medialen Seite der Psoassehne hin. Das Bein wird zum Rumpf flektiert (ohne dabei das Knie zu beugen), um die notwendige Muskelentspannung in der Flexionsposition zu erreichen. Die Flexion erlaubt es dem Finger- bzw. Daumenkontakt auch, medial der Sehne weiter nach unten zu sinken. Dann wird das Bein über das andere Bein gezogen, wodurch es dem Finger- oder Daumenkontakt ermöglicht wird, seitlich unter die Sehne, nahe ihres Ansatzes am Trochanter minor, zu gleiten. Dieser Kontakt unterhalb der Sehne fungiert als Fulkrum, wenn nun das Bein nach außen rotiert wird, um eine Balance der ligamentären Spannung zu erhalten, und unmittelbar darauf folgt eine ligamentäre Korrektur des Caput femoris im Acetabulum.

Im Zusammenhang mit dem oben beschriebenen Problem, welches mit Bauch- und Beckenbereich zu tun hat, möchte ich betonen, wie notwendig es ist, hemmenden Züge auf die Faszien zu beachten. Wenn man an die große Anzahl Lymphknoten in diesem faszialen Bereich denkt, tut man gut daran hervorzuheben, dass ihre Bahnen zur Cisterna chyli führen.

Dieses Behältnis könnte man eine Abbau-Station nennen. Es leistet die notwendige physiologische Auflösung einiger Elemente, bevor die Lymphe aufwärts durch den Ductus thoracicus fließt, um in den Venenkanal zu münden. Der Ductus thoracicus verläuft wie auch die abdominale Aorta durch das Gebiet von Dr. Stills „Felsblock". Einschränkungen in diesem Bereich führen zu einer Verzögerung des Lymphflusses und ebenso zu einer Restriktion der arteriellen Zirkulation, was wiederum Herzerkrankungen verursacht.

Als ein nicht-schneidender Chirurg mit 50-jähriger, sowohl guter als auch schlechter Berufserfahrung, ist es mir ein Anliegen, die Bedeutung dieser schlichten Psoas major-Technik zu betonen. Sie eröffnet Möglichkeiten, um Komplikationen an Herzklappen, Pylorus, Leber, Niere, Blase und Prostata erfolgreich zu behandeln.

Die Einheit der menschlichen Struktur, inklusive des Zerebrospinalen Fluid Drives[160] ist ein Mechanismus, der von Gesetzen reguliert wird, welche „keine menschliche Hand entworfen hat", jedoch handelt es sich um einen Mechanismus, dessen mechanische Muster der Mensch übernommen hat, um Erfindungen zu machen – darunter die Kontrolle der Flüssigkeit.[161] Schauen Sie sich im Zusammenhang mit Abdomen und Becken den Thorax mit seiner physiologischen Spiralbewegung an. Ihr Muster hat zu vielen Erfindungen des Menschen geführt. Obwohl diese Spiralbewegung bereits erwähnt wurde, ist eine besondere Betonung von wesentlicher Bedeutung. Bei diesem Käfig mit seinen Lungen, Herz, Leber und Milz handelt es sich um einen sekundären Atemmechanismus von großer Bedeutung für die Steuerung der normalen Luftaufnahme, der Blut- und Lymphzirkulation sowie der Körperchemie. Meiner Deutung nach stehen diese, nicht durch menschliche Hand entworfenen, anatomisch-physiologischen Gesetze im Widerspruch zu jenen Gesetzen, die von Menschen aufgrund ihres falschen Verständnisses entwickelt wurden – nämlich dass das Sternum sich bei der Inhalation nach hinten und bei der Exhalation nach vorne bewegt. Anders ausgedrückt:

Die weit verbreitete Übung, die Brust herauszustrecken, um tief frische Luft einzuatmen, behindert die normale physiologische Mobilität des Thorax.

Um diesen Mechanismus zu studieren, machte ich mir aus einem anatomischen Präparat ein Arbeitsmodell. Ich begann, indem ich die aus einzelnen Wirbeln zusammengefügte Wirbelsäule separat an einen Ständer hing. Des Weiteren baute ich den Thorax um, indem ich die festen Drahtverbindungen durch flexible Bänder ersetzte. Schließlich hängte ich ihn an einen angrenzenden Ständer. Die beiden Ständer stan-

---

**160.** Anm. der Übers.: „Fluid drive" – wörtlich: flüssige Antriebskraft. Der mechanische Begriff „Automatikgetriebe" diente zur Beschreibung eines neuen, damals erhältlichen Typs eines automatischen Getriebes.
**161.** Hier wird auf Dr. Stills Worte Bezug genommen: „Ich behaupte nicht, Urheber der Wissenschaft der Osteopathie zu sein. Keine menschliche Hand hat ihr Gesetz entworfen. Ich beanspruche keine größere Ehre als diejenige, sie entdeckt zu haben." Still, *Autobiography*, Seite 302.

den so, dass der Gelenkkontakt der Rippenköpfchen in den Halbfacetten der Wirbel genau studiert werden konnte und man die Modelle bedarfsweise anheben oder senken konnte.

Bei dieser Untersuchung könnten wir auf einfache Art und Weise die Außenrotation der Rippenköpfchen in den Halbfacetten während der Inhalation darstellen oder die Innenrotation der Rippenköpfchen bei der Exhalation, welche man mit der Kugelgelenksbeweglichkeit des Caput femoris im Acetabulum vergleichen kann. Bei der Inhalation traten die sternalen Rippenenden zurück und zogen das Sternum nach innen; bei der Exhalation verhielt es sich genau umgekehrt. Aufgrund der membranösen und chondralen Verbindungen summiert sich diese spiralförmige oder Zirkumduktions-Bewegung zu den Veränderungen, die im Thorax als Ganzes auftreten.

Da diese Interpretation – ebenso wie jene des Kranialen Konzepts – den üblichen professionellen Überlegungen widersprach, zögerte ich, sie unserer Profession vorzustellen. Weil sich mir aber inzwischen diesbezüglich ein prominenter Chirurg aus Dallas, Texas, angeschlossen hat, möchte ich noch ein Zitat aus der *Associated Press* nachtragen:

> „Jahrzehntelang hat man uns gesagt, wir müssten unsere Schultern nach hinten ziehen, die Brust herausstrecken und vollkommen aufrecht im Stuhl sitzen... Von alten militärischen Kreisen haben wir die Ansicht geerbt, dass eine herausgestreckte Brust und eine stolze Pose typisch für eine gute Haltung seien... Doch diese Haltungsgewohnheiten waren tatsächlich verheerend, denn sie *missachten anatomische Fakten*..."

Offen gesagt, handelt es sich bei der Wissenschaft der Osteopathie um ein chirurgisches System, und wir sind stets fähige Chirurgen, egal, ob wir größere oder kleinere Operationen durchführen oder die nicht-schneidende Chirurgie praktizieren. Ein Chirurg bevorzugt es, seine künstlerische Fähigkeit in einer Operation zu beweisen, anstatt in einer „Manipulation". Musik ist eine der Künste, und ein Pianist zieht es vor, sein künstlerisches Talent durch seinen ausdrucksvollen Anschlag zu demonstrieren, anstatt lediglich „die Tasten zu manipulieren". Unsere geliebte Louisa Burns korrigierte einmal einen unserer Behandler nach dessen Frage, ob die „Manipulation" im oberen Rückenbereich den grauen Star heile, mit der Antwort: „Als die Dysfunktion im oberen Rückenbereich *korrigiert* wurde."[162]

Offen gestanden handelt es sich bei der Wissenschaft der Osteopathie um ein chirurgisches System und wir bleiben stets ausgebildete Chirurgen, egal, ob wir nun mehr, weniger oder nicht-schneidende Chirurgie praktizieren. Der Chirurg bevorzugt es, seine Kunstfertigkeit mittels Operation, anstatt durch „Manipulation" zu demonstrieren. Musik ist eine der Künste und der Pianist zieht es vor, die Anwendung seines künstlerischen Talents durch seinen ausdrucksvollen Anschlag demonstrieren,

---

[162]. Still, *Autobiography*, Seite 142.

*Die Wissenschaft der Osteopathie*

anstatt lediglich „die Tasten zu manipulieren". Unsere teure Louisa Burns korrigierte einmal einen unserer Techniker nach dessen Frage, ob die „Manipulation" im oberen Rückenbereich den grauen Star heile, mit der Antwort: „Als die Läsion im oberen Rückenbereich *korrigiert* wurde."[163]

Das Ausüben der Wissenschaft der Osteopathie ist eine der größten Künste und ich ziehe es vor, *aus mir selbst heraus die Ausdrucksform eines nicht-schneidenden, chirurgischen Könnens zu erreichen, um eine Balance in den Gesetzen zu bekommen, welche dem Mechanismus zugeschrieben sind.*

Dies scheint mehr in rhythmischer Übereinstimmung mit der Äußerung des alten Dr. Dwight J. Kenney zu sein: „Wenn Sie die Osteopathie *verstehen*, wird Ihnen klar, dass Ihnen hier ein System zur Verfügung steht, das allen anderen gegenwärtig gebräuchlichen Systemen bei weitem überlegen ist, und Sie werden ein vorbehaltloses Vertrauen in seine noch bessere Wirksamkeit in der Zukunft haben."

Nun zu einigen speziellen Bemerkungen über den kranialen Bereich innerhalb der Wissenschaft der Osteopathie. Vor nicht allzu vielen Jahren wurden die Mayo-Brüder – beide Chirurgen – von *Associated Press* mit der Äußerung zitiert, dass sie ihre chirurgische Kunst im Bauch- und Beckenbereich des Körpers begonnen hatten, sich allmählich in Richtung Wissen und Perfektion weiterbewegten und schließlich den Bereich des Gehirns erreichten. Ihr Fortschritt wäre womöglich noch größer gewesen, wenn sie die vollständige Bedeutung einer früheren anatomischen Behauptung verstanden hätten, die sich wie folgt liest: „Sämtliche physiologischen Zentren, das Atemzentrum eingeschlossen, befinden sich im Boden des vierten Ventrikels."[164]

Unsere eigene Profession, welche die ganze Bedeutung dieses Zitats ebenfalls übersieht, begann im Bereich unterhalb des Gehirns zu arbeiten und arbeitet dort weiterhin. Mit der Idee des Primären Atemmechanismus und der Kontrolle der Fluktuation der Zerebrospinalen Flüssigkeit mithilfe der nicht-schneidenden, chirurgischen Kunst der Kompression des vierten Ventrikels, wurde es möglich, diese physiologisch-zentralen Verbindungen zu erreichen, die einen unmittelbaren Austausch aller Flüssigkeiten im menschlichen Körper möglich machen. Momentan gibt es drei- bis vierhundert nicht-schneidende Chirurgen, die diesem Vorschlag folgen. Eine Bemerkung aus dem Vorwort von *Osteopathy in the Cranial Field [Seite xii]*, herausgegeben von Harold I Magoun D. O. liest sich folgendermaßen:

> „Das Konzept des Primären Atemmechanismus, mit der Möglichkeit von Dysfunktionen, geht weit, um eine befriedigende Antwort in Bezug auf folgende Probleme zu liefern: Zerebrospinale Flüssigkeits-Stase, cerebrale Ödeme, verzögerte venöse Drainage, Stauungsphänomene, gestörte Chemie, Anhäufung von Stoffwechselendprodukten, ‚verdorrende Felder' entlang perivaskulärer und perineuraler Kanäle, und zelluläre Pathologie, welche sowohl zu lokalen als auch weiter entfernten Erkrankungen füh-

---

163. Louisa Burns D.O. (1870-1958: Pacific College of Osteopathy, 1903). Dr. Burns (die ihren Namen Lou-Isa aussprach) bereicherte die osteopathische Forschung substantiell während ihrer 50-jährigen Tätigkeit. Vgl. das 1994er-*Yearbook* der *American Academy of Osteopathy*, welches ihrer Arbeit gewidmet ist.

164. „Im Boden des vierten Ventrikels... finden sich verschiedene wichtige Zentren, d. h. kardiale, vasomotorische, respiratorische, Brech- und Schluckzentren. Wright, *Applied Physiology*, Seite 108.

ren."

In Dr. Stills eigener Betrachtungsweise der Osteopathie im kranialen Bereich findet sich in *The Philosophy of Osteopathy* [Seite 38-39] ein bezeichnendes Bild:

„Eine weitere Zeit der Beobachtung kommt auf den Philosophen zu. Sein Geist untersucht den Knochen, das Band, den Muskel, die Faszie, die Kanäle, durch die das Blut mit den Lymphkanälen und ihrer Fracht vom Herzen zum lokalen Bestimmungsort fließt... Dieser erhält viel Blut vom Herzen und bringt wieder viel dorthin, doch die erzielten Ergebnisse sind unbefriedigend. Eine weitere Seite wird aufgeblättert, und die Frage stellt sich: Warum wird kein gutes Ergebnis erzielt? Und wo liegt das Geheimnis, welche Qualität und welche Kraft und Vitalität ist zurückgehalten worden?
Er hat die Eingebung, dass die Zerebrospinale Flüssigkeit das höchste bekannte Element des menschlichen Körpers ist. Solange das Gehirn diese Flüssigkeit nicht reichlich produziert, wird ein eingeschränkter Zustand im Körper zurückbleiben.
Wer in der Lage ist nachzudenken, wird erkennen, dass dieser große Fluss des Lebens angezapft und die verdorrenden Felder auf der Stelle gewässert werden müssen, da sonst die Ernte der Gesundheit für immer verloren ist."

Dieser Gedankengang führt uns, bildlich ausgedrückt, in tiefe Wasser. Er lässt uns dieses höchste bekannte Element studieren, diese Zerebrospinale Flüssigkeit, welche, wie man im kranialem Konzept annimmt, den Gehirnzellen *Nahrung* liefert, mit einer darauf folgenden *Transmutation* des Elements entlang der Nervenfaser bis hin zu ihrem Ende. Möglicherweise handelt es sich bei Transmutation um jene *Nervenkraft*, auf die sich Dr. Still in *The Philosophy and Mechanical Principles of Osteopathy* bezog. In Wirklichkeit wissen wir so viel über dieses Element wie anerkannte Fachleute.

Unser Wissen entspricht dem eines Elektrikers, der lediglich *weiß*, dass der mächtige Strom bzw. das M-Element vorhanden ist und er lernt, *wie er dessen Kraft nutzen kann*.[165] Wir *wissen* ebenfalls nur, dass die Zerebrospinale Flüssigkeit gegenwärtig ist und das „höchste bekannte Element" enthält. Und wir lernen nun, durch das Kraniale Konzept, *wie wir seine Kraft* zugunsten der Krankheiten der Menschheit *nutzen*. Wir wissen, dass sich die Flüssigkeit von Zeit zu Zeit wieder auffüllt, aber es ist nicht notwendig, zu wissen *woher oder wie*.

Wie es sich auch damit verhält, kranial gesehen, fluktuiert die Zerebrospinale Flüssigkeit, und zirkuliert nicht wie andere Körperflüssigkeiten.

„Fluktuation" bedeutet nach Websters medizinischer Definition: „Bewegung einer Flüssigkeit in einem natürlichen oder künstlichen Hohlraum, beobachtet durch

---

165. M-Element: Ein Begriff aus der Elektrizitätslehre, der die Höhe der wechselseitigen Induktanz ausdrückt. Induktanz gilt als Eigenschaft eines elektrischen Kreislaufs, wobei ein wechselnder Stromfluss in ihm ein wechselndes Magnetfeld erzeugt, das in diesem Kreislauf oder einem benachbarten Kreislauf Voltspannungen induziert.

Palpation oder Perkussion".

Die Zerebrospinale Flüssigkeit befindet sich in einem natürlichen Hohlraum, und geht man nach den Erfahrungen in der täglichen Praxis kranialer Behandler, wird ihre Bewegung oder Fluktuation ohne weiteres mittels Palpation wahrgenommen. Man kann auch ohne zu zögern, folgende Behauptung aufstellen: Die Fluktuation der Zerebrospinalen Flüssigkeit kann in ihrem Rhythmus mit klugen-fühlenden-sehenden-wissenden Fingern soweit kontrolliert werden, bis alle Körperflüssigkeiten zu einen ‚rhythmischen Balance-Austausch' kommen. Tests vor und nach der Behandlung in Bezug auf das Gewebegefühl, Blutdruckwerte, Laboruntersuchungen usw. liefern ausreichende klinische Belege für diese Aussage. Der kraniale Techniker erlernt durch diese Methode, wie er Dr. Stills „verdorrende Felder" *bewässert.*

Während dieses Austauschs aller Flüssigkeiten kommt es zu einer Verdünnung, ähnlich wie bei dem Schmieröl, welches alle Mechaniker bei rostigen Bolzen benutzen, um Gewindeverletzungen zu vermeiden. Diese rhythmische Fluktuation, angewandt auf den flüssigen Balance-Austausch, ist nützlich, um alte, chronische Wirbelsäulen-Dysfunktionen zu reduzieren; nicht nur weil diese dadurch leichter zu korrigieren sind, sondern auch weil an den „rostigen Gewinden" in den Gelenken weniger Verletzungen möglich sind.

Im Kranialen Konzept wird zudem die venöse Drainage vom Kopfbereich betont, insbesondere jene durch die Sinus, welche aus Membranen gebildete Wände haben. Der große Unterschied zwischen den intrakranialen venösen Kanälen und den venösen Kanälen außerhalb des Craniums ist von besonderer Wichtigkeit, wenn wir über die anatomisch-physiologischen Gesetze nachdenken, welche „nicht von menschlicher Hand geschaffen sind". Die Anwendung dieser Gesetze ergibt den Grund für meine Terminologie: „kraniale membranöse Gelenkstrains" und „vertebrale ligamentäre Strains"[166]. Derartige Strains in den *membranösen* Wänden der venösen Kanäle verzögern häufig sowohl den venösen Fluss als auch die Fluktuation der Zerebrospinalen Flüssigkeit. In einigen Fällen kann durch die Stase der venösen Zirkulation sogar der arterielle Strom seine Kraft verlieren und auf Anastomosen ausweichen, was häufig einen ineffektiven Umweg bedeutet.

Könnte Dr. Still uns heute hier besuchen, wäre er meinem Gefühl nach mit unserem Versuch zufrieden, seine vorangegangenen Vision vom Ort des Kranialen Konzeptes innerhalb der Osteopathie zu deuten.

Dr. Stills nicht-schneidende chirurgische Kunst ist auf jeden Fall eine *Verbesserung in den Systemen der Chirurgie.* Sie ist auch eine Verbesserung in der *Geburtshilfe.*

Unter den vielen Briefen, die auf meinem Schreibtisch landen, gibt es tief empfundene Dankesbriefe für die erhaltene Ausbildung in nicht-schneidender chirurgischer Kunst. Damit sind viele Berufskollegen in der Lage, sich Komplikationen in Form kondylärer Kompressionen bei Neugeborenen unmittelbar und kompetent zu widmen. Fraglos kann diese geschickte Kunst als größter *Fortschritt* in der Geburtshilfe betrachtet werden.

---

**166.** Anm. der Übers.: *cranial membranous articular strains, vertebral ligamentous strains.*

## II. Einige Gedanken

Sie ist eine bedeutende Verbesserung in der Unterstützung der werdenden Mutter und bei der gekonnten Entbindung des Kindes. Und sie ist eine weitere riesige Verbesserung, da sie zu einer Verringerung der Anzahl dieser unglücklichen Neugeborenen führt, deren Eltern mit dem Ausspruch konfrontiert wurden: „Wir können nichts für Ihr Neugeborenes tun, außer es in ein Heim zu stecken!"

Als Abschluss und Beleg dieser größten Verbesserung in der Geburtshilfe ist es mir eine Freude, einen interessanten Bericht von Dr. Robert Bachmann – einem unserer Geburtshelfer, von dem bereits viele in diesem Bereich unterrichtet wurden – anzuführen. Ich habe seine Erlaubnis, folgenden Brief zu zitieren:

„Sehr geehrter Dr. Sutherland:

Gerne fasse ich das Wesentliche meiner Bemerkungen schriftlich zusammen, die ich gegenüber Dr. Anna Slocum aus Des Moines, Iowa, in Bezug auf meine Erfahrungen mit Kranialer Osteopathie und Neugeborenen äußerte.[167]
Während meiner 35-jährigen Tätigkeit als Geburtshelfer, Direktor von Geburtskliniken und Leiter der Abteilung für Geburtshilfe und Gynäkologie in osteopathischen Institutionen, sah ich mich Neugeborenen gegenüber, welche unterschiedlich starke Störungen des Zentralen Nervensystems aufwiesen. Einige Störungen erwiesen sich als vorübergehend, bei anderen erfolgte ein Zittern, sobald sie bewegt wurden.

Einige schienen halb apathisch zu sein, andere hatten Krämpfe oder krampfartige Bewegungen. Einige litten an Sturzerbrechen. Diese Fälle wurden sorgfältig beobachtet, und einige besondere, mit stärkeren Anzeichen von Störungen, insbesondere jene mit Sturzerbrechen, zeigten klare Hinweise auf einen intrakranialen Druck. Diese besonderen Fälle wurden am Rückenmark punktiert und einige Kubikzentimeter der spinalen Flüssigkeit drainiert; manchmal klar, manchmal blutig. In allen Fällen konnte eine unmittelbare Erleichterung des Sturzerbrechens mit nur seltenen Rezidiven festgestellt werden, und Stillen war nun ohne lange Unterbrechungen möglich. Als ich erstmals auf die Osteopathie aufmerksam wurde, dachte ich, dass sie in diesen speziellen Fällen von ungewöhnlichem Nutzen sein könnte.
Sobald Behandler verfügbar waren, wurden ihre Dienste in Anspruch genommen, und sämtliche Neugeborene wurden behandelt, die auch nur die leisesten Anzeichen hatten, die man auf kranialen Stress zurückführen könnte; aufgrund von Problemen bei der Kopfausformung oder als

---

**167.** Anna Slocum D.O. (1903-1988: Des Moines Still College für Osteopathie, 1938), Mitglied von Dr. Sutherlands Fakultät, bot im Des Moines Hospital osteopathische Behandlung für Neugeborene an.

Reaktionen auf den Druck während der Wehen, egal, ob die Entbindung nun normal verlaufen oder mittels einer Geburtszange, nach einer Drehung des Kindes, oder als Steißgeburt erfolgt war.

Seitdem ich die Dienste erfahrener kranialer Behandler nutze, musste ich zur Linderung des *(erhöhten)* Hirndrucks keine Lumbalpunktion mehr vornehmen. Wir stellten fest, dass man das Sturzerbrechen nach ein oder zwei Behandlungen definitiv im Griff hatte. Extremitäten-Zittern bei Reizung oder Unbehagen des Kindes bei dessen Versorgung, das sich durch Weinen oder Mimik bemerkbar machte, wurde merklich reduziert oder nach einer Serie von zwei, drei und gelegentlich mehr kranialen osteopathischen Behandlungen gelindert. Bei Neugeborenen mit Krämpfen oder krampfartigen Bewegungen zeigten sich unterschiedliche Ergebnisse. Meiner Ansicht nach nützte die Kraniale Osteopathie allen Neugeborenen. Ich finde diese Behandlungsform bei der postnatalen Nachsorge zweifellos höchst wertvoll. Sie wurde deshalb, bis zu meiner teilweisen Pensionierung vor einem halben Jahr, zu einer Daueranweisung in jeder von mir geleiteten Kinderabteilung.

Ich schätze die Zeit, welche ich mit Ihnen verbracht habe, außerordentlich, wenn sie auch leider begrenzt war. Ich meine außerdem, dass den Möglichkeiten der Kranialen Osteopathie bei der Versorgung Neugeborener noch nicht genügend Vertrauen geschenkt wird. Sollte sich eine Gelegenheit ergeben, bei der meine Aussage von Belang für andere sein kann, gebe ich Ihnen gerne meine Zustimmung, diese Bemerkungen zu zitieren, denn die Ergebnisse, welche ich beobachten konnte, sind einfach spektakulär.

Mit freundlichen Grüßen

Robert B. Bachman D. O.

10. Juli 1952"


Dies ist wahr! Die Wissenschaft der Osteopathie bietet eine unermessliche Fülle an Möglichkeiten für die Erkrankungen der Menschheit. Ich danke Ihnen.

## II. Einige Gedanken

## 32. Vorträge auf der Klinischen Konferenz: Kirksville, Missouri

*5.-9. Januar 1953*

### 32.1. Der hemmende Zug auf die Faszien und das Fulkrum

Meine Suche nach einem vollkommen Menschenexemplar, sei es nun lebendig oder nicht, blieb letztendlich vergeblich, und ich erkannte, dass es davon nur zwei gibt: Adam und Eva. Vielleicht waren selbst sie nicht vollkommen... denn historischen Zeugnissen zufolge gingen sie fehl. Mithin ist mein Vortrag heute morgen Speranskys Verdikt unterworfen: „Die abschließende Zusammenfassung ist, dass es kein Ergebnis gibt!"[168]

In vergangenen und gegenwärtigen Veröffentlichungen findet sich eine Menge Information über Fasziengewebe. Dabei fand ich es eine ziemlich interessante Erfahrung, die verschiedenen Unterscheidungen der Autoren zu beobachten.

Die Beschreibung der tiefen Faszien durch Gerrish decken sich mit meinen Überlegungen:

> „Bei den tiefen Faszien handelt es sich um *dichte Schichten fibrösen Gewebes*, in denen die weiße Sorte in beinahe unverfälschter Form vorkommt. Aufgrund dieser histologischen Zusammensetzung sind besagte Faszien perlmutterweiß, *flexibel, stark und unelastisch*. Ihre Struktur und physikalischen Eigenschaften erinnern einen unmittelbar an die Charakteristika von *Bändern* und *Sehnen,* welche gleich strukturiert sind; diese Annahme trifft besonders insofern zu, da es sich bei einigen Faszien tatsächlich um *interossäre Ligamente* handelt, und eine Anzahl können auch wirklich als Sehnen gelten. Hinzu kommt, dass die Verwendung des Wortes „Faszie" häufig willkürlich geschieht wie beispielsweise beim M. transversus abdominis, dessen Ursprungssehne nahezu immer als Schicht der Fascia lumbalis beschrieben und dessen Ansatzsehne gewöhnlich als Aponeurose tituliert wird, obgleich die Sehnen in beiden Fällen schichtähnliche Ausdehnungen sind, welche zur Ummantelung des Muskels dienen."

In diesem Zusammenhang ist es für den Studenten aufschlussreich und nützlich, sich erneut die Kontinuität dieser faserigen Membranen vor Augen zu führen... Ligamente, Sehnen und Faszien, welche sich mit dem Periost verbinden; Sehnen und Faszien, die als Ligamente fungieren; Sehnen, die selbst in Faszien aufgehen; die Sehnen einiger Muskeln, welche als Faszien für andere Muskeln dienen und so weiter.[169]

---

168. A. D. Speransky leitete das letzte Kapitel aus *A Basis for the Theory of Medicine* mit diesen Worten ein. Er war ein russischer Wissenschaftler, der eine breite Palette von Experimenten durchführte, darunter auch solchen zur Natur der Zerebrospinalen Flüssigkeit.

169. Gerrish, *Textbook of Anatomy* (Hervorhebung hinzugefügt).

Diese Beschreibung von Gerrish und eine andere von Cunningham passen zu meinem Thema „Der hemmende Zug auf die Faszien und das Fulkrum"[170]. Es ist nötig, sich meine Verwendung des Wortes „Drag" anzusehen: „To drag" bedeutet, mit Mühe gegen einen aktiven oder passiven Widerstand zu ziehen.[171]

Einer der häufigen hemmenden Züge in den Faszien kommt im oberen Rückenbereich vor, einem Gebiet, welches seit Beginn der Wissenschaft der Osteopathie als „Alters-Zentrum" bezeichnet wurde. Es ist ein Bereich mit Problemen, welche einem in der heutigen Praxis täglich begegnen. Dieses Gebiet ist uns allen vertraut. Daher möchte ich mein Thema beginnen, indem ich mich auf dieses „Alters-Zentrum" beziehe.

Es gibt eine passende Darstellung Cunninghams der *tiefen Fascia prävertebralis des Halses*: „Die Fascia praevertebralis erstreckt sich vom *Pars basilaris des Os occipitale* bis zum Thorax, wo sie in das *Lig. longitudinale anterius übergeht.*"[172]

Beachten Sie bitte, dass keine Verbindung mit dem Lig. longitudinale anterius im zervikalen Bereich erwähnt wird, dort also, wo man annimmt, dass die Faszie die posteriore Begrenzung jener fibrösen Loge bildet, in welcher der Kehlkopf, die Luftröhre, Schilddrüse, Pharynx und Ösophagus liegen und ein Teil der Mm. scaleni, die an der ersten und zweiten Rippe ansetzen und wichtige Gefäße und Nerven führen.

Diese posteriore Begrenzung der Fascia praevertebralis gleicht irgendwie dem Ursprung und Ansatz eines Muskels – wenn man sie sich mit einem spezifischen Ursprung am Pars basilaris des Os occipitale vorstellt und dem Ansatz am Lig. longitudinale anterius, nahe am „Alters-Zentrum" im oberen Rückenbereich.

Wenn wir uns nun die posteriore Begrenzung der Fascia praevertebralis vorstellen, so wie sie weiter verläuft und sich nach Eintritt in den Thorax mit dem Lig. longitudinale anterius verbindet, können wir uns eine Dysfunktion im „Alters-Zentrum" denken, welche einen hemmenden Zug oder ein Ziehen über die Faszien initiiert und dann auf eine Schwierigkeit trifft, weil es einen aktiven Widerstand am Faszienansatz an der Pars basilaris des Os occipitale gibt. Als sekundäre Kompensation bzw. Komplikation beeinflusst sie daraufhin die intrakraniale Reziproke Spannungsmembran, und es kommt in der Folge zu einem Shifting (Verschieben) des Fulkrums an der Verbindung von Falx cerebri und Tentorium cerebelli. So passt sich das Bild unserem Thema an:

„ Der hemmende Zug in den Faszien und das Fulkrum".

Da sich das Lig. longitudinale anterius nach unten bis hin zum Sakrum erstreckt, können wir uns einen ähnlichen hemmenden Zug oder ein Ziehen vorstellen, initiiert von einer sakralen Dysfunktion aufgrund der faszial-ligamentären Verbindung, welche auf aktiven Widerstand an der Pars basilaris trifft. Ein solcher Zug führte dann wiederum zu einer Kompensation bzw. Komplikation an der Reziproken Spannungsmembran und zu einem Verschieben („Shifting") des Fulkrums.

In diesem Bild können wir uns auch eine mögliche Kompensation bzw.

---

170. Anm. der Übers.: *The Fascial Drag and The Fulkrum.*

171. Anm. der Übers.: *To drag bedeutet im Englischen: „Schleppen", „Schleifen"," gegen einen Widerstand ziehen" (Langenscheidt Wörterbuch)*

172. Cunningham, *Textbook of Anatomy* (Hervorhebung hinzugefügt).

## II. Einige Gedanken

Komplikation vorstellen, welche den Shifting-Mechanismus der Epiphyse verschiebt, der zwischen der Cerebellum- und Großhirnmotilität als ein möglicher, automatischer Entspannungs-Anspannungs-Regulator[173] dient. Die intrakraniale Vorstellung ist immer von Bedeutung, und der Standort der Epiphyse ist ebenso wichtig wie jener der Hypophyse. Dieser kleine konusförmige Körper sitzt im posterioren Bereich des dritten Ventrikels innerhalb der dorsalen Seite des Neuralrohrs[174] den wir uns auch als Eingangs- oder Ausgangstor des Aquaeductus cerebri vorstellen können. Könnte man in einen lebendigen Schädel kriechen und dabei einen Zeigefinger über das Cerebellum führen, fände man höchstwahrscheinlich die Epiphyse, welche in die Cisterna cerebellaris superior herausragt, und ein leichter Druck auf diese herausragende Struktur würde die Motilität des gesamten Gehirnes initiieren.

Ich denke, dass dieser *kleine* Epiphysen-Mechanismus *sehr wichtig* werden wird für unser Studium von Dr. Stills Wissenschaft der Osteopathie, mit vielversprechenden Möglichkeiten zur Behandlung epileptischer Anfälle. Seine bezeichnende mechanische Entspannung-Anspannungs-Funktion[175] st besonders wichtig für die normale Fluktuation der Zerebrospinalen Flüssigkeit im Aquaeductus cerebri, aber auch für den normalen venösen Fluss durch den Sinus rectus, das Fulkrum-Gebiet der Reziproken Spannungsmembran oder auch Verbindungsbereich von Falx und Tentorium.

Osteopathen, wie wir zur Zeit der „frühen Osteopathie" gerne genannt wurden, sind mit rezidivierenden Dysfunktionen im okzipitoatlantalen Bereich und im Bereich der oberen Brustwirbel vertraut. Als fachkundige, nicht-schneidende Chirurgen und kraniale Techniker, welche die Überlegung hervorheben, dass unser Konzept innerhalb der Funktionsweise des Körper-Mechanismus keine abgetrennte Einheit darstellt, haben wir festgestellt, dass rezidivierende Dysfunktionen im okzipitoatlantalen Bereich durch eine Behandlung im kranialen Bereich verbessert werden können. Entsprechend gibt es die Möglichkeit, rezidivierende Dysfunktionen der oberen Brustwirbel durch ein Liften der posterior-inferioren Winkel der Ossa parietalia zu behandeln.

Wir vergessen auch nicht die lateralen, medialen und internen Begrenzungen der tiefen Fasciae praevertebrales mit ihren großflächigen Ausdehnungen und Verbindungen, mittels welcher sie freie Muskelbewegung, die Zirkulation in den Gefäßen, und die Nervenimpulse in der Halsregion unterhalb des Kinns erleichtern. Häufig begegnen wir in diesem Bereich einem verdrehten Durcheinander faszialer Begrenzungen, welche die Kanäle von Gefäßen und Nerven blockieren sowie insbesondere die Muskelaktivität einschränken.

Dies erinnert mich an eine Äußerung von Dr. Still, der darauf hinwies, das Parkinson-Syndrom sei „ein Zustand, den die Muskeln zu überwinden versuchen, ein Zustand, welcher Schüttellähmung hervorruft"[176] Unter diesem Gesichtspunkt können wir den Fall einer berufsbedingten Dysfunktion der oberen Brustwirbel betrachten, welchen ich behandelte. Ein Kollege, der in seiner Praxis viel arbeitete,

---

173. Anm. der Übers.: *slack-tension regulator.*
174. Anm. der Übers.: in einem Bereich.
175. Anm. der Übers.: slack-tension functioning.
176. Vgl. Still, *Research and Practise*, 190-194 (Nr. 439-454) zur Beschreibung der Schüttellähmung.

entschloss sich, ein Jahr Urlaub zu nehmen. Da er nicht völlig untätig sein wollte, nahm er eine Stelle als Vertreter für die *Appleton Book Company* an.

Dies war vor vielen Jahren, als Vertreter noch keine Autos besaßen und im Zug unterwegs waren. Berufsbedingt musste der Doktor daher häufig zwei schwere Reisetaschen voller Medizinbücher tragen und viel Treppen steigen. Als Folge davon entwickelte er eine dem Parkinson-Syndrom vergleichbare typische Körperhaltung und Gangart. Dann entwickelte sich auch das Syndrom. Diese haltungsbedingte Dysfunktion im oberen Brustwirbelbereich erschien zusammen mit der Komplikation von verdrehten faszialen Begrenzungen unterhalb des Kinns, mit daraus folgender Einschränkung der Muskelaktivität und einer Störung der normalen Zirkulation als Prädispositionsfaktor, welcher später zu dem Parkinson-Syndrom führte.

Die tiefen Faszien des dorsolumbaren Bereiches bzw. der Diaphragmagegend sind für unser Studium eines *faszialen Zuges oder Ziehens mit Mühe gegen aktiven Widerstand* besonders bedeutend. In diesem Gebiet entdecken wir eine fasziale Hülle als Anpassung für den M. psoas major, welche offensichtlich vom Bereich des Muskelursprungs ober- und unterhalb der Arci lumbocostales bis herab zum Sehnenansatz am Trochanter minor femoris verläuft. Diese fasziale Anpassung verbindet sich mit dem mittleren Arcus lumbocostalis, ebenso mit der Fascia transversalis, iliaca, obturatoratoria und rectovesicalia. Im Anschluss daran verläuft die Faszie durch die untere Extremität mit Verschmelzungen in der Fossa poplitea, um schließlich an den Zehenenden anzusetzen.

Bevor wir nun weitergehen in unseren Überlegungen bezüglich des Diaphragmabereiches, erweist es sich vielleicht als vorteilhaft, ganz im Sinne von Dr. Stills Gleichnis vom Ziegenbock und dem Felsblock, „Osteopathie zu denken".[177] Der „Felsblock" im Diaphragmabereich ist ein prädisponierender Faktor für Erkrankungen der Herzklappen, und ebenso für krankhafte Störungen, welche aus einer Einschränkung der Lymphdrainage durch den Ductus thoracicus resultieren. Man kann dieses Gebiet als den spezifischen Bereich des aktiven Widerstandes betrachten, welchem der von unten kommende Faszienzug begegnet.

Meine Untersuchung, aus der sich die Psoas major-Technik entwickelte, begann 1946 während eines dreimonatigen Winterurlaubs in Florida. Man könnte sie folgendermaßen benennen: „Beobachtung der Körperhaltung von Muschelsammlern an einem 10 km langen Sandstrand". Anstatt in die Hocke zu gehen, um eine Muschel aufzuheben, beugten diese einheimischen Sammler den ganzen Körper, und achteten dabei besonders darauf, nicht den Unterschenkel gegenüber dem Oberschenkel zu flektieren bzw. zu beugen. Die Urlauber am Strand folgten diesem Beispiel, weil sie diese Haltung leichter und weniger mühevoll fanden, als in die Hocke zu gehen. Einige dieser Urlauber trugen aufgrund ihres Volumens und Übergewichtes abdominale Stützgurte. Sie fanden diese neue Haltung wohltuend, verloren an Gewicht und konnten die Stützgurte ablegen. Dies zeigt uns, wie notwendig es ist, während der Ausführung der „Geigen-Saiten"-Technik im Falle eines Strains des M.

---

**177.** Zu einer Beschreibung des „Ziegenbocks und der Felsblock" vgl. Dr. Stills Gleichnis, in: Sutherland, *Unterweisungen*, Seite I-186.

psoas major das Knie nicht zu beugen. Zu dieser Art von Strain gehört immer ein hemmender Faszienzug dazu – ein Zug von unten, gegen einen Widerstand in der Diaphragmaregion.

## 32.3. DIE FASZIALE STRAIN UND DAS OS SAKRUM

Das Thema heute morgen behandelt Probleme, welche in engem Zusammenhang mit zwei unterschiedlichen Arten von iliosakralen Dysfunktionen stehen:
 1. Eine kraniosakrale bzw. respiratorische Dysfunktion des Sakrum *zwischen* den Ilia;
 2. Eine haltungsbedingte bzw. iliosakrale Dysfunktion der Ilia *auf* dem Os sacrum.

Insofern ist es bei unserer Erörterung von „Der fasziale Strain und das Sakrum" wichtig, die *zwei* separaten Bereiche an den Gelenkflächen des Sakrum zu betrachten, welche entworfen wurden, um zwei getrennte Bewegungsarten zu ermöglichen. Sonst kann dieser Mechanismus nicht klar erkannt werden, und unsere Interpretation dürfte ein Ziel beträchtlicher Kritik werden.

Die Gelenkfläche, welche die Funktion der kraniosakralen bzw. respiratorischen Art ermöglicht, ist meist auf einen ziemlich *kleinen* Bereich begrenzt – wieder einmal eines jener bedeutenden kleinen Dinge von überragender Wichtigkeit, wenn wir im Sinne Dr. Stills „Osteopathie denken".

Diese kleine Gelenkfläche dient als Fulkrum, welches die einheitliche Flexions- und Extensions-Bewegung des Sakrum zusammen mit der Flexions- und Extensions-Beweglichkeit an der sphenobasilaren Synchondrose des Schädels gewährleistet. Der besagte Bereich befindet sich am zweiten Segment des Sakrum und zeigt sich beim normalen Präparat als nach vorne konvergierend und nach hinten divergierend. *[Vgl. Fig. 388, Koronarschnitt des mittleren Abschnitts des Sakrum in* Gray's Anatomy of the Human Body*, 26. Aufl. 1954, Seite 351 – Hrsg.].* Man tut gut daran auf den Unterschied zwischen diesem Bereich und dem posterioren (oberen) Abschnitt des Sakrum zu achten, wo sich die Divergenz anterior und die Konvergenz posterior befindet. Dieser kleine fulkrumähnliche Bereich macht eine Rotation möglich, um wie der kombinierte Fulkrum-Drehpunkt-Mechanismus des Proc. jugularis im Schädel, zusätzlich zur Flexions- und Extensionsbewegung, auch eine Sidebending-Rotation und Torsions-Beweglichkeit des Schädels auszugleichen. Während der respiratorischen Flexionsphase gleichen die so genannten Lang-und-Kurzarm-Gelenkflächen die posteriore Bewegung der Basis sacralis und die anteriore Bewegung der Apex sacralis aus. Umgekehrt verhält es sich während der Bewegung in der Extension. Die Anpassungsfunktion der Lang- und Kurzarmgelenkflächen bei haltungsbedingten Typen kann man sich ähnlich vorstellen.

Das Problem der Priorität, also die Überlegung, was nun zuerst da ist, Henne oder

Ei, führt zur Überschrift unseres Themas: „Der fasziale Strain und das Sakrum". Deswegen drehe ich den Titel nun um und lese: „Das Sakrum und der fasziale Strain", um Ihnen das Bild eines *Absenkens des Sakrum im Fulkrum-Drehpunkt-Bereich nach vorne* zu geben.

Dabei handelt es sich um jenen Typ, den Dr. Anna Slocum aus Des Moines, aus wissenschaftlicher Sicht als das „anteriore Sakrum" bezeichnet.[178] Ich ziehe es jedoch vor, dies als *Absenken* zu beschreiben, weil das Sakrum zwischen den zwei Ilia aufgehängt ist und in relativer Übereinstimmung mit einer anderen Einheit des kranialen Atemmechanismus steht..., dem Os sphenoidale, welches zwischen und unter den beiden Ossa frontalia aufgehängt ist. Ich ziehe *Absenken* auch deshalb vor, weil es keine muskulären Vermittler vom Sakrum zu den Ilia gibt, welche eine Gelenkbeweglichkeit auslösen, ebenso wie auch keine zwischen den Knochen der Schädeleinheit zu finden sind. Nicht zuletzt reimt sich in der englischen Sprache „Absenken" *[sag]* auf „hemmenden Zug" *[drag]*; und Absenken *[sag]* sowie hemmende Faszienzüge *[drags]* führen zu chronischen Lumpen *[rags]*.

Beim Lesen zwischen den Zeilen erinnere ich mich, wie eines meiner die kraniale Gelenkbeweglichkeit verfechtenden Manuskripte in der ersten Abteilung für Berufsförderung der *American Osteopathic Association* diskutiert wurde. Der alte John E. Rogers saß der Kommission vor, die aus fünf weiteren anonymen Mitgliedern bestand. Ein Mitglied schrieb zurück und bemerkte: „Im kranialen Mechanismus fehlen muskuläre Vermittler, mithin gibt es auch keine kraniale Gelenkbeweglichkeit!" Da ich nicht wusste, wer diese freundliche Anmerkung verfasst hatte, konnte ich nicht effektiv kontern. indem ich auf das Fehlen von muskulären Vermittlern zwischen Sakrum und Ilia hinwies. Wie auch immer, das ist lange her, und die Verteidiger der „Osteopathie im kranialen Bereich" sind dabei, die Beweglichkeit im kranialen Mechanismus zu demonstrieren. Anderenfalls gäbe es diese klinische Konferenz in der „Wiege der Osteopathie" gar nicht.[179]

Der Strain-Typ mit einem *Absenken an den Fulkren des Sakrum* ist besonders hilfreich in Bezug auf psychische Störungen. Die vielen psychiatrischen Krankenhäuser auf dieser Welt könnten wahrscheinlich sehr viele Belege für Strains mit einem Absenken an den Fulkren des Sakrum liefern.

Es fällt nicht schwer, sich unterschiedliche *fasziale Strains* im Beckenbereich vorzustellen, welche unmittelbar und sekundär aus jener übermäßigen Spannung resultieren, die für das Absenken an den Fulkren des Sakrum typisch ist. Im Zusammenhang damit kommt es zu Nerven- und Gefäßstörungen des Kopfes, die alleine schon von erheblicher Bedeutung sind.

Abgesehen davon halten all die, welche kranial denken, diese Traktion bzw. diesen hemmenden Zug, welcher über die intraspinale Membran vermittelt wird, die ja als Einheit mit der kranialen Reziproken Spannungsmembran im kranialen Atemmechanismus funktioniert, für einen *spezifischen* Störfaktor, der zu psychischen Komplikationen führt. Es gibt viele ätiologische Faktoren, die zu diesem Typ

---

**178.** Anna Slocum D. O. (1903-1988: Des Moines Still College für Osteopathie, 1938), Mitglied von Dr. Sutherlands Fakultätsversammlung.

**179.** Kirksville, Missouri wurde oft als „Wiege der Osteopathie" bezeichnet, weil hier die *American School of Osteopathy*, die erste Schule der Osteopathie, ihren Sitz hatte.

## II. Einige Gedanken

des abgesenkten Sakrum und dem daraus resultierenden Strain führen. Dazu zählen Geschehnisse, die bei der Entbindung eines Kindes auftreten können.

Ich erinnere mich gut an einen lange zurückliegenden, frühmorgendlichen Hausbesuch im Rahmen der Geburtshilfe. In der damaligen Zeit gehörten zu einer Fahrt verschlammte Straßen, Pferdewagen und Pferde mit einer Tendenz zum Ausreißen. Ich brauchte trotz der vergleichsweise kurzen Entfernung aufgrund der äußerst schlammigen Straßen einen halben Tag. Auf dem Weg häufte sich an den Speichen der Wagenräder der Schlamm, und eine Achse brach. So setzte ich mich auf das eine Pferd und führte das andere. Etwa anderthalb Kilometer von ihrem Farmhaus entfernt traf ich auf die Patientin, welche die schlammige Straße entlang lief, und bemerkte augenblicklich den gestörten bzw. verwirrten Geisteszustand, der gelegentlich einer Entbindung folgt. Anders ausgedrückt – ich kam zu spät. Dennoch gelang es mir, die Frau mit gespreizten Beinen auf das Pferd zu setzen, welches ich geführt hatte. Offensichtlich fixierte die gespreizte Sitzposition die Ischiasknochen auf dem Rücken des Pferdes. Dadurch konnten die Ilia seitlich vom Sakrum weg rotieren, während die Bewegungen des Pferdes, möglicherweise auch die sakrale Fluktuation der Zerebrospinalen Flüssigkeit, eine Dysfunktion von der Art eines Absenkens an den Fulkren des Sakrum in die normale Stellung zurückführten. Darauf weist hin, dass sich während dieses ereignisreichen Rittes der Geisteszustand der Patientin vom Irrationalen zum Normalen hin änderte.

Dieser lange zurückliegende Besuch im Rahmen der Geburtshilfe führte zur Entwicklung der *Technik mit Kontakt der Alae sacralis von vorne*. Während der Patient aufrecht auf dem Behandlungstisch oder einem Stuhl sitzt, wird die Technik so ausgeführt, dass die Ischiasknochen als Fulkrum fungieren können, um den Ilia ein seitliches Weggleiten von den Alae sacralis zu ermöglichen. Der vor dem Patient sitzende Behandler führt seine Daumen am Kamm der Ilia entlang nach hinten in die Nähe der Spinae iliacae posteriores superiores und drückt dann die Daumen nach unten, um die Vorderseite der Alae sacralis zu berühren. Die Daumen halten diese Berührungspunkte fest, während sich der Patient nach vorne beugt und seine Hände dabei auf den Armen des Behandlers liegen. Bei diesem Vorgang gleiten die Ilia nach lateral weg von den Alae sacralis. Nun wird der Patient aufgefordert, sich wieder aufzusetzen, wobei er darauf achtet, die lumbale Region nicht zu überstrecken. Auf diese Weise ziehen die Ligamente das Sakrum wieder zurück in seine normale Position und erleichtern den hemmenden Zug auf die intraspinale Membran. Gleichzeitig werden gewöhnlich sekundäre fasziale Strains behoben. Dennoch sollte man sie sorgsam im Auge behalten bzw. gegebenenfalls behandeln.

Dr. Anna Slocum, die diese Technik auf mehreren Versammlungen und bei Kursen fachkundig vorgeführt hat, erwähnte darüber hinaus einen *leichten* Stoß auf das Sakrum, den ich für überflüssig halte. Allerdings erwähnte sie 1952 während der Beschreibung ihrer Anwendung in Atlantic City bzw. in Chicago, dass der vordere Kontakt sich auf die Ilia bezieht; in diesem Fall gilt der leichte Stoß den Ilia und nicht den Alae sacralis. Hierbei könnte es sich aufgrund der Tendenz, die Ilia in einer gleitenden Bewegung seitlich weg von den Alae sacralis zu rotieren, um eine Verbesserung der Anwendung handeln.

Ich hatte die Ehre, die *Minnesota State Osteopathic Association* in der ersten Delegiertenversammlung in der Geschichte der *American Osteopathic Association* zu vertreten. Im selben Jahr (1920) erschien Dr. H. Virgil Halladays Buch *Applied Anatomy of the Spine*. „Virge" stellte in einem an den Tagungsraum der Delegiertenversammlung angrenzenden Raum ein lebensechtes anatomisches Präparat aus.[180] So ergab sich während der Pausen und im Zeitraum des Mittagessens eine Möglichkeit an dem Präparat herum zu experimentieren. Daraus entstand eine sehr einfache Anwendungsmethode im Bereich der Diagnostik und für die Behandlung.

Zur Diagnostik wurde das Präparat so aufgesetzt, dass die Tuberositae der Ischiasknochen sichtbar fixiert wurden, um als Ausgleichs-Fulkren bezüglich der Ilia-Rotation nach anterior und nach posterior zu fungieren. Beim Rotieren eines Ilium nach anterior und des anderen nach posterior stellten wir fest, dass das vordere Ilium mit dem so genannten „langen Bein" korrespondierte, während das nach hinten rotierte Ilium mit dem „kurzen Bein" übereinstimmte. Dies könnte auf eine iliosakrale Dysfunktion mit Rotation nach vorne auf einer Seite und nach hinten auf der anderen Seite hinweisen und wäre leicht durch eine Palpation der Cristae iliacae mit den Handflächen zu diagnostizieren.

Beim Erarbeiten der Technik wurden beide Extremitäten fast bis auf die Höhe des Behandlungstisches angehoben.

Das lange Bein bzw. die Seite der Ilium-Rotation nach anterior wurde nach vorne gezogen, während das kurze Bein, welches mit der posterioren Ilium-Rotation korrespondierte, nach hinten geschoben wurde. Diese Positionen wurden gehalten, während die Lendenwirbelsäule und das Sakrum in dieselbe Richtung wie die anteriore Ilium-Rotation gedreht wurden. Die Tuberositae der Ischiasknochen dienten zwischenzeitlich als Fulkren, um die Rotationen nach anterior und posterior zu erleichtern.

Als ich neulich in einer Konsultation hinzugezogen wurde, ergab sich die Möglichkeit, diese einfache Methode anzuwenden. Es handelte sich um eine eindeutige Blockierung, welche schon seit mehreren Jahren existierte, bei der die Korrektur einer posterioren Rotations-Fixierung eines Ilium auf der linken Seite erfolglos geblieben war. Ischias-Schmerzen deuteten auf degenerierte Disci intervertebrales mit linksseitiger Symptomatik hin; ein chirurgischer Eingriff war empfohlen worden. Stattdessen wurde nicht-schneidende Chirurgie folgendermaßen angewendet: Während die Patientin aufrecht saß, bat ich den behandelnden Arzt, beide Beine der Patientin bis fast auf Tischhöhe anzuheben, das linke Bein nach vorne zu ziehen und das rechte nach hinten zu schieben. Dann bat ich die Patientin um Mitarbeit, indem sie ihren Körper in dieselbe Richtung rotierte, wie dies bei besagter Rotation nach

---

**180.** Virgil Halladay D.O. (American School of Osteopathy, 1916), war Professor für Anatomie an der *American School of Osteopathy* in Kirksville, Missouri. Er entwickelte ein chemisches Verfahren, durch das die natürliche Flexibilität der Ligamente in toten Präparaten konserviert werden konnte. Er präparierte entsprechende Präparate der Wirbelsäule, des Thorax und des Beckens, die als „lebendige Skelette" bezeichnet wurden.

anterior auf der linken Seite geschieht. Diese Kooperation wurde einfach erreicht, indem sie den linken Arm über das Abdomen auf die rechte Hand legte, welche den Körper auf dem Behandlungstisch abstützte. Zu Beginn ihrer Mitarbeit machte die Patientin folgende überraschende Bemerkung: „Was ist los? Ich kann spüren, wie sich mein Sakrum bewegt!" Dann, am Balancepunkt der ligamentären Korrektur rotierte die Patienten ihren Körper einfach nur zurück in seine normale Stellung.

Eine spektakuläre Korrektur? Keineswegs! Es handelt sich lediglich um die Anwendung der fachkundigen nicht-schneidenden Chirurgie, welche auf der Kenntnis eines komplizierten Gelenkmechanismus beruht, der zwei verschiedene Bewegungstypen aufweist: den kraniosakralen bzw. respiratorischen; und den iliosakralen bzw. haltungsbedingten.

Man kann diese Methode, bei welcher die Tuberositae der Ischiasknochen in sitzender Position als Fulkren dienen, auch bei einem Strain mit einem Absenken an den Fulkren des Sakrum verwenden. Der Patient sitzt auf dem Tisch und beide Beine werden auf Tischhöhe angehoben, um die notwendige Rotation der Capites femores im Acetabulum zu ändern, was einen unmittelbaren Zug auf die Ilia bedeutet. Während der Behandler seine Finger lediglich zur Beobachtung des Bewegungsablaufs auf das Sakrum legt, zieht der Assistent beide Beine nach vorne. Dadurch rotieren die Ilia in gleitender Bewegung nach anterior und seitlich weg von den Alae sacralis. Danach wird der Patient gebeten, seinen Körper nach vorne zu beugen. Am Balancepunkt setzt sich der Patient wieder auf, wobei er eine Extension des lumbalen Bereichs sorgsam vermeidet.

## 32.3. FLÜSSIGES LICHT

*9. Januar 1953*

*Dieser Abschlussvortrag auf der Konferenz in Kirksville, Missouri, wurde von Dr. Sutherland spontan gehalten. Dr. Kistler zeichnete ihn auf Band auf und schrieb ihn freundlicherweise ab.*

Lässt sich überhaupt noch ein Raum finden, in den wir nach diesem Vortrag von Dr. Kimberley eintreten können?[181] Und nach diesem Vortrag von Dr. Della Caldwell, welche die eigentliche Abschlussvorlesung dieser Tagung hielt? Ein Kapitel der Erfahrung, sehr wertvoller Erfahrung, die wir in keinem Buch finden! Lassen Sie mich sagen: Guter Gott, gib uns Verständnis! Dies tat er, mit folgender Nachricht von der Halbinsel Monterey, welche mir Dr. Margaret Barnes gerade überbracht hat. Es ist eine Nachricht von Pacific Grove, Point Pinos, wo ich in einem Haus namens Fulkrum wohne:

---

**181.** Paul E. Kimberly D.O. (Des Moines Still College of Osteopathy, 1940), war Professor für Anatomie am Des Moines Still College of Osteopathy. Er ließ Dr. Sutherland ab 1944 die Einrichtung benutzen, um Unterrichtsstunden über „Osteopathy in the Cranial Field" abzuhalten. Bei diesen Kursen besprach Dr. Kimberly ausführlich die Anatomie des menschlichen Kopfes.

*Meteorenlicht auf der Halbinsel um Mitternacht*
„Ein silbern glänzender Meteor tauchte an der kalifornischen Küste heute früh morgens ins Meer, nachdem er Carmel Bay und die Küste von Pebble Beach erleuchtet hatte. Zwischen sieben und fünfzehn Sekunden sahen Tausende von Menschen das feurige Spektakel in San Francisco, und die Druckwellen erschütterten dort laut *Associated Press* viele Häuser.
Anwohner im Umkreis von 200 km beobachteten das Geschehen, von Carmel bis Napa.
Ein Reporter des *Herald* beobachtete es von Carmel Beach aus. Er berichtete, dass der ganze Himmel heute gegen 0.20 Uhr erleuchtet gewesen sei und sich im Meer widergespiegelt habe. Das wurde von Piloten, von Fluglotsen und von Hunderten Einwohnern der Halbinsel San Francisco bezeugt, welche die Polizei- und Sheriff-Stationen in der Gegend mit Anrufen förmlich überschwemmten. Die Häuser wurden vom Luftdruck erschüttert. Dr. E. J. Lindsey, Experte für Meteoren an der *California Academy of Science and Meteors* meinte: „Manchmal treiben Meteoren Luft vor sich her und erzeugen Druckwellen." Er fügte hinzu: ‚Manchmal erscheinen sie niedriger zu sein, als sie in Wirklichkeit sind...'"

*Das Aufblitzen eines Lichtes!* – Woher kommt es? – *Flüssiges Licht!*
Wir besitzen ein historisches Zeugnis. *Die Wasser wurden getrennt, als die Erde erschien.* Der Mensch wurde aus *Erde* erschaffen.[182] Die Wasser wurden getrennt! Die Faszien! Selbst die Faszien bestehen aus Wasser, sogar das Knochengewebe ist flüssig! Wasser ... Flüssigkeit ... wenn Sie auf das historische Zeugnis hören möchten. Flüssigkeit! Ein grundlegendes Prinzip unseres Kranialen Konzepts. Die Fluktuation der Zerebrospinalen Flüssigkeit. Eine Bewegung vergleichbar der Tide des Ozeans. Etwas, das durch dieselbe INTELLIGENZ gesteuert wird, welche die Tide des Ozeans und die Rotationen von Erde, Sonne, Mond und allen Planeten steuert.

Gibt es also noch einen Raum, den wir nach Dr. Kimberleys Vorlesung betreten können? Ja! Das grundlegende Prinzip im Kranialen Konzept: der ATEM DES LEBENS – nicht das Atmen von Luft. Ein weiteres historisches Zeugnis: Der ATEM DES LEBENS und nicht jener der Luft wurde besagter Lehmform in die Nasenlöcher geblasen.[183] Und so wurde der Mensch eine lebendige Seele, um über die Erde zu wandeln und eines ihrer Elemente zu nutzen ... die Luft zum Atmen. Im Hinblick auf den Meteor wird über diese Luft gesprochen, über den „Druck" auf die Luft, stoffliche Luft. Doch der Glanz dieses Lichtes erleuchtete den Himmel, wie Wetterleuchten die Wolken erleuchtet.
Ich habe oft von diesem Licht gesprochen, ein Licht, welches die Wolken erleuchtet, ohne sie zu berühren.
Ich möchte, dass Sie genau dieses Bild sehen, wenn es um „das höchste bekannte

---

182. „„Und GOTT sprach: Es sammle sich das Wasser unter dem Himmel an besondere Orte, dass man das Trockene sehe. Und es geschah so." (Gen 1,9) „Da machte der HERR den Menschen aus Erde vom Acker..." (Gen 2,7)

183. „... und er blies den ATEM DES LEBENS in seine Nasenlöcher. Und der Mensch wurde eine lebendige Seele." (Gen 2,7)

## II. Einige Gedanken

Element", die Zerebrospinale Flüssigkeit, geht.[184] Es handelt sich um *ein unsichtbares Element*. Etwas, das durch die Potency veranschaulicht werden mag, die den Film bei einer Röntgenaufnahme belichtet. Etwas, das man nicht sehen kann, das aber dennoch den Röntgenfilm belichtet. Es ist unsichtbar. Sie sehen gerade einmal die Funken der negativen und positiven Pole – es springt von einem Pol zum anderen. Doch Sie nehmen das eigentliche Element nicht wahr, denn Sie sind nun einmal der Mensch, der aus Erde geformt wurde, über die Erde wandelt und den besagten Atem der Luft nutzt. Wenn Sie das eigentliche Element erkennen könnten, den Atem des Lichts in der Fluktuation der Zerebrospinalen Flüssigkeit, dann, denke ich, würden Sie beginnen, sich Dr. Stills besonderer Leistung bezüglich seines Wissens über den menschlichen Körper anzunähern. Er besaß nicht nur das stoffliche Wissen aufgrund von Sektionen, die er damals durchführte, sondern er machte auch als Militärarzt seine Erfahrungen – praktische klinische Erfahrungen. Abgesehen davon erkannte er ein höchstes bekanntes Element innerhalb der Zerebrospinalen Flüssigkeit. Man könnte behaupten, dass er wie der Röntgenapparat war. Er konnte geradewegs durch Sie hindurch sehen und Dinge wahrnehmen, ohne dabei den Körper mit seinen Händen zu berühren. Wenn einige der ersten Lehrer einen klinischen Fall vor der Klasse auf der Jagd nach der Dysfunktion behandelten, kam der alte Doktor prompt von hinten: „Dort befindet sich ihre Dysfunktion!"[185] Wie machte er das bloß?

Jemand bat mich darum, meine Auslegung des Begriffs „Transmutation" darzulegen. *Transmutation...* Es handelt sich um die Veränderung in eine andere Natur, Substanz, Form oder in einen anderen Zustand. Es handelt sich nicht um dasselbe wie... Sie unterscheidet sich von den Transformatoren da oben in der elektrischen Leitung, der Hochspannungsleitung, welche die Spannung auf 110 Volt senken etc... Eine ‚Transmutation' verändert etwas in eine andere Natur oder einen anderen Zustand. Der Begriff wird auch von anderen verwendet.

Dr. Lustig verwendet ihn beispielsweise auf die gleiche Weise wie ich.[186]

Nehmen wir einfach das durch den Ozean führende Kabel. Darin befinden sich eine Menge Kupferrohre. Im Zentrum jeder dieser Röhren werden Sie einen einzelnen Draht vorfinden, der das Potenzial – Sie können es auch als elektrisches Potenzial bezeichnen – leitet. In jedem einzelnen Kupferrohr. Man nennt es Koaxialkabel[187]

Sie haben Dr. Stills Aussage gelesen: „Im Lymphsystem befinden sich noch feinere Nerven als im Auge. Das Auge ist bloß eine organisierte Folgeerscheinung, das Lymphsystem ihre Ursache: In ihm findet sich das Prinzip des Lebens im Überfluss."[188]

---

184. Still, *Philosophy*, Seite 39.

185. In seinen späten Jahren wurde Dr. Still respektvoll als der „Alte Doktor" bezeichnet.

186. Dr. R. T. Lustig, eine Experte in der Kernphysik schrieb: „Mit dem Beginn des Atomzeitalters bekommen wir eine deutlichere Perspektive für Energie, ihre Quellen und ihre Verwandlungen... Sutherlands Arbeit macht es für uns aktenkundig, dass er schon sehr früh die Austauschbarkeit von Energie und Materie innerhalb der Biologie erkannt hat."

187. Ein Koaxialkabel besteht aus einem isolierten Leiter im Zentrum und rohrförmig verdrahteten Kupferleitern, die konzentrisch über den Leiter gelegt sind und durch Isolationsschichten getrennt werden. Diese Anordnung erlaubt Tausenden von Signalen gleichzeitig per Telefon, Radio oder Fernsehen übertragen zu werden, ohne dass Störungen durch elektrische Felder auftreten.

188. Still, *Philosophy*, 104.

Können Sie diese feineren Nerven entdecken? Können Sie die 40 000 Nervenfasern finden, welche vom Hypothalamus durch das Infundibulum zur Hypophyse führen? Denken Sie an das Prinzip des Koaxialkabels – wie das Kupferrohr alle die verschiedenen Botschaften im selben Moment übertragen kann. Wo Sie auch wollen, können Sie sich auf dieses Kupferrohr einstellen – nicht auf das Potenzial. „Transmutation": Dies ist eine Illustration, was der Begriff „Transmutation" bedeutet. Das Potenzial im Zentrum; die Funktion – ein anderer Zustand – im Kupferrohr.

Nun liegen bei den Nerven hohle Röhrenmechanismen vor; zudem gibt es einen hohlen Röhrenmechanismus am Infundibulum. Ein weiterer befindet sich in der Epiphyse. Können Sie das Potenzial erkennen, jenes höchste bekannte Element im menschlichen Körper; etwas, das Sie stofflich nicht sehen können? Genauso wenig können Sie das Element innerhalb der Zerebrospinalen Flüssigkeit sehen, den ATEM DES LEBENS. Aber es gibt diese Funktion zwischen Hypothalamus und Hypophyse sowie die Funktion der Nerven.

Ich habe schon oft erwähnt, dass wir etwas in der Osteopathie verloren haben, das Dr. Still zu vermitteln versuchte. Dabei handelt es sich um jenes Spirituelle, das er in die Wissenschaft der Osteopathie einbettete. Ich meine nicht die Geisterwelt, nein! Ich meine die *Spiritualität*, unmittelbar von seinem SCHÖPFER. Sie kam zu ihm während einer der traurigsten Phasen seines Lebens, als er ein frommes Gebet an seinen SCHÖPFER, nicht die Geisterwelt, richtete.[189] Dabei erschien das Konzept der Osteopathie. Wie sagt er dazu? „Es kam wie andere Wahrheiten, welche der Menschheit nützen!" Lesen Sie sein Buch *Research and Practice* und schauen Sie einmal, wie oft er sich auf den SCHÖPFER, den GROSSEN ARCHITEKTEN etc. bezieht. Er lenkt Ihre Aufmerksamkeit unentwegt darauf.

Wenn wir *Osteopathie denken* wollen, dann besitzen wir ein Reagenzglas, das wir dazu benutzen können, um einige der so genannten wissenschaftlichen Tests und Methoden zu überprüfen, die selbst noch nicht bewiesen wurden. Wir können die Wissenschaft der Osteopathie als Reagenzglas verwenden. Und genau das machen wir in unserer täglichen Praxis.

Haben Sie jemals darüber nachgedacht, was jener große elektrische Zauberer zu sagen hatte? Ich habe eben davon gesprochen. Ich sage es noch einmal, weil es vielleicht das letzte Mal ist, das ich vor Ihnen stehe. Dr. Steinmetz[190], dieser bedeutende Wissenschaftler, antwortete auf die Frage, was noch vor der Forschung liege:

„Ich glaube, die größten Entdeckungen werden auf spiritueller Ebene gemacht werden. Eines Tages werden die Menschen gelernt haben, dass materielle Dinge uns nicht glücklich machen und unbrauchbar sind, wenn

---

**189.** Im Frühjahr 1864 tötete eine spinale Meningitis trotz größter Bemühungen seitens des Priesters und des Arztes drei von Dr Stills Kindern. Diese Zeit war eine große spirituelle Krise für Dr Still, aus deren Lösung zehn Jahre später die Wissenschaft der Osteopathie hervorging. Siehe Still, Autobiography, Seiten 87-88, 303-304.
**190.** Charles Proteus Steinmetz, Ph. D. (1865-1923) war Ingenieur und Mathematiker und galt als Genie. Eine seiner vielen Bemühungen bezog sich auf die Entwicklung einer Methode zur Lösung von Problemen in Wechselstromkreisen und Experimenten mit künstlich erzeugten Blitzen.

## II. Einige Gedanken

es darum geht, Männer und Frauen schöpferisch und mächtig zu machen. Dann werden sich die Wissenschaftler in ihren Labors dem Studium GOTTES, des Gebets und der spirituellen Kräfte zuwenden, die bis heute noch kaum berührt oder auch nur angekratzt worden sind.
Wenn dieser Tag kommt, wird die Welt in einer Generation mehr Fortschritte erleben als in den letzten vier zusammen."

Wenn wir Osteopathie im Sinne Dr. Stills denken wollen, müssen wir seine Wissenschaft als ein Reagenzglas für andere so genannte wissenschaftliche Ideen verwenden, von denen viele unvollkommen und unzuverlässig sind. Wie kann etwas überprüft werden, wenn das Reagenzglas selbst unvollkommen ist und nie bewiesen wurde. Nie bewiesen! Als erstes lassen Sie es uns überprüfen! Drehen Sie das Ding einfach um und beweisen Sie das Reagenzglas mit der Wissenschaft der Osteopathie.

Die erste Schule für Osteopathie schrieb sich die Verbesserung des aktuellen Systems der Chirurgie auf die Fahne. Ist Ihnen die volle Bedeutung dieses Auftrags klar? Sie sind keine Manipulatoren des menschlichen Körpers, Sie sind nicht-schneidende Chirurgen. Dies ist keine Kritik an größeren oder kleineren chirurgischen Eingriffen. Nein! Ich möchte hier auf etwas Bestimmtes hinweisen. Sie besitzen etwas Höheres. Wenn ein großer Chirurg zu prahlen beginnt, dann erinnern Sie sich daran, dass Sie etwas Höheres besitzen. Sie besitzen eine Verbesserung unserer chirurgischen Systeme, denn ihr System ist aufgrund *kluger-fühlender-wissender Finger* und ihres vollkommenen Wissens nicht-schneidend. Nein, ich werde nicht aufgrund vollkommenen Wissens sagen, sondern aufgrund Ihres bisher erworbenen Wissens über diesen menschlichen Mechanismus.

Mit dem Wissen, das Sie in dieser Zusammenfassung über die Faszien erworben haben, haben Sie noch mehr über diese Verbesserung in unseren Systemen der Chirurgie gelernt. Die vom ehrenwerten Dr. George M. Laughlin in Fällen angeborener Hüftluxationen ausgeübten chirurgischen Eingriffe wurden als nicht-schneidende Chirurgie bezeichnet. Die Möglichkeiten in Dr. Stills Wissenschaft der Osteopathie sind größer als die Weiten des Himmels. Diese Behauptung kann bewiesen werden, sie wird gerade bewiesen, durch jeden einzelnen der Anwesenden in diesem Raum und durch jene, die schon früher hier gewesen sind.

Was besitzen Sie, wenn Sie selbst einigen jener unglücklichen Neugeborenen Mut zusprechen, deren Eltern man gesagt hat: „Wir können nichts für Ihr Neugeborenes tun! Es muss ins Heim!" Um was handelt es sich? Handelt es sich um Manipulation? Nein. Handelt es sich um eine besondere eigenständige Therapie? Nein. Es handelt sich um die Wissenschaft der Osteopathie. Sie müssen nicht die Worte „kranialer Bereich" hinzufügen. Die Wissenschaft der Osteopathie ist es, die den Mechanismus dieses kleinen unglücklichen Neugeborenen versteht, der später zum „krummen Zweig" wird, wenn er nicht behandelt wird.[191]

---

191. Der Begriff ‚krumme Zweige' bezieht sich auf den Sinnspruch: „Wie der Zweig gekrümmt ist, so neigt sich der Baum!"

*Vorträge auf der klinischen Konferenz: Kirksville, Missouri*

Haben Sie jemals bewusst darüber nachgedacht, dass Ihr Zusammentreffen in Arbeitsgruppen dazu dient, mehr über den Mechanismus zu erlernen, und ein Thema dabei das Studium der Fluktuation der Zerebrospinalen Flüssigkeit ist? Das Verständnis für den Umgang mit der Zerebrospinalen Flüssigkeit und ihrer Fluktuation hilft Ihnen dabei, dieselben Prinzipien in jenen Erfindungen zu erkennen, die diesem Mechanismus nachgemacht wurden wie etwa bei Lenkmechanismen und bei der Automatikschaltung[192]. Wenn Sie diese Prinzipien und Kräfte benutzen, sprechen Sie nicht nur Mut zu, da Sie in vielen Fällen eine Heilung feststellen können. Und Sie selbst haben es getan. Als mein Bruder und ich zum Kartoffelgraben hinaus gingen, manchmal drei Mal hintereinander, fanden wir ganz tief unten einige kleine Saatkartoffeln. Kleine, wachsende Dinge. Genau das meinte Dr. Still, als er von den kleinen Dingen in der Wissenschaft der Osteopathie als den großen Dingen sprach.

Die heutigen Wissenschaftler schauen hinaus in den Weltraum, und wir hören von Atomtheorien und Kernphysik. Raum. Haben Sie jemals mit einem Hochleistungsmikroskop zwischen die Zeilen einer kleinen Sache gesehen? Haben Sie den Raum zwischen den Zeilen gesehen, so wie Sie sie dort vorfinden? Raum. Denken Sie, Sie können irgendeinen Raum zwischen den Zeilen in diesen Faszien finden? Die Faszie an sich, mit ihrer weißen unelastischen Form? Ja, Sie werden Raum dazwischen finden, *wenn Sie die Vision besitzen, um dazwischen zu sehen.* Ein Mikroskop, das stark genug ist, um den Raum dazwischen zu sehen.

Sie werden draußen an der Küste des Ozeans einen großen Felsen erblicken. Haben Sie jemals bewusst über den Raum zwischen seinen Schichten nachgedacht? Dieser massive Felsblock? Wenn die Tide hereinflutet und die Wellen über den Felsen rollen, werden Sie entdecken, dass er zu jenem Sand zerfällt, wie er an der 25 km langen Küste auf der Halbinsel Monterey zu finden ist. Sand! Felsen! Jene Sandkörner besitzen eine Menge Zwischenraum.

Da draußen gibt es eine Fabrik, die den Sand sammelt und damit Glasereien beliefert. Das Glasfenster, durch welches Sie blicken, wurde aus eben jenem Sand gefertigt. Haben Sie schon jemals bewusst darüber nachgedacht woraus Sie bestehen? Befand sich die Erde, aus der Sie geformt wurden, in glasartigem Zustand – oder nicht? Haben Sie darüber schon einmal bewusst nachgedacht? Das Sonnenlicht scheint durch das besagte Glas. Berührt es das Glas? Es erleuchtet diesen Raum und wird reflektiert.

Stellen Sie sich nur für einen Augenblick vor, dass ihr Körper aus Glas geformt wurde. Dass Sie ein Glashaus sind, in dem der ATEM DES LEBENS reflektiert wird. Er berührt nicht einmal ihr Haus, ihr Glashaus, und wird dennoch durch und durch reflektiert. Sehen Sie die Sonne sich im Mond und den Mond sich im Ozean widerspiegeln. Eine Reflexion, die den Mond und den Ozean nicht berührt und dennoch beide erleuchtet. Das ergibt ein wundervolles Bild. Licht! Flüssiges Licht!

---

192. Anm. d. Übers.: „Fluid drive" – wörtlich: flüssige Antriebskraft. Der mechanische Begriff „Automatikgetriebe" diente zur Beschreibung eines neuen, damals erhältlichen Typs eines automatischen Getriebes.

## II. Einige Gedanken

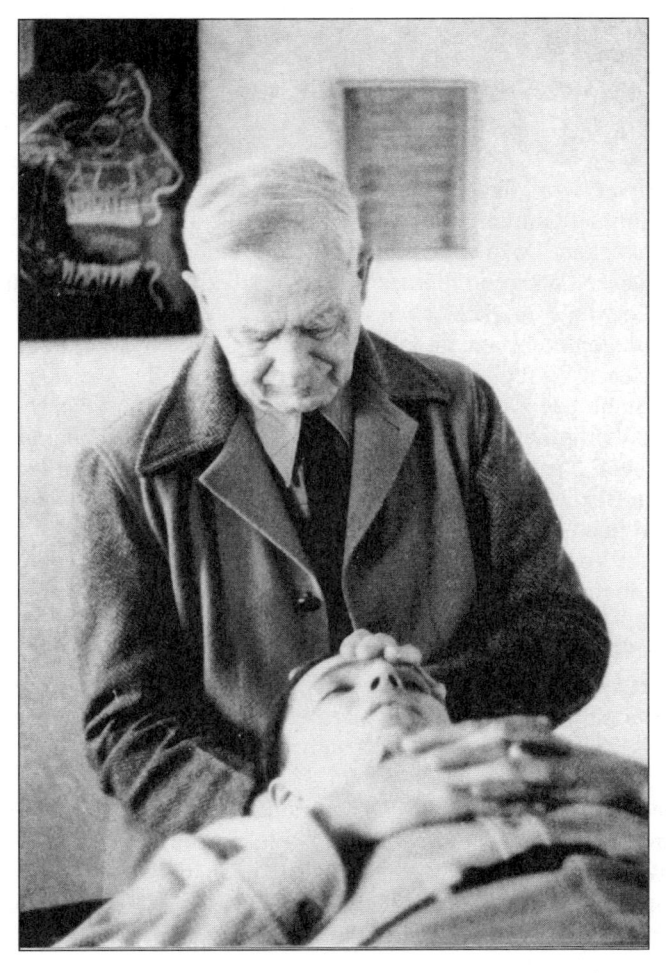

Bild 15: W. G. Sutherland wendet eine kraniale Technik an, ca. 1951

## 33. Besondere Aufnahmen

*Folgende fünf Vorträge wurden in Pacific Grove, Kalifornien, als besonderes Projekt für die Sutherland Cranial Teaching Foundation aufgenommen. Die Aufnahmen wurden daraufhin als Schallplatten veröffentlicht.*

### 33.1. Der Primäre Atemmechanismus
*9. März 1953*

Der Manuskriptentwurf für das Buch *Die Schädelsphäre*, welches 1939 veröffentlicht wurde, enthielt umfangreiche, detaillierte Beschreibungen, um das Kraniale Konzept vorzustellen. Dazu wäre ein ziemlich großes und umfangreiches Format erforderlich gewesen. Während meines ereignisreichen Unterfangens, die gewünschte Aufmerksamkeit der osteopathischen Profession zu erhalten, fand ich es angebracht, die Beschreibungen mehrfach zu kürzen. Anderenfalls wäre das Buch schon bald in einem verborgenen Winkel auf einem Bücherregal gelandet, wo es still ruht und mit der Zeit von Staub bedeckt wird. Dies war der Grund, warum das Buch zusammenschrumpfte, um lediglich die Idee in einer „Nussschale" zu erläutern.

Ich fand auch Knappheit beim Gebrauch der beschreibenden Nomenklatur ratsam, welche in Bezug auf *den Primären Atemmechanismus* angewendet wird, so wie er damals und auch jetzt genannt wurde und wird. Diese Kürze erwies sich 1943, während zweier Vorlesungen vor der *Eastern States Osteopathic Association* offensichtlich als unbefriedigend, und führte zur Anfrage nach einer Analyse. Das *Journal of the American Osteopathic Association* erhielt für die beiden Vorlesungen das Copyright, und Doktor Ray G. Hulbert (1884-1947: American School of Osteopathy, 1920) widmete ihnen in Zusammenarbeit mit Dr. R. C. McCaughan (American School of Osteopathy, 1914) einen Sonderbericht, der im April 1944 erschien.

Diese kurze Zusammenfassung liest sich wie folgt:

> „Wir betrachten hier einen *Mechanismus*, zu dem die *Motilität* des Gehirns, die intrakranialen Membranen, die Fluktuation der Zerebrospinalen Flüssigkeit und die Gelenkbeweglichkeit der Schädelknochen gehören; dazu die Motilität des Rückenmarks, der intraspinalen Membranen, erneut die Fluktuation der Zerebrospinalen Flüssigkeit und die Gelenkbeweglichkeit des Sakrum *zwischen* den Ilia."

Bei meiner Analyse der Zusammenfassung erwähnte ich, dass der Begriff „Primäre Atmung" aufgrund einer besonderen Übereinstimmung mit einem älteren anatomischen Text gewählt wurde: „*Alle physiologischen Zentren,* auch das der *Atmung,* befinden sich im Boden des vierten Ventrikels."[193] Diese Feststellung

---

[193] „Im Boden des vierten Ventrikels... finden sich bestimmte wichtige Zentren, d. h. Herz-, vasomotorische-, Atmungs-, Brech- und Schluckzentren. Wright, Applied Physiology, Seite 108.

## II. Einige Gedanken

macht besonders darauf aufmerksam, dass die *Primäre Atmung* ihren Ursprung im Zentralen Nervensystem findet, und es ist meiner Meinung nach auch ein Hinweis auf *Primäre* und *sekundäre* Atmung im menschlichen Mechanismus.

Darüber hinaus wurde diese Nomenklatur im kürzlich erschienenen Buch *Osteopathy in the Cranial Field [1. Aufl., Seite 16]* von Dr. Harold I. Magoun Sr. erklärt und beschrieben:

„**Primärer:** zuerst oder vorrangig.
**Respiratorisch:** Zur Atmung gehörig. Bei physiologischer Atmung handelt es sich um einen Stoffwechselvorgang, das Ausscheiden von Abfallprodukten und die Bildung von Neuem durch das zelluläre Protoplasma. Stoffwechsel wird darüber hinaus als Gewebeveränderung definiert, die Summe der chemischen Veränderungen, welche in der Ernährungsfunktion resultiert. Er besteht aus Ana- und Katabolismus.
**Mechanismus:** Eine Anordnung bzw. Gruppierung der Teile von etwas, das eine definierte Aufgabe erfüllt."

Der Mechanismus besteht bezüglich seiner physiologisch-operativen Funktion aus mehreren Anteilen. Zuallererst besitzt er – um es modern auszudrücken – in der Aktivität der Zerebrospinalen Flüssigkeit einen „fluid drive" (flüssige antreibende Kraft).[194]. Zu ihm gehört auch ein *Spannungsmechanismus*, der notwendig für jenes gelenkige Hin-und-Her-Bewegen ist, welches für den alternierenden Wechsel zwischen Inhalation und Exhalation benötigt wird.

Der Mechanismus besitzt *gelenkvermittelte Beweglichkeit* im gesamten Schädel, sowie am Sakrum zwischen den Ilia. Und es gibt ein *primäres physiologisches Atemzentrum* im Boden des vierten Ventrikels.

Die Zerebrospinale Flüssigkeit mit ihrem „höchsten bekannten Element" wird als der *grundlegende Anteil* innerhalb der Funktion des Mechanismus verstanden.[195] Ich habe, während des Unterrichts, häufig auf Dr. Stills „höchstes bekanntes Element" als den *primären* ATEM DES LEBENS hingewiesen, welcher – der Heiligen Schrift zufolge – in eine Lehmform geblasen wurde. Und ich habe betont, dass es sich *nicht* um das Atmen stofflicher Luft handelt, welche der Mensch in seiner Zeit auf Erden benützt.[196] In einer weiteren symbolischen Deutung wurde dies mit einer Flüssigkeit-innerhalb-einer-Flüssigkeit verglichen. Hinsichtlich seiner Funktion wurde das Element ebenfalls mit dem Wetterleuchten verglichen, welches die Wolke in strahlendem Glanz *leuchten lässt*, und doch so unsichtbar bleibt wie ein Röntgenstrahl.

Die wesentliche Einheit der Zerebrospinalen Flüssigkeit mit diesem Element wurde mit dem Prinzip eines Koaxialkabels verglichen, welches ein Kupferrohr außen hat, und innen einen zentralen isolierten Leiter bzw. Draht und eine elektrische Spannung, welche sich im Zwischenraum zwischen beiden aufbaut. Man sagt, dass

---

194. Anm. d. Übers.: „Fluid drive" – wörtlich: flüssige Antriebskraft. Der mechanische Begriff „Automatikgetriebe" diente zur Beschreibung eines neuen, damals erhältlichen Typs eines automatischen Getriebes.
195. Still, *Philosophy*, 39.
196. „Da bildete GOTT, der HERR, den Menschen, aus Staub vom Erdboden und hauchte in seine Nasenlöcher den ATEM DES LEBENS, so wurde der Mensch eine lebendige Seele." (Gen 2,7)

solch ein Kabel gleichzeitig Tausende von Botschaften nur mittels der elektrischen Spannung im Raum bzw. Feld zwischen den beiden metallischen Elementen übertragen kann. Dieses Bild des Koaxialkabels habe ich auch als Beispiel in Bezug auf Dr. Stills Äußerung „Im lymphatischen System gibt es noch feinere Nerven als im Auge" benützt[197]. Ebenso habe ich es als Beispiel verwendet, wenn ich über folgendes Zitat sprach: „Vierzigtausend Nervenfasern führen vom Hypothalamus zur Hypophyse", welches aus einem wichtigen Pathologietext stammt.

Aus der Perspektive des Kranialen Konzepts gesehen, *bleibt die Arterie von übergeordneter Bedeutung*; aber die Zerebrospinale Flüssigkeit wird als *Kommandozentrale* betrachtet.[198] Diese Flüssigkeit zirkuliert nicht wie der Blutstrom, sondern *fluktuiert* während ihrer Aktivität. Fluktuation wird von Webster so beschrieben: „Die Bewegung einer Flüssigkeit in einem natürlichen oder künstlichen Hohlraum, beobachtet durch Palpation oder Perkussion".

Normalerweise wird der Puls genommen, indem man den Rhythmus im Blutstrom beobachtet. Die rhythmische Fluktuation der Zerebrospinalen Flüssigkeit wird heutzutage auf einfache und intelligente Weise mit Hilfe der Palpation von den nicht-schneidenden Chirurgen wahrgenommen, welche den kranialen Bereich bei ihrer Ausübung der Wissenschaft der Osteopathie einbeziehen. Ein Beobachten des Flüssigkeitsrhythmus durch Palpation erweist sich bei der Diagnose von kranialen membranösen Gelenkstrains als nützlich und zuverlässig. Die *rhythmische Potency*[199] kann als die *einzige* anregende Kraft beschrieben werden, welche nötig ist, um solche Strains zu behandeln. Ihre *Potency* wurde mit jener des uns-umgebenden-ozeanischen-Meeres verglichen, weil es sich ebenfalls um einen konstanten Flüssigkeitskörper handelt, der während der wechselnden respiratorischen Atemphasen rhythmisch in die Ventrikel des Gehirns einflutet und wieder abebbt. Ein Zitat über die ihr eigene Intelligenz aus *Osteopathy in the Cranial Field [1. Aufl., Seite 59]* lautet:

> „Die Flüssigkeit besitzt eine ihr eigene Intelligenz, welche den Schädel des Neugeborenen formt und häufig traumatische Dysfunktionen korrigiert, die im Laufe der Kindheit oder später aufgetreten sind... Unter diesem Aspekt betrachten wir sie als Teil jener UNENDLICHEN WEISHEIT, welche formt, wie wir werden."

Ich betrachte diese Funktion als übereinstimmend mit den physiologischen Gesetzen, welche „nicht von menschlicher Hand geschaffen" wurden, auf die sich Dr. Still

---

197. Ein Koaxialkabel besteht aus einem zentralen isolierten Leiter mit rohrförmig verdrahteten Kupferleitern, welche konzentrisch über den Leiter gelegt sind, und durch Isolationsschichten getrennt werden. Auf diese Weise ist es möglich, dass zugleich Tausende Signale von Telephon, Radio oder Fernsehen übertragen werden können, ohne dass Störungen durch elektrische Felder auftreten."„Im lymphatischen System..." Still, *Philosophyof Osteopathy*, 104.
198. Die Äußerung bezieht sich auf Dr. Stills Grundsatz, dass die Herrschaft der Arterie übergeordnet ist, und auf Dr. Sutherlands Ergänzung, dass die Zerebrospinale Flüssigkeit das Kommando hat.
199. Anm. d. Übers.: *der Zerebrospinalen Flüssigkeit*.

so häufig bezog.[200] Es gibt spezielle Methoden zur Beeinflussung und Kontrolle der Fluktuation. Diese werden Ihnen an den Behandlungsbänken vermittelt.

Der zweite Anteil des Primären Atemmechanismus besteht aus den intrakranialen bzw. intraspinalen Membranen und wird in einem weiteren Vortrag als *„Reziproke Spannungsmembran"* erörtert. Dabei handelt es sich um eine mechanische Vorrichtung, welche für den Ablauf alternierender Bewegungen in allen derartigen Mechanismen erforderlich ist, und welche besonders wichtig ist für die alternierenden, gelenkvermittelten Bewegungen der Schädelknochen.

Der dritte Anteil des Mechanismus ist als *Motilität* von Gehirn und Rückenmark bekannt und macht das Erweitern und Zusammenziehen der Gehirnventrikel während der wechselnden respiratorischen Phasen möglich. In einer früheren Beschreibung dieser Motilität wird die Motilität des Rückenmarks mit der einer Kaulquappe verglichen, welche ihren Schwanz hochzieht, während der Körper anschwillt. Wenn die Schwellung des Körpers zurückgeht, wird der Schwanz dann wieder länger.

Im vierten Anteil geht es um die Beweglichkeit der Gelenke der Schädelknochen, und die Beweglichkeit des Sakrum *zwischen* den Ilia. Als ich damit begann, in Dr. Stills Wissenschaft der Osteopathie zu graben, fand ich beachtliche Informationen im Hinblick auf die *Form* der Schädelknochen, alles über ihre Winkel und Flächen und dass sie sich miteinander verbinden. Allerdings fanden sich keine Angaben über die Gelenkflächen, welche doch so wichtig sind in diesem obersten Teil des menschlichen Mechanismus. Auch in anatomischen Lehrbüchern fand ich keine Hinweise hierzu. So wurde es zu meiner Aufgabe „weiterzugraben", so wie ich es in meiner Kindheit beim Ausgraben von Kartoffeln gelernt hatte.[201] Bei diesem „Graben" fand ich viele kleine mechanische Merkmale, welche auf einen Entwurf für eine Beweglichkeit der Gelenke hinwiesen. Diese kleinen mechanischen Charakteristika erinnerten mich wie die Saatkartoffeln im Kartoffelfeld an Dr. Stills Anspielung auf die kleinen Dinge, welche eine große Bedeutung innerhalb der Wissenschaft der Osteopathie haben.

Unter diesen Merkmalen befand sich auch die *Abschrägung* der Alae major des Os sphenoidale, welche mit einer entsprechend korrespondierenden *Ab*schrägung der squamösen Anteile des Os temporale in einer Gelenkverbindung steht und folgenden Gedanken entstehen ließ:

> Abgeschrägt wie die Kiemen eines Fischs, und ein Hinweis auf einen Atemmechanismus.

Weil wir auf dieser Sprechplatte nur eine begrenzte Zeit zur Verfügung haben, wird im restlichen Teil des heutigen Vortrags lediglich die Bewegung der Schädelknochen skizziert, wie sie während der Atemphasen beobachtet werden kann.

---

**200.** „Ich behaupte nicht, Urheber der Wissenschaft der Osteopathie zu sein. Keine menschliche Hand hat ihr Gesetz je entworfen. Ich beanspruche keine größere Ehre als diejenige, sie entdeckt zu haben." Still, *Autobiography*, Seite 302.

## Inhalation

Während der Inhalation zirkumrotiert das Os sphenoidale bzw. es dreht wie ein Rad nach anterior.[202] Die L-förmigen Gelenkflächen der Alae majores (welche vorne konvergieren und hinten divergieren) drehen in ihrer Funktion die inferioren Winkel der Ossa frontalia nach lateral, wobei der mittlere Bereich der Ossa frontalia nach posterior geht. Dabei weitet sich die Incisura ethmoidalis in ihrem posterioren Bereich. Im selben Zeitraum rotieren die Proc. pterygoidei des Os sphenoidale, welche mit den Ossa palatina in einer Gelenkverbindung stehen (mit doppelten Furchen, welche posterior divergieren und anterior konvergieren) nach posterior. Dadurch drehen sie die Ossa palatina und maxillaria an den hinteren Begrenzungen oder Bereichen nach lateral. In diesem Zusammenhang gehen die Schneidezähne nach posterior, die vorderen Begrenzungen der Proc. nasalia drehen nach medial und die hinteren Begrenzungen nach lateral. Die Sella turcica des Os sphenoidale hebt sich zusammen mit dem Proc. basilaris des Os occipitale in die Flexionsposition. Zur gleichen Zeit zirkumrotiert das Os occipitale bzw. dreht wie ein Rad nach posterior, und der Proc. basilaris hebt sich in Verbindung mit der Sella turcica in die Flexionsposition. Währenddessen rotieren die Partes petrosae der Ossa temporalia nach lateral bzw. nach außen, und das Sakrum bewegt sich zwischen den Ilia in die Flexionsposition.

## Exhalation

Während der Exhalationsphase der Atmung zirkumrotiert das Os sphenoidale bzw. es dreht wie ein Rad nach posterior. Die L-förmigen Gelenkflächen der Alae majores (welche hinten divergieren und vorne konvergieren) drehen in ihrer Funktion die Anguli inferiores der Ossa frontalia nach medial, wobei der mittlere Bereich der Ossa frontalia nach anterior geht. Dabei verengt sich die Incisura ethmoidalis in ihrem posterioren Bereich. Im selben Zeitraum rotieren die Proc. pterygoidei des Os sphenoidale, welche mit den Ossa palatina in einer Gelenkverbindung stehen (mit doppelten Furchen, die anterior konvergieren und posterior divergieren), nach anterior. Dadurch drehen sie die Ossa palatina und maxillaria an den hinteren Begrenzungen oder Bereichen nach medial. Im diesem Zusammenhang gehen die Schneidezähne nach anterior, die vorderen Begrenzungen der Proc. nasalia drehen nach lateral, und die hinteren Begrenzungen nach medial. Die Sella turcica des Os sphenoidale bewegt sich, zusammen mit dem Proc. basilaris des Os occipitale, wellenförmig nach unten in die Extensionsposition. Zur gleichen Zeit zirkumrotiert das Os occipitale bzw. dreht sich wie ein Rad nach anterior, und der Proc. basilaris, zusammen mit der Sella turcica, bewegt sich wellenförmig nach unten in die Extensionsposition. Währenddessen rotieren die Partes petrosae der Ossa temporalia nach medial bzw. nach innen, und das Sakrum bewegt sich zwischen den Ilia in die Extensionsposition.

---

**202**. Illustrationen dieses allgemeinen Konzepts können bei Sutherland in *Unterweisung in der Wissenschaft der Osteopathie*, Seite 36f, gefunden werden.

## 33.2. Die Reziproke Spannungsmembran

*9. März 1953*

Wenn man einen Vortrag vorbereitet, welcher für die Profession neu ist, wie etwa beim Kranialen Konzept in der Osteopathie, hat man häufig Schwierigkeiten mit der Auswahl einer angemessenen Terminologie. Es entpuppte sich als mein großes Glück, dass Dr. Ray G. Hulburt, seines Zeichens Herausgeber des *Journal of the American Osteopathic Association,* mich beim Schreiben des Buches *Die Schädelsphäre* gerne unterstützte.

An eine besondere Schwierigkeit erinnere ich mich sehr genau. Es ging um die Funktion der Falx cerebri und des Tentorium cerebelli als zusammenwirkende Balance-Vermittler im empfindsamen und komplizierten Mechanismus der membranös-artikulären Schädelbeweglichkeit.

Ich fand bereits damals beachtliche *Informationen*, welche die Funktion der intrakranialen Membranen als Stoßdämpfer, Spannungsbänder und Trennwände beschreiben, die verhindern, dass beide Hemisphären zusammenstoßen. Es ist zweifellos richtig, dass diese intrakranialen Vermittler als Belastungsbänder, Stoßdämpfer und Trennwände dienen können – in ihrer Funktion im Sinne der physiologischen Gesetze, welche „nicht von menschlicher Hand entworfen worden sind" – darin liegt jedoch eine *tiefere Bedeutung*.[203]

Nach umfangreicher Erörterung per Korrespondenz einigten wir uns schließlich auf den Begriff: die *Reziproke Spannungsmembran*. Dabei sollte man sich ins Gedächtnis rufen, dass die Gelenke der Schädelknochen für ihre Arbeitsweise keine muskulären Vermittler besitzen. Mit der Falx cerebri und dem Tentorium cerebelli verfügen die Schädelknochen jedoch über ein spezielles membranöses Gewebe, welches nicht nur als Mediator, sondern zugleich als ein reziproker Spannungsvermittler dient, der das normale Ausmaß ihrer Gelenkbeweglichkeit begrenzt. Dieser Gewebe-Spannungsvermittler funktioniert ungefähr wie die Spannfeder in der Unruhe einer Uhr, welche die Grenzen der Hin-und-Her-Bewegung der Unruhe reguliert. Der Begriff Reziproke Spannungsmembran wurde gewählt, weil die Funktion des intrakranialen Spannungsgewebes darin besteht, die Hin-und-Her-Bewegung der Schädelknochen, welche während der Atemphasen auftritt, auszugleichen. Ich weise dabei insbesondere auf die besonderen Pole des artikulären Ansatzes von Falx cerebri und Tentorium cerebelli hin, welche besonders dafür geschaffen sind, um das normale Bewegungsausmaß der Gelenke der Schädelbasis aufrechtzuerhalten.

Es gibt einen anterior-superioren Gelenkpol an der Crista galli des Os ethmoidale, und einen anterior-inferioren Pol an den Proc. clinoidei des Os sphenoidale. Laterale Ansatzspole befinden sich an den Margines superiores der Partes petrosae der Ossa temporalia, und posteriore Pole am Os occipitale. Bei der Atmung, während der Inhalationsphase schwingt bzw. zirkumrotiert der anterior-superiore Pol an der

---

203. Zum vollständigen Zitat vgl. Fußnote 200 in diesem Kapitel.

Spina ethmoidalis des Os sphenoidale relativ nach vorne, unten und hinten, wohingegen der anterior-inferiore Pol an den Proc. clinoidei des Os sphenoidale nach hinten und aufwärts schwingt bzw. zirkumrotiert.

Im selben Zeitraum bewegen sich die lateralen Pole nach oben, während sich die posterioren Pole nach vorne bewegen. In der Exhalationsphase gibt es an den verschiedenen Polen des Ansatzes eine umgekehrte Bewegung.

Wir könnten auch sagen, dass während der Inhalationsphase es die Reziproke Spannungsmembran der Spina ethmoidalis des Os sphenoidale erlaubt, nach unten zu sinken, während sie die Proc. clinoidei des Os sphenoidale nach hinten und hoch zieht, die Partes petrosae der Ossa temporalis ebenfalls hoch und das Os occipitale nach vorne.

In der Exhalationsphase erlaubt es die Reziproke Spannungsmembran den Proc. clinoidei des Os sphenoidale nach unten und vorne zu sinken, den Partes petrosae der Ossa temporalia nach unten und dem Os occipitale nach hinten, während sie die Spina ethmoidalis des Os sphenoidale nach oben zieht. Oder wir können auch der Einfachheit halber sagen: Bei der Inhalation bewegt sich die Reziproke Spannungsmembran, relativ gesprochen, in eine anterior-superiore Richtung und bei der Exhalation in eine posterior-inferiore Richtung.

Für den kranialen Techniker ist die Kenntnis der Bewegungsrichtung ausgesprochen wichtig, wenn er die *Balance in der Spannung* sicherstellen will, welche für die kranialen Korrekturen notwendig ist. Vielleicht kann man sich dieses „Bild in Bewegung" besser vorstellen, wenn man den Begriff „Falx", in Verbindung mit cerebri als „Falx cerebri" verwendet, und zudem Tentorium cerebelli in „Falx tentorii" bzw. „Falx cerebelli" abändert. In der Definition bezeichnet Falx eine Sichel, und die Falx cerebri erhielt ihren Namen aufgrund ihrer Sichelform. Es bedarf keiner außergewöhnlichen Fantasie, um sich zwei zusätzliche Sichelformen in Form des Tentorium cerebelli vorzustellen. Die drei Sichelformen vereinigen sich im Bereich des Sinus rectus, ein Bereich, welcher vom Herausgeber des Buches *Osteopathy in the Cranial Field,* Harold I. Magoun, freundlicherweise „Sutherland-Fulkrum" getauft wurde *[1. Aufl., Seite 39].*

Man muss auch nicht eine Sense erst schwingen, um diesen einfachen Mechanismus zu verstehen, wie eine Sichel Gras schneidet. Dabei beobachtet man, wie die Sichel mit ihrer Spitze kreisförmig nach posterior schwingt, während sie sich als Ganzes nach anterior bewegt. Daraus ergibt sich: Wenn sich die Reziproke Spannungsmembran nach anterior-superior bewegt, geht das Ende der Falx cerebri nach posterior, und zieht die Crista galli des Os ethmoidale ebenfalls nach posterior.

Zur gleichen Zeit ziehen die beiden Sicheln des Tentorium cerebelli die Proc. clinoidei des Os sphenoidale nach hinten und oben, wobei sie sich zudem in eine anterior-superiore Richtung bewegen. Alle diese relativen Bewegungen treten bei der Inhalation auf und sind für die zurücktretende Bewegung verantwortlich, welche an der Sutura metopica beobachtet wird. Wenn wir in der Exhalationsphase die umgekehrte Bewegung der Reziproken Spannungsmembran beobachten, kann man sich die drei Sichelformen in entgegengesetzte Richtung kreisend vorstellen. Die anterioren Enden bewegen sich dabei nach vorne und sind für das Hervortreten der Sutura metopica ebenso verantwortlich wie für das Absinken der Proc. clinoidei des Os sphenoidale nach vorne und unten.

Wenn wir nun die Reziproke Spannungsmembran studieren, ist es wichtig, die Bedeutung des Sutherland-Fulkrums betonen, dort wo Falx und Tentorium aufeinander treffen. Das Fulkrum ist jene stille, sich nicht bewegende Hebelverbindung, über die bzw. durch welche die drei Sicheln physiologisch im kranialen membranösen Spannungsmechanismus wirken, wenn sie die Spannung aufrechterhalten. Wie bei allen Fulkren, kann es von einem Punkt zu einem anderen verschoben werden, aber es bleibt bezüglich seiner Hebelfunktion *still und unbewegt*. Dieses Fulkrum ist in Bezug auf die Reziproke Spannungsmembran ein *stiller und unbewegter Hebelpunkt*, von dem die drei Sicheln herabhängen. Es besitzt zudem eine provisorische, *automatisch sich verändernde* Anpassung an die periodischen Veränderungen der Respiration, welche im kranialen Mechanismus auftreten. Anpassungen an die sphenobasilare Torsions- und Sidebending-Bewegung oder an unterschiedliche Fehlstellungen bei membranösen SchädelGelenkstrains sind auch möglich.

Wieder einmal stand ich bei der Suche nach einer beschreibenden Terminologie vor einem Problem. Dieser stille und unbewegte Hebelpunkt wird heutzutage das *automatisch-shiftende-aufgehängte Fulkrum* genannt. Dieser Begriff gibt unsere Vorstellung der Reziproken Spannungsmembran wieder, welche von einem im Schädelzentrum gelegenen, veränderlichen Fulkrum herabhängt und an den verschiedenen knöchernen Gelenkpolen angeheftet ist, anstatt von diesen knöchernen Gelenkpolen herunterzuhängen und am Fulkrum befestigt zu sein. Dadurch kann sie sich gegenüber Haltungsveränderungen in physiologischem Sinn anpassen. Beim Kopfstand finden wir dann den zerebralen Anteil der Reziproken Spannungsmembran von den beiden Sicheln des Cerebellums herunterhängend vor.

Liegt man auf der linken Seite, hängt die linke Sichel des Cerebellums vom rechten Anteil, und dem zerebralen Teil herunter. Liegt man dagegen auf der rechten Seite, verhält es sich umgekehrt. Im Stehen hängen die beiden cerebellaren Teile vom zerebralen Anteil herunter.

Der Mechanismus ist wie bei allen physiologischen Gesetzen, welche nicht von menschlicher Hand entworfen worden sind, äußerst schlicht. Wenn er richtig bzw. intelligent verstanden wird, ist er der Schlüssel zu einer einfachen Korrektur kranialer membranöser Gelenkstrains. Erlauben Sie mir, als Beispiel für solch ein intelligentes Verständnis, ein Zitat von Dr. Edith E. Dovesmith [1895-1970: American School of Osteopathy, 1918] anzuführen:

„Jetzt weiß ich, was Sie mit einem aufgehängten Fulkrum meinen! Es ist erstaunlich, wie diese Membranen schwingen. Irgendwie erinnert es mich an die Person, die beim Squaredance die Ansagen macht: ‚Schwingen Sie jetzt alle Ihre Partner nach links!' Was für ein Rhythmus in diesen Membranen!"

Ich mag den Gedanken, dass es einen „Rhythmus in den Membranen" gibt. Er birgt die Notwendigkeit, eine Tonusqualität über den Tastsinn zu erkennen, im Unterschied zur bloßen „Manipulation" des Gewebes – also eine Tonusqualität, welche man aus sich heraus erhält, als Ausdrucksform der nicht-schneidenden chirurgischen Kunst, um eine Balance in jenen Gesetzen zu erreichen, welche zum Mechanismus gehören. Eine Stoßstange, als Stoßdämpfer oder Spannungsband, mag ein notwendiger Bestandteil für ein Auto sein, aber sie hat keine physiologische Bedeutung in Bezug auf die Gesetze, welche den Antrieb dieser Maschine steuern. Ebenso gibt es im lebendigen Körper viele Merkmale, welche keine physiologische Bedeutung haben für die Gesetze der physiologischen Funktion des automatisch-shiftenden-aufgehängten Fulkrums, welches mit der Reziproken Spannungsmembran während der rhythmischen, periodischen Atem-Veränderungen zusammen wirkt.

Wahrscheinlich löste der SCHÖPFER des Schädelmechanismus ein Platzproblem, indem er der Reziproken Spannungsmembran eine zusätzliche Funktion gab. Die membranösen Wände der venösen Sinus wurden Hilfsmittel, welche die Bewegung des venösen Blutes anregen. Denn diese Wände unterscheiden sich substantiell von den venösen Kanälen außerhalb des Schädels.

Diese intrakranialen Kanäle unterliegen häufig kranialen membranösen Gelenkstrains, welche eine Verzögerung des venösen Blutflusses bewirken. Diese Auswirkung wird inzwischen als ernster prädisponierender Faktor betrachtet, der insbesondere zu Pathologien im Zentralen Nervensystem führt.

Die Sinus sagittalis superior und inferior, die Sinus transversus und rectus, die Sinus petrosus superior und inferior, und der Sinus cavernosus sind wichtige Venenkanäle, welche heutzutage bei der Untersuchung von Störungen des Zentralen Nervensystems angemessen berücksichtigt werden sollten. Der Sinus rectus, welcher durch das automatisch-shiftende-aufgehängte Fulkrum verläuft, entspringt an seiner Verbindung mit der Vena magna, und sollte im Falle einer venösen Stase sorgfältig berücksichtigt werden. Der Sinus rectus entleert sich in die Sinus transversi, welchen beim Verlauf über die Squama occipitalis eine Akkomodation durch Suturen fehlt. Sie führen unmittelbar über die Verbindung der posterior-inferioren Winkel der Ossa parietalia mit den Partes mastodei der Ossa temporalia; ein Sachverhalt, der in Fällen venöser Stase besondere Aufmerksamkeit erfordert. Eine anormale Rotation der Partes petrosae der Ossa temporalia deuten auf eine mögliche Verzögerung des venösen Flusses über die Sinus petrosus superior und inferior hin. Eine anormale Inaktivität des Os sphenoidalis weist auf eine venöse Stase im Sinus cavernosus und daher eine Verzögerung aus dem Bereich der Augen hin.

Ebenso sollten Störungen der normalen Fluktuation der Zerebrospinalen Flüssigkeit, in Verbindung mit einer anormalen Bewegung der Reziproken Spannungsmembran, unsere Beachtung finden. Dies gilt besonders in Fällen meningealer Schocks, die wie eine Luftdruckbremse wirken und die kraniale Bewegung komplett bremsen. Eine Erfahrung, welche ich früher mit meningealem Schock hatte, möchte ich noch einmal als Beispiel berichten. In *Die Schädelsphäre [Seite 30]* wird erzählt, wie ein Mann, der schlechten Branntwein getrunken hatte, zum Schwimmen in den Eriesee hinaus watete, aber dort zusammenbrach, wo ihm das Wasser gerade bis zur Taille reichte. Hätte ihn sein Begleiter nicht gepackt und den weiten Weg zum Strand gezogen, er wäre ertrunken. Als beide am Strand anlangten, versuchte man vergeblich, ihn mit unterschiedlichen Methoden wiederzubeleben. Er war fast tot, als ich dazu kam. Sein Körper war blau wie ein Wetzstein, steif wie eine Leiche und es gab keine Anzeichen von Atmung.

Ich nahm mir nicht die Zeit, den Puls zu fühlen, denn jede Sekunde war kostbar. Ich legte meine Hände fest unter das Os occipitale, die Finger ineinander verschränkt, um mit den Mm. flexor digitorum profundi und flexor pollicis longi einen Hebel zu schaffen. Mit den Daumenballen auf den Partes mastoideae und den Daumen entlang den Proc. mastodei als dämpfende Kontaktpunkte, ließ ich die Proc. mastodei nach innen und posterior federn. Nachdem ich diese Position eine Sekunde lang gehalten hatte, ließ ich die Partes mastoideae nach innen federn. Nahezu im gleichen Augenblick war eine Wärme im Bereich des unteren Os occipitale und der Partes mastoideae zu spüren. Darauf folgte die Atmung. Sobald ich mit der Technik nachließ, hörte die Atmung wieder auf. Nach einer Pause von ungefähr drei oder vier Sekunden – ich hörte gerade einen der Umstehenden rufen: „Wieso ruft niemanden einen Arzt?" – wiederholte ich die Technik, diesmal jedoch mit mehr Kraft als beim ersten Mal. Wieder erfolgte eine Erwärmung am unteren Os occipitale und dem Os mastoideum – und die Rückkehr der Atmung. Sein Kopf machte einen plötzlichen Ruck zur Seite und zurück, und er sprach einige Worte, welche die aufgeregte Schwester an seiner Seite unendlich erleichterten. Eine Dame bot ein Fläschchen Brandy an, doch eine Tasse heißen Kaffees, die von einer anderen Dame gebracht wurde, entsprach eher der medizinischen Vorschrift, und so ging alles gut aus.

Die Atmung wurde in diesem Fall initiiert, indem die Ossa temporalia nach außen rotiert wurden, sodass der Ansatz des Tentoriums an den Partes petrosae den kranialen Mechanismus in die Inhalationsphase brachte. Die Bewegung der Reziproken Spannungsmembran unterstützte die Rückkehr der Atmung, indem sie die Zerebrospinale Flüssigkeit in Fluktuation versetzte.

Am Anfang der Initiierung der Atmung kann unser feiner Tastsinn das automatisch-shiftende-aufgehängte Fulkrum spüren, wie es beginnt, seine Position zu verändern, und ebenso die Wärme aufgrund der Fluktuation der Zerebrospinalen Flüssigkeit. Die intraspinale Dura, mit ihren knöchernen Ansätzen um das Foramen magnum he-

*Besondere Aufnahmen*

rum und an einem bzw. zwei oberen Halswirbeln, hängt in der Wirbelsäule herab, bis zu einer weiteren knöchernen Befestigung am zweiten Segment des Sakrum.

Sie wird zusammen mit der Reziproken Spannungsmembran als Funktionseinheit betrachtet[204] Eine Möglichkeit, in Fällen dieser Art die Atmung wieder in Gang zu setzen, besteht darin, das Sakrum in die Flexionsposition zu bringen. In der Tat vermag man dadurch die Fluktuation der Zerebrospinalen Flüssigkeit zu kontrollieren, man kann aber auch die Fluktuation im gegebenen Fall damit in Gang setzen. Die Fluktuation der Zerebrospinalen Flüssigkeit vom Sakrum aus wird in Fällen empfohlen, wo es möglich ist, dass eine Schädelfraktur vorliegt.

### 33.3. DIE KRANIALEN GELENKFLÄCHEN

*10. März 1953*

Während der frühen Unterweisungen im Kranialen Konzept wurde besonderes Augenmerk auf ein einführendes Studium der kranialen Gelenkflächen und auf die Interpretation von Hinweisen auf kraniale membranöse Gelenkbeweglichkeit gelegt.

Adah S. Sutherland bereitete große anschauliche Illustrationen als effektives Hilfsmittel für das einführende Studium vor.[205] Diese gedruckten und gezeichneten Darstellungen wurden an den Wänden jener Klassenzimmer aufgehängt, in welchen der kraniale Unterricht stattfand. Diese Bilder wurden von Präparaten *normaler* Schädelknochen abgezeichnet und unterscheiden sich erheblich von den Präparaten in den Laboratorien unseren Hochschulen, welche häufig zu dem Typus „Krummer Zweig" gehören.[206]

Ich betone diese Differenzierung, da es so wichtig ist, sich ein geistiges Bild von einem normalen Exemplar zu machen, um den Mechanismus zu verstehen.

Das Unterrichten damals war ein Umherziehen von Küste zu Küste: Einige Kurse fanden in St. Peter, St. Paul und in Minneapolis statt, einer in Pittsburgh, mit einer Wiederholung im folgenden Jahr; ein weiterer Kurs in der Bibliothek des Philadelphia College, zwei in New York City, gefolgt von einem dritten im Jahr darauf; jeweils

---

**204.** Spätere anatomische Studien haben gezeigt, dass die Dura mater im lumbalen Bereich mit dem Rückenmarkskanal verbunden ist. Die anterioren Ansätze sind kurz und stark, die hinteren schwächer und länger. Die anterioren und anterolateralen Bänder aus Bindegewebe sind mit dem LIG. longitudinale posterius verbunden. Diese Bänder sind im Bereich von L5-S1 am stärksten und im oberen Lendenwirbelbereich schwächer. Die duralen Nervenwurzelhüllen sind anterior ebenfalls mit dem LIG. longitudinale posterius und lateral mit dem Periost des inferioren Pediculus vertebrae verbunden. Siehe Parkin und Harrison, „The Topographical Anatomy of the Lumbar Epidural Space", *Journal of Anatomy* 141 (1985): 211-217, und Spencer, Irwin und Miller, „Anatomy and Significance of Fixation of the Lumbosacral Nerve Roots in Sciatica", Band 8, Nr. 6 (1983): 672-679.

**205.** Adah Strand Sutherland (1889-1976) heiratete 1924 William G. Sutherland D.O. Sie agierte als eine Art „Resonanzboden" für Dr. Sutherland, hörte ihm bei seinen Ideen zu und half ihm, diese sprachlich auszudrücken. Sie arbeitete auch als Sekretärin für die ersten Kurse in Kranialer Osteopathie. Ihre Bemühungen, Dr. Sutherlands Schriften zusammenzustellen, führten zu diesem Buch. Außerdem ist sie die Autorin von *Mit klugen Fingern*, eine Biografie Dr. Sutherlands.

**206.** Der Begriff ‚krumme Zweige' bezieht sich auf den Sinnspruch „Wie der Zweig gekrümmt ist, so neigt sich der Baum!".

## II. Einige Gedanken

einer in East Orange, New Jersey und St. Louis; Mexico, Missouri; Des Moines; an der Denver Poliklinik; Butte, Montana; Portland; Tacoma; Seattle; The Dalles, Oregon; in den Drake und Stevens Hotels in Chicago; und in einem Blockhaus in Saw Bill Lodge, fünfzig Kilometer von der Nordküste des Lake Superior entfernt. Zudem gab es eine Studiengruppe bei den Lippincotts in Moorestown, New Jersey, welche von Dr. Alfred Acton, dem Übersetzer der anatomischen Texte von Emanuel Swedenborg, besucht wurde.[207]

Die besondere Aufmerksamkeit auf die Gelenkflächen, mit dem Gebrauch der großen Darstellungen während der früheren Unterrichtsstunden, scheint jedoch in jener Zeit abgeebbt zu sein, als das Des Moines College den ersten Lehrgang durchführte. Bei diesem und den darauffolgenden Kursen verwendete Dr. Paul R. Kimberley von der anatomischen Abteilung des Des Moines College eine ganze Woche darauf, um den Schädelmechanismus so darzustellen, wie er in allen anatomischen Lehrbüchern zu finden war. In diesen Büchern fehlt sogar heute noch jede Information über die Gelenkflächen, die doch so wichtig für den Entwurf jenes inneren Bildes sind, das man zum Verständnis des kranialen Mechanismus benötigt. Obgleich dieses Bücherstudium wertvoll war, wurden doch die geistigen Kapazitäten durch diese Zeitspanne von einer ganzen Woche sozusagen zum Überlaufen gebracht.

Daher fand ich es als ratsam, den Vortrag mit den beschreibenden anatomischen Darstellungen in der zweiten Woche nicht durchzuführen.

Da Studenten, die schon lange dabei sind, mich um einen Vortrag gebeten haben, so ähnlich wie früher, fühle ich mich ermutigt, heute diese Aufnahme über das Thema „Die kranialen Gelenkflächen" zu machen. Abgesehen von wenigen Änderungen folgt der Vortrag der damaligen Darstellung bei zwei Vorlesungen vor der *Eastern States Osteopathic Association* in New York City. Das Copyright hierfür besitzt das *Journal of the American Osteopathic Association*. Diese Vorträge wurden im April 1944 veröffentlicht und von Dr. Ray G. Hulburt und von Dr. R. C. McCaughan in einem Editorial erwähnt.[208]

Der Kraniale Gedanke gehört Dr. Andrew Taylor Still, dem Begründer der Osteopathie, und ermöglicht uns einen weiteren Weg, um mit Hilfe von wissenschaftlicher Forschung „weiterzugraben". Wir erinnern uns an Dr. Stills Maxime: „Ein Osteopath zieht Rückschlüsse aufgrund seines anatomischen Wissens. Er vergleicht die Funktionsweise des anormalen Körpers mit dem normalen." Und weiter: „... Wir müssen den Ort und Zweck eines jeden Knochens *kennen* und genauestens mit jeder seiner Gelenkverbindungen vertraut sein. Wir müssen ein vollkommenes Bild der normalen Gelenkverbindungen besitzen, die wir korrigieren wollen!"[209]

Der Schädel ist ein *komplexer Mechanismus* und erfordert das spezifische Studium seiner komplizierten Gelenkflächen. Zur Vervollkommnung der Fähigkeiten im Bereich der kranialen Diagnose und Behandlung benötigen wir in erster Linie ein

---

**207.** Emanual Swedenborg (1688-1772) war ein schwedischer Wissenschaftler und Mystiker, der Anatomie studierte, um die Seele zu finden. Seine Ideen vermischten Spiritualität mit Wissenschaft und fanden Eingang in den Spiritualismus im Amerika des 19. Jahrhunderts. Sie sollen Dr. Stills Überlegungen angeblich beeinflusst haben. Siehe Trowbridge, *Andrew Taylor Still*.

**208.** Es handelt sich bei dem Artikel um *Die Schädelsphäre* (vgl. Kapitel 24).

**209.** Still, *Research and Practise*, Seite 8 (Nr. 10) und Seite 30 (Nr. 66).

perfektes anatomisch-physiologisches inneres Bild.

Bevor wir nun weitergehen, richten wir unser Augenmerk auf diese Illustrationen. Betrachten Sie die L-Form der superioren Gelenkfläche an den Alae majores des Os sphenoidale. Es gibt zwei davon – eine auf jeder Ala – welche mit den L-förmigen Gelenkflächen unter dem Os frontale artikulieren. Bei der Geburt gibt es zwei Ossa frontalia, und bei einigen Erwachsenen setzt sich die Sutura sagittalis bis hinunter zur Incisura ethmoidalis fort. Da es zwei Ossifikationszentren gibt, können wir schließen, dass es zwei Ossa frontalia gibt:

Das Os sphenoidale hängt an diesen L-förmigen Gelenkflächen, zwischen ihnen bzw. unter ihnen; genauso wie es auch beim Sakrum der Fall ist, welches an L-förmigen Gelenkflächen zwischen den bzw. unterhalb der Ilia hängt. Beide Knochen, Os sphenoidale und Sakrum, haben eine gelenkige Beweglichkeit, welche eine Rotation nach anterior und posterior wie auch eine Sidebending-Bewegung erlaubt.

Schauen Sie sich nun den kleinen flachen Proc. auf der Mitte des anterior-superioren Bereiches des Corpus sphenoidale an, welcher als Crista sphenoidalis bekannt ist. Dieser passt in eine schmale Furche in der Mitte des posterior-superioren Bereichs des Os ethmoidale. Dies schafft eine mechanische Vorrichtung für die Bewegung des Os ethmoidale, wenn das Os sphenoidale nach unten geht. Unmittelbar lateral von diesem Proc. befinden sich auf der superioren Gelenkfläche der Alae minores des Os sphenoidale zwei seitlich abgeschrägte Gelenkflächen, welche unter den beiden Ossa frontalia und lateral zur Incisura ethmoidalis Gelenkverbindungen bilden. Sie bilden eine mechanische Vorrichtung zur Anpassung an die gelenkvermittelte Beweglichkeit zwischen den Alae minores des Os sphenoidale und den Ossa frontalia.

Die abgeschrägten Gelenkflächen auf beiden Alae minores besitzen zudem medial-laterale Riffelungen, welche auf eine laterale Bewegung bei der Inhalation und auf nach medial gerichtete Aktivität während der Exhalation hindeuten. Diese Bewegung erinnert mich an einen Mitreisenden, welcher von Colorado Springs hinauf nach Pike's Peak auf einem Rocky Mountain-Esel ritt. Der Esel hatte die sture Angewohnheit, häufig anzuhalten, um sich auszuruhen, und sobald er mit Sporen angetrieben wurde, weiter zu gehen, brüllte er laut. Man konnte beobachten, dass sich seine Ohren während des Einatmungs- Schreis nach lateral und beim Ausatmungs-Schrei nach medial bewegten, und so die Bewegung der Alae minores illustrierten.

Unten, in der Mitte des anterioren Bereiches des Os sphenoidale befindet sich ein schnabelähnlicher Proc., der als Rostrum bezeichnet wird. Ohne Zweifel wurde dieser Begriff von einem Anatomen aufgrund der Ähnlichkeit mit einem Vogelschnabel gewählt. Die passt auch zur vogelähnlichen Form des Os sphenoidale mit seinen Alae majores et minores.

Als nächstes besprechen wir das Vomer. Es besitzt eine Vorrichtung in Form einer tassenähnlichen Gelenkfläche, welche entworfen wurde, um genau über den Schnabel bzw. das Rostrum zu passen. Dies ermöglicht eine Bewegung wie bei einem Universalgelenk.

## II. Einige Gedanken

Von diesem Gelenk aus erstreckt sich das Vomer nach vorne über das Dach der Maxillae und die Ossa palatina, welche ebenfalls beweglich sind. Unten in diesem inferioren Bereich finden wir auch Kufen, die als Proc. pterygoidei medialis und lateralis bekannt sind. Sie sind konvex geformt und hängen unterhalb des Os sphenoidale mit seiner vogel- oder bootsähnlichen Form. Wenn das Os sphenoidale nach vorne schaukelt, rotieren diese Kufen nach unten und nach hinten. Sie artikulieren mit doppelten Furchen, innerhalb des kleinen Os palatinum.

Lassen Sie uns diese konkave Gelenkfläche auf dem Os palatinum bis ins Detail studieren; dazu die Gelenkflächen, welche die Maxillae und die Ossa palatina verbinden. Beim Studium der orbitalen Fläche, die im Boden der Orbita hochsteht, braucht man beinahe ein Vergrößerungsglas.

Das Ganglion pterygopalatinum liegt zwischen Os palatinum und Corpus sphenoidalis. Häufig kommen Gelenkfixierungen vor, die das Os palatinum nach hinten gegen das Ganglion drängen, was dann seine Funktion stört. Dieses Ganglion sendet Nervenfasern zur Gl. lacrimalis, zu den Conchae nasales, den nasalen und paranasalen Bereichen sowie zum Ostium der Tuba auditiva.

Das Os sphenoidale hat keine Gelenkverbindung mit den Maxillae, wohl aber mit den Ossa palatina. Die Ossa palatina passen sich zwischen dem Os sphenoidale und den Maxillae ein und dienen als „Bremser" der Bewegung zwischen dem Os sphenoidale und den Maxillae. Das Os sphenoidale artikuliert zudem mit einem anderen Knochen, der die Bewegung von Os sphenoidale und den Maxillae ausgleicht. Es handelt sich dabei um das Os zygomaticum, welches *in der Orbita* mit der Ala major des Os sphenoidale artikuliert. Wenn das Os sphenoidale nach vorne schaukelt, schwingt die Ala major das Os zygomaticum nach außen und weitet die Orbita. Wenn sich der vordere Bereich des Os sphenoidale anhebt, zieht die Ala major das Os zygomaticum nach innen und verengt die Orbita. Das Os zygomaticum artikuliert seinerseits wiederum mit der Maxilla. Daher nimmt die Bewegung des Os sphenoidale die Maxillae über ihren ausgleichenden Knochen, das Os zygomaticum, mit. Dieser Ablauf weitet und verengt die Fissura sphenomaxillaris innerhalb der Orbita. Bei der Blickdiagnose sphenobasilarer Dysfunktionen muss dieser Sachverhalt berücksichtigt werden. Weite oder enge Orbitae sind Anhaltspunkte, welche später durch die geschulte Kunst der osteopathischen Palpation verifiziert werden können.

Die orbitale Fläche des Os palatinum befindet sich unmittelbar hinter der Maxilla, am Beginn der Fissura sphenomaxillaris. Der N. infraorbitalis geht um den Hals dieser winzigen orbitalen Fläche herum, bevor er in eine Rinne in der Maxilla eintritt, um an das Foramen infraorbitalis zu gelangen. Gäbe es diese kleine, besonders gestaltete orbitale Fläche nicht, könnte die Maxilla den infraorbitalen Nerv möglicherweise in zwei Teile zersägen oder abscheuern. Diese orbitale Fläche des Os palatinum dient als Ausgleichsfaktor, welcher die Spannung vom Nerv nimmt.

Die Orbita entspricht nicht dem soliden knöchernen Acetabulum des Os coxae, sondern wird mit Hilfe der Gelenkverbindungen von Os frontale, Maxilla, der orbitalen Fläche des Os palatinum, Os zygomaticum und den Alae minores et majores des Os sphenoidale geformt. Es handelt sich um eine Höhle, welche zum Zwecke der Beweglichkeit entworfen wurde. Zusätzlich haben die extrinsischen Muskeln des Augapfels ihren Ursprung um das Foramen opticum herum, auf der Ala minor des Os sphenoidale; mit Ausnahme jenes Muskels, der etwas weiter vorne von der Maxilla entspringt.

Wenn das Os sphenoidale nach vorne geht, bewegt sich auch der Augapfel nach vorne. Sobald das Os sphenoidale nach hinten geht, bewegt sich auch der Augapfel zurück. Neben der Fissura sphenomaxillaris beobachten wir eine weitere Fissur, die von den Alae majores et minores des Os sphenoidale gebildete Fissura orbitalis superior. Der Sinus cavernosus mit seinem venösen Blut, welches zum Ausgang am Foramen jugularis fließt, geht von dieser Fissur aus. Die Augenvenen führen in die Sinus cavernosi.

Die Maxillae hängen lateral zur Incisura ethmoidalis mit ihren Proc. frontalia an den Ossa frontalia. Zwischen den Proc. frontalia befindet sich eine Lücke, welche von den Ossa nasalia gefüllt wird. Wir können uns vorstellen, wie sich die Sutura sagittalis bis zur Incisura ethmoidalis fortsetzt bzw. zwischen den Proc. frontalia der Maxillae endet. Das Os ethmoidale liegt hinter den Proc. frontalia und den Ossa nasalia. Es besitzt Fortsätze, die als Concha nasalis superior und media bekannt sind. Eine Bewegungseinschränkung durch eine Dysfunktion der Proc. frontalia der Maxillae kann die Conchae nasales beengen. Derartige Fixierungen kommen ziemlich häufig vor.

Es geht nun weiter bei unserer Vorstellung der kranialen Gelenkflächen mit einem Blick auf die posteriore Gelenkfläche der Ala major des Os sphenoidale.

Die obere Hälfte dieser Gelenkfläche ist nach außen abgeschrägt und artikuliert mit einer nach innen abgeschrägten Gelenkfläche auf der oberen anterioren Hälfte der Pars squamosa des Os temporale. Auf halber Strecke befindet sich eine winzige Nische, welche mit einem winzigen Vorsprung des Os temporale artikuliert. Beim Betrachten der unteren Hälfte bemerken wir, dass die Abschrägung seiner Gelenkfläche nach innen gewechselt hat und mit einer nach außen abgeschrägten Gelenkfläche auf der oberen Hälfte der Pars squamosa des Os temporale artikuliert. Diese Flächen sind besonders für gelenkvermittelte Beweglichkeit entworfen.

Posterior der Pars petrosa des Os temporale finden wir Verzahnungen auf der Gelenkfläche. Diese artikulieren mit ähnlichen Einkerbungen auf der Gelenkfläche des posterioren inferioren Winkels des Os parietale. Sie ermöglichen zwischen besagten Knochen – Os temporale und parietale – eine Lateralbewegung nach innen und außen. An der inferioren Gelenkfläche der Pars mastodei des Os temporale finden wir eine Konvexität, die man auch als seitliche Fläche bezeichnen könnte. Sie artikuliert auf solche Weise mit einer konkaven Gelenkfläche am lateralen Bereich des Os occipitale, dass sich beim Bewegen der konvexen Fläche des Os temporale in eine

## II. Einige Gedanken

Richtung, die konkave Fläche des lateralen Bereiches in die andere Richtung bewegt. Häufig habe ich diese Mobilität mit der Bewegung zwischen einem Marmeladenglas und seinem Deckel verglichen – der Deckel dreht sich in eine Richtung, und das Glas in die andere. Nur ein Stückchen weiter vorne auf dem Proc. jugularis des Os occipitale befindet sich ein kleines Fulkrum, welches mit einer Furche unterhalb der Pars petrosa des Os temporale eine Gelenkverbindung bildet. Das Fulkrum befindet sich unmittelbar hinter dem Foramen jugulare und wird als Proc. jugularis bezeichnet.

Der Pars basilaris des Os occipitale, anterior zum Foramen jugulare, hat auf seiner Gelenkfläche seitlich einen Grat. Dieser Grat artikuliert mit der längs gerichteten Rinne auf der Pars petrosa des Os temporale. Es ist wichtig, die merkwürdige Form des Os temporale zu beachten – eine Art Scheibenrad –, so wie es manchmal bei den Rädern eines Autos vorkommt, und sie wackeln oder schlingern lässt.[210]

Das Os temporale wurde speziell dafür entworfen, zu wackeln, um die Innen- und Außenrotation der Partes petrosae auszugleichen, welche meiner Ansicht nach während der respiratorischen Bewegungen stattfindet. Steht die Pars mastoidea nach außen, befindet sich der Proc.mastoideus innen; und sobald sich die Pars mastoidea innen befindet, wird der Proc. Mastoideus außen sein. Dieses Merkmal, nämlich dass das Os temporale wackelt, macht es uns möglich, eine sphenobasilare Dysfunktion palpatorisch zu erfassen, da der Pars mastoidea bei einem Typus prominent ist und beim anderen das Gegenteil.

Der chondrale Anteil der Tuba auditiva ist am Pars petrosa befestigt. Ich bin davon überzeugt, dass der Pars petrosa und damit auch der chondrale Anteil bei der Inhalation nach außen rotieren und das Ostium der Tuba auditiva sich öffnet. Ebenso bin ich der Ansicht, dass die Pars petrosa und der chondrale Teil bei der Exhalation nach innen rotieren, und sich das Ostium der Tuba auditiva dadurch verschließt. Bei einer Bewegungseinschränkung aufgrund einer Dysfunktion der Pars petrosa wird der chondrale Teil gleichermaßen fixiert, und entsprechend ist das Ostium der Tuba auditiva entweder weit offen oder verschlossen.

Das Os temporale artikuliert wie das Os sphenoidale nicht mit der Maxilla. Es artikuliert mit einem der bereits erwähnten ausgleichenden Knochen, dem Os zygomaticum, und dieses wiederum mit der Maxilla. Diese Gelenkverbindung funktioniert über den Proc. zygomaticus des Os temporale. Diese Gelenkfläche ist halb schräg, überlappt das Os zygomaticum und ermöglicht so eine Auf-und-ab-Bewegung, wenn die Pars petrosa nach innen oder außen rotiert. Man kann ein einzelnes Os temporale nehmen und die Wackelradbewegung demonstrieren, indem man den Proc. zygomaticus nach oben und unten bewegt.

Die Knochen der Schädelbasis entstehen aus Knorpel, während sich die Knochen des Schädeldachs aus Bindegewebe[211]bilden. Im Pars basilaris, bei den aus Knorpel entstandenen Knochen, gibt es eine gelenkvermittelte Beweglichkeit. Die kraniale Struktur ist eine *kraniale Kugel*. Daher kann es keine gelenkvermittelte Beweglichkeit im basilaren Bereich geben, wenn keine Kompensation durch die aus

---

210. Zu jener Zeit war es beliebt Scheiben- anstatt Speichenräder an seinem Auto zu haben. Sobald sich die Scheibe jedoch verformte, begann das Autorad zu wackeln.

211. Anm. d. Übers.: *membrane*.

Membranen entstandenen Knochen des Schädeldaches existiert.

Es ist ratsam, die Knochen des Schädeldachs bezüglich ihrer strukturellen Konsistenz anders zu betrachten.

Wir können logisch folgern, dass sie, da sie aus *membranösem* Gewebe entstanden sind, *membranöses Gewebe* bleiben, solange der „Saft" in ihnen verweilt; wie ein weichschaliges Ei: flexibel in der gesamten Struktur und an ihren suturalen Verzahnungen. Die intrakraniale Dura mater besitzt zwei Wände bzw. Schichten. Die innere Wand ist glatt, die äußere Wand rau. Die Knochendiploë des Schädeldachs besitzt zwei Wände, eine äußere und eine innere. Entsprechend der intrakranialen Membran ist die innere Wand glatt und die äußere rau. Warum sollte man die Diploe nicht als „Membran" bezeichnen?

Einen unbelebten Schädel aus einem anatomischen Labor kann man zur Hand nehmen und leicht die strukturellen Anteile der Knochen des Schädeldachs biegen. Beim Schädel eines lebenden Menschen können wir die Gewebe des Schädeldachs noch sehr viel leichter biegen. Um das Gesamtbild zu sehen, wie die Antwort am Schädeldach auf die Bewegung an der Schädelbasis ausfällt, ist es nützlich, sich die Dura mater und die aus Membranen entstandenen Knochen als Einheit zu denken. Wenn wir eine *Mutter-Dura* (*Dura mater*) haben, wieso sollte es keine *Vater-Dura* (*Dura pater*) geben? Vater Dura ist nicht nur im gesamten strukturellen Teil flexibel, sondern besitzt zudem spezielle Verzahnungen an den suturalen Verbindungsstellen, welche ausreichende Kompensation für die Gelenkbeweglichkeit der Knochen an der Schädelbasis bieten.

Eine weitere Kompensationsmöglichkeit für die Gelenkbeweglichkeit an der Schädelbasis wurde in den Verzahnungen der äußeren Wand geschaffen. Die Verzahnungen im unteren Bereich der Squama occipitalis sind nach außen abgeschrägt, während jene des Os parietale nach innen abgeschrägt sind. Mit anderen Worten überlappen die Verzahnungen des Os parietale in diesem Bereich jene des Os occipitale. Im oberen Bereich des Os occipitale wechseln die besagten Verzahnungen in eine interne Abschrägung, während die Verzahnungen des Os parietale extern werden. Dies zeigt uns, dass das Os occipitale im oberen Bereich das Os parietale überlappt – ein besonderes Arrangement für die Kompensation der gelenkvermittelten Beweglichkeit an der Schädelbasis. Andere Eigenschaften der Suturen am Schädeldach, welche dieselbe Funktion andeuten, sind die Variationen in den Verzahnungen der Sutura sagittalis und der Wechsel in der Abschrägung an der Sutura coronalis. Die Verzahnungen entlang der Sutura sagittalis sind nach hinten zu gröber und weiter voneinander getrennt als im vorderen Bereich. Dies schafft eine Kompensation für das Weiter- bzw. Engerwerden im vorderen Bereich der Sutura sagittalis, wenn sich die Knochen nach oben und außen bzw. nach unten und innen bewegen.

In der Sutura coronalis überlappen die Ossa frontalia die Ossa parietalia im oberen Bereich. Im unteren Bereich passen sie sich zwischen ihnen ein.

## II. Einige Gedanken

Das Thema dieser vielen Veränderungen am Schädel ist offensichtlich so groß, dass es im uns zur Verfügung stehenden Raum nur skizzenhaft abgehandelt werden kann. Ich erwähne daher nur beiläufig die Dilatation und Kontraktion, welche in den Ventrikeln des Gehirns mit der Bewegung des Os sphenoidale stattfinden, und die Auswirkungen auf die Zerebrospinale Flüssigkeit, welche Hilton in *Rest and Pain [Seite 24]* als „ein wunderschönes, wirkungsvolles und vollkommen angepasstes Wasserbett" bezeichnet hat. Wir können lediglich einen kurzen Blick auf die membranösen Wände werfen, mit dem in ihnen enthaltenen venösen Blut, auf die Hypophyse, die Sella turcica und auf das Infundibulum. Wir sehen die A. carotis interna mit ihrem Ast, welcher zum Plexus choroideus wird, wo bekanntermaßen ein wichtiger Austausch zwischen der Zerebrospinalen Flüssigkeit und dem arteriellen Blut stattfindet, und wir beobachten diese Bewegung, welche, so klein sie auch sein mag, für die Freiheit dieses Austausches wesentlich ist.

Blicken wir nach vorne zu den Sinus cavernosus, erkennen wir die Fissura orbitalis superior des Os sphenoidale, deren Bewegungen die membranösen Wände der Sinus spannen und entspannen, wodurch das venöse Blut hindurch passieren kann. Wir nehmen ebenfalls die Augenvenen wahr, die über diese Fissura in den Sinus cavernosus eintreten. Wir beobachten den N. oculomotorius, N. trochlearis und N. abducens, darüber hinaus den N. opthalmicus, welche alle durch denselben Sinus verlaufen. Unmittelbar anterior der Sella turcica sehen wir das Chiasma opticum und die Nn. optici, welche zusammen mit den Augenarterien durch die Foramina optica in den Alae minores des Os sphenoidale führen.

Posterior zur Sella turcica erkennen wir die Verbindung zwischen Os sphenoidale und Proc. basilaris des Os occipitale und erinnern uns daran, dass sich dort durchschnittlich bis zum Alter von 25 bis 30 Jahren ein modifizierter, intervertebraler Knorpel befindet, und dass auch später immer noch für einen gewissen Zeitraum eine Beweglichkeit an der sphenobasilaren Verbindung präsent bleibt. Lateral dieser Verbindung sehen wir die Foramina lacera und die inneren Karotiden über eigene Kanäle in den Partes petrosae der Ossa temporalia in den Schädel eintreten.

Wir bemerken den Fakt, dass sich diese Pars petrosa im Verbindungsbereich mit dem Proc. basilaris des Os occipitale diagonal nach vorne und nach innen ausrichtet. Wir erinnern uns daraufhin, dass die chondralen Anteile der Tuba auditiva, wie bereits erwähnt, hier ansetzen. Auf den Apices der Partes petrosae finden wir die Ganglia trigeminale, eingebettet in die Dura, welche sowohl an den Partes petrosae als auch am Os sphenoidale befestigt ist. Dann sehen wir diese Ganglien die Äste der fünften Hirnnerven aussenden, und weiter vorne die Ganglia pterygopalatina in den Fossae pterygopalatinae. Liegt es nicht auf der Hand, dass es hier zu Funktionsstörungen aufgrund von Spannungen in den Membranen kommen kann, die jene Ganglien umgeben und auf Dysfunktionen von Os sphenoidale und Os temporale zurückzuführen sind?

*Besondere Aufnahmen*

Wieder müssen wir an einem Teil des Bildes schnell vorbei, wobei wir diesmal dem vierten Ventrikel, mit den verschiedenen physiologischen Zentren in seinem Boden, darunter auch jenes der Atmung, nicht die nötige Aufmerksamkeit schenken können. Wir übergehen auch die Dura mater und die Membrana arachnoidea zu schnell. Die Dura mater transportiert das venöse Blut im Sinus sagittalis superior – hierein entleeren sich die kleinen Hirnvenen – und in den Sinus laterales.

Im Zusammenhang mit meiner Überzeugung, dass es eine, mit der Inhalation und Exhalation zusammenhängende, normale Bewegung in den kranialen Gelenken gibt, denke ich, dass das venöse Blut mittels membranöser Aktivität zu den Ausgängen an den Foramina jugularia transportiert wird. Behalten wir die Tatsache im Gedächtnis, dass die venösen Hauptkanäle deutlich andere Wände im Schädel besitzen als außerhalb davon und dass sie ihren Weg aus dem Schädel heraus über Ausgänge finden, welche durch die Gelenkverbindung zweier Knochen gebildet werden, wie etwa die Foramina jugularia. Die arteriellen Kanäle andererseits haben innerhalb des Schädels die gleichen Wände wie außerhalb und werden gleich innerviert. Darüber hinaus werden die arteriellen Wände auf ihrem Weg in den Schädel durch individuelle Kanäle, in individuellen Knochen geschützt. Daraus können wir logisch folgern, dass eine membranöse Einschränkung den venösen Fluss und die Fluktuation der Zerebrospinalen Flüssigkeit stört. Während kraniale Dysfunktionen primär sein können, sind die intrakranialen Membranen die tatsächlich störenden Ursachen, welche zu Erkrankungen im Bereich von Funktionsstörungen des Gehirns führen.

Die intraspinalen Membranen gehören zu diesem Bild dazu. Sie setzen die intrakranialen Membranen fort, sind fest mit dem Foramen magnum, dem zweiten und dem dritten Halswirbel verwachsen und reichen ohne weiteren festen Ansatz an den Knochen bis zum Sakrum. Ich möchte zusätzlich auf das Filium terminale als ein wichtiges Teil in der Funktion des Primären Atemmechanismus aufmerksam machen. Der Ansatz am ersten Coccygeus-Segment, wo wir Flexions- und Extensionsbeweglichkeit an der Verbindung mit dem Apex sacralis vorfinden, kompensiert während der wechselnden Atemphasen die Motilitäts-Veränderungen in der Wirbelsäule. Wir sollten auch an die belebte Struktur des Os sphenoidale denken, dessen Körper offensichtlich wie bei einem Vogel in Expansion und Kontraktion atmet; eine wichtige und für den Luftaustausch in den Sinuskammern notwendige Funktion. Auch bei den Maxillae gibt es durch die Gestaltänderungen der Sinus maxillares eine ähnlich lebendige Funktionsweise. Das Vomer ist eine funktionelle Hilfe beim Luftaustausch im Os sphenoidale, wobei seine unmittelbare Aktivität auf das Rostrum der Saugglocke eines Klempners ähnelt. Die Ossa zygomatica wirken auf die Sinus maxillaris auf ähnliche Weise. Sogar die Conchae nasales rollen sich während der Atemphasen ein und aus.

## 33.4. Typen kranialer Dysfunktion

*10. März 1953*

In der beruflichen Praxis begegnen wir unterschiedlichen Typen kranialer Dysfunktionen. Vier davon sind als sphenobasilare Typen bekannt: Sidebending-Rotations-, Torsions-, Flexions- und Extensions-Dysfunktionen. Sie kommen an der Verbindung zwischen Os sphenoidale und Proc. basilaris des Os occipitale vor und sind recht häufig.

Die Sidebending-Rotations-Dysfunktion ist entweder links- oder rechtsgerichtet an der Verbindung zwischen Os sphenoidale und Proc. basilaris des Os occipitale. Ist sie linksgerichtet, ist die Seite des Proc. basilaris rechts hoch geneigt und links tief, und die Ala major des Os sphenoidale steht rechts hoch und links tief.

In Folge davon ist die rechte Pars petrosa des Os temporale nach innen, und die linke nach außen rotiert. Genau umgekehrt verhält es sich bei der Sidebending-Rotation nach rechts.

Beim Torsions-Typ der sphenobasilaren Dysfunktion ist das Os sphenoidale an der sphenobasilaren Verbindung in eine Richtung verdreht, während der Proc. basilaris eine Verdrehung in die Gegenrichtung aufweist. Hier ist der laterale Anteil des Proc. basilaris gewöhnlich auf der Seite hoch geneigt, auf welcher die Ala major tief steht. Weil der Pars petrosa des Os occipitale sich immer in Innenrotation befindet, wenn der Proc. basilaris auf dieser Seite nach oben geneigt ist, und in Außenrotation, wenn der Proc. basilaris nach unten geneigt ist, kann man diagnostisch mit Hilfe der Ossa temporalia schließen, in welcher Stellung sich der Proc. basilaris gerade befindet.

Bei normaler Flexion und Extension an der sphenobasilaren Verbindung weiten sich die Orbitae in der Flexion und verlängern bzw. verengen sich während der Extension. Die Augäpfel weiten und verengen sich dabei kompensatorisch.

Der Flexions-Typ der sphenobasilaren Dysfunktion ist eine Übertreibung der normalen Flexions-Position an der sphenobasilaren Verbindung. Bei diesem Typ zeigt uns die Ansicht von vorne zwei geweitete Orbitae und prominente Augäpfel. Die Ossa zygomatica sind nach außen gedreht. Die Alae majores des Os sphenoidale stehen nach vorne, und die Partes petrosae der Ossa temporalia befinden sich in Außenrotation. Diese Dysfunktion kann mittels Palpation leicht verifiziert werden.

Der Extensions-Typ der sphenobasilaren Dysfunktion ist eine Übertreibung der normalen Extensions-Position an der sphenobasilaren Verbindung. Bei diesem Typ zeigt uns die Ansicht von vorne zwei verengte Orbitae und Augäpfel, welche zurückgezogen sind. Die Ossa zygomatica sind nach innen gedreht. Die Alae majores des Os sphenoidale stehen nach hinten, und die Partes petrosae der Ossa temporalia befinden sich in Innenrotation. Die Dysfunktion kann mittels Palpation leicht verifiziert werden.

Andere kraniale Dysfunktionen können unter dem Begriff traumatische Typen zusammengefasst werden, und kommen aufgrund der Autounfälle heutzutage häufig vor. Sie werden dem Bereich des traumatischen Erstkontaktes entsprechend beschrieben.

Beim frontoparietalen Typus sind die Ossa frontalia durch ein Trauma im mittleren Bereich zwischen die Ossa parietalia gedrückt worden.

Die inferioren Winkel der Ossa frontalia stehen nach innen und blockieren so die normale Bewegung der Alae majores des Os sphenoidale. Die Dysfunktion kann einseitig auftreten, wenn das Trauma entweder auf der rechten oder linken Seite erfolgt ist. In diesen Fällen ist lediglich ein inferiorer Winkel an seiner parietalen Verbindung nach innen gedrückt.

Beim parietofrontalen Typ werden die Ossa parietalia aufgrund eines Traumas an der Verbindung zwischen Sutura sagittalis und Sutura coronalis nach unten gedrückt. Daraus ergibt sich eine laterale Stellung der anteroinferioren Winkel der Ossa parietalia. Es folgt eine Fehlstellung der Kondylen des Os occipitale, welche nach posterior in die Facettengelenke des Atlas gedrängt werden. Die Dysfunktion kann, je nach dem Bereich des traumatischen Erstkontakt ein- oder beidseitig auftreten.

Beim parietosquamösen Typus werden die Ossa parietalia aufgrund einer traumatischen Kraft direkt auf den Mittelpunkt über der Sutura sagittalis zwischen die Partes petrosae der Ossa temporalia gepresst. Er kann einseitig sein, wenn das Trauma entweder auf der rechten oder auf der linken Seite der Sutura sagittalis auftritt. Die Partes squamosae der Ossa temporalia werden dabei nach außen gedrängt, was zu einer entsprechenden Außenrotation der petrösen Anteile im basilaren Bereich und einer konsekutiven Flexion der sphenobasilaren Verbindung führt.

Beim parietookzipitalen Typus sind die Ossa parietalia aufgrund eines Traumas an der Verbindung zwischen Sutura sagittalis und Sutura lambdoidea nach unten gedrückt worden. Dieses Trauma neigt dazu, die Kondylen des Os occipitale tief in die Facettengelenke des Atlas zu drängen und auf diese Weise den Proc. basilaris nach oben gegen das Os sphenoidale anzuheben. Daraus resuliert eine Fehlstellung der Partes petrosae der Ossa temporalia in Außenrotation. Die Dysfunktion kann je nach dem Bereich des traumatischen Erstkontakt ein- oder beidseitig sein. Die genannten Fehlstellungen an der Schädelbasis deuten auf einen bedenklichen Zustand der intrakranialen Membranen hin, welche ja als Kanäle für den venösen Fluss dienen und meiner Meinung nach die Aktivität der Zerebrospinalen Flüssigkeit stimulieren.

Beim okzipitomastoidalen Typus wurde der laterale basilare Bereich des Os occipitale, aufgrund eines Traumas im unteren Bereich des Os occipitale, hoch zwischen die lateralen Gelenkbereiche der Partes mastoideae der Ossa temporalia gezwungen.

Der Proc. basilaris des Os occipitale wurde in seine Verbindung mit dem Os sphenoidale hineinkomprimiert und die Partes petrosae der Ossa temporalia in Innenrotation gezwungen. Diese Dysfunktion kann, je nach dem Bereich des traumatischen Erstkontaktes ein- oder beidseitig auftreten. Es handelt sich um einen weiteren Typ, der eine bedenkliche Auswirkung auf die intrakranialen Membranen

## II. Einige Gedanken

hat, welche ja als Wände für den venösen Fluss dienen, und die Fluktuation der Zerebrospinalen Flüssigkeit beeinflussen.

Der dental-traumatische Typus eröffnet den Mitgliedern der osteopathischen Profession ein Feld neuer Möglichkeiten. Er sollte auch das Interesse des Dentisten wecken. Dentisten verfügen über ein spezifisches anatomisches Wissen und über eine konstruktive chirurgische Geschicklichkeit in Bezug auf die Gesichtsknochen. Dieser Dysfunktions-Typ lädt zur Kooperation zwischen beiden Berufsgruppen ein.

Dazu gehört ein membranöser Gelenkstrain des Os temporale, Os sphenoidale, Maxilla und Mandibula. Das Os temporale steht auf der Dysfunktionsseite lateral nach innen, mit seinen Partes petrosae in Innenrotation. Der Proc. pterygoideus des Os sphenoidale steht nach oben und lateral, die Maxilla zeigt nach unten und die Mandibula steht an ihrem Art. temporomandibularis in einer Fehlstellung.

Diesen Symptomen entsprechend entsteht die Dysfunktion folgendermaßen: Das Os occipitale des Patienten ruht so im V-förmigen Kopfteil des Dentistenstuhls, dass auf die Partes mastoideae der Ossa temporalia unmittelbar vor der Sutura lambdoidea eine Kompression ausgeübt wird.[212] Der Dentist ummeißelt einen unteren Backen- oder Weisheitszahn und verwendet eine spezielle Zange, welche den Zahn mit einer zur Innenseite hin gerichteten Hebelkraft zieht – das bedeutet, nicht durch ein axial nach oben gerichtetes Liften oder Ziehen. Diese zur Innenseite gerichtete Hebelkraft auf den Zahn neigt dazu, den Kompressionsdruck auf das Os temporale über das Art. temporomandibularis zu verstärken. Gleichzeitig verdreht bzw. drückt diese seitliche Hebelkraft die Mandibula auf der gegenüberliegenden Seite ziemlich gewaltsam nach unten, verursacht dadurch eine Spannung am Lig. sphenomandibulare, und schwingt den Proc. pterygoideus auf der Dysfunktionsseite nach oben und nach lateral.

Während der Extraktion eines oberen Backenzahns wird die gleiche seitliche Hebelkraft angewendet, welche die Maxilla nach lateral und unten verdreht. In einigen Fällen kann der Proc. pterygoideus so weit lateral stehen, dass er den Proc. coronoideus der Mandibula bedrängt. Dieses Einengen des Proc. coronoideus verursacht, im Zusammenspiel mit der aufgrund des nach innen stehenden Os temporale ausgelösten Fehlstellung des Art. temporomandibularis einen Überbiss.

Dieser Dysfunktionstyp beeinflusst augenscheinlich die Funktionen der Ganglia trigeminale und pterygopalatina und führt gelegentlich zu Trigeminusneuralgien. Die Innenrotation der Pars petrosa des Os temporale beeinflusst bzw. verdreht den chondralen Anteil der Tuba auditiva, was einige der auftretenden Ohrkomplikationen erklärt. Insbesondere auf der Dysfunktionsseite kommt es zu Spannungen an den intrakranialen Membranen.

Die laterale Position des Os sphenoidale und die nach unten stehende Maxilla verengen die Fissura sphenomaxillaris in der Orbita, stören so die venöse Drainage aus der Orbita und bedingen in einigen Fällen entsprechende Augenerkrankungen. Die Bewegungseinschränkung des Os sphenoidale stört normalerweise die normale Funktion und Bewegung der Orbita, die normale Stellung des Os ethmoidale

---

212. Das V-förmige Kopfteil wird heute in Zahnarztpraxen nicht mehr verwendet.

mit seinen Conchae nasales, das Vomer sowie die Ossa palatina, und ist für viele Asymmetrien, welche wir im Nasenbereich antreffen, verantwortlich. Auch die Fehlstellung der Maxillae bedrängt die Conchae nasales und die Ossa palatina. Dieses Einengen der Ossa palatina beeinflusst wiederum das Ganglion pterygopalatinum.

Dieser Dysfunktionstyp ist nicht schwer zu diagnostizieren. Manchmal erzählt das Herausnehmen des Gebisses oben die ganze Geschichte; die Platte ist dann ziemlich verformt, und der Eindruck zeigt die nach unten stehende Maxilla. Diese Position kann durch eine Untersuchung der Mundhöhle bestätigt werden.

Die nach oben und lateral gerichtete Stellung des Proc. pterygoideus wird diagnostiziert, indem man einen Zeigefinger zwischen Oberlippe und Zahnfleisch einführt, welcher zum hinteren Bereich der Maxilla wandert, sich dann unter das Os zygomaticum dreht und schließlich bis zum Kontakt mit dem Proc. pterygoideus noch weiter nach hinten geht. Der Proc. pterygoideus auf der Dysfunktionsseite wird oben und lateral angetroffen, im Gegensatz zu der gegenüberliegenden Seite. In den meisten Fällen bedrängt er die Mandibula auf der Dysfunktionsseite.

Die Palpation der Partes mastoideae der Ossa temporalia wird zeigen, dass die Dysfunktionsseite im Gegensatz zur gegenüberliegenden Seite nach innen steht.

Die Mehrzahl jener Dysfunktionen, in welche die Gesichtsknochen verwickelt sind, hängen mit Dysfunktionen des Os sphenoidale zusammen und reagieren gewöhnlich auf Korrekturen des Os sphenoidale. Dennoch gibt es auch viele lokale Verletzungen der Gesichtsknochen, welche eine lokale Behandlung erfordern.

Das Os zygomaticum befindet sich häufig in einer Fehlstellung. Die Dysfunktion kann bereits mittels Blickdiagnose erkannt werden, indem man das Os zygomaticum einer Seite mit jenem der anderen Seite vergleicht. Seine äußeren und inneren Begrenzungen stehen nach außen, mit einer konsekutiven Weitung des Orbitarandes und einer Entstellung des Gesichtes. Seine halb-schräge Gelenkverbindung mit dem Proc. zygomaticus des Os temporale befindet sich im Vergleich zum Normalfall in einer Fehlstellung. Das Os zygomaticum bildet einen Teil jenes Gelenkmechanismus, der zum Auge gehört.

Fehlstellungen der Maxillae entstehen häufig durch lokale Verletzungen oder aufgrund dental-traumatischer Auslöser, und sollten als Ursachen nasaler, postnasaler und pharyngealer Erkrankungen in Erwägung gezogen werden. In den besagten Fällen bedrängen die Proc. frontales die Conchae nasales des Os ethmoidale. Diese Fehlstellung beeinflusst den Durchmesser der Fissura sphenomaxillaris in der Orbita. Im extremen Fall drückt die Dysfunktion das Os palatinum nach hinten und stört das Ganglion pterygopalatinum.

Fehlstellungen der Ossa palatina sind in der Regel sekundär gegenüber jenen der Maxillae und des Os sphenoidale. Sie werden leicht durch eine Untersuchung der Mundhöhle diagnostiziert.

Während das Os ethmoidale zur Schädelbasis gehört, müssen seine Conchae nasales im Zusammenhang mit den Gesichtsknochen betrachtet werden. Bei Beschwerden der Nasennebenhöhlen befinden sich die Conchae nasales in Expansion. Man kann sagen, dass auch die frontoethmoidalen Gelenkverbindungen in Expansion sind, was zu einer Bewegungseinschränkung des Os ethmoidale, statt der normalen Bewegung, führt.

Es gibt unterschiedliche Typen von Geburtsverletzungen, die gewöhnlich bei behinderten Kindern vorkommen, aber der Platzmangel verhindert ihre Besprechung zum jetzigen Zeitpunkt.

## 33.5. DAS LOCH IM BAUM

*10. März 1953*

Bei unserem Bemühen der Deutung von Dr. Stills symbolischer Bezugnahme auf den Fortschritt der Wissenschaft der Osteopathie als bloßen Griff nach dem „Schwanz des Eichhörnchens", der aus einem „Loch in einem Baum" herausragt, wenden wir uns den pränatalen und den Phasen der Kindheit zu[213] Hierbei müssen wir jene Schädelbereiche äußerst sorgfältig studieren, die während dieser ereignisreichen Phasen am Anfang des Erdenlebens noch *keinen Gelenkkontakt besitzen*. In der Tat stoßen die Knochen zu Beginn nicht einmal aneinander, sondern bilden die so genannten intermembranösen und interchondralen Einheiten, die vom SCHÖPFER wahrscheinlich erschaffen worden sind, um die beim Eintritt in die Welt notwendige Flexibilität des Schädels zur Verfügung zu stellen. Später werden diese intermembranösen und interchondralen Einheiten durch Gelenkflächen mit unterschiedlichen mechanischen Vorrichtungen ersetzt, die bezüglich der kranialen membranösen Gelenkbeweglichkeit besonders anpassungsfähig sind.

Neben den intermembranösen und interchondralen Einheiten während der pränatalen und Kindheits-Phasen besitzen das Os occipitale und das Os sphenoidale intraossär-epiphysäre Einheiten, die wir für das Studium des Kranialen Konzepts als höchst wichtig erachten. Diese intraossär-epiphysären Einheiten luxieren häufig und werden wahrscheinlich zu prädisponierenden ätiologischen Faktoren für schwerwiegende Störungen des gesamten Zentralen Nervensystems, wenn sie nicht intelligent und fachkundig korrigiert werden. In unseren anatomischen Laboren befinden sich Unmengen anormaler Schädelpräparate bzw. ‚krumme Zweige', die auf ein/e anormale/s Entwicklung/Wachstum hinweisen. Sie entstehen sekundär aus den intraossär-epiphysären Luxationen.[214] Es gibt viele Röntgenaufnahmen, die einen schlüssigen Beweis für die Existenz dieser Arten von Luxation liefern.

Des Weiteren liefern klinische Berichte eine Ermutigung für Eltern, denen gesagt wurde: „Wir können nichts für Ihr Kind tun! Es muss ins Heim!" In der Tat ist dieser

---

213. Für Dr. A. T. Still (hochachtungsvoll auch der Alte Doktor genannt) war die Osteopathie eine Wissenschaft, eine Philosophie und eine Kunst, deren Potenzial nicht wirklich erkannt wurde; ganz wie auch ein Eichhörnchen in seinem Baumloch nur teilweise erkennbar wäre. Er erklärte, dass zurzeit lediglich der Schwanz des Eichhörnchens zu sehen sei.

214. Der Begriff ‚krumme Zweige' bezieht sich auf den Sinnspruch „Wie der Zweig gekrümmt ist, so neigt sich der Baum!"

klinische Beweis für folgende Äußerung von Harold I. Magoun D.O. verantwortlich:

> „Der menschliche Verstand wird die Möglichkeiten der Osteopathie niemals vollständig begreifen... Mit dem Malen des letzten großen Bildes wird es deutlich sichtbar sein, dass durch die Erforschung und Entdeckung des kranialen Bereichs in der Osteopathie ein gewaltiger Beitrag zur Entfaltung der osteopathischen Denkschule und der Linderung menschlicher Erkrankungen und Leiden geleistet wurde."[215]

Die intraossär-epiphysären Einheiten sind für das Wachstum des Os occipitale von besonderer Bedeutung. Bei diesem Wachstum begegnen wir vier wichtigen Anteilen, die den Rand oder die Begrenzung des Foramen magnum umgeben bzw. es ausformen. Es gibt einige Hinweise darauf, dass es sich bei diesem Foramen um das symbolische Loch im Baum handelt, von dem Dr. Still sprach.

Das Supraocciput bzw. die aus Knorpelgewebe gebildete Fascia nuchae der Squama occipitalis, befindet sich unterhalb des aus Membranen geformte interparietale Os occipitale. Das Supraocciput bildet die posteriore Begrenzung des Foramen magnum, die beiden seitlichen kondylentragenden Anteile formen die lateralen Begrenzungen und der basilare Teil bildet die anteriore Begrenzung.

Für unser Studium ist es wichtig zu bemerken, dass jede einzelne Einheit seitlich geformte Flächen besitzt, mit denen die intraossär-epiphysäre Einrichtung verbunden ist. Diese seitlich geformten Flächen ermöglichen sowohl eine Auf-und-Ab- als auch eine Vor-und-Zurück-Bewegung als Ausweichmöglichkeit während der so genannten *Kompression der kondylären Anteile des Os occipitale*. Der Dysfunktions-Mechanismus bei einer Kompression der kondylären Anteile, wurde von Dres. Howard A. Lippincott und Rebecca C. Lippincott in einer kleinen Broschüre beschrieben, die 1945 veröffentlicht wurde:

> „Aufgrund der anterioren Konvergenz der Facettengelenke können Schläge auf den Scheitelpunkt bzw. auf den posterioren Kopfabschnitt ein Drängen des anterioren Anteils einer oder beider okzipitalen Kondylen nach medial verursachen, was zu einer Verengung des anterioren Randes des Foramen magnum führt. Diese Annäherung ruft eine laterale Kompression der posterioren Ausläufer der Pars basilaris hervor, die zum Anheben, Absenken oder zum Drehen auf einer anterior-posterioren Achse führt. Diese Belastungen am posterioren Ausläufer der Pars basilaris sind die Ursache dafür, dass ihr anteriorer Ausläufer nach unten, nach oben oder entsprechend in Lateraldrehung gezwungen wird. Die inferior-mediale Konvergenz der Facettengelenke des Atlas kann als Folge eines Traumas auf den Scheitelpunkt oder den anterioren Abschnitt des Schädeldachs dazu

---

215. Magoun, *Osteopathy in the Cranial Field*, 1. Aufl., Seite 228.

## II. Einige Gedanken

führen, dass eine oder beide Kondylen an ihren hinteren Ausläufern nach medial gezwungen werden und so eine Verengung des Foramens in seinem medialen Abschnitt bewirken. Schläge lateral der Mitte des Schädeldachs beeinflussen entsprechend dem Kontaktpunkt und der Kraftrichtung die beiden Kondylen ungleichmäßig, wobei sie eine Asymmetrie in Stellung und Kompression hervorrufen. Traumen auf die Kopfrückseite üben eine Kraft aus, die auf den Atlas übertragen wird und ihn mit dem Os occipitale nach anterior bringt. Dies ist auf die posteriore Oberfläche der anterioren Facettengelenkanteile zurückzuführen und das Trauma tendiert dazu, den Atlasbogen relativ zum Proc. odontoideus nach anterior zu bewegen, wodurch sich die Spannung des Lig. transversus des Atlas verstärkt und den posterioren Bogen an den Proc. odontoideus annähert. Dies verursacht eine anterior-posteriore Verengung des Canalis vertebralis mit einer Störung der Medulla oblongata, der kraniosakralen Membranen und der Fluktuation der Zerebrospinalen Flüssigkeit."[216]

Diese verschiedenen Typen kondylärer Kompression werden in *Osteopathy in the Cranial Field* [1. Aufl., Seite 197-203] erörtert und enthalten die bei einer Korrektur indizierte Anwendung der Technik.

Auch beim Wachstum des Os sphenoidalis sind intraossär-epiphysäre Einheiten vorhanden. Sie erfordern aufgrund häufiger Luxationen, die zur Entwicklung von ‚Gekrümmter-Zweig'-Typen führen und bedeutende Indikationen prädisponierender ätiologischer Faktoren darstellen, besondere Berücksichtigung. Es gibt zwei dieser vereinigenden Verbindungen: eine zwischen dem superioren Bereich des Corpus des Os sphenoidale und seinen Alae minores und die andere zwischen dem inferioren Bereich des Corpus sphenoidalis und seinen Einheiten aus Ala major und Proc. pterygoideus. Die Verbindung zwischen Corpus sphenoidalis und den Alae minores gleicht einer lateral ausgeformten Kontaktfläche, die eine Verschiebung der Alae minores gegenüber den Ossa frontalia erlaubt. Bei Fehlstellung dieser Verbindung, weist der sich daraus entwickelnde ‚Gekrümmte-Zweig'-Typ in einigen Fällen die Symptome von Kindern mit Down-Syndrom auf, bei anderen Entwicklungen treten Fehlstellungen in den Wänden der Orbitae auf, wie sie beim Schielen häufig vorkommen. Bei den verschiedenen Schiel-Typen bezieht der kraniale Diagnostiker den Ursprung der extrinsischen Muskeln des Augapfels um das Foramen opticum und an den Wurzeln der Ala minor sowie am Boden und am Dach der Orbitae mit ein. Die mechanischen Faktoren in der Struktur der Orbitae in Bezug auf die Muskeln der Augäpfel sollten im Zusammenhang mit anderen, dem Schielen zugeordneten Problemen betrachtet werden.

Die intraossäre Verbindung zwischen dem unteren Bereich des Corpus sphenoidalis und der Einheit von Ala major und Proc. pterygoideus zeichnet sich während der pränatalen und der Kindheits-Phasen angeblich durch eine mechanische zahnartige

---

**216.** Howard A. und Rebecca Lippincott, *A Manual of Cranial Technique*. Dieses Manuskript wurde oft als „Lippincott-Notizen" bezeichnet und mit Material vorbereitet, das Dr. Sutherland zur Verfügung stellte. Es wurde später in Harold I. Magouns *Osteopathy in the Cranial Field* integriert.

Verbindung bzw. Gomphosis aus. Diese Verbindung wird später vollständig von einer knöchernen Formation umgeben, welche ein ovales Pivotarrangement („pintle-oval arrangement") zurücklässt, sodass eine mechanische Anpassung bei einer normalen rotatorischen Bewegung der Einheit in Relation zum Corpus möglich ist, so wie man sie im Zusammenhang mit der sphenobasilaren Sidebending-Mobilität vorfindet..[217] Diese Verbindung ist ebenfalls von möglichen Verschiebungen durch traumatische, insbesondere komprimierender Kräfte betroffen. Ist dies geschehen, muss man nach Störungen in der pterygoidalen Beziehung zum kleinen Palatinum mit entsprechender Irritation des Ganglion pterygopalatinum suchen.

Suchen Sie ebenfalls nach Störungen in der pterygoiden Beziehung zum Foramen sphenopalatinum, die bei Ohrerkrankungen in Betracht gezogen werden sollten.

Außerdem sollte bei der kranialen Diagnostik die Möglichkeit einer Bewegungsstörung zwischen Ala major und Os zygomaticum innerhalb der Orbita sowie die unmittelbare Auswirkung auf die Ansätze an Os zygomaticum und Maxilla berücksichtigt werden. In der Tat beeinflussen Kompressionskräfte auf die intraossären Verbindungen im Os sphenoidale in bedenklichem Ausmaß die sphenoidalen, maxillaren und ethmoidalen Sinus sowie die Tubera auditiva.

Das bei kranialen Technikern als der „Unheilstifter" bekannte Os temporale weist während seines pränatalen und Kindheits-Wachstums interossäre Probleme auf, die eine angeborene Taubstummheit erklären könnten. Zwei Einheiten mit interossärer Verbindung werden für anormale Verwringungen im petrösen Anteil verantwortlich gemacht, wie man sie bei vielen ‚Gekrümmter Zweig'-Präparaten in Laboren findet. Diese Verwringungen würden insbesondere in den empfindlichen Ohrmechanismus eingreifen. Unser Studium der traumatischen und komprimierenden Kräfte bezüglich interossärer Anteile muss das Os temporale mit einschließen.

Obgleich die Knochen des Schädeldachs aus Membranen entstehen, unterliegen auch sie als Antwort auf unterschiedliche Kompressionskräfte unterschiedlichen Verwringungen, aber darauf werden wir im heutigen Vortrag nicht weiter eingehen.

Wir wollen den für die Aufnahme verbleibenden Raum dem wichtigen Bereich des *Sakrum zwischen den Ilia* widmen. Er gehört zum Primären Atemmechanismus und ist in der pränatalen und der Kindheits-Phase gleichfalls von Luxationen interossärer Vereinigungen betroffen. Laut *Gray's Anatomy* variiert die Anzahl jener Einheiten, die während ihrer Wachstumsentwicklung in Betracht gezogen werden müssen. Manchmal gibt es sechs vertebrale Einheiten, zuweilen lediglich vier. In manchen Fällen vereinigen sich die erste und zweite Einheit nicht. Dieser Sachverhalt der Nicht-Vereinigung ist aufgrund des Ansatzes der Dura mater im Bereich des zweiten Abschnitts des Sakrum, die als spinale Einheit der Reziproken Spannungsmembran agiert, in den genannten Fällen besonders wichtig. Dieser Bereich wird als Fulkrum-Bereich betrachtet. Es gewährleistet im Zusammenhang mit der Flexions- und Extensions-Mobilität an der sphenobasilaren Verbindung im Schädel eine Flexions- und Extensions-Mobilität.

---

217. Ein ‚pintle' ist eine Nadel oder eine Schraube, auf der sich ein anderer Teil ausbalanciert bzw. dreht.

## II. Einige Gedanken

Da die Respirations-Mobilität des Sakrum vorrangig als *zwischen* den Ilia betrachtet wird, schränken Anomalien im Ilia-Wachstum die sakrale gelenkvermittelte Mobilität während der Atmung ein. Wir sollten uns daran erinnern, dass die Beckenknochen drei Einheiten besitzen, die besonders in den pränatalen und Kindheits-Phasen des Wachstums bedacht werden müssen. Eine Einheit stellt das Ilium dar, eine weitere das Ischium und die dritte das Pubis. Die Vereinigung der drei erfolgt durch *intra*ossär-epiphysäre Verbindungen im Bereich des Acetabulums, die ebenso von traumatischen oder komprimierenden Kräften betroffen sind, wie dies auch bei Os occipitale und Os sphenoidale der Fall ist. Diese intraossär-epiphysären Luxationen können beim Eintritt des Neugeborenen in die Welt auftreten, insbesondere bei Steißgeburten. Der Strain entsteht durch Ziehen zuerst an einem und dann am anderen Bein. Dies erfolgt vor der Austreibung des Os coccygeus. Diese wechselnde Verfahren an den Beinen neigt dazu, auf die Capites femores zu manipulieren und belastet sowohl die Epiphysenfugen zwischen Caput femoris und Hals, als auch die interossär-epiphysären Einheiten, welche Ilium, Ischium und Pubis im Acetabulum vereinigen – und auf diese Weise als schreckliche Konsequenz eine Einschränkung der Mobilität des Sakrum bei der Atmung bewirken.

Das Erwähnen dieses Geburtstyps erinnert einen daran, dass es weise wäre inne zu halten und sich in dieser Pause daran zu erinnern, dass – obgleich das Kraniale Konzept große Fortschritte bezüglich seiner Darbietung gemacht hat – der Schwanz von Dr. Stills Eichhörnchen noch immer aus dem Loch im Baum herausgestreckt ist. Der Griff am Schwanz reicht nicht weiter als bis zur Präsentation des Steißes. Es verbleibt ein riesiges, noch unentdecktes Feld für wertvolle und lohnende Studien über die physiologischen Gesetze im kranialen Reich, die „nicht von menschlicher Hand entworfen worden sind."[218]

Folgendes Zitat aus der Bemerkung vom alten Dr. C. B. Rowlingson, Herausgeber von *The Western Osteopath,* in *Die Schädelsphäre,* Seite III-vii, wird nicht schaden:

„Osteopathie ist eine therapeutische Goldmine. Viele Adern mit hochgradigem Erz wurden gefunden und werden jetzt bearbeitet. Aber andere, ebenso wertvolle, gilt es noch zu entdecken."

## 34. DIE REISE DER ELRITZE

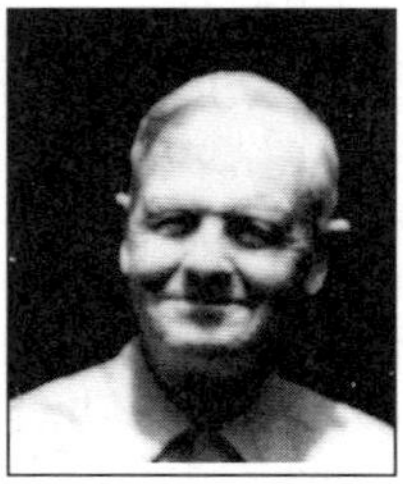

BILD 16:
DR. SUTHERLAND,
CA. 1947.

*Bei verschiedenen Gelegenheiten hielt Dr. Sutherland gegen Ende eines Kurses über das Kraniale Konzept einen freien Vortrag, dem er den Titel „Die Reise der Elritze" gab. Es wurde niemals niedergeschrieben. Insofern gestaltete sich jede Reise anders, obwohl die Hauptidee immer dieselbe blieb. Sobald er und seine Zuhörer sich auf den Weg machten, wurden die Einsichten sowohl in als auch über das lebendige Gehirn veranschaulicht, verdichtet und greifbar gemacht. Die Bitten um Wiederholungen zeigten die Effizienz dieser einzigartigen Sightseeing-„Reise der Elritze".*

*Die hier vorgelegte Reise-Version wurde aus gelegentlichen Notizen von Mrs. Sutherland, Rebecca C. Lippincott D. O. und Marion Howe Wilder D. O. sowie einer Tonbandaufnahme, die Rollin E. Becker D. O. wörtlich abschrieb, zusammengestellt. Anne L. Wales D. O. war hierfür verantwortlich.[219] Sie basiert auf sieben Vorträgen, die in Des Moines, Iowa; Providence, Rhode Island und Chicago, Illinois am 1. Juli, 1948; 23. Oktober 1948; 14. März 1949; 28. Oktober 1949; 25. Mai 1950 und 12. Juli 1951 gehalten wurden. Von weiteren Versionen der Reise gibt es keine Aufzeichnungen, aber es ist wahrscheinlich, dass der zusammengestellte Inhalt dieser sieben Vorträge die meisten Gedanken repräsentiert, die Dr. Sutherland in dieser Form äußerte.*

In der Kindheit haben wir häufig eine lebhafte Fähigkeit an den Tag gelegt: die Fähigkeit unsere Fantasie auszuweiten. Der SCHÖPFER des Universums hatte EINBILDUNGSKRAFT – mit einem „V" in Kapitälchen.

Ohne sie wäre kein Universum entstanden. Ich bitte Sie nun von dieser Fähigkeit Gebrauch zu machen und sich mit mir auf einen Ausflug zu begeben. Ein Bad in jenem großen Körper einer mächtigen fluktuierenden Flüssigkeit, der Zerebrospinalen Flüssigkeit.

Entzünden Sie die besagte Fantasie und eine kleine Elritze, eine leuchtende Elritze, die ihr Licht frei an- und ausschalten kann, wenn sie erforscht, sucht und schließt, wird mich begleiten. Sie benutzt ihre Flossen und bemerkt, dass ihre Bewegung die Zerebrospinale Flüssigkeit fluktuieren lässt.

---

**219.** Adah Strand Sutherland (1889-1976) heiratete 1924 William G. Sutherland D. O. Sie wirkte als eine „klingende Tafel" für Dr. Sutherland, hörte seine Ideen und half ihm, sie sprachlich auszudrücken. Dabei arbeitete sie auch als Sekretärin für die ersten Kurse in Kranialer Osteopathie. Ihre Bemühungen, Dr. Sutherlands Schriften zusammenzustellen, führten zu diesem Buch. Sie schrieb zudem *Mit klugen Fingern*, eine Biographie Dr. Sutherlands.

Dres. Lippincott, Becker und Wales gehörten zu Dr. Sutherlands Fakultät. Rebecca C. Lippincott D. O. (1894-1986: Philadelphia College of Osteopathy, 1923), Mitautorin von *A Manual of Cranial Technique*; Rollin E. Becker D. O. (1910-1996: Kirksville College of Osteopathic Medicine, 1933), wurde später Präsident der Sutherland Cranial Teaching Foundation (1963-1980); Anne L Wales D. O. (*1904: Kansas City College of Osteopathy and Surgery, 1926) ist die Herausgeberin von Dr. Sutherlands *Unterweisungen in der Wissenschaft der Osteopathie*.

## II. EINIGE GEDANKEN

Die kleine Elritze hat gelernt, dass die Zerebrospinale Flüssigkeit innerhalb von Gehirn und Rückenmark und außerhalb davon in den Spatium subarachnoidale verteilt ist. Sie überlegt, dass der logische Punkt fürs Einschiffen zur Reise der vierte Ventrikel ist. Dort ist Kommunikation zwischen dem vierten Ventrikel und der Cisterna magna möglich, sodass die Zerebrospinale Flüssigkeit von den Ventrikeln zu jenem Flüssigkeitskörper fließen kann, der Gehirn und Rückenmark umgibt. Während dieser Überlegung, erinnert sie sich an Dr. Stills Ausspruch in der *Philosophy der Osteopathy [Seite 39]*: „...die Zerebrospinale Flüssigkeit [ist] das höchste bekannte Element des menschlichen Körpers..., und solange das Gehirn diese Flüssigkeit nicht reichlich produziert, wird ein invalider Zustand im Körper anhalten."

Hokuspokus! Sie startet und befindet sich im vierten Ventrikel des lebendigen menschlichen Gehirns. Sie schaut umher und bemerkt, dass er sich zum Canalis spinalis des Rückenmarks, zum Aquaeductus cerebri und den seitlichen Nischen hin verengt, wobei letztere Öffnungen zur Cisterna magna besitzen. Es handelt sich eindeutig um ein strategisches Operationszentrum. Daher schwimmt sie am Boden des vierten Ventrikels entlang und bemerkt all die Nervenzellen mit den von ihnen erfüllten Funktionen: die physiologischen Zentren des menschlichen Körpers. Wie überaus entscheidend es doch ist, dass sich diese Regulations- und Kontrollzentren in guter Arbeitsverfassung befinden! Dann schwimmt sie zum oberen Ende und sieht die lebendige Bewegung des Cerebellum, den anterioren Teil des Dachs. Sie verbringt beachtliche Zeit mit der Betrachtung und fragt sich: Was passiert hier? Sie beobachtet die Nervenstränge, die von der Pons nach hinten herum ins Cerebellum führen, die Form des Cerebellum, das unterhalb des Tentoriums in der Fossa posterior der Schädelbasis liegt und den posterioren Teil des Dachs vom vierten Ventrikel mit seinen von der Außenseite hängenden Plexi choroidei überlagert.

Wieso! Das Cerebellum bewegt sich während des Ein- und Ausatmens wie der Blasebalg eines Schmiedes! Sie sieht, dass die Lobi cerebelli in ihrem Kern weißes Gewebe und an der Außenseite graue Substanz aufweisen. Die Nerven erscheinen ihr hier wie Radioantennen. Wieso, fragt sie sich, ist die Struktur derartig angeordnet?

All dies um den vierten Ventrikel herum, welcher sich innerhalb der Krümmung der Squama occipitalis und oberhalb des Foramen magnum und des Proc. basilaris so genau unter das Tentorium cerebelli einpasst und zudem auf den posterioren Oberflächen der Partes petrosae des Os temporale liegt, beginnt auf ein natürliches System hinzudeuten, das zur Fluktuation des gesamten Körpers der Zerebrospinalen Flüssigkeit dient. Möglicherweise kann man genau dies mit der Squama occipitalis bewirken – wie geeignet, um das Cerebellum und den vierten Ventrikel zu komprimieren und die Zerebrospinale Flüssigkeit *hoch* durch das Aquädukt des dritten Ventrikels, *herunter* durch den Canalis spinalis, *hinaus* durch die Seiten um, unter und über das gesamte Gehirn und das Rückenmark fluktuieren zu lassen. An dieser Stelle kann man die Bewegung der Tide mittels Kompression und Lösen des vierten Ventrikels kontrollieren. Denken Sie an die Nervenfasern der Pons, die von unterhalb

*Die Reise der Elritze*

des Bodens des vierten Ventrikels nach hinten zum Cerebellum verlaufen und von oben nicht nur komprimiert, sondern auch zusammengezogen werden. Wenn Sie lernen, die Tide durch Kompression des vierten Ventrikels zu steuern, können sie unmittelbar eine rhythmische Austausch-Balance zwischen allen Körperflüssigkeiten sicherstellen – und ich meine *alle*.

Im Boden des vierten Ventrikels befinden sich all die besagten physiologischen Zentren, insbesondere jene der Atmung und der zehn Hirnnerven (die beiden anderen sind Teile des Gehirns). Sie fluktuieren damit nicht nur die Flüssigkeit, sondern diese Aktivität liefert Nahrung mittels des „höchsten bekannten Elements", welches entlang der Nervenbahnen bis hin zu sämtlichen Geweben – Herz, Lungen, Milz, Leber – transformiert wird. Es handelt sich um *primäre* physiologische Zentren!

Beobachten Sie, dass das Aquädukt Expansion und Kontraktion sowie Motilität in seinen Wänden – dem Mittelhirn – aufweist. Sehen Sie durch sie hindurch die Wellenbewegung des Flusses der Zerebrospinalen Flüssigkeit im dritten Ventrikel. Stellen Sie fest, dass sich die Elritze hier rechts oberhalb der sphenobasilaren Synchondrose befindet. Sie überlegt, dass eine extreme Stellung dieses Gelenkes in Flexion, Extension, Sidebending-Rotation und insbesondere in Torsion einen Knick im „Schlauch" verursachen würde, welcher die Fluktuation der Flüssigkeit vom dritten zum vierten bzw. vom vierten zum dritten Ventrikel zu stören vermag. *Ist* etwas an dieser Überlegung zum Schädel dran? Die kleine Elritze beginnt zu glauben, dass es sich so verhält.

Betrachten Sie das gesamte Ventrikelsystem innerhalb des Neuralrohrs! Der dritte und vierte Ventrikel wirken wie der Körper eines Vogels: Das Rückenmark ist der Schwanz und die Flügel sind die seitlichen Ventrikel, die vom frei beweglichen Großhirn umgeben und dort befestigt sind, wo alle Flügel ansetzen würden. Flügel, die sich beim Flug eher nach posterior erheben und in Ruhestellung unten vorklappen. Die Hemisphären reiten auf jedem einzelnen Ventrikel und expandieren gleichermaßen. Dies führt beim Einatmen zu einer Weitung der Sutura sagittalis und der Sutura occipitomastoidalis vornehmlich am posterioren Ende. Alles, was Sie studieren, spricht für Motilität des Gehirns und Bewegung der Knochen sowie sämtlicher Teile des Primären Atemmechanismus. Ich versuchte, das zu widerlegen!

Nun befindet sich die kleine Elritze an der Spitze des dritten Ventrikels über einer tiefen Kluft. Als sie ein Summen entlang der von den Hemisphären nach unten führenden motorischen Nervenbahnen hört, erblickt sie einen kleinen Zapfen, wie er bei der Atmung auf seinem Stiel hin und her schwankt – eine rhythmische Funktion aufgrund mechanischer Prinzipien. Das ist die Epiphyse, die bei Extension der sphenobasilaren Synchondrose nach hinten und bei ihrer Flexion nach vorne kippt. Als kleiner neugieriger Kamerad streckt die Elritze sich aus und zieht die Epiphyse nach vorne und zurück, um zu sehen, was dabei an diesem wichtigen Fulkrum-Bereich mit der Vereinigung von Falx cerebri und Tentorium cerebelli passiert. Da es nach hinten und vorne geht, fühlt es sich wie ein Schalthebel an, wenn man die Gänge wechselt. Es muss eine Verbindung zwischen der kleinen Epiphyse und der Reziproken Spannungsmembran geben! Einige Philosophen wähnten diesen Ort als Sitz der Seele. Sie bezweifelt das. Aber es scheint einen mechanischen Zusammenhang zu geben, denn die gesamte Reziproke Spannungsmembran verschiebt sich beim Einatmen nach vorne und beim Ausatmen nach hinten.

Beim Blick der kleinen Elritze nach vorne in die Flüssigkeit des dritten Ventrikels, erblickt sie einen Vorhang herunterhängen und die Flüssigkeit sich bewegen. Der Vorhang weitet sich beim Einatmen, und sie schließt daraus, dass sich damit auch die Form des Plexus choroideus des dritten Ventrikels verändert.

Tatsächlich ändert sich die Form des Ventrikels, sobald sich die Wände bewegen, um beim Einatmen eine V-Form zu bilden und beim Ausatmen wieder zusammenzukommen. Aber diese Wände sind Nervenfasern, die Nervenimpulse transportieren! Dann muss diese Motilität eine weitere physiologische Funktion erfüllen; eine, ohne die es keine Anpassung an die Bewegung der Zerebrospinalen Flüssigkeit vom vierten zum dritten Ventrikel und umgekehrt gäbe.

Sie ist äußerst vorsichtig, während sie hier im dritten Ventrikel umher schwimmt, denn sie hört das Summen der Nervenzellen in den beiden Thalami. Zudem scheint sich etwas Lebendiges in den Wänden zu befinden: die Basalganglien. Sie hat etwas über die elektrischen Nervenzellen in diesen Wänden gehört und hat genauso wenig Lust einen Stromschlag durch den Kontakt mit der elektrischen Kraft zu erleiden, wie Sie es nicht wagen würde einen Hochspannungsdraht zu berühren, der die Elektrizität leitet, die zu jenen 110 Volt transformiert wird, welche Sie zu Hause benutzen. Wie groß ist die Potency in diesem Thalamus! Da sie etwas vom „höchsten bekannten Element" erhält, auf das sich Dr. Still bezieht, unterscheidet sie sich von den entlang laufenden Nervenimpulsen mit gewöhnlichen Botschaften. Sie wird anschließend entlang der Nervenbahn in jene charakteristischen Nervenimpulse transformiert, die man mit einem 110 Volt-Strom vergleichen kann.

Die kleine Elritze meint, dass es interessant wäre, den Boden dieser tiefen Kluft zu sehen und herauszufinden, was da vor sich geht. Daher taucht sie ab. Zunächst gelangt sie an den Hypothalamus. Sie erspäht einen kleinen Kanal und schwimmt durch das Infundibulum zur Hypophyse, die über das Diaphragma der Sella turcica des Os sphenoidale auf ihren Sattel geschnallt ist. Das macht echt Spaß – auf der Hypophyse zu reiten.

Der Vorgang am Boden des dritten Ventrikels beim Einnehmen ihrer V-Form während des Einatmens steht im Kontrast zum Schließen des Vs beim Ausatmen. Der Hypothalamus bewegt sich zusammen mit dem Infundibulum und der Hypophyse – entsprechend der Zirkumrotation des Os sphenoidale nach hinten und vorne auf seiner tranversalen Achse – rhythmisch auf und ab. Tatsächlich ist die Hypophyse in ihrem beweglichen Sattel sowohl ziemlich mobil als auch motil. Die kleine Elritze möchte gerne wissen: Liftet das Aufweiten der oberen Wände des dritten Ventrikels das Infundibulum? Liftet sie die Hypophyse und das Os sphenoidale?

Das Funktionieren der hypothalmisch-hypophysischen Physiologie ist von fundamentaler Bedeutung für das gesamte neuroendokrine System. Was ist dabei das Wichtigste? Betrachten Sie das ganze Bild und berücksichtigen Sie die gesamte Blutversorgung jener Gewebe, ist es nicht schwer zu begreifen, dass diese Bewegung der Hypophyse wichtiger ist als jeder andere Faktor. Kann es ein Leittier der Herde geben, ohne dass es zumindest etwas Motilität und Beweglichkeit besäße? Es müsste als Leittier seiner Herde – dem endokrinen System – aktiv sein.

Dr. Hoover machte auf eine Behauptung eines Pathologen, einer Autorität in seinem Gebiet, aufmerksam. Dieser sprach davon, dass im Infundibulum zwischen Hypothalamus und Hypophyse mit ihrem anterioren und Lobi posteriores 40 000 Nervenfasern verlaufen. Uns liegt also die Funktion der Sekretion notwendiger Flüssigkeiten vor, welche mit den anderen Drüsensystemen des Körpers in Kontakt treten müssen. Diese Funktion wäre aber unmöglich, solange sie keinerlei Mobilität bzw. Motilität besäße – und zwar beides.

Die kleine Elritze vermag zu denken. Daher überlegt sie: Sobald das Os sphenoidale zirkumrotiert und die kleine Hypophyse in ihrem Sattel reitet, findet eine Bewegung statt. Wir sehen die Hypophyse im Trab, im Passgang oder eventuell im Damensitz mit einem Fuß am Sattelknauf reiten. Sie kann ihre Sitzposition je nach Änderung der Sattelposition verändern. Der kleinen Elritze ist etwas von Sidebending-Rotation und Torsion zu Ohren gekommen. Das Os sphenoidale muss in der Lage sein, sich auf seiner anterior-posterioren und seiner vertikalen Achse zu drehen. Das alles hilft die Präparate im anatomischen Laboratorium zu verstehen, bei denen die Hypophyse nicht zentral in ihren Sattel eingesunken ist, sondern zu einer Seite hin bzw. nach vorne oder nach hinten. All dies sind Hinweise bezüglich der Stellungen, in denen die kleine Hypophyse abweichend vom Normalen geritten ist und die wir im Laboratorium antreffen. Was würde dies für die Funktion der Hypophyse und für alle von ihr beeinflussten Systeme, einschließlich der so genannten Persönlichkeit des Körpers, bedeuten?

Lassen Sie uns mit der Hypophyse reiten und uns einen Ausblick verschaffen. Schauen Sie nach vorne und betrachten Sie das Chiasma opticum. Sehen Sie die Incisura ethmoidale sich weiten und verengen. Erkennen Sie, wie die Sehnerven zwischen den Wurzeln der Alae minores des Os sphenoidale in die Orbitae führen, die ihre Form rhythmisch verändert. Bedenken Sie die Bedeutung für den vaskulären Organismus in diesem Bereich, für die Form der Augäpfel in Bezug auf Kurz- und Weitsichtigkeit.

Schauen Sie auf zur Zisterne voll Zerebrospinaler Flüssigkeit über ihnen, die Cisterna interpeduncularis. Dort befindet sich die Flüssigkeit außerhalb des Infundibulums als Teil des „Wasserbettes". Folgt man Hiltons oft als osteopathisch eingeschätzten Werk *Rest and Pain [Seite 24]*, ruht auf ihm das Gehirn. Machen Sie sich bewusst, dass der zentrale Teil des Gehirns hier nicht nur ruht, sondern auch seine kraniale Gelenkwiege schaukelt.

## II. EINIGE GEDANKEN

Jetzt verlassen wir die kleine Hypophyse. Nein, wir wollen etwas anderes machen. Wir lassen die kleine Elritze nach oben reichen, um an der Reziproken Spannungsmembran zu ziehen und die Glocke der Lokomotive über die Crista galli zu läuten. Daraufhin sehen wir das Os ethmoidale nach vorne und hinten schaukeln, vergleichbar der Bewegung einer Lokomotivglocke. Beobachten Sie, wie sich die Bulbi olfactorii auf der Lamina cribrosa auf und ab bewegen und realisieren Sie die Zerebrospinale Flüssigkeit entlang der olfaktorischen Nervenbahnen, welche eine Verlängerung des Gehirns darstellen – eine vom gewöhnlichen Nervensystem abweichende Anordnung. Sie können bei Speransky nachlesen, wie er die Zerebrospinale Flüssigkeit (er bezeichnete es als Zirkulation) entlang der besagten Nervenbahn blockierte und dabei kleine Knötchen in der Farbe der von ihm verwendeten Tintenlösungen in den zervikalen Lymphgefäßen zu bemerken begann – indem er selbige deblockierte.[220]

Die kleine Elritze erkennt, wie dort eine Sidebending-Rotation die Lamina cribrosa auf der konkaven Seite zusammendrückt, was dasselbe bewirken würde: Ein Blockieren der Transformation der Zerebrospinalen Flüssigkeit, jenes Schutzsystems der Nasenschleimhaut, auf das ich Ihre Aufmerksamkeit gerichtet habe. In gewisser Weise bewässern Sie den Rasen. Wenn Sie niesen, holen Sie sich keine Erkältung; Sie versuchen sich zu schützen. Hierbei handelt es sich um eine der selbstkorrigierenden Aktivitäten, die Ihnen jene Möglichkeiten innerhalb der Wissenschaft der Osteopathie zeigen, welche Sie durch Graben entdecken können. Sie können die darin liegenden Kräfte bei Anwendungen nutzen, die solche heilenden Kräfte fördern, anstatt irgendetwas von außen zu verwenden.

Wir wollen nun zurückkehren und besagtem Infundibulum mit seinen 40 000 Lebenskabeln folgen. Können Sie sich diese als Röhre vorstellen, vergleichbar eines Kupferrohrs in einem Koaxialkabel, und dabei erkennen, dass das höchste bekannte Element seine Energie in diesem Kupferrohr transformiert?[221] Das gibt Ihnen einiges zum Nachdenken. Die Hauptdrüse besitzt keine vom Gehirn zuführenden Nervenfasern. Erkennen Sie, dass die Hypophyse ohne jegliche Verbindungen zum Hypothalamus in Form von Nervenfasern funktioniert. Es muss irgendeinen weiteren Kontrollmechanismus im Zentralen Nervensystem des Menschen geben. Falls man es fände, würde es zur Korrektur vieler Störungen im menschlichen Nervensystem führen. Schwimmen Sie in Ihrer Fantasie umher und sehen sie, welche Positionen die Epiphyse einnimmt, wenn sich die sphenobasilare Synchondrose in Flexion und Extension befindet bzw. wenn sich das gesamte Neuralrohr in Einatmung und Ausatmung befindet.

Lassen Sie uns hoch zum oberen Ende des dritten Ventrikels schwimmen, um uns den sich ausbreitenden Vorhang zu betrachten. Ich möchte, dass Sie folgendes sehen: die tatsächliche Ausdehnung des Dachs des dritten Ventrikels beim Einatmen und

---

**220.** A. D. Speransky war ein russischer Wissenschaftler, der sehr vielfältige Experimente durchführte, einschließlich Experimenten zur Natur der Zerebrospinalen Flüssigkeit. Vgl. Speransky, *A Basis for the Theory of Medicine*.

**221.** Ein Koaxialkabel besteht aus einem zentralen isolierten Leiter mit rohrförmig verdrahteten Kupferleitern, die konzentrisch über den Leiter gelegt sind und durch Isolationsschichten getrennt werden. Auf diese Weise ist es möglich, dass zugleich Tausende Signale von Telephon, Radio oder Fernsehen über tragen werden können, ohne dass Störungen durch elektrische Felder auftreten.

das Zusammenraffen des Plexus choroideus während des Ausatmens. So werden Sie verstehen, was die Fachleute damit meinen, wenn sie in Bezug auf die Zerebrospinale Flüssigkeit von einem *Austausch* der Chemikalien im Blut und der Zerebrospinalen Flüssigkeit *innerhalb* der Plexi choroidei sprechen. Sie wissen auch nichts genaueres darüber. Hier haben Sie Ihren Mechanismus, ihr mechanisches Prinzip, in Bezug auf den Austausch zwischen den Chemikalien des Blutes und der Zerebrospinalen Flüssigkeit.

Die Arterien der Plexi choroidei zweigen von den inneren Karotiden ab und ziehen durch die Fissurae transversae cerebri nach oben, um in die Plexi choroidei des dritten Ventrikels und der zwei seitlichen Ventrikel überzugehen. Die Tela choroidea befindet sich zwar außerhalb der Ventrikel, ragt aber mit dem Ependym in sie hinein. Die Zerebrospinale Flüssigkeit umgibt die Arterien in ihrem subarachnoiden Anteil und in den Ventrikeln. Die Venen der Plexi choroidei entleeren sich schließlich über die Vena cerebri magna in den Sinus rectus.

Dieser Bereich wird eigentlich als Cisterna venae magnae cerebri bezeichnet.

Der Plexus choroideus befindet sich eigentlich im arteriellen Strom in der Pia mater und nicht im venösen System. Prinzipiell findet man die gleiche Anordnung im Plexus choroideus am Dach des vierten Ventrikels. Dieses System im Blutstrom ist somit von der Zerebrospinalen Flüssigkeit innerhalb und außerhalb des Neuralrohrs umgeben. Die Motilität des Gehirns verändert die Form der Ventrikel und ruft rhythmische Änderungen in jenen Wänden hervor, in denen sich die Plexi choroidei befinden, indem es die Wände aufdehnt und wieder entspannt. Die Plexi der seitlichen Ventrikel biegen zusammen mit der jeweiligen Gehirnhälfte nach unten in das inferiore Horn. Sie befinden sich nicht im anterioren oder posterioren Horn. Da sich das Großhirn von seiner Basis an den Lamina terminalis bis oberhalb des Tentoriums beiderseits der Falx frei bewegt, liefert Ihnen die Spiralform das mentale Bild des Bewegungsmusters beider Hemisphären. Verstehen Sie jetzt, wieso ich die zerebralen Hemisphären mit den Flügeln eines Vogels vergleiche? Ist Ihnen nun klar, warum sich die mastoidealen Winkel der Ossa parietalia beim Einatmen nach anterolateral bewegen und sich die Spiralform dehnt?

Hören wir dazu Dr. Still: „Ich erklärte weiterhin, dass der menschliche Körper GOTTES Apotheke sei und alle Flüssigkeiten, Medikamente, feuchtende Öle, Opiate, Säuren und Laugen und überhaupt alle Arten von Arzneimitteln in sich trägt, welche die Weisheit GOTTES für menschliches GLÜCK[222] und Gesundheit als nötig erachtet hat."[223] Sie als einer der Mechaniker des Gehirns, werden mit Ihrem kunstvollen Wissen um diesen Mechanismus zum Apotheker – Wissen nicht bloß um den Gelenkmechanismus und jenes kleine Fulkrum der Falx und des Tentoriums, sondern um das Fulkrum innerhalb der Fluktuation der Zerebrospinalen Flüssigkeit, um seinen Still-Punkt.

<u>Verlangsamen Sie die Fluktuation der Zerebrospinalen Flüssigkeit bis zu ihrer</u>

---

222. Anm. d. Übers.: Hier schreibt Sutherland *happiness* mit großem „H". Vermutlich meint er hier nicht nur das irdische Glück, sondern auch anscheinend spirituelles Glück.

223. Still, *Autobiography*, 182. Beachte, dass Dr. Still in der 1908 revidierten Ausgabe das Wort „Gehirn" durch „Körper" ersetzte. Vgl. die ursprüngliche Ausgabe 1897, 219. Die in Klammern gesetzte Form von „Glück" wurde offenbar von den ersten Herausgebern hinzugesetzt, mutmaßlich um die starke Betonung zu markieren, die Dr. Sutherland auf das Wort in seinen mündlichen Präsentationen legte.

## II. EINIGE GEDANKEN

rhythmischen Balance, dort wo sich alle Flüssigkeiten zwischen der Zerebrospinalen Flüssigkeit und dem Blut unmittelbar austauschen. Sehen Sie das Bild? Einen Austausch der Chemikalien im Blut mit jenen in der Zerebrospinalen Flüssigkeit.

Lassen Sie uns jetzt vom dritten Ventrikel aus einen kleinen Ausflug unternehmen. Ganz oben an der Vorderwand finden Sie kleine Eingänge, die zu den seitlichen Ventrikeln hinausführen.

Sie entscheiden sich hinaus in den rechten von beiden zu schwimmen. Falls Sie dort keine kleine Markierung hinterlassen sollten, damit Sie bei Ihrer Rückkehr wissen, wo Sie sich befinden, könnten Sie verloren gehen, denn der Ventrikel krümmt sich wie ein Widderhorn – ein kleines Horn geht dahin und ein anderes nach hinten.

Zuerst schwimmen wir in den anterioren See. Er ist von Etwas umgeben, das einige als Intelligenzzentrum bezeichnen, dem Lobus frontalis cerebri. Hier liegen die Ossa frontalia näher am Gehirn als jeder andere Schädelknochen. Die Ossa frontalia drehen sich nach außen und innen, sobald sich die Incisura ethmoidalis aufweitet bzw. verengt, wobei die Geruchsknollen mit pulsierender Motilität und reitender Beweglichkeit in der Krippe schaukeln.

Die kleine Elritze beginnt die Schlichtheit des Neuralrohrs zu begreifen. Der anteriore Bereich ist zum superioren geworden, weil sich das Großhirn nach hinten unten und um die Spitze des Lobus temporalis kräuselt, welcher sich nun unter ihm befindet. Auf diese Weise hängt die Fissura transversa über dem mittleren Abschnitt. Die kleine Elritze schwimmt in den Seen innerhalb des Lobus parietalis und des Lobus parietalis weiter – dort vernimmt sie erneut das Summen der motorischen Nervenbahnen – und zurück ins posteriore Horn, wo sich der visuelle Cortex gegen die Reziproke Spannungsmembran lehnt und wo die Falx cerebri die Wand und das Tentorium cerebelli den Boden bildet. Sollte der Winkel zwischen Wand und Boden verkleinert werden, würde auf den visuellen Cortex Druck ausgeübt werden.

Die kleine Elritze wünscht sich wieder zurück zum vierten Ventrikel. Hokuspokus! Schon ist sie da! Die Entscheidung zwischen einem Ausflug hinab ins Innere oder zur Außenseite des Rückenmarks fällt zugunsten der Außenseite. Sie schwimmt durch eine seitliche Nische und findet sich in der Cisterna magna wieder, welche die Medulla genau über dem Foramen magnum umgibt. In diesem Gebiet sind die Dinge groß: die Cisterna magna und das Foramen magnum. Könnte es sich hier um jenes Loch im Baum handeln, auf das Dr. Still bezog? Es handelt sich zweifellos um ein großes im Os occipitale.[224]

Die kleine Elritze hat gehört, dass das Os occipitale bei der Geburt aus vier Teilen mit Knorpel dazwischen besteht. Es sitzt an der Spitze der Wirbelsäule und besitzt kleine Kondylen, die beim Nicken des Kopfes in den Atlasgruben schaukeln. Die vier Teile sind an der Bildung des Foramen magnum beteiligt. Es leuchtet ein, dass die Form des Foramens mit der Anordnung der vier Teile, die seine Begrenzung bilden, unmittelbar zusammenhängt.

Während sie hier in der Cisterna magna ausruht, kann die kleine Elritze einen

---

224. Für Dr. A. T. Still war die Osteopathie eine Wissenschaft, eine Philosophie und eine Kunst, deren Potenzial nicht wirklich erkannt wurde; ganz wie auch ein Eichhörnchen in seinem Baumloch nur teilweise erkennbar wäre. Er erklärte, dass zur Zeit lediglich der Schwanz des Eichhörnchens zu sehen sei.

Blick auf die Pyramidenbahnen auf der Unterseite der Medulla oblongata werfen. Genau darunter befindet sich der Proc. basilaris des Os occipitale. Was wird wohl passieren, denkt sie sich, wenn jemand hart auf seinen Füßen landet, den Proc. basilaris dabei hochtreibt und besagte Pyramidenbahnen erschüttert? Oder falls durch ein anderes Trauma, das hier einen Strain verursachen kann, der Proc. basilaris auf die Pyramidenbahnen gedrückt bzw. die Medulla allzu fest in das Foramen geschoben würde? Vielleicht implizierte Dr. Stills Hinweis auf den Körper des immer noch im Loch des Baumes befindlichen Eichhörnchens derartige Möglichkeiten.

Hier ruhend spürt die winzige Elritze ein leichtes Beben innerhalb der Zerebrospinalen Flüssigkeit, welches bis ins Zentrum reicht. Es schwappt nicht zur einen oder anderen Seite und keine Wellen schlagen hier oder dort hoch. Das Beben reicht genau ins Zentrum. Dann beginnt sie zu begreifen, was wir damit meinen, wenn wir sagen, dass wir die Fluktuation der Flüssigkeit genau zu jener kurzdauernden rhythmischen Periode bringen, in der wir Balance vorfinden. Alles ist Balance, Austausch! Vollständiger Austausch zwischen sämtlichen Flüssigkeiten im Körper. Das reicht, um die Möglichkeiten zu erkennen.

Die kleine Elritze schwimmt um das Rückenmark herum nach unten. Dieses beginnt dem Schwanz einer Kaulquappe zu ähneln, der sich beim Einatmen und Ausatmen auf und ab bewegt. Dann sieht sie die Fäden, die „Pferdeschwanz" [Cauda equina] genannt werden nach unten führen; ganz nach unten zum Boden des folgenden spinalen Mechanismus: Nerven, Pia mater und die Membrana arachnoidea befinden sich alle innerhalb der spinalen Dura mater. Diese durale Röhre, eine Fortsetzung der inneren Schicht der kranialen Dura mater, stellt eine Reziproke Spannungsmembran dar. Ich möchte, dass Sie diesen kleinen Mechanismus zwischen dem Os occipitale und dem Sakrum wahrnehmen. Es handelt sich um die Kernverbindung zwischen Schädelschale und der Beckenschale.

Die spinale Dura mater setzt fest um das Foramen magnum herum und am zweiten Halswirbelkörper an. Sie besitzt keine weiteren festen Knochenansätze, bis sie das Sakrum erreicht. Zirkumrotiert das Os occipitale um seine transversale Achse in seine Inhalationsstellung, bewegt sich das Foramen magnum von einem niedrigeren auf ein höheres Niveau. Der Durazug hebt die Basis sacralis nach oben und hinten und der Apex sacralis bewegt sich nach anterior. Bewegt sich das Os occipitale zurück in seine Exhalationsstellung, kehrt das Foramen magnum zu seinem niedrigeren Niveau zurück und das Sakrum fällt in seine Extensionsstellung mit der Basis sacralis nach vorne und dem Apex sacralis nach hinten. Da das Os occipitale einen Teil des kranialen Mechanismus darstellt, macht das mechanische Prinzip der spinalen Dura mater als Reziproke Spannungsmembran diesen kleinen Mechanismus zu einem Teil des Primären Atemmechanismus. Die Außenfläche der Schädelbasis partizipiert am sekundären Atemmechanismus.

Diese mechanischen Prinzipien finden sie in keinem anatomischen Labor. Sie müssen sie in lebendigen menschlichen Körpern beobachten. Sobald Sie anfangen

## II. Einige Gedanken

die Individuen genauer zu betrachten, wundern Sie sich über die Bedeutung dessen, was Sie sehen. Auf diese Weise können Sie diagnostisch derartig geschickt werden, dass Sie mit ihren Finger die Dysfunktion bezeichnen und diese benennen können – glauben Sie es oder auch nicht.

Zurück in der Cisterna magna taucht die kleine Elritze nach vorne unter das Gehirn und durch die Cisterna pontis hindurch zur Cisterna basalis. Die Membrana arachnoidea überspannt die Unebenheiten Gehirnoberfläche, während die Pia mater, die den arteriellen Strom transportiert, sich ihm anschmiegt. Da die Zerebrospinale Flüssigkeit den Raum zwischen ihnen ausfüllt, gibt es viele Orte mit einer Flüssigkeitsansammlung. Die Cisterna basalis ist in zwei Teile aufgeteilt: die Cisterna interpeduncularis und die Cisterna chiasmatis. Es gibt eine Zisterne um den Tractus opticus und einen in der Fissura lateralis des Großhirns sowie eine Verteilung hoch durch die Fissura transversa zur Cisterna venae magnae cerebri. Eigentlich stellen alle Sulci kleine Zisternen der Zerebrospinalen Flüssigkeit dar, insofern die Membrana arachnoidea sie überbrückt, während die Pia mater in der Tiefe festhaftet.

Das gesamte Bild beginnt zu erscheinen: Das Neuralrohr ist in seiner Gesamtheit wie ein Haus in einem Ozean und es gibt eine Menge offener Wege zwischen den Zimmern des Hauses.

Dieser Ozean ist ein beständiger Flüssigkeitskörper in der Membrana arachnoidea und im Neuralrohr. Die Bewegung der Flüssigkeit innerhalb ihres natürlichen Hohlraums ist eine tidenartige Bewegung, eine Fluktuation. Die Motilität des Gehirns und die Fluktuation der Zerebrospinalen Flüssigkeit verschieben das Fulkrum der Reziproken Spannungsmembran, welche ihrerseits die Schädelknochen im Verhältnis zueinander und das Sakrum zwischen den Ilia bewegt. So ruht das Gehirn nicht bloß auf seinem Wasserbett, sondern es schaukelt seine Gelenkwiege auch mittels des Getriebemechanismus in den Gelenken zwischen den Schädelknochen.

Die Reziproke Spannungsmembran des Schädels stellt eine Duplikation der inneren Schicht der kranialen Dura mater dar, die als Falx cerebri und Tentorium cerebelli bezeichnet werden. Beim aufrechten Stand hängen die beiden sichelförmigen Hälften des Tentoriums von der Falx cerebri herunter. Machen Sie einen Kopfstand, hängt die Falx vom Tentorium herunter. Liegen Sie auf der Seite, hängen die Falx und die eine Hälfte des Tentoriums von der anderen Hälfte des Tentoriums herunter. Im Sinne mechanischer Funktion ausgedrückt, wird der membranöse Gelenkmechanismus des Schädels durch jenes automatisch-shiftend-aufgehängte Fulkrum der Reziproken Spannungsmembran bewegt und gesteuert, das sich im Bereich des Sinus rectus befindet, dort wo die Falx sich mit dem Tentorium vereinigt. Das hängende Fulkrum ist mit einer jener alten Waagen vergleichbar, die ich in einem Nachbau des ersten Postamts auf Cape Code von der Decke herunterhängen sah. Das Fulkrum, um das sich die Balance austarierte, bezeichnete den Still-Punkt, den Kraftpunkt innerhalb der Funktion des Mechanismus. Es bedurfte lediglich einer Berührung, um ihn zu verschieben – so empfindlich war die Balance.

Durch die Kunst der Kenntnis um diesen Mechanismus, zusammen mit der Beobachtung und der Palpation des lebendigen Schädels, sind Sie in der Lage das Verständnis der normalen Aktivität des Primären Atemmechanismus zu erlernen. Mit dem Wissen um den Normalzustand können Sie das Anormale diagnostizieren. Das Schwingen der Reziproken Spannungsmembran und die Fluktuation der Zerebrospinalen Flüssigkeit erzählen Ihnen die Diagnose und beide können zur Korrektur membranöser Gelenkstrains innerhalb des Mechanismus verwendet werden.

Es gibt Anpassungsmuster in den Gelenkverbindungen der Schädelbasis und es gibt besondere traumatische Auswirkungen, die verstanden werden müssen.

Wir besprechen Sie im Hinblick darauf, was an der sphenobasilaren Synchondrose geschieht bzw. im Falle eines Traumas in Bezug auf die Stelle des Einwirkens und auf die davon betroffenen örtlichen Gelenke. Lassen Sie uns die winzige Elritze auf einen Ausflug begleiten, um einigen dieser Fälle zu begegnen.

Beim Fortsetzen ihrer Besichtigung im großen Teich der Zerebrospinalen Flüssigkeit nimmt die kleine Elritze die Gegenwart eines Lichtes wahr, jenes Licht, welches das Feld erleuchtet. Es gleicht dem Strahl der vom Leuchtturm ausgeht: Es erleuchtet den Ozean, ohne ihn zu berühren. Manchmal nenne ich es „Flüssigkeit in der Flüssigkeit" oder „flüssiges Licht" – etwas, das man in diesem dunklen Raum anmacht und die Dunkelheit verschwindet. Wohin geht es? Es handelt sich um etwas Unsichtbares: die Potency, der ATEM DES LEBENS oder Dr. Stills höchstes bekanntes Element..[225] Wir können es nutzen, wenn wir in Schwierigkeiten sind und nicht wissen, was wir tun sollen. Bei unserer Suche nach dem wahren Bild der Vorgänge im Primären Atemmechanismus, stoßen wir auf immer mehr – alles *außer* dem flüssigen Licht.

In der Cisterna magna betrachten Sie das Cerebellum, Sie erkennen, wo es vielleicht aufgrund eines Stoßes gegen den Hinterkopf, vielleicht als Folge einer Lumbalpunktion, um Zerebrospinale Flüssigkeit zu entnehmen, nach hinten gekippt ist.

In der Cisterna interpeduncularis erkennen Sie, wie eine komprimierende Kraft von der Spitze des Kopfes oder, im kranialen Dysfunktionsmuster gesprochen, beim Herunterdrücken auf diese Zisterne, selbige nach vorne auf die darüber liegende Zisterne presst. Eine derartige Kompression um den Tractus opticus herum kann sich ebenso auf das Auge auswirken, wie eine Hypophysenvergrößerung bzw. eine Wucherung. Keineswegs alle Indikationen verweisen auf eine Anormalität der Hypophyse oder eine Wucherung hin. Die osteopathische Anwendung des Tastsinns über dem betreffenden Schädel wird Ihnen viel erzählen. Bei der Wahrnehmung, die dem Gefühl einer verdorbenen Tomate entspricht, begeben Sie sich auf die Suche nach einer Pathologie in Form einer Wucherung im Mechanismus. Sie können mittels der Kunst des Wissens um den Mechanismus in Kombination mit der fachkundigen Anwendung Ihres Tastsinns in Ihren klugen-fühlenden-sehenden Fingern eine Differentialdiagnose durchführen.

---

225. Zur umfassenden Auseinandersetzung mit Sutherlands Gebrauch des Begriffes ATEM DES LEBENS siehe Kapitel 23, „Vortrag ohne Titel von 1944"; „Da bildete GOTT, der HERR, den Menschen, aus Staub vom Erdboden und hauchte in seine Nasenlöcher den ATEM DES LEBENS, so wurde der Mensch eine lebendige Seele." (Gen 2,7).

## II. Einige Gedanken

Diese Faktoren, wie etwa Kompressionskräfte, die Störungen in der normalen Fluktuation der Zerebrospinalen Flüssigkeit hervorrufen – oder sie in einer Zisterne einengen – stören bzw. verengen sie über den gesamten Bereich des Ozeans hinweg, der das Gehirn umgibt. Die Flüssigkeit umfließt nicht nur das Gehirn, sondern befindet sich auch in den Ventrikeln, in ihren Kammern, überall um das Rückenmark herum und eine gewisse Strecke hinaus entlang der Nervenbahnen. Was für eine *Größe*!

Sobald Sie hier hoch zu den zerebralen Hemisphären schwimmen, finden Sie kleine Fissuren, in die Sie hinabsehen können. Sie sehen die Pia mater die arterielle Zirkulation zum Boden dieser Fissuren transportieren und die Zerebrospinale Flüssigkeit über der Pia mater geradewegs nach unten fließen. Darüber erkennen Sie die Membrana arachnoidea; sie reicht nicht in besagte Fissuren hinein, sondern spannt sich darüber. Jetzt beginnen Sie zu verstehen, was mit jenem jungen Mann passiert war, als er vom Krieg heimkehrte und mit ergrauten Haaren aus Flugzeugen und Schlachtschiffen auftauchte.

Durch Furcht und Zittern haben die Membranen den Mechanismus genau über jenen Fissuren und Sulci verriegelt. Ist Ihnen klar, worauf es ankommt? Es verhält sich wie bei dem Mann, auf den wir Ihre Aufmerksamkeit in *Die Schädelsphäre [Seite 30]* gerichtet haben und dessen meningealer Schock aus einer Mischung schlechten Brandys mit kaltem Wasser resultierte; nicht innerlich, sondern durch die Kühle des einen und den Einfluss des anderen. Ein meningealer Schock, der besagte Membranen über den zerebralen Hemisphären verriegelte. Es war keine Fluktuation der Zerebrospinalen Flüssigkeit festzustellen, kein Pulsschlag, keine Atmung. Ich weiß nicht, wie lange jenes flüssige Licht bestehen bleibt, aber wir hatten damals Glück damit „das Auto anzukurbeln" und mit dem Erscheinen des Atems des Lebens begann der Patient den Atem der Luft zu atmen und seine Wanderung über die Erde fortzusetzen.

Ich möchte, dass Sie die eben beschriebene Darstellung verstehen! Sobald ein meningealer Schock auftritt, müssen sie ebenfalls die Bedeutung des Fulkrums erfassen, nicht bloß jenes im membranösen Gelenkmechanismus, sondern vor allem den *Fulkrum-Punkt*, den *Still-Punkt* in der Fluktuation der Zerebrospinalen Flüssigkeit. Dort kommen Sie dem Verständnis dessen näher, was Dr. Still mit dem höchsten bekannten Element im lebendigen menschlichen Körper meinte.

Lassen Sie uns nun zur Fissura lateralis, zwischen dem Lobus frontalis und dem in der Fossa cranialis medialis liegenden Lobus temporalis herunterschwimmen. Die A. cerebri media verläuft durch die Fissura lateralis bzw. Fissur von Sylvius. Die freie Begrenzung des Os sphenoidale passt in deren Schaft. Man denkt unwillkürlich daran, was passiert, wenn ein Kleinkind einen Schlag auf das Os frontale erlitten und das Os sphenoidale nach hinten getrieben hat. Sie fangen an eine Kompression der A. cerebri media zwischen diesen beiden Lobi zu erkennen. Sie ist vergleichbar der Kompression der Manschette eines Blutdruckmessgerätes beim Messen des

*Die Reise der Elritze*

Blutdrucks; etwas das den Pulsschlag vorübergehend einschränkt. Eine derartige Kompression zwischen den beiden Lobi kann vorkommen. Denken Sie darüber hinaus auch an so genannte „leichte" Schlaganfälle. Falls Sie die Lebensgeschichte Ihrer Patienten betrachten, die einen leichten Schlaganfall erlitten haben, könnten Sie auf ein Ereignis dieser Art stoßen. Sie besitzen eine Möglichkeit – eine von vielen Möglichkeiten der Diagnose – in Form des kunstvollen Wissens um den Mechanismus und bei Betrachten der Geschichte irgendeines kleinen Stoßes.

Wenn sich die sphenobasilare Synchondrose in Sidebending-Rotation befindet, ist eine Seite des Kopfes weniger konvex als die andere. Die konkave Seite steht höher als die konvexe Seite. Wenn die kleine Elritze in den Seen der seitlichen Ventrikel umherschwämme, würde sie einen größeren Flüssigkeitskörper auf der Seite der Konvexität, der tieferen Seite vorfinden. Wir stellten uns den Knick im Schlauch bereits bildlich vor, der bei Fällen merklicher Sidebending-Rotation, Torsion, Flexion oder Extension auftreten würde. Visualisieren Sie nun die gleiche Auswirkung, den gleichen Knick im Infundibulum, welcher den Fluss der Zerebrospinalen Flüssigkeit stört.

Wir sahen, dass die kleine Hypophyse ihre Sitzhaltung ändern kann, wenn ihr Sattel kippt und wir sahen auch, dass die Bulbi olfactorii an der Frontseite vorne und der visuelle Cortex an der Rückseite bedrängt werden können. All dies sind Erwägungen, die Sie bei der Betreuung eines Falles in Betracht ziehen müssen. Beobachten Sie, diagnostizieren Sie und entscheiden Sie anhand Ihrer Daten. Gebrauchen Sie anschließend die innewohnenden Kräfte, um die Dysfunktion zu korrigieren. Halten Sie die Reziproke Spannungsmembran und die Fluktuation der Zerebrospinalen Flüssigkeit am *Balance-Punkt*. Sie können beide ziehen-ziehen-ziehen spüren.

An den Seiten des Corpus des Os sphenoidale befindet sich ein anderer Flüssigkeitskanal. Die Sinus cavernosi führen durch die Dura mater von den Augenvenen herunter zu den Sinus petrosi superiores et inferiores. Seien Sie sich bewusst, dass eine Einschränkung des venösen Flusses in den Sinus petrosi die Flüssigkeiten in den Orbitae beeinflussen kann. Es tauchen eine Menge „Warums" auf, während wir die Elritze begleiten. Osteopathie ist eine Wissenschaft mit Möglichkeiten so umfangreich wie die Größe des Himmels.

Wenn die Zerebrospinale Flüssigkeit sich über den Bulbi olfactorii verschließt, wird die Bewegung des Os ethmoidale blockiert. Verstopfte Conchae nasales können die Bewegung des Os ethmoidale gleichermaßen einschränken.

Wenn die Konstellation des Schädelmechanismus zu prominenten Augäpfeln (Exophthalmos) geführt hat, können Sie vielleicht durch Veränderung des Mechanismus die Augäpfel dazu bringen, sich zurückzuziehen. Sobald sie sich zurückgezogen haben, hat sich auch die Öffnung der Pupillen verändert.

Angenommen ein Patient ist gestürzt und hart auf seinen Tubera ischiadica gelandet. Oder angenommen, er hat einen Schlag auf den superioren Winkel des Os occipitale erlitten. Derartige Ereignisse rufen nicht nur Dysfunktionen der kranialen

## II. Einige Gedanken

Gelenke hervor, sondern lassen das Cerebellum auch auf die Cisterna magna herunter „plumpsen". Was für eine dumpfe Empfindung man doch bei einer okzipitomastoidalen Dysfunktion hat – und das Cerebellum wurde nach unten geschoben. Viele geisteskranke Menschen sind auf diese Weise gequält. Ein möglicherweise bei der Geburt eines Kindes vorkommendes Nach-vorne-Plumpsen des Sakrum kann über die Kernverbindung zwischen Schädel- und Beckenschale mit Faszienzug denselben Effekt haben. Die Befreiung des Gelenkmechanismus und ein flüssigkeitsgesteuertes Liften des Cerebellum beheben die Situation. Wollen Sie das Sakrum mit einer Technik, welche die Basis sacralis nach hinten schiebt, wieder in die richtige Position bringen, stellen Sie sicher, dass die Ilia so gespreizt sind, damit ein Erfolg möglich ist. Das nimmt den Zug von der Reziproken Spannungsmembran und den Faszien, sodass das Cerebellum sich liften kann.

Schwimmen Sie in Ihrer Fantasie umher und betrachten Sie die Epiphyse beim Ein- und Ausatmen. Sehen Sie sich die Hypophyse an, wie sie ohne jegliche Nervenfasernverbindung mit dem Hypothalamus funktioniert. Die Hauptdrüse besitzt keine vom Gehirn zuführenden Nervenfasern. Es gibt irgendeinen weiteren Kontrollmechanismus im Zentralen Nervensystem. Falls man es fände, würde dies zur Korrektur vieler Störungen im menschlichen Nervensystem führen.

Betrachten Sie das Infundibulum als eine Röhre, vergleichbar einem Kupferrohr in einem Koaxialkabel, und sehen Sie, wie das höchste bekannte Element seine Energie in diesem Kupferrohr transformiert. Das gibt Ihnen einiges zum Nachdenken. Mit all diesen Anblicken und Gedanken glaubt die Elritze, dass es genug ist, um jahrelang darüber nachzudenken. So taucht sie ganz zum Boden, nimmt eine Lumbalpunktion vor und entschwindet.

Dr. Still konnte nicht über all die Dinge sprechen, die er vom menschlichen Körper verstanden hatte. Wir waren noch nicht so weit, um ihn zu vernehmen. Wenn Sie in seiner Philosophy of Osteopathy zwischen den Zeilen lesen, werden Sie erkennen, dass es sich so verhält.

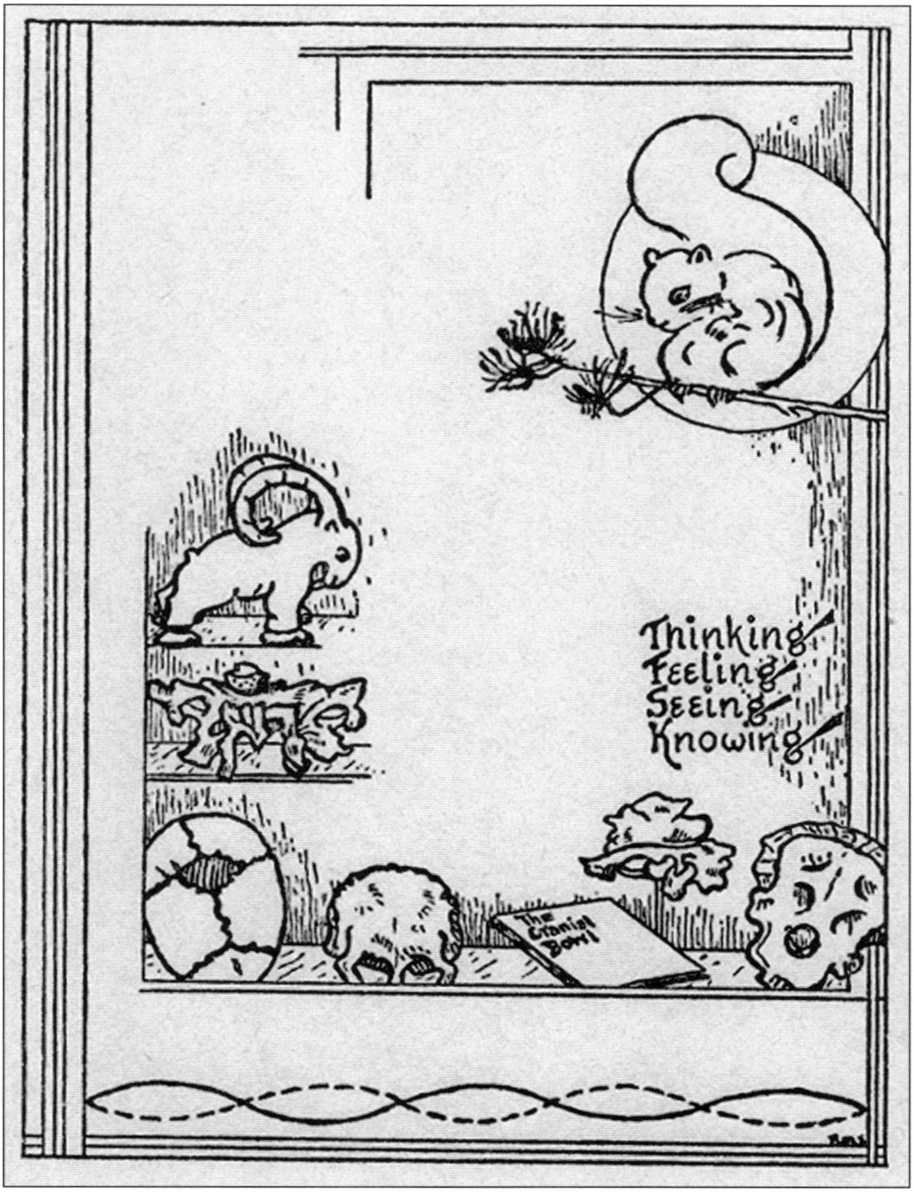

## III. Die Schädelsphäre

Bild 17: Dieser Umschlagentwurf für die Erstausgabe von *Die Schädelsphäre* (1939) wurde von Sutherlands Frau Adah entworfen. Man erkennt links A. T. Stills Widder der Vernunft („Ram of Reason"); darunter ein Os sphenoidale und den Schädel eines Kleinkindes, daneben ein Os frontale, eine Ausgabe von *Die Schädelsphäre*, ein Os temporale und ein Os occipitale; darüber den Ausspruch „Klug, fühlend, sehend, wissend" und das vollkommen sichtbare Eichhörnchen im Loch des Baumes – ebenfalls eine Anspielung auf Sutherlands großes Vorbild A. T. Still (1828-1917), den Begründer der Osteopathie und einstigen Lehrer von W. G. Sutherland.

*Vorwort*

# DIE SCHÄDELSPHÄRE

# III. DIE SCHÄDELSPHÄRE

Eine Anleitung bezüglich der kranialen artikulären Mobilität,

kranialen artikulären Dysfunktionen und kranialen Technik

von

WILLIAM G. SUTHERLAND D.O.

Für meine Frau,

ADAH STRAND SUTHERLAND,

die mich unterstützte und Ansporn gab,

diese Abhandlung zu schreiben

## Inhalt

1. Einleitung — 13
2. Kraniale Artikuläre Mobilität — 16
3. Kraniale Gelenkflächen — 17
4. Reziproke Spannungsmembran — 26
5. Ventrikel, Wirbelkanal und subarachnoidale Räume in Beziehung zur zirkulierenden Aktivität der Zerebrospinalen Flüssigkeit — 28
6. Diagnose kranialer Dysfunktionen — 33
7. Grundgedanken der kranialen Technik — 35
8. Technik zur Anregung der Zerebrospinalen Flüssigkeit — 36
9. Technik zum Lift des Schädeldachs — 37
10. Sphenobasilare Technik — 40
11. Pars petrosa-Technik — 42
12. Vier-Hände-Technik — 43
13. Temporomandibulare Technik — 45
14. Strukturelle oder Modellierende Technik — 46
15. Dysfunktionen traumatischen Ursprungs — 48
16. Dysfunktion dental-traumatischen Ursprungs — 53
17. Dysfunktionen der Gesichtsknochen — 56

# III. DIE SCHÄDELSPHÄRE

## GELEITWORT

Nach Meinung des Autors *Die Schädelsphäre* war dieses Buch ursprünglich dazu gedacht, die Fachwelt mit einem neuen osteopathischen Konzept vertraut zu machen. Die gesamte Ausgabe widmete sich nahezu gänzlich der Erfüllung dieses Zwecks. Ihr folgten ein stetig wachsendes Interesse an Dr. Sutherlands Entdeckung, eine sich verbreiternde Erkenntnis ihrer Bedeutung und eine wachsende Zahl osteopathisch arbeitender Ärzte, die diese Technik mit gutem Erfolg anwandten.

Praktizierende der Kranialen Osteopathie, die das Glück haben, eine Ausgabe zu besitzen, finden in ihr einen Fundus nützlicher Informationen, deren Wert mit dem Verständnis des Konzeptes steigt und ein Nachschlagewerk, das immer zur Hand sein sollte. Diesem Gedanken zufolge und mit Genehmigung des Autors, hat die Osteopathic Cranial Association die zweite Ausgabe von *Die Schädelsphäre* herausgebracht, damit das Buch wieder zur Verfügung stehe.

Dem ursprünglichen Inhalt wurden ein Vorwort und eine erklärende Fußnote auf Seite 20, beides vom Verfasser geschrieben, beigefügt. Weiterhin wurde ein Index hinzugefügt, um den Gebrauch als Nachschlagewerk zu erleichtern.

Nachdem *Die Schädelsphäre* seine erste Mission erfüllt hat, geht es nun in die zweite Phase seiner Nützlichkeit, welche man zum Zeitpunkt, als Dr. William G. Sutherland dieses Buch schrieb, in diesem Maße nicht erwartet hatte.

Die Osteopathic Cranial Association.

*Vorwort*

---

„Doktor Stills tägliches Gebet galt uns, das jeder einzelne, seinen kleinen Teil zur Vervollkommnung eines Bereiches der allumfassenden Struktur beitragen möge."

Carl P. McConnel D.O.
Früherer Präsident der
American Osteopathic Association.

„Die Osteopathie ist eine therapeutische Goldmine. Viele Goldadern von hoher Reinheit sind gefunden worden und werden nun ausgeschöpft; aber es gibt noch weitere, ebenso wertvolle, zu entdecken."

C. B. Rowlingson D.O.
Herausgeber von *The Clinical Osteopath*

♦♦♦

Die Einfügungen zwischen den Kapiteln beziehen sich auf die Wissenschaft der Osteopathie und sind nicht als Bestätigung der kranialen Idee des Autors gedacht.

# III. DIE SCHÄDELSPHÄRE

## VORWORT

*Zum Nachdruck von* Die Schädelsphäre
*Herausgegeben von der Osteopathic Cranial Association*

Das Buch *Die Schädelsphäre*, so wie es 1939 veröffentlicht wurde, war in seiner Kürze nicht als Lehrtext zur kranialen Behandlung gedacht – das einzige Motiv bestand darin, das Interesse der Fachwelt an unseren Thesen zur Mobilität der intrakranialen membranösen Gelenkverbindungen zu wecken. Tatsächlich fehlte das fundamentale Prinzip jener Behandlung, die zum Abbau membranös-artikulärer Strains führt, genauer gesagt – es wurde gestrichen. Der ursprünglich viel größere Umfang wurde mehrere Male bis auf seine jetzige Größe reduziert. Wir nahmen an, dass ein kleineres Werk eher Beachtung finden würde als ein dicker Band, dessen Schicksal es ist, im Bücherregal seine letzte staubige Ruhestätte zu finden.

Heute, acht Jahre später, sind sich viele in der osteopathischen Profession tätige durch weiterführende Fortbildungen der Bedeutung dieses fundamentalen, in der kranialen Technik vertretenen Prinzips bewusst geworden, nämlich: der innewohnenden physiologischen Funktion zu erlauben, ihre unfehlbare Potency zu entfalten, statt von außen blinde Gewalt anzuwenden.

Deshalb: Unser kleines Büchlein möge nun als ein „Echo aus der Vergangenheit" angesehen werden oder als Andenken, verlegt von der Osteopathic Cranial Association.

Hochachtungsvoll und mit kollegialen Grüßen,

William G. Sutherland D.O.
Autor von *Die Schädelsphäre*

*Niedergeschrieben im August 1947 in Dodges Log Lodges am Nordufer des Lake Superior*

## DANKSAGUNG

Der Autor möchte den folgenden Personen seinen aufrichtigen Dank ausdrücken:

Dr. Ray G. Hulburt, Herausgeber von The Journal of The American Osteopathic Association: für die vielen Aufmerksamkeiten, einschließlich der Erwähnung durch den Herausgeber, und die Ermutigung weiterzumachen, wie sie regelmäßig im Kommentar des Herausgebers in der Diskussion von Forschungsproblemen zum Ausdruck gebracht wurde.

Dr. John A. MacDonald: für die Diskussion meiner Arbeit bezüglich der kranialen artikulären Mobilität auf der Tagung der AOA in Detroit, und die Erlaubnis, Auszüge daraus in dieser Anleitung zu verwenden und für das frühe Interesse an der Kranialen Idee.

Dr. John E. Rogers und dem AOA Bureau of Professional Development: für die Durchsicht von zwei frühen Manuskripten.

Dr. W. G. Hagmann, Herausgeber von The Northwest Bulletin: für den Platz, den er meiner Kolumne „Ideen zum Schädel" zugestand, welche eine frühe gedankliche Anregung zum Kranialen Thema darstellte.

Dr. C. B. Rowlingson, Herausgeber von The Western Osteopath: für die Publikation des Kapitels bezüglich der kranialen artikulären Mobilität sowie für die Durchsicht des Kapitels über die kranialen Gelenkflächen.

Dr. J. B. McKee Arthur, Herausgeber von The Osteopathic Profession: für die Publikation der Kapitel bezüglich der dental-traumatischen Dysfunktionen; sowie anderer Artikel betreffend die Kraniale Idee.

Mitgliedern der osteopathischen Profession: für ihre Beiträge zu den Texten zwischen den Kapiteln.

## III. Die Schädelsphäre

Dr. Perrin T. Wilson und Dr. C. N. Clark: für die Erlaubnis, Zitate aus The Journal of The American Osteopathic Association zu verwenden.

Dr. Dwight J. Kenney: für die Erlaubnis, Zitate aus seiner Arbeit bezüglich der Herzpathologie zu verwenden, die der Minneapolis Osteopathic Society vorgelegt wurde.

Dr. W. B. Saunders Company: für die Erlaubnis, Zitate aus dem Text über die Zerebrospinale Flüssigkeit von Merritt und Freemout-Smith zu verwenden.

◆◆◆

„Im Jahre 1874, nach Jahren unabhängigen Nachdenkens, bekam Dr. A. T. Still eine Vorstellung der grundlegenden Prinzipien einer bedeutenden Wahrheit."

Asa Willard D.O.<br>Früherer Präsident d er<br>American Osteopathic Association

„Das osteopathische Konzept ist keine Theorie. Es ist eine Tatsache, ein fundamentales Gesetz der Gesundheit."

Arthur E. Allen D.O.<br>Präsident der<br>American Osteopathic Association

*Vorwort*

## OSTEOPATHISCHE IDEEN ENTWICKELN SICH LANGSAM

„Zu oft akzeptieren wir die Erkenntnisse der alten medizinischen Lehre ohne sie zu hinterfragen. Uns wurde beigebracht zu glauben, dass die alte Schule zum größten Teil strenger Forschung unterliegt; dass ihre Ideen maßgebenden Charakter haben und dass sie daher, aus Sicht der alten Schule, anerkannt werden sollten. Wir sind jedoch Vertreter einer neuen Idee von Therapie und unsere Überlegungen und Nachforschungen führen uns zu einer neuen Interpretation der Texte in Anatomie und Physiologie."[1]

„Osteopathische Ideen entwickeln sich langsam. Wir tun gut daran, die neuen Ideen die unsere Leute vorbringen sorgfältig zu hinterfragen, sodass wir vermeiden, etwas Unfundiertes oder Fantastisches anzunehmen. Auf der anderen Seite ist unsere Bereitschaft eine neue Theorie oder Interpretation in Betracht zu ziehen groß, da wir ein Gebiet erforschen, welches auch für uns neu ist – ein Gebiet, dem von Seiten der so genannten normalen therapeutischen Forscher kaum Beachtung geschenkt wird. Wir brauchen uns nicht zu fürchten, den neuen Ideen, die von unseren Leuten vorgebracht werden, volle Beachtung zu schenken."[2]

John A MacDonald D. O.

Früherer Präsident der
American Osteopathic Association

---

1. Auszüge aus Dr. MacDonalds Besprechung der Arbeit des Autors, vorgetragen vor der American Osteopathic Association in Detroit im Juli 1932. Mit freundlicher Genehmigung.
2. s.o.

„Wenn Sie Osteopathie verstehen, werden Sie erkennen, dass Sie ein therapeutisches System haben, das allem, was gegenwärtig verwendet wird, weit überlegen ist, und Sie werden künftig vorbehaltloses Vertrauen in seine verbesserte Wirkungsweise haben."

Dwight J. Kenney D.O.
Ältestes praktizierendes Mitglied des Berufsstandes
Im Alter von 88 Jahren

„Osteopathische Behandlung muss wissenschaftlich verschrieben, akkurat dosiert und gekonnt verabreicht werden, wenn sie das bestmögliche Resultat erzielen soll."

Arthur D. Becker D.O.
Präsident des
Des Moines Still College of Osteopathy
Früherer Präsident der
American Osteopathic Association

# 1. Einleitung

Nach 39 Jahren osteopathischer Praxis, im Alter von 66 Jahren, zeigt mein Haar einen Anflug von grau. Diese Tatsache erinnert mich daran, dass es an der Zeit ist, einen Text für jüngere Mitglieder der osteopathischen Profession vorzubereiten in der Hoffnung, dass meine Kraniale Idee auf den verschiedenen Pfaden der osteopathischen Forschung weitergeführt werde.

Meine Aktivitäten bezüglich der Mobilität kranialer Gelenkflächen gehen auf das Jahr 1899 zurück, als ich Student an der American School of Osteopathy in Kirksville in Missouri war.

Die Idee entstand, während ich die disartikulierten Knochen eines im Besitz von Doktor A. T. Still befindlichen Schädels betrachtete, der in der North Hall des A. T. Still Krankenhauses ausgestellt war. Die artikulierenden Flächen dieser Knochen schienen für mich darauf hinzuweisen, dass sie für eine artikuläre Mobilität wie geschaffen waren.

Ich fand heraus, dass die anatomischen Texte, während sie sowohl die Knochen bezüglich der Form sowie ihrer externen und internen Flächen gründlich beschrieben, wenig über jene Flächen zu sagen hatten, die für den Studenten der Osteopathie die wichtigsten von allen waren – die artikulierenden Flächen. Um dieses Wissen zu erlangen, begann ich bei den zerlegten Knochen mit einem intensiven Studium der artikulierenden Flächen. Das abschließende Ergebnis zeigte, dass sie tatsächlich für die artikuläre Mobilität geschaffen waren.

Ich behielt meine Forschungsaktivitäten mehrere Jahre für mich. Viele der frühen Experimente zur Annäherung an die Wahrheit einer solchen Mobilität führte ich an meinem eigenen Schädel durch. Nachdem ich absolut von der Sicherheit der Technik überzeugt war, begann ich meine Patienten damit zu behandeln. Die gesicherten Ergebnisse legten es nahe, dass die Idee es wert war, sie einigen Wenigen der Profession vorzustellen. Aber es war umsonst. Sie hielten die Idee der Mobilität von kranialen Gelenkflächen für den Traum eines Verrückten. Ich wagte mich dennoch weiter, indem ich das Thema der Minnesota Osteopathic Association in einem Artikel in Redwood Falls vorstellte.

Während dieser Zeit führte ich als Mitherausgeber des The Northwest Bulletin einen Kolumne unter dem Namen „Ideen zum Schädel", von Blunt Bone Bill. The Bulletin, herausgegeben von Dr. W. G. Hagmann und veröffentlicht von der Minnesota Osteopathic Association, wurde gratis an die Mitglieder nach Iowa und Dakota sowie nach Minnesota verschickt. Der Herausgeber begann Anfragen zu erhalten, wer denn Blunt Bone Bill sei. Die Folge war eine Einladung zur Vorstellung des Themas vor der South Dakota Association in Huron und der Iowa Association in Des Moines.

Ich schrieb fleißig an einem Manuskript mit dem Titel *Die Schädelsphäre*, das an The Journal of The American Osteopathic Association geschickt wurde. Nach seiner

Rücksendung, leitete ich es an The Journal of Osteopathy weiter. Erneut kam das Manuskript zurück und ich legte es beiseite. Als nächstes schickte ich ein anderes Manuskript mit dem Titel „Kraniale membranöse artikuläre Strains" an The Western Osteopath. Dr. C. B. Rowlingson, der Herausgeber antwortete:

> „Unsere Redaktion wird von einem Mann geleitet, der es für besser hält einen originellen Artikel trotz gegenteiliger Meinung zu drucken, als etwas, das nicht mehr ist als ein Abklatsch medizinischer Literatur."

Der besagte Artikel brachte eine Einladung des Vorsitzenden, um auf der Konferenz in Detroit vor der American Osteopathic Association zu sprechen. Dr. John A. MacDonalds besprach meinen Artikel von Detroit. Seine Diskussion erschien mit Erlaubnis des Herausgebers des Journal of The American Osteopathic Association Hulburt zusammen mit einem zweiten von mir verfassten Artikel in The Western Osteopath und wurde später in The Osteopathic Profession wiederveröffentlicht.

Während seiner Amtszeit als Präsident der American Osteopathic Association wuchs das Interesse Doktor MacDonalds an der Idee und er riet mir, ein Manuskript an das Bureau of Professional Development der AOA zu schicken. Da mir die Zeit zur Vorbereitung eines neuen Manuskriptes fehlte nahm ich *Die Schädelsphäre* aus der Schublade und schickte es zusammen mit dem Manuskript von Redwood Falls an die betreffende Abteilung. So ergab sich ein freundlicher und ermutigender Kontakt mit dem Abteilungsleiter Dr. John E. Rogers. Die kritischen Anmerkungen ungenannter Mitgliedern der Abteilung waren interessant und hilfreich zugleich. Es war das erste Bureau of Professional Development der AOA. Weitere Vorsitzende nachfolgender Abteilungen folgten Dr. Rogers, aber der Kontakt endete mit der ersten Abteilung.

Dr. J. B. McKee Arthur, der Herausgeber der Osteopathic Profession gewährte mir freundlicherweise die Veröffentlichung von mehreren kurzen Artikeln, darunter „Die Behandlung veränderter Wirbel bei respiratorischer Influenza", „Veränderte Wirbel beim Trigeminusneuralgie und „Kraniale dental-traumatische Dysfunktionen".

Vorträge und Vorführungen wurden vor folgenden staatlichen und regionalen Vereinigungen gehalten:

In Minnesota, zwei in Minneapolis und Redwood Falls, je eine in Austin, Red Wing und Wade Inn. In South Dakota, in Huron. In Iowa, zwei in Des Moines und eine in Corwith. In Illinois in Ottawa. Darüber hinaus vor der American Osteopathic Association in Detroit und Cincinnati. All diese Vorträge erschienen zusammen mit einer Anmerkung in einem Leitartikel des Journal of The American Osteopathic Association sowie weitere günstige Kommentare über die Probleme der Forschung. Dies betrachte ich als Anzeichen, dass meine Kraniale Idee an Bedeutung zunimmt. Die Bemerkung im Leitartikel liest sich folgendermaßen:

> „Aber es ist leicht einzusehen, dass die Standard Nomenklatur erweitert werden muss, um dieses Gebiet einzubeziehen."

*Einleitung*

Mit dem Hinweis, dass die Kraniale Idee noch in den Kinderschuhen steckt, dass sie bis jetzt eine Geburt aus der Steißlage zusätzlich zu dem „Schwanz" des vom Alten Doktor beschworenen osteopathischen „Eichhörnchens in dem hohlen Baum" darstellt, ist es mir eine Freude die folgenden Kapitel zu präsentieren.

Hochachtungsvoll und mit kollegialen Grüßen,
William G. Sutherland D.O.
ASO
Klasse vom Juni 1900

♦♦♦

„Die Osteopathie ist eine empfindliche und komplizierte Wissenschaft der menschlichen Mechanik, die sich mit allen Aspekten des menschlichen Körpers beschäftigt."

Perrin T. Wilson D.O.
Früherer Präsident der
American Osteopathic Association

„Wenn wir selbst uns die Osteopathie als das vergegenwärtigen, was sie ist, werden wir uns aufmachen und unsere Therapie schnell und unmissverständlich auf die wissenschaftliche Landkarte setzen, so wie wir sie auf die klinische gesetzt haben."

Ray G. Hulbert D.O.
Herausgeber von The Journal of The American
Osteopathic Association

# III. DIE SCHÄDELSPHÄRE

## 2. KRANIALE ARTIKULÄRE MOBILITÄT

Die Akzeptanz der These, dass es eine Mobilität in den Artikulationen der kranialen- und Gesichtsknochen gibt, bildet eine Grundvoraussetzung bei der Betrachtung kranialer membranöser artikulärer Strains oder Dysfunktionen als ätiologische Faktoren, die häufig in Verbindung mit Beschwerden des Kopfes anzutreffen sind.[3]

Erwartungsgemäß wird die Fachwelt im Allgemeinen mit Gerrish und anderen anatomischen Kapazitäten argumentieren, dass:

> „die Schädelknochen durch Suturen unbeweglich miteinander verbunden sind."

Jedoch liefert Davis in seiner *Applied Anatomy* eine Basis, auf der man anders argumentieren könnte. Er schreibt:

> „Die Knochen der Schädelbasis sind ursprünglich knorpelig, wohingegen jene des Schädeldachs ursprünglich membranös sind... die Suturen des Schädeldachs beginnen ungefähr im Alter von 40 Jahren zu verknöchern und verschmelzen kontinuierlich bis ungefähr zum 80.ten Lebensjahr."[4a]

Die angewandte Anatomie und der Schädel des Lebenden weisen auf einen starken Unterschied in der Beschaffenheit der kranialen membranösen artikulären Gewebe im Vergleich zu jenen des unbelebten Körpers hin. Ich behaupte, dass im lebenden Schädel normale Mobilität in Form von expandierender und kontrahierender artikulierender Bewegung des Schädeldachs über die speziell entwickelte Schwalbenschwanzform der Suturen auftritt, und dass diese Suturen fortlaufend verschmelzen, solange Leben besteht.

Notwendigerweise geht mit einer solchen Expansion und Kontraktion in den Suturen des Schädeldachs eine Mobilität in allen Artikulationen der Schädelbasis einher und ebenso in jenen, die in Beziehung zu den Gesichtsknochen stehen.

Einfacher und kürzer gesagt: Mobilität der Gelenkflächen findet im Bereich der Schädelbasis und der Gesichtsknochen statt. Die Anpassung an diese Mobilität im Bereich der Schädelbasis wird durch eine kompensierende expansive und kontraktile Tätigkeit an den Suturen des Schädeldachs erreicht.

Ich betrachte die kraniale artikuläre Struktur als einen Primären Respiratorischen Mechanismus, der in Verbindung mit dem Gehirn, den Ventrikeln und den intrakranialen Membranen arbeitet. Der respiratorische Mechanismus des Diaphragmas ist dem gegenüber sekundär.[4]

---

3. Der Inhalt dieses Kapitels wurde in The Western Osteopath vom Dezember 1931 unter dem Titel „Kraniale membranöse artikuläre Strains" veröffentlicht.

4. „Wenn man den Ursprung dieser knöchernen Platten in Betracht zieht, sollten uns die vorangegangenen Feststellungen bezüglich des Alters, in dem die Suturen verschmelzen, zu denken geben." – John A. MacDonald D. O.

Sie Kapitel 5: „Erfahrungen"

*Kraniale Gelenkflächen*

◆◆◆

„Die Funktion eines beweglichen Gelenks ist Bewegung. Der Verlust von Bewegung verursacht eine Fehlfunktion. Die Normalisierung erzeugt ein normales Funktionieren."

Arthur Taylor D.O.

„Dysfunktionen der Knochenstrukturen sind festgesetzte Fixierungen. Zur Erleichterung der Symptome muss die normale Bewegung wiederhergestellt werden."

Clifford S. Pollock D.O.

◆◆◆

## 3. Kraniale Gelenkflächen

Der erste notwendige Schritt für das Erkennen der Tatsache der kranialen artikulären Mobilität sowohl in der Diagnose als auch in der Behandlung einer anormalen artikulären Fixierung innerhalb des normalen Bewegungsspielraums ist das Erstellen eines „mentalen Bildes" der Gelenkflächen der kranialen- und Gesichtsknochen.[5] Dies ist ebenso essenziell wie jenes mentale Bild der artikulierenden Flächen des Iliosakralgelenks, wie Dr. A. Schwab in seinem Aufsatz „Der lumbale Rückenschmerz" betont.[6]

Die kranialen Gelenkflächen sind in ihrer Gesamtheit größer als jene des Iliosakralgelenks. Im Bereich des Cranium gibt es viele verschiedene artikulierende Flächen, während es am Iliosakralgelenk nur zwei sind. Gleichwohl müssen die verschiedenen artikulierenden Flächen als eine Einheit im mentalen Bild des kranialen artikulären Mechanismus betrachtet werden. Das Bild sollte einem Uhrmacher gleichen, der mit seinem mechanischen Wissen das komplizierte Werk einer Uhr betrachtet. Ohne eine bewusste Vorstellung der kranialen Gelenkstruktur im Detail und in ihrer Gesamtheit ist es für den osteopathischen Therapeuten ratsam, seine Kunst auf das zu beschränken, womit er gegenwärtig vertraut ist. Dieses Wissen kann nur durch intensives Studium der artikulierenden Flächen erworben werden, wie sie an den verschiedenen Knochen eines zerlegten Schädels gefunden werden. Anatomische Texte geben keine ausreichende Information hierüber.

---

5. „Die mentalen Bilder, die wir formen können, werden zuerst in grober Form durch das Studium erlangt und dann durch die wiederholte mentale Vorstellung spezifiziert." (Fred P. Millard D.O.)
6. W.A. Schwab: „Der Lumbale Rückenschmerz" in *The Journal of The American Osteopathic Association*.

# III. DIE SCHÄDELSPHÄRE

Beim Betrachten der Mobilität intrakranialer Gelenkverbindungen kann man der Einfachheit halber das Thema in drei Gebiete aufteilen:

Erstens: Die Mobilität der Schädelbasis, einschließlich des Os sphenoidale, der zwei Ossa temporalia und der Pars basilaris des Os occipitale.

Zweitens: Die Anpassungsfähigkeit des Schädeldachs durch die Suturen, einschließlich des Os frontale, der Ossa parietalia und des suturalen Bereichs am Os occipitale.

Drittens: Die Mobilität der Gesichtsknochen, einschließlich der Mandibula, der Ossa palatina, dem Os zygomaticum, dem Os lacrimale, dem Vomer und dem Os ethmoidale.

## DIE MOBILITÄT DER SCHÄDELBASIS

Das Os sphenoidale artikuliert mit elf anderen Knochen und ist für die Mobilität der Schädelbasis sowie für das Schädeldach und den Gesichtsbereich von vorrangiger Bedeutung.[7] Die superiore Gelenkfläche der Ala major des Os sphenoidale stellt in ihrem Kontakt mit dem Os frontale einen kleinen L-förmigen Bereich dar und ist, obwohl vergleichsweise klein, mit dem großen L-förmigen Bereich der iliosakralen Gelenkfläche vergleichbar. Da es zwei Alae majores gibt, existieren zwei dieser L-förmigen Bereiche. In ihrem Kontakt mit zwei anderen L-förmigen Bereichen am Os frontale funktionieren sie wahrscheinlich wie ein Fulkrum und passen sich so der Mobilität in den verschiedenen Artikulationen des Os sphenoidale an.

Posterior der L-förmigen Bereiche gehen die superioren artikulierenden Flächen in die internen abgeschrägten Flächen über, die einen mit den extern abgeschrägten Flächen der Os frontale und des Os parietale artikulieren. Dies deutet auf gleitende Mobilität hin.

Die posterioren Gelenkflächen der Ala major beginnen in spitzen Winkeln, dort wo die superioren Flächen enden. Man beachte, dass sie an diesem Punkt von intern abgeschrägten in extern abgeschrägte Flächen übergehen. Diese setzen sich in der gesamten oberen Hälfte fort und wechseln in einer kleinen Nische auf halbem Wege wiederum in interne, die sich entlang der unteren Hälfte fortsetzen. Diese intern und extern artikulierenden Flächen haben abwechselnd und gegensätzlich externe und interne Kontakte mit den anterior artikulierenden Flächen der Pars squamosa des Os temporale.

Die bezeichnete Differenzierung zwischen der Ala major des Os sphenoidale und der Pars squamosa des Os temporale sollte detailliert verglichen werden – die Ala major des Os sphenoidale in ihrer oberen Hälfte extern und die Pars squamosa des Os temporale in ihrer oberen Hälfte intern, während die untere Hälfte der Ala major intern und die untere Hälfte der Pars squamosa des Os temporale extern zeigt.

Die gewinkelte Nische auf halbem Wege zwischen den oberen und unteren

---

7. Zur Zeit der Entstehung des Textes bezog der Autor die Verbindung zwischen dem sphenoidalen und dem basilaren Anteil des Os occipitale nicht als eine echte Artikulation ein, wegen der Präsenz eines so genannten intervertebralen Discus (bis zu einem Alter von fünfundzwanzig oder dreißig Jahren vorhanden).

Hälften sollte bezüglich ihres Kontaktes mit dem gewinkelten Vorsprung der Pars squamosa des Os temporale eingehend betrachtet werden.

Dieser mechanische artikuläre Kontakt zwischen den Alae majores des Os sphenoidale und den Partes squamosae der Ossa temporalia zeigt allein und ohne Bezug auf irgendwelche anderen mechanischen artikulären Hinweise die Konstruktion zur artikulären Mobilität der Schädelbasis auf. Die interessanten Merkmale der artikulierenden Flächen regten meine ersten Überlegungen über die Möglichkeit kranialer artikulärer Mobilität an. Sie erfordern ein genaues Studium, um das notwendige mentale Bild zur Diagnose von kranialen membranösen Dysfunktionen und ihrer Behandlung zu formen.

Die anterioren Gelenkflächen des Os sphenoidale mit ihren artikulären Beziehungen zu den Gesichtsknochen und nicht zur Schädelbasis werden im Kapitel bezüglich der Mobilität der Gesichtsknochen behandelt.

In zerlegten Schädeln ist die Schädelbasis in zwei Hälften zersägt. Das bedeutet, er ist nicht an der normalen Gelenkfläche zwischen dem Os sphenoidale und der Pars basilaris des Os occipitale zerlegt worden. Die in zwei Hälften zersägten Exemplare stammen von Schädeln Erwachsener. Mein wertvolles Exemplar, das ich bei Demonstrationen der kranialen Technik verwende repräsentiert ein Alter von 25-30 Jahren. Seine Gelenkflächen des Os sphenoidale und der Pars basilaris des Os occipitale weisen auf die Präsenz eines so genannten intervertebralen Discus hin. Der betreffende artikulierende Bereich scheint die Flexion, Extension und Sidebending/Rotation des Os sphenoidale gegenüber dem Proc. basilaris des Os occipitale zu ermöglichen. Auf Reisen und bei zahlreichen Besuchen in den Praxen osteopathischer Ärzte fand ich verschiedene unzerlegte Erwachsenenschädel, bei denen ich durch bloße Kompression mit den Händen eine Bewegung zwischen dem Os sphenoidale und dem Proc. basilaris des Os occipitale hervorrufen konnte, ebenso eine gleitende Bewegung der Partes squamosae der Ossa temporalia auf den Ossa parietalia und eine Erweiterung der Fissura orbitalis superior. Ich habe auch die Extension, Flexion und Sidebending/Rotation zwischen dem Os sphenoidale und dem Proc. basilaris des Os occipitale an lebenden Personen hohen Alters demonstriert. Ich stelle mir vor, dass an der Verbindung des Os sphenoidale mit der Pars basilaris des Os occipitale bis zu einem Alter von 25 oder 30 Jahren ein intervertebraler Discus vorhanden ist und danach lediglich ein bewegliches Gelenk, das bis zu einem gewissen Grad Flexion, Extension und Sidebending/Rotation zulässt.

Die zwei Ossa temporalia sind als nächstes von Bedeutung. Wir betrachten hier lediglich eine jener zwei Gelenkflächen, die uns das mentale Bild von beiden liefert. Die sich in die Ala major des Os sphenoidale fortsetzende anteriore Gelenkfläche der Pars squamosa des Os temporale ist nach intern abgeschrägt. Sie tritt am Os parietale mit der extern abgeschrägten Fläche in Kontakt und weist somit auf gleitende Mobilität hin. Die superiore Gelenkfläche ist am Proc. mastoideus nach innen abgeschrägt, um auf die externe Fläche des Os parietale an seinem Angulus posterior inferior zu treffen. Diese Fläche weist Vertiefungen oder Rillen auf, die dazu passende Rillen auf dem Os parietale berühren und auf eine schaukelnde Bewegung hindeuten.

Die superiore Fläche wechselt in spitzem Winkel zur posterioren Gelenkverbindung. Sie bleibt jedoch nach innen abgeschrägt, um mit einer extern abgeschrägten Fläche auf das Os occipitale zu treffen. Sie weist Rillen und Zacken auf und stellt ein Fulkrum dar, das eine schaukelnde Bewegung des Os temporale ermöglicht. Man sollte diesen Bereich detailliert studieren, da es sich um eine Region handelt, die während der Extraktion von Zähnen komprimiert wird; jene Region, die auf der V-förmigen Kopfstütze des Dentisten-Stuhls liegt.

Der darunter liegende Bereich zeigt eine laterale Gelenkfläche. Der Proc. mastoideus des Os temporale hat eine elliptische Form. Er tritt in Kontakt mit einer lateralen konkaven Fläche auf dem Os occipitale. Das ist ein sehr wichtiger Punkt, der sorgfältig untersucht werden sollte. Viele Dysfunktionen entstehen hier, welche die Spannung der intrakranialen Membranen beeinflussen und die venöse Zirkulation sowie die Aktivität der Zerebrospinalen Flüssigkeit stören. Am Ende dieses elliptischen Bereichs befindet sich unmittelbar posterior der Incisura jugularis eine Grube. Diese Grube steht mit einem Fulkrum unmittelbar hinter der Incisura jugularia auf dem Proc. basilaris des Os occipitale in Kontakt. Man könnte behaupten, dass das Os temporale auf einem Fulkrum schaukelt. Die Grube und das Fulkrum verlaufen kreuzförmig in den Gelenkflächen. Ich nannte diesen Bereich einschließlich der Kontaktstelle der Sutura lambdoidea. In früheren Texten die „kombinierte mechanische Schwing- und Drehvorrichtung" zur Schaffung der basilaren artikulären Mobilität.

Im mentalen Bild der Schädelbasis muss man auf die Tatsache Rücksicht nehmen, dass die Pars petrosa des Os temporale diagonal nach vorne zeigt, und dass sie einen lateralen Kontakt mit dem Proc. basilaris des Os occipitale besitzt. Diese laterale Gelenkfläche unmittelbar hinter der Incisura jugularis ist – ebenso wie jene des lateralen Bereichs der Pars mastoidea des Os temporale – elliptisch und trifft auf eine konkave Gelenkfläche am Proc. basilaris des Os occipitale. Sie hat ebenfalls eine Längsrille, um damit einer erhöhten Fläche am Proc. basilaris des Os occipitale zu beggnen. Damit erlaubt sie sowohl gleitende als auch drehende Bewegungen.

Die anteriore Gelenkfläche der Pars squamosa des Os temporale berührt jene der posterioren Gelenkfläche der Ala major des Os sphenoidale, welche vorab bereits erwähnt wurde und die in Verbindung mit dieser studiert werden sollte.

Die basilare Gelenkfläche des Os occipitale wurde im Zusammenhang mit der Pars petrosa besprochen. Ein weiteres Studium des Os occipitale wird in Verbindung mit dem Kapitel über das Schädeldach erfolgen.

## Die durch die Suturen bedingte anpassende Funktion des Schädeldachs

Beim Studium dieses Teilbereichs sollten wir beachten, dass „die Knochen an der Basis des Schädels knorpeligen Ursprungs sind, während die des Schädeldachs aus Membranen entstehen." Ich nehme an, dass dieser membranöse Ursprung auf eine Flexibilität der strukturellen Bereiche der Knochen des Schädeldachs im belebten Körper hinweist. Das heißt, dass wir auf eine adaptive Flexibilität sowohl der strukturellen Bereiche als auch in den sie verbindenden gezahnten Suturen angewiesen sein könnten. Der Stamm der starken Eiche besitzt solange eine gewisse Flexibilität, bis er saftloses totes Holz wird. Dasselbe könnte man vom Schädel behaupten, solange der Lebenssaft erhalten bleibt. Ein MEISTER-MECHANIKER erdachte und schuf den menschlichen Schädel aus Membranen zur adaptiven Beugung des Schädeldachs, und aus Knorpel für die Mobilität im basilaren Bereich.

Das Studium beginnt mit den Flächen der Sutura lambdoidea des Os occipitale und der Ossa parietalia. Es gibt zwei dieser Suturen, eine auf jeder Seite. Ausgehend von ihrem oberen vorspringenden Winkel am Os occipitale krümmen sie sich in Form eines Wünschknochens nach außen und unten. Man sollte besonders darauf achten, wie die Gelenkflächen der gezahnten Proc. am Os occipitale beginnend an der Kreuzung mit der Sutura sagittalis in ihren Gelenkflächen bis zu einem Punkt auf halbem Wege nach unten und nach intern abgeschrägt sind. Hier wechseln sie in ihrer Artikulation nach extern und setzen sich so nach unten bis zur Verbindung mit dem Os temporale fort. Man sollte sorgfältig betrachten, wie diese intern und extern abgeschrägten Gelenkflächen der gezahnten Processi durch die Abschrägung externen und internen Kontakt mit den Ossa parietalia aufweisen. Das heißt, der obere Anteil der Gelenkfläche liegt innen und artikuliert mit einer externen Gelenkfläche am Os parietale, während der untere Anteil der Gelenkfläche extern zeigt und mit einer internen Gelenkfläche am Os parietale artikuliert. All dies ist speziell zur Anpassung an die artikuläre Mobilität im basilaren Bereich konzipiert. Zum Beispiel: Wenn die basilare Artikulation des Os sphenoidale flektiert, expandiert der obere Bereich des Os occipitale im posterioren Anteil und der untere Bereich kontraktiert im anterioren Anteil. Extendiert das sphenobasilare Gelenk, entsteht eine umgekehrte Expansion und Kontraktion an den oberen und unteren Anteilen des Os occipitale.

Bei einigen Schädeln ist der untere Bereich durch mehrere kleine Unterteilungen von Knochen mit den zugehörigen Suturen gezeichnet.

Die Gelenkflächen der Sutura sagittalis, die beiden Ossa parietalia gemeinsam sind, weisen entlang des posterioren Bereichs gröbere und geringere Verzahnungen als entlang der anterioren Gelenkflächen auf. Das bedeutet, dass die Verzahnungen am anterioren Bereich feiner und dichter sind. Diese Differenzierung weist auf die Möglichkeit einer größeren Ausdehnung im posterioren Bereich hin, um bei der Ausdehnung an der Kreuzung mit den Suturae lambdoidea zu kooperieren.

Man könnte sagen, dass die gezahnten Gelenkflächen der Sutura coronalis in ihrem gelenkigen Kontakt zwischen Os frontale und Ossa parietalia abwechselnd nach extern und intern gerichtet sind.

Es ist wichtig zu beachten, dass das Os frontale an seinen unteren Winkeln zwischen die Ossa parietalia passt. Man kann sich das Os frontale an seiner sagittalen Kreuzung wie an einem Scharnier hängend vorstellen. Es hat hierdurch die Möglichkeit, in seinem unteren Bereich nach vorne zu schwingen. Es ist wichtig diese Eigenschaft zu bedenken, da Schläge gegen die Stirn regelmäßig das Os frontale in die Ossa parietalia verkeilen und eine artikuläre Fixierung an den Alae majores des Os sphenoidale verursachen, die das normale Bewegungsausmaß der basilaren Mobilität einschränkt.

Das Os frontale hat zwei Ossifikationszentren, und in einigen erwachsenen Schädeln läuft die Suturae sagittalis kontinuierlich hindurch. Diese Tatsache birgt die Möglichkeit, die strukturellen Teile zu formen und damit die Mobilität der Gelenkverbindung zwischen Os ethmoidale und Os frontale wiederherzustellen.[8]

Die anderen Gelenkflächen der Knochen des Schädeldachs wurden bereits in Zusammenhang mit dem Bereich der Schädelbasis erwähnt und benötigen an dieser Stelle keine Wiederholung.

### DIE MOBILITÄT DER GESICHTSKNOCHEN

Das Os sphenoidale ist für die Mobilität der Gesichtsknochen von vorrangiger Bedeutung. Tatsächlich verändert jegliche artikuläre Fixierung oder Fehlstellung des Os sphenoidale die Gesichtskontur einschließlich der Orbitae.

Auf halbem Wege finden wir auf der superioren anterioren Gelenkfläche des Os sphenoidale die kleine Spina ethmoidalis, eine dünne flache Erhebung, die innerhalb einer Nische auf dem Os ethmoidale artikuliert. Diese mechanische artikuläre Vorrichtung lässt eine Bewegung des Os sphenoidale gegenüber dem Os ethmoidale vermuten. Direkt unterhalb dieser Spina ethmoidalis liegt die ethmoidale Erhebung mit einem flexiblen artikulären Kontakt zur Lamina cribrosa. Unterhalb dieser Erhebung befindet sich ein vorspringender Processus, das so genannte Rostrum, welches mit einer becherförmigen Gelenkfläche des Vomer artikuliert. Das lässt eine Funktion ähnlich der eines Universalgelenks vermuten. Der Bereich, der entlang der oberen vorderen Gelenkfläche lateral nach außen von der Spina ethmoidalis verläuft zeigt sich nach superior abgeschrägt. Er artikuliert mit einer ähnlichen, nach inferior abgeschrägten Gelenkfläche auf dem Os ethmoidale. Wir sollten diese Abschrägungen genau betrachten, da sie bei der Interpretation der Mobilität der Gesichtsknochen grundlegend hilfreich sind. Man kann sich das Os sphenoidale an seinen L-förmigen Fulkrumgelenken wie an einer Aufhängung unterhalb des Os frontale schaukelnd

---

**8.** Der Autor konnte erfolgreich die Mobilität an der Artikulation zwischen Os frontale und Os ethmoidale durch eine formende Technik an dem mittleren Bereich des Os frontale wiederherstellen.

vorstellen. Der Knochen kann als schwingendes Schaukelbrett betrachtet werden; der Bereich der Sella turcica des Os sphenoidale stellt ein Ende des Schaukelbretts dar, während die Gesichtsknochen das andere darstellen. Der Bereich der Sella turcica bewegt sich während der Exhalation nach unten und die Gesichtsknochen nach oben; umgekehrt bewegt sich der Bereich der Sella turcica während der Inhalation aufwärts und die Gesichtsknochen nach unten.[9]

Die anterioren Gelenkverbindungen der Alae majores et minores des Os sphenoidale innerhalb der Orbita lassen Flexibilität vermuten. Gleiches gilt für die anderen gelenkigen Verbindungen der verschiedenen Knochen, welche den Aufbau der Orbita bilden. Die Orbitae sind keine soliden Knochenanordnung wie die Acetabuli femoris, sondern artikulierende Strukturen, die Beweglichkeit vermuten lassen. Sie setzen sich aus Os sphenoidale, Os frontale, Os ethmoidale, Maxilla, Os palatinum, Os zygomaticum und Os lacrimale zusammen. Sie wurden derartig geschaffen, um eine weiter und enger werdende Bewegung und somit eine sich ausdehnende und zusammenziehende Mobilität der Augäpfel zu ermöglichen.[10]

Die Gelenkflächen der Proc. pterygoidei des Os sphenoidale sind abgerundet und erlauben eine schwingende oder pendelnde Bewegung in Kontakt mit den konkaven Flächen der Ossa palatina. Diese artikulierende Vorrichtung sollte eingehend betrachtet werden, da sie einen Bereich darstellt, in dem es häufig zu Fixierungen und Fehlstellungen kommt.

Die vielen kleinen Details der Ossa palatina sollten studiert werden. Sie haben ziemlich kleine, für die Pathologien am Auge sehr bedeutsame Ausläufer in die Orbitae. Ihre Artikulation mit den Maxillae sowie ihre Gelenkverbindungen untereinander befinden sich häufig in Fehlstellungen und Fixierungen. Die Bedeutung ihrer Artikulationen mit den Proc. pterygoidei des Os sphenoidale wurde im vorigen Absatz bereits erwähnt.

Man sollte sich vergegenwärtigen, dass das Os ethmoidale eine Crista galli besitzt, welche in die Incisura ethmoidalis des Os frontale passt, und dass die Falx cerebri an diesem Vorsprung ansetzt. Fixierungen an der Artikulation zwischen Os frontale und Os ethmoidale verursachen Einschränkungen der Aktivität der Falx cerebri und des Tentorium cerebelli. Das Os ethmoidale ist kein Knochen des Gesichtes, sondern der Schädelbasis. Durch den Ansatz der Falx cerebri an der Crista galli wirkt es zusammen mit dem Os sphenoidale in der artikulierenden Mobilität der Schädelbasis.

Bezüglich der Maxillae sollten wir besonders die Tatsache beachten, dass sie offensichtlich mit ihren Proc. frontalis am Os frontale hängen und dass diese Proc. frontalis durch einen merklichen Abstand getrennt und von den Ossa nasalia bedeckt sind. Bei Fehlstellungen der Maxillae, die häufig bei Zahnextraktionen vorkommen, sind die Proc. frontalis in solcher Weise gegeneinander verdreht, dass die Conchae

---

9. Diese Bewegung wurde den Schülern in kranialer Technik am lebenden Schädel demonstriert. Teilnehmer der Klassen haben die Bewegung ebenso durchgeführt. Sie ist für einen osteopathisch Behandler genauso nachprüfbar wie die artikuläre Mobilität am Iliosakralgelenk es war.

10. Die äußeren Augenmuskeln haben ihren Ursprung am Rand des Foramen opticum am Os sphenoidale; eine Ausnahme bildet der M. obliquus inferior, der seinen Ursprung in einer Vertiefung der Lamina orbitalis der Maxilla hat. Dieser gemeinsame muskuläre Ursprung deutet auf eine Vorrichtung für die Anpassung an eine sich ausdehnende und zusammenziehende Bewegung des Auges hin, da sich die Orbita während der Atmung erweitert und verengt.

nasales und das Septum nasi eingeengt sind. In solchen Fällen ist eher eine Korrektur der Fehlstellung angezeigt als eine Operation.

Man sollte sich daran erinnern, dass die Maxillae außer in seltenen Ausnahmefällen nicht mit dem Os sphenoidale artikulieren. Anstelle einer direkten Artikulation gibt es zwischen den Knochen eine mechanische Verbindung über die Ossa palatina. Eine ähnliche mechanische interossäre Verbindung kann man bei den Ossa zygomatica beobachten, die eine Bewegung in der Verbindung der Maxillae mit den Ossa temporalia ermöglichen. Diese Verbindung kommt durch die halbschräge Artikulation zwischen den Ossa zygomatica und den Proc. zygomatici des Os temporale zustande. Diese zwei interossären mechanischen Vorrichtungen, eine zwischen Os sphenoidale und den Maxillae und die andere zwischen Ossa temporalia und Maxillae, haben eine besondere Bedeutung als Hinweis auf eine artikulären Mobilität im Bereich der Schädelbasis.

Die artikulären Kontakte zwischen den Maxillae befinden sich häufig in Fehlstellungen und Fixierungen und sollten daher sorgfältig studiert werden.

Dieses Kapitel bietet kein vollständiges Bild der Gelenkflächen bezüglich der kranialen Knochen. Der Student kann noch tiefer ins Detail eindringen.

◆◆◆

„Ich glaube fest daran, dass die Osteopathie, wissenschaftlich angewandt, wie sie von Dr. A. T. Still gelehrt wurde, das herausragende System der modernen Therapie darstellt."

W. H. Albertson D.O.

„Der osteopathische Arzt hat die Möglichkeit und das Privileg, die Krankheiten der Menschheit durch eine therapeutische Wissenschaft zu behandeln, die der alten Schule der Medizin unbekannt ist."

Arthur J. Smith D.O.

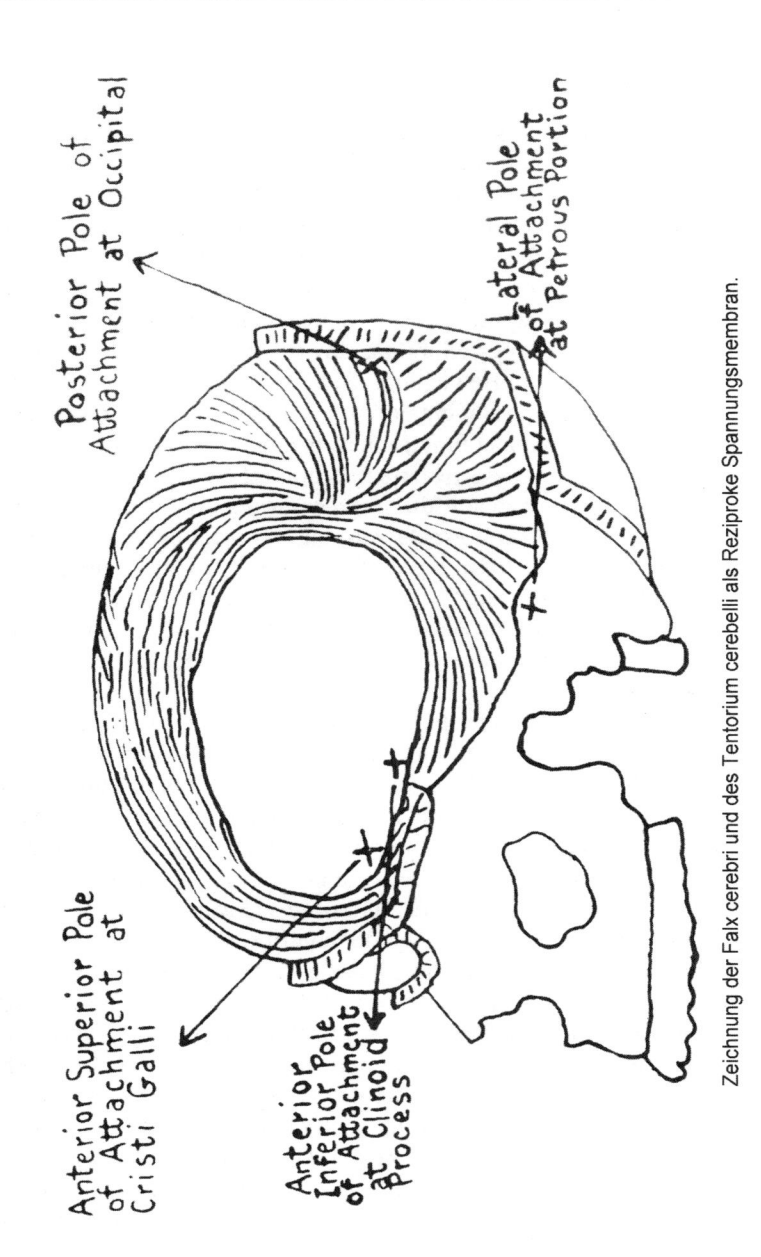

*Kraniale Gelenkflächen*

Posterior Pole of Attachment at Occipital

Lateral Pole of Attachment at Petrous Portion

Anterior Superior Pole of Attachment at Cristi Galli

Anterior Inferior Pole of Attachment at Clinoid Process

Zeichnung der Falx cerebri und des Tentorium cerebelli als Reziproke Spannungsmembran.

## 4. Reziproke Spannungsmembran

Bei der Beschreibung von spinalen Dysfunktionen bevorzugt der Autor den Begriff „ligamentäre artikuläre Strains", und für kraniale Dysfunktionen „membranöse artikuläre Strains". Die spinale Dysfunktion schließt sowohl Ligamente als auch Gelenke ein; die kraniale Dysfunktion schließt intrakraniale Membranen sowie Artikulationen ein. Die Ligamente, die in ihrer Spannungsregulation der Bewegung in der spinalen Artikulation eine Kontrollinstanz der willkürlichen Muskelbewegung darstellen, können als reziprok gespannte Ligamente bezeichnet werden. Die kranialen Gelenkverbindungen sind in ihrer Mobilität unwillkürlich und haben keine vermittelnde muskuläre Instanz für ihre Bewegung. Sie besitzen jedoch ein spezielles intrakraniales membranöses Gewebe, das nicht nur als vermittelnde Instanz, sondern auch als eine reziproke Spannungsinstanz funktioniert, welche das normale Ausmaß ihrer artikulären Mobilität begrenzt. Diese Instanz funktioniert über die Falx cerebri und das Tentorium cerebelli. Sie verursacht die Bewegung der Artikulationen und reguliert bzw. begrenzt gleichzeitig das normale Ausmaß der artikulären Mobilität. Dieses gespannte Gewebe funktioniert wie die Aufzugsfeder der Unruh einer Uhr. Die Aufzugsfeder reguliert oder begrenzt die vor- und rückwärtige Bewegung der Unruh. Aus diesem Grund wurde in Bezug auf das intrakraniale membranöse Gewebe in seiner Funktion mit den kranialen Artikulationen der Begriff Reziproke Spannungsmembran gewählt.

Beachten Sie die spezifischen Ansätze der Falx cerebri und des Tentorium cerebelli, die besonders angepasst sind, um den normalen Bewegungsspielraum der Artikulationen der Schädelbasis zu erhalten. Es gibt einen anterioren superioren Punkt auf der Crista galli des Os ethmoidale und einen anterioren inferioren Punkt an den Proc. clinoidei des Os sphenoidale. Weiterhin gibt es die lateralen Punkte an den Partes petrosae der Ossa temporalia und posteriore Punkte am Os occipitale.

Bei der respiratorischen Atmung schwingt der anteriore superiore Punkt während der Phase des Einatmens nach vorn, während sich der anteriore inferiore Punkt nach hinten und oben bewegt. Gleichzeitig bewegen sich die lateralen Punkte aufwärts, während sich die posterioren Punkte anterior bewegen. Beim Ausatmen ist die Bewegung an den genannten Ansatzpunkten umgekehrt. Wir können sagen, dass die Reziproke Spannungsmembran während des Einatmens der Crista galli erlaubt nach unten abzusinken, während sie die Proc. clinoidei des Os sphenoidale nach hinten und oben, die Partes petrosae der Ossa temporalia nach oben und das Os occipitale nach vorne zieht. Beim Ausatmen erlaubt die Reziproke Spannungsmembran anschließend den Proc. clinoidei des Os sphenoidale nach unten und vorne, den Partes petrosa der Ossa temporalia und dem Os occipitale nach hinten zu sinken, während es die Crista galli des Os ethmoidale nach oben zieht.[11]

---

[11]. Siehe Kapitel 5: „Erfahrungen"

„Es ist die Zeit gekommen, da wir uns so sicher in unseren osteopathischen Prinzipien sind, dass wir nicht zögern, die Vorzüge jedes therapeutischen Mittels zu untersuchen, das angekündigt wird."

C. A. Upton D.O.
Früherer Präsident der
American Osteopathic Association

„Wenn alle Teile des Körpers in Position und Aktion vollkommen justiert sind, dann kann er (der Körper) seine umweltbedingten Veränderungen hinsichtlich Temperatur, Nahrung, mentaler Anspannung und alle Schwierigkeiten, denen der Körper ausgesetzt ist, am besten meistern."

Perrin T. Wilson D.O.
Früherer Präsident der
American Osteopathic Association

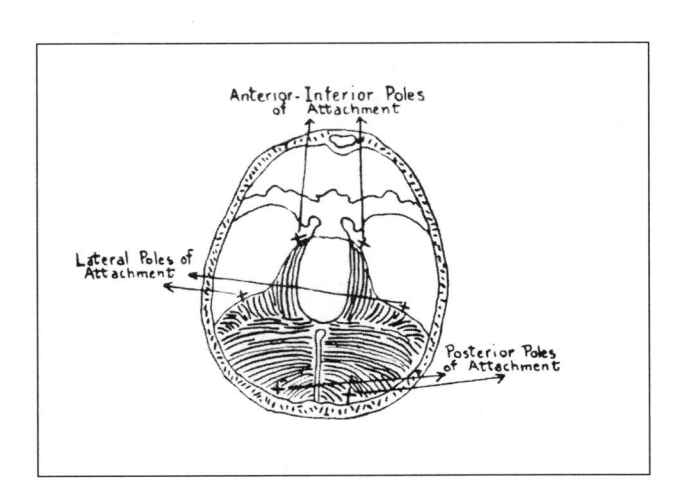

◆◆◆

ILLUSTRATION DES ANTEILS DES TENTORIUM CEREBELLI IN BEZIEHUNG ZU DER REZIPROKEN SPANNUNGSMEMBRAN

## 5. Ventrikel, Canalis vertebralis und Spatium subarachnoidale in Beziehung zur zirkulierenden Aktivität der Zerebrospinalen Flüssigkeit

Ein ungenanntes Mitglied der ersten Abteilung der AOA of Professional Development sagte in seinem Kommentar bezüglich des Manuskriptes *Die Schädelsphäre*:

> „Die Idee einer knöchernen Bewegung ohne muskuläre Aktion ist, um es vorsichtig auszudrücken, so einzigartig, dass sie schwer nachvollziehbar ist."

Über die normale Aktivität des Gehirns ist sehr wenig bekannt. Jedoch weiß ich, dass das normale Gehirn lebt, denkt und sich innerhalb seines eigenen spezifischen membranösen artikulären Mechanismus – dem Schädel – bewegt. Ich behaupte, dass es im Gegensatz zu anderen knöchernen Artikulationen, die außerhalb und weiter entfernt liegen, keiner vermittelnden muskulären Instanz bedarf, um eine artikuläre Bewegung seiner eigenen knöchernen Kammer zu erzeugen.

Meiner gegenwärtigen Hypothese zufolge, basierend auf der Interpretation unterschiedlicher Phänomene bei der Anwendung der kranialen Technik bewegt sich das Gehirn innerhalb des Schädels rhythmisch und unwillkürlich. Diese unwillkürliche rhythmische Bewegung schließt die Expansion und Kontraktion der Ventrikel während der Phasen respiratorischer Atmung ein. Der Wechsel von Expansion und Kontraktion der Ventrikel beeinflusst die zirkulierende Aktivität der Zerebrospinalen Flüssigkeit. Die zirkulierende Aktivität bewirkt eine Bewegung der Membrana arachnoidea und der Dura mater. Durch die im vorigen Kapitel erwähnte besondere Reziproke Spannungsmembran bewirkt sie eine Mobilität in den Gelenken der Schädelbasis. *[Weitere Erläuterungen zu den persönlichen Erfahrungen siehe am Ende des Kapitels unter „Erfahrungen" – Hrsg.]*

Dieser Hypothese zufolge expandieren die lateralen Ventrikel während der Phase der Inhalation und die Gyri der Hemisphären dehnen sich gleichzeitig aus. In derselben Phase expandiert der dritte Ventrikel V-förmig und der vierte rautenförmig, während das Rückenmark nach oben gezogen wird und die Zerebrospinale Flüssigkeit innerhalb des Spatium subarachnoidale und den Ventrikeln fluktuiert Während der Phase der Exhalation entspannen sich die Gyri, die Ventrikel ziehen sich zusammen, das Rückenmark sinkt abwärts und die Zerebrospinale Flüssigkeit fluktuiert erneut innerhalb des Spatium subarachnoidale und den Ventrikeln.

Es gibt den Spatium subarachnoidale unterhalb des Gehirns, den Hilton, in „Rest and Pain" als „Wasserbetten, auf denen das Gehirn ruht" bezeichnete. Ich füge hinzu: „Wasserbetten", auf denen das Gehirn nicht nur ruht, sondern seine basilare artikuläre Wiege schaukelt. Diese „Wasserbetten" verhalten sich in ihrer Elastizität und Aktivität eher wie Federkernmatratzen.

Die Hypothese schließt die Erweiterung oder Kontraktion des Canalis vertebralis nicht mit ein. Das Rückenmark bewegt sich lediglich auf- und abwärts, wie der Schwanz einer Kaulquappe sich bewegen würde, wenn ihr Körper sich lateral erweiterte und zusammenzöge. Die Zerebrospinale Flüssigkeit entlang der gesamten Wirbelsäule fluktuiert mit Hilfe der Membrana arachnoidea. Die Membran hängt mit nur einem Ansatz am Sakrum von oben herab.

Die duralen Gewebe dienen den wichtigsten in die Vv. jugularia mündenden venösen Kanälen als Wände. Restriktionen der Vv. jugularia erhöhen den Druck der Zerebrospinalen Flüssigkeit. Diese Tatsache wird durch den Test einer Lumbalpunktion der Zerebrospinalen Flüssigkeit bestätigt, bei dem ein Assistent die Venen hält. Aus den meisten Arten der kranialen membranösen artikulären Spannungen oder Dysfunktionen können wir schließen, dass eine anormale Restriktion von den duralen und arachnoidalen venösen Kanälen ausgehend nicht nur in den intrakranialen venösen Kanälen vorliegt, sondern auch in den subarachnoidalen Kanälen. Solch eine Restriktion schränkt die zirkulierende Aktivität der Zerebrospinalen Flüssigkeit ein und stört somit folglich die normale Aktivitäten der Ventrikel und Gyri. Doktor Still betonte die Bedeutung des normalen Blutflusses in den Arterien. Ich möchte zusätzlich die Bedeutung der normalen Aktivität der Zerebrospinalen Flüssigkeit betonen. Ich halte die zirkulierende Aktivität der Zerebrospinalen Flüssigkeit für vorrangig vor der arteriellen, venösen und lymphatischen Aktivität. Im Kapitel über die kraniale Technik wird eine Behandlungsmethode zur Anregung der Zerebrospinalen Flüssigkeit vorgestellt.

Das von unterhalb des Bodens des dritten Ventrikels zur Hypophyse führende Infundibulum verläuft im Bereich der Cisterna interpeduncularis durch ein „Wasserbett" aus Zerebrospinaler Flüssigkeit. Extrem starke durale Membranen umgeben den unteren Anteil des Infundibulums und verankern die Hypophyse fest mit der Sella turcica. Die Tatsache der fest verankerten Hypophyse zeigt, dass sie einen wichtigen Teil zur basilaren artikulierenden Mobilität beiträgt, entweder als ein „Schalt"-Mechanismus oder als Antriebskraft. Nehmen wir beispielsweise an: Während der Phase der Inhalation, wenn also der dritte Ventrikel V-förmig expandiert, hebt oder verschiebt der Boden des Ventrikels mit Hilfe des Infundibulum die Hypophyse und durch die feste Verankerung der Hypophyse an die Sella turcica vollzieht das Os sphenoidale eine Bewegung.

# III. Die Schädelsphäre

## Erfahrungen

Es gibt viele interessante Erfahrungen in meiner beruflichen Praxis, welche ein Beispiel für die Hypothese aus diesem Kapitel geben können. Zwei dieser Erlebnisse sind hier zur Erläuterung aufgeführt:

1a) Eine bezieht sich auf die letzten Atemzüge während des Sterbens in einem Fall zerebraler Blutung: Zu diesem Zeitpunkt befanden sich meine Hände unter dem Os occipitale des Patienten mit den Fingern verschränkt, um den Hebel durch den langen Muskel des M. flexor digitorum profundus und des M. flexor pollicis longus sicherzustellen. Die Kontaktpunkte der kürzeren Muskeln wurden wie ein Polster eingesetzt. Die Daumenballen lagen am mastoidalen Bereich der Ossa temporalia und waren in Kontakt mit den Proc. mastoidei in Übereinstimmung mit den Prinzipien meiner kranialen Technik; speziell mit dem Gedanken an die anregende Technik für die Zerebrospinale Flüssigkeit. Die Technik wurde in diesem Fall angewandt, um dem Patienten den Übergang ins Jenseits zu erleichtern. Als der erste Todesseufzer auftrat, schwangen die Proc. mastoidei merkbar nach vorne und innen und der mastoidale Bereich des Os temporale so nach außen, wie ich sie in meiner Theorie der kranialen membranösen artikulären Mobilität während der Phase der Inhalation beschrieben habe. Dann, während der dazwischenliegenden Phase des respiratorischen Ausatmens schwangen die Proc. mastoidei nach hinten und außen und die Partes mastoideae der Ossa temporalia nach innen. Es gab mehrere dieser Todesseufzer, bei welchen die gleiche Bewegung der Ossa temporalia auftrat.

1b) Die andere Erfahrung bezieht sich auf einen Mann, der versuchte billigen Alkohol mit Schwimmen zu kombinieren. Dieser Fall ähnelte eher der Auswirkung einer Kriegsneurose auf den meningealen Bereich als einem Fall von Ertrinken. Das Wasser war nicht ausreichend tief, um den Alkohol mit Wasser zu vermischen, es reichte ihm nur bis zur Taille. Er hätte jedoch ertrinken können, hätte ihn nicht ein Begleiter gepackt und ihn über eine Strecke von zwei Blocks oder mehr ans Ufer gezogen. Nachdem er am Ufer lag, wurden verschiedene erfolglose Wiederbelebungsversuche unternommen. Als ich den Schauplatz erreichte war er praktisch tot. Er war am ganzen Körper so „blau wie ein Schleifstein", steif wie ein Kadaver und ohne ein Anzeichen von Atmung. Ich hielt mich nicht damit auf den Puls zu suchen, da es keine Zeit zu verlieren galt. Ich hielt meine Hände unter dem Os occipitale mit verschränkten Fingern, um den Hebel durch die Muskeln des M. flexor digitorum profundus und des M. flexor pollicis longus sicherzustellen, mit den Daumenballen an den Partes mastoideae des Os temporale und die Daumen entlang der Proc. mastoidei als gepolsterte Kontaktpunkte. Ich federte die Proc. mastoidei nach innen und anterior. Diese Position hielt ich für eine Sekunde. Dann federte ich die Partes mastoideae des Os temporale nach innen. Beinahe sofort trat ein warmes Gefühl im Bereich des unteren Os occipitale und der Proc. mastoidei auf und die Atmung setzte ein. Sobald ich die Technik unterbrach hörte die Atmung auf. Nach einer Unterbrechung von drei oder vier Sekunden, während ich einen Schaulustigen schreien hörte „Warum ruft keiner einen Arzt?", wandte ich die Technik erneut an, diesmal aber mit größerer Kraft als beim ersten Mal. Dem folgte ein Gefühl von Wärme im Bereich des unteren Os occipitale und der Proc. mastoidei und die Atmung kehrte zurück. Sein Kopf machte eine plötzliche Bewegung zu einer Seite und zurück in eine normale Stellung und er sprach zur Erleichterung seiner vor Schreck verstörten Schwester ein paar Worte. Eine Dame bot ein Fläschchen Brandy an, aber die heiße Tasse Kaffee, die ihm von einer anderen Dame gebracht wurde war jene Medizin, die ihm verordnet wurde, und alles ging gut aus.

Das Wort „fluktuieren" wir hier verwendet, um eine „wellenförmige Bewegung mit nachfolgendem Ansteigen und Abfallen" zu beschreiben. (Standarddefinition des Wörterbuches). Zur Erläuterung: Wird Wasser in einen flachen Gummiballon eingefüllt und Druck an verschiedenen Punkten ausgeübt, würde das Wasser mit wellenförmig ansteigender und abfallender Bewegung fluktuieren. Angewandt in Bezug auf die zirkulierende Aktivität der Zerebrospinalen Flüssigkeit verursachen die intrakranialen Membranen in ihrer Bewegung einen Druck, der die Zerebrospinale Flüssigkeit nachfolgend in an- und abschwellenden Wellen bewegt.

Der Untersuchende mag das Aufwärtssteigen des Rückenmarks sowie die erweiternde Expansion des Cerebellum und der zerebralen Hemisphären durch ausgedehntes Gähnen demonstrieren.

Ergebnisse in Fällen von rheumatischem Fieber beim Autor, die aus der Anwendung der kranialen Technik resultierten, stellen eine Basis für diese Annahme dar. Bei jeder Anwendung begannen die geschwollenen Gelenke aller Extremitäten abzuschwellen und normalisierten sich kurz darauf; auch der Schmerz ließ währenddessen nach.

4a) Die Ergebnisse aus Experimenten, die am Cranium des Autors durchgeführt wurden erhärten diese Annahme. Eines dieser Experimente war ziemlich eindrucksvoll. Dabei wurde eine Kompresse um den Kopf gelegt, um jede basilare Mobilität zu unterbinden. Das Experiment resultierte in einer unmittelbaren Veränderung in der Bewegung des Mechanismus bei diaphragmatischer Atmung sowie Anzeichen einer Veränderung in sämtlichen Lymphkanälen des gesamten Systems. Der Beleg der lymphatischen Wirkung gestaltete sich in ihrem Ausmaß deutlicher als es dem Autor bis dahin durch die Anwendung der lymphatischen Pumpmethode gelungen war.

4b) Eine weitere Basis für die Annahme des Autors ist in den Aussagen von wissenschaftlichen Forschern zu finden, die behaupten: „Die am besten verstandene Funktion der Zerebrospinalen Flüssigkeit ist eine mechanische wie sie 1842 von Magendie beschrieben wurde." (Siehe „The Cerebrospinal Fluid," von Merrit und Freemont-Smith, in der Ausgabe von 1937). Obwohl der Autor vielen der von diesen Wissenschaftlern zugedachten mechanischen Eigenschaften zustimmt, glaubt er, dass die Zerebrospinale Flüssigkeit die zusätzliche mechanische Funktion hat, welche er in seiner Hypothese dargestellt. Leben ist Bewegung. Die Zerebrospinale Flüssigkeit ist eine Lebensflüssigkeit, und Hinweisen zufolge besitzt sie viele chemische Bestandteile ähnlich jenen, die im Blut gefunden werden. Um eine Lebensflüssigkeit zu sein, muss sie Bewegung aufweisen. Die Kanäle der Zerebrospinalen Flüssigkeit besitzen keine Innervation wie arterielle, venöse und lymphatische Kanäle. Die Experimente des Autors am lebenden Cranium deuten jedoch an, dass die Flüssigkeit ihre zirkulierende Aktivität durch die unwillkürliche und rhythmische Aktivität des Gehirns mit Hilfe der intrakranialen Membranen sicherstellt.

(Erlaubnis für die Zitate aus „The Cerebrospinal Fluid," erteilt durch die Herausgeber, W. B. Saunders Company)

4c) Dr. Dwight J. Kenney machte in einem Manuskript bezüglich der Pathologie des Herzens, welcher der Osteopathic Society in Minneapolis vorgetragen wurde, auf die molekulare elektromagnetische Potenz der Blutkörperchen als die treibende Kraft bei der Blutzirkulation noch vor der muskulären Aktivität des Herzens aufmerksam. Zudem, dass die Zerebrospinale Flüssigkeit nach demselben Gesetz zirkuliert. Doktor Kenney sagte:

„Die Wissenschaft unserer Tage hat die Tatsache demonstriert, dass unsere Welt ein gigantischer Magnet ist, und dass Elektrizität die bewegende Kraft des Universums ist. Instrumente, wie sie heute von Wissenschaftlern verwendet werden, sind in der Lage, die Existenz solch machtvoller Kräfte in festen Substanzen wie in allen lebenden Dingen aufzuspüren. Es ist nun bekannt, dass das menschliche Gehirn ein Kraftwerk darstellt, welches in einer Frequenz von zwölf Pulsen in der Sekunde arbeitet. Jedes einzelne der Millionen Moleküle des Gehirns ist ein elektrischer Dynamo, und jedes Blutkörperchen trägt seine Millionen von Elektronen, die elektrische Kraft übertragen. Dies ist der Kraftfaktor in der Zirkulation des Blutes, und nicht die muskuläre Aktion des Herzens, die das Volumen regelt. Ein sehr oberflächliches Wissen über Hydrodynamik würde zeigen, dass das Herz nicht in der Lage wäre, die nötige Kraft zu produzieren, um den Blutstrom durch das gesamte Gewebe zu schicken und es dann durch das venöse und lymphatische Gewebe wieder zurückzubringen. Die Menge und die Effektivität dieser elektromagnetischen Kraft ist auf natürliche Weise verbunden mit unseren Reserven an Vitalität." (Mit Genehmigung des Autors)

1, 2, 3, und 4. Die Erkenntnis der Tatsache, dass es möglich ist, die Bewegung des diaphragmatischen Atemmechanismus bewusst zu halten und zu steuern, brachte den Autor dazu, mit der mentalen Kontrolle oder Lenkung des Kranialen Respiratorischen Mechanismus zu experimentieren. Das erste Experiment war der Versuch jede Bewegung der Gyri und Ventrikel des Gehirns bewusst einzuschränken. Zunächst schien dieses Vorhaben schwierig, da die Bewegung der Gyri anscheinend eine Kraft jenseits willentlicher mentaler Kontrolle besaßen. Während dieses Versuches wurde er sich einer fluktuierenden oder wellenförmigen Bewegung von Flüssigkeit an der Basis des Gehirns bewusst, die er der Bewegung der Zerebrospinalen Flüssigkeit zuordnete. Die Bewegung trat während der Phase respiratorischer Inhalation auf und war nach anterior gerichtet. Während der respiratorischen Exhalation war sie nach posterior gerichtet. Den Erkenntnissen zufolge bedeutet dies eine Bewegung von der Region der Cisterna magna zu der Region der Cisterna interpeduncularis während der Inhalation, und von der Region der Cisterna interpeduncularis zur Region der Cisterna magna während

## III. Die Schädelsphäre

der Exhalation. Nach wiederholten Anstrengungen, sämtliche Bewegung der Gyri und der Ventrikel bewusst einzuschränken, konnte er schließlich eine Restriktion ebenso leicht erreichen, wie man die Bewegung des Diaphragmas einschränken kann. Nach diesem Experiment versuchte er die Kraniale Respiratorische Bewegung intrakranial durch mentale Anstrengung zu kontrollieren oder zu steuern, was sich als einfacher herausstellte als jegliche Bewegung zu unterbinden. Bei diesen Experimenten der Kontrolle oder Lenkung der Kranialen Respiratorischen Bewegung wurde herausgefunden, dass der diaphragmatische respiratorische Mechanismus sich in seinem Rhythmus dem kranialen anpasste. Daher die Schlussfolgerung, dass der diaphragmatische respiratorische Mechanismus dem kranialen untergeordnet ist.

Später unternahm der Autor den Versuch, die Bewegung der Zerebrospinalen Flüssigkeit an der Basis des Gehirns zu kontrollieren bzw. zu steuern. Eine fluktuierende oder wellenförmige Bewegung wurde entdeckt; nach anterior von der Region der Cisterna magna zur Cisterna interpeduncularis während der Inhalation und posterior während der Exhalation. Im Zusammenhang mit dieser Flüssigkeitsbewegung bemerkte er eine Bewegung der Zerebrospinalen Flüssigkeit innerhalb der Wirbelsäule sowie eine Aufwärtsbewegung des Rückenmarks während der Inhalation und eine Abwärtsbewegung während der Exhalation.

Nach diesen Experimenten zur bewussten Kontrolle und Steuerung der Gyri, der Ventrikel und der Zerebrospinalen Flüssigkeit wurden andere am Cranium durchgeführt, um die unterschiedlichen Wirkungen intrakranial zu bestätigen. Es wurde zum Beispiel festgestellt, dass, wenn man die Finger über der Sutura sagittalis verschränkt, so die lateralen Aspekte der Ossa parietalia mit dem Handflächen komprimiert und gleichzeitig versucht, die Aktivität der Gyri und Ventrikel mental zu kontrollieren, eine spürbare Bewegung der Ossa parietalia auftritt, und es schwierig ist, die Ossa parietalia davon abzuhalten, sich zu bewegen. Diese Bewegung der Ossa parietalia entsprach einer lateralen Expansion während der Inhalation und Kontraktion während der Exhalation. Andere Experimente traumatischer Art wurden unternommen, um artikuläre Fixierungen der verschiedenen Schädelknochen mit der Absicht zu verursachen, ihre intrakraniale Wirkungen in Beziehung auf die Aktivität der Gewebe zu bestätigen. Zusammenfassend kann man sagen, dass solche artikulären Fixierungen auftreten können; und dass sie insbesondere die Bewegung der intrakranialen Membranen beeinflussen und damit wiederum die Aktivität der Zerebrospinalen Flüssigkeit, der Gyri und Ventrikel einschränken.

Diese Experimente wurden am Cranium des Autors während der frühen Jahre seiner Forschung durchgeführt, und man kann sie als die Tatsachen ansehen, aufgrund derer seine Hypothese – so wie in diesem Kapitel umrissen – formuliert wurde. Es handelt sich um Experimente, die jeder osteopathisch Praktizierende weiterführen mag, um die Wahrheit bezüglich kranialer und intrakranialer Aktivität herauszufinden.

Dem durchschnittlichen Leser mögen diese Experimente absurd erscheinen. Sie sind wahrscheinlich aber nicht merkwürdiger als einige jener Methoden, die von wissenschaftlichen Forschern im Laufe der Geschichte der Medizin angewendet wurden, oder auch einige der Methoden, welche in der gegenwärtigen Ära der wissenschaftlichen Forschung eingesetzt werden.

◆◆◆

„Eine Obstruktion eines normalen afferenten oder efferenten Nervenimpulses stellt eine osteopathische Dysfunktion dar."
E. S. Powell D.O.

„Der weise Arzt verwendet große Anstrengung auf die Entwicklung einer Technik, die bei minimalem Energieeinsatz maximal effektiv ist."
J. B. McKee Arthur D.O.
Herausgeber von The Osteopathic Profession

# 6. Diagnose kranialer Dysfunktionen

Die Betrachtung der Schädelform gibt normalerweise einen Hinweis auf die Position des Os sphenoidale, der Proc. basilaris des Os occipitale und der Partes petrosae der Ossa temporalia. Die Palpation wird dazu genutzt, um die Annahmen zu bestätigen. Das Os occipitale wird auf Verdrehungen hin untersucht, welche auf die Position der Proc. basilaris hindeuten. Die Alae majores des Os sphenoidale werden palpiert, um ein Vorstehen des einen gegenüber dem anderen als Hinweis auf die Position des Os sphenoidale im Bereich der Schädelbasis zu vergleichen. Die Proc. mastoidei der Ossa temporalia werden palpiert, um festzustellen, ob einer vorn und der andere hinten als Anzeichen für Außen- bzw. Innenrotationen der Partes petrosae steht. Es wird entlang der Suturen palpiert, um zusätzliche Hinweise zur Bestätigung der Annahmen zu finden. Tests zur Mobilität im Bereich der Schädelbasis werden wie in den Kapiteln bezüglich der basilaren Os sphenoidale-Technik und der Pars petrosa-Technik durchgeführt.

Der Diagnostiker muss eine fundierte Kenntnis der normalen mechanisch artikulierenden Vorrichtungen im Bereich der Schädelbasis besitzen, um sich die anormalen vorstellen zu können. Ein Beispiel: Sollte der Tastsinn den Proc. mastoideus des Os temporale in anteriorer Position wahrnehmen, kann man sich ein Bild von der Pars petrosa in Außenrotation machen. Sollte der Tastsinn den Proc. mastoideus im gegenteiligen Fall posterior vorfinden, kann man sich die Pars petrosa bildhaft in Innenrotation vorstellen. Sollte der Tastsinn erkennen, dass das Os occipitale entlang der Suturae lambdoideae zwischen den Ossa parietalia anscheinend verdreht liegt, kann man den Proc. basilaris auf der einen Seite nach oben und auf der anderen Seite nach unten gekippt erwarten. Sollte die Ala major des Os sphenoidale auf einer Seite mehr vorstehen als die Ala major auf der anderen Seite, kann man sich das Os sphenoidale im Bereich der Schädelbasis als gekippt oder rotiert vorstellen – auf einer Seite hoch, auf der anderen Seite tief stehend.

◆◆◆

„Der schützende Mechanismus der Natur reproduziert an der Stelle der Dysfunktionen stärkeres Gewebe als dort ursprünglich vorhanden war."
Walter G. Hagmann D.O.

„Die Osteopathie lindert den Druck, beruhigt die Nerven und stimuliert die Zirkulation. Für normales Gewebe wird nichts weiter benötigt."
George F. Miller D.O.

## III. Die Schädelsphäre

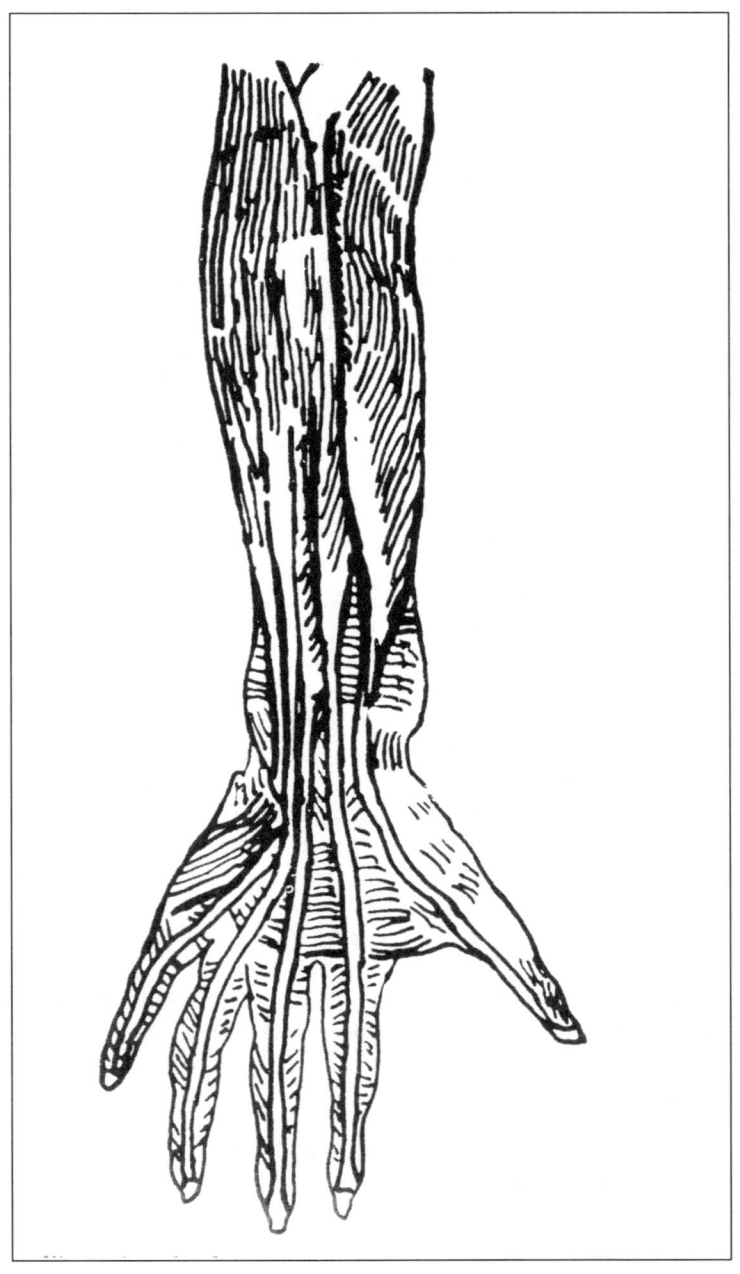

Zeichnung des M. digitorum profundus und des M. flexor pollicis longus, die bei der Anwendung der kranialen Technik als Hebel verwendet werden.

# 7. Grundgedanken der kranialen Technik

Die osteopathische Technik schließt eine intelligente Anwendung des geübten Tastsinns ein. Diese Anwendung des Tastsinns kann man sich weder durch Beobachtung von Manipulationen eines anderen Kollegen aneignen, noch ist sie leicht durch das gedruckte Wort zu erwerben. Am besten wäre es, wenn der Schüler seine Hände an der Stelle der gewünschten Bewegung neben denen des Lehrers legt und dort mit dem Tastsinn auf intelligente Weise – fühlend, sehend, klug – verfolgt, wie das Gewebe vorsichtig, sanft, fest und wissenschaftlich fundiert in einen normalen Zustand geführt wird[12] Manipulationen, diverse Routineabläufe, Thrusts, Ziehen und Zerren, denen es am Erkennen des momentanen Zustands im Gebiet der gewünschten Bewegung mangelt und die von einem geübten Tastsinn wahrgenommen werden könnte, ist bloße Stümperei. Ein geübter Tastsinn ist eines der grundlegenden Prinzipien der Osteopathie und essenziell bei Diagnose und Behandlung. Dieser osteopathische Tastsinn ist wesentlich bei der kranialen Technik.

Die Korrektur einer kranialen artikulären Fixierung wird am besten dadurch erreicht, dass man den M. flexores digitorum profundus und den M. flexores pollicis longus als Hebel verwendet. Die kürzeren Muskeln der Handflächen dienen als gepolsterte Kontaktstellen. Dies erreicht man durch ein Verschränken der Finger und Zug mittels der Fingerendgelenke. Die Methode entstand in Anlehnung an Dr. Andrew Taylor Stills Technik zum Beheben von Dysfunktionen des Handgelenks. Dr. Still legte den Daumenballen einer Hand in die konkave palmare Fläche des Handgelenks und den anderen Ballen über die dorsale konvexe Fläche; daraufhin verschränkte er die Finger, um die muskuläre Hebelwirkung des M. flexor digitorum profundus und des M. flexor pollicis longus zu gewährleisten. Mit dieser Methode führte er die Knochen des Handgelenks über die gepolsterten Kontakte der Handflächen, während er die Hebelwirkung zunächst mit zwei und anschließend – je nach Fall – mit vier oder acht Fingern erbrachte. Ich habe die Handgelenk-Technik des Alten Doktors auf die Behandlung des Craniums übertragen. Damit wird es einfach, die Ossa parietalia vom Gebiet der Schädelbasis abzuheben oder den eher gewölbten Anteil des Os occipitale nach posterior zu ziehen.

◆◆◆

> „Eines der befriedigsten Resultate, die man erzielen kann, ist die Anwendung der osteopathischen Technik zur Linderung der nervösen Anspannung, die heutezutage so verbreitet ist."
>
> Leslie S. Keyes D.O.

> „So wie der Baumeister seine Blaupausen studiert, so sollte der osteopathische Arzt das vegetative Nervensystem studieren, wenn er Gesundheit aufbaut."
>
> D. A. Richardson D.O.

---

**12.** *„Viele Male hat Doktor Still meine Hände in seine genommen, sie auf die Dysfunktion gelegt und sie durch die Manipulationen geführt."* Charles Hazzard D.O., früherer Präsident der American Osteopathic Association

## 8. Technik zur Anregung des Zerebrospinalen Flüssigkeit

Das berufsbedingte Interesse an der lymphatischen Pumpmethode zur Behandlung systemischer Leiden führte zu meiner Entwicklung der kranialen Technik, die eine zirkulierende Aktivität der Zerebrospinalen Flüssigkeit anregt. Ich nenne sie: die anregende Technik für die Zerebrospinale Flüssigkeit.

Die Technik wird angewandt, indem die Daumenballen an die Partes mastoideae der Ossa temporalia gelegt werden, wobei die Daumen nach unten, entlang der Proc. mastoidei zeigen. Die Finger werden unterhalb des Os occipitale verschränkt, um die muskuläre Hebelwirkung des M. flexor digitorum profundus und des M. flexor pollicis longus zu gewährleisten. Zunächst werden die Proc. mastoidei sanft nach innen und vorne gedrückt, dann die Partes mastoideae des Os temporale nach innen. Diese beiden Bewegungen werden im Intervall zwischen den einzelnen Atemzyklen abgewechselt. Die Technik sollte so lange angewendet werden, bis eine Veränderung in der Durchblutung auftritt. Diese kann durch ein Wärmegefühl am unteren Os occipitale und im Bereich des Proc. mastoideus wahrgenommen werden. Zugleich verändert sich gewöhnlich die Bewegung des Diaphragma, gefolgt von Anzeichen einer Aktivität in den Lymphkanälen ähnlich jener, die augenscheinlich durch die Anwendung der lymphatischen Pumpmethode auftritt.[13]

Bei sämtlichen kranialen Techniken sollte die Visualisierung des intrakranialen Bereichs stets beibehalten werden. Während die Proc. mastoidei nach innen und vorne gedrückt werden, rotieren die Partes petrosae nach außen. Sobald die Partes mastoideae der Ossa temporalia einwärts gedrückt werden, rotieren die Partes petrosae nach innen. Die Reziproke Spannungsmembran hat ihre lateralen Ansätze an den Partes petrosae und die Technik verursacht eine alternierende Bewegung der intrakranialen Membranen, welche ihrerseits die zirkulierende Aktivität der zerebrospinalen Flüssigkeit anregen.

◆◆◆

„Die Osteopathie ist eine therapeutische Wissenschaft, welche die natürliche Immunität des Körpers in seinem Kampf gegen Krankheit unterstützt, und die verlangt, dass der Arzt ein fundiertes Wissen von der menschlichen Mechanik besitzt."

C. J. Schaffer D.O.

„Bisher hat keine Entdeckung der Wissenschaft den Grundsatz unserer Lehre verbessert oder ihm widersprochen, welcher besagt: der Körper ist ein biomechanisches Labor, das in der Lage ist jegliche Substanz zur Wiederherstellung und Erhaltung der Gesundheit hervorzubringen.'"

Harry W. Gamble D.O.

---

13. Siehe Kapitel 5: „Erfahrungen"

## 9. Technik zum Lift des Schädeldachs

Die Lift-Technik des Schädeldachs unterstützt den venösen Fluss und regt die zirkulierende Aktivität der Zerebrospinalen Flüssigkeit an.[14]

### Der Lift der Anguli posteriores inferiores des Os parietale

Bei dieser Anwendung legt der Therapeut eine Handfläche auf den Angulus posterior inferior des Os parietale und die andere Handfläche an der entgegengesetzten Seite in der Nähe der Sutura lambdoidea auf das Os occipitale. Die Finger sind verschränkt, um den muskulären Hebel des M. flexor digitorum profundus und des M. plexor pollicis longus zu gewährleisten. Auf den Angulus wird eine Kompression nach unten und innen ausgeübt; danach folgt ein Anheben nach vorn und oben. Der Angulus sollte einige Sekunden oder länger in dieser Position gehalten werden. Dann wird er nach hinten oben bewegt. Die Handfläche am Os occipitale hält den Kopf, während die Technik gezielt am Angulus des Os parietale angewendet wird. Die Technik wird auf der gegenüberliegenden Seite wiederholt.

Beide Anguli posteriores inferiores können angehoben werden, indem man eine Handfläche auf jeden Angulus legt. Dann werden die Finger über der Sutura sagittalis verschränkt, um den muskulären Hebel des M. flexor digitorum profundus und des M. flexor longus pollicis zu gewährleisten. In Anschluss daran werden die Winkel zuerst nach unten innen gedrückt und dann nach vorne oben angehoben. Diese Position soll einige Sekunden oder länger gehalten werden. Anschließend werden die Anguli wechselweise nach hinten und oben bewegt.

Die Sinus laterales verlaufen vom Os occipitale über den Angulus posterior inferior des Os parietale, wobei die Wände der Sinus durch die Ansätze des Tentorium cerebelli gebildet werden. Dessen Membran funktioniert in Verbindung mit dem Falx cerebri wie die Reziproke Spannungsmembran. Sobald die Anguli inferiores nach innen unten gedrückt werden tritt eine Lösung der Spannung am Tentoriumansatz auf, die es dem Tentorium erlaubt, beim Anheben der Anguli nach vorne oben gezogen zu werden. Während der Bewegung nach hinten kann das Tentorium nach hinten gezogen werden. Diese Bewegung beeinflusst die Wände der Sinus laterales, unterstützt den venösen Fluss und regt gleichzeitig die zirkulierende Aktivität der Zerebrospinalen Flüssigkeit innerhalb des Spatium subarachnoidale an.

### Der Lift des mittleren Os parietale

Bei dem Lift des mittleren Bereichs des Ossa parietalia berühren die Handflächen jedes Os parietale an einem Punkt in der Mitte der unteren Begrenzungen, direkt über der Pars squamosa des Os temporale. Die Finger sind über der Sutura sagittalis verschränkt, um den muskulären Hebel des M. flexor digitorum profundus und

---

**14.** Während der frühen Experimente verwendete der Autor eine helmartige Vorrichtung, um das Anheben der Schädeldachs zu gewährleisten. Alle Korrekturen wurden jedoch mit den Händen und Fingern durchgeführt. Als die Technik verbessert wurde, wurde die helmartige Vorrichtung als unnötig angesehen.

des M. flexor pollicis longus zu gewährleisten. Es wird eine nach innen gerichtete Kompression aufgebaut, um die Gelenke mit den Partes squamosae der Ossa temporalia zu entlasten, gefolgt von einer anhebenden Bewegung. Halte diese Position für einige Sekunden oder länger. Dann wird eine Bewegung ausgeführt, die zum Ziel hat die posterioren und anterioren inferioren Winkel wechselweise anzuheben.

### DER LIFT DES ANTERIOREN INFERIOREN WINKELS DES OS PARIETALE

Die Technik für den Lift des Angulus anterior inferior wird in der gleichen Weise angewendet wie jene für den Angulus posterior inferior. An diesem Angulus treten regelmäßig artikuläre Fixierungen auf, welche die Alae majores des Os sphenoidale blockieren, mit daraus resultierenden Einschränkungen der artikulären Mobilität im basilaren Bereich.

### SPREAD-TECHNIK DES OS PARIETALE

Die Spread-Technik des Os parietale sichert das normale Bewegungsausmaß der kompensatorischen Ausdehnung der Suturen zwischen den Ossa parietalia und Os occipitale während der Phase des respiratorischen Einatmens. Die Technik unterstützt die venöse Drainage durch die superioren und inferioren Sinus sagittalis und regt die zirkulierende Aktivität der Zerebrospinalen Flüssigkeit innerhalb des Spatium subarachnoidale sowie der lateralen Ventrikel an.

Bei der Durchführung legt der Therapeut den rechten Daumen auf das linke Os parietale und den linken Daumen auf das rechte Os parietale mit Kontakt nahe der Sutura sagittalis unmittelbar anterior der Sutura lambdoidea. Das heißt, die Daumen überkreuzen die Sutura sagittalis, wobei der rechte Daumen das linke Os parietale und der linke Daumen das rechte Os parietale berührt. Die Finger liegen entlang der anterioren und Anguli posteriores inferiores der Ossa parietalia und der Proc. mastoidei der Ossa temporalia. Die Finger behalten diese Kontakte mittels des muskulären Hebels des M. flexor digitorum profundus fest bei, während die Daumen durch den muskulären Hebel des M. flexor pollicis longus eine gezielte Kompression an den Ossa parietalia ausüben. Die Ossa parietalia werden dann auseinandergezogen und nach anterior bewegt, weg von den Suturae lambdoideae. Sie werden in dieser Position für einige Sekunden gehalten, während der Patient angewiesen wird tief einzuatmen. Dann werden die Kontakte der Daumen gelöst, was den Ossa parietalia erlaubt, in ihre frühere Position zurückzukehren.

Der Therapeut sollte sich daran erinnern, wie bereits in dem Kapitel bezüglich der Gelenkflächen erwähnt, dass die artikulierenden Verzahnungen der Ossa parietalia in ihren oberen lambdoidalen Bereichen extern abgeschrägt sind und intern abgeschrägte Verzahnungen am Os occipitale kontaktieren, und dass die Verzahnungen der Sutura sagittalis in ihrem posterioren Bereich weiter auseinander stehen als in ihrem anterioren. Deshalb ist die nach unten gerichtete Kompression so wichtig, um die extern abgeschrägten Verzahnungen von den intern abgeschrägten Verzahnungen für den Spread und die Bewegung nach vorne freizugeben.

Dies stellt das normale Ausmaß der kompensatorisch ausdehnenden Bewegung zwischen den Ossa parietalia und dem Os occipitale, die während der respiratorischen Phase des Einatmens möglich ist. Sie bewirkt eine Bewegung der membranösen Wände der superioren und inferioren Sinus sagittalis sowie eine Bewegung der Falx cerebri nach unten nahe seiner Verbindung mit dem Tentorium cerebelli. Dadurch werden der venöse Fluss innerhalb der duralen Kanäle und die zirkulierende Aktivität der Zerebrospinalen Flüssigkeit innerhalb des Spatium subarachnoidale angeregt. Sie sorgt auch für die Expansion der posterioren[15] und mittleren Lobi der zerebralen Hemisphären und die Erweiterung der lateralen Ventrikel mit nachfolgender zirkulierender Aktivität der Zerebrospinalen Flüssigkeit innerhalb dieser Kammern.

## TECHNIK ZUM LIFT DES OS FRONTALE

Die Lift-Technik des Os frontale sorgt für den normalen Umfang der kompensatorisch expandierenden Bewegung während der Phase des respiratorischen Einatmens.

Bei der Durchführung werden die Handflächen oder Daumenballen des Therapeuten auf die inferioren Winkel unmittelbar anterior der Sutura coronalis gelegt. Die Finger sind über dem Knochen verschränkt, um den muskulären Hebel durch den M. flexor digitorum profundus und den M. flexor pollicis longus sicherzustellen. Über den Angulus wird eine Kompression nach innen aufgebaut, nachfolgend wird der Knochen nach vorne oben angehoben. Die Kompression der Anguli inferiores verengt die Incisura ethmoidalis und befreit damit das Gelenk zwischen Os frontale und Os ethmoidale, das häufig eine artikuläre Fixierung aufweist.

Der Therapeut sollte sich daran erinnern, dass die Reziproke Spannungsmembran laut vorangegangener Kapitel seinen anterioren superioren Ansatz an der Crista galli des Os ethmoidale hat, und dass dieser Knochen ein basilarer Knochen ist, welcher mit dem Os sphenoidale, dem Proc. basilaris des Os occipitale und den Partes petrosae der Ossa temporalia bei der basilaren artikulierenden Mobilität zusammenwirkt. Sobald das Os frontale sich in seinem unteren Bereich innerhalb seines normalen Radius der kompensatorischen Expansion nach außen und oben bewegt, erlaubt die Reziproke Spannungsmembran dem anterioren superioren Ansatz an der Crista galli nach vorne zu schwingen. Dabei zieht sie die anterioren inferioren Pole der Proc. clinoidei des Os sphenoidale nach oben.

◆◆◆

---

15. Die ausdehnende Bewegung der Gyri der anterioren Lobus der zerebralen Hemisphären erscheint geringer zu sein als die der medialen und posterioren Lobus, speziell die der lateralen Ausdehnung. Die Ursache hierfür kann in der Tatsache liegen, dass die basilaren Bereiche des Lobus frontalis beinahe unmittelbaren Kontakt mit den Knochen der Fossa cranii anterior haben, während die basilaren Bereiche der medialen und posterioren Lobus keinen unmittelbaren Kontakt mit Knochen haben, sondern auf fluktuierende Zerebrospinale Flüssigkeit gelagert sind. Bezogen auf Hilton in „Rest and Pain" ruhen sie auf „Wasserbetten" aus Zerebrospinaler Flüssigkeit, und bezogen auf die Interpretation des Autors: „Wasserbetten", auf denen sie nicht nur ruhen, sondern die Wiege der basilaren Artikulation *schaukeln*.

„Die Osteopathie repräsentiert eine wissenschaftliche Wahrheit, an die sich die leidende Menschheit mit Vertrauen wenden mag."
E. C. Herzog D.O.

„Osteopathie – das 'Sesam öffne dich' zur Gesundheit."
Louis Richardson D.O.

## 10. Sphenobasilare Technik

Die sphenobasilare Technik sorgt für einen normalen Umfang der artikulären Extension, Flexion und Sidebending/Rotation an der Verbindung des Os sphenoidale und Proc. basilaris des Os occipitale sowie für eine Außen- und Innenrotation der Partes petrosae der Ossa temporalia. Die Technik ist bei Erwachsenen ebenso wie bei Kindern leicht und ohne Gewalt anzuwenden. In Fällen, bei denen artikuläre Fixierungen vorliegen, ist sie schwierig durchzuführen, jedoch ist sie eine effektive Hilfe bei der Wiederherstellung der basilaren artikulären Mobilität.

Bei der Behandlung berühren die Finger den Proc. basilaris des Os occipitale unterhalb des Proc. mastoideus der Ossa temporalia. Die Daumen liegen an den Alae majores des Os sphenoidale. Der Therapeut drückt dann mit den Daumen die Ala major nach hinten und unten und die Proc. basilaris mit den Fingern nach oben. Dies geschieht geeigneter durch Hebelkraft des M. flexor digitorum profundus und des M. flexor pollicis longus als durch direkte Kompression der Daumen und Finger. Die Technik ähnelt in ihrer Wirkungsweise der Zange eines Maschinisten. Die Finger und Daumen arbeiten dabei wie die Kontaktpunkte der Zange, und der M. flexor digitorum profundus und der M. flexor pollicis longus verkörpern die langen als Hebel dienenden Griffe.

Während der Extension der sphenobasilaren Artikulation gleiten die auf der oberen Hälfte der Alae majores befindlichen posterioren und extern abgeschrägten Gelenkflächen auf den anterior und intern abgeschrägten Gelenkflächen der oberen Hälfte der Partes squamosae der Ossa temporalia nach innen. Währenddessen schwingt die untere Hälfte der Alae majores des Os sphenoidale mit posterior intern abgeschrägten Gelenkflächen nach vorne, weg von der unteren Hälfte der Partes squamosae der Ossa temporalia mit anterior extern abgeschrägten Gelenkflächen. Gleichzeitig rotieren die Partes petrosae der Ossa temporalia nach intern.

Die Sidebending/Rotation des Os sphenoidale auf dem Proc. basilaris des Os occipitale erreicht man durch die Beschränkung der Technik auf eine Seite. Während des Sidebending rotiert das Os sphenoidale auf der behandelten Seite nach unten, die Proc. basilaris des Os occipitale nach oben. Die Partes petrosae rotieren nach außen, während die Partes petrosae der anderen Seite nach innen rotieren.

## Sphenobasilare Technik

Die Flexionsbewegung an der sphenobasilaren Artikulation wird mit den Fingern und Daumen an den gleichen Punkten wie bei der Extensionsbewegung durchgeführt. Der Therapeut bewegt dann mit den Daumen die Ala major nach vorne und oben und zieht das Os occipitale mit den Fingern nach unten.

Während der Flexion der sphenobasilaren Artikulation gleiten die auf der oberen Hälfte befindlichen posterior und extern abgeschrägten Gelenkflächen nach vorn und weg von den auf der oberen Hälfte befindlichen anterior und intern abgeschrägten Gelenkflächen der Partes squamosae der Ossa temporalia. Gleichzeitig schwingt die untere Hälfte der Alae majores mit posterior intern abgeschrägten Gelenkflächen in ihrem Kontakt mit der unteren Hälfte der Partes squamosae der Ossa temporalia mit ihren anterior extern abgeschrägten Gelenkflächen nach hinten. Zudem rotieren die Partes petrosae des Os temporale nach außen. Die sphenobasilare Struktur entspricht mit ihrer Krümmung einem Brückenbogen, mit dem höchsten Punkt an der Verbindungsstelle der beiden Knochen. Bei der Extensionsbewegung wandert die Krümmung an der Verbindungsstelle nach unten, wobei der anteriore posteriore Durchmesser des darunter befindlichen Raumes vom Foramen magnum bis zu den Proc. pterygoidei größer ist als bei der Flexionsbewegung der gelenkigen Verbindung. Während der Flexionsbewegung wandert die Verbindungsstelle nach oben.

Die Pendel- oder Schaukelbewegung des elliptischen artikulierenden Kontaktes zwischen Proc. pterygoideus des Os sphenoidale und Ossa palatina sollte zusammen mit dem normalen Ausmaß der sphenobasilaren Mobilität betrachtet werden. Dabei bewegt sich die Proc. pterygoidei während des respiratorischen Einatmens nach unten und während des respiratorischen Ausatmens nach oben.

Beim Ausführen der Technik legt der Therapeut einen Zeigefinger, wie im Kapitel über Dysfunktionen dental-traumatischen Ursprungs beschrieben, an einen Proc. pterygoideus und hält ihn nach unten, während der Patient tief einatmet. Anschließend bringt er ihn nach oben, während der Patient ausatmet. Anschließend wird die Technik am gegenüberliegenden Proc. pterygoideus angewandt.

◆◆◆

„ Da die Struktur eines Gewebes seine Funktion bestimmt, bemüht sich der osteopathische Arzt, alle Strukturen des Körpers in vollkommenen Zustand zu erhalten, so dass eine normale Funktion von jedem Gewebe erwartet werden kann."

R. E. Jorris D.O.

„ Die Osteopathie ist der Eckpfeiler der Therapie.»

O. R. Purtzer D.O.

## 11. Pars petrosa-Technik

Die Pars petrosa-Technik sorgt für ein normales Bewegungsspiel der basilaren artikulären Mobilität zwischen den Partes petrosae der Ossa temporalia und dem Proc. basilaris des Os occipitale. Jene der Außenrotation beim Einatmen und der Innenrotation beim Ausatmen. Die Technik ist hilfreich bei einer katarrhalischen Infektion der Tuba auditiva und bei einer tiefer getretenen Pars cartilaginea.

Für die Durchführung legt der Therapeut den Daumenballen mit dem Daumen entlang des Proc. mastoideus gestreckt anliegend an den mastoidalen Bereich. Der andere Daumenballen wird auf der entgegengesetzten Seite an den Angulus posterior inferior des Os parietale gelegt. Die Finger sind unter dem Os occipitale verschränkt, um den Hebel durch die Muskeln des M. flexor digitorum profundus und den M. flexor pollicis longus sicherzustellen. Der mastoidale Bereich wird nach hinten gezogen und der Proc. mastoideus nach außen rotiert. Der Daumenballen am Os parietale dient nur dem Kontakt. Die Technik wird gezielt auf die Partes mastoideae und die Proc. mastoidei angewandt. Der mastoidale Bereich und der Proc. mastoideus werden in dieser Position gehalten, während der Therapeut mit seinem Thorax den Kopf[17] nach unten drückt. Die Technik wird dann auf der anderen Seite wiederholt. Anschließend wird Kontakt sowohl mit den Partes mastoideae als auch mit den Proc. mastoidei aufgenommen. Während der Thorax des Therapeuten den Kopf nach unten drückt, werden sie nach hinten gezogen, nach extern rotiert und fest gehalten.

Bei dieser Anwendung rotiert die Pars petrosa nach extern und bewegt sich auf ihrer gelenkigen Verbindung mit dem Proc. basilaris des Os occipitale nach hinten. Das führt zu einer Dehnung der Pars cartilaginea der Tuba auditiva. Bei der Kompression des Kopfes entspannt sich die Pars cartilaginea, während die Pars petrosa weiterhin in Außenrotation gehalten wird.

Die Partes petrosae sollten am Ende der Behandlung in ihre Position der Innenrotation zurück geführt werden. Dies wird durch eine nach vorne gerichtete Kompression der Partes mastoideae und eine Rotation der Proc. mastoidei nach innen erreicht.

In Verbindung mit der Pars petrosa-Technik kann eine Kompression an den Partes mastoideae unmittelbar über den Meatus acusticus externus angewendet werden.

Bei der Durchführung nimmt der Therapeut mit den Daumen oder Daumenballen an den Partes mastoideae unmittelbar über dem Meatus acusticus externus Kontakt auf, wobei die Finger am oberen Bereich des Os occipitale liegen. Auf den Partes mastoideae wird eine Kompression nach innen und oben ausgeübt, wobei die Finger am Os occipitale nach unten ziehen. Die Partes mastoideae werden in dieser Position fixiert und von einer Seite zur anderen geschoben.

Die Absicht der Technik ist es, den artikulären Mechanismus der Partes mastoideae und seinem Pivotpunkt zu befreien, der in dem Kapitel bezüglich der Gelenkflächen erwähnt wurde. Die Kontaktstellen der Daumenballen oder Daumen

---

[17]. Anm. d. Übers.: des Patienten.

an den Partes mastoideae sind nahe am Kiefergelenk, und der Therapeut wird eine Bewegung der Mandibula spüren, wenn die Partes mastoideae von einer Seite zur anderen geschoben werden.

Man kann auch eine weitere effektive Methode zur Befreiung des artikulären Mechanismus der Partes mastoideae und seinem Pivotpunkt anwenden. Dabei legt der Therapeut einen Daumen unmittelbar über den Meatus acusticus externus und einen Zeigefinger entlang des Proc. mastoideus an den mastoidalen Bereich. Die andere Hand liegt auf der Stirn. Der mastoidale Bereich wird fest mit dem Daumen und Finger gehalten, während die Hand auf der Stirn das Cranium gezielt auf der Artikulation des mastoidalen Bereichs bewegt oder schaukelt. Die Bewegung erfolgt sowohl vor und zurück als auch von einer Seite zur anderen. Sie sollte sanft, bestimmt und exakt an den Artikulationen ausgeführt werden. Dabei wird sorgfältig darauf geachtet, dass das Os occipitale nicht auf dem Atlas bewegt wird. Die Technik bewegt das Os parietale und Os occipitale am mastoidalen Bereich bzw. die Knochen des Schädeldachs auf der Schädelbasis – nicht das Os occipitale auf dem Atlas. Sie kann beidseitig angewendet werden.

◆◆◆

„Auf die Innenseite des Umschlages meiner Ausgabe von ‚Research and Practice', schrieb Dr. Still: ‚Dr. Still sagt, folge diesem Führer und fürchte keine Gefahr.'"

Della B. Caldwell D. O.

„Wenn du die Osteopathie nicht verstehst, tritt beiseite und lass den wahren Verständigen seinen fortschrittlichen Weg gehen."

Joseph H. Sullivan D.O.

## 12. VIER-HÄNDE-TECHNIK

Artikuläre Fixierungen des sphenobasilaren Bereichs und der Partes petrosae können mit der Vier-Hände-Technik vorteilhaft behandelt werden. Diese kann an chronische Fixierungen angepasst werden.

Bei der Durchführung legt der Therapeut die Daumenballen direkt hinter der Sutura lambdoidea an das Os occipitale, während ein Assistent die Daumenballen auf die Anguli inferiores des Os frontale legt. Sowohl Therapeut als auch Assistent verschränken die Finger um den Hebel durch den M. flexor digitorum profundus und den M. flexor pollicis longus zu sichern. Der Therapeut komprimiert das Os occipitale nach innen und zieht den Knochen nach posterior, während der Assistent die Anguli inferiores des Os frontale nach innen drückt und das Os frontale nach anterior zieht.

## III. Die Schädelsphäre

Dann legt der Therapeut die Daumenballen mit gestreckten Daumen entlang der Proc. mastoidei an die Partes mastoideae des Os temporale, während die Kontaktpunke des Assistenten wie zuvor an den Anguli inferiores des Os frontale verbleiben. Der Therapeut zieht die Partes mastoideae nach posterior und rotiert die Proc. mastoidei nach extern, während der Assistent das Os frontale nach anterior zieht.

Die Technik erfordert Erfahrung bei der Anwendung des Hebels mittels des M. flexor digitorum profundus und des M. flexor pollicis longus. Mit ihrer Hilfe kann der Therapeut den gewölbten Anteil des Os occipitale greifen und nach posterior ziehen. Der Patient vermag die Technik des Assistenten gegebenenfalls selbst am Os frontale ausführen.

Während der Durchführung der Technik, bei welcher der Therapeut das Os occipitale hält, wird die sphenobasilare Artikulation in eine Extensionsposition gezogen. Bei der Durchführung – der Therapeut hält die Partes mastoideae und den Proc. mastoidei – werden die Partes petrosae in Außenrotation und die sphenobasilare Artikulation in Flexionsposition gezogen.

Die Behandlung ist äußerst wirkungsvoll und die Technik sollte sanft und bedächtig angewendet werden. In einigen Fällen kann eine beträchtliche Reaktion auftreten.

Die Vier-Hände-Technik kann ebenso in Bezug auf den Spread des Os parietale angepasst werden.

◆◆◆

„Die getreue Einhaltung der osteopathischen Prinzipien bringt dem Budget der Gesundheit größere Dividenden als jedes andere bekannte Therapiesystem."

Frank F. Graham D.O.

„In diesen Zeiten des Fortschrittes und der sich verändernden Ideen ist es ein Trost und großes Privileg mit der großen universalen konstanten Wahrheit der Natur verbunden zu sein und ihr zu helfen. Wie sehr ich mir wünsche, an irgendetwas anderes so fest wie an das unfehlbare Gesetz der osteopathischen Prinzipien glauben zu können."

Robert H. Clark, D. O

## 13. Temporomandibulare Technik

Bei der temporomandibularen Technik zögert der Autor eine andere Technik vorzuschlagen, als jene, die der Profession durch den Gründer der Osteopathie, Dr. Andrew Taylor Still, gegeben wurde. Dies gilt insbesondere bezüglich des Trigeminusneuralgie[18]

Dr. Russel R. Peckham wird bei einem Fall von Trigeminusneuralgie, welcher in The Journal of The American Osteopathic Association (im Oktober 1933) diskutiert wurde, von Dr. Perrin T. Wilson zitiert:

> „Eine Betrachtung der Anatomie und Physiologie erklärt jenen Mechanismus nicht vollständig, der aufgrund einer mandibularen Dysfunktion dieses komplexe Symptom hervorrufen kann. Aber allein die Tatsache, dass die wirkungsvolle Behandlung solcher Dysfunktionen bei einer großen Mehrheit der Fälle in vollständiger Heilung endet, ist der beste Beleg der Beziehung dieser Dysfunktion zum symptombezogenen Syndrom. Es kann angenommen werden, dass es sich bei diesem Zustand um eine Hypersensibilisierung oder etwas Vergleichbares eines Anteiles der gesamten sensorischen Bahn der Gewebe von Gesicht und Kopf handelt.[19]

Deshalb ist das Bestreben dieses Kapitels, die Aufmerksamkeit auf die Interpretation des Autors bezüglich der Phänomene des Trigeminusneuralgie zu lenken.

Ich behaupte, dass artikuläre Fixierungen des Os sphenoidale und der Ossa temporalia Fehlstellungen der Fossa temporalis mit daraus resultierender anormaler Bewegung der Mandibula verursachen, vergleichbar mit dem Schlingern eines Rades an einem Auto aufgrund falsch justierter Achse. Das Phänomen des Überbisses sei als Beispiel genannt.

Fixierungen in den Artikulationen zwischen Os sphenoidale und Ossa temporalia wie ich sie regelmäßig bei der kranialen Behandlung vorfinde, verursachen ein Dehnen jener Membran, die das Ganglion von Gasseri umschließt und bewirken damit einen Anstieg von Nervenimpulsen. Diese beeinflussen die Äste des fünften Hirnnervs, was in Trigeminusneuralgie resultiert.

Ich möchte hinzufügen: Dr. Stills effektive mandibulare Technik behebt durch Traktion der sphenomandibularen und temporomandibularen Ligamente die artikulären Fixierungen des Os sphenoidale und der Ossa temporalia. Das Kapitel bezüglich der Fälle von sphenofaszialen oder dental-traumatischen Dysfunktionen verdeutlicht die Interpretation beispielhaft und sollte in Verbindung hiermit gelesen werden.

---

**18.** Siehe *Research and Practice*, von Dr. Andrew Taylor Still.
**19.** Zitat mit Erlaubnis von Dr. Perrin T. Wilson und *The Journal of The American Osteopathic Association*.

♦♦♦

„Die Osteopathie ist eine mächtige Waffe, mit der die Leiden der Menschheit bekämpft werden können."

C. W. Zittleman D.O.

„Die Osteopathie erkennt das Gesetz der Arterie und normalisiert die Körperstruktur, um die arterielle Vorherrschaft wiederherzustellen."

Grace H. Meyers D.O.

## 14. Strukturelle oder modellierende Technik

Die strukturelle oder modellierende Technik kann zur Behandlung von Kindern, die Abweichungen von der Norm zeigen, angepasst werden. Dazu gehören Fehlbildungen der strukturellen Bereiche des Schädeldachs und der Gesichtsknochen sowie artikuläre Fixierungen. Kenntnisse bezüglich der Ossifikationszentren sind bei der Anwendung unverzichtbar.

### Das Os frontale

Das Modellieren des strukturellen Bereichs des Os frontale betrifft eigentlich zwei Knochen, da es hier zwei Ossifikationszentren gibt. Einige Schädel von Erwachsenen weisen in direkter Linie mit der Sutura sagittalis eine suturale Artikulation im gesamten mittleren Bereich des Os frontale auf, die sich bis zur Incisura ethmoidalis fortsetzt. Bei einigen strukturellen Fehlbildungen wurde dieser Bereich komprimiert. Daraus resultiert eine Störung des normalen Bewegungsspielraums der Artikulation zwischen dem Os frontale und dem Os ethmoidale.

Beim Anwenden der Technik legt der Therapeut einen Daumen auf den mittleren Anteil des Os frontale und den anderen an den Angulus inferior des Os frontale. Dann wird der mittlere Anteil des Knochens nach unten und außen und der Angulus inferior nach innen und oben gedrückt.[20]

### Das Os parietale

Das Os parietale besitzt ein Ossifikationszentrum. Die Anwendung der Technik besteht aus einer Kompression der äußeren Knochenränder an verschiedenen Bereichen mit dem Modellieren der gewünschten strukturellen Form.

---

[20]. Siehe Fußnote 26 nach dem Os ethmoidale in Kapitel 17.

## DAS OS OCCIPITALE

Das Modellieren des Os occipitale betrifft nur jenen Bereich des Schädeldachs, der innerhalb der Membranen entsteht. Es weist ein Ossifikationszentrum im Bereich der Protuberantia occipitale auf.

Hier handelt es sich hier um eine Flexionstechnik. Die Daumenballen werden unmittelbar posterior der Verbindung mit den Partes mastoideae der Ossa temporalia an die inferioren posterioren Bereiche gelegt. Die Finger sind verschränkt, um den Hebel durch den M. flexor digitorum profundus und den M. flexor pollicis longus sicherzustellen. Die externen Begrenzungen werden daraufhin nach innen gedrückt. Die Technik bringt nicht nur die strukturellen Anteile in Flexion, sondern befreit auch die gelenkige okzipitomastoidale Verbindungen und normalisiert zudem die Spannung der intrakranialen Membranen.

## DIE GESICHTSKNOCHEN

Die Zahnchirurgie ist bei der Behandlung struktureller Fehlstellungen der Maxillae erfolgreich gewesen. Kranial osteopathisch Behandelnde können sich auf dem Gebiet der strukturellen Normalisierung der Gesichtsknochen weiter vorwagen. Ein Überarbeiten der embryologischen Entwicklung der orbitalen, nasalen und oralen Höhlen bildet eine notwendige Vorbereitung auf das Modellieren der Gesichtsknochen.

◆◆◆

„Der Hauptgedanke der Osteopathie sollte dem Justieren gelten, nicht der Manipulation."

Georg W. Goode D.O.
Ehemaliger Präsident der
American Osteopathic Association

„Doktor Still sagte: ‚Die Osteopathie ist Wissen oder sie ist gar nichts.'"
E. Tracy Parker D.O.

## 15. Dysfunktionen traumatischen Ursprungs

Es gibt verschiedene Formen von kranial membranösen artikulären Strains oder Dysfunktionen, einschließlich der traumatischen, reflektorischen und mentalen Strains sowie der Kriegsneurose. Dieses Kapitel bezieht sich auf traumatische Typen, denen man in der kranialen Praxis häufig begegnet.

### Der Frontoparietale Typ

Beim frontoparietalen Typ ist das Os frontale durch ein lokales Trauma zwischen den Ossa parietalia komprimiert worden. Die Dysfunktion tritt entweder bilateral oder unilateral auf.

Diagnose: Durch Palpation lassen sich die posterioren Stellungen der Anguli inferiores des Os frontale leicht aufspüren. Bei der bilateralen Form stehen beide Anguli inferiores nach posterior. Bei der unilateralen Form steht nur ein Angulus inferior nach posterior. Die Dysfunktion wird durch einen Bewegungstest der Ala major des Os sphenoidale während der Phasen respiratorischen Ein- und Ausatmens nachgewiesen. Die Dysfunktion blockiert die Artikulationen der Ala major. Im Fall eines bilateralen Traumas, sind beide Alae majores blockiert – im unilateralen Fall nur eine Ala major.

Behandlung: Der Therapeut sollte sich bemühen, das Os frontale nach innen und weg von den Ossa parietalia zu bewegen und es gleichzeitig nach vorne anheben. Bei der bilateralen Dysfunktion werden die Daumenballen unmittelbar anterior der Sutura coronalis auf die Anguli inferiores des Os frontale gelegt. Die Finger werden über dem Os frontale verschränkt. Dann werden mittels des muskulären Hebels des M. flexor digitorum profundus und des M. flexor pollicis longus die Anguli nach innen gedrückt und der Knochen nach anterior gehoben. Im Fall einer unilateralen Dysfunktion wird die nach innen gerichtete Kompression und die anhebende Bewegung nur auf der Seite der Fixierung durchgeführt.

### Der parietosquamösen Typ

Beim parietosquamösen Typ sind die Ossa parietalia durch ein lokales, an einem Punkt in der Mitte, direkt über der Sutura sagittalis einwirkendes Trauma nach unten zwischen die Partes squamosae der Ossa temporalia gedrückt worden. Dies beschreibt die bilaterale Form. Es kann auch eine unilaterale Form geben, wobei das lokale Trauma entweder auf der einen oder auf der anderen Seite der Sutura sagittalis auftrifft. Die Partes squamosae der Ossa temporalia werden lateral nach außen gebracht und die Partes petrosae im Bereich der Schädelbasis anschließend nach außen rotiert. In der Folge tritt zusätzlich eine Flexion der sphenobasilaren Artikulation auf.

Diagnose: Durch Palpation findet man die Hinweise entlang der squamoparietalen Gelenke und im mittleren Bereich der Sutura sagittalis.

Behandlung: Der Therapeut sollte sich bemühen, die Ossa parietalia direkt über ihrer Artikulation mit den Partes squamosae der Ossa temporalia nach innen zu bewegen und gleichzeitig nach oben zu heben. Dies wird auf eine Art und Weise erreicht, wie man das Dach eines Gebäudes anheben würde, bei dem der mittlere Teil eingesunken ist und sich an der Traufe nach außen wölbt. Indem man die Traufe nach innen schnellen lässt und sie gleichzeitig anhebt, kann man das Durchhängen in der Mitte des Daches beseitigen. Bei der bilateralen Dysfunktion werden die Handflächen unmittelbar über den Partes squamosae der Ossa temporalia an die Ossa parietalia gelegt und die Finger über der Sutura sagittalis verschränkt, um den muskulären Hebel durch den M. flexor digitorum profundus und M. flexor pollicis longus sicherzustellen. Dann werden die Ossa parietalia nach innen gezogen und nach oben gehoben. Bei unilateraler Dysfunktion wird die Technik nur auf der Seite der Fixierung durchgeführt.

## DER PARIETOFRONTALE TYP

Beim parietofrontalen Typ sind die Ossa parietalia durch ein lokales Trauma an der Verbindung zwischen der Sutura sagittalis und Sutura coronalis nach unten gedrückt worden. Daraus resultiert eine laterale Stellung der Anguli anteriores inferiores. In der Folge davon entsteht eine Fehlstellung der Kondylen am Proc. basilaris des Os occipitale, die nach hinten in die Facetten des Atlas gedrängt wurden. Dies bezeichnet die bilaterale Form der Dysfunktion. Durch ein lokales, entweder rechts- oder linksseitig der Sutura sagittalis auftretendes Trauma kann die Dysfunktion auch unilateral auftreten.

Diagnose: Durch Palpation kann man an der Verbindungsstelle zwischen der Sutura sagittalis und der Sutura coronalis eine Vertiefung wahrnehmen. Zusätzlich spürt man nach außen stehende Anguli anteriores inferiores der Ossa parietalia. Die Position der basilaren Kondylen des Os occipitale wird durch die Einschränkung bei der atlantookzipitalen Extension bestätigt.

Behandlung: Der Therapeut sollte versuchen, die Anguli anteriores inferiores der Ossa parietalia nach innen zu drücken und gleichzeitig nach oben zu heben. Die Daumenballen werden an die Anguli anteriores inferiores gelegt und die Finger werden über der Sutura sagittalis verschränkt, um den muskulären Hebel des M. flexor digitorum profundus und M. flexor pollicis longus sicherzustellen. Dann wird an den Anguli nach innen und oben gezogen. Bei der unilateralen Fixierung wird die Technik nur auf der Seite der Dysfunktion angewendet. Die Korrektur der atlantookzipitalen Dysfunktion wird durch die Anwendung der üblichen zervikalen Technik erreicht.

# III. Die Schädelsphäre

## Der Parietookzipitale Typ

Beim parietookzipitalen Typ sind die Ossa parietalia durch ein lokales Trauma an der Verbindung der Sutura sagittalis mit der Sutura lambdoidea nach unten gedrückt worden. Das Trauma tendiert dazu, die Kondylen am Proc. basilaris des Os occipitale tief in die Facetten des Atlas zu zwingen und so den Proc. basilaris an seiner sphenobasilaren Artikulation nach oben zu kippen. Daraus folgt auch eine Fehlstellung der Partes petrosae der Ossa temporalia in Außenrotation. Hier handelt es sich um eine bilaterale Dysfunktion. Durch ein lokales, rechts oder links der Sutura sagittalis auftretendes Trauma kann die Dysfunktion auch unilateral auftreten. Daraus resultiert eine laterale Fehlstellung der Kondylen des Os occipitale innerhalb der Facetten des Atlas. In einigen Fällen wird sich eine Kondyle in anteriorer und die andere in posteriorer Stellung befinden, während sich eine Pars petrosa in Außen- und die andere sich in Innenrotation befindet.

Diese Fehlstellungen oder Fixierungen im Bereich der Schädelbasis stellen einen ziemlich ernsten Zustand bezüglich der intrakranialen Membranen dar, die als Kanäle des venösen Flusses dienen und die Aktivität der Zerebrospinalen Flüssigkeit anregen.

Diagnose: Durch Palpation findet man eine Vertiefung an der Verbindung zwischen Sutura sagittalis und Sutura lambdoidea sowie ein posteriores Os occipitale an derselben Verbindung. Die Proc. mastoidei der Ossa temporalia werden in Außenrotation vorgefunden. Dieses gilt für die bilaterale Form. Bei der unilateralen Form findet man diesen Hinweis palpatorisch entweder auf der rechten oder linken Seite der Sutura sagittalis. Weiterhin findet man ein verdrehtes Os occipitale entlang der Suturae lambdoideae, während ein Proc. petrosus in Außenrotation und der andere in Innenrotation vorgefunden wird.

Behandlung: Der Therapeut sollte sich bemühen, die Anguli posteriores inferiores der Ossa parietalia nach innen zu drücken und nach oben zu bewegen, das Os occipitale in seinem unteren Bereich nach hinten und in seinem oberen Bereich nach vorne zu ziehen und die Proc. mastoidei nach innen zu rotieren. Die Daumenballen werden auf die Anguli posteriores inferiores der Ossa parietalia gelegt und die Finger über der Sutura sagittalis verschränkt, um den muskulären Hebel durch den M. flexor digitorum profundus und M. flexor pollicis longus sicherzustellen. Dann werden die Anguli inferiores nach innen und oben gezogen. Damit werden die Ossa parietalia behandelt. Die Handflächen werden anschließend unmittelbar hinter der Sutura lambdoidea an den unteren Bereich des Os occipitale gelegt. Die Finger werden verschränkt und durch den bereits genannten muskulären Hebel wird das Os occipitale in seinem unteren Bereich nach hinten und in seinem oberen Bereich nach vorne gezogen. Der nächste Schritt bezieht sich auf die Ossa temporalia. Die Daumenballen werden an die Partes mastoideae gelegt, wobei die Daumen entlang der Proc. mastoidei anliegen. Die Finger werden verschränkt, um den muskulären Hebel sicherzustellen, und die Proc. mastoidei werden nach intern rotiert.

Bei der unilateralen Form wird die Technik gezielt auf der Seite der Dysfunktion angewandt. Während eine Seite des Os occipitale nach hinten gezogen und die andere nach vorne gedrückt wird, rotiert man einen Proc. mastoideus nach außen und den anderen nach innen.

## DER OKZIPITOMASTOIDALE TYP

Beim okzipitomastoidalen Typ steht durch ein lokales Trauma am unteren Bereich des Os occipitale der laterale Pars basilaris des Os occipitale nach oben und ist zwischen die lateralen artikulierenden Bereiche der Pars mastoidea des Os temporale gezwungen worden. Der Proc. basilaris des Os occipitale ist in seine Verbindung mit dem Os sphenoidale gedrängt und die Partes petrosae gleichzeitig in Innenrotation gezwungen worden. Dies ist die bilaterale Dysfunktion. Die Dysfunktion kann unilateral auftreten, wobei das lokale Trauma entweder rechts oder links der zentralen Linie am unteren Bereich des Os occipitale auftritt. Bei der unilateralen Form wird der Proc. basilaris auf einer Seite nach oben gekippt und auf der anderen Seite nach unten geneigt sein. Dabei steht eine Pars petrosa in Innen- und eine andere Außenrotation. Diese Form hat eine weitere ernste Auswirkung auf die intrakranialen Membranen, die als Wände für den venösen Fluss und die Fluktuation der Zerebrospinalen Flüssigkeit dienen.

Diagnose: Durch Palpation findet man ein hoch stehendes Os occipitale an seiner Verbindung zur Pars mastoidea. Bei der bilateralen Form wird diese Stellung gleichförmig sein. Bei der unilateralen Form wird sich nur eine Seite in erhöhter Stellung befinden.

Behandlung: Der Therapeut sollte sich bemühen, die Partes basilares des Os occipitale nach unten zu ziehen. Eine Handfläche wird über dem oberen Bereich des Os occipitale und der anderer an der Pars mastoidea des Os temporale gelegt. Dann werden die Finger verschränkt, um den muskulären Hebel des M. flexor digitorum profundus und M. flexor pollicis longus sicherzustellen. Nun wird das Os occipitale nach unten gezogen, während die Partes mastoideae gehalten werden. In Anschluss daran wird die Technik auf der anderen Seite angewandt. Bei der unilateralen Dysfunktion wird die Technik nur auf der Seite der Fixierung durchgeführt.

## DER ATLANTOOKZIPITALE TYP

Obwohl der Atlas kein Schädelknochen ist, spielt seine Artikulation mit dem Os occipitale bei der kranialen Technik eine Rolle, speziell bei rezidivierender Atlasdysfunktion. Strenggenommen ist die rezidivierende Form keine wirkliche Atlasdysfunktion. Sie ist der Rotation des Proc. basilaris des Os occipitale untergeordnet. Hierbei kippt eine Seite nach oben und die andere nach unten, wobei die

Gelenkflächen der Kondylen bei der Auf- und Abwärtsneigung mitgenommen werden. Das deutet auf eine Fehlausrichtung der Kondylen innerhalb der Facetten des Atlas hin. Die Korrektur der Rotation des Proc. basilaris behebt normalerweise die rezidivierende Atlasdysfunktion.

## DER MIGRÄNE-TYP

Der Migräne-Typ kann als sowohl traumatisch als auch reflektorisch angesehen werden. Jedoch sprechen die Merkmale häufiger für eine traumatische kraniale Form der Dysfunktion als für eine reflektorische Form. Die Untersuchung echter Migränefälle zeigt gewöhnlich eine typische sphenobasilare Sidebending/Rotations-Dysfunktion. Palpation bestätigt die Indikation. Normalerweise ist hierbei eine Seite des Cranium konkav und die andere konvex, mit einem größeren Durchmesser auf der konvexen und einem kleineren auf der anderen Seite. Diese Form weist selten die Akutanamnese eines lokalen Traumas am Cranium auf. Die Mehrheit reicht bis in die Kindheit zurück, eine Ära, in der Stöße und Stürze nicht ungewöhnlich sind. Hierbei treten oft kraniale Dysfunktionen auf, die zu struktureller Fehlbildung des Cranium im späteren Leben führen. Die Alae majores des Os sphenoidale werden regelmäßig blockiert und ohne normale Bewegung vorgefunden. Bei chronischen Fällen sollte die Behandlung darauf abzielen, die Mobilität wiederherzustellen. Die sphenobasilare Technik und Pars petrosa-Technik können diesen Fällen angepasst werden.

◆◆◆

„Die Osteopathie kann mehr für die Kranken tun, und die Gesundheit derer denen es gut geht erhalten, als jedes andere Therapiesystem."

G M. Stern D.O.

„Und Jesus antwortete, indem er zu ihnen sprach: ‚Diejenigen unter euch, die ganz sind, brauchen keinen Arzt, aber diejenigen, welche krank sind.'

( Lukas 5,31)

„Das ist wahr für den physischen Körper wie auch für die Seele, wie es schon seit zweitausend Jahren geschrieben steht."

R. V. Herbold D.O.

# 16. Dysfunktionen dental-traumatischen Ursprungs

Dieses Kapitel ist sowohl im Interesse sowohl der Profession der Dentisten als auch jener der Osteopathen geschrieben. Dentisten besitzen bezüglich der Gesichtsknochen spezielle anatomische Kenntnisse und konstruktive chirurgische Fertigkeiten. Sie mögen die Technik des Autors für ihren praktischen Wirkungsbereich nützlich finden. Die Dysfunktionen dental-traumatischen Ursprungs schaffen auch eine Reihe von Möglichkeiten für die Mitglieder der osteopathischen Profession.[21] Diese Fälle laden zur Zusammenarbeit beider Professionen ein.

Während es ätiologisch gesehen diverse weitere traumatische Faktoren in Bezug auf diesen Typus der kranialen Dysfunktion zu beachten oder erkennen gibt, betrifft dieses Kapitel ausschließlich jene, die offensichtlich während zahnchirurgischer Eingriffe auftreten.[22]

Dieser Typus schließt einen membranösen artikulären Strain oder Dysfunktion, in Bezug auf das Os temporale, das Os sphenoidale, die Maxillae und die Mandibula ein. Das Os temporale ist mit seiner Pars petrosa in Innenrotation auf der Dysfunktionsseite lateral nach innen gerichtet; der Proc. pterygoideus des Os sphenoidale steht oben und lateral, die Maxilla nach unten und die Mandibula befindet sich am Kiefergelenk in Fehlstellung.

Gemäß der Symptome, tritt die Dysfunktion folgendermaßen auf: Das Os occipitale des Patienten ruht so auf einer V-förmigen Kopfstütze des Dentisten-Stuhls, dass eine Kompression der Pars mastoidea des Os temporale unmittelbar anterior der Sutura lambdoidea verursacht wird. Der Kieferchirurg meißelt einen unteren Molaren oder Weisheitszahn frei und setzt eine speziell angepasste Zange an, die den Zahn mit einer in- und seitwärtigen Hebelbewegung zieht – also nicht in einem gerade aufwärts gerichteten Heben oder Ziehen. Diese in- und seitwärtige Hebelbewegung an dem betreffenden Zahn kann über das Art. temporomandibulare die Kompression des Os temporale erhöhen. Gleichzeitig dreht oder windet der seitliche Hebel die Mandibula der gegenüberliegenden Seite mit großer Kraft nach unten, verursacht damit einen Strain am Lig. sphenomandibulare und schwingt den Proc. pterygoideus auf der Dysfunktionsseite nach oben und lateral. Während der Extraktion eines oberen Molaren wird die gleiche seitliche Hebelkraft appliziert, welche die Maxilla

---

**21.** Das Thema dieses Kapitels erschien in *The Osteopathic Profession* in der Ausgabe vom April 1937. Das Thema und die Technik wurden vor der technischen Abteilung der *American Osteopathic Association* in Cincinnati vorgetragen.

**22.** Diese Behauptung basiert auf der durch zahlreiche Fälle begründete professionellen Erfahrung des Autors, bei denen die Dysfunktion vor der Extraktion der Zähne nicht vorlag, ihr aber folgte.

a) Eine persönliche Erfahrung des Autors in einem Dentisten-Stuhl wird als weitere Verifikation angeführt. Während der Extraktion eines unteren Molaren fühlte er eine Trennung, die im Bereich des Sphenoids und der Temporalknochen auftrat, wobei das Gefühl vor der einsetzenden örtlichen Betäubung auftrat. Eine schwere Gesichtsneuralgie folgte der Extraktion, die der Dentist einer trockenen Wurzelhöhle zuschrieb. Obwohl eine geeignete Behandlung für die trockene Wurzelhöhle angewandt wurde, zog sich die Neuralgie über zwei Wochen hin. Dann erinnerte sich der Autor an jenes Gefühl des Trennens, das gleichzeitig mit der Extraktion aufgetreten war. Er legte einen Zeigefinger an den Processus pterygoideus des Sphenoids, schloss den Kiefer über dem Finger und führte den Druck anschließend über die Mandibula, während er den Processus pterygoideus weiterhin festhielt. Es erfolgte ein Klicken im Bereich der Trennung mit einer sofortigen Erleichterung der Neuralgie.

lateral nach unten dreht. In einigen Fällen wird der Proc. pterygoideus so weit lateral stehen, dass er den Proc. coronoideus der Mandibula einengt. Das Einengen des Proc. coronoideus verursacht zusammen mit der Fehlstellung der Art. temporomandibulare aufgrund des nach innen stehenden Os temporale einen Überbiss.

Dieser Fall beeinflusst offensichtlich die normale Funktion des Ganglion Gasseri und Ganglion pterygopalatinum. So erfolgt ein Anstieg anormaler Nervenimpulse, die vielleicht die Phänomene in Verbindung mit Gesichtsneuralgien und Trigeminusneuralgie erklären könnten.[23] Die Innenrotation der Pars petrosa des Os temporale beeinflusst oder verdreht den knorpeligen Bereich der Tuba auditiva. Dies ergäbe eine naheliegende Erklärung einiger Ohrkomplikationen. Ebenso tritt – besonders auf der Dysfunktionsseite – auch ein Strain der intrakranialen Membranen auf.

Das laterale Os sphenoidale sowie die nach unten verlagerte Maxilla verengt die Fissura sphenomaxillaris innerhalb der Orbita. Dies erklärt offensichtlich eine Störung der venösen Drainage der durch die Fissura sphenomaxillaris zum Sinus cavernosus führenden V. ophthalmica und führt in manchen Fällen zu Augenpathologien.[24] Ein MEISTER-MECHANIKER schuf die Orbita damit sie durch ihre verschiedenen ossären Gelenke beweglich sei. Die Fissura sphenomaxillaris ist keineswegs nur ein Durchgang für den orbitalen Zweig des fünften Hirnnervs. Die Fissura dient der Orbita als expansive und verengende Vorrichtung, um sich an eine Bewegung der Orbita nach vorne und hinten anpassen zu können. Die Höhle ist keine feste knöcherne becherförmige Vorrichtung wie das Acetabulum, sondern durch das Os frontale, das Os sphenoidale, die Maxilla, das Os zygomaticum, das Os ethmoidale, das Os palatinum und das Os lacrimale gelenkartig konstruiert. Jede Fixierung des Os sphenoidale kann die normale Funktion oder Bewegung der Orbita stören. Mehr noch, eine Fixierung des Os sphenoidale beeinflusst die normale Stellung des Os ethmoidale mit seinen Conchae nasales, das Vomer und das Os palatinum und kann für viele Unregelmäßigkeiten im nasalen Bereich verantwortlich sein.

Die Fehlstellung der Maxillae komprimiert sowohl die Conchae nasales als auch die Ossa palatina. Die Kompression der Ossa palatina beeinflusst offensichtlich das Ganglion pterygopalatinum.[25]

Dieser Typus ist nicht schwer zu diagnostizieren. In einigen Fällen bringt das Abnehmen eines oberen Abdrucks Klärung. Dadurch, dass er ziemlich unregelmäßig geformt ist zeigt der Abdruck die nach unten stehende Maxilla. Diese Stellung kann durch eine Mundinspektion bestätigt werden. In einigen Fällen wird die Maxilla in der Stärke eines dreilagigen Kartons nach unten verlagert sein, in anderen Fällen in der Stärke eines Blattes Papier.

Der nach oben und lateral stehende Proc. pterygoideus des Os sphenoidale wird durch das Einführen eines Zeigefingers zwischen Oberlippe und Zahnfleisch

---

**23.** Fälle von Trigeminusneuralgie und Gesichtsneuralgie, die während der praktischen Tätigkeit des Autors auftraten – wobei Erleichterung der Symptome aus der Korrektur der Dysfunktion resultierte – stellen die Basis dieser Behauptung dar.

**24.** Bestimmte befriedigende Ergebnisse in der Pathologie des Auges, die aus der Korrektur der Dysfunktion resultierten, liefern die Basis für diese Behauptung.

**25.** Siehe im Kapitel 17: Dysfunktion der Maxilla.

diagnostiziert. Dieser wandert posterior zum hinteren Maxillabereich, geht dann nach oben unter das Os zygomaticum und anschließend weiter nach hinten, bis ein Kontakt mit dem Proc. pterygoideus hergestellt ist. Den Proc. pterygoideus wird man auf der Dysfunktionsseite im Gegensatz zum Proc. pterygoideus auf der Gegenseite nach oben und lateral verlagert vorfinden. In den meisten Fällen wird man auf der Dysfunktionsseite eine eingeengte Mandibula finden. Ein Palpieren der Partes mastoideae der Ossa temporalia wird die Dysfunktionsseite im Gegensatz zur anderen Seite nach innen verlagert zeigen.

Zur Behandlung der sphenoidalen Dysfunktion wird der Zeigefinger an den Proc. pterygoideus der Dysfunktionsseite gelegt. Er hält den Proc. pterygoideus fest, während der Patient aufgefordert wird, den Kiefer langsam über dem Finger zu schließen. Diese Bewegung verstärkt die Dysfunktion, um sie schließlich aus ihrer Fixierung zu befreien. Sobald der Finger die richtige Spannung zum Lösen der Fixierung fühlt, wird der Patient aufgefordert, den Kiefer langsam zu öffnen. Normalerweise löst sich der Proc. pterygoideus und federt – geführt durch den Finger – in seine normale Stellung zurück.

Gewöhnlich behebt die Korrektur des Os sphenoidale auch die Fixierung der Maxilla. Sollte das Gegenteil der Fall sein, wird die Technik aus dem Kapitel über die Dysfunktionen der Gesichtsknochen zum Erfolg führen. Die in einem früheren Kapitel beschriebene Technik an der Pars petrosa zielt auf die Dysfunktion des Os temporale.

Fälle, die weniger als ein Jahr zurückliegen, sprechen gewöhnlich auf eine einzige Behandlung an. Fälle die bereits über einen längeren Zeitraum bestehen, benötigen mehrere Behandlungen, bevor die Korrektur erreicht wird.

◆◆◆

„Die Osteopathie hatte ebenso wie andere große Wahrheiten, gegen das tragische Übel der Zivilisation anzukämpfen – die Blindheit im Geiste."
Robert M. Plasch D.O.

„Die Frage ist nicht, ob eine Doktrin schön ist, sondern ob sie wahr ist."
Arnold J. Schneider D.O.

„Man spricht oft vom ‚Glauben an' die Osteopathie. Da sie wissenschaftliche Tatsache ist, braucht die Osteopathie keinen ‚Glauben', sondern nur eine Gelegenheit. Und obwohl Zuversicht sehr wünschenswert ist, ist die Osteopathie, falls sie eine Chance bekommt, ohnehin erfolgreich. In seltenen Fällen des Misserfolges, sind es gewöhnlich wir, die Therapeuten, die versagen, und nicht die Osteopathie."
R. M. Tessien D.O.

## 17. Dysfunktionen der Gesichtsknochen

Die Mehrheit der Fälle von Dysfunktionen der Gesichtsknochen werden in Verbindung mit sphenoidalen Dysfunktionen gefunden und reagieren gewöhnlich auf eine sphenoidale Korrektur. Es gibt jedoch viele lokale Verletzungen der Gesichtsknochen als Folge von Autounfällen, die eine gezielte Aufmerksamkeit verlangen.

### Das Os zygomaticum

Das Os zygomaticum wird regelmäßig in Fehlstellung vorgefunden. Die Dysfunktion kann leicht durch vergleichende Betrachtung des Os zygomaticum der anderen Seite erkannt werden. Seine äußeren und inferioren Begrenzungen stehen nach innen mit konsekutiver Erweiterung des Orbitarandes und einer daraus resultierenden Entstellung des Gesichtes. Seine halbschräge Gelenkverbindung mit dem Proc. zygomaticus des Os temporale ist nicht normal ausgerichtet. Das Os zygomaticum bildet einen Teil des gelenkigen Mechanismus der Orbita, und die Dysfunktion beeinträchtigt das Auge. Er funktioniert bei der Gelenkbeweglichkeit der Schädelbasis auch als interossäre mechanische Verbindung zwischen dem Os temporale und den Maxillae. Die Korrektur der Dysfunktion kann erreicht werden, indem man die Handfläche der einen Hand entlang der äußeren inferioren Begrenzung oder darunter und die andere Handfläche oberhalb ans darüber liegende Os frontale legt. Die Finger sind verschränkt, um die muskuläre Hebelwirkung des M. flexor digitorum profundus und des M. pollicis longus zu gewährleisten. Sodann erfolgt ein Anheben nach außen und oben an den äußeren und inferioren Begrenzungen.

### Die Maxillae

Fehlausrichtungen der Maxillae treten häufig sowohl bei örtlichen Verletzungen als auch als Folge dentaler Traumen auf und sollten als ätiologische Faktoren bei nasalen, postnasalen und pharyngealen Pathologien in Betracht gezogen werden. Die Fixierung wird gewöhnlich in einer Stellung nach unten und außen vorgefunden. Hierdurch wird der Proc. frontalis der Maxilla nach innen gedreht, was wiederum die Conchae nasales superiores et mediales des Os ethmoidale sowie die Conchae nasales inferiores einengt. Die Fehlstellung verengt die Fissura sphenomaxillaris der Orbita soweit, dass möglicherweise eine Einschränkung der venösen Drainage der V. ophthalmica besteht. In Extremfällen wird das Os palatinum soweit bedrängt, dass eine Störung des Ganglion pterygopalatinum vorliegt. Dadurch kommt es zum Anstieg anormaler Nervenimpulse, welche die orbitalen, nasalen, postnasalen, oralen und pharyngealen Bereiche beeinflussen können.

*Dysfunktionen der Gesichtsknochen*

Diese Fehlstellung kann entweder ein- oder beidseitig vorkommen.

Korrekturen werden am besten dadurch erzielt, dass ein Zeigefinger zwischen Oberlippe und Zahnfleisch entlang geführt und unterhalb des Os zygomaticum nach oben gedreht wird, um Kontakt mit der posterioren Begrenzung der Maxilla aufzunehmen. Zum Lösen der Fixierung erfolgt ein Ziehen nach unten mit anschließendem Anheben nach innen und oben. Bei bilateralen Fällen wird die Technik auf der gegenüberliegenden Seite wiederholt.

Der Behandler sollte sich vergegenwärtigen, dass das Os palatinum eine interossäre Verbindung zwischen dem Os sphenoidale und der Maxilla bezüglich der Gelenkmobilität der Schädelbasis darstellt. Daher kann es eventuell notwendig sein, auch dem Os palatinum Aufmerksamkeit zu widmen.

## DAS OS PALATINUM

Fehlstellungen des Os palatinum sind gewöhnlich denen der Maxillae und des Os sphenoidale untergeordnet. Man tut gut daran, sich zu vergegenwärtigen, dass ziemlich kleine Bereiche dieser Knochen gelenkige Teile der Orbitae bilden und daher bei Augenbeschwerden in Betracht gezogen werden sollten.
Die Fehlstellung wird mit dem Zeigefinger entlang der Verbindungsstelle mit der Maxilla palpiert.
Eine Korrektur erreicht man durch das Festhalten dieser Verbindungsstelle mit der Maxilla durch den Zeigefinger. Gleichzeitig wird der Patient aufgefordert, das Gesicht zuerst nach unten und dann nach oben zu kippen.

## DAS OS ETHMOIDALE

Während das Os ethmoidale zu den kranialen oder basilaren Knochen gehört, zählt man seine Proc. conchales zu den Gesichtsknochen. Bei Sinusbeschwerden sind die Conchae nasales erweitert. Die Gelenkverbindung zwischen dem Os frontale und dem Os ethmoidale ist möglicherweise verbreitert, was eine Fixierung der normalen Bewegung des Os ethmoidale bewirkt.[26]

Die Korrektur der Fixierung wird erreicht, indem man die Handflächen an die lateralen inferioren Winkeln des Frontale legt und die Finger verschränkt, um die muskuläre Hebelwirkung des Musculus flexor digitorum profundus und Musculus pollicis longus zu gewährleisten. Dann wird an den inferioren Winkeln

---

26. Beobachtungen während kranialer Behandlungen des Autors zeigen ein normales Bewegungsspiel an der Gelenkverbindung zwischen Frontale und Ethmoid, das während der respiratorischen Ein- und Ausatmungsphasen auftritt. Bei dieser Bewegung erweitert sich die Incisura ethmoidale während des Einatmens und verengt sich während des Ausatmens. Während der gleichen Phasen rotieren die Processus frontalis maxillae nach außen und innen, und die Augenhöhlen erweitern bzw. verengen sich, wobei sich die Augäpfel nach vorne und hinten bewegen. Die Bewegung an der Gelenkverbindung zwischen Frontale und Ethmoid wird ermöglicht durch strukturelle Flexion und Erweiterung entlang der embryonalen Sutur des Frontale. Sobald sich die Incisura ethmoidale während der Einatmung erweitert, weicht der strukturelle Bereich des Knochens zurück. Sobald sich die Incisura ethmoidale während des Ausatmens verengt, wölbt sich der strukturelle Bereich nach vorne aus. Die Abwesenheit dieser Bewegung weist auf eine Gelenkfixation hin, welche die normale Nasenatmung einschränkt.

## III. Die Schädelsphäre

eine nach innen gerichtete Kompression ausgeführt. Das flektiert den strukturellen Bereich des Frontale, verengt die Incisura ethmoidalis und löst die Fixierung an der Gelenkverbindung zwischen Frontale und Ethmoid. In einigen Fällen ist das lokale Anheben des Frontale und eine Bewegung der Maxillen nach unten ratsam.

◆◆◆

„Ich behaupte, dass es keine wahren Synarthrosen in einem normalen Körper gibt, und dass unbewegliche Gelenke immer anormal sind."
George W. Reid D.O.

„We drink to the ‚skull' [27]
As the Vikings of yore
Used a skull for their 'skol',
Today we grow bold
As the truth do unfold.
There will ne'er be a lull
In research on the skull
Till its hidden treasures
We all shall behold."
H. R. Berston D.O.

„The skull is fastened to the spine
And often hides an aching brain,
A D. O. has found the way
To move the bones and ease the pain."
Mother Dorinda Smith Sutherland

„Jede Bewegung der intelligenten osteopathischen Finger hat einen Sinn, und jede Bewegung der Finger ist durch den Verstand bestimmt."
Mother Anice Gault Strand

---

27. Anm. d. Hrsg.: Da Gedichte den Sinninhalt gewöhnlich über den Klang und die Rhythmic vermitteln wurde von einer Übersetzung abgesehen.

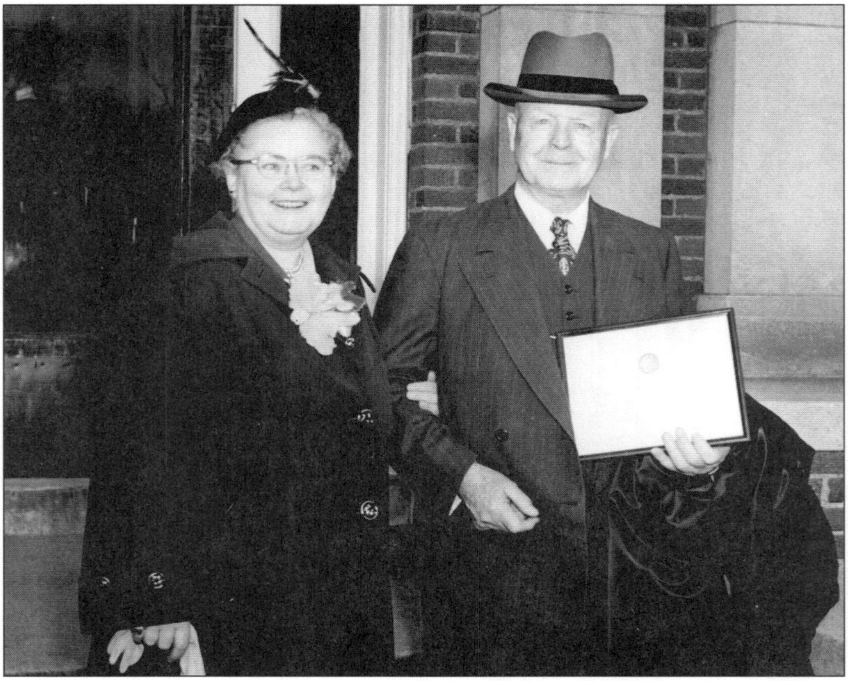

# IV. MIT KLUGEN FINGERN

BILD 18: WILLIAM GARNER UND ADAH STRAND SUTHERLAND, CA. 1950.

*Vorwort*

# MIT KLUGEN FINGERN

# IV. MIT KLUGEN FINGERN

DIE GESCHICHTE VON

WILLIAM GARNER SUTHERLAND D.O.
D.SC. (HON.)
DOKTOR DER OSTEOPATHIE

VON

ADAH STRAND SUTHERLAND

HERAUSGEBER
THE CRANIAL ACADEMY

*Vorwort*

Denen gewidmet,

die „Osteopathie denken"

„Gott gibt dem guten Menschen
Weisheit, Wissen und Freude."
Prediger 2, 26.

WILLIAM GARNER SUTHERLAND
WAR EIN AUF DIESE ART GESEGNETER MENSCH.

## Vorwort

Unter einem Bündel Notizen fand ich diese handgeschriebenen Zeilen von Dr. Sutherland:

> Vor einiger Zeit gab ich Mrs. Sutherland und einem kranialen Komitee das Versprechen eine Autobiographie zu schreiben ... Nun fragt man sich manchmal, ob es bei einem Versprechen bleiben wird, dass sich niemals erfüllt. Die Zeit für das Schreiben einer Autobiographie erscheint mir recht limitiert.

Die folgenden Seiten stellen meine Bemühungen dar, dieses Versprechen einzulösen.

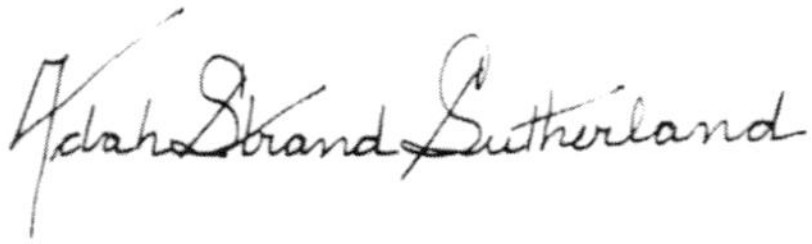

*Adah Strand Sutherland*

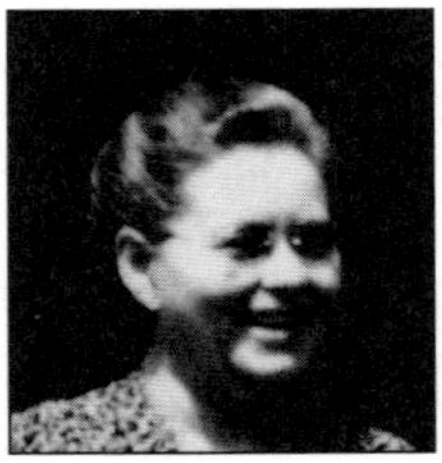

BILD 19: ADAH S. STUHERLAND, CA. 1946. MRS. SUTHERLAND IST ES ZU VERDANKEN, DASS ES ÜBERHAUPT VERÖFFENTLICHUNGEN VON IHREM MANN GIBT. ZUSAMMEN MIT ANNE L. WALES HAT SIE IN JAHRELANGER, MÜHEVOLLER KLEINARBEIT DIE UNTERLAGEN IHRES MANNES GESICHTET UND SÄMTLICHE DOKUMENTE UND AUFZEICHNUNGEN SOWOHL FÜR „UNTERWEISUNGEN IN DER WISSENSCHAFT DER OSTEOPATHIE" ALS AUCH „EINIGE GEDANKEN" GESAMMELT UND AUFBEREITET. „MIT KLUGEN FINGERN" STAMMT VOLLSTÄNDIG AUS IHRER FEDER UND BEI DER HISTORISCHEN VERÖFFENTLICHUNG DIE SCHÄDELSPHÄRE HAT SIE TATKRÄFTIG MITGEWIRKT. OHNE SIE UND ANNE L. WALES GÄBE ES KEINES DER VIER WERKE VON BZW. ÜBER W. G. SUTHERLAND.

# Inhalt

| | |
|---|---:|
| Danksagung und Prolog | 8 |
| 1. Erzähle mir mehr! | 11 |
| 2. Kleine Saatkartoffeln | 13 |
| 3. Aber warum diese Abschrägung? | 18 |
| 4. In Schwung kommen | 22 |
| 5. Es ließ mich nicht los | 25 |
| 6. Zwischenspiel | 29 |
| 7. Neue Tage, neue Wege | 30 |
| 8. Ist dies der einzige Weg, auf dem ich ERFAHREN kann? | 35 |
| 9. In was gerate ich da? | 41 |
| 10. Sans Peur (Ohne Angst) | 44 |
| 11. Das Sutherland Fulkrum | 49 |
| 12. Warum dies, warum das? | 51 |
| 13. Auf dem Weg nach irgendwo | 57 |
| 14. Ich schoss einen Pfeil in die Luft | 60 |
| 15. Wie der Zweig gebogen wird | 64 |
| 16. Tiefen und Höhen | 66 |
| 17. In die Umlaufbahn | 69 |
| 18. Es gibt jene, die sagen | 71 |
| 19. Warum nicht? | 77 |
| 20. Sonne, Schatten und Entscheidungen | 81 |
| 21. Eine Reise und ein Vermächtnis | 84 |
| 22. Auszeichnungen | 89 |

## Danksagung

Die Erstellung dieses Werkes ist nicht alleine mein Werk. Freunde aus der Profession meines Mannes und außerhalb seiner Profession stehende Freunde standen mir auf unterschiedlichste Art und Weise hilfreich zur Seite. Sie halfen mir mit Vor- und Ratschlägen, wenn ich sie brauchte, und mit Kritik, wenn diese angebracht war. Wenn ich oft von den hohen Anforderungen des Projektes überfordert war, das ich in meiner Unerfahrenheit ein wenig zu blauäugig anging, wurde mein schwindendes Vertrauen durch ihr bereitwilliges Verständnis und ihre Disziplin gestärkt. Ich kann an dieser Stelle nicht allen einzeln danken, die mir auf diese Weise geholfen haben. Vieles von dem, was ich eigentlich noch aufführen möchte, muss als bereits gesagt angenommen werden. Ich möchte jedoch besonders die finanzielle Unterstützung der Cranial Academy erwähnen, in deren Reihen die Idee einer Biographie zum Lebenswerk von Dr. Sutherland entstand, sowie jene, die im „biographischen Komitee" mitgewirkt und ihren Glauben an mich ausgedrückt und behalten haben: Dres. Margaret W. Barnes, Howard A. Lippincott, Kenneth E. Little und Harold I. Magoun.

A. S.

## Prolog

An einem Tag im Oktober 1947 in einem Hotelzimmer in Des Moines, Iowa, lauschten sechs aufmerksame und ernste Männer den Worten eines älteren Herrn, genauer gesagt ihres osteopathischen Kollegen. Auf einem Feldbett lag ein halbwüchsiger Junge mit dunklen, geschwollenen Augen und einem stark zerschlagenen Gesicht. Sein Zustand, so wurde erklärt, war die Folge einer während einer Jagdexpedition stattgefundenen Auseinandersetzung, bei der er in einem unaufmerksamen Moment durch den Schlag eines wütenden Gefährten niedergestreckt wurde. Eine Röntgenuntersuchung ergab keine Knochenbrüche. Eine kraniale Untersuchung wurde durchgeführt und man war sich einig geworden. Die Heilbehandlung und die ihr zu Grunde liegende Logik war von dem älteren Herrn dargelegt worden, der nun sagte: „Die kranialen Folgen in diesem Falle sind ernst. Wir können kein Wunder erwarten, aber die von mir vorgeschlagene Behandlung ist anatomisch korrekt und hat etwas spezifisches zu bieten. Ihr seid mit der kranialen Anatomie vertraut. Wenn Ihr Eure Finger auf den Kopf dieses Burschen legt, müsst Ihr das vor Euch liegende anatomische Bild spüren, fühlen, sehen und erkennen. Entfernt Euch keinen Moment von diesem Bild."

Die Männer kannten diesen Jungen. Sein Vater, ein Arzt, war in dem Raum anwesend. Der Junge war als attraktiver, lebendiger Teenager mit symmetrischen Gesichtszügen und einem wohlgeformten Kopf bekannt. An diesem Tag jedoch wiesen seine Gesichtszüge als Folge der auf den Kopf eingewirkten Kraft und der Richtung

*Prolog*

des Schlages eine erschütternde Verzerrung auf. Beide Seiten seines Gesichts waren eindeutig ungleich. Sein Mund war auf einer Seite nach oben gezogen, seine Augen befanden sich nicht auf gleicher Höhe. Dies waren die äußeren Anzeichen für innere Zugkräfte, die zu ernsten kranialen Spannungen geführt hatten.

Die durch den älteren Herren in einer neuen Herangehensweise an Anatomie und Physiologie des Schädels ausgebildeten Osteopathen sahen mit analytischem Blick hinter diese deutlichen, aber oberflächlichen Folgeerscheinungen. Sie erkannten sich über die gesamte Schädelstruktur erstreckende abnorme Spannungen, Verzerrungen und Restriktionen. Sie sahen die außerordentlichen Spannungen der Membranen und ihren Ansatzstellen, den übermäßigen Zug auf den Ligamenti und den Widerstand, den diese der normalen Bewegung der kranialen Gelenkmechanismen entgegen stellten. Die sich daraus ergebende Behinderung der normalen Aktivität der Zerebrospinalen Flüssigkeit, die resultierende Störung der Nervenbahnen... diese und andere anatomisch-physiologische Einzelheiten ergänzten ihr mentales Bild, während sie den Ernst der vor ihnen liegenden Herausforderung erkannten. Doch das Wissen, dass sie durch den dynamischen Beitrag dieses älteren Herren mit einer zusätzlichen therapeutischen Herangehensweise ausgestattet waren – der kranialen Komponente der Osteopathie – ermutigte sie der Herausforderung zu begegnen.

Er zeigte auf ein Mitglied der Gruppe und wies diese Person an: „Kommen Sie auf diese Seite der Liege. Und Sie", wandte er sich an ein weiteres Mitglied, „stellen sich auf die gegenüberliegende Seite. Sie werden die Mehrhandtechnik anwenden, die ich Ihnen beschrieben habe." Als die Genannten ihre sensiblen „wissenden" Finger auf bestimmte Stellen des entstellten Gesichts des Jungen legten und sanft die geforderte Technik anwandten, herrschte absolute Stille im Raum. Während der eine Behandelnde mit äußerster Vorsicht das Os frontale[1] und das Os sphenoidale[2] anhob, übte der auf der gegenüberliegenden Seite Behandelnde einen leicht wahrnehmbaren Druck, nahe der Sutura lambdoidalis[3], auf der rechten Seite des Gesichts des Jungen aus. So wurde die nährende Zerebrospinale Flüssigkeit in die Gegend des linken Os frontale geleitet, welches dadurch vorsichtig angehoben wurde. Entsprechend ihrem Verständnis von dem, was geschehen sollte, stellte diese kombinierte technische Einwirkung den ersten Schritt auf dem Weg zur Lösung der ernsten Spannungen der Membranen dar, die durch den Schlag auf den Schädel entstanden waren. Die Männer glaubten, das ihr Wirken in angemessener Zeit das strukturelle Gleichgewicht und die physiologischen Funktionen ordnungsgemäß wiederherstellen und die Körperflüssigkeiten zu normaler Tätigkeit zurückführen würde. Während der Behandlung unterbrach die Stimme des älteren Herren gelegentlich die Stille mit einem leise mahnenden „sanft, sanft –nichts erzwingen – erinnern Sie sich daran, dass die Flüssigkeiten für Sie arbeiten."

Plötzlich und unerwartet unterbrach die Stimme des Jungen die Stille. Matt, aber zweifellos entspannter, flüsterte er mit einem schläfrigen Seufzer: „Etwas hat sich bewegt ... als hätte sich etwas in meinem Kopf drinnen gelöst ... der schreckliche

---

1. Ein Knochen des Vorderschädels.
2. Ein unregelmäßiger, keilförmiger Knochen der Schädelbasis.
3. Eine Nahtstelle zwischen Okziput und Parietale. Letzterer befindet sich an den Seiten des Schädels.

Zug scheint verschwunden ... es fühlt sich besser an. Ich hatte solche Angst ... ich dachte, ich würde verrückt werden." Seiner Bemerkung war eine Bewegung der Gesichtsknochen vorausgegangen, auf die sich die Behandlung konzentriert hatte. Obwohl sie so gering, fast unendlich winzig war, war sie der geübten Beobachtung der Zuschauer nicht entgangen. Dies, so wussten sie, war die äußere Folge der inneren Entspannung, von welcher der Junge gesprochen hatte. Noch überzeugender und bestärkender war jedoch die sichtbare Verbesserung in der Gesichtssymmetrie, der Konturen und des Ausdrucks. Sie zeigte ihnen, dass der Lösungsprozess innerhalb des Schädels bereits begonnen hatte und die heilenden Kräften ihre wiederherstellende Arbeit aufnehmen konnten. Die Wiederherstellung bannte die reale Bedrohung mentaler oder vielleicht dauerndem physischem Schaden, wie sie vorübergehend bestanden hatte.

Zugegebenermaßen war das Ergebnis in diesem Fall ungewöhnlich aufsehenerregend, schnell und umfassend eingetreten. Dies geschah in einem Maße, dass die Gruppe sich einig war, Zeuge einer außergewöhnlichen Demonstration dessen geworden zu sein, was ihr Berater oft und angemessen als „Chirurgie ohne zu schneiden" bezeichnete.

Über dreißig Jahre einsamer kranialer Forschungen, Entdeckungen und Erkenntnisse dieses älteren Herren stellten das Wissen zur Verfügung, das dem geschlagenen Jungen auf der Liege in einer Weise Erleichterung bescherte, die in diesem Moment unerklärbar erscheint. Über dreißig Jahre, in denen phantastische Entdeckungen, frustrierende Herausforderungen, intelligente Analyse und wissenschaftliche Erkenntnisse mit unglaublicher Geduld und Vertrauen darin verschmolzen, bestärkendes Hintergrundmaterial für den Mann anzusammeln, der es vereinigte und belebte – William Garner Sutherland D.O.

Seine Geschichte soll hier erzählt werden. Wie er ohne Intention oder vorgefertigten Plan sich den Großteil seiner beruflichen Jahre der Erforschung des Schädels seinen physiologischen Einflüssen auf den gesamten Körper in Gesundheit und in Dysfunktion widmete und dabei nie wirklich aus dem Staunen heraus kam. Er widmete sich Phänomenen, die so unglaublich waren, dass es selbst ihm schwer fiel sie zu akzeptieren. Doch stets folgte nach einiger Zeit die Bestätigung und ließ ihn weiter und weitergraben, tiefer und tiefer in die Wurzeln und Ursachen von Krankheiten. Er war absorbiert, fasziniert und oft ehrfürchtig angesichts des neuen Lichtes, in dem Dinge standen, die jahrelang als rätselhafte Aspekte präsentiert wurden. Dazu gehörten beispielsweise Sinusbeschwerden, Migräne, Augenerkrankungen, Epilepsie und geistige Unterentwicklung besonders bei Säuglingen und Kindern. Wir hören mehr davon, wenn sich seine Geschichte entfaltet.

Eine sich in seinen späteren Jahren 1899 an der *American School of Osteopathy* in Kirksville, Missouri ereignende Episode setzte eine beispiellose Forschertätigkeit in Gang. Ihre Entwicklung in den folgenden Jahren stellte strenge Forderungen und persönliche Opfer an seine physische Kräfte, seine Zeit und materiellen Verdienste, was er jedoch nie weiter zu beachten schien. Dies ist ganz offensichtlich die Natur der Hingabe.

## 1. ERZÄHLE MIR MEHR!

An einem Frühlingsabend im Jahre 1897 faulenzten zwei junge Männer in einem Pensionszimmer in Austin, Minnesota. Sie unterhielten sich ganz allgemein über menschliche Krankheiten. Einer von ihnen war Will Sutherland, ein Journalist des *Austin Daily Herald*. Der andere war sein Freund Herschel Connor, der vorübergehend bei einem Onkel in Austin angestellt war. Der junge Connor berichtete von Erfolgen osteopathischer Behandlungen, deren Zeuge er geworden war. Ihm fiel sofort das Interesse seines Zuhörers auf. „Wie kommt es, dass du davon so viel weißt?" – wurde er gefragt.

Nun hatte Herschel Verwandte in Kirksville, Missouri, die enge Freunde der Familie Still waren. „Dr. Andrew Taylor Still entdeckte die grundlegenden Prinzipien der Osteopathie, musst du wissen. Genau genommen gab er ihr sogar diesen Namen". Will Sutherland wollte mehr über diese Prinzipien zu erfahren und antwortete: „Es klingt alles so vernünftig. Was für ein großer Denker muss dieser Mann sein!" Unbemerkt war ein Samen gesät worden. Glücklicherweise waren die Informationen, die er erhielt, verständig und unverfälscht. Das hätte auch anders sein können. Spott, Gegenwehr, aktive Feindseligkeit und Unwahrheiten begegneten dieser vergleichsweise neuen Heilungsmethode. Der junge Connor jedoch war gut informiert, seine Haltung war respektvoll und anerkennend. Das Interesse stieg und Wills „erzähle mir mehr" wiederholte sich oft.

Es wurde „Mehr" erzählt. Die Erzähler waren neben Herschel Connor zwei Osteopathen, welche dieser Heilungsmethode den Weg nach Minnesota bereiteten. Einer von ihnen, Dr Edward E. Pickler aus Minneapolis, war ein enger Freund von Dr. Still. Er berichtete in einem Vortrag von Einzelheiten seine Profession betreffend vor einer Gruppe in Austin, an dem auch Will Sutherland von der Austin Presse anwesend war. Der zweite Sprecher war Dr. Charles Still, der Sohn des Begründers, der sich in Red Wing in Minnesota niedergelassen hatte. Wieder hörte Will Sutherland genau zu. Er war nicht nur von dem Gehörten, sondern auch von dem Format der Referenten beeindruckt.

Auf seinen Reisen als umherziehender Reporter hatte er manchmal spöttische und nachteilige Aussagen über die Osteopathie von jenen gehört, die ohne nähere Kenntnis der Sache urteilten. Bezeichnungen wurden oberflächlich benutzt, die auch bei größter Anstrengung der Einbildungskraft nicht auf Dr. Pickler und Dr. Still angewandt werden konnten. Herschel Connor bestand darauf, dass diese beiden Herren für die Mehrheit dieses jungen Berufstandes standen. Obwohl Wills Urteil nicht auf rein persönlichen Angaben basieren konnte, erkannte er die Ungerechtigkeit der herabwürdigenden Einstellungen und war bestrebt, den Mittelweg mit offenen Augen, Ohren und Geist einzuhalten.

Zu dieser Zeit litt sein jüngerer Bruder Guy Sutherland unter einem gesundheitlichen Problem und bot Grund zur großen familiären Sorge. „Ich frage mich, was

## IV. Mit klugen Fingern

die Osteopathie dazu beitragen könnte", überlegte Will. So wurden osteopathische Behandlungen vereinbart. Die Besserung von Guys Zustand war so ermutigend, dass sein Interesse an der Osteopathie persönlichere Züge erhielt. Wills besonders aufnahmefähiger technischer Sinn hatte sich immer vorteilhaft für das Verständnis der Druckmaschinen herausgestellt. Die Zusammenarbeit der Teile in einem funktionierenden Ganzen faszinierten ihn, sie ergänzten sich so sinnvoll. Als er nun den beiden Osteopathen lauschte, erkannte er eine Analogie in beiden Mechanismen. Er hörte wie Dr. Still zitiert wurde: „Ich begann mit der Betrachtung des Menschen. Was sah ich? Ich befand mich im Angesicht einer Maschine... der großartigsten Maschine, die je ein Geist erschaffen hat." Will gefiel auch Dr. Stills Aussage: „Der menschliche Körper ist eine Maschine, die von einer unsichtbaren Kraft, Leben genannt, angetrieben wird". Ein absonderlicher Gedanke amüsierte ihn: „Wie oft habe ich beobachtet, wie ein ungenau arbeitendes Teil der Druckmaschine mit ein paar Tropfen Öl kuriert wurde. Ich frage mich, was wohl das Äquivalent im menschlichen Maschinenwerk sein mag?" Diese neue Richtung brachte manchen ungewohnten Gedanken hervor.

Eines Tages erhielt Herschel Connor einen überraschenden Brief, der ihm ein Stipendium von Dr. Still für die Studien an der *American School of Osteopathy* offerierte. Will war sofort begeistert. Herschel erinnerte ihn jedoch daran, dass sein Lebensweg wesentlich von dieser Entscheidung betroffen war und viele Aspekte bedacht werden mussten. Er sagte: „Ich beneide dich auf gewisse Art und Weise, Bill, wie du deiner einmal gewählten Richtung folgst." Will antwortete sehr knapp: „Da sei dir mal nicht so sicher."

Bald schon schickte Herschel die Annahme des Stipendiums zurück und schlug Will vor: „Warum kommst du nicht mit mir und schreibst dich auch ein? Mir ist deine Antwort letztens noch lange durch den Kopf gegangen." Will war jedoch noch nicht so weit. „Nun, warum sollte ich nicht einen Blick auf die Sache werfen?" Die Idee gefiel ihm und er wurde vorübergehend von seinen Pflichten beim *Austin Daily Herald* befreit.

Will Sutherland ging als offener, unvoreingenommener aber neugieriger Betrachter nach Kirksville. Er sprach mit Studenten: „Warum interessiert ihr euch für die Osteopathie?" Die Anzahl jener, die profitable Positionen verlassen hatten, um in einen Klassenraum zurückzukehren und sich einem neuen Gebiet zu widmen, war beeindruckend. Sie waren nicht nur von jugendlicher Begeisterung getrieben.

Er sprach auch mit Patienten. „Wie kamt ihr dazu, euch in osteopathische Behandlung zu begeben?" Er beobachtete ihre Fortschritte. Er sah die Aussagen von Dr. Pickler und Dr. Still bestätigt. Nichts, was von Bedeutung war, entging ihm. Seine Reaktion auf diese Umgebung bescherte ihm eine völlig neue, kraftvolle und tiefe Erfahrung. Seine Intuition schien ihm zu sagen: „Will Sutherland, DAS IST ES!" Seinen neuen Bekanntschaften teilte er mit: „Ich glaube, ich komme wieder."

Es mag eine übereilte, vor Ort unter dem emotionalen Einfluss seines Aufenthaltes in Kirksville stehende Entscheidung gewesen sein. Während er noch durch persönliche und praktische Aspekte vornehmlich ökonomischer Art gedrosselt wurde, weigerte er sich, diese als unüberwindbar hinzunehmen. Angetrieben von der ihm eigenen entschlossenen Gradlinigkeit blieb er jedoch zwölf weitere Monate beim *Austin Daily Herald* – Monate der Enthaltsamkeit und Betriebsamkeit.

Irgendwann im August 1898 erfuhren die Leser beim *Austin Daily Herald* unter der auffälligen Überschrift „Neue Welten zu entdecken", dass Will Sutherland aufbrach um das Studium der Osteopathie in Kirksville, Missouri, der Wiege der Osteopathie, aufzunehmen. Mit dieser Ankündigung war seine Karriere als Reporter beendet.


## 2. KLEINE SAATKARTOFFELN

Eine Zusammenfassung der 25 Jahre, die der Entscheidung Will Sutherlands, mit dem Alten abzuschließen und mit etwas Neuem zu beginnen, vorausgegangen sind, enthält keine ungewöhnlichen oder haarsträubenden Höhepunkte, wenngleich einige der Ereignisse vielleicht doch zu der Zeit von einer abenteuerlichen Aura umgeben waren. Die richtige Perspektive dämpft den Glanz ein wenig. Bei der Betrachtung seiner frühen Jahre begegnet man einem kleinen, lebhaften Landjungen, mit weitläufigen Feldern als Spielplatz, wie es derer viele gab; mit Schmutz an den Händen und bemüht mit dem größeren Bruder Schritt zu halten, der schneller lief, höher sprang, geschickter war und damit den Konkurrenzdrang des kleineren Bruders sieden ließ.

Eine frühe Episode, auf die sich der erwachsene Will in einem Vortrag viele Jahre später bezog, ereignete sich auf dem Sutherlandschen Kartoffelacker in Troy, Minnesota. Dieser Auszug zeigt, dass diese Lektion tiefe Wurzeln geschlagen hat: „... dies bringt mich zurück in meine Jugend, in eine Zeit, in der mein Vater meinem älteren Bruder Steve und mir beibrachte, die Kartoffeln aus der Erde zu klauben. Wir hatten unsere eigene eigentümliche Art die Kartoffeln auszubuddeln. Als unser Vater das Kartoffelbeet am folgenden Morgen betrachtete, sagte er: ‚Jungs, grabt die Kartoffeln weiter aus.' Er schickte uns drei Mal zurück und jedes Mal waren noch eine Menge Kartoffeln zusammen mit kleinen Saatkartoffeln oder ganz kleinen Knollen liegen geblieben. Durch diese Erfahrung in jungen Jahren erkannte ich, wenn auch auf besondere Art und Weise, dass es sich auszahlt nachzuhaken."

Diese Erfahrung wandte er folgendermaßen an: „Jahre später begann ich in Dr. Andrew Taylor Stills Wissenschaft der Osteopathie zu graben. Während dieses intensiven Studiums entdeckte ich eine Menge ‚kleiner Dinge', die der Doktor in seiner Philosophie die „großen Dinge" nannte. Dies erinnerte mich an die wichtigen kleinen Sämlinge in dem Kartoffelacker." Obwohl die Gelegenheiten zum Besuch von Wills Eltern selten waren, konnte man ihrer Erinnerung an ihn als Kind eine grundlegende Qualität entnehmen, die den erwachsenen Will auszeichnete: die

## IV. Mit klugen Fingern

Qualität der Gelassenheit. Diese tief verwurzelte Gelassenheit war durch eine innere Ordnung möglich und von innerer geistiger Freude begleitet. Die Alten Leute widmeten dieser Qualität nicht allzu viel Aufmerksamkeit. Ihre Erinnerungen konzentrierten sich auf den typischen kleinen Jungen, der mit den wechselnden Aktivitäten und Interessen eines kleinen Jungen jener Tage beschäftigt war.

Die Familien, von denen Will abstammte – die Sutherlands, die Lincolns und die Smiths – waren großenteils Schiffsbauer und Farmer gewesen. Ursprünglich stammten sie aus New Brunswick und Maine, teilweise noch aus Wisconsin und Minnesota. Sein Großvater väterlicherseits, James Sutherland, wurde als ausgesprochen strammer Schotte beschrieben, der in Schottland geboren war und New Brunswick über Australien erreichte, wo er auf Goldsuche gewesen war. Wills Vater, Robert Sutherland, wurde in New Brunswick geboren, während seine Mutter, Dorinda Smith Sutherland, erstmals auf einer Farm nahe Hodgedon in Maine ihren ersten Auftritt hatte. Ihre Eltern wiederum, Stephan Smith und Martha Jane Lincoln Smith, waren ebenfalls gebürtig aus New Brunswick. Als bekannt wurde, dass das Land im wilden Westen Wisconsins zur Besiedlung freigegeben worden war, wanderten mehrere aus diesen Familien nach Portage County, Wisconsin, und siedelten dort. Robert und Dorinda wuchsen auf benachbarten Farmen auf, hatten gemeinsame Freunde und nahmen an denselben Aktivitäten teil, die spaßliebende Teenager jener Tage befriedigten – Boxkämpfe, Maisschälwettbewerbe, Scheunentänze und Rechtschreibwettbewerbe.

An Dorindas neunzehntem Geburtstag heirateten sie und Robert und gründeten in Rural, Wisconsin, einen Hausstand, wo Robert als Schmied arbeitete. Ihr erstes Kind, Stephen James, wurde in Rural geboren. Das war eben jener Steve, der den kleinen Willie oft an der Nase herumführte. Beim Tod des alten James Sutherland kehrte die Familie vorübergehend auf die Sutherland-Farm zurück, wo Robert als Verwalter des väterlichen Anwesens arbeitete. Dort erblickte ihr zweiter Sohn William Garner Sutherland am 27. März 1873 das Licht der Welt. Kurz darauf eröffnete Robert Sutherland eine Schmiede in der kleinen Niederlassung Troy in Minnesota, nahe der Farm eines Schwagers. Mehrere Jahre lang war Troy das Shangri La für die zwei sorglosen kleinen Jungen, deren Eskapaden bereits erwähnt wurden. Ein dritter Sohn, Robert Guy, wurde ebenfalls in Troy in den Kreis der Familie aufgenommen.

Zu einer Zeit, als Robert Sutherlands zunehmender Wunsch weiter in den Westen zu ziehen, den Wunsch zu bleiben überstieg, begann gegen den traurigen Protest seiner Söhne eine Reise nach Blunt in Süd Dakota. Blunt („Stumpf") war die passende Bezeichnung für diesen Ort, so war den Sutherlands erzählt worden. Veränderungen waren von dieser Qualität geprägt. Obwohl Robert Sutherland Arbeit beim lokalen Schmied und Holzhändler fand, fehlte seinem Einkommen in beträchtlichem Maße der Umfang, um seine Familie nach seinem Wunsch zu versorgen. Diese Familie war sechsköpfig, nachdem die Tochter Helen Ivy in Blunt geboren wurde.

Um für einige Bedürfnisse selbst aufzukommen, nahm jeder der Jungen eine

Arbeit an. Ihre neue Verantwortung riss sie aus den gewohnten Bahnen, denn Spiel und Freizeit waren plötzlich und drastisch eingeschränkt. Obwohl diese notwendige Veränderung vom Alltag eines Schuljungen zu einem fast erwachsenen Alltag sich hätte negativ auswirken können, überstanden beide Jungen das Ungleichgewicht dieser Situation erstaunlich gut.

Steves Arbeit brachte ihn zu einer Farm auf dem Land und beendete seine Schulkarriere. Will arbeitete im Ort und verdiente sich einen Titel – „Druckteufel" – im Büro des *Blunt Advocate*. Dieser Titel verlieh ihm die gemeinsamen Verantwortungen eines Lehrlings, Laufburschen, Hausmeisters und die Notwendigkeit, ein Bombardement von groben Scherzen zu ertragen. Was für ein Glück war es, dass die Gabe des Humors angeboren ist und nicht erst erworben werden muss. Ohne diesen Humor hätte der junge „Druckteufel" sich in ein überernstes, düsteres Arbeitstier verwandeln können. Er war außerordentlich gewissenhaft. Glücklicherweise blieb ihm sein Frohsinn, weil von innen heraus kommend und dauerhaft, erhalten, während sich die aufsaugende neue Welt des *Advocate* vor Will öffnete. Eine Welt voller Druckbuchstaben, pica-m und -n Schriftgraden, unterem Fach, oberem Fach, gusseisernen Schrifttypen, Handpressen und vielen anderen Dingen – alle vom Geruch der Druckerei durchdrungen, einem Geruch, der ihm mehr gefiel als der seltenste der Düfte von Chanel.

Es gibt Momente, in denen die Belohnung eines Fortschritts die Gestalt eines Bumerangs annimmt und ihr plötzliches Auftreten beunruhigend erscheint. So geschah es im Sutherlandschen Haushalt, was eine Menge Familiensitzungen zur Folge hatte. Der Besitzer und Herausgeber des *Advocate* verließ Blunt und ließ sich in Aberdeen, Süd Dakota nieder, wo er *The Aberdeen Daily News* gründete. Er wollte, dass „Bill" ihn dorthin begleitete und bot ihm persönliche Betreuung und weitere Ausbildung an. Robert und Dorinda besprachen besorgt die vielen scharfen Ecken und Kanten dieses Planes. Letztendlich überwogen, wenn auch etwas zögernd, die befürwortenden Argumente. Ihr 14-jähriger Sohn machte sich also mit dem Koffer in der Hand und voller großer Hoffnung auf den Weg nach Aberdeen, der Karriere entgegen. Offensichtlich bewiesen sich Wills Fähigkeiten, denn bereits mit siebzehn war er leitender Assistent des *Aberdeen Daily News* und Mitglied der Typographischen Vereinigung. Glücklicherweise fand er eine Gruppe fröhlicher Freunde, die das notwendige Gegengewicht bildeten und ihn davor bewahrten, vollkommen von dem Gewicht erwachsener Verantwortungen erdrückt zu werden. 1890 verließ Will Aberdeen wieder. Seine Beweggründe für die Trennung von diesem so viel versprechenden Abkommen bleibt im Dunkeln, zeigt uns jedoch, dass er einen persönlichen Scheideweg erreicht hatte. Der hypothetische Charakter dieser Annahme lässt mich an dieser Stelle der kontinuierlichen Berichterstattung einen persönlichen Beitrag einfügen.

Ich hörte Will in unseren gemeinsamen Jahren nie sagen: „Wenn ich doch nur dies oder jenes getan hätte..." Das war jedoch kein Zeichen für Selbstgefälligkeit.

## IV. Mit klugen Fingern

Es zeigte vielmehr sein Bewusstsein dafür, dass Gleichgewicht nur durch positive Lebenseinstellung, nicht jedoch durch negative Rückschau erreicht und erhalten wird; rückwärts gerichtete Untersuchungen werden immer Irrtümer zu Tage fördern. Sie zu beklagen dient jedoch keinem guten Zweck. Sein Ziel war es – und das hat er oft bewiesen –Weisheit und Integrität für die Bewältigung der gegenwärtigen Bedürfnisse und Taten zu vereinigen. Dem mit „Vergangenheit" beschrifteten Ordner war es nicht erlaubt, die mit „Gegenwart" gekennzeichneten Eingänge zu verdüstern. Dies war ein so integrierter Aspekt seiner Arbeitsphilosophie, dass ihm das Ausmaß seiner Wirkung in seinem eigenen Leben verborgen blieb. Sein Leben spielte sich mit einem Minimum an Dissonanzen ab.

Ausgehend von dem, was dann folgte, litt Will offensichtlich unter einem störenden Gefühl von Mangel hinsichtlich seiner beruflichen Ausbildung sowie einer außerordentlichen Sehnsucht nach formalem Schulunterricht, welche die Druckerei nicht länger befriedigen konnte. Dieser Zustand verursachte eine ungewohnte Ruhelosigkeit, die äußerlich durch eine Reihe häufiger Umzüge in kurzer Zeit sichtbar wurden. Die Familie Sutherland hatte mittlerweile Blunt verlassen und war nach Mapleton, Minnesota, gezogen. Während eines Besuchs im Jahre 1891 interessierte Will sich für die lokale Zeitung *The Mapleton Enterprise* und kehrte alsbald wieder, um sich der Belegschaft als Vorarbeiter anzuschließen. Mehr als je zuvor ergaben sich für ihn Möglichkeiten in kirchlichen, zivilen und sozialen Aktivitäten mitzuwirken. Nach außen hin war er anscheinend fest in eine Karriere eingebunden. Dies war jedoch nicht wirklich der Fall.

Der Wunsch nach weiterer Ausbildung erreichte ein nicht mehr zu ignorierendes Ausmaß. Er überstieg trotz der vielen problematischen materiellen Aspekte, die ein Erreichen unmöglich erscheinen ließen, alle anderen Wünsche. Will sträubte sich dagegen, seinen Beitrag zu den familiären Finanzen aufzugeben. Abgesehen von der Grundschule hat er jedoch nie über längere Jahre eine Schule besucht. Seine Ersparnisse würden die Lebenshaltungskosten nicht decken, er müsste sich mit Teilzeitarbeit aushelfen. Diese wiederum würde dringend erforderliche Studienzeit kosten. Nun, keine Arbeit bedeutete kein Geld, ohne Geld keine Schule. Doch selbst als er sich diese nüchterne Argumentation vor Augen führte, wurde er durch seine geheimen persönlichen Inspirationen aufrecht gehalten. Sein Traum würde Wahrheit werden, wenn sich die Zustimmung von innen heraus ergab. Lösungen würden sich finden lassen, er musste nur auf die Richtung Acht geben. Seine Wahrnehmungsfähigkeit machte schlussendlich diese Aufmachung auf der ersten Seite der Septemberausgabe von 1893 des *Mapleton Enterprise* möglich:

„W. G. Sutherland, der fähige Vorarbeiter dieses Unternehmens in den letzten zwei Jahren wird nach Fayette, Iowa, aufbrechen, wo er die *Upper Iowa University* besuchen wird. Unsere besten Wünsche begleiten ihn. Wir hoffen dass der Erfolg seine Bemühungen krönen wird, welche Profession er auch immer ergreifen wird".

So ging Will Sutherland auf das College. Seine Familie hatte ihr Einverständnis

## Kleine Saatkartoffeln

gegeben, seine Börse war mager, sein Ausbildungsdefizit eine Herausforderung, doch er war bereit. Dies war ein auf Vertrauen gegründetes Wagnis. In Iowa gab man Will gegen den Dienst, den Glockenturm am Ende des Unterrichts und zur Sperrstunde zu läuten, einen kleinen Raum oben neben dem Glockenstuhl im Hauptgebäude. Der junge Mann mit dem kastanienbraunen Haar war ein vertrauter Anblick auf dem Campus, wie er ungezwungen aus dem Unterricht, aus Versammlungen und Diskussionen flitzte und Stufe um Stufe hinauf raste um die Glocke zu einem bestimmten Zeitpunkt zu läuten. Dann rannte er die ganzen Stufen wieder hinunter, stürmte in die Klasse, schlitterte auf seinen Sitz und bemühte sich gelassen und ungehetzt zu wirken. Die Stufen reihten sich in seiner Erinnerung an die *Upper Iowa University* zu einem sehr langen Band aneinander.

Wills unsichere Finanzen wurden etwas dadurch unterstützt, dass er die Gelegenheit hatte, ein kleines Einkommen bei einer Druckerei in Fayette zu verdienen, wo er den botanischen Text eines Fakultätsmitgliedes setzte. Darüber hinaus nahm er an einer Diskussionsgruppe teil und wurde Mitglied einer College-Vereinigung. Gelegentliche Reisen nach Hause wurden durch einen verständnisvollen Verleger möglich, der ihm sein eigenes Eisenbahnmeilenbuch, ein übliches Privileg jener Tage, zur Verfügung stellte.

Diese Zeit in Upper Iowa diente einem konstruktiven Ziel in Wills Leben, das nicht auf seine schulische Ausbildung beschränkt war. Will wurde immer wieder mit sich selbst konfrontiert und erwarb ein gutes Maß an Selbstsicherheit. Obwohl seine Zielstrebigkeit zu bemerkenswert guten Noten führte, beendete er das Studium nicht und verließ die Universität ohne ein Diplom, aber mit einem Verdienst von unschätzbarem Wert, wenn man ihn auf seine längerfristigen Bedürfnisse bezog. Nachdem er eine Zeitlang bei der *St. Paul Pioneer Press* angestellt war, kehrte er nach Mapleton und zu seinem Vorarbeiterposten im *Mapleton Enterprise* zurück.

Als das Unternehmen seinen 50. Geburtstag beging, wurde Will eingeladen, eine Kolumne der Erinnerungen zu „entstauben". Einer dieser Beiträge verdient hier aufgenommen zu werden, da er einen andauernden Einfluss auf Will hatte. Er schrieb über die Frau des Herausgebers, eine hochverdiente Publizistin, deren Anwesenheit einen wohltuenden Einfluss auf die Stimmung in der Agentur hatte – besonders an den Drucktagen. Er erklärte, „ich hielt es für nötig, ein Wörterbuch zu konsultieren, um mildere Ausdrucksformen zu finden. Unter den milderen Adjektiven fand sich „so ein Blödsinn". Ich befand den Ausdruck für ebenso treffend wie einige heftigere Wendungen. In späteren Jahren war das sehr vorteilhaft, wenn die Dinge unpassend waren." Ja, ein explosives „so ein Blödsinn" war sein persönliches Sicherheitsventil. Ihm wurde wenig Aufmerksamkeit geschenkt, wenn er mit einem Kraftausdruck hervorbrach, der gewöhnlich missbilligend als Ausdruck von Temperament gewertet wurde. Wenn aber ein „so ein Blödsinn" ertönte, wühlte ihn eine Sache wirklich auf.

Irgendwann im Jahre 1895 gab Will einem Angebot des *Austin Daily Herald* in

Austin, Minnesota, nach. Dort verbrachte und beendete er die glücklichste Zeit seiner Zeitungskarriere, seiner Arbeit, seiner gemeinschaftlichen Interessen und seines gesellschaftlichen Lebens. In dieser Phase regte die Kombination der Umstände seine Neugier an, forderte sein ganzes Interesse und mündete in der Entscheidung, die seinen zukünftigen Kurs bestimmen sollte und ihn in beharrlicher Hingabe an den Bereich band, den er frei gewählt hatte – die Osteopathie.

## 3. ABER WARUM DIESE ABSCHRÄGUNG?

Aus seiner neuen Umgebung in Kirksville, Missouri, schrieb Will an die „lieben Leute daheim" und berichtete ihnen von den insgesamt 162 Erstklässlern. Davon, dass Herschel Connor seine Ausbildung im Februar abschließen würde. Und das der „Alte Doktor", wie Dr. Still von jedermann liebevoll genannt wurde, jedem Klassenkameraden seine Autobiographie schenkte. Er besuchte die Klassen und sprach über die Prinzipien der Osteopathie.

Will Sutherland schrieb sich genau sechs Jahre nach ihrer Gründung in der *American School of Osteopathy* ein, wie sie seinerzeit genannt wurde (heute heißt sie *Kirksville College of Osteopathy and Surgery*). Er hatte Anspruch auf zwei volle Ausbildungsjahre, also jene Studienzeit, die damals zur Erreichung des osteopathischen Abschlusses vonnöten war.

Er bestand immer darauf, dass sein „Tag des Studienbeginns" jener war, an dem er seine erste Unterrichtsstunde bekam, und nicht der, der zwei Jahre später als solcher genannt werden sollte. Seine Karriere des „sich in die osteopathischen Prinzipien Hineingrabens" begann sofort. Alles was darauf folgte. war durchweg so überzeugend, die Schimmer weiterer Tiefen so beständig, dass der „Beginn" nie endete. Um die fünfzig Jahre später betonte er anderen gegenüber, die ebenfalls die Tiefe schimmern sahen: „Wir haben nur die Oberfläche von dem angekratzt, was Dr. Still in der Wissenschaft der Osteopathie sah. Es darf kein Nachlassen geben... grabt weiter!"

Obwohl Will alles andere als redselig war, ergaben seine Briefe an die daheim Gebliebenen in Mapleton ein ganz gutes Bild von seiner Umgebung in Kirksville. Die heutige akademische Laufbahn sieht sicher ganz anders aus. Die zwei Jahre wurden um weitere fünf Jahre ergänzt, die Aufnahmebedingungen sind vergleichsweise viel strenger, die heutigen Studien- und klinischen Anforderungen wurden 1898 noch nicht verlangt. Trotzdem trugen die Absolventen jener Zeit das Licht der Osteopathie tapfer, voller Vertrauen und stolz vor sich her. Ihnen war klar, dass sie mit deren therapeutischen Lehrsätzen, ihren fundamentalen Prinzipien identifiziert wurden, die, wenn sie richtig verstanden wurden, niemals der Rechtfertigung bedurften. Ihr Vertrauen, symbolisiert durch ihre Fertigkeiten war so inspirierend wie bedeutend.

Viele Dinge, über die Will um die Jahrhundertwende schrieb, haben heute etwas

*Aber warum diese Abschrägung?*

von „es war einmal..." an sich. Die Lebenshaltungskosten beispielsweise: „Wir zahlen einen Koch (Will lebte in einer Studentenpension) dafür, dass er das Essen zubereitet, wie es sein soll und zahlen nicht mehr als zehn Dollar im Monat. Wenn das Wetter wärmer wird, hoffen wir die Kosten auf neun oder acht Dollar zu reduzieren." Manchmal verklärte die Fantasie seine Ausführungen: „Missouri-Melonen sind dieses Jahr größer als sonst. Man kann eine Melone nicht durch den Eingang quetschen, sie sind so unglaublich riesig... Heute regnet es Missouri-Schlamm."

Da die Familie Interesse daran bekundete, gab er manchmal Kommentare zu seinen Patienten, die er behandelte. Dieser typische Kommentar blieb immer charakteristisch für ihn: „Kein Arzneimittel dieser Erde hätte ihn heilen können, wenn diese Wirbeldysfunktion weiter bestanden und gestört hätte. Wie glücklich schätze ich mich den Beruf des Osteopathen gewählt zu haben..." Auf Anfragen bezüglich des Skeletts, dass er für seine Studien verwendete, schrieb er: „Nein, ich werde den fettfreien Genossen nicht mit nach Hause bringen, obwohl ich vorhabe ein Skelett zu kaufen, wenn etwas Geld hereinkommt." Später erfüllte der Erwerb von „Mike" diesen Wunsch. Mike versorgte Will und seine Patienten über die Jahre mit Informationen über sich selbst und erleichterte das Verständnis einer Menge „anatomischer Rätsel". Wenn das Wortspiel auch nicht viel hergibt, Mike leistete „knochenharte" Arbeit für Will, wie die Unternehmungen der folgenden Jahre zeigen sollten.

Der formale und so bezeichnete Beginn fiel auf den 28. Juni des Jahres 1900. Die verschiedenen Pfade, auf denen Will gewandelt war, fügten sich während einiger Übungen auf dem Rasen vor Dr. Stills Haus zusammen, als er vortrat, aus den Händen des alten Doktors sein Diplom in Empfang nahm und den schulisch erworbenen Grad vernahm: William Garner Sutherland, Doktor der Osteopathie.

Der Einfluss des alten Doktors auf die Fakultät und die Studenten war ebenso grundlegend wie inspirierend. Wills Berichte über ihn, wie sie in informellen Niederschriften überliefert sind, zeigen einen einfachen, bescheidenen, furchtlosen, direkten und farbenfrohen Charakter. Die Art seiner Beiträge weisen ihn als tiefsinnigen und ehrbaren Denker, Philosophen und Humanisten aus, der Gott immer nahe stand. Dr. Still war bereits in den Siebzigern, als Will sich in der *American School of Osteopathy* einschrieb.

Am häufigsten bekam Dr. Sutherland über die Jahre zu hören: „Wie wunderbar für Sie, dass Sie das Privileg der engen Gesellschaft mit dem alten Doktor genossen haben." Will hätte es auch als wundervoll betrachtet, wenn diese Aussage mehr den Tatsachen anstelle einer puren Annahme entsprochen hätte. Er war immer dankbar für den Kontakt gewesen, der jedoch immer unpersönlich geblieben war, da Will nur einer aus einer ganzen Gruppe war. Oft sehnte er sich danach, sich ihm gegenüber zu äußern, doch außerordentliche Zurückhaltung hielt ihn davon ab. Dieser Charakterzug war tief in ihm verwurzelt und errichtete oft unnötige Hindernisse. Dennoch gab es auch einen ausgleichenden Faktor: dieser besagte Charakterzug vergrößerte seine Konzentration auf jede Aussage des alten Doktors. Folglich vertiefte sich durch Dr. Still seine Gewohnheit „zwischen die Fronten zu geraten" (in ihrem buchstäblichen Sinne), sein Streben nach „logischem Denken und vernünftigen Überlegungen" nahm kein Ende. Dieser Aspekt beschreibt die „enge Anbindung" von Dr. Sutherland an Dr. Andrew Taylor Still am besten.

„Ein junger Zeitungsmann, der sich selbst während seiner späten Jahre in Kirksville in ernste Schwierigkeiten brachte..." Dr. Sutherland begann in dieser Weise zu einer Gruppe Kollegen zu sprechen, wenn sie ihn aufforderte, die fünfzig Jahre seiner praktischen Arbeit zu erinnern. „Schwierigkeiten" war die falsche Bezeichnung, doch seine Zuhörer verstanden ihn. Die Episode, die er im Kopf hatte, ereignete sich während seiner Studienjahre, doch ihre Auswirkungen auf sein Leben zeigte sich erst nach mehreren Jahren. Langsam wurde sie die stärkste und strengste Richtlinie seines beruflichen Lebens. Stück für Stück erstreckten sich ihre Ausläufer und beeinflussten unzählige andere Leben. Eines von ihnen war ein mitgenommener Junge auf einem Hotelbett, dem sie die sichere Rückkehr zu normaler Gesundheit und einer viel versprechenden Zukunft einbrachte.

Die Episode, auf die Will sich bezog, ereignete sich völlig undramatisch und ohne einen Hauch von Schicksalhaftigkeit. Eines Morgens hielt er auf seinem Weg zum Unterricht vor einer Ausstellungsvitrine in der North Hall. Dies tat er regelmäßig, wenn seine Zeit es ihm erlaubte. In der Vitrine befanden sich Knochen aus Dr. Stills Sammlung. Seine Aufmerksamkeit konzentrierte sich wie so oft auf die zerlegten Knochen des Schädels. Die Knochen waren auf einem Ständer montiert und leicht voneinander getrennt, sodass sie im korrekten Verhältnis zueinander dargestellt und die Natur ihrer Verbindungen besser sichtbar gemacht wurden. Dieser Morgen jedoch war anders als die anderen Morgen. Während er die Knochen betrachtete, fiel ihm eine merkwürdig fesselnde, unwiderstehliche Qualität auf. Wenn er sich daran erinnerte, erzählte er: „Als ich dort stand und im Sinne von Dr. Stills Philosophie betrachtete und sinnierte, erregten die abgeschrägten Gelenkflächen des Sphenoids meine Aufmerksamkeit. Plötzlich kam mir ein Gedanke – ich nenne ihn einen Leitgedanken: abgeschrägt wie die Kiemen eines Fisches, das ist ein Hinweis auf eine gelenkige Mobilität für einen respiratorischen Mechanismus."

Er berichtete von seinen Überlegungen: „Wie verrückt kann der Gedankengang eines Studenten sein? Beweglichkeit? In den Schädelknochen? In einer solchen Kuppel? Auch wenn die Unmöglichkeit des Gedankens ihn verärgerte, so faszinierte sie ihn auch. Er verwarf den Gedanken aber und eilte in den Unterricht und zu den Dingen, die wichtig für seinen Lernfortgang waren. Sehr zu seinem Ärger wurde er den Gedanken nicht so schnell los. „Der verrückte Gedanke" drang weiter in ihn ein: „abgeschrägt... wie Fischkiemen... weisen auf eine gelenkige Beweglichkeit hin... für einen respiratorischen Mechanismus." Die Beharrlichkeit dieses Gedankens war irritierend. Er berichtete, wie er zu Selbstironie und einem Streit mit sich selbst als Mittel der Selbstdisziplin Zuflucht nahm. „Vergiss es, du Dummkopf, und geh, reiß dich zusammen. Du weißt, dass alle Texte dir sagen, dass die Schädelknochen abge-

*Aber warum diese Abschrägung?*

---

sehen vom Unterkieferknochen unbeweglich miteinander verbunden oder verwachsen sind." Ja, er wusste das, „... aber WARUM diese Abschrägung, wenn nicht für einen bestimmten Zweck? Könnte dieser Zweck nicht darin bestehen, Beweglichkeit zu ermöglichen?"

Er war streng mit sich selbst. „Das ist es nicht und du weißt das. Warum versuchst du mit korrekter Information falsche Tatsachen zu erklären?" Schließlich überwand er seine streitbaren Fragen, verankerte seine Gedanken in orthodoxeren Windungen – so nahm er an – bestand seine Prüfungen mit Auszeichnung und erhielt den begehrten Titel.

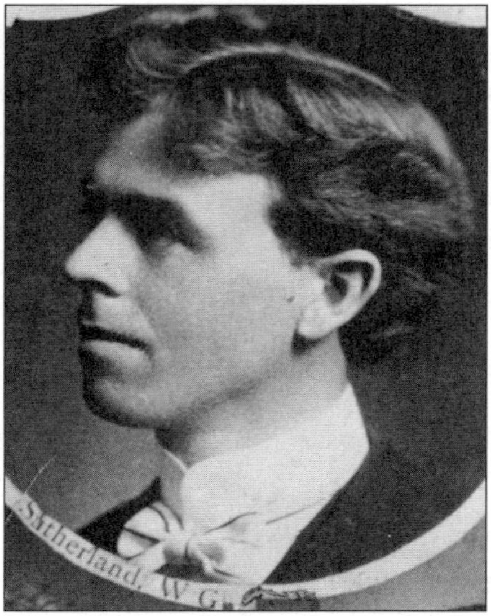

BILD 20: W. G. SUTHERLAND, 1900. DIESES BILD HAT BESONDEREN SELTENHEITSWERT. DER AUSSCHNITT STAMMT AUS DER ABSCHLUSSTAFEL DES BERÜHMTEN 1900ER-JAHRGANGS DER AMERICAN SCHOOL OF OSTEOPATHY IN KIRKSVILLE, MISSOURI. IHM GEHÖRTE AUCH JOHN MARTIN LITTLEJOHN (1865-1947) AN, DER 1898-1900 ZUGLEICH DIE ÄMTER EINES LEHRERS FÜR PHYSIOLOGIE UND DEKAN DER SCHULE BEKLEIDETE. LITTLEJOHN WAR ALSO ZUGLEICH MITSCHÜLER UND LEHRER VON SUTHERLAND. INTERESSANTE HISTORISCHE FUßNOTE: SUTHERLAND VERDIENTE SICH SEIN STUDIENGELD U.A. MIT DEM REDIGIEREN DER TEXTE VON LITTLEJOHN. WAS BIS HEUTE KAUM BEKANNT IST: BEREITS LITTLEJOHN SCHRIEB ÜBER EIGENBEWEGUNGEN IM SCHÄDEL UND ES IST ANZUNEHMEN, DASS SUTHERLAND ALS EIFRIGER SCHÜLER DEN INHALT DER SCHRIFTEN GUT KANNTE. INWIEWEIT DIESE TATSACHE SUTHERLAND BEI DER ENTDECKUNG SEINER KRANIALEN OSTEOPATHIE BEEINFLUSSTE IST NICHT BEKANNT. ERSTAUNLICH BLEIBT, DASS ER SEINEN EHEMALIGEN PHYSIOLOGIELEHRER NIE ERWÄHNT UND ES IST ANZUNEHMEN, DASS SUTHERLAND IHM DESSEN HISTORISCHEN STREIT MIT DEM GROßEN VORBILD A.T. STILL NIE GANZ VERZIEHEN HAT.

## IV. Mit klugen Fingern

### 4. in Schwung kommen

Bestimmung, Vertrauen, der neu erworbene Titel und eine leere Börse begleiteten William Garner Sutherland, Doktor der Osteopathie, im Juni 1900 auf seiner Rückkehr nach Mapleton. Er war erpicht darauf, seine Karriere zu beginnen. Alles was ihm hierzu fehlte war ein geeigneter Ort, ein Praxisraum, Möblierung und das Geld, um alles zu erwerben. Alles andere war wunderbar in Ordnung.

Er hatte vor nach Mankato zu gehen, eine blühende, kleine Stadt in der Nähe. Als erster Schritt begann seine Arbeit in einem kleinen, dafür umgestalteten Raum im Hause seiner Eltern. Dieses vorübergehende Arrangement war so erfolgreich, dass er innerhalb weniger Monate Praxisräume in Mankato mieten, die Ausrüstung zusammen suchen und sein Diplom rahmen und aufhängen konnte. Ein glänzendes Schild an der Praxistür kündigte der Öffentlichkeit an, dass hier DR. WILLIAM G. SUTHERLAND, OSTEOPATH, zu finden war.

Zehn feinfühlige Finger... sein wichtigstes Arbeitszeug! Das halbe Jahrhundert seiner Praxis hindurch verlor diese Einschätzung nicht ihre Bedeutung. In der osteopathischen Ausbildung seiner Studententage wurde die Notwendigkeit der „klugen, sehenden und fühlenden Finger" beim Studium der „Erfühlen des Gewebes" von Dr. Still und seinen Ausbildern immer wieder betont. Dr. Sutherland hatte diesen Ratschlag immer im Hinterkopf und fügte ihm später eine vierte Beschreibung hinzu: wissende Finger". Während seines eigenen späteren Unterrichts betonte er: „Dein Anliegen muss es sein das Gefühl des Gewebes zu erfassen; die unterschiedlichen Eindrücke, ob es sich wie trockenes Pergament anfühlt,... sich breiig anfühlt,... oder vielleicht locker wie Spitze. Dieses Gefühl sagt dir etwas über das, was darinnen ist... bei deiner Diagnose, deiner Technik musst du tief hineingehen und das Bild durch alle Schichten hindurch erkennen."

Doch nun zurück nach Mankato und zu einem Rätsel. Statt eines ermutigenden ersten Jahres am gewünschten Ort traf Will eine impulsive Entscheidung. Er gab seine Praxis auf und steuerte auf Kalifornien zu. Er war angetrieben von der Idee ein osteopathisches Krankenhaus in San Diego zu eröffnen. Obwohl Will ein Träumer war, hielt seine Fähigkeit praktisch zu sein die Dinge im Gleichgewicht. Sein unrealistisches Verständnis von der Größenordnung eines solchen Unternehmens, wie er es vorhatte, erscheint jedoch unglaublich. Es zeigt deutlich, dass der Träumer für eine Zeit die Überhand gewonnen hatte.

Der undurchführbare Aspekt des Plans wurde schon bald bedrückend sichtbar und er kehrte diesmal nach Duluth, Minnesota, zurück. Er war desillusioniert, entmutigt, aber klüger. Das Abenteuer war teuer und er brauchte dringend ein Einkommen. Die Bewohner von Duluth zeigten jedoch nur eine spärliche Wahrnehmung des neuen Doktors der Osteopathie in ihrer Mitte. Schlussendlich brachten diese geographischen Umwege ihn wieder zurück nach Mapleton in der Hoffnung, dass sich ein Weg für die Rückkehr nach Mankato eröffnete.

In der Zwischenzeit fuhr er vertrauensvoll in seinem Bestreben fort „das lebende Bild" immer tiefer gehender in Diagnose und Therapie zu erkennen und die Wahrnehmung seiner klugen-fühlenden-wissenden Finger zu verfeinern. Er versuchte sein Denken mit fortgeführten Studien von Dr. Stills Schriften und anderer informativer Texte zu vertiefen.

Nach und nach konzentrierte er sich zunehmend auf einen speziellen Bereich der Anatomie: die Mechanik der Schädelknochen! Ja, da war sie, die „verrückte Idee", und brodelte mit verstärkter Beharrlichkeit. In vorderster Front befand sich jene nagende Frage, auf die keiner der verfügbaren Texte ein erhellendes Licht hatte werfen können: „WARUM die Abschrägung der Schädelknochen, wenn nicht, um Bewegung zu ermöglichen?

Auch nachdem er die Absurdität des Gedankens zugegeben hatte, spekulierte er über einen logischen Startpunkt um sich selbst die Lehre zu beweisen, die er und andere seit langem akzeptiert hatten: dass es keine Bewegung zwischen den Schädelknochen gäbe. Oder, und dieser Gedanke erschien sinnlos bis zu dem Punkt der Peinlichkeit, was würde er benötigen, wenn er diese Untersuchung der möglichen Vorrichtungen für die Beweglichkeit des Schädels durchführen wollte – um des eigenen Seelenfriedens willen? Das Ausmaß dieses Gedankens ließ ihn zur Selbstironie greifen. „Warum sollte ich ein lächerlicher Don Quixote sein und versuchen einen jahrhundertealten anatomischen Grundsatz umzudrehen? Wenn diese Idee so irrational ist wie es den Anschein hat, was sagt das über mich aus?" Er fand es nicht besonders angenehm darüber nachzusinnen. Wieder trat er in der Hoffnung, sie erfolgreich zum Schweigen zu bringen, auf seinen widerspenstigen Gedanken herum.

In der Zwischenzeit wuchs seine Praxis. Eine typische kleinstädtische Praxis jener Tage, in der Hausbesuche auf dem Land überwogen. Über Straßen und dicht mit dem Staub schwüler Sommertage belegter Feldwege; durch massive Schneegestöber und über trügerische Eisflächen während der Strenge des Winters; über und in Schlammlöchern während des frühlingshaften Tauwetters; im Pferdewagen, mit dem Pferdeschlitten, auf dem Fahrrad, auf dem Pferderücken und zu Fuß ging er voran. Letzteres war wahrscheinlich manches Mal eine erzwungene Art der Fortbewegung auf einer Reise, die so nicht begonnen hatte. Er begegnete jedem Umstand wie er sich ihm bot. Dies zeigte sich einmal, als er aufs Land gerufen wurde und ein Pferdegespann fuhr. Der Wagen blieb hoffnungslos im Matsch stecken und der gewöhnlich umsichtige junge Arzt erreichte das Farmhaus auf dem Rücken eines der Pferde, während er das andere führte. Sein Aufzug bestätigte durchaus die Straßenverhältnisse.

Im Jahre 1905 beendete Will seine Junggesellentage. Die Romanze hatte in Mankato vor dem unglückseligen San Diego Abenteuer mit seinem Gefühl des Misserfolges begonnen. Ich kannte Will in jener Lebensphase nicht, aber ich weiß, dass sein neuer Status ihm neuen Schwung für seine Bestimmung und den beruflichen Erfolg gab. Im Jahre 1907 wurde er stolzer Vater eines kleinen Mädchens, das den Namen Alice bekam. Kurz nach der Geburt öffnete sich der Weg für eine Rückkehr nach Mankato und damit für das ersehnte Gefühl sich endlich niederlassen und in einem harmonischen Umfeld leben zu können.

Zum ersten Mal in seiner Karriere befand sich Dr. Sutherland in der Position Verantwortung in der beruflichen Organisation zu übernehmen, zu der er gehörte. Er wurde Präsident der *Minnesota State Osteopathic Association* und diente in anderen Stellungen einschließlich mehrerer Semester als Vermögensverwalter. Er nahm auch Aufgaben der nationalen Organisation an – der *American Osteopathic Association* – und war als besonders kooperativ und verlässlich bekannt.

In dieser frühen Periode druckte eine osteopathische Zeitschrift einen Artikel von Dr. Sutherland mit dem Titel „Auf geht's und lasst uns fühlen!" Er ist hier mit aufgenommen, denn er hätte zu jedem Moment seiner Karriere geschrieben werden können und repräsentiert grundlegend seine unbeirrbare Einstellung zu diesem Teil der Praxis. Wenn er hier wäre, würde er nicht sagen „Lasst das raus, das ist alter Kram, das ist überholt!"

„Seine (des Arztes) berufliche Aufgabe im weitesten Sinne ist eine Fingerübung. Es geht darum, die ätiologischen Faktoren die in der Tiefe liegen, ebenso wie durch alle Körpergewebe hindurch zu lokalisieren. Das ist so schwierig wie eine Nadel in einem Heuhaufen zu finden und erfordert Finger, die Gehirnzellen in den Fingerspitzen haben... Finger, mit der Fähigkeit zu fühlen, zu sehen und zu denken... Die Finger sollten wie Detektive die Kunst beherrschen, verborgene Dinge aufzudecken. Seine Finger sollten in der Lage sein den Signalcode der Empfindung in allen Geweben entlang des Rückgrads zu entziffern. Das ‚Fingerfühlen', die ‚Fingergedanken' und das ‚Fingersehen' helfen die diagnostischen Nachrichten zu lesen... die Finger sollten fest, aber sanft, in der Tiefe auf Gelenken, Bändern, Muskeln hier und dort verweilen... sie erzählen den Fingern viele wichtige Dinge... Die Finger sollten nicht nur während der Diagnose, sondern auch während der Behandlung fühlen. Die osteopathische Technik wird mittels und durch die intelligente Anwendung des intelligenten Tastsinnes geleitet..."

Im Jahre 1920 hatte Dr. Sutherland zwei Erlebnisse, welche die Nische aufzeigten, in die er innerhalb und außerhalb seiner Profession schlug. Zum einen hatte er die Ehre als anerkannter Vertreter seines staatlichen Verbandes in der ersten Delegiertenversammlung in der Geschichte der *American Osteopathic Association* tätig zu sein. Keine nachfolgende Sitzung als Abgeordneter hatte für ihn den Glanz dieser ersten. Die zweite Erfahrung überraschte ihn, als er von einem Mitglied der Mankato Presse zu einer Reihe „Bildende Vorträge zur Gesundheit" eingeladen wurde. Damals wie heute war eine solche Einladung selten.

Die „Vorträge" wurden in mehreren Veröffentlichungen einschließlich der gelegentlichen Erscheinung im „Minneapolis Journal" gebracht. Selbstverständlich basierten sie auf osteopathischem Denken, doch in ihrem Ton waren sie konservativ und entbehrten jeglicher Lobpreisung oder Geschäftstüchtigkeit bezüglich der

Osteopathie. Meist waren sie auf die Interessen und Aktivitäten des Gebietes im oberen mittleren Westen zugeschnitten. So waren die Tage mit dieser Mischung aus Praxis, organisatorischer Beteiligung, Schreiben, sozialen und familiären Aktivitäten gefüllt und verliefen nicht besonders spektakulär. Unglücklicherweise jedoch wurden sie durch Disharmonien im häuslichen Bereich überschattet.

Während die Monate in Jahre übergingen, entwickelten sich bestürzende und störende persönliche Probleme, die nicht weniger wurden. Mutige und bewundernswerte Anstrengungen wurden unternommen um die wachsende Kluft der Tochter zuliebe zu überbrücken, sie blieben jedoch ohne Erfolg. Eine Scheidung brachte die Lösung und Mutter und Tochter zogen an die Westküste. In den folgenden Jahren hielten Will und seine Tochter einen periodischen Schriftwechsel aufrecht, doch sie sahen sich erst wieder, als sie bereits erwachsen und verheiratet war. Ihre Rückkehr in das Leben ihres Vaters, ihre offensichtliche Verbundenheit und Wills Freude an seinem Schwiegersohn gewährte ein Gefühl von Erfüllung, das nicht durch Worte vermittelt werden kann.

## 5. ES LIEß MICH NICHT LOS

„Hör auf dich zu drücken und mach dich auf!"... mit dieser sich selbst erteilten Weisung gab Dr. Sutherland schließlich zu, dass er die Herausforderung zu beweisen, dass in den Schädelknochen keine Bewegung ist, nicht abtun konnte, indem er so tat, als bestünde die Herausforderung nicht. Der Schädel bildet eine Einheit innerhalb eines umfassenden Mechanismus. Entsprechend Wills Denken existierte nichts grundlos. Wenn das so stimmte, WARUM gab es diese Abschrägung der Schädelknochen, wenn nicht zu einem bestimmten Zweck?

Seine Forschung begann mit einer genauen Untersuchung aller Aspekte jedes Schädel- und Gesichtsknochens, jedes Detail wurde als wichtig erachtet. Der Prozess erinnerte ihn an die kleinen Knollen im Kartoffelfeld und an Dr. Stills Ermahnung: „Die kleinen Dinge sind die großen Dinge in der osteopathischen Wissenschaft."

Die Tatsache, dass jeder Schädelknochen wechselseitig abgeschrägt war, dass diese Anordnung gleitende Bewegungen möglich machte und damit Bewegung entlang der gezahnten Auszackungen des Schädels erlaubte, war von großer Bedeutung für seine Überlegungen. An diesem Startpunkt sagte er: „Wir hatten über die anatomische Beschreibung der Form der Schädelknochen hinaus beträchtliche Informationen gewonnen. Wir kannten den Winkel, die lateralen und internen Oberflächen und wussten, dass sie sich berührten. Es gab keine Informationen darüber, dass ihre Gelenkflächen Beweglichkeit induzierten, noch war dieses Wissen in irgendeinem anatomischen Lehrbuch zu finden. Bald schon war zu erkennen, dass für die Art des Studiums jedes Schädelknochens, wie sie Will für notwendig erachtete, der Zugang zu einem gesprengten Schädel Bedingung war. Gesprengte Schädel aber waren eine teure Angelegenheit. Ein wenig unglücklich beschloss Will, dass der treue alte Mike seinen Schädel der Sache opfern sollte.

Gewöhnlich wird das Disartikulieren durch Druck von innen erreicht, z. B. mit Hilfe Bohnen, die sich voll saugen und quellen. Bei Mike war es anders. Sein Schädel eröffnete die Möglichkeit für einen schnelleren Weg, erforderte aber eine peinlich genaue Prozedur. Vorsichtig, geschickt, nur mit der Klinge eines kleinen Taschenmessers wurden Mikes komplizierte Schädelknochen aufgestemmt. Das war eine weitaus größere Herausforderung als es die Beschreibung wiederzugeben vermag. Anders als bei Humpty-Dumpty konnte Mike für den Fall, dass sein Schädel im Ganzen studiert werden sollte, durch eine geschickte Anordnung von Schrauben und Gummibändern wieder zusammengefügt werden.

Obwohl das Projekt mit der Erwartung begonnen hatte zu beweisen, dass es keine Beweglichkeit zwischen den Schädelknochen gab, wurden unzählige mechanische Merkmale entdeckt, die auf das genaue Gegenteil hinzuweisen schienen. Erstaunt erkannte Dr. Sutherland, dass die Idee möglicher Beweglichkeit nicht mehr völlig absurd erschien. Diese Erkenntnis traf ihn wie ein Schock und lies ihn sich fragen: „Habe ich mich vom Reiz des Neuen davontragen lassen? Betrüge ich mich nur selbst? Hat dies irgendeinen praktischen Sinn?" Obwohl er sich mit diesen Fragen marterte, war ihm bewusst, dass er weder innehalten noch sich abwenden konnte. Sein Richtungsgeber zeigte unerbittlich auf voran!

Die strenge Gründlichkeit von Dr. Sutherlands Untersuchungsmethoden zeigte sich in dieser selbst auferlegten Anforderung. Bei der genauen Untersuchung jeder Auszackung, jeder Oberfläche und jedes Winkels (vielleicht ist es nicht mal übertrieben zu sagen „jedes Kinkerlitzchens") eines jeden Schädel- und Gesichtsknochens hatte er einen illustrierten mechanischen Text als Referenz zur Hand. Damit und mit dem jeweiligen Knochen suchte, kontrollierte und machte er sich mit den jeweiligen Mechanismen vertraut. Die Aufgabe glich einer Inventur. Durch seine Gründlichkeit fielen ihm Dinge auf wie diagonal verlaufende Riefen, Reibungsgetriebe, Gelenke und Gelenkpfannen, Drehbolzen, Rollen, Drehpunkte und andere Formen, die in einer unbeweglichen Kuppel sinnlos gewesen wären.

Es wurde die Frage gestellt: „War es nötig oder überhaupt sinnvoll, die Untersuchung so weit zu treiben? Die Mechanismen so genau zu betrachten?" Für Dr. Sutherland war es nötig, mit weniger schien er nicht zufrieden. Noch war es eine einsame Suche ohne den Gedanken an greifbare Ergebnisse, die auch für andere von Interesse wären. Selbst der am wenigsten mechanisch veranlagte Mensch würde annehmen, dass mehrere mechanische Vorrichtungen, welche die Möglichkeit zur Bewegung gaben, tatsächlich zusammenarbeiteten um verschiedene Bewegungen zu ermöglichen. Während seiner Untersuchungen fand Dr. Sutherland Vorrichtungen für gleitende Bewegungen, Rotationen, schaukelnde, pendelnde und viele andere Bewegungen. Diese mikroskopische Studie führte dazu, dass er sich den Schädel

*Es ließ mich nicht los*

sowohl in Segmenten, in Abschnitten und auch im Ganzen, als ein wie mit einer Linse scharfgestelltes geistiges Bild vorstellen konnte. Durch Vorrichtungen, die Will ausheckte, ließ sich Mike auf die gleiche Weise untersuchen. „Es gibt eine Menge Gelenkflächen im Schädel", stellte Will fest, „...die als Ganzes im geistigen Bild der kranialen Mechanismen berücksichtigt werden müssen. Das Bild sollte dem eines Uhrmachers mit seinem mechanischen Wissen bezüglich der komplizierten Funktionsweise einer Uhr gleichen."

Es wäre nicht verwunderlich gewesen, wenn an dieser Stelle ein ungläubiger Thomas unterbrochen und gefragt hätte: „Und wofür das Ganze? Wozu dient der ganze Aufwand?" Dr. Sutherlands Gedanken waren häufig von ähnlichen Selbstbefragungen durchsetzt: „Hat diese Suche irgendein Ziel? Wenn ja, was ist es dann und wohin führt es mich?" Während er jedoch jede Enthüllung unter osteopathischen Kriterien betrachtete, zeigte sich immer ein Sinn darin, der nicht unbeachtet bleiben konnte. Etwas schien sich manchmal irgendwo entlang dieses unbestimmten Kurses anzukündigen. Noch viel mehr würden entdeckt, kombiniert, zusammengefügt und glaubhaft werden. Er wollte dabei sein.

Eine bisher zurückgehaltene Frage brach sich ihre Bahn: „Wage ich zu glauben, dass diese Mechanismen nicht nur die Möglichkeit für Beweglichkeit zwischen den Schädelknochen geben, sondern dass sie TATSÄCHLICH aktiv an Bewegung beteiligt sind? Wie kann ich das beweisen oder widerlegen?"

Plötzlich öffnete sich eine Tür in Gestalt eines Lehrbuches. Ein vertrauter Satz wurde unter der neuen Betrachtungsweise lebendig und erhielt eine neue Bedeutung. In ihm erkannte er eine mögliche Form von Bewegung, die sich völlig von dem unterschied, was die Schädelknochen ihm präsentierten. Seine Erkenntnis war so stimulierend, dass er ihr zumindest vorübergehend zu folgen beschloss. Seine Überlegungen basierten auf der fantastischen Annahme, dass es eine kraniale Gelenkbeweglichkeit gibt. An dieser Stelle fragte er sich, ob er Fortschritte oder Rückschritte machte. Der Prozess war in beide Richtungen nicht langweilig.

Die Textaussage, die ihn durch ihre neue Bedeutung so verblüffend konfrontierte, wies darauf hin, dass die Knochen der Schädelbasis sich aus Knorpel entwickeln. Die Knochen des Schädeldachs entwickeln sich aus Membran. Dieses Wissen war nicht neu für ihn, wohl aber ihre Anwendung. In ihr sah er die Möglichkeit für Flexibilität. Die logischen Schlussfolgerungen standen mechanisch auf solider Basis. Sie lauteten: „Wenn es an der Schädelbasis eine Gelenkbeweglichkeit gibt, muss sie irgendwo, irgendwie kompensiert werden. Die Knochen des Schädeldachs können diese Kompensation leisten, weil sie in Membran gebildet werden. Das Ergebnis einer derart aufeinander abgestimmten Vorrichtung wäre: Flexibilität."

Diese Schlussfolgerungen brachten Dr. Sutherland von der Übereinstimmung mit der Aussage ab, die er zuvor in gutem Glauben akzeptiert hatte und die besagt, dass die Suturen[4] des Schädeldaches ab etwa dem vierzigsten Lebensjahr zu verknöchern beginnen und bis etwa zum achtzigsten Lebensjahr miteinander verschmelzen.

## IV. Mit klugen Fingern

Nun stellte er die Altersbegrenzung in Frage und schloss folgenden Vergleich: „Der Stamm der gewaltigen Eiche besitzt bis zu einem gewissen Grad Flexibilität, bis sie zu einem saftlosen Stamm verkommt. Das gleiche könnte man vom Schädel sagen, solange er Flüssigkeit enthält."

Obwohl er in diese Studie des Unbelebten sehr versunken war, verlor er dessen Grenzen nicht aus dem Auge, die im Fehlen jener potenten Lebenskräfte bestanden, die von Natur aus im Belebten vorhanden sind. Als Lehrer erinnerte er andere stets daran nicht zu vergessen, dass „sich angewandte Anatomie am lebenden Schädel sehr von dem unterscheidet, was man am leblosen Körper findet." Er warnte: „Wir neigen zu sehr dazu, die Angaben der legitimierten Bücher zu akzeptieren und alles vom kalten Kadaver abzuleiten." Er betonte, dass „Dr. Still seine Beweisführung aus der Beobachtung von lebenden Strukturen zog und damit die Beweglichkeit des Iliosakralgelenks belegte". Die osteopathische Profession sollte dies mit Stolz berücksichtigen.

Als seine Erfahrungen mit den Schädelstrukturen umfassender wurde, beobachtete er: „Ich habe viele tote Schädel in die Hand genommen und die strukturellen Teile des Schädeldaches verbogen... lebende Schädel besitzen eine Lebenskraft... um wie viel einfacher ist es für uns die Gewebe des Schädeldaches eines Menschen zu bewegen, wenn er noch am Leben ist."

Mehrere Aussagen aus aktuellen Bereichen der Forschung, manche hypothetisch, manche überzeugend, wiesen auf Übereinstimmungen mit bestimmten Bereichen von Dr. Sutherlands Schlussfolgerungen hin. In der ersten Ausgabe von „Struktur und Funktion des Menschen" von Fritz Kahn aus dem Jahre 1943 stand geschrieben: „Die Knochen des Schädels verwachsen nicht miteinander und vereinen sich, sondern sie entwickeln genau ineinander greifende und dadurch eine Verbindung bildende Zickzacknähte. Diese Zickzacknähte halten die Knochen fest beisammen und ermöglichen gleichzeitig einen sehr leichten Grad von Bewegung". Ein mit „Die Struktur und Entwicklung der Suturen des Craniums und des Viscerocraniums" betitelter, im Januar 1956 im *Journal of Anatomy* gedruckter Beitrag enthielt mehrere Bezugnahmen auf Anordnungen, die eine leichte Bewegung erlaubten. Auf diese Weise fanden Dr. Sutherlands in den Zwanzigern entwickelte Herleitung langsam Bestätigung in den Beiträgen anderer, deren Überzeugungen respektiert wurden. Eines Tages wird es unglaublich erscheinen, ihn für „im Irrtum begriffen" gehalten zu haben. Wie es sich damit auch verhält, das ist die Natur des Fortschritts. Das greift aber der Geschichte, die ich hier erzählen möchte, voraus.

---

4. Die Verbindungslinie von zwei nebeneinander liegenden Schädel- oder Gesichtsknochen.

# 6. Zwischenspiel

Ich weiß nicht, bis zu welchem Punkt genau Dr. Sutherlands Erforschung des Schädels gediehen war, als sich unsere Wege kreuzten. Ich wurde erst später ins Vertrauen gezogen. Er hatte vielleicht bereits – zumindest beinahe – die Möglichkeit kranialer gelenkiger Beweglichkeit akzeptiert. Bei der Vorstellung von Mike gab es allerdings keine Zurückhaltung. Sie wurde mit blühender, glückseliger Unkenntnis meinerseits vollbracht, die den Anschein erweckte, Skelette hätten schon immer meine unmittelbare Welt bevölkert. Nichts hätte weniger den Tatsachen entsprechen können.

Während meiner Schulzeit wurde die Physiologie ignoriert und Blicke auf irgend so etwas wie ein Skelett riefen eine absurdes weibliches Gekreische hervor (dieser Unsinn hatte an dem Tag ein Ende, als Mike und ich uns begegneten). Meine Familie wusste nichts über Osteopathie und hielt sie für merkwürdig. Ich erinnere mich, dass ich die Bezeichnung falsch aussprach, als ich sie das erste Mal las. Heute erscheint es unglaublich, dass es jemals so war.

Ein für Will komisches und für mich verdrießliches Ereignis bestand in der kolossalen Unkenntnis, mit der er seine romantischen Ziele verfolgte. Als er von einem bestimmten Fall sprach, benutzte er die Bezeichnung „nacktes Gewebe". Verwirrt und in dem Bestreben nicht durch Dummheit aufzufallen gelang es mir, ihn zögerlich und ein wenig entschuldigend zu fragen: „Nacktes Gewebe... ich glaube, ich weiß nicht, was damit gemeint ist." Will betrachtete mich, als traue er seinen Ohren nicht. Dann brach es aus ihm heraus: „Haut!"

Wir richteten ein Studienprogramm für mich ein und nutzten dafür vereinfachte anatomische Texte, Dr. Stills *Autobiography* und andere Schriften, die durch Gespräche über das osteopathische Konzept ergänzt wurden. Diese Mittel sowie die Gelegenheiten, die ich mit Wills Kollegen verbringen und ihnen nebenbei zuhören konnte, eröffneten mir eine faszinierende neue Welt. Während mein Verständnis wuchs, nahm auch seine Bewunderung für meine größten Interessen jener Zeit zu, der Musik, der Kunst und dem Theater.

Der Mann, den ich heiraten sollte, hatte viele Facetten. Sofort fiel mir sein offensichtlicher Sinn für Humor und seine Fähigkeit, tiefgründige Einschätzungen treffen zu können, auf. Andere haben dieses instinktive „Lesen" öfter als jede andere Eigenschaft erwähnt – eine vom Inneren ins Innere gerichteter, genauer, prüfender Blick. Ernsthaftigkeit, Sensibilität und Anstand von höchstem Maße waren ausgesprochen sichtbar. Er verblüffte jedoch mit einer ausgeprägten Schweigsamkeit in einem Maße, das nicht mit den anderen Eigenschaften vereinbar schien. Die Zeit zeigte, dass sie aus einer schwer kränkenden Erfahrung resultierte. Der größte Schaden zeigte sich in der Tendenz, das Urteil „Versager" in seiner Selbsteinschätzung zu verinnerlichen. Diese Erkenntnis war ernüchternd und musste ohne Verzögerung entwurzelt werden, als das erkannt werden, was es war und auf das reduziert werden,

## IV. Mit klugen Fingern

was der späte Don Blanding als eine „geschälte Null" bezeichnete.

Unsere unvoreingenommenen Überlegungen und freien Diskussionen in jener Zeit enthielten keine ungestümen, sondern entschlossene und befreiende Einschätzungen und Urteile. Wills von Natur aus gesunde Philosophie behauptete sich erneut und sein für ihn charakteristisches Glaubensbekenntnis „Lebe in der Fülle des Jetzt" wurde in seiner vollen Bedeutung wiederbelebt.

Wills Briefe an mich sprühten vor Humor, Philosophie, Wahrheit und absonderlicher Dichtung. Gewöhnlich enthielten sie ein Ereignis aus seinem Tag in der Praxis. Sie trugen ebenso viel zu meinem osteopathischen Verständnis wie zu dem meines Mannes bei. Folgende „Sammlungen" unterstützten diesen Prozess:

„... es tat meinem Herzen gut eine ehemalige Patientin hereinkommen zu sehen und zu hören, dass sie seit sechs Monaten frei von ihren epileptischen Anfällen sei. Vor der Behandlung waren diese Anfälle sehr häufig gewesen... nicht ein Tag vergeht an dem ich nicht dankbar dafür bin einer von Dr. Stills Studenten gewesen zu sein."

Und:

„... weil es dich so sehr interessiert, möchte ich einen der heutigen Patienten erwähnen: 'Ich beginne mich ‚schon' wieder wie etwas... zu fühlen, ich hätte nicht gedacht, dass sie den Rücken so schnell ‚schon' wieder hin bekommen würden... ich werde Ihnen diesen Sommer ab und zu ‚schon' ein Frühjahrsküken bringen'. Kein Wunder, dass er ‚schon' vor Dankbarkeit über die Linderung seiner Beschwerden überlief. Mich der Menschheit in den Dienst zu stellen ist mein Erfolgsideal... in all den Jahren habe ich es nicht einmal bedauert die Osteopathie als mein Lebenswerk gewählt zu haben. Meine berufliche Erfahrung zeigt täglich, dass diese Wissenschaft den Schlüssel in sich trägt, der das große chemische Vorratslager im Körper öffnet und die lebendigen, mächtigen Heilungskräfte freisetzt."

Im Frühling folgte dies:

„Es war die richtige Art Regen... er lässt die Waldblumen wachsen. Ich wünschte mir auf so einfache Art Behinderte wachsen lassen zu können. Ich meine sie sollten zurück in ihre ursprüngliche Form wachsen und sozusagen das Leben neu beginnen."

Über Zähne:

„Ich habe heute Morgen den Zahnarzt besucht... Ich wünschte ein Wissenschaftler würde Zahnsamen entdecken, sodass einem neue Zähne wachsen, wenn es nötig ist."

Ein osteopathisches Gesetz war soeben in der staatlichen Gesetzgebung verloren gegangen:

„... der Patient hat heute Abend ein glänzendes Zeugnis abgegeben. Er berichtete, dass er sieben Stunden lang ein zwei Pfund schweres Löteisen mit seinem vormals fast nutz- und leblosen rechten Arm über seinen Kopf heben konnte. Das war kein Wunder, wohl aber überraschend für beide, Arzt und Patient. Ich wünschte, das Delegiertenhaus und der Senat hätten seinen vorherigen Zustand neben dem ‚jetzt' erlebt. Ich wünschte, sie hätten hören können, wie er vor einer osteopathischen Behandlung gewarnt wurde."

Eine Analogie:

„Ich brachte meine Uhr zum Überholen und habe gelernt, dass der Fall einen Lagerstein beschädigt hat... Lustig, die Uhr erhielt einen Schlag an ihrer Oberfläche, ohne dass das Uhrenglas zerbrach, aber der Lagerstein ist zerstört. Genauso ist es mit dem menschlichen Körper... sie erhalten irgendwo einen Schlag und der Schaden entsteht weit davon entfernt.

Da sehen Sie es! Romantik und ein wachsendes osteopathisches Verständnis können sehr zufriedenstellend miteinander verwoben werden.

## 7. NEUE TAGE, NEUE WEGE

„Wir sind fast da,... Junge!" „Ist schon merkwürdig in Kirksville bei Tage einzufahren." „Wirf einen Blick auf die Menge auf dem Bahnsteig... ich dachte, alle seien im Zug!" „Hallo, ich habe Tom gesehen... und da ist Wie-ist-doch-gleich-sein-Name... den habe ich nicht mehr gesehen, seit wir unser Diplom bekommen haben... es scheint ihm gut zu gehen." „Er hält an... hast du alles?"

Alle sprachen durcheinander, keiner hörte zu, als der lange Zug in Kirksville, Missouri, einlief und alte und neue Graduierte, Gattinnen, Familien, Flitter-wöchner und Ruß ausstieß. Das Getöse aus gerufenen Grüßen, dem Geklapper der Gepäckwagen, der schnaubenden Lokomotive, dem An-sich-reißen der Taschen – überall ansteckende Kongressatmosphäre mit dem Geschmack von „nach Hause kommen".

Für zwei der Ankömmlinge bedeutete es mehr als das. Es war ihre Hochzeitsreise. Zwei Tage zuvor, am 22. Mai hatten Will und ich geheiratet. All die Jahre hindurch bewahrte ich eine schöne Erinnerung an jene Zeremonie im Mai mit weißem und rosafarbenem Flieder, der Apfelblüte, den Veilchen, Tulpen und Rosen in den vielen freundlichen Gärten.

Es war die Zeit des jährlichen Kongresses der *American Osteopathic Association*, die fünfzig Jahre osteopathischer Errungenschaften mit einem „Goldenen A.T.Still Jubiläum 1874 – 1924" beging. Entsprechend war Kirksville, die Wiege der Osteopathie, das Mekka zu dem Hunderte pilgerten. Ortsansässige Bürger öffneten ihr Haus für die Gäste und beteiligten sich an der ungeheuren Aufgabe Unterkunft und Transport zur Verfügung zu stellen. Wir waren in einem Privathaus untergebracht.

Eingequetscht zwischen Hunderten anderer Leute schlitterten wir vom Zug direkt in die zum Willkommen ausgebreiteten Arme eines riesigen Fremden mit einem Schild „Empfangskomitee": Bevor wir den Dampf der Lokomotive ausatmen konnten hatte er unsere Taschen ergriffen, begann einen Lauf durch die Masse und

## IV. Mit klugen Fingern

katapultierte uns in die beeindruckendste Limousine, die wir je gesehen hatten. Es war eine atemlose Mischung aus Entführung, Hollywood reifem Inkognito-Reisen und FBI in einem.

Bevor wir unsere Fassung wiedergewannen und die luxuriöse Ausstattung genießen konnten, erreichten wir die Adresse, die wir unserem Entführer genannt hatten. Wieder wurden wir, diesmal aus der Limousine, herauskatapultiert, huschten die Stufen eines attraktiven Hauses hinauf, hielten atemlos und wild um uns blickend auf einer Veranda, als unsere robuste Eskorte aus voller Kehle donnerte: „Es ist mir ein Vergnügen, euch willkommen zu heißen. Die Stadt ist eure. Wenn ihr irgendetwas sehen oder an einen bestimmten Ort fahren wollt, müsst ihr es nur sagen... wir bringen euch gerne hin. Ruft mich einfach an, dann stehe ich euch sogleich zur Verfügung. Ich heiße B.----- ich bin der Leichenbestatter." Ach, diese wundervolle Limousine!

Bevor wir unsere Heiterkeit über diesen Höhepunkt überwinden und unsere Würde wiederfinden konnten, öffnete unsere Gastgeberin die Tür und hieß uns mit ihrer sanften Stimme und ihrer wunderbaren Ruhe willkommen. Ich hörte meinen von diesem plötzlichen Kontrast aus dem Gleichgewicht geworfenen Mann eine Begrüßung stammeln, in der er unsere und ihren Namen heillos durcheinander warf. Unser nächstes Problem bestand darin, unsere steigende Ausgelassenheit zu zügeln, bis wir die Privatsphäre unserer Räume erreicht hatten.

Später brachen wir zu einem denkwürdigen Spaziergang auf, der durch Wills Anhalten, Weitergehen und hierhin und dorthin Weisen unterbrochen wurde. „Dort habe ich gelebt, als ich das erste Mal hier her kam..." „Dort war unsere Pension, in der wir gegessen haben und wo es jedes Mal Weintraubenkuchen nach dem Essen gab." In Klassenräume hinein, aus Klassenräumen hinaus, die Treppen hinauf und herunter gingen wir." „Hier kam mir einmal eine verrückte Idee. Eines Tages werde ich dir davon erzählen." Will gab sich sehr ungezwungen und ich verspürte keine Neugier, denn ich war mit dem Gedanken beschäftigt: „Was für ein Vergnügen ist es, an all dem teilzuhaben!"

Es war dunkel geworden. Wir kamen in einen weiteren Raum, der anders war als die anderen. Er war voller Tischreihen, auf denen etwas Massiges verdeckt lag. Will wanderte mit einem schwärmerischen Ausdruck umher, während ich würgen musste. Ein unangenehmer Geruch verpestete den Raum. Im schattigen Halbdunkel blickte ich mit einiger Unsicherheit auf einen nahe stehenden Tisch und hörte mich sehr unbräutlich aufschreien: „Will, was ist das hier für ein Raum?" Zärtlich und ein wenig entrückt murmelte er: „Der Sezierraum, Liebes."

Wir suchten uns den Weg die Treppen hinunter in die frische Abendluft. Eine erleuchtete Anzeigetafel erregte sofort die Aufmerksamkeit meines Bräutigams. Sie informierte den Leser über eine „besondere Darbietung bewegter Bilder" an diesem Abend. „Oh, gut," dachte ich naiv, „ich habe Lust auf einen guten Film. Was sie wohl zeigen werden?" Zusammen mit Will spähte ich nach dem Titel aus. Der Titel traf mich:

GEBURTSHILFE UND GYNÄKOLOGIE.
AUFGENOMMEN IN DER WERTHEIM KLINIK IN WIEN, ÖSTERREICH.

Die Anzeigetafel war eine Herausforderung. Ich sah Will an. Sein Gesichts-ausdruck verriet unmissverständlich Sehnsucht, die ich ganz bestimmt nicht empfand. Eher kläglich fragte ich: „Du würdest ihn gerne sehen, nicht wahr?" „N-u-n,... er könnte ganz interessant sein, aber vielleicht sollten wir lieber nicht." „Warum nicht?" „N-u-n,... es wird nicht besonders schön anzusehen sein." Ich bemühte mich mit fester Stimme zu antworten: „Ich weiß,... ich... ich kann es ertragen." Mit jeder Wiederholung wuchs meine Sicherheit bis zur Überzeugung. An jenem Abend ließen sich zwei Neuvermählte in den hinteren Reihen des Amphitheaters nieder und genossen einen uneingeschränkten Blick auf „Geburtshilfe und Gynäkologie". So endete der erste Tag unserer Flitterwochen in Kirksville. Zu behaupten, meine Welt hätte eine plötzliche Veränderung erfahren, war eine große Untertreibung.

Auf dem Rückweg nach Mankato lud Will mich ein ihn auf einem Einkaufstrip zu begleiten. Zu meinem Erstaunen fragte er den Verkäufer nach „Junggesellenknöpfen". Nur einige wenige waren zu haben, sodass wir in einen anderen Laden gingen. Auch hier war der Vorrat nicht zufriedenstellend. Das Vorhaben schien zu scheitern. Will war von dieser verrückten Idee besessen, was sehr ungewöhnlich war. Verblüfft dachte ich: „Habe ich vielleicht in unseren wenigen gemeinsamen Tagen den Eindruck erweckt, ich würde nicht zu Nadel und Faden greifen, wenn es notwendig sein sollte? Oder steckt hinter dieser Sache mehr als es im ersten Moment scheint?" Ich hakte bei Will nach, der lachend ausbrach: „Ich brauche sie zum Experimentieren, ich dachte du wüsstest das!" „Zum Experimentieren..."

Meine Einführung in einen neuen Bereich der Gemeinsamkeit hatte begonnen und eine Einkaufstour für seltsame Dinge war ein Teil davon. Das Ziel war zum Beispiel der Erwerb einer hölzernen Misch- oder Hackschale. Es gab zahlreiche Trips zu Sattlereien auf der Suche nach Stücken feinen Leders sorgfältig geplanter Abmaße und zu Werkstätten, um robuste Gummibänder zu erwerben, die vom Schuhmacher zu langen Streifen zusammengenäht wurden. Wir suchten nach Lederstreifen, zum Zusammennähen.

Es gab Ausflüge in Sportgeschäfte, um einen Football Helm oder enen Fanghandschuh als Polster für Latex oder Gummischaum zu kaufen, für Baumwollrollen fuhren wir ins Gemeindelagerhaus, für weiches Gemsenleder in die Apotheke, für spezielle Nadeln in den Segelladen, für besondere Garne zum Kürschner. Unzählige Schuhbänder und Lederstreifen zum Zusammenbinden wurden gesucht. Dann endlich kam die Zeit, als alles das normal für uns wurde. Für mich aber blieb es rätselhaft.

Will wünschte sich Verständnis für sein Verhältnis zu seinem Beruf und wollte ihn mit mir auf vielfältige Weise teilen. Darin stimmten wir überein, sodass ich einen Teil des Tages in der Praxis verbrachte, während ich gleichzeitig meiner Beschäftigung als Musiklehrerin weiter nachging.

## IV. Mit klugen Fingern

Der junge Farmer, der mit einer Zeichnung kam, auf der mit einem X jede Stelle markiert war, die behandelt werden sollte, war ein Freund, wenn auch sein Arzt seine eigenen Methoden bezüglich der Markierung der Xe hatte. Dann gab es da diese sehr große und unförmige Frau, deren Symptom Will unabsichtlich als „Regentonnenhusten" bezeichnete. Ihr Humor erwies sich als ebenfalls als sehr groß, was ein Glück war. Aus der Eisenerzregion im Norden Minnesotas kam ein dankbarer Patient, der beunruhigend hartnäckig in seinem Wunsche war, einmal wöchentlich eine Bustour nach Mankato zu machen und die Kranken auf dem Wege aufpickte. Eines Tages erschien der Farmer nicht zu seinem Behandlungstermin. Als er Dr. Sutherland einige Zeit später auf der Straße traf, erklärte er voller Enthusiasmus: „Doktor, ich fühle mich wunderbar, brauche keine neue Behandlung! Ich konnte keinen heben, ohne umzukippen, aber seit der letzten Behandlung hab' ich nicht mal mehr Lust drauf. Danke Doktor!"

Will unterrichtete mich in den Warums und Wies mehrerer Techniken, die ich bei ihm selbst anwenden konnte, wenn es nötig war. Mit wachsender Offenheit sprach er von Diagnosen, von Ursachen und Wirkungen, Indikationen und Anhaltspunkten bei Beobachtungen. Bald erzählte er mit ein bisschen Selbstvertrauen Stück für Stück die ganze Geschichte der „verrückten Idee". „Du hast sie schon in Kirksville erwähnt, nicht wahr?" „Ja, an unserem ersten Tag in der alten North Hall." Kein Forscher kann genau vorhersagen, was er auf seinem Weg finden wird, wie lange es dauern wird, noch worauf genau seine Erforschungen zielen. Das gilt ebenso für anatomisch-physiologische wie für archäologische, ozeanografische oder andere Forschungsrichtungen. Dr. Sutherlands Forscherreise erschien oft weit von dem Bereich seiner ursprünglichen Betrachtungen entfernt – Beweglichkeit oder Unbeweglichkeit der Schädelknochen – aber seine Beharrlichkeit war durchdacht und ungebrochen. Wenn man an einem Puzzlespiel arbeitet, liegt ein Anreiz in dem Wissen, dass die Teile Stück für Stück, ein bisschen hier, ein bisschen da, sich zu Einheiten zusammenfügen, die eine neue Bedeutung erlangen. Und vielleicht werden sie sich mit der Zeit zu einem sinnvollen Ganzen ohne Lücken zusammenfügen.

Dr. Sutherlands Schäderluntersuchungen waren von dieser Art, wenn er auch kein vollständiges Bild auf einer Schachtel vor sich hatte um vorab einen Blick auf das Ziel zu richten. Er sammelte Stück für Stück für ein unbekanntes Ziel und in dem stillschweigenden Glauben an dessen Existenz und Verdienst.

## 8. IST DIES DER EINZIGE WEG, AUF DEM ICH ERFAHREN KANN?

Von diesem kleinen Ausflug in das Feld der Romanzen komme ich nun zurück zum Feld der Forschung. Zurück zu der aufmerksamen Untersuchung des Nutzens der Flexibilität, die Membranen und Knorpel im Schädel ermöglichen können. Um Flexibilität in einer Struktur betrachten zu können, die durch Jahrhunderte bis heute als unbeweglich galt, benötigt man gleichermaßen Flexibilität im Denken. Entsprechend folgte eine Zeit wiederholter Untersuchungen und Überlegungen unzähliger bereits vertrauter Einzelheiten. Einzelheiten, denen bedeutendere Rollen zukamen als man je angenommen hat. Sie führten in ein wahres Labyrinth, in dem jeder scheinbare, unter die Lupe genommene Ausweg, neue zu erforschende Weiten eröffnete. Die Belohnung dieser Arbeit aber war großartig.

Aus diesem Irrgarten erwuchs eine Hypothese bezüglich eines Mechanismus, der offensichtlich als führende Kraft der Schädelbeweglichkeit betrachtet werden konnte. Seine Schlüsselposition machte die Wahl eines speziellen Namens nötig. Es sollte ein genauer Name sein, der sowohl repräsentativ als auch umfassend sein sollte. Nach reichlicher Überlegung entschied Dr. Sutherland, dass der Ausdruck „Reziproke Spannungsmembran" diesen Anforderungen entsprach, der heute eines der wichtigsten Phänomene im Kranialen Konzept beschreibt. Es wird in den uns alle betreffenden strukturellen und physiologischen Verhältnissen als grundlegend angesehen.

Wo der Pazifik am nahe gelegenen Strand anbrandet, steht ein Warnhinweis: unsichere Brandung! Sehr leicht gerät man in unsichere Tiefen bei dem Wunsch die strategische Funktion der Reziproken Spannungsmembran mit einer gewissen Genauigkeit zu erklären. Ich will gerne auf die Warnung Acht geben. Als Dr. Sutherland seine Hypothese anderen mitzuteilen begann, führte er sie häufig durch ein sehr vereinfachtes, aber praktisches Wortspiel ein, um ein geistiges Bild ihrer mechanischen Arbeitsmuster zu erzeugen. Dies hier war sein liebstes und ist mit seinen Worten wiedergegeben: „... stellt euch zwei aufrechte Stäbe vor, zwischen denen ein Draht mit durchgehender Spannung aufgespannt ist. Ein Zug an einem Stab zieht den anderen Stab in gleichem Ausmaß in die gleiche Richtung." Ihm gefiel auch folgender Vergleich: „... die Spannfeder an der Unruh einer Uhr, die das Hin- und Herbewegen der Unruh reguliert und begrenzt." Offensichtlich hatte jede Illustration mit Bewegung, mit kontrollierter Bewegung und ihrer Wirkung durch eine regulatorische Spannung im Dienste der Aufrechterhaltung des mechanischen Gleichgewichts zu tun. Auf den Schädel angewandt und unter Auslassung von Einzelheiten ergab sich eine Art Rahmen einer funktionellen Einheit, in der die Reziproke Spannungsmembran (der Draht), die über knöcherne Verbindungen (die Stäbe) verfügte, durch ihre Spannung die unwillkürliche Gelenkbeweglichkeit der Schädelknochen leitet und reguliert. Sie wird mit der rhythmischen Fluktuation der Zerebrospinalen Flüssigkeit und der venösen Drainage gleichgestellt.

## IV. Mit klugen Fingern

Dies ist eine skizzenhafte Darstellung einer harmonisch arbeitenden Einheit. Doch wie bei allen mechanischen Einheiten können Dinge diese Harmonie verändern. In diesem zu Unfällen neigenden Zeitalter können äußere Kräfte wirken, die das normale Spannungsgleichgewicht stören und die ein Ungleichgewicht der Funktion erzeugen. In Übereinstimmung mit Dr. Sutherlands Interpretation kann dies die kraniale Beweglichkeit einschränken, ihr Widerstand bieten und sie sogar verhindern. Dies war bei dem jungen Burschen auf der Liege der Fall. Jeder dieser Umstände hat wahrscheinlich einen schädlichen Einfluss auf die normale Aktivität der Zerebrospinalen Flüssigkeit, auf die venöse Drainage und das zentrale Nervensystem. Tatsächlich kann der ganze Körper bis zu einem gewissen Grad betroffen sein. Es überrascht demnach nicht, dass eine für die Gesundheit so bedeutende Kraft eine spezifische Bezeichnung verdient. Wie dem auch sei, Dr. Sutherland stand nicht besonders glücklich vor der Erkenntnis, dass ungeachtet seines Glaubens an die Reziproke Spannungsmembran-Hypothese, sie nirgendwo hinführen würde, wenn er die Hypothese nicht beweisen könnte. Aber wie? Bevor diese Frage beantwortet werden kann, muss noch einiges berichtet werden.

Obgleich es vorhanden war, vermittelt meine Darstellung der frühen Ehejahre als die „Knochenperiode" nicht das romantische Element. Fast jeden freien Moment verbrachte Will mit den Schädel- und Gesichtsknochen, nahm sie auseinander, baute sie wieder zusammen und studierte sie. Das Sphenoid wurde zum Haustier. Oder war es das Temporale? Vielleicht waren es alle. Die Knochen ergossen sich langsam von der Praxis bis in unser Heim. Wenn unerwartete Besucher kamen, gerieten wir unweigerlich in eine eilige Sammelaktion, um auf dem Weg zur Tür die wandernden Knochen von den Stühlen oder Tischen zu klauben. Es war unser Anliegen ein Willkommen zu vermitteln und nicht einen Schock auszulösen. Manchmal öffnete Will gedankenverloren die Tür mit einem Knochen in der Hand mit dem Ergebnis, dass die Nachbarjungen mit einer Forderung ankamen, die einen Fremden sicher verwundert: „Dürfen wir uns deine Knochen ansehen?"

Zu forscherischen Zwecken entschied Dr. Sutherland die Frontalknochen des Schädels eines Erwachsenen als einen statt als zwei Knochen zu betrachten, was gegen den akzeptierten Glauben verstieß. Diese Abweichung war gar nicht so sonderbar. Bei der Geburt besteht das Frontale des zarten Schädels aus zwei Teilen. Mit zunehmendem Wachstum verringert sich der Abstand zwischen ihnen, die Sutur verknöchert langsam, bis sie nicht mehr zu erkennen ist. In einigen Fällen bleiben die beiden Knochen jedoch ein Leben lang getrennt. Die Anzahl der Stirnpartien von Erwachsenen mit wahrnehmbarer Mittellinie war so hoch, dass Will sich dahingehend beeinflussen ließ, seine Beobachtungen mit zwei Frontalknochen im Kopf zu unternehmen.

Dies führte eine Zeitlang zu einer eifrigen Suche nach Mittellinien oberhalb der Augenbrauen bei Abendessen, in Hotelhallen, auf Bahnhöfen, im Grunde überall, wo Menschen anzutreffen waren. Es gab ein paar furchtbare Gelegenheiten, sobald ein

*Ist dies der einzige Weg, auf dem ich* ERFAHREN *kann?*

problematisches Frontale gesichtet wurde und Will vergaß, dass sich ein lebendiger Mensch drum herum befand. Des Opfers offensichtliches Unbehagen zum einen und mein nicht besonders freundlicher Anrempeln zum anderen brachte den Betrachter allerdings ebenfalls in einen unangenehmen Zustand. Es war wahrscheinlich die unbeabsichtigste Unhöflichkeit, für die man sich für schuldig erklären konnte.

Damals ergab sich eine Zeitlang ein verwirrender Umstand in der Praxis. Öfter, wenn ich dort ankam und Dr. Sutherland nicht mit einem Patienten beschäftigt war, gab es einen gedämpften Tumult im Behandlungsraum und er erschien mit einer Unbekümmertheit, die zu aufgesetzt war, um zu überzeugen. Sein Haar war unordentlich zurecht gemacht. Es wurden keine Fragen gestellt und keine Antworten gegeben. Alles war sehr seltsam. Eines Tages dann erschien Will nicht so wie sonst. Sein Kopf war großzügig mit einer ulkigen Kombination aus schweren Frotteehandtüchern und klumpigen Lederstreifen umwickelt. Er glich einem fremden Herrscher, seine Erscheinung war unglaublich erheiternd. Als er erkannte, dass er seinen Turban nicht entfernt hatte, vertraute er mir an: „Ich habe mit einigen Experimente begonnen, die hoffentlich einige meiner kranialen Theorien beweisen werden. Sie sind ein bisschen sonderlich, deshalb habe ich bisher niemandem davon erzählt. Aber wenn du Zeit hast, könntest du mir helfen." „Kraniale Experimente?" „Ja." Damit war das Geheimnis des Getöses hinter der Bühne und dem verstrubbelten Haar geklärt und nichts war mehr wie vorher. Diese Bitte war der erste Schritt, der zu einer nie geahnten Zeit experimenteller kranialer Forschung führte. Einer Forschung, die manchmal alarmierende, gefährliche und bedrohliche Ausmaße annahm. Experimente an lebenden Strukturen – am Schädel meines Mannes! Wenn dies auch nicht von größerer Bedeutung ist, so waren Dr. Sutherlands erste Schritte auf der Suche nach unterstützenden Beweisen für Flexibilität im lebenden Schädel, die Untersuchung dessen, was beim Gähnen und Kauen passiert.

Meine wenige Beteiligung begann, als Will meine Finger auf seinem Schädel in der von ihm gewünschten Weise platzierte und zur Verdeutlichung einschlägige anatomische Bezeichnungen zur Verfügung stellte. In seinen Händen hielt er dabei welchen Knochen auch immer er gerade untersucht haben wollte. Die Furchen zwischen den Knochen wurden dabei von Gummibändern zusammengehalten. Mit unendlicher Geduld führte er meine Finger bei der Ausführung sanften Drucks, beim Tasten der Bewegung an bestimmten Stellen und Punkten, bei vorsichtigem Anheben und Hinunterdrücken, alles außerordentlich minimale Bewegungen selbstverständlich. Während ich nach bestem Wissen den Instruktionen gehorchte, führte Will in ruhiger Betrachtung seine analytische Suche nach dem Schlüssel für die Bewegungen in Bereiche fort, die sich meinem Verständnis entzogen. Durch seine gründliche osteopathische Ausbildung hatte er eine große Sensibilität entwickelt, die ihm das Aufspüren von minimalen Bewegungen und subtilen physiologischen Reaktionen ermöglichte. Seine häufigste Ermahnung im späteren Unterricht bezog sich auf die taktile Anwendung, auf jene klugen Finger, die einen wesentlichen Teil der authen-

## IV. Mit klugen Fingern

tischen osteopathischen Behandlung darstellen. Er betonte die Notwendigkeit der Leichtigkeit der Berührung: „Leichter, leichter, sanft, wie ein Vogel, der auf einem Zweig landet." Oder, wenn er ein Bild aus meiner Erfahrungswelt nahm: „Feinfühlig, wie wenn du ‚Für eine wilde Rose' spielst."

Wie immer grub er auch hier tief in den Goldminen von Dr. Stills Philosophie. Er empfand seine Weisheit immer als Herausforderung, niemals als passiv oder langweilig. Folgende Aussage war besonders fesselnd:

„Da Bewegung der erste und einzige Beweis des Lebens ist, werden wir durch diesen Gedanken zu der Maschinerie, durch die das Leben wirkt und dessen Auswirkung wir als Bewegung wahrnehmen, herangeführt."

Auch diese Aussage ist bedeutend:

„... ein unfehlbarer GOTT... hat alle Prinzipien der Bewegung... in den menschlichen Körper gelegt."

„Alle Prinzipien der Bewegung",... welch ein großartiger Gedanke! Thoreau schrieb: „Wenn ich nicht mit anderen mithalte, dann weil ich einen anderen Trommler höre. Lasst einen Menschen zu der Musik tanzen, die er hört, wie gleichmäßig und wie weit entfernt sie auch immer sein mag." Dies beschreibt ungefähr Dr. Sutherlands Richtung. In seiner von ihm selbst so genannten „verrückten Idee" hatte er „abgeschrägt wie die Kiemen eines Fisches" gehört und Kurs auf das Studium von Abschrägungen genommen. Er hörte „Hinweis auf Gelenkbeweglichkeit", bewies sie tatsächlich und machte sie sichtbar. Er hörte „für einen respiratorischen Mechanismus" und fragte sich, zu welchen Entfaltungen ihn seine nächsten Schritte führen würden. „... Für einen respiratorischen Mechanismus..." Diese Gedanken schrieb Will nieder, während er über seinen nächsten Schritten grübelte. „Es muss etwas zuerst da sein, dann muss etwas anderes folgen,... wir müssen zu dem Funken zurückkehren, der den Motor entzündet,... zurück zur Hauptstation und nachdenken. Nehmen wir die Erschaffung des Menschen; der Schöpfer hauchte ihm den ATEM des Lebens ein, nicht einfach Luft. Er hauchte einer Lehmfigur Leben ein und der Mensch wurde zu einer lebenden Seele... Der ATEM des Lebens benutzt die Luftatmung als eines der materiellen Elemente in dem Mechanismus, der auf der Erde wandelt. Das menschliche Gehirn ist ein Motor... der nicht in einem Labor zu finden ist..."

Will war überzeugt, dass die Theorie über den reziproken Spannungsmechanismus eine besondere Rolle in dem respiratorischen Mechanismus spielte. Er hielt ihn für grundlegend in der Bewegung, die für den Wechsel von Ein- und Ausatmen verantwortlich ist. „Aber wo", überlegte er, „sind die Hinweise für einen PRIMÄREN respiratorischen Mechanismus?"

Es war nicht seine Art sich selbst hypothetische Fragen zu stellen, sie mit einem Achselzucken abzutun und seiner Wege zu gehen. Das tat er auch jetzt nicht. Stattdessen griff er wieder zu vertrauten Texten und hoffte wie schon zuvor, dass einige vormals verborgene Schlüssel durch seine neuen Ansätze und Einsichten neue Bedeutung erlangten. Genau so war es. Tatsächlich fuhr es in seine Gedanken wie eine Rakete in ihr Ziel. Seine Aufregung darüber teilte sich durch den Ton freudiger Erregung mit, als er mich eines Tages anrief. „Hör dir das an! Ich glaube, ich habe den Schlüssel für die Entdeckung eines Primären respiratorischen Mechanismus gefunden." Er erschien mit einem Buch in der Hand. (Bevor ich den Kommentar zitiere, den er so verwirrend fand, sollte eine Bezeichnung – „der vierte Ventrikel" – wenn auch oberflächlich, als eine der Höhlungen des Gehirns beschrieben werden. Folgendes las er mir laut vor: „Alle physiologischen Zentren EINSCHLIEßLICH DER ATMUNG sind im Boden des vierten Ventrikels lokalisiert."

„Wenn es das bedeutet, von dem ich glaube, dass es das bedeutet", erklärte er, „haben wir wirklich etwas in der Hand. Er schloss nicht aus, dass die dadurch angeregten Gedanken vollkommen idiotisch sein könnten. Er las aus diesen Worten, dass sich dort das primäre Atemzentrum befand. Wenn er damit Recht hatte, wäre er gezwungen, das respiratorische System des Zwerchfells als sekundär zu bezeichnen. Dieser Gedanke stimmte nicht mit der generellen Auffassung überein.

Wieder empfand er die Verwandtschaft mit Don Quixote. Die Überzeugung aber, dass sich ein weiterer aufregender Weg geöffnet hatte, war überwältigend. Es wäre unwahrscheinlich gewesen, dass er sich hätte ablenken lassen, wenn jemand gerufen hätte: „He, Doktor, wir haben Öl in ihrem Garten gefunden!" Allerdings war seine Idee noch nicht bewiesen. Er erklärte, seine Argumentation müsse notgedrungen beim „Funken" beginnen, bei jenem ATEM des Lebens, mit dem wir ausgestattet sind, bei jenem „Zündfunken", der den „Motor" anwirft. Es geht um die Aktivierung des „Motors" durch den „Funken" zu einem lebenden Mechanismus, der die Luftatmung im Dienste der Respiration benutzt. Nie war Wills Forschung tiefer schürfend gewesen.

Zu Dr. Sutherlands Erstaunen beggneten einige Zuhörer seinen gelegentlichen Verweisen auf den „Schöpfer", den „ATEM des Lebens" und ähnliche Zitate in der Darstellung seines Konzeptes mit beträchtlicher Kritik, eigentümlichen Interpretationen und Auslegungen. Er fühlte sich jedoch nicht zu Verteidigung oder Erklärungen verpflichtet. Für ihn waren diese Referenzen bei der Betrachtung menschlicher Eigenschaften grundlegend.

Irgendjemand fühlte sich durch das Missverständnis, das auf die Elemente von „Mystizismus" und einer „esoterischen" Qualität dieser Zitate zurückzuführen war, dazu aufgefordert in streitsüchtiger Manier zu fragen: „Ist das Kraniale Konzept ein religiöses Konzept?" Dies war Wills Antwort darauf: „Wenn Dr. Stills Anerkennung von GOTT als dem Schöpfer des menschlichen Körpers religiös ist, ist die Osteopathie in diesem Sinne religiös. Wenn es sich so verhält, ist das kraniale Konzept IN der Osteopathie ebenfalls religiös." Die Logik dieser Antwort war zwingend. Im Allgemeinen beggnete er den geteilten, oft spöttischen Meinungen mit einer vollständigen Unvoreingenommenheit, die nur durch eine starke innere Orientierung möglich wird.

Obwohl die frühen „lebenden" Experimente nicht besonders spektakulär waren, hatte ich als Beobachterin das unerklärliche Gefühl, dass etwas von außerordentlicher Wichtigkeit dabei herauskommen könnte. Es gab jedoch nichts in meinem Ausbildungshintergrund, mit dem ich Vergleiche oder Verbindungen herstellen konnte, noch konnte ich kritische Fragen stellen. Umgekehrt hatte Dr. Sutherland einen beträchtlichen Hintergrund akzeptierter Lehrsätze. Er war dazu gezwungen, sich mit ihnen und seiner eigenen Genauigkeit bei der Entdeckung der vielen Gegenbeweise abzumühen. Dieser Unterschied in unser beider Hintergrund bildete ein konstruktives Gleichgewicht, dass ihm ermöglichte frei und unbefangen, ohne jede Behinderung mit mir zu sprechen. Die Anstrengung, seine Überlegungen in Worten genau auszudrücken, forderte eine Disziplin, die bei der Klärung und Beurteilung seiner Gedanken von großer Hilfe war. Obwohl ihr Inhalt osteopathisch war, war die Zeit noch nicht gekommen, die anfechtbaren Tendenzen mit Kollegen zu besprechen. Zudem war ihm noch nicht bewusst, dass die zukünftige Vereinigung seiner Gedanken einen Beitrag von osteopathischem Wert ergeben würde.

Dr. Sutherlands bejubelte Entdeckung der sich auf das im vierten Ventrikel gelegene, primäre Atemzentrum beziehenden Textstelle, stimmte auch mich aufgrund der offensichtlichen Bedeutung für ihn glücklich. Meine Freude wurde jedoch bald überschattet, als die Realität der experimentellen Anforderungen, die er ins Auge zu

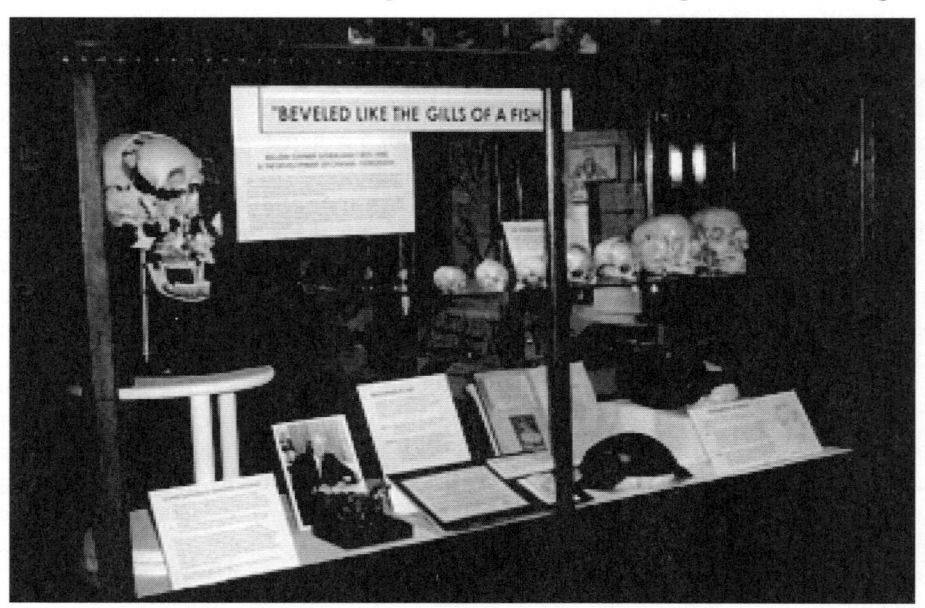

BILD 21: SUTHERLAND-SCHAUKASTEN.
ZUM ANDENKEN AN DEN BERÜHMTEN SCHÜLER DES NATIONAL STILL OSTEOPATHIC MUSEUM, 2003

fassen gedachte, einem näheren Augenschein unterworfen wurde.

Er studierte das strategische Gebiet des vierten Ventrikels mit der gleichen Genauigkeit, mit der er auch alle vorherigen Schritte unternommen hatte. Es entstand daraus eine Theorie, deren Glaubhaftigkeit an seinem eigenen Schädel erprobt werden sollte. „Aber was hast du vor?" fragte ich ihn. Die Gelassenheit seiner Antwort war nicht besonders beruhigend. Da das Vorhandensein von gelenkiger Beweglichkeit für ihn nun so sichtbar und akzeptiert war, glaubte er, es könne ihm durch geeignete Maßnahmen gelingen seinen eigenen vierten Ventrikel zu komprimieren! „Aber warum? Für welchen Zweck genau?" Er sei, so erklärte er, an einem Punkt angelangt, an dem er zu seiner eigenen Zufriedenheit bestimmte Teile seiner Argumentation entweder begründen oder widerlegen müsse. Dies gälte besonders für die physiologische Einbeziehung des Areals des vierten Ventrikels. Er müsse, wenn möglich, durch persönliche Erfahrung begreifen, wie Kompression die Reziproke Spannungsmembran, die Bewegung der Zerebrospinalen Flüssigkeit – im Grunde das ganze System – beeinflusse. Mir erschien dies eine sehr lange Anordnung, der Gedanke an physische Schäden, die durch so ein unerhörtes Abenteuer entstehen könnten, dämpften meinen Enthusiasmus.

„Musst du dieses Risiko eingehen? Gibt es keinen anderen Weg?" Wills antwortete nicht anders als erwartet: „Ich muss mein eigenes Versuchskaninchen sein." Sein Ton war mitfühlend. „Nur so werde ich es wissen. Wenn die Experimente an anderen durchgeführt werden, werden sie die Gefühle, Empfindungen, Reaktionen erleben. Sie können sie für mich interpretieren und die Information an mich weitergeben, das ja. Aber dann würde ich es immer noch nicht WISSEN." Wissen! Was für eine strenge Vorschrift! Kein Behelf, keine gemütlichen Vermutungen reichten ihm je. Es wurde wieder einmal deutlich, dass eine beharrliche und kraftvolle eigene Intuition diese Entscheidungen beeinflusste, sie waren nicht nebulösen Ursprungs. Die Ruhe in Wills Stimme besänftigte mich, als er sagte: „Ich weiß, dass ich tue, was ich tun muss. Ich weiß, man passt auf mich auf. Es gibt keinen Grund zur Beunruhigung.

## 9. IN WAS GERATE ICH DA?

„... eine geeignete Vorrichtung finden..." Schnipp, schnipp, wurden Streifen aus Maulwurfsleder geschnitten. Stich, stich, wurden Lederschnüre angenäht. Scheren schnitten durch widerstandsfähiges Gummi, Leder, Filz; die Tiefe und Dicke eines Footballhelms wurde verkleinert. Staub und Lederreste vermischten sich miteinander. Schnaubend und pustend zersägte Will eine hölzerne Hackschale, ihre Kontur musste verändert werden. Fanghandschuhe wurden zu Zwecken miteinander verbunden, die sich der Hersteller nicht hatte träumen lassen. Lange Streifen wurden übereinander gelegt, Ösen und Schnallen befestigt. Lederpolster und Kissen – kleine, große, flache, runde, wurden gefüllt und ihre Ränder mit Riemen verbunden. Diese Aktivitäten füllten die wenigen freien Momente, Abende und Wochenenden. Monat für Monat bestätigte sich das Sprichwort „Not macht erfinderisch" in Sutherlands Praxis und Heim. Wills Fähigkeit, geniale experimentelle Ausrüstungen zu entwerfen und zu verwirklichen, schienen keine Grenzen gesetzt. Ich beobachtete ohne mechanischen Verstand zu besitzen, wie diese Dinge, die nichts miteinander zu tun hatten, in sinnvoller, erklärlicher und unglaublich wissenschaftlicher Manier zweckentfremdet wurden.

Ohne ein genaues Verständnis des Nutzens, den sie haben sollten, war ich beim Zusammenfügen zweier Fanghandschuhe behilflich und beobachtete, wie eine Schnalle an dem einen und ein verstellbarer Riemen an dem anderen befestigt wurde. Will legte seinen Kopf auf die beiden zusammengebundenen Handschuhe um ihre Kontur zu testen, die der V-förmigen Kopfstütze eines Zahnarztstuhls ähnelte. „Wozu dient der Riemen, Will?" „Um Druck zu erzeugen... ich arbeite noch dran." Hätte ich den Zweck vorausgesehen, für den die Konstruktion erschaffen worden war, hätte ich ein vorsorgliches Verbot über die Bemühungen verhängt, sein experimentelles Ziel alleine zu vollenden. Später trafen wir eine solche Vereinbarung.

„Ich frage mich, was Will macht, wenn er nicht mit einem Patienten beschäftigt ist." Das dachte ich jedes Mal beim Verlassen der Praxis. Als ich eines Tages in die Praxis kam, erfuhr ich mit abrupter Plötzlichkeit, dass das „Unternehmen" bereits unternommen worden war. Dass dabei die Fanghandschuhe und die Lederriemen verwendet worden waren. Meine Aufmerksamkeit galt jedoch Will und nicht dem Apparat. Er hatte eine unnatürliche Farbe, er schien fiebrig, er war beunruhigend geistesabwesend. „Was ist geschehen, Will? Was hast du dir angetan?" Er erklärte mir, dass das Experiment, den vierten Ventrikel zu komprimieren, soeben den ersten Versuchsdurchlauf erlebt hatte. Er berichtete, dass er sich niedergelegt und den Kopf in die V-förmige Kopfstütze gebettet hatte. Er hatte langsam den Druck erhöht, indem er den Riemen Stück für Stück weiter anzog. Er beschrieb die Empfindungen die er hatte, als er beinahe das Bewusstsein verlor. Obwohl er immer schwächer wurde, war es ihm gelungen, die Schnalle des Riemens wieder zu lösen. „Ein Gefühl von Wärme überkam mich," erklärte er, „und eine merkliche Bewegung einer Flüssigkeit auf und ab entlang der Wirbelsäule, durch die Ventrikel und um das Gehirn herum." Er drückte seine körperliche Erfahrung in einem Wort aus: „Fantastisch!"

Während dieses Experiments hatten ihn zwei Dinge überrascht. Zum einen schien es entgegen der orthodoxen Überzeugung von einer zirkulären Bewegung eine fluktuierende Bewegung der Zerebrospinalen Flüssigkeit zu geben. „Das muss auf jeden Fall noch genauer untersucht werden", erklärte er. Hinsichtlich der zweiten Überraschung rief er aus: „Glaube es oder nicht, sogar mein Kreuzbein hat sich bewegt! Wohin führt das? Hat diese Sache kein Ende? Ganz offensichtlich wurde nicht nur der vierte Ventrikel komprimiert, sondern durch die Ergebnisse wurden weitere herausfordernde Forschungswege eröffnet. Um die Effekte zu überprüfen und zu beweisen wurde das Kompressionsexperiment mehrfach wiederholt. Das sich ergebende wiederholende Muster machte es unmöglich, die Ergebnisse als zufällig oder eingebildet abzutun. Aber... Bewegungen im Kreuzbein? Obwohl Dr. Sutherland ein umfassendes Wissen über die Kreuzbeinregion besaß, schien die offensichtliche Verbindung zwischen Schädel und Kreuzbein auf das Wirken eines bis dahin unbekannten mechanischen Prinzips hinzuweisen.

Erneut wurden schon vertraute Dinge studiert und aus einer neuen Perspektive betrachtet. Die Hypothese von der Reziproken Spannungsmembran passte wie ein Schlussstein in dieses kraniosakrale Muster. Weitere analytische Untersuchungen führten zu einer Schlussfolgerung, die er annehmen konnte – keine traditionelle. Die Schädelknochen und das Steißbein arbeiten als eine Einheit in einem Primären respiratorischen Mechanismus zusammen.

Zu keiner Zeit akzeptierte Dr. Sutherland leichthin und ohne weiteres Ergebnisse oder Schlussfolgerungen, die seinem gewohnten Denken eindeutig absonderlich erschienen. Er durchlebte starke innere Auseinandersetzungen, bevor etwas seine Zustimmung fand. Die Annahme einer fluktuierenden Bewegung der Zerebrospinalen Flüssigkeit strapazierte seine Leichtgläubigkeit bis zum Zerreißen, denn er hatte wie die anderen auch ohne Hinterfragen die Theorie einer zirkulären Bewegung akzeptiert.

Er suchte Rat bei Webster. Fluktuation wurde als „die Bewegung einer in einem natürlichen oder künstlichen Hohlraum befindlichen Flüssigkeit" definiert. Er beobachtete, „die Zerebrospinale Flüssigkeit befindet sich in einem natürlichen Hohlraum." Darüber hinaus war es möglich die Fluktuation mit „klugen-sehenden-fühlenden-wissenden" Fingern zu spüren. Als diese Interpretation in die Untersuchung pathologischer Ursachen aufgenommen wurde, erwies sie sich als eine der überzeugendsten Erkenntnisse seiner gesamten Forscherlaufbahn.

Dr. Sutherland war immer von Dr. Stills Betonung der zentralen Rolle der Zerebrospinalen Flüssigkeit beeindruckt gewesen. Nun widmete er sich erneut den Aussagen des alten Doktors. Wir alle besitzen Zerebrospinale Flüssigkeit und können ohne sie nicht leben. Sie betreffende Informationen dürfen nicht außer Acht gelassen werden, ob wir uns gerade mit ihrer „Fluktuation" beschäftigen oder nicht. Dr. Still bezog sich auf die Zerebrospinale Flüssigkeit als „dem höchsten Element im menschlichen Körper". Er betonte, dass „solange das Gehirn nicht diese Flüssigkeit im Überfluss produziert, der Körper in einem invaliden Zustand (bleibt)." Will dachte über diese Aussage und die in ihrer Tiefe enthaltene Botschaft nach. „Wer in der Lage ist klar zu denken wird erkennen, dass dieser große Lebensfluss angezapft und die ausgedorrten Felder sofort bewässert werden müssen, sonst ist die gesunde Ernte auf immer verloren." Dr. Sutherland gab ihr bei seinem nächsten Untersuchungsschritt vorrangiges Gewicht.

Es kam eine Zeit, in der es gerechtfertigt schien zu behaupten, dass entsprechend dem Fühlen des Pulses in der allgemeinen Behandlungspraxis als „der Beobachtung des Rhythmus des Blutstromes" die rhythmische Fluktuation der Zerebrospinalen Flüssigkeit ebenfalls durch „den Tastsinn" beobachtet werden konnte. Wirkungsvolle Techniken zur Wahrnehmung und Lenkung der Flüssigkeit wurden entwickelt und später weitergegeben. Später konnte er sich an ausgebildete kraniale Techniker wenden, die nicht nur die Fluktuation der Flüssigkeit wahrnehmen konnten, sondern auch technisch ausgerüstet waren um sie zu diagnostischen Zwecken in spezifische Bereiche zu lenken und um damit Krankheiten zu behandeln.

Bevor ich abschweife bleibt zu sagen, dass diese Dinge zu dem Zeitpunkt, von dem ich an dieser Stelle berichte, fantastisch oder illusorisch erschienen, hätte man sie vorausgesagt. Es gab Will das angenehme Gefühl, kein kompletter Spinner – so nannte er sich selbst – zu sein, als seine Theorie der Fluktuation später durch biologische Experimente, von dem russischen Wissenschaftler A. D. Speransky[5], Bestätigung bekamen.

## 10. Sans Peur (Ohne Angst)

Dr. Still sagte, „dass die Ursache vor der Wirkung kommt und bei allen Abweichungen von normalen Zuständen uneingeschränkt vorhanden ist." Beobachtung ist demnach ein wichtiger Schritt bei der Annäherung und Bestimmung jener „Variationen". Sie war nicht nur eine der nützlichsten von Dr. Sutherlands Werkzeugen bei der Spurensuche, sondern seine eigenen Experimente waren zum größten Teil durch die Beobachtung der Köpfe anderer Leute beeinflusst, weshalb er scherzhaft als „Kopfjäger" bezeichnet wurde. Abgesehen vom Element der Ungehobeltheit gab es bei dieser Jagd weder zeitliche, räumliche noch personale Einschränkungen. In Zügen, in Hotels, in Konzerthallen, auf der Hauptstraße, fast jeder Kopf hatte etwas, dass sein diagnostisches Interesse auf sich zog. Konturen, lange schmale Schädel, breite oder flache Köpfe – überall gab es diese Formen. Die Winkel und Höhe der Ohren war interessant, ob sie enganliegend waren oder deutlich abstanden; ebenso die Form und Höhe der Augenhöhlen, ob die Augäpfel hervorstanden oder nicht, auch übermäßige Ausprägungen der Schädelkontur riefen Aufmerksamkeit hervor. Anatomische Besonderheiten des Gesichtsausdruckes und der Faltenbildung – ich kann die Vielfältigkeit dieser Beobachtungen gar nicht umfassend genug wiedergeben. Hin und wieder würde Will sagen: „Hier haben wir einen wundervoll geformten Kopf, der normaler nicht sein könnte." Meist handelte es sich hierbei um den Kopf eines Kindes.

Die wachsende diagnostische Einsicht ließ ihn erkennen, dass viele dieser oberflächlichen Details auf „innere Geschichten" hinwiesen, die Anhaltspunkte für bis dahin rätselhafte Effekte lieferten. Zum ersten Mal bekam er eine Ahnung davon, dass seine Entdeckungen und die Art ihres Zusammenspiels von großer klinischer Bedeutung waren und dass eine Zeit kommen würde, sie mit anderen zu teilen. Vielleicht war dies sogar seine Mission, denn daraus ergab sich eine klarere Perspektive für sein persönliches Anliegen.

Die Experimente, die zu der Schlussfolgerung beitrugen, dass der Schädel und das Kreuzbein als eine Einheit in einem Primären respiratorischen Mechanismus funktionierten, waren nicht besonders spektakulär, wohl aber überzeugend und klinisch wertvoll. Eines Tages lag Will bei meinem Eintreffen in der Praxis gedankenverloren auf dem Behandlungstisch und machte einen unglücklichen Eindruck. Das war verständlich. An seinem Kreuzbein war ein kleines, hartes Lederkissen befestigt, dass sein Kreuzbein in einer extremen Extensionsposition hielt. Das ist eine unerfreuliche, aber recht häufige Restriktion. „Ich versuche die Beweglichkeit meines Kreuzbeins einzuschränken", gab er zum Besten. Während dieser Behandlung hatte er eine eigentümliche Behinderung in der Bewegung der Zerebrospinalen Flüssigkeit sowie ein „dumpfes, schweres" Gefühl in bestimmten Bereichen seines Schädels empfunden. Diese Kombination war unerwartet, obwohl zu jener Zeit das Unerwartete beinahe das Erwartete war. Einzelheiten müssen übergangen werden, aber die Lehre aus dieser experimentellen Studie sakraler Einschränkung war für diagnostische Prozesse wertvoll, besonders bei geistig gestörten Patienten.

Weitere Studien zu den Auswirkungen von Einschränkungen der kraniosakralen Koordination und der Fluktuation der Flüssigkeiten wurden durchgeführt. Hierbei wurden Kissen unterschiedlicher Größe an verschiedene sakrale und spinale Bereiche befestigt und mittels wahrnehmender Finger ihr Einfluss auf die Fluktuation der Zerebrospinalen Flüssigkeit bestimmt. Nachdem Will mit Einschränkungen des Kreuzbeins gearbeitet hatte, war es unumgänglich, dass er die Richtung umkehrte und die Auswirkungen von Einschränkungen des Schädels untersuchte. Er wurde in seinem Bestreben durch die vielen Typen angespornt, die er während seiner „Kopfjägersafaris" gesehen hatte. Er glaubte erhellende klinische Hinweise aufzudecken, die bisher nicht richtig interpretiert worden waren, indem er die Zerebrospinale Flüssigkeit, durch Einschränkung der kranialen Mobilität, beeinflusste. Bei seiner Arbeit handelte es sich um ein klassisches osteopathisches Vorgehen. Seine Anwendung auf den Schädel und die kraniosakrale Einheit war jedoch eine Neuheit.

Will wäre nicht Will, wenn nicht sein eigener Kopf die experimentelle Grundlage für die Überprüfung seiner Annahmen gewesen wäre. Um sich den Kopfformen anzunähern, die er täglich beobachtete, strebte er Veränderungen in der Kontur seines eigenen Schädels an. Angesichts dessen war mein Enthusiasmus außerordentlich zurückhaltend. Es ist schwierig objektiv zu sein, wenn es sich bei dem betreffenden Territorium um den Schädel des eigenen Mannes handelt. Dennoch wäre eine Weigerung nur ein Zeichen eines dummen Fehlens von Vorstellungskraft gewesen. Es war mittlerweile offensichtlich, dass die kraniale Forschung zu gewaltig, zu auf-schlussreich und offenbarend war um durch persönliche Gefühle eingeschränkt zu werden. Außerdem... meine Weigerung wäre sowieso stillschweigend ignoriert worden!

---

5. Grundlagen der medizinischen Theorie, A. D. Speransky, 1943.

## IV. Mit klugen Fingern

Nachdem er durch die Verwendung von kleinen Kissen ein „extendiertes" Kreuzbein bekommen hatte, beschloss Will, vorübergehend – wenn möglich – einen „extendierten" Schädel zu bekommen. Dabei mochte ich seinen Schädel genau so, wie er war! Viele der von ihm beobachteten Köpfe klassifizierte er als „Extensions"-Typ, lang, schmal, mit einem hohen Schädeldach. Er hoffte, dass es ihm durch seine Bemühungen möglich würde, die „innere Geschichte" mit erhöhter diagnostischer Einsicht zu übersetzen.

Für sein Experiment verwendete er einen Fanghandschuh mit einer Verschnürung ähnlich der, die er bei der Kompression des vierten Ventrikels verwendet hatte. Während des Versuchs hatte ich die Aufgabe einen Spiegel zu halten, damit er jede Veränderung beobachten konnte. Zudem sollte ich die Riemen nach seinen Anweisungen anziehen. Während des seitlichen Zusammendrückens trat eine graduelle Veränderung ein. Obwohl sie extrem leicht, tatsächlich fast minimal war, war sie sogar meiner laienhaften Beobachtung nicht entgangen. Eine Verengung der Augenhöhlen wurde sichtbar und ich musste den Spiegel näher als sonst heran halten, damit Will klar sehen konnte.

An dieser Stelle wäre es nicht unlogisch zu denken, „Offensichtlich machte Dr. Sutherland eine einmalige körperliche Erfahrung, aber trug sie irgendetwas von praktischem Wert bei?" Ja, das tat sie. Aufgrund dieser Erfahrung wurde ein Mechanismus entdeckt, der die Erweiterung und Verengung von Augenhöhlen und Augäpfeln erlaubt, um wichtige physiologische Anpassungen während des respiratorischen Zyklus zu ermöglichen. Will erkannte, dass Einschränkungen der Beweglichkeit im Bereich der Augenhöhlen dafür verantwortlich sind, dass zur Anpassung der Sehfähigkeit Brillen getragen werden müssen. Seine Schlussfolgerung wurde durch Kollegen bestätigt, welche diese kraniale Komponente in ihre Praxis integrierten.

Einmal mehr führten neue Erkenntnisse zu einer neuen Sicht bereits vertrauter Dinge. Einmal ging es um einen Knochen, von dem Dr. Sutherland annahm, dass er ihm bereits hinreichend vertraut war. Es handelte sich um den unregelmäßig keilförmig ausgebildeten Knochen an der Schädelbasis: das Sphenoid. Als er nun erkannte, dass dieser Knochen wahrscheinlich für die Beweglichkeit des Schädels mitverantwortlich war, waren die Konsequenzen so aufregend und Wills Reaktion darauf so ansteckend, dass das Sphenoid ein Eigenleben bekam. Was er tut oder was er nicht tut, beeinflusst uns alle. Zum einen artikuliert er mit elf weiteren Knochen. Ihr harmonisches Zusammenspiel ist bei der Betrachtung der Beweglichkeit von unermesslicher Bedeutung. Wenn sich das Sphenoid durch irgendeinen Umstand in einer falschen Stellung befindet, so nahm Will an, würde er die Gesichtsknochen inklusive der Augenhöhlen und die Kontur des Gesichts nachteilig beeinflussen. Dieser diagnostische Punkt war bei dem Jungen auf der Liege so deutlich zu sehen gewesen. Will glaubte, dass die Anordnung der sieben Knochen, aus der unsere Augenhöhlen bestehen, auf Bewegungsmöglichkeiten schließen lässt. Wenn diese Beweglichkeit in bestimmter Art und Weise behindert ist, resultieren daraus Augenerkrankungen. Seine Untersuchung des Sphenoids ließ erkennen, dass dieser eine unglaubliche Kraft für Gutes oder auch nicht so Gutes ausüben kann, da er eine Schlüsselposition einnimmt. Das geistige Bild dieser Region komplizierter mechanischer Verbindungen war ein wichtiger Vorteil bei der Beobachtung von Kopftypen und später auch in der Kunst der Diagnosestellung.

Der Erfolg bei der vorübergehenden Herstellung eines Kopftyps in Extension und die daraus gewonnenen Erkenntnisse feuerten Wills Wunsch an, seinen Kopf in weitere andere Formtypen zu verwandeln als der, mit der er geboren war. Dabei handelte es sich um mit so beeindruckenden Namen wie „Flexion"; „Torsion", „Sidebending/Rotation" betitelte Typen. Er hatte nun ein genaues Ziel: Er musste mehr über ihre Ursachen, die Wirkungen dieser Ursachen und was dagegen getan werden konnte lernen.

Dr. Sutherland stellte sich nun einige neue Fragen: „Warum gibt es auf der einen Seite breite Augenhöhlen und breite Augäpfel und auf der anderen Seite enge Augenhöhlen und verlängerte Augäpfel? Warum ist die eine Schädelkontur lang und konvex und auf der anderen Seite kürzer und konkav mit ungleichen Augenhöhlen und Augäpfeln? Wie kann ich entsprechende Verformungen meines eigenen Schädels erreichen?"

Obwohl mein Verständnis von Wills Angelegenheiten viel zu wünschen übrig ließ, war seine Geduld unerschöpflich. Ihr mögt die folgenden Illustrationen ebenso hilfreich empfinden wie ich, um eine Idee von der Bewegung zu bekommen, die er erhoffte seinen Schädel ausführen zu lassen, damit er die Form eines „Flexionstypen" annehme. Er demonstrierte es mir anhand eines biegsamen Kartons und einer nüchternen Erklärung. „Die Bewegung", sagte er, „simuliert das Heben der Dachtraufe einer Scheune und ihrem seitlichen Zug. Durch die Bewegung wird die Dachspitze oder der zentrale Bereich des Daches nach unten sacken." Das konnte ich mir lebhaft vorstellen, zog es aber vor, dass es sich nur bei dem Scheunendach ereigne!

Nach vielen Stunden der Vorbereitung war seine experimentelle Ausrüstung fertiggestellt. Sie bestand aus einem Footballhelm, dessen Kinnriemen abgeschnitten war, aus mehreren festen Lederriemen als Halteriemen, zwei Arterienklemmen, an denen diese entlang geführt und befestigt wurden, sowie seinem eigenen Schädel. Als er bereit war, ähnelte er den geläufigen Darstellungen von Außerirdischen. Auf seinem Kopf befand sich ein Helm, um seinen Schädel waren die Riemen mit Arterienklemmen befestigt um eine hebende Hebelkraft zu erzeugen. Die Riemenenden wurden mit einer weiteren Arterienklemme über dem Helm befestigt um zusätzliche Hebelkräfte freizusetzen. Als der seitliche Druck ausgeübt wurde, geschah, was vorherzusehen war. Das Schädeldach senkte sich. Das war das „Absacken", dass Will beschrieben hatte. Der Schädel zeigte eine leicht konvexe Kontur... das „Anheben der Dachtraufe". Die Augenhöhlen weiteten sich und die Augäpfel traten leicht hervor.

Während Will sich auf das geistige Bild des Mechanismus konzentrierte, schilderte er die Gefühle, welche diese Veränderung verursachten. Er nannte sie „einen ernsten Typ... eine Störung des normalen Flusses der Zerebrospinalen Flüssigkeit wird verursacht". Die von Dr. Still beschriebenen „verdorrten Felder" waren ein Ergebnis einer solchen Störung. Die Beschreibung dieser Experimente kann an dieser Stelle nur oberflächlich sein, die häufig angewandten Prozesse erklärt und eher die Ergebnisse im Großen und Ganzen dargestellt als die komplizierten anatomischen und physiologischen Details erklärt werden.

In dieser Zeit war mein Standpunkt nicht nur voreingenommen, sondern kurzsichtig. Die klinischen und wissenschaftlichen Aspekte, die Will besonders im Auge hatte, waren mir nicht am Wichtigsten. Der Erfolg war für mich erst erreicht, wenn er wieder zu seinem „Originalzustand" zurück fand. Dann kam für mich der Moment meiner ganz eigenen Danksagung. Dank seines bemerkenswerten Verständnisses und seiner Vorstellungskraft dessen, was in seinem Schädel vor sich ging, konnten die ernsten Verformungen, die er verursacht hatte, zurückgebildet werden. Dies geschah durch kompetente manuelle Techniken, die er anleitete. Diese Techniken wurden später und werden auch heute noch unterrichtet.

Dieses „Flexionsexperiment" wurde von einem Experiment gefolgt, in dessen Verlauf der vordere Teil des Kopfes in eine, der hintere Teil in die andere Richtung verdreht wurde, sodass eine Biegung verursacht wurde. Es war kein wirklich schöner Anblick. Dr. Sutherland glaubte, dass dies die „Innere Geschichte" eines Schädeltyps widerspiegelte, bei dem er häufig ungleiche Augenhöhlen und Augäpfel auf beiden Seiten des Gesichtes beobachtet hatte. Das Arrangement aus Helm und Riemen, das den „Flexionsschädel" produziert hatte, wurde auch hier eingesetzt. Dieses Mal war der Zug jedoch diagonal anstatt lateral. Als der Druck ausgeübt wurde, sprach er von einer eindeutig „verdrehenden Bewegung" in einem Bereich „an der Schädelbasis". Offensichtlich handelte es sich um eine Verbindung mit dem einflussreichen Sphenoid. Aufgrund der Drehung wurde dieser Schädeltyp „Torsion" getauft. Beide Seiten seines Schädels wurden mehrmals der diagonalen Hebelkraft ausgesetzt, um jegliche Vermutung oder unberechtigte Annahme auszuschließen. Der in das „Torsionsexperiment" involvierte Bereich der Verbindung zwischen Sphenoid und Schädelbasis ist von weit reichender Bedeutung im Kranialen Konzept und wird wahrscheinlich noch einige Male erwähnt werden. Um der Kürze und der Korrektheit halber wird folgende Bezeichnung verwendet werden: Symphysis sphenobasilaris.

Die nächsten Schritte in dieser experimentellen Reihe betrafen die Vorbereitung eines komplexen Schädeltyps, der auf einer Seite konvex, auf der anderen Seite konkav ist und ungleiche Augenhöhlen und Augäpfel auf den gegenüber liegenden Seiten aufweist. Will hatte eine Theorie zum Grundmechanismus, der diesem konkav-konvexen Effekt zu Grunde lag. Zunächst probierte er seine Theorie an Mikes Wirbelsäule aus. Während er die Enden der Wirbelsäule nach links oder rechts bog, betrachtete er die Rotation, die im mittleren Bereich der Wirbelsäule verursacht wurde, ihren Einfluss auf die einzelnen Wirbel sowie die hervortretende Konkavität und Konvexität, die so verursacht wurden. Er meinte, unter vergleichender Betrachtung könnte dies in beträchtlichem Maße das simulieren, was an der Symphysis sphenobasilaris eines konkav-konvexen Schädeltyps passierte.

Ungeachtet dessen, wie verrückt oder wenig geeignet die experimentellen Vorrichtungen erschienen, tauchten sie gerade dann auf, wenn es nötig war. Dieses Mal wurde die Apparatur von Will als „ein altertümliches Butterfass, dass von einer Bäuerin zum Butterrühren verwendet wurde, nachdem sie die Sahne abgeschöpft hatte" geschildert. Mit einer Bügelsäge bewaffnet, brachte er das Fass mühevoll in die gewünschte Form, indem er eine Seite herausschnitt und auf der anderen Seite die Wölbung stehen ließ. Er setzte sich das Fass auf den Kopf und nutzte die Riemen und die Arterienklemmen derart, dass er die vorderen und hinteren okzipitalen Bereiche des Schädels nach links oder rechts lenken konnte je nach dem, auf welcher Seite er den Test unternahm. Nach seinem Einfluss auf die Schädelstruktur wurde dies der „Sidebending/Rotations-Typ" genannt.

So ernsthaft diese Forschungsunternehmen waren, verblassten sie gegen jene, die noch kommen sollten. Vergnügt nahmen wir an, dass die beunruhigendsten Dinge, die geschehen könnten, bereits geschehen waren, dass folgende Experimente uns herausfordern, aber nicht verstören würden. Was für eine trügerische Annahme!

Über dem Sutherland-Clan erscheinen diese Worte: „sans peur" (ohne Angst). Diese Worte haben eine ungeheure Bedeutung für mich, da sich diese Qualität auf unzähligen Wegen im Leben des einen Sprosses des Sutherland-Clans bewiesen hat, den ich so gut kenne.

## 11. Das Sutherland-Fulkrum

Täglich widmete ich mich eine Zeit fernab von Patienten und ihren Krankheiten, Fanghandschuhen, Butterfässern, Schädeln und Knochen der Einführung pianistischer Talente in die Abstraktionen von Schubert, Bach und Debussy. Eines Nachmittags kehrte ich versonnen in der Aura der Klassik schwelgend in die Praxis zurück und wurde mit meinem auf seinem Kopf stehenden Mann konfrontiert. Jede ernsthafte Betrachtung seines Anliegens wurde durch die Drolligkeit dieser Ansicht blockiert. Selbstverständlich waren seine akrobatischen Aktivitäten durch für ihn sinnvolle Annahmen berechtigt. Sein Anliegen lässt sich nicht mit wenigen Worten darstellen, aber einen Versuch ist es doch wert.

Seit einiger Zeit bereits hatte Dr. Sutherland eine eigenartige Bewegung wahrgenommen, die recht regelmäßig während seiner Experimente immer in der gleichen Gegend auftauchte. Er entschied sich sie auf gewisse Art mit der Reziproken Spannungsmembran und ihren knöchernen Anhängen in Verbindung zu bringen. Er

## IV. Mit klugen Fingern

musste herausfinden, was daran beteiligt war und welcher Dienst dadurch erwiesen wurde. Vielleicht arbeitete dort an einem bestimmten Punkt ein Fulkrum. Bevor er dem jedoch genauer nachgehen konnte, musste die Aufgabe eines Fulkrums einmal allgemein betrachtet werden. Wieder wurde ich mit dem Warnhinweis „gefährliche Brandung" und der Gefahr des „ins Schwimmen kommen" konfrontiert. Was jedoch entdeckt wurde, war ein derart komplizierter Teil des Kranialen Konzeptes, dass es nicht ausgelassen werden darf.

Dr. Sutherland wusste, dass ein Drehpunkt oder Fulkrum ein Punkt der Ruhe ist, dass sich um ihn ein Hebel bewegt und dass der Hebel von diesem Punkt seine Kraft bezieht. Ihm war bewusst, dass ein Fulkrum verschoben werden kann, ohne dass seine Aufgabe dadurch beeinflusst wird. Es bleibt nach wie vor ein stiller Punkt der Ruhe, von dem aus der Hebel arbeitet und seine Kraft bezieht.

Als nächstes wandte er seine geistige Aufmerksamkeit dem spezifischen Schädelgebiet zu, in dem die herausfordernde Bewegung durchweg präsent war. Angesichts ihrer Lokalisation konzentrierte sich seine Untersuchung und Einschätzung auf die zähen, festen, sichelförmigen, membranösen Falten zwischen den beiden Hemisphären des Gehirns. Und hier, am Kreuzungspunkt (dem Bereich des Sinus rectus) entdeckte er das gesuchte Fulkrum. Er schloss daraus, und es war eine aufregende Schlussfolgerung, dass sich dort der Ruhepunkt befand, um den sich der gesamte membranöse Gelenkmechanismus bewegte. In diesem Bereich muss das Fulkrum in seinem Bestreben, das Gleichgewicht des beteiligten Mechanismus zu suchen oder zu halten, sich jedweder Körperposition anpassen, die man einzunehmen gedenkt. Selbstverständlich musste diese Theorie im Stehen, im Liegen auf jeder Seite und im... überprüft werden. In diesem Moment erschien ich, entdeckte meinen Mann auf dem Kopf stehend und erschütterte seine athletische Kühnheit mit respektloser Heiterkeit.

Zunächst sprach Dr. Sutherland von dem Fulkrum als dem „aufgehängten, sich automatisch verschiebenden Fulkrum". Seine Interpretation veränderte sich nicht. Andere jedoch, die sein kraftvolles Potenzial erkannten, ehrten ihn mit der Benennung „das Sutherland-Fulkrum".

Im Sinne des in einigen Details mit der Anatomie vertrauten Lesers mag es hilfreich sein zu erwähnen, dass das Sutherland-Fulkrum an der Kreuzung der Falx cerebri und des Tentorium cerebelli liegt. Eine Idee von seiner Wichtigkeit im kranialen Sinne mag die sehr begrenzte Erwähnung geben, dass seine physiologische Funktion im Erhalt des Gleichgewichts im kranialen Gelenkmechanismus liegt. Seine Fähigkeit zur Verschiebung stellt eine Anpassung an die periodischen respiratorischen Veränderungen dar, die im kranialen Mechanismus vorkommen und, Dr. Sutherland zitierend, „... kann zu verschiedenen Fehlstellungen in den membranösen Spannungen führen." Dieser Mechanismus kann wie jeder andere Mechanismus auch durch Spannung, Restriktionen der Membranen, Fixierung, Verzerrungen und andere widrige Ursachen unterbrochen werden und zu pathologischen Erscheinungen im zentralen Nervensystem führen.

Mein Mann war fantasievoll, aber selten naiv. Immer wieder gab es Momente, in denen er sich bemühte, Offensichtliches zu ignorieren, das er eigentlich als grundlegend anerkennen musste. Die Operation Fulkrum barg einen solchen Moment. „Es ist alles so unglaublich, so fantastisch! Wer", fragte er sich, „wird jemals diese Dinge glauben, die ich glaube? Wer wird die Idee kranialer Beweglichkeit überhaupt akzeptieren? Entweder sind diese Dinge wahr oder ich bin ein totaler Spinner!"

Manchmal kam er an verwirrende Kreuzungen, an denen keine deutliche Richtung ausgewiesen war. Wenn dies geschah, widmeten wir uns vermehrt äußeren Aktivitäten, wir gingen vielleicht mehr ins Konzert und verbrachten mehr Zeit mit Freunden. Doch immer kam der Tag, an dem das vertraute „Ich habe eine neue Idee. Möchtest du sie hören?" anzeigte, dass Will zu seiner Forschung zurück gefunden hatte.

Ein Teil meines Trainings bestand darin der Realität ins Gesicht zu sehen. Er warnte mich, wenn die Zeit gekommen sei, dass seine kranialen Überlegungen bekannt gemacht würden, gäbe es jene innerhalb der Profession, die skeptisch sein würden, die wenig schmeichelhafte Bezeichnungen anbringen würden. Der Weg würde nicht einfach sein. Es fiel ihm nicht ein, dass Andersdenkende seiner Profession auf eine harsche Missbilligung seines Beitrages zurückgreifen könnten, ohne ihn überhaupt zu untersuchen, oder dass sie so unbarmherzig sein und offensive persönliche Angriffe führen würden. Das war jedoch die bedauerliche Erfahrung vieler unerschrockener Innovatoren. Bisher hatte niemand auch nur eine dunkle Ahnung von Wills Engagement auf dem Feld der Forschung. Kollegen wie Freunde nahmen an, dass sein berufliches Leben hauptsächlich in den an der Praxistür angeschlagenen Stunden stattfand und die konventionelle Idee beruflicher Tätigkeit repräsentierte. Oft sagte er und meinte es auch so: „Es wäre fürchterlich ein Insasse einer unserer vielen Institutionen zu werden, wenn ich dies meinen Kollegen anvertraute." Der Grad, bis zu dem eine routinierte Umgebung Fortschritte verbergen kann, ist faszinierend und erstaunlich.

## 12. Warum dies, warum das?

Dr. Sutherlands klare Visualisierung der kranialen Sphäre und der kraniosakralen Einheit zusammen mit seiner Interpretation ihres Verhältnisses zum gesamten Körper führte zu einem intensivierten Studium ihrer anatomischen und physiologischen Beteiligung an pathologischen Wirkungen. Dies erforderte erneute Auswertungen, die zuvor nicht möglich gewesen waren. Er bemühte sich um die Erfüllung von Dr. Stills Kriterium, dass „der Diagnostiker ein profundes Wissen über die gesunden Zustände besitzen muss... um sich von einer Erkrankung ein Bild machen zu können." Obwohl der Normalzustand stets in seinem Denken präsent war, fand er keinen unbelebten Schädel, der wirklich den Normalzustand repräsentierte. Immer gab es einige, im Allgemeinen geringe, manchmal aber auch grobe Abweichungen, die eine Pathologie verursacht oder verschlimmert haben könnten. Diese im Labor gefundene bedrückende Anzahl „Krummer Zweig"-Schädel unterstrichen für ihn die dringende Notwendigkeit der Art Forschung, die er betrieb.

Regelmäßig befragte er sich selbst: „Warum brauchen so viele Augen eine Brille? Warum brauchen so viele junge Münder Klammern? Woher kommen die Störungen der Nebenhöhlen? Warum gibt es so viel Migräne, soviel geistige Zurückgebliebene und zerebrale Paresen? Es muss unvermutete Gründe und Verknüpfungen geben." Fragen zu stellen, war keine neue Vorgehensweise; auch die Gedanken waren nicht neu, allerdings waren sie nun von dem belebenden Gefühl begleitet, neuen Entdeckungen auf der Spur zu sein.

Als sich diese Erkenntnis verstärkte, gab es Momente, in denen Will mit seinem Impuls rang hinüberzugehen und seine Vermutungen durch das Befühlen eines ahnungslosen Schädels zu überprüfen, der seine Aufmerksamkeit erregte. Versonnen hätte er gesagt: „Ich wünschte, ich könnte diesen Schädel genauer untersuchen." Oder, „Ich glaube, ich kenne die Geschichte, die mir dieser Schädel erzählen würde." Am faszinierendsten war sein Ausruf: „Mensch, der ist aber eilig auf die Welt gekommen!"

Er sehnte sich auch danach, das beteiligte Hintergrundgeschehen zu erfahren. Aber man geht unabhängig von einer konstruktiven Motivation nicht einfach auf einen Nebenstehenden zu und fragt ihn, „Wurde Ihnen jemals mit einem Baseballschläger auf den Kopf geschlagen?" Oder man fragt einen stämmigen Fremden nicht, „ob er jemals von seinem Hochstuhl gefallen ist?" Es war natürlich nicht so, dass jeder, der nicht einen Schädel wie Apollo oder Venus besaß, mit Symptomen oder pathologischen Störungen belastet war, auf keinen Fall! Die Suche nach kranialen Hinweisen intensivierte jedoch seine Erkenntnis, dass der Schädel eine vitalere Rolle in der gesunden Abfolge von Ursache und Wirkung spielte, als man je angenommen hatte. Dr. Stills Aussage verschärfte sich um so mehr, dass „Krankheit das Ergebnis von anatomischer Anormalien gefolgt von physiologischer Disharmonie ist."

In der Praxis beobachtete Dr. Sutherland geschickt und unauffällig die Schädel der Patienten und erwarb Kenntnis über deren Geschichte, um seine diagnostischen Überlegungen zu ergänzen. Es gab Geschichten über Autounfälle, Kollisionen mit Windschutzscheiben und von gelegentlich nicht erwähnten Stürzen die mit Bemerkungen wie: „Ich hatte eine hässliche Beule an meiner Stirn, meine Brille war zerbrochen, aber das war alles..." „Ich bin auf ein paar Kieselsteinen ausgerutscht und fiel hin, aber ich hatte nur ein paar Abschürfungen in meinem Gesicht" abgetan wurden. Diese trivial erscheinenden Geschehnisse enthielten wertvolle Informationen für den stillen, nachdenklichen Zuhörer. Das Ergebnis war die vertraute Ankündigung in vertrautem Ton: „Es gibt noch viele Dinge, die ich lernen muss."

Riemen, Fässer usw. wurden wieder in der Hoffnung zusammengestellt, dass sie jene ähnlichen Konditionen herstellen würden, die Will bei den Patienten untersuchte. Es war eine beunruhigende Ernsthaftigkeit während der Vorbereitungen spürbar. „Werden diese Experimente riskanter sein als die anderen?" „Ein wenig", wurde mir geantwortet. „Was ist, wenn etwas kritisches passiert?" „Mach dir keine Sorgen, ich werde wissen, was zu tun ist." Diese Antwort hätte mich hinreichend beruhigen sollen. Nichtsdestotrotz musste die noch offene Frage gestellt werden: „Angenommen du tust dir etwas an und fällst in Ohnmacht, was dann? Niemand außer dir wird wissen, was mit deinem Schädel geschehen ist. Es könnte sehr ernst werden. Sollte ich nicht wissen, was dann zu tun ist?"

Obwohl sich Will der Wirkung seiner Antwort nicht bewusst war, handelte es sich um die knappste Predigt, die ich je gehört hatte. „Ich tue dies, weil es irgendeinen Grund dafür gibt, dass ich es tun muss. Es war den ganzen Weg über so und dies ist lediglich ein weiterer Schritt. Man beschützt mich und ich bin sicher, der Schutz bleibt mir erhalten. Es eröffnen sich spannende Dinge. Ich bin nicht so weit gekommen um jetzt im Stich gelassen zu werden. Es gibt keinen Grund zur Sorge oder für Zweifel." Was sollte ich da noch sagen?

Es gab einen Typ von Schädelverletzung bzw. -verformung, die gemäß Dr. Sutherlands Theorie „häufig durch Stürze und Einwirkung anderer Kräfte" auf den Hinterkopf verursacht wurden. Es handelt sich hier um meine laienhafte Beschreibung. Will sprach korrekter Weise von dem „supraokzipitalen Bereich des Schädels". Zweifellos würde ein Schlag auf dieses Gebiet unabhängig von der Bezeichnung sehr unangenehm werden. Überzeugt davon, dass diese Schläge für zahlreiche traumatische Effekte verantwortlich seien, fühlte er sich berufen, seine Annahmen unter Beweis zu stellen. Das folgende Experiment ist für weitere typisch, die später folgen sollten. Hier ist seine Beschreibung.

Das Ende der Behandlungsliege wurde gegen die Wand gestellt. Das war vorher noch nie geschehen. Die erhellende Antwort auf mein fragendes „Warum?" war, „um meine Füße an der Wand abstützen zu können." Wieder fragte ich „Warum?" Als nächstes wurde ein furchterregender Haken kurz über der Liege in der Wand versenkt, die Butterfasskonstruktion mit Lederriemen an Wills Kopf und gleichzeitig an dem Haken befestigt. Wenn die Riemen stramm gezogen wurden, führten sie in schräger Richtung zur Konstruktion am Kopf. Will sprach von seinem Vorgehen folgendermaßen: „.... während ich mit meinem Supraocciput in Kontakt mit dem Butterfassmechanismus auf dem Rücken lag und den mastoidalen Anteil mit meinen Handflächen fixierte, stemmte ich mich mit beiden Füßen allmählich gegen die Wand."

Wir hatten keine Vorstellung davon, wie lange dieses Experiment andauern würde. Unsere Überlegungen waren allerdings nicht identisch. Zuzusehen, wie die Spannung der Riemen mit dem Druck der Füße zunahm, war beängstigend. Als sich langsam Veränderungen abzuzeichnen begannen, ließ Will mich seine Hände von

## IV. Mit klugen Fingern

den meinen unterstützen. Weit schwieriger jedoch war sein mit schwächer werdender Stimme ertönendes Bestehen darauf, dass die Spannung der Riemen verstärkt werden müsse. Auf meinen instinktiven Protest „ich kann nicht" hin deutete Will an, „es muss getan werden... ich bin in Ordnung." Der erschreckende Gedanke huschte durch meinen Kopf: „Woher weiß er, dass das getan werden muss? Oder das es ihm gut geht? Niemand hat je zuvor so etwas ausprobiert... vielleicht begehe ich einen schrecklichen Fehler."

Wahrscheinlich verging nicht wirklich viel Zeit bis Will mit zittriger und weit entfernter Stimme sagte; „Es reicht." Er hatte den Typ membranöser artikulärer Spannung (okzipitomastoidaler Typ) den er angestrebt hatte erreicht, inklusive „ernsten Komplikationen". Das machte den Erfolg aus! Während der darauf folgenden Reaktionen war Will nicht er selbst. Er wurde sich dessen bewusst, sodass die Diskussion der Symptome möglich wurde. Er war außerordentlich nervös, angespannt und leicht erregbar. Das stand in krassem Gegensatz zu seiner eigentlichen Ruhe, Gelassenheit und Besinnlichkeit. Sein Gesichtsausdruck schwankte und hatte sich verändert, seine Farbe war wechselhaft, manchmal sah er ziemlich blass aus. Wenn er später darüber sprach, sagte er: „Ja, ich begann ‚Dinge' zu sehen." Er hatte die Spannung der Riemen nicht sofort verringert, weil er in Ruhe die Reaktionen und Auswirkungen analysieren wollte. Das Gefühl von der Unwirklichkeit jener Tage ist immer präsent, wenn ich mir diese befremdliche Phase in Erinnerung rufe.

Will hatte dieses Experiment mit beeindruckender Raffinesse geplant und vorausgesehen. Das Ausüben der kranialen Spannung, es zu visualisieren, die präzise Technik, welche die Spannung lösen sollte. Er lag auf der Behandlungsliege, unter der Spitze seines Kreuzbeins lag ein kleines Kissen, um es in Flexion zu halten. Eine Hilfe, so sagte er, „um die Zerebrospinale Flüssigkeit zum Okziput zu lenken." Währenddessen lösten seine Finger den mastoidalen Anteil aus jener Position, in welcher er während des Experimentes fixiert wurde. Das Supraocciput wurde sanft in die Richtung gedreht, die es während der Anspannung eingeschlagen hatte. Als das gewünschte Gleichgewicht am Sutherland Fulkrum erreicht und die gewünschte Reaktion der Zerebrospinalen Flüssigkeit verspürt wurde, war der Zyklus beendet. Will kommentierte später: „Die Spannung wurde sofort und leicht gelöst."

Das dieser so ernsthaften Forschung zu Grunde liegende selbstlose und bewundernswerte Motiv wurde in meinen Augen durch die Anwendung jener Dysfunktionen produzierenden, so grausam erscheinenden Lederriemen überschattet. Ihre Bedrohung war zu persönlich, um mich unberührt zu lassen. Jeder vergleichbare Test – und davon gab es einige – verursachte beunruhigende Symptome. Diese Symptome waren Dr. Sutherland aus seiner Praxis nicht neu, wohl aber in seiner persönlichen Erfahrung. Sie gaben seiner Überzeugung eine hohe Glaubwürdigkeit, da er durch seinen eigenen Schädel den Wurzeln der bisher unerwarteten Ursachen nahe kam.

Eine der Erfahrungen, die er als Folge der selbst erzeugten Spannung machte, war die Entzündung der Nasennebenhöhlen, die sich bisher immer so ruhig verhalten hatten, wie sie sollten. Auch die Sehfähigkeit variierte in den restriktiven Tests. Seine außerordentlich gute Konzentration war sichtlich beeinträchtigt. Kopfschmerzen, die ihm vorher fast unbekannt waren, entwickelten sich oft nagend und stark. Manchmal – und das war am ungewöhnlichsten – waren Schroffheit und Reizbarkeit beinahe einschüchternd und er war seltsam abwesend. Was für ein Weg, Wissen zu erlangen! Konnte es eine direktere und selbstlosere Forschung geben? Wie konnten Auswirkungen in diesem neuen Gebiet anders verstanden werden, als durch eine angemessene Kenntnis der Ursachen? Andere profitieren davon, dass Dr. Sutherland sich daran wagte. Wäre diese mühevolle Vorarbeit oberflächlich gewesen, wäre das Wurzelwachstum durch Vermutungen, Abkürzungen, Hörensagen und unwissenschaftliches Vorgehen abgekürzt worden, hätten die Ergebnisse nicht so produktiv sein können und Zweifel an der Gültigkeit seiner Schlussfolgerungen wären angebracht gewesen.

Will war sich darüber im Klaren, dass in einigen, besonders mit Migräne, Heuschnupfen und der Pathologie der Nebenhöhlen zusammenhängenden Fällen eine „wahrnehmbare Expansion im Bereich der Verbindungen der Gesichtsknochen" festzustellen und „eine Reduktion durch Kompression nötig" war. Wie immer probierte er das an sich selbst aus. Um sein Schädeldach anzuheben, entwickelte er eine Vorrichtung aus Maulwurfsfellriemen mit vier Zipfeln. Diese zog er durch einen mit widerstandsfähigem Gummi umsäumten Helm (es handelte sich um den oberen Teil eines Footballhelms), der eine Aderpresse enthielt, durch welche „ein leicht anhebender Druck" gewährleistet war. Seine Theorie bestätigte sich und er brach in Jubel aus. Trotzdem hatte gerade dieses Experiment peinliche Folgen, von denen später berichtet werden soll.

Auf seinem Forschungsweg kam Dr. Sutherland an eine Brücke und überschritt sie. Man könnte sie die Brücke der Verbindlichkeit nennen. Sie führte von der für die Reise charakteristische Einsamkeit direkt zu den Menschen. Er entschied sich dafür seine neuen Techniken bei der Betreuung seiner Mutter, seiner Schwester und seines Bruders Guy anzuwenden. Auf diese Art und Weise erfuhren sie erstmals von seiner langjährigen Forschungstätigkeit. Aus bestimmten Forschungsgründen ergänzte er seine manuellen Techniken gerade zu diesem Zeitpunkt mit dem Einsatz der soeben beschriebenen Riemen-Helm-Konstruktion. Es bereitete ihnen nicht nur Vergnügen, aber sie profitierten davon. Unbeabsichtigt und ein bisschen verfrüht, sorgten diese Anwendungen für Heiterkeit in der Praxis.

Eines Tages schlenderte Will mit diesem rätselhaften Schmuck gekrönt geistesabwesend in den Warteraum der Praxis, wo er verblüfften Blicken und unterdrücktem Lachen begegnete. Als ihm der Grund hierfür klar wurde, bemerkte er ungezwungen: „Ich versuche etwas herauszufinden". Seine Patienten waren an sein „Ich versuche etwas herauszufinden" gewöhnt, so wie er daran gewöhnt war gefragt zu werden: „Was gibt es Neues seitdem ich das letzte Mal da war?" Nichts vorher glich jedoch diesem hier und die Neugier war sichtbar gestiegen. Ganz plötzlich, so schien es, traf

Dr. Sutherland eine Entscheidung. „Welche Beziehung hat all das zu meiner praktischen Arbeit?" Sicherlich würde der Nutzen für andere dem für die Familienmitglieder vergleichbar sein. Leise und ohne großes Aufheben machte er eine begrenzte Zahl seiner Patienten mit seinem Glauben an die kraniale artikuläre Beweglichkeit vertraut. Er war sich sicher, dass dies das größte Hindernis für die Akzeptanz bei Laien und Kollegen darstellte. Er sprach auch über einige Phasen seiner Forschung und seiner persönlichen Überlegungen. Die Antworten waren intelligent und ermutigend. Er betonte, dass sein bisheriges Wissen unvollständig sei und vielleicht außerhalb seiner praktischen Arbeit keine Zukunft habe. Mit dem Wissen, dass sich die integrierten Behandlungsweisen noch im experimentellen Stadium befanden, wendete er die kraniale Diagnose und Techniken bei einigen wenigen Patienten an.

Die Ergebnisse bei einigen Fällen von Nebenhöhlenentzündungen und Migräne waren viel versprechend. Mehrere sprachen davon, dass sie Veränderungen im Rhythmus des Zwerchfells wahrnahmen. Durch klinische Auswertungen lernte er „bei Fällen von Grippe nach kranial-membranös-artikulären Dysfunktionen" zu suchen. Trotz dieses begrenzten Anfangs wurde deutlich, dass widrige Bedingungen im kranialen Bereich nicht selten waren und ihr Einfluss weitreichend und meistens unerkannt war. Während seine Überlegungen durch die praktischen Ergebnisse in seiner kleinen Gruppe „Freiwilliger" bestärkt wurden, spürte Dr. Sutherland nicht, wie er den Punkt der Rückkehr überschritt und neue, noch unklare Strömungen aufkamen, welche die Richtung seiner zukünftigen Behandlungsweisen auf Dauer beeinflussen würden. In der Rückschau erscheint diese Periode wie der Blick in ein Kaleidoskop, dass viele Muster anbietet. Oft übertraf der gewonnene Nutzen die Erwartungen in unerwarteter Weise. Manchmal tat er es nicht und diente statt dessen dazu, die Anstrengungen in der Forschung zu verstärken. Ein ganz wichtiger Einfluss jedoch blieb während der ganzen Reise unverändert: Will bestimmte die Richtung nicht, er akzeptierte sie.

In dieser Übergangszeit erweiterte sich Dr. Sutherlands persönliches Wissen durch eine schmerzhafte dentale Erfahrung. Nach der Extraktion eines unteren Backenzahns litt er unter einer schweren Faszialisneuralgie, die der Zahnarzt auf eine leere Zahnhöhle zurück führte. Der Schmerz hielt zwei endlose Wochen an. Dann erinnerte er sich an etwas im Moment der Extraktion, was er „das Gefühl eines Auseinanderreißens" in „der Region des Sphenoids und des Temporale" nannte. Er richtete seine mentale Lupe auf das wahrscheinliche Bild und machte sich an die Analyse. Er entwickelte eine Technik für die Korrektur, die ihm fast sofortige Erleichterung brachte. Diese Technik wird unterrichtet.

Seine Erfahrung machte ihn auf Aspekte seiner kranialen Daten aufmerksam, die zur rechten Zeit von beachtlicher Bedeutung für Zahnärzte sein könnte. In einem aufgezeichneten Vortrag mit dem Titel „Verschiedene Arten von kranialer Dysfunktion" brachte er seine Gedanken folgendermaßen zum Ausdruck:

„Die dental-traumatische Dysfunktion eröffnet ein Feld neuer Möglichkeiten für die Mitglieder des osteopathischen Berufstandes. Das sollte auch Zahnärzte interessieren. Zahnärzte besitzen ein spezielles anatomisches Wissen und konstruktive chirurgische Fähigkeiten bezüglich der Gesichtsknochen. Diese Art von Dysfunktion lädt zu einer Zusammenarbeit zwischen den beiden Professionen ein."

Diese Zusammenarbeit hat sich entwickelt, seitdem eine Reihe von der kranialen Beweglichkeit überzeugten Denkern unter den Zahnärzten ihr Interesse an der kranialen Osteopathie demonstriert haben. Glücklicherweise ist dieses durch gründliche Tests entstanden, die sie selbst während ihrer Kooperation mit kranial arbeitenden Osteopathen entwickelt haben. So hat Dr. Sutherlands frühe Vorhersage an Substanz gewonnen.

## 13. Auf dem Weg nach irgendwo

Wenn Patienten die Verbesserungen loben, die sie erfahren haben, und das Lob entsprechend äußern, erfährt man durch die entstehende Kettenreaktion, dass Patienten Freunde haben und diese Freunde wieder Freunde haben. Schon bald war ersichtlich, dass der kraniale Ansatz in der osteopathischen Behandlung nicht länger auf Dr. Sutherlands erste kleine Gruppe Freiwilliger beschränkt bleiben konnte. Sie haben es nicht erlaubt.

Will identifizierte sich selbst und seine Anstrengungen nicht mit Zahlen. Die Wucht dieses Enthusiasmus warf ihn aus dem Gleichgewicht. Plötzlich wurde er sich der unzähligen Meilen bewusst, die er noch vor sich hatte und dass er sich nicht davon abbringen lassen durfte. Er fühlte sich von der Menge übermäßig bedrängt, wo er doch noch Zeit brauchte sich weiterzuentwickeln. Eine „hier bin ich" und „das ist es" Haltung einzunehmen war nicht nur unangebracht, sie hätte auch eine Anmaßung bedeutet, die Will nicht besaß. Ihm war sehr daran gelegen in seiner praktischen Arbeit einige Phasen seines Konzeptes weitergehender zu untersuchen, die ihre Wirkung bereits unter Beweis gestellt hatten. Manchmal rief er aus: „Wie bin ich hier nur hinein geraten?" Aber er hätte es nicht anders haben wollen.

Nach und nach nahm die Vielfalt der Krankheiten deutlich zu, die auf Anraten von Freunden, denen bereits geholfen wurde, nach kranialer Behandlung fragten. Unter Migräne Leidende waren besonders häufig. Weil fast jeder jemanden kennt, der unter starken Kopfschmerzen leidet, mögen Dr Sutherlands Gedanken zu den Ursachen von Interesse sei, obwohl das Folgende bei weitem nicht als vollständig gelten kann:

Auf der Basis von Geschichten und diagnostischen Erkenntnissen gelangte er zu der Überzeugung, dass der Großteil der echten Migräne auf „Kindheitstage zurückzuführen seien... als Stürze und Stöße noch häufig waren". Er stellte fest, dass kraniale Verletzungen „dazu neigen, Missbildungen im späteren Leben zu bedingen." Diese

## IV. Mit klugen Fingern

führen sehr wahrscheinlich zu Einschränkungen in der normalen Beweglichkeit des Sphenoids. Dieser Knochen, mit dem jeder von uns ausgestattet ist, ist mit elf Knochen verbunden. Er ist von vitaler Wichtigkeit für die Schädelbasis ebenso wie für das Schädeldach und die Gesichtsknochen. Will glaubte, dass im Falle einer Störung der normalen Beweglichkeit dieses Mechanismus und der Durchblutung eine komplexe anatomisch-physiologische und pathologische Reaktion in Gang gesetzt wird.

Wir haben hier den Fall eines Mannes in mittleren Jahren, der über beinahe vierzig Jahre unter heftigen Migräneattacken litt. Jahre, in denen er „alles" versucht hatte. Seine Geschichte enthielt einen Bericht, wie er als Junge auf Eis gestürzt sei und eine dicke Beule davon getragen hatte. Als dieser Zwischenfall kranial gewürdigt wurde, erwies er sich als der wichtigste Hinweis auf die erlittenen Schmerzen in den folgenden Jahren. Nie zuvor war seine Bedeutung als klinischer Faktor gewürdigt worden. Durch die Kunst des Abtastens jedoch, entdeckten sensible Finger die störende Einschränkung in der kranialen Struktur, die für die verwirrende Pathologie verantwortlich war. Die Diagnose wurde bestätigt, als die schrittweise Lösung die normale Bewegungsfreiheit herstellte und die Wiederaufnahme der effizienten Funktion des zentralen Nervensystems ermöglichte. Eine andauernde Erleichterung war die Folge. Die Korrekturtechniken für die Wiederherstellung der Beweglichkeit und die Lenkung der kraftvollen Zerebrospinalen Flüssigkeit in das Dysfunktionsgebiet wurde später auch anderen in diesem Beruf vermittelt.

Augenerkrankungen waren ebenso häufig. Auf eine Weise, die er sich nicht ausgesucht hatte, überprüfte Dr Sutherland seine Theorie, dass eine Blockierung des Sphenoids wahrscheinlich die normale Bewegung und Funktion der Augenhöhlen stört. Eines Tages stieß er sich beim Eintreten in unser Heim an einem überhängenden Balken mit einem grässlichen Rums den Kopf. Als Folge neigten seine Augäpfel dazu nach hinten zu rollen. Indem er seine „klugen" Finger an die Arbeit schickte, entdeckte er, dass der Stoß sein Frontale an seiner Verbindung mit dem Sphenoid nach hinten verschoben hatte und so eine außerordentliche Spannung auf der Membran lag. Die Ursache war erkannt und die Auswirkung wurde korrigiert. Wie bei der Erfahrung mit dem gezogenen Zahn entwickelte er eine Technik, welche die Einschränkung aufhebt und die membranöse Balance wieder herstellt. Auch hier profitierten andere von dem Wissen, das auf die harte Weise erworben wurde.

„Was können Sie anbieten, Doktor...?" „Glauben Sie, man kann etwas tun?" Viele dieser Fragen wurden vermehrt in Fällen geistiger Erkrankungen an Dr Sutherland gerichtet. Oft war ein Detail in der Fallgeschichte unter kranialer Betrachtung von diagnostischer Bedeutung und erklärte die wahrnehmbar eingeschränkte Bewegung in bestimmten Regionen. Anormale kraniale oder sakrale Züge, die zu tragischen Fehlfunktionen führten, waren häufig. Die starken Einschränkungen, denen Will sein eigenes Kreuzbein und seinen Schädel unterworfen hatte und die so grausam erschienen waren, wurden nun durch die unschätzbaren Einsichten kompensiert, die sie verschafften.

Dr. Sutherland hegte den Traum, dass eines Tages der Nutzen der kranialen Komponente in der Osteopathie bei der Behandlung von Geisteserkrankungen wissenschaftlich erforscht werden würde. Es möge bewiesen und in Instituten zugänglich gemacht werden, im Studienplan der osteopathischen Kollegen ebenso wie in der Mehrzahl der privaten Praxen.

Als die zulässigen Schlussfolgerungen sich häuften, sprach Will mit neuem Vertrauen von kranialen membranös-artikulären Spannungen die zum Beispiel mit Bronchitis und asthmatischen Beschwerden, mit Weit- und Kurzsichtigkeit und mit Schielen in Verbindung gebracht werden konnten. Als das Verständnis der Rolle des Schädels und der kraniosakralen Einheit in der gesamten Gesundheit heranreifte und konstante Muster hervortraten, traten weit vom Schädel entfernte Bereiche in Wills diagnostische Ermittlungen. So viele Dinge passten zusammen und ergaben einen Sinn, wissenschaftlich gesehen einen Sinn, an seinem wohldurchdachten Standard gemessen.

Dr Sutherland wusste nun, dass er im Besitz eines über alle Zweifel erhabenen osteopathischen Beitrages war, den er mit seinen Kollegen teilen musste. Er wusste auch, dass viele seiner Überlegungen nicht mit den Standardtexten und Lehrmeinungen überein stimmten und deswegen der Betrachtung durch kritische Geister unterworfen werden würden. Geister, die wahrscheinlich verschlossen, intolerant oder voreingenommen waren. Das Fehlen von Beweisen durch formale wissenschaftliche Quellen würde ein einflussreiches Hindernis darstellen, ebenso wie die Tatsache dass das, was er anzubieten hatte, auf so genannter rein persönlicher Forschung basierte. Nichtsdestotrotz waren die klinischen Beweise authentisch und so viel versprechend, dass seiner Meinung nach eine wissenschaftliche Beweisführung sekundär war. Jene, die in Not waren und physischen Nutzen durch die kraniale Behandlung erfuhren, standen im Vordergrund. Mir gegenüber betonte er, dass es nicht seine Art sei, seiner Profession etwas vorzuenthalten, bis ihm der Stempel des Beweises durch ein wissenschaftliches Forschungslabor aufgedrückt würde. Er wies darauf hin, dass er sich an die osteopathischen Prinzipien gehalten habe, bei denen es sich um wissenschaftliche Prinzipien handele.

Er diskutierte viel das Für und Wider. Ergebnisse die vielleicht zurückgewiesen werden würden. Er würde der Lächerlichkeit preisgegeben, was schmerzen würde, was er aber nicht zulassen dürfe. „Ich werde vielleicht ein Spinner genannt werden", warnte er. Nichts aber würde die Kraft haben, seine Überzeugung aufzuheben, dass die Zeit der Veröffentlichung gekommen oder das irgendwo irgendwann jemand mit einem offenen Ohr, Verständnis und Vision zu finden sei. Dann wäre der Anfang gemacht. Aber wann, wo und wie?

## IV. Mit klugen Fingern

### 14. Ich schoss einen Pfeil in die Luft

Will las die Einladung laut vor: „Würden Sie vor der Vereinsversammlung einen Vortrag über einige Ihrer allgemeinen Techniken halten?" Er sah mich strahlend an: „Glaubst du, das ist es?" Das war im Jahre 1929. Die Versammlung würde im September in Redwood Falls, Minnesota, stattfinden. Ja, er würde die Einladung annehmen. Sein Thema würde sein: Techniken am Krankenbett. „Aber", vertraute er sich mir an, „im Schlusswort werde ich mich ein wenig auf den Schädel beziehen und sehen, was passiert." Er nahm nicht an, dass dies zu „Mehr! Mehr!"-Ausrufen führen würde, er glaubte: „Es könnte sie zum Nachdenken anregen."

Unsere Reise nach Redwood Falls war von einer aufgeregten Erwartungshaltung begleitet. Dr Sutherland gab eine kleine Einführung zu seinem geistigen Kinde. Was geschah? Überhaupt nichts! Als er vom Schädelbereich zu sprechen begann, sprach er offensichtlich nur mit mir und mit sich selbst. Später lachten wir über seine Analogie: „Ich schoss einen Pfeil in die Luft und er fiel irgendwo, ich weiß nicht wo, auf den Boden." Die Verbreitung des kranialen Konzeptes ließ sich nicht einfach an, aber sie würde eines Tages gelingen! Seine Zuhörer zeigten warmen Enthusiasmus für den größten Teil von „Techniken am Krankenbett", aber der einzige Bezug zu seinen Schlussfolgerungen lautete: „Ich weiß nicht, worum es in dem letzten Teil ging, das geht mir am Kopf vorbei." Dies wurde ohne Wissen um das darin enthaltene Wortspiel formuliert.

Es war eine bedeutsame und tiefe persönliche Erfahrung für meinen Mann, als er sein Konzept das erste Mal vor einer professionellen Gruppe auf die Bühne brachte. Eine übertriebene Gleichgültigkeit resultierte aus seiner Anstrengung seine Gefühle zu verbergen. Sie schwächte seine Präsentation ein wenig, obwohl er mit unerschrockener Überzeugung in die Theorie „möglicher physiologischer Beweglichkeit in kranialen Verbindungen" einstieg. Es gab jedoch keine Reaktion darauf. Der erste öffentliche Vortrag bezüglich der kranialen Idee war fraglos ein Reinfall. Wir taten das Naheliegende und fuhren nach Hause. Der einzige Widerhall war das Echo von Wills Stimme. Er warf das Manuskript von „Techniken am Krankenbett" mit einer „Das war's-Endgültigkeit" in eine Schreibtischschublade, die nicht schwer zu interpretieren war. Allerdings kehrte das Manuskript später ans Tageslicht zurück und wurde gedruckt.

Im Jahre 1930 gehorchte Will zwei Impulsen im Dienste des kranialen Themas. Er schickte ein kurzes Manuskript an seine Alma Mater. Es erfolgte keine Reaktion. Dann schickte er an das Still-Hildreth Sanatorium für Osteopathie in Macon, Missouri, einen sorgfältig formulierten Brief, in dem er von seiner Forschung und seinen Ergebnissen in der Behandlung sprach. Er fügte dem Brief eine erklärende Zeichnung von dem Riemenmechanismus bei, den er bei sich selbst während der Experimente benutzt hatte. Er hoffte im Geheimen, dass diese briefliche Kommunikation den Weg ebnen könnte, persönlich die Dinge zu demonstrieren, die er in dem Brief beschrieb. Die Antwort lautete jedoch: „... ich frage mich, wie wir jemals einen solchen Riemenmechanismus auf die Köpfe unserer Art von Leuten hier bekommen sollen." Wenn die Riemen unerwähnt geblieben und stattdessen manuelle Techniken beschrieben worden wären, hätte sich vielleicht zu jenem Zeitpunkt bereits eine Tür geöffnet und der kraniale Ansatz wäre berücksichtigt worden. Will jedoch erzwang sich den Eintritt nicht.

Will schrieb Briefe an Kollegen aus der Osteopathie und teilte ihnen einige wenige seiner Überlegungen und praktischen Anwendungen mit. Die einzige Antwort enthielt keinen Hinweis auf Interesse. Obwohl ihm die indifferente Atmosphäre das Gefühl vermittelte, an einer einsamen und trockenen Küste gestrandet zu sein, vertraute er weiterhin darauf, dass Samen gesät werden müssen, dass sie aufgehen werden und er nur auf ihr Auftauchen achten müsse.

Bis hierher wurde der Forschung Dr. Sutherlands und seinem hingebungsvollen Dienst an seiner Berufung Aufmerksamkeit geschenkt. Einige charakteristische Qualitäten des Menschen selbst sollen hier aber betont werden, damit man ihn besser verstehen kann. Weil er war, wie er war, handelte er so, wie er handelte. Dass er so lange Zeit eine Forschungsrichtung nur mit seiner inneren Kraft und seinem intuitiven Richtungssinn verfolgte, dem er einfach gehorchen musste, war wohl eine seltene Offenbarung von innerer Orientierung, Vertrauen und Selbstdisziplin. Materielle Errungenschaften waren während seines ganzen Lebens von geringer Bedeutung für seine Motivation.

Jeden Tag wandte er sich dem zu, was er „Pausenerholungsphasen" nannte; Phasen der Stille ohne äußeren Anschein von Aktivität. Er gab sich diesen Phasen mit äußerster Einfachheit und Natürlichkeit hin. Einige seiner produktivsten Gedanken und Ergebnisse entstanden in diesen kontemplativen Oasen. Mit größter Ernsthaftigkeit sagte er: „Dieser kraniale Gedanke ist nicht mein eigener." Ihm gefiel die Formulierung „der Stille zuhören" und verwies in Analogie auf den Komponisten, der von der Stille ebenso kraftvoll Gebrauch machte wie von den Tönen. Er sprach von „kommunikativer Stille". Zur Nährung seiner inneren Kräfte griff er auf zwei Sätze zurück: „Sei still und wisse" und „Er ist dir näher als dein Atem". Als die Zeit des Lehrens kam, bezog er sich häufig mit aufrichtiger Natürlichkeit auf diese Aussagen, weil sie einen integralen Teil seiner Philosophie und seines täglichen Lebens darstellten. Dr Sutherland besaß keine konfessionelle Zugehörigkeit, aber er bekannte sich!

Im Jahre 1931 entstand eine bescheidene osteopathische Publikation, die ein wenig Einfluss auf den kranialen Prozess in der Osteopathie ausübte. Es handelte sich um den durch die *Minnesota State Osteopathic Association* herausgegebenen und an Ärzte in Iowa und Dakota versandten *The Northwest Bulletin*. Dr Sutherland wurde dazu eingeladen, regelmäßige Beiträge zu veröffentlichen. Seine Antwort bestand in einer anonym veröffentlichten Kolumne mit dem Titel „Ideen zum Schädel von Blunt Bone Bill". Mehrere Interesse und beträchtliche Neugier an den Tag legende Briefe

## IV. Mit klugen Fingern

erreichten den Schreibtisch des Herausgebers. Dies führte zu Vorträgen bei einigen nahe gelegenen Versammlungen, zum Druck mehrerer kranialer Artikel und schlussendlich zu einer alle anderen überragenden Einladung – ein Ersuchen, dass er sein kraniales Material bei der AOA-Versammlung in Detroit im Jahre 1932 vorstellen möge. Ein loyaler Freund, der spätere Dr. John MacDonald aus Boston, erklärte sich bereit, die Besprechung des von Will präsentierten Materials zu übernehmen.

Erwartungsvoll und nicht besonders gelassen reisten wir nach Detroit. Nun kam endlich der Tag, die Stunde, in der die kranial-membranös-artikulären Spannungen unter der Schirmherrschaft einer nationalen Versammlung all jenen vorgestellt werden sollten, die interessiert oder zumindest neugierig genug waren sich dafür zu entscheiden diesem Teil der verschiedenen gleichzeitigen Programme beizuwohnen. Pünktlich erschienen die beiden Schotten MacDonald und Sutherland Hand in Hand begierig darauf, ihre Botschaft zu verkünden. Zuhörer waren auch anwesend... ganze sieben Leute! Unerschrocken gaben die beiden treuen Anhänger offenherzig und frei heraus ihr Bestes, wie sie es auch für sieben Mal so viele Zuhörer getan hätten. Eine Enttäuschung? Ja. Aber ein Misserfolg? Nein!

Als nächstes schloss die Sparsamkeit eine offene Tür. Der *Northwest Bulletin* musste schließen und die „Ideen zum Schädel" erschienen nie wieder. Ein Interesse aber, dass anderweitig nicht erregt worden wäre, verging nicht ganz. Interesse, ob wohlgesinnt oder nicht, ist besser als Apathie. Schließlich öffnete sich durch die Seiten des *Osteopathic Profession* ein Kanal. Auf Anfrage des Herausgebers Dr. J. B. M. Arthur aus New York erschienen zwischen 1934 und 1939 periodisch kraniale Artikel von Dr. Sutherland, die eine rege Diskussion mittels an den Herausgeber gerichtete Briefe entfachten.

Sehr langsam machte sich eine neue Verantwortung bemerkbar, die Will nicht vorausgesehen hatte: Es bestand die Notwendigkeit die Anfragen von Kollegen, die Diagnose verwirrender Fälle betreffend, zu beantworten. Eine Anfrage wiederholte sich immer: „Glauben Sie, es könnte sich um einen kranialen Fall handeln?" Er konnte nur in beschränktem Rahmen Ratschläge geben. Beschreibungen der Technik konnten nicht von Weitem, ohne den Fall zu sehen, gegeben werden. Er versuchte so präzise wie möglich in seinen Antworten zu sein, aber unter diesen Umständen konnte er nur allgemein bleiben. Bald wurde es offensichtlich, dass dieses Interesse vor allem der Behandlung des Patienten durch den Arzt betraf, nicht aber dem Modus operandi. Die Haltung war folgende: „Wenn Sutherland in Ihrem Fall etwas anbieten kann, gebe ich ihm gerne eine Chance." Dies zeigte das Interesse an Sutherland als einem „Spezialisten", was ganz und gar nicht seine Zustimmung fand.

Wie nie zuvor zeigten diese Briefe von Kollegen die dringende Notwendigkeit dessen, was das kraniale Konzept anzubieten hatte:

„Die Patientin hat einen Schädelzustand, von dem ich glaube, dass nur Sie ihn korrigieren können, ich übergebe sie an Sie..."

„Seit dieser Behandlung hat sie bis heute keine Kopfschmerzen mehr gehabt... die längste Zeit, seit ich sie kenne. Ich wünschte, sie wären näher, um sie für eine längere Zeit zu behandeln...".

„Ein Unfall, bei dem ein Schädelbruch festgestellt wurde... ich habe Sie als Spezialisten vorgeschlagen."

Will war aufgeschlossen, aber er störte sich an den Limitierungen, denen sich diese Ärzte unterwarfen, kranial gesprochen. Dies war keine „Spezialität". Es war Osteopathie. Sie waren osteopathische Ärzte. Sein Ansatz war vermittelbar und stand zur Verfügung. Wie, grübelte er, kann man dieses Dilemma lösen? Während er darüber nachdachte, wurde er Opfer eines durch seine eigenen Tätigkeiten ausgelösten Bumerang-Effektes. Obwohl es ihn aufschreckte, hatte es eine sarkastisch-humorige Färbung. In drei gedruckten Artikeln benutzte er eine Darstellung des Helm-Riemen-Arrangements, von dem ich bereits berichtete. Er dachte, sie könne das Interesse an den dynamischen physiologischen Prinzipien anstacheln, die seiner Verwendung zu Grunde lagen und ließe seine Aussagen weniger als Mutmaßung oder als persönliche Meinung erscheinen. Dies stellte sich jedoch als naive Annahme heraus. Zu seinem Verdruss war die Kluft zwischen seinem spezifischen Ansinnen bei der Verwendung der Abbildung und dem, was aufgrund ihrer Präsentation geschah, riesig. Der Mechanismus erregte die Aufmerksamkeit, nicht jedoch die fundamentalen Gedanken, die ihm zugrunde lagen. Nie habe ich Will so niedergedrückt gesehen. Aber die Antwort bewies zumindest, dass er Leser hatte!

Die eingehende Post hatte ein zentrales Thema:

„Wären Sie bereit Ihre intrakranialen Utensilien anzuwenden...?"

„Würden Sie mir so eines machen und was würde es kosten...?"

„Verkaufen Sie diesen Helm?"

Mehrere stürmische Briefe beschuldigten ihn in zweifelhafter Terminologie des „Verrats" an den osteopathischen Prinzipien, die er „angeblich" präsentierte. Obwohl seine Fäuste sich angesichts des Vorwurfs instinktiv ballten, schätzte er die Verteidigung jener Prinzipien, die auch er schätzte und verteidigte.

Welche Widersinnigkeit! Der standhafte, waschechte, zehnfingrige Osteopath Will Sutherland, der Ausrüstung missbilligte, der für etwas anderes als seine einzige persönliche experimentelle Forschung keine Notwendigkeit sah, zog nun die Aufmerksamkeit auf sich, weil er eine Ausrüstung benutzt hatte. Zweifellos war dies die ungereimteste seiner beruflichen Erfahrungen. Bei seinem Wunsch Hindernisse zu beseitigen, um die Aufnahmefähigkeit zu fördern, hatte er ohne Absicht einen Stolperstein in den Weg einiger Kollegen gelegt, die ohne Prüfung urteilten und ihre Stimme in autoritärer Gegenwehr erhoben.

## 15. Wie der Zweig gebogen wird

Eine der lohnendsten Gebiete auf dem kranialen Gebiet ist mit Fragen der folgenden Art verbunden: „Können Sie mir sagen, ob Sie mit Ihrer Behandlung Erfolg bei Neugeborenen haben?... ein zweieinhalbjähriger Junge, der weder spricht noch läuft, kann die meiste Zeit seinen Kopf noch nicht aufrecht halten... seine Stirn scheint sich ein wenig vor zu wölben, aber ich kann keine Anormalitäten feststellen, es sei denn, die Wölbung ist eine solche. Was denken Sie zu diesem Fall?"

Aus tiefstem Herzen entgegnete Dr. Sutherland: „Diese kleinen krummen Zweige sind überaus wichtig!" Er demonstrierte seine Antwort auf ihre missliche Lage durch eine entschlossene Untersuchung in ihrem Namen. Er begann sich auf Kinderschädel und ihre Wachstumsmuster in der Kindheit zu konzentrieren. Seine Bezeichnung „krumme Zweige" werden Sie als Zitat aus „Wie der Zweig gekrümmt wird, so neigt sich der Baum" wiedererkennen.

Es war für Will immer schwierig gewesen viele der schrecklichen Urteile als endgültig zu akzeptieren, die mit Entschiedenheit nach einer „Krummen Zweig"-Diagnose ausgesprochen wurden. Eine der häufigsten Aussagen war: „Sie können nichts anderes tun, als ihr Kind in eine Anstalt einzuliefern." Lange schon glaubte er, dass zu wenige dieser Meinungen die grundlegenden Ursachen aufgedeckt hatten. Im Lichte der kranialen Idee wurde dieser Glaube weiter bestärkt.

Abgesehen von einigen Momenten von allgemeinem Interesse wird der Bereich von Dr. Sutherlands „Krummer Zweig"-Forschung hier nur flüchtig erwähnt werden. Es handelte sich allerdings nicht um einen kleinen Ausflug. Seine Untersuchungen umfassten die umfassende Betrachtung von Einflüssen auf den Schädel während der embryonalen Entwicklung, die Neubewertung von Wachstumsmustern und Entwicklungsprozessen sowie Ursachen und Auswirkungen von Anormalitäten. Außerdem enthielten sie eine ausgewertete Studie zu den Auswirkungen von Druck auf den Schädel im Geburtskanal, während des Pressens und der Entbindung. Darüber hinaus untersuchte er die möglichen Belastungen traumatischer Spannungen im Schädel- und Kreuzbeinbereich „während des Eintritts in diese Welt". Wieder wurden bereits vertraute Umstände und Einflüsse durch eine neue Herangehensweise anders betrachtet.

Als Dr. Sutherland die „normale Überlappung (der Knochen des Schädeldachs), die den Durchtritt des Säuglings durch den Geburtskanal ermöglichen" und nach der Geburt in „ihre normale Position zurückkehren" betrachtete, verglich er den Prozess mit „der Entfaltung der Blütenblätter einer Rose" und fügte hinzu: „Es gibt nichts Wunderbareres als den Schädel eines Säuglings." Aber er wusste, dass der normale Prozess durch eine fehlende Entfaltung behindert werden kann; dann kehren die Knochen nicht in ihre normale Position zurück. Normalerweise führt der Klaps auf den Po, der erste Schrei des Neugeborenen und die unbehelligte Fluktuation der Zerebrospinalen Flüssigkeit den zerbrechlichen Mechanismus in die

*Wie der Zweig gebogen wird*

richtige Richtung. Man nimmt an, dass der erste Schrei und der erste Atemzug eine Bewegung der Zerebrospinalen Flüssigkeit in den Schädel bewirken, die ihn weiten, entfalten und ihm seine richtige Form geben.

Unglücklicherweise geschieht dies alles nicht immer. Eine fehlende Entfaltung, wenn sie unentdeckt und unverstanden bleibt, nicht diagnostiziert und korrigiert wird, kann der erste Schritt auf dem Weg zu einem „krummen Zweig" sein. Oft ereiferte Will sich vor seinen Ärztekollegen während des Unterrichts: „Sehen Sie, wie wichtig es ist, dass wir diese Kleinen nach der Geburt untersuchen?"

Es gibt Osteopathen, die mit kranialen Techniken arbeiten, aber viel zu wenige, welche diese Gelegenheit bekommen. Wenn es eine Möglichkeit der Behandlung gibt, kann die Gefahr, wenn vorhanden, erkannt und das Wachstumsmuster durch das Medium der sensiblen „klugen Finger" wieder hergestellt werden, welches die Wahrscheinlichkeit zukünftiger Anormalitäten verringert.

Dr. Sutherland war mit seinem klinischen Fortschritt in dieser Phase seiner Studien ausgesprochen unzufrieden. Er verspürte eine dringende Notwendigkeit eine größere Vielfalt pathologischer Erscheinungen bei Säuglingen und Kindern zu beobachten und zu untersuchen, als ihm in seiner Praxis begegneten. Die einzige Lösung bestand darin dorthin zu gehen, wo er diese Möglichkeit hatte. Er erklärte mir: „Ich muss in diese Forschung so gründlich wie möglich einsteigen. Eine Zeitlang wird das mehr Ausgaben als Einnahmen für uns bedeuten. Es wird nicht leicht sein, aber es muss getan werden." Seine Entscheidung führte zu einem strengen und körperlich belastenden Stundenplan, der ihn wöchentlich zwei oder mehr Tage nach St. Paul und Minneapolis führte. Die restlichen Tage verbrachte er in der Praxis in Makato und mit Abendsprechstunden im benachbarten St. Peter.

Den größten Teil seiner Zeit in den Zwillingsstädten verbrachte er in einer Augen- und Sprachklinik, die ihm die Möglichkeit zur Beobachtung, Diagnose und im Bedarfsfall der Behandlung bot. Dies führte unerwartet zu mehrfacher Nachfrage nach der Untersuchung von Kindern mit schweren Störungen – Spastiker, Wasserköpfe, zerebrale Paresen, geistig Zurückgebliebene. Dr. Sutherland stellte diesen Fällen seine erweiterte diagnostische Einsicht zur Verfügung und gewann dafür unbezahlbare klinische Daten. In mehreren Fällen wurde das herzzerreißende Urteil, das gefällt wurde – das „Einweisungsurteil" – wegen der durch die kraniale Komponente in der Osteopathie erlangten Heilung revidiert.

Dieses Projekt zeigte überzeugend die dringende Nachfrage nach weiteren Osteopathen, die sich diesem Gebiet widmeten. Es hatte so viel zu bieten und die Nachfrage war überwältigend. Will wurde sich des zeitlichen Elements mehr und mehr bewusst, während das gezeigte Interesse nur langsam wuchs. Noch hing er hartnäckig an seiner Überzeugung fest, dass es ihnen „eines Tages noch klar werden wird".

Mehr als fünf Jahre machte Dr. Sutherland wie der sprichwörtliche Postbote seine Runden in Regen, Hagel, Sturm und Graupelschauern. Die Bedingungen, mit denen er sich oft zufrieden gab, waren Beweis, wenn denn ein Beweis nötig war, seiner Selbstlosigkeit, seines Humanismus und der Lebendigkeit seines Anliegens „zu verstehen". Er wollte das Verständnis erlangen und zugunsten aller einsetzen. Materiell gesehen handelte es sich um ein teures Unterfangen, in dem das Sutherlandsche Haushaltsbuch mehr rote als schwarze Einträge zu verzeichnen hatte. Die Notwendigkeit eines tieferen Verständnisses der klinischen Wirklichkeit der „Krummen Zweige"-Zustände überschattete alles andere. Ihre Erfüllung war für meinen Mann der wirkliche Verdienst.

## 16. Tiefen und Höhen

Dr. Sutherland wurde mit einer unangenehmen Situation konfrontiert, die nach einer realistischen Einschätzung ohne Zuckerguss verlangte. Der kraniale Beitrag in der osteopathischen Praxis begegnete nur geringem Interesse, einer maximalen Indifferenz, manchmal lächerlich machenden Haltungen und sogar Verleumdungen. Zu keiner Zeit allerdings zog er jemals in Betracht jemandem sein Denken aufzudrängen. Er wusste, dass seine Forschung und Überlegungen in wissenschaftlichen Wahrheiten wurzelten. Keine gegenteilige Haltung besaß die Kraft, die ihnen inne wohnenden Eigenschaften zum Schwanken zu bringen. Was aber sollte sein nächster Schritt sein?

Seine geistige Rückschau führte zu einer greifbaren Entscheidung. Sie nahm gedruckte Form an und erschien 1939 als *Die Schädelsphäre*, ein kompakter kleiner Text, den er auf einen möglichst schlichten Rahmen reduzierte. Er war überzeugt, dass die Darstellung der Theorie kranialer Beweglichkeit vor allem anderen kommen musste. Weitere Überlegungen konnten dargestellt werden, wenn sie nicht mehr so merkwürdig erscheinen und damit mehr akzeptiert werden würden. Als wir mit den ersten Kartons voller Bücher vom Drucker nach Hause fuhren, fühlten wir uns ein wenig wie Eltern, die mit ihrem erstgeborenen Kind nach Hause kommen. Ankündigungen dieses Ereignisses wurden an Mitglieder der osteopathischen Profession geschickt und viele, viel zu viele kostenlose Kopien wurden versandt. Adressenaufkleber wurden auf Kartons geklebt, um für die ankommenden Bestellungen bereit zu sein. Wir sprühten vor Optimismus... eine Zeitlang! Als wir wieder festen Boden unter den Füßen hatten, mussten wir der Tatsache ins Auge blicken, dass die Aufregung auf die Sutherlands beschränkt blieb. Nur ganz wenige Bestellungen trudelten ein, der größte Teil begann zu verstauben. Der Text wurde bei mehreren Versammlungen präsentiert. Nur wenige Exemplare verkauften sich. Zusätzliches beschreibendes Material wurde versandt. Zweimal wurde der Preis heruntergesetzt. Es war entmutigend. Der Versuch andere durch ein schriftliches Medium zu erreichen war kostspielig und leerte die Sutherlandsche Börse bis auf den Boden. Dr. Sutherlands Vertrauen, dass „sie eines Tages erkennen werden", wurde nicht erschüttert. „Eines Tages"... immer noch sah er, wohin er auch blickte, die unmittelbare Nachfrage für das, was er anzubieten hatte.

In den Zeilen aus Emersons Aufsatz über den „Intellekt" findet sich eine Korrelation zu den Erfahrungen meines Mannes:

Unser ganzer Fortschritt ist ein Entfalten, wie bei einer Knospe. Erst hast du eine Ahnung, dann eine Meinung, dann weißt du. Die Pflanze besitzt eine Wurzel, eine Knospe und eine Frucht. Vertraue deiner Ahnung bis zum Ende, sonst erlangst du keine Erkenntnis. Es nützt nichts etwas zu beschleunigen. Durch das Vertrauen bis ans Ende wird es zur Wahrheit heranreifen und du wirst wissen, warum du daran glaubst."

Professionelle Besprechungen von *Die Schädelsphäre* besaßen einen freundlichen Ton, aber auch eine gemeinsame Kritik – das Fehlen „überzeugender Beweise". Will war sich darüber im Klaren, dass Fallstudien als effektives Mittel bei der Bewertung und Evaluation therapeutischer Behauptungen galten. Er entschied sich jedoch dafür, sie nicht zu benutzen. Seine Gründe behielt er für sich und ob das weise war bleibt zu diskutieren.

Er glaubte daran, dass der erste Schritt zur Erregung professionellen Interesses die Darstellung der Schädelanatomie sein müsse, und zwar in der Form, dass ein geistiges Bild des integrierten, die Beweglichkeit betreffenden Mechanismus entstünde. Er behauptete, dass er nicht darüber sprechen könne, „was ich in diesem und jenem Fall getan habe", wenn die Warums nicht verstanden wurden. Er verglich das mit einer vor das Pferd gespannten Kutsche, so könne er nichts vernünftig erklären. „Sie müssen die Wahrheit selbst herausfinden"; betonte er, „dann werden sie mit Fallstudien kommen, die für sie so überzeugend sein werden wie meine für mich". Seine Aufmerksamkeit hinsichtlich der Mechanik, ihrer Prinzipien und Philosophie überwog sein persönliches Interesse an Akten oder Betrachtungen von Fallstudien. Es fiel ihm nicht ganz leicht zu erkennen, dass diese Art mentaler Arbeitsweise in dem Maße, wie sie es tat, von der Arbeitsweise anderer abwich. Er zeigte, dass der suchende Geist, der forschende Geist effizient und mit tiefer Erfüllung arbeiten kann und wenig Sinn für Tabellen und Statistik besitzt.

Der Sutherlandsche Horizont wurde Ende 1939 durch eine Reihe von Einladungen zu im Jahre 1940 stattfindenden Vorlesungen belebt. Sie schienen einen leichten Aufschwung des kranialen Interesses anzuzeigen. Bei einer Einladung handelte es sich um eine Anfrage *Die Schädelsphäre* an zwei aufeinander folgenden Tagen während eines osteopathischen Kongresses in einer Stadt im Osten zu diskutieren. Er nahm an. Während die Zeit verstrich und er mit der abschließenden Bearbeitung seines Materials beschäftigt war, wurde das Kongressprogramm angekündigt. Dann geschah das Unerwartete. Der Protest gegen die Einbeziehung des kranialen Konzeptes war so stark, dass dem Vorsitzenden nichts anderes übrig blieb als die Einladung zurück zu nehmen. Obwohl man Will versicherte, dass „die Entscheidung des Komitees in keiner Weise persönlich zu nehmen sei", ist selbst eine begründete Rücknahme keine Erfahrung, die emporstrebende Seelen aufrecht hält. Ein dumpfer Aufprall war die Folge. Glücklicherweise wurde seine geistige Verfassung nicht ernsthaft erschüttert.

Er nahm auch eine Einladung der Denver Poliklinik und des Postgraduiertenkollegs an, um für zwei Wochen während des Sommersemesters zu lehren. Das kraniale Konzept wurde interessierten Ärzten angeboten, um es in ihre Behandlungsmethoden aufzunehmen. Offensichtlich handelte es sich hier um einen toleranten Zweig.

Auf seinem Weg nach Denver hielt Will in St. Louis einen Vortrag, um erstmalig seine Ideen bezüglich der unwillkürlichen respiratorischen Mobilität vorzustellen. Er tat dies auf die Einladung der Internationalen Gesellschaft der Iliosakral-Techniker. Hierbei handelte es sich um eine Gruppe von Ärzten, die mit einer außerordentlich bewegten Diskussion und Argumentation glänzten. Das kraniale Material lieferte ihnen ein großartiges Ziel. Obwohl es die ganze Zeit keine besonders bemerkenswerte Reaktion für oder gegen das Konzept gab, hatten Wills Bemühungen ein Nachspiel, von dem später die Rede sein soll.

In Denver begann er seine erste Unterrichtsstunde damit, in bester Stimmung sein geistiges Kind einer interessierten Gruppe vorzustellen. Einmal mehr jedoch übertraf die Erwartung das Ergebnis und die Enttäuschung war zuerst nicht gering. Diese neue Sache, die Dr. Sutherland zu präsentieren hatte, wurde mit fast vollständiger Indifferenz aufgenommen. Es handelte sich aber um eine erklärliche Indifferenz. Jene, die an den Sitzungen im Sommer teilnahmen, frischten jene Themen auf, an denen sie am meisten interessiert, mit denen sie vertraut und mit denen sie im Allgemeinen erfolgreich waren. Die kraniale Komponente war neu und wurde irrtümlich als etwas weit außerhalb der osteopathischen Praxis Liegendes angenommen. Der Großteil sah keine Notwendigkeit darin, was immer es auch war, warum sollten sie sich also weiter damit beschäftigen?

Will befand – das war so typisch für ihn – seinen Aufenthalt in Denver Anbetracht der Zeit und Kosten bereits für wertvoll, wenn auch nur eine Person seine Botschaft erhalten und in die Praxis umsetzen würde. Eine Person tat genau das. Der Mann, der sein enger und geschätzter Freund wurde, der spätere Dr. Raleigh S. McVicker aus The Dalles, Oregon, ist hier extra zu erwähnen und hervorzuheben. Er war ein begnadeter kranialer Techniker, der vielen geholfen hat und ein beliebtes Mitglied der kranialen Fakultät wurde, die sich später gründete. So wurde das Intervall in Denver in Wills Haushaltsrechnung nicht der Sollseite zugeschlagen.

Langsam, wirklich sehr langsam kamen Anfragen nach den kranialen Studien auf seinen Schreibtisch. Zum ersten Mal war ein bescheidenes Zeichen außerhalb unserer Praxis und unseres Wohnsitzes zu sehen: In St. Peter las man *Osteopathic Cranial Clinic*. Auch zum ersten Mal gab eine formale Ankündigung bekannt, dass in St. Peter Unterricht angeboten wurde. Will wusste jetzt, dass die Aufgabe des Unterrichtens in seinem beruflichen Leben Priorität bekam.

Dr. Sutherlands fester Standpunkt „Sie müssen es selbst herausfinden, dann werden sie erkennen" begann Substanz zu gewinnen, als von jenen Fallberichte vorgetragen wurden, die bereits klinische Erfahrung in ihren eigenen Praxen besaßen. In einem wurde von fast unerträglichen und andauernden Kopfschmerzen berichtet, bei denen ein Sidebending/Rotations-Typ entdeckt wurde. Ein Typ, so erinnern Sie sich vielleicht, den Will einmal bei sich selbst verursacht hatte. Eine Untersuchung zeigte neben einigen anderen diagnostischen Details eine Verengung im Nasenbereich. Zudem war der Gaumen des Patienten sehr flach und in seiner Beweglichkeit während der respiratorischen Bewegung eingeschränkt. Diese Faktoren spielten in der Behinderung der normalen Dienste der Stirnhöhle eine wesentliche Rolle. Der Arzt wandte hauptsächlich am Gaumen manuelle Techniken an und erreichte die allmähliche Befreiung oder Entlastung, die den Fluss des nötigen Luftvolumens durch die Nase gewährleistete. Darauf normalisierten sich die physiologischen Funktionen deutlich und die Kopfschmerzen verschwanden.

Ein anderer Bericht handelte von einem Patienten, der nach der Extraktion eines unteren Backenzahns unter dauernden Schmerzen in der rechten Gesichtshälfte litt. Mehrere Zahnbehandlungen waren mit der Hoffnung auf Besserung durchgeführt worden, aber die Beschwerden blieben. Die kraniale Untersuchung ergab, dass ein nach unten gerichteter Zug auf der linken Seite des Unterkiefers anormale Verschiebungen und membranöse Spannungen innerhalb der Schädelstruktur verursacht hatten, die schwerwiegend genug waren um wahrnehmbare Unterschiede in beiden Augenhöhlen zu erzeugen. Das anatomisch-physiologische Wissen des Arztes versetzte ihn in die Lage dieses Bild mental zu übersetzen. In Zusammenarbeit mit seiner intelligenten Umsetzung in der Behandlung wurde die Ursache beseitigt und der Schmerz verschwand.

## 17. IN DIE UMLAUFBAHN

Ein orientalisches Sprichwort besagt: „Auf seinem Weg durch die Luft hinterlässt weder der Vogel noch der Pfeil eine Spur". Das ist wahr, aber es werden Vibrationen erzeugt, die andauern. Diese Erscheinung wird durch zwei Episoden belegt, die Dr. Sutherland 1940 auf seinem Weg nach Denver in St. Louis ereigneten. Alle beiden hatten die Qualität „eines Schiffes, das durch die Nacht fährt": Es gab keinen Hinweis darauf, dass sich durch sie Wesentliches ereignen könnte.

Zwei Kollegen von der Ostküste, die von dem Material beeindruckt waren, das Will der Gesellschaft der Iliosakral-Techniker präsentiert hatte, suchten ihn auf. Auf die Nachfrage des einen, Dr. Perrin T. Wilson aus Cambridge, Massachusetts, schilderte Dr. Sutherland seine Interpretation von nervösem Muskelzucken, wie es in *Die Schädelsphäre* beschrieben wurde. Gleich nach seiner Rückkehr nach Hause wurde

Dr. Wilson ein Zahn gezogen und er entwickelte selbst einen schweren Fall von Muskelzucken im Gesicht. Er machte die Erfahrung, dass die ihm gezeigte Technik erfolgreich war und etablierte die als *Tic-Spastic Clinic* bekannte Klinik, die sich auf die Erforschung von nervösem Muskelzucken spezialisierte.

Der zweite Kollege, Dr. T. L. Northup aus Morristown, New Jersey, machte mit einer Technik Bekanntschaft, die er bei seiner Rückkehr nach Hause bei Behandlung von chronischer Migräne anwendete. Wenn er anderen von seinen Erfahrungen berichtete, sagte er: „Die Ergebnisse sind so Aufsehen erregend, dass man unbedingt alles über diesen neuen Bereich der Osteopathie herausfinden muss." Er stand zu seinem Wort und es gab ein Nachspiel. Nachdem diese beiden Männer die Auszüge des kranialen Angebots aus dem Jahre 1940 erfolgreich geprüft hatten, ermöglichten sie Dr. Sutherland 1942 die Vorstellung des kranialen Konzeptes vor einer Gruppe von sechs herausragenden osteopathischen Ärzten während der jährlichen AOA-Versammlung in Chicago. Nichts kam meinem Mann mehr gelegen. Bis dahin hatte niemand mit einem organisatorischen Status eine Konferenz zu Forschungszwecken vorgeschlagen. Diese beiden Männer waren Angestellte und Mitglieder einer Organisation, die zur *Academy of Applied Osteopathy*, einem Zweig der AOA wurde.

Die Sitzung endete mit einstimmigem Beifall. Aufgrund dieser freimütig geäußerten positiven Reaktion gründete sich 1946 die durch die Akademie geförderte *Osteopathic Cranial Association* als Zweig der *Academy of Applied Osteopathy*. Von Natur aus ein glücklicher Mensch, schäumte Will über vor Glück, als dieser organisatorische Schritt getan war. Er hatte nicht um eine solche Aktion gebeten und sie gab ihm, wie er es ausdrückte, ein Gefühl von „ich glaube, ich träume".

Als Antwort auf die Aktivitäten der Forschergruppe entstand ein begeistertes kraniales Interesse; Anfragen nach Privatunterricht und -studium begannen sich zu häufen. Daran lag es, dass unser Gepäck und wir uns häufig auf Reisen begaben. Das ist die richtige Reihenfolge. Wills „Schädeltasche" war vor allem wichtig; ihretwegen entstanden viele vergnügliche Ereignisse. Er erklärte leidenschaftlich, dass sie nur ihm allein anzuvertrauen sei. Da er sich immer durchsetzte, wuchs die Neugier der Gepäckträger derart, dass Will befürchtete, sie könnten ihn des Alkoholschmuggels bezichtigen. Unser Heim wurde vorübergehend zu einer Zwischenstation, an der Taschen aus- und wieder eingepackt wurden. Ohne dass wir es geplant hätten, führten wir ein modernes Nomadenleben mit einer Vielfalt von der kranialen Sache gewidmeten Rundreisen.

Im Jahre 1942 gab es eine weitere Initialzündung, deren Auswirkung sich 1944 zeigte, als Dr. Sutherland eingeladen wurde, halbjährlich Unterricht für Postgraduierte am *Des Moines Still College of Osteopathy and Surgery* (dem heutigen *College of Osteopathic Medicine and Surgery*) zu geben. Diese Geste kam unerwartet und völlig überraschend und richtete einen neuen Fokus auf den kranialen Unterricht. Sie verlangte die Bildung einer kranialen Fakultät aus den Reihen jener, die mit ihm zusammen studiert hatten. Auch sie wurden von der Idee einer Mission durchdrungen, mit der Dr. Sutherland sich so sehr identifizierte.

Bevor wir das Jahr 1942 hinter uns lassen, muss noch der nachforschende Besuch eines Ehepaares erwähnt werden. Beide waren Osteopathen. Innerhalb weniger Momente nach ihrer Ankunft war mein Mann durch ihre belebende Begeisterung und ihr Interesse beeindruckt. Ebenfalls innerhalb weniger Momente stöberte ich nach einem passenden Blatt Papier, auf dem eine Zeichnung „knöcherner Zusammenhänge" Platz finden würde. Ein zerknittertes und leicht fettiges Blatt Papier, in dem ein Braten eingewickelt gewesen war, war alles, was ich finden konnte.

Aus diesem bescheidenen Beginn entwickelte sich eine Zeichnung, die den Kern des *Manual of Cranial Technic* bildete. Es wurde 1943 unter dem Copyright der *Academy of Applied Osteopathy* veröffentlicht. Die beiden für die erste kraniale Veröffentlichung verantwortlichen, von Dr. Sutherland nicht explizit erwähnten Enthusiasten, waren die Doktoren Rebecca und Howard Lippincott aus Moorestown, New Jersey.

In der Rückschau erscheint das Jahr 1942 wie ein Wendepunkt der kranialen Geschichte, obgleich viele der weit reichenden Einflüsse, die in die Welt hinausgingen, nicht sofort sichtbar wurden. Die Auswirkungen sind aber anzutreffen.

Erweckt die Beschreibung dieser Aktivitäten den Eindruck, dass der kraniale Beitrag endlich den Berufstand durchdrungen hatte? Dass beeindruckende Mengen von Leuten nach Unterricht fragten? Keineswegs, so war es nicht. Aber jeder Anstieg in ihrer Zahl, während das kraniale Konzept weiterhin ein kontrovers diskutierter Gegenstand unter den Osteopathen blieb, förderte das übermäßige Gefühl von Zustrom. Auch akzeptierten nicht alle das Konzept, die sich damit auseinander setzten. Die verändernde Kraft arbeitete jedoch und das war das Wichtigste.

## 18. ES GIBT JENE, DIE SAGEN

Obwohl Dr. Sutherland mit Unterrichtsverpflichtungen, Kliniken, Konsultationen und dem Schreiben von Artikeln beschäftigt war, verstärkte sich sein Interesse an dem Wohlergehen der kleinen „krummen Zweige", je mehr Einsicht in die Ursachen seine Forschung ermöglichte. Er wusste nun, dass das herzzerreißende „Einweisungsurteil" durch die Einbeziehung der kranialen Komponente in die osteopathischen Diagnose und Behandlung beträchtlich gemildert werden konnte. So war es nicht überraschend, wenn er viele Male aus tiefstem Herzen ausrief: „Warum, warum erkennen das nicht mehr von ihnen?" Das „von ihnen" bezog sich auf Kollegen. Glücklicherweise gab es jene, welche die Umstände richtig erkannten. Jeder positive Bericht, der ihn erreichte, ließ ihn sagen: „Allein für diesen Fall haben sich all die anstrengenden Jahre gelohnt."

# IV. Mit klugen Fingern

Einer diese Fälle war ein sechsjähriger Junge, über den das Einweisungsurteil verhängt worden war. Seine Eltern hatten jedoch das Urteil nicht als endgültig akzeptiert. Er war unterentwickelt, sehr nervös und leicht erregbar. Seine Versuche zu gehen und zu sprechen waren überaus unregelmäßig. In der Hoffnung, die Ursache seiner Probleme zu finden, waren seine Mandeln und Polypen entfernt und eine Mastoidotomie durchgeführt worden. Es trat jedoch keine Besserung ein. Er blieb weiterhin ein tragischer, kleiner, in sich verschlossener Kerl. Auf den Rat von Freunden hin wurde den „klugen Fingern" schließlich die Gelegenheit zur Diagnose gegeben. Es wurden Dysfunktionen vom Schädel bis zum Kreuzbein gefunden. Dysfunktionen vom Torsionstyp waren offensichtlich, wie sie Dr. Sutherland einst seinem eigenen Schädel zugefügt hatte. Sie erzählten eine Geschichte von eingeschränkten Mechanismen, die nicht so funktionieren konnten, wie die Natur es eigentlich vorgesehen hatte. Mit was für Spannungen hatte dieser kleiner Körper gekämpft!

Zwei Jahre später gehörte jeder Gedanke an eine Einweisung der Vergangenheit an. Eine „innere Geschichte" war auf intelligente Weise interpretiert und ein blockierter iliosakraler Mechanismus befreit worden. Nun hatte man einen kleinen Jungen vor sich, der gut laufen konnte – auf seinen Füßen anstatt auf seinen Zehen – dessen Sprachvermögen sich verbessert und dessen Erregbarkeit einer größeren Ruhe und intelligenter Aufmerksamkeit Platz gemacht hatte. Die Fortschritte in Richtung einer normalen physischen und geistigen Entwicklung waren offensichtlich. Einem kleinen Jungen war die ihm zustehende Möglichkeit gegeben worden, der Zukunft als nützlicher Mitbürger entgegen zu sehen.

Es gibt noch einen weiteren aufbauenden Bericht. Er stammte von einem Arzt aus dem mittleren Westen. „Ich fürchte nur die Oberfläche angekratzt zu haben,... aber auch wenn es so ist, hat sich mir doch ein ganz neues Feld eröffnet. Ich möchte Ihnen von den beiden blinden Neugeborenen berichten, die nun wieder sehen können; von so genannten Mongoloiden, die als kleine Klöße auf die Welt kamen und nun sitzen, stehen, laufen und – in einigen Fällen – sprechen können; von dem Epileptiker, dem es nun wieder besser geht,... In mehreren Fällen war die Reaktion der Neugeborenen auf die Behandlung spektakulär. Sie haben viel dazu beigetragen, dem Personal des Krankenhauses die Wirksamkeit kranialer Osteopathie näher zu bringen." Dr. Sutherlands Glaube daran, dass „der Tag kommen würde, wenn es mehrere geben wird, die erkennen" entstammte nicht einer sehnsüchtigen Laune. Aber damit eile ich der Zeit voraus.

Will hatte weise erkannt, dass die auf so viele Arten und Weisen neue kraniale Komponente Facetten enthielt, die als exzentrisch und demnach suspekt galten, und sogar den offenen Geistern nur durch einen konservativen, schrittweisen angepassten Prozess vorgestellt werden sollten. Die Anwendung bei den Jüngsten war auf keinen Fall eine angemessene Einführung in diesen Unterricht. Entsprechend waren diese nicht im Text von *Die Schädelsphäre* enthalten. Aber die Zeit war gekommen, so

*Es gibt jene, die sagen*

glaubte Will ganz fest, sie jenen vorzustellen, die bereit dafür waren.

Mit diesem Ziel vor Augen fuhren wir im August 1945 zu einem wunderschönen Ferienziel an das Nordufer unseres geliebten Lake Superior. Wir wurden von den Doktoren Lippincott begleitet. Unter seiner Führung würden sie ein Büchlein zur Veröffentlichung vorbereiten. Will zeigte Anzeichen von Müdigkeit, von denen ich überzeugt war, dass sie in dieser entspannten Umgebung verschwinden würden. Am Nordufer befand er sich immer in einem vollkommenen harmonischen Zustand. Es wurde jedoch bald klar, dass es sich hier nicht um Faulenzerferien handelte, sondern ein anderes Ziel verfolgt wurde. Eine geschützte Bucht verwandelte sich in einen Klassenraum mit Schädeln, Knochen, Texten und Zeichnungen. Die Gäste in unserer Unterkunft waren fasziniert, denn Ferien in Begleitung von Schädeln waren eine völlig neue Erfahrung für sie. Während der See an die Granitfelsen seines Ufers schlug, die Enten zufrieden vorbei schwammen und Haubentaucher ihre Brut aufzogen, wurde das Material für das Büchlein Tag für Tag zusammen getragen.

Es gibt „krumme Zweige", derer man sich in jeder Gesellschaft bewusst ist. Seitdem man sich um ihr Wohlergehen auf nationaler Ebene und in verständigerer Weise als in der Vergangenheit bemüht, hat Unaufmerksamkeit keinen Platz mehr. Die Forschung eröffnet auf diesem Gebiet aufschlussreiche Kanäle und Dr. Ssutherlands Entdeckungen sind Teil dieser Expansion. Er trug zu grundlegender Einsicht in Ursachen und ihre Wirkungen bei und bot Heilmethoden an, die von keiner Geschichtsschreibung übergangen werden kann, die ihn betrifft. Einige Phasen dieses praktischen Abschnitts müssen hier enthalten sein. Seine Anziehungskraft weckt beim Laien wie beim Arzt auf sehr kraftvolle Weise eine sympathische Reaktion.

Das Büchlein, das sich im Klassenzimmer in der Bucht materialisierte, konzentrierte sich auf die vorgeburtliche, die Säuglings- und die kleinkindliche Entwicklungsphase. Obwohl sein Inhalt kurz und bündig dargestellt wurde, stellt es eine wertvolle Hilfe bei der Übersetzung der „Krummen Zweige"-Geschichten dar. Dr. Sutherland hatte den Eindruck, dass während des Wachstums eines an der unteren hinteren Seite des Schädels gelegenen Knochens – des Okziputs – bedeutende Faktoren hervorgehoben werden sollten. Bei der Geburt formen die vier Anteile, welche diesen Knochen bilden, das strategisch wichtige Foramen magnum. Sie sind zu diesem Zeitpunkt nur durch Knorpel miteinander verbunden, um mit Wills Worten zu sprechen, „die Flexibilität beim Eintritt in diese Welt zu erlauben". Er betonte aber, dass manchmal Verschiebungen in diesem Bereich stattfinden, die eine anpassende Bewegung der Membranen behindern und damit der Fluktuation der Flüssigkeit, der strukturellen und damit physiologischen Entwicklung entgegenwirken.

Viele der „Krummen Zweige"-Schädel, die er untersuchte, zeigten durch vorgeburtliche oder geburtsbedingte Verletzungen verursachte Verzerrungen in diesem spezifischen Bereich. Er übersah auch nicht die Auswirkungen traumatischer und komprimierender Kräfte auf den Schädel, die ebenfalls Anormalitäten verursachen können. Darüber hinaus war er davon überzeugt, dass schädliche Einflüsse auf diesen okzipitalen Bereich in den ersten Lebensjahren für viele rätselhafte Anormalitäten und verwirrende Pathologien beim Erwachsenen verantwortlich sind. Er hielt den Großteil der in anatomischen Labors befindlichen Erwachsenenschädel für pathologische Exemplare, die auf Belastungen jener knorpeliger Verbindungen aus früherer Zeit zurückwiesen. Ihre Bedeutung ist enorm.

Als sich die so genannten Ferien dem Ende entgegen neigten, war das Büchlein mit dem Titel *Compression of the Condylar Parts of the Occiput* druckreif. Obwohl ich das Projekt schätzte, fühlte ich mich mit der Zeitplanung nicht wirklich wohl. Es gab versteckte, schwache aber wahrnehmbare Hinweise darauf, dass Will körperlich nicht in bester Form war. Er zeigte eine für ihn ungewöhnliche Anspannung und treibende Eile. Jeder Vorschlag, sich mehr Zeit zu lassen, erhielt jedoch eine strenge Abfuhr.

Zurück in St. Peter stürzte sich Will beinahe gereizt in die Einzelheiten des Drucks. Auf unserer Fahrt zum Drucker in Mankato, wo die letzte Überprüfung stattfinden sollte, fieberte er und hatte ein gerötetes Gesicht. Wieder zu Hause, gab es keinen Zweifel mehr, dass er ernsthaft krank war. Sein Ziel aber hatte er erreicht. Er hatte mehr tapfer als weise bis zur sicheren Vollendung des Büchleins ausgehalten. Mit bestürzender Plötzlichkeit wurde er schwer krank und kam entgegen seinen Protesten zur Behandlung und für eine Zeit der Rekonvaleszenz nach Des Moines, wo er eine schleichende Infektion auskurierte.

Wills normalerweise rosiges Aussehen erblasste in jener Zeit beträchtlich, aber der Gedanke daran, dass überall im Land „krumme Zweige" und ihren Eltern eine stärkende Hoffnung zuteil wurde, gab ihm Auftrieb. Einer von ihnen war Klein Jackie. Jackie war ein normales, glückliches vierjähriges Kind, als ein schwerer Sturz ihn aus dem Gleichgewicht brachte, häufige konvulsive Attacken auslöste und ihm schließlich das Laufen unmöglich machte. Eine Operation brachte keine Erleichterung. Später ergab sich die Möglichkeit Jackie durch die Anwendung kranialer Techniken osteopathisch zu behandeln. Viele Dysfunktionen ließen sich lösen, was für die Wiederherstellung des Gleichgewichts und das Funktionieren des kraniosakralen Mechanismus Voraussetzung war. Sein Arzt schrieb: „... er hat keine weiteren Anfälle gehabt und hat seine Fähigkeit zu Laufen wiedererlangt."

Dieser Arzt sprach nicht von ungefähr davon, dass er „dank der viel versprechenden Ergebnisse der Behandlung ein Krankenhaus mit zehn Betten eröffnete, um – aus kranialer Sicht betrachtet – Entbindungen besser betreuen zu können." Vielleicht kann der Gewinn in diesem Fall teilweise auf das informative Büchlein aus dem Sommerprojekt zurückgeführt werden. Dieser Arzt schrieb: „Der Fall eines drei Monate alten Kindes bereitete mir besonderes Vergnügen, das unter fünf bis zwanzig Krampfanfällen pro Tag litt. Nach der dritten Behandlung des okzipitalen Bereiches, der während des Geburtsvorganges beschädigt worden war, bekam sie keinen einzigen Anfall mehr und machte merkliche Fortschritte."

Hier nun zeigte sich ein trauriges Bild: bei dem „krummen Zweig" handelte es sich in diesem Fall um ein vier Monate altes Mädchen, das folgendermaßen beschrieben wurde: „Sie hatte einen bohnenförmigen Schädel, ungleich angesetzte Ohren und eine sehr kleine linke Augenhöhle; sie konnte ihr linkes Auge kaum öffnen und ihren Kopf nicht nach links drehen." Aufgrund seines anatomischen Wissens über den Schädel, die membranösen Mechanismen und restriktiven Spannungen und Ungleichgewichten, die auftreten, wenn innen nicht alles in Ordnung ist (wie man an ihrem Schädel so überaus deutlich sehen konnte), berichtete der Arzt: „Nach neunmonatiger Behandlung sind die Augenhöhlen nun ausgeglichen, die Ohren befinden sich auf gleicher Höhe, der Schädel wölbt sich schön rund und sie kann frei mit großen Augen nach links und rechts schauen."

Diese Fälle, die beinahe als spektakulär zu bezeichnen sind, sind das Ergebnis von auf wissenschaftlichen Prinzipien basierenden Überlegungen und der Anwendung harmonisch koordinierter Techniken. Aus der Tiefe seines Wissens sprach St. Augustinus: „Wunder widersprechen der Natur nicht, sie widersprechen nur dem, was wir von der Natur wissen."

Darf ich noch einen weiteren Fall vorstellen, ja? Auch hier wandte der Arzt seine Beobachtungsgabe, sein strukturelles und funktionelles Wissen und sein Geschick in der Führung der klugen Finger bei der Korrektur an. Er berichtete: „Ein dreizehn Tage alter kleiner Junge wurde gebracht. Er war dehydriert und ausgemergelt. Die Geschichte: seit der Geburt erbrach er sich ständig. Zahlreiche Medikamente und Fütterungsmethoden waren versucht worden. Kraniale Untersuchung: eine sphenobasilare Dysfunktion, das rechte Parietale hochstehend, die Begrenzungen des Okziputs und die Frontalknochen lagen unter die Parietalknochen gedrängt. Die angezeigte kraniale Technik wurde appliziert. Erleichterung erfolgte schnell."

Die „Blütenblätter" dieses winzigen Schädels hatten sich nicht entfaltet, wie die Natur es vorgesehen hatte. Als die nötige Befreiung durch die sanfteste aller Techniken erfolgt war, war die Wahrscheinlichkeit einer Zukunft als „krummer Zweig" abgewendet. Wie oft schrie Dr. Sutherland fast vor anderen: „Wie verdammt noch mal soll sich das Gehirn in einem blockierten Mechanismus entwickeln?" Eisern glaubte er daran, dass viele der Untersuchungen in diesem Bereich nicht bis an die Wurzeln der Ursachen reichten, weil die Beweglichkeit des Schädels und die Auswirkungen von kraniosakralen Bewegungseinschränkungen unerkannt blieben.

Nun denken Sie vielleicht: „Warum wurde der kraniale Beitrag in der Osteopathie nicht grundsätzlich durch die Profession angenommen, wenn sein therapeutischer Wert durch hoch angesehene Ärzte nachgewiesen wurde?" Das IST widersprüchlich. Die hartnäckigste und drückendste Last ist wahrscheinlich das Fehlen wissenschaftlicher Beweise für den kraniosakralen Ansatz. Die erfolgreichen Ergebnisse sind darstellbar und zu beobachten, aber nicht ausreichend für eine umfassende Akzeptanz. Für meinen Mann war das schier unglaublich. Er konnte nicht glauben, dass für viele der wissenschaftliche Beweis Voraussetzung für eine akzeptable Grundlage zur Zustimmung war.

## IV. Mit klugen Fingern

In dieser komplexen Situation wurde das Konzept verkündet und von manchen als unbewiesen und demnach inakzeptabel verurteilt. Trotzdem gab es jene, die das Konzept erforschten und es aufgrund ihrer eigenen Erfolge annahmen. Dies wird ganz schön durch den Kommentar eines Arztes wiedergegeben, der schrieb: „Für mich sind das alles Tatsachen, sie wirken jeden Tag in meiner Praxis, obwohl sie dadurch nicht zu wissenschaftlichen Tatsachen werden."

Dr. Sutherland erkannte, dass aufgrund aktueller Trends der wissenschaftliche Nachweis bestimmter Stadien seines Beitrages wesentlich für ihren zukünftigen Status sein würde. Er stellte das nicht grundsätzlich in Frage, sondern störte sich nur an der Priorität. Forschungsprojekte wurden in seinem Sinne durchgeführt. Trotzdem gab es ein oder zwei Aspekte, von denen er nur sagen konnte: „Man wird sie nicht in einem Labor finden." Er nahm diesen Umstand als gegeben hin. Diejenigen, die für jeden seiner Gedanken einen greifbaren Beweis wollten, stimmten nicht mit ihm überein. Die Zeit wird viele Dinge beweisen, die einst unbeweisbar erschienen, das wusste Dr. Sutherland. Er sprach auch sein Vertrauen darin aus, dass seine Schlussfolgerungen auf diese Weise bestätigt werden würden. Die Anstrengungen der Beweisführung würden die Gültigkeit seines Konzeptes vertiefen und nicht abschwächen. Wie wunderbar war es, dass in der Zwischenzeit junge und alte „krumme Zweige" in Praxen und zu Hause durch jene Ärzte Hilfe erfuhren, die auf der Basis klinischer Beweise einen Schritt voran gegangen waren ohne auf das autoritäre grüne Licht zu warten, das besagt: „Geht voran, es funktioniert!"

Dr. Sutherlands Traum aller Träume, sein therapeutisches Luftschloss, bestand darin, dass die kraniale Komponente in der Osteopathie öffentlich als integrierter Teil der osteopathischen Wissenschaft anerkannt würde. Diese Vision schloss krani-

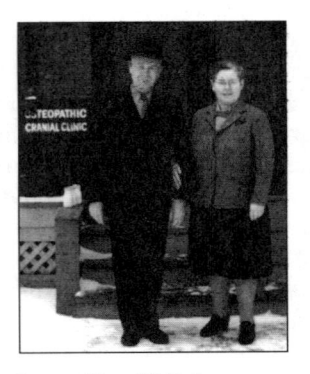

BILD 22: W. G. SUTHERLAND MIT SEINER FRAU ADAH VOR IHRER KRANIAL-OSTEOPATHISCHEN KLINIK, CA. 1952.

alen Unterricht in den Lehrplänen osteopathischer Colleges ein, damit die Abgänger entsprechend ausgerüstet in die Praxis entlassen würden. Sie schloss auch den Tag ein, in dem in jedem osteopathischen Krankenhaus der kraniosakrale Mechanismus eines jeden Neugeborenen überprüft werden würde.

Damit diese Träume in Erfüllung gingen, mussten offizielle Untersuchungen des kranialen Beitrages der offiziellen Anerkennung voran gehen. Zu Dr. Sutherlands bitterster Unzufriedenheit geschah dies jedoch nicht. Sein Vertrauen erlaubte ihm jedoch unvermindert zu beteuern: „Es wird der Tag kommen, wie gern wäre ich dabei!" Insgeheim erfreut er sich an der kurzgefassten Beobachtung von Dr. Still: „Manche von uns müssen sich nicht schlafen legen, um Visionen zu haben."

## 19. WARUM NICHT?

Der Erhalt oder die Wiederherstellung der Gesundheit ist das Ziel, das der gewissenhafte Arzt anstrebt. Seine Motivation ist es, eher an Gesundheit als an Krankheit zu denken. Wenn Dr. Sutherland gefragt wurde, ob der kraniale Ansatz für diesen oder jenen Umstand geeignet sei, antwortete er in Übereinstimmung damit: „Warum nicht?"

Ein fähiger Arzt, Mitglied der kranialen Fakultät, hatte diese Antwort mehrfach erhalten. Er berichtete Folgendes: „Nach all diesen Jahren des Studiums, nachdem ich so viele Dinge geschehen sah, die unmöglich waren und von denen ich nicht glaubte, dass sie getan werden konnten, erkenne ich nun, warum ich immer wieder diese Antwort erhielt. „Warum nicht?" Es wäre ungerechtfertigt zu behaupten oder anzunehmen, dass die Osteopathie im kranialen Bereich ein Allheilmittel sei. Aber sie hat die Reichweite der osteopathischen Praxis erweitert und führte zu neuen „Warum nicht"-Erwartungen."

An dieser Stelle sei kurz die Geschichte einer Frau erzählt, die in mehreren Kliniken, eine davon sehr renommiert, Hilfe gesucht hatte. Ihr Fall war, in dieser zu Unfällen neigenden Zeit, keine Besonderheit. Sie hatte bei einem Autounfall eine Kopfverletzung erhalten. Daraufhin litt sie unter starken andauernden Kopfschmerzen und der erschöpfenden Angst den Verstand zu verlieren. Keine Behandlung verschaffte ihr Erleichterung oder Aufmunterung, sie wurde als psychoneurotisch abgestempelt. In diesem kritischen Stadium erkannte ein kranialer Diagnostiker, was andere Untersuchungen nicht ans Tageslicht gebracht hatten: Das Frontale war durch den Unfall unter die Begrenzungen der Parietalknochen geschoben worden. Die dadurch entstandene Dysfunktion lieferte die nötige Antwort für ihre so genannten „Einbildungen". Nachdem die Dysfunktion gelöst wurde und die angemessenen physiologischen Dienste wieder instand gesetzt waren, war sie frei von Schmerz und Angst und wieder so normal wie vorher. Ein derartiges Ergebnis scheint ein „Warum nicht?" aus der Kategorie der Wunschträume zu löschen.

Der folgende Auszug aus einem Brief bezieht sich auf eine ganz besonders alltägliche Situation in der Welt: „Es ist kein Wunder in einer Welt voller Tumulte, Ängste und Frustrationen, mit vielen unter mentalem und physischem Aufruhr leidenden Patienten, dass die kraniale Phase in der Behandlung notwendig ist um das zentrale Nervensystem im Inneren zu beeinflussen, damit es den Stressfaktoren der Umgebung im Äußeren besser widerstehen kann... wir beobachten tatsächliche Besserung bei ehemals als „neurotisch" abgestempelten Patienten." Doch genug nun von Fallstudien.

Das kraniale Konzept, das weiterhin die Hauptrolle auf der Sutherlandschen Bühne inne hatte, wurde langsam durch einen bemerkenswerten Hintergrund aus Leuten, Orten und Umständen unterstützt. Geschätzte Freundschaften, Reisen zu neuen Orten, die ungewöhnliche Mischung aus Arbeit und Erholung, die Dr. Sutherland zukommende Ehre – nichts davon hatte er vorausgeahnt. Wenn sich besondere Anerkennung einstellte, war sein „ich glaube, ich träume" ein grundsätzlicher Bestandteil seiner Erfahrung.

Eine nicht ernst zu nehmende, besonders amüsante Reaktion war zu beobachten, als Will erkannte, dass die *Osteopathic Cranial Association* (die heutige *Cranial Academy*) einen kalifornischen Künstler, John Bohrer, verpflichtet hatte ein Portrait von ihm zu erstellen. Er regte sich auf, er wehrte ab, er protestierte... „Das ist albern!" Er machte mir gegenüber ironische Kommentare über seine „männliche Schönheit", sein „Barrymore Profil". Er fragte in den Raum hinein: „Wer soll sich das denn anschauen?" Nichtsdestotrotz kam Herr Bohrer, ein gebändigter Will „saß" und es entstand ein schönes Portrait, dass nun dem Sutherlandschen Wohnzimmer eine würdige Note verleiht. Mein Mann aber sagte dazu nur: „Was für ein Zeitgenosse!" Wenn er mit anspruchsvollen Umständen oder Entscheidungen konfrontiert wurde, nahm er manchmal vor dem Portrait Aufstellung und klagte es an: „Und DU bist der Kerl, der mich in diese Lage gebracht hat!" Ein „Kerl", der anders als William Garner Sutherland, sein Lebenswerk ernst nahm.

In der Zwischenzeit erlahmte die Forschung nicht, noch war sie auf Wills Aktivitäten in diesem Bereich beschränkt. Eines Sommers unternahmen zum Beispiel mehrere Mitglieder seiner Fakultät ein Sezierungsprojekt am *Chicago College of Osteopathy*, um die Reziproke Spannungsmembran, ihre Spannkraft, die feste Anheftung der Dura am Kreuzbein, das Sutherland Fulkrum usw. zu untersuchen. Will zweifelte nicht daran, dass diese so tief in seine Überlegungen eingebetteten Dinge zur Zufriedenheit aller Teilnehmer bewiesen werden würden. Einem Freund gegenüber beschrieb er eine besonders dankbare Phase der Sezierung: „... ein exzellentes Exemplar, an dem die Verlagerung vom Sutherland-Fulkrum mit sich daraus ergebende Bewegung der kranialen Knochen gezeigt werden konnte; ebenso die Fähigkeit, das Fulkrum mit Hilfe der kranialen Knochen zu bewegen..." Das Projekt wurde als „offenbarend" und „beweisend" beschrieben.

## *Warum nicht?*

Ein noch nicht beendetes Forschungsprojekt bestand im Studium der Verteilung der Zerebrospinalen Flüssigkeit bei Wirbeltieren. Dies ist bemerkenswert, weil es im weltberühmten *Marine Biological Laboratory* in Wood's Hole, Massachusetts, durchgeführt wurde. Das erste Mal wurde ein osteopathisches Projekt dort durchgeführt.

Eines der befriedigendsten, durch die O.C.A. gesponserten Projekte bestand in der Veröffentlichung eines von dem aus Denver stammenden Harold I. Magoun, A. B. D.O., M. Sc., herausgegebenen Textes mit dem Titel *Osteopathy in the Cranial Field* im Jahre 1951. Dr. Sutherland freute sich insbesondere darüber, was die Veröffentlichung eines solchen Textes bedeutete. Für ihn hieß das, dass der Beitrag, für den damals 1939 bei der Veröffentlichung von *Die Schädelsphäre* niemand zugänglich gewesen war, zwölf Jahre später von einem Kollegen, einem Mitglied der Fakultät, geschrieben wurde, weil der Bedarf offensichtlich geworden war.

Erinnern Sie sich an Dr. Sutherlands Bemühungen in den frühen Dreißigern, ein offenes Ohr am *Still Hildreth Osteopathic Sanatorium* in Macon, Missouri, zu finden? Er hatte die Hoffnung nie aufgegeben, dass sein Beitrag dort eines Tages Anhörung finden würde. Obwohl Will nicht mehr anwesend war und teilnehmen konnte, reifte dieser Wunsch im Sanatorium im November 1957 heran. Während eines einjährigen Projektes wurde eine klinische Studie der kranialen Komponente in der geistigen Gesundheit durchgeführt. Das Projekt wurde durch die spätere *Sutherland Cranial Teaching Foundation* gesponsert und durch Freunde unterstützt, die zum *William G. Sutherland Memorial Fund* beitrugen. Es wurde von den Doktoren Rachel und John Woods aus Des Moines verwirklicht. Auf die Ergebnisse kann hier nur sehr beschränkt eingegangen werden. Da Geisteskrankheiten in der heutigen Forschung eine hohe Priorität und Beachtung haben, bietet die Studie eine umfassende Aufklärung.

Bei den Schädeln von Patienten mit psychischen Erkrankungen wurde eine größere kraniale Rigidität gefunden, als für normal erachtet wird. Tatsächlich waren die Einschränkungen der strukturellen Beweglichkeit sehr auffällig. Schizophrene Patienten beispielsweise zeigten die offenkundigsten Einschränkungen an den Suturen, die das Okziput umgeben, also in den okzipitotemporalen Bereichen. Viele durch den Geburtsvorgang verursachten Verletzungen waren deutlich erkennbar. Es gab zudem viele Geschichten von Traumata wie Schläge auf den Schädel in späteren Lebensjahren.

Spezifische Forschungsaktivitäten richteten sich auch auf den Hauptdarsteller unter der kranialen Betrachtung, der Fluktuation der kraftvollen Zerebrospinalen Flüssigkeit. Ihr kranialer rhythmischer Impuls, der durch sehr leichte und zarte Berührung spürbar ist, war bei psychischen Störungen unabhängig davon verringert, ob die Patienten Beruhigungsmittel einnahmen oder nicht. Bei normalen Erwachsenen liegt die Impulsrate zwischen zehn und vierzehn Impulsen pro Minute. Die Woods Studie ergab, dass verschiedene Faktoren die Rate drastisch beeinflussen. Eine starke emotionale Reaktion wie Angst kann einen merklichen Stillstand des Impulses für zehn bis zwanzig Sekunden verursachen. Eine niedrige Impulsrate wurde allgemein bei akut gestörten Patienten gefunden. Darüber hinaus war immer, in einigen Bereichen, die Bewegung an den Suturen eingeschränkt. Dies führte direkt zu Dr. Sutherlands Behauptung, dass „Veränderungen in der Fluktuation der Zerebrospinalen Flüssigkeit eine häufige Indikation bei pathologischen, systemischen und strukturellen akuten sowie chronischen Erkrankungen darstellt." Dies wiederum führt zurück zu der bereits früher formulierten Überzeugung von Dr Still, dass „... Felder, wenn sie nicht adäquat durch den großen Fluss des Lebens... die Zerebrospinale Flüssigkeit... bewässert werden, verdorren..." Die Macon Studie bestätigte nicht nur diese Meinung, sondern warf ein neues Licht auf den kranialen Ansatz, der weitere Erkenntnisse in dieser umfassenden Problematik versprach.

Ich weiß, dass eine Biographie dazu gedacht ist, das Leben eines Menschen zu schildern. So mag es jenseits der zu rechtfertigenden Grenzen sein, hier ein Forschungsprojekt einzuschließen, das erst nach dem Ableben dieser Person begann. Da das Projekt, an das ich denke, aber in Zusammenhang mit einer von Dr. Sutherlands tiefsten Interessen steht – den „krummen Zweigen" – und weil es in seinen Beiträgen wurzelt, ohne die es nicht entstanden wäre, erscheint mir seine Einbeziehung gerechtfertigt.

An einem wohlbekannten College in einer Stadt im mittleren Westen (der Name soll hier noch nicht genannt werden) führte die promovierte Leiterin der psychologischen Abteilung, eine Ph. D. in diesem Bereich, einen klinischen Workshop durch, der sich auf die Evaluation und Behandlung von Verhaltensproblemen bei emotional gestörten Kindern konzentrierte. Es ging um das hyperaktive Kind, den Tagträumer, das langsam lernende Kind, das asoziale Kind. Sie hatte vom kranialen Ansatz und einigen Aufmerksamkeit erregenden Ergebnissen gehört, die bei von Geburtsschäden betroffenen Schädeln erreicht worden waren. Bei ihren Untersuchungen war sie zutiefst durch ihre Beobachtungen beeindruckt. Ihr Interesse führte zu einer klinischen Studie; ein Rehabilitationsprogramm wurde in Zusammenarbeit mit einem fähigen kranialen Techniker in ihrer Stadt durchgeführt. Gemeinsam studieren und evaluieren sie die Psyche dieser Kinder vor und während der Behandlung. Im Rahmen dieses umfassenden Experiments bezog sich die Ärztin bei den Problemkindern auf ihre „engen Schädel". Es handelte sich um einen häufig, nicht immer, aber oft auftretenden Faktor in ihren klinischen Ergebnissen.

Die folgende Geschichte handelt von einem zehnjährigen Mädchen. Ihre Geschichte wurde zufällig, nicht wegen irgendwelcher dramatischer Höhepunkte ausgewählt. Sie war nicht gut in der Schule. Sie war undiszipliniert und unkooperativ. Als Neugeborene hatte sie viel geschrieen, war oft krank gewesen und zeigte durchweg einen geringen Appetit. Ihre Mutter hielt sie für „unerziehbar". Im Alter von sechs Jahren war sie auf einen steinernen Gehweg gefallen und hatte sich die Stirn aufgeschlagen. Bei der kranialen Untersuchung war sie teilnahmslos und unterernährt. Ihre Koordination und ihr Gedächtnis waren außerordentlich schwach.

Zu jener Zeit betrug ihr IQ 81. Ihr Kopf war zwar symmetrisch, gehörte aber zum Extensionstyp. Bei der Untersuchung wurde festgestellt, dass die Schädelbasis komprimiert war und dass das Sphenoid einen Druck auf das Okziput ausübte. Man einigte sich auf eine Behandlung. Neun Monate später war ihre motorische Koordination normal, sie spielte gut mit anderen Kindern, ihre schulischen Leistungen lagen im mittleren Bereich und ihr IQ lag bei 100.

Die Verbesserung, die bei einem beeindruckenden Teil der Fälle in diesem Projekt bis heute eingetreten ist, erlaubt die Äußerung, dass die kraniale Komponente in der Osteopathie diese Probleme behandelt – und ich möchte hinzufügen „an der Wurzel" behandelt. Die durch dieses exakt ausgeführte Unternehmen zur Verfügung gestellten Daten sind ausschlaggebend und lehrreich und werden eines Tages öffentlich zur Verfügung gestellt werden.

## 20. Sonne, Schatten und Entscheidung

Als wir uns 1949 mit St. Peter als Sprungbrett zu verschiedenen Bestimmungspunkten auf den Weg machten, nannten wir uns selbst *The–Off–Again–On–Again–Gone–Again*–Sutherlands. Das Ziel war immer das gleiche: die Lehrverpflichtungen zu erfüllen. Auf nur eine Reise soll hier das Scheinwerferlicht gerichtet werden, weil sie Einflüsse in Bewegung setzte, die in das mündeten, was für uns eine sehr große Entscheidung bedeutete.

Es begann mit einer Reise nach Kalifornien und zwei Hauptereignissen. Eines war der Besuch bei Wills Tochter und ihrem Mann. Bei dem anderen Ereignis handelte es sich um eine an einem Ort, mit dem Namen Pacific Grove, geplante kraniale Unterrichtsklasse. Wir wussten nur, dass sich Pacific Grove irgendwo auf der berühmten Monterey Halbinsel nahe dem farbenfrohen Carmel-by-the-sea befand. Parallel zu unserer Einführung in die Schönheit der Gegend wurden mehrere Weststaatler in die Osteopathie der kranialen Gegend eingeführt. Es herrschte eitel Sonnenschein. Ein Eintrag in unser Tagebuch lautet: „Wir wissen, dass wir immer wiederkommen müssen. Es ist schwer, sich nicht von so viel Schönheit von der Arbeit abhalten zu lassen."

Ein Jahr später waren wir wieder in Pacific Grove. Wieder aus kranialen Gründen. Als wir dieses Mal nach Hause kamen, resümierten wir unsere gemeinsamen Reaktionen auf die Gegend und kamen zu der einstimmigen Überzeugung: „Wir haben uns von diesem Ort eigentlich nie getrennt". So stark war die Anziehung. Ein paar Wochen später äußerten wir während einer weiteren Unterrichtseinheit in Providence, Rhode Island, unsere in den Kinderschuhen steckende Vermutung erstmalig laut. Wir waren überrascht uns selbst vor der Gruppe sagen zu hören „Wir spielen mit dem Gedanken auf die Monterey Halbinsel zu ziehen. Unser Heim im

## IV. Mit klugen Fingern

Westen werden wir das Fulkrum nennen." Und genau das taten wir. Im Februar 1951 verpflanzten wir unsere Wurzeln aus dem mittleren Westen auf ein nahezu ideales Anwesen in Pacific Grove.

Ein Anwesen mit Hochwildpfaden und wucherndem Garten, mit Wachteln in den Büschen, Möwen, Fröschen, wandernden Wasserhühnern, pustenden Walen, bellenden Seehunden, der heiseren Stimme des Nebelhorns, dem fröhlichen Lichtschein des Leuchtturms in der Nacht, schäumender Brandung, driftenden Nebelschleiern – eine vielfältige Gestaltung, von der wir wussten, dass es sie irgendwo gab. Nun waren wir mitten drin und es war unser Zuhause. „Zuhause" war ein freundliches kleines auf den Namen „Fulkrum" getauftes Haus. An dieser neuen Heimstatt streiften wir an der felsigen Küste entlang. Dort saßen wir oft, manchmal in der Harmonie produktiver Stille, manchmal redeten wir über viele Dinge. Die rhythmische Aktivität von Ebbe und Flut, der ihnen begegnende Widerstand, die latente Kraft der Dünung, das spiegelte die Aktivität der Körperflüssigkeiten innerhalb des menschlichen Körpers wieder.

Das Fernglas gehörte ebenso wie das Geschirr zu unseren Mahlzeiten; wir verbrachten viele müßige Stunden beim Essen. Wer würde ohne weiteres auf einen Platz in der ersten Reihe verzichten, wenn er einen Hasen dabei beobachtet, wie er die Straße gleich einem Känguru entlang hoppelt? Oder wer würde nicht zwei kleinen Rehkitzen dabei zusehen, wie sie ein Kaninchen hin und her jagen, das genau so groß ist wie sie selbst?

So verlockend diese Art der Zufriedenheit war, lenkte sie Dr. Sutherland nicht vom Hauptstrom ab, da Kollegen ab und zu am „Fulkrum" vorbeikamen, um zu studieren oder um Rat zu fragen. Es war schwierig ihn an irgendeinem anderen als diesem angenommenen Ort zu halten, so vollständig identifizierte er sich mit ihm. Trotzdem fand eine beunruhigende Belästigung ihren Weg, die nicht als nicht existent beiseite gewischt werden konnte. Unser Garten war neu und noch reichlich kahl. Mit kindlicher Begeisterung, die oft übers Ziel hinaus schoss, erlag Will der Verlockung der Verschönerung. In Selbsterfüllung sagte er manchmal: „Ich habe eine tolle Zeit, es ist gar nicht mehr viel zu tun." Aber er überanstrengte sich und hatte hinterher Beschwerden beim Laufen. Der Schatten, der auf diese Weise fiel, war zu jener Zeit klein und erschien nicht oft. Trotzdem war der Sonnenschein vorzuziehen.

Im Jahre 1953 fasste Dr. Sutherland nach einer Periode tiefen, tiefen Nachdenkens eine endgültige Entscheidung. Er gründete eine Stiftung. Auf den Rat anderer hin wurde sie *The Sutherland Cranial Teaching Foundation* getauft. Meist nannte man sie nur die S.C.T.F. Er sagte zu den Mitgliedern des Vorstandes: „Ich werde nicht ewig da sein, wissen Sie." Die Stiftung wurde mit wenig Geld aber großem Vertrauen gegründet. In dem Moment, in dem ihr Zweck verstanden würde, so glaubte Will, würden ihre Kosten gedeckt werden. Ein grundlegendes Ziel wäre, sofern finanziell machbar, die Vermittlung von begleitenden wissenschaftlichen Untersuchungen des kranialen Konzeptes auf einer für andere annehmbaren wissenschaftlichen Basis.

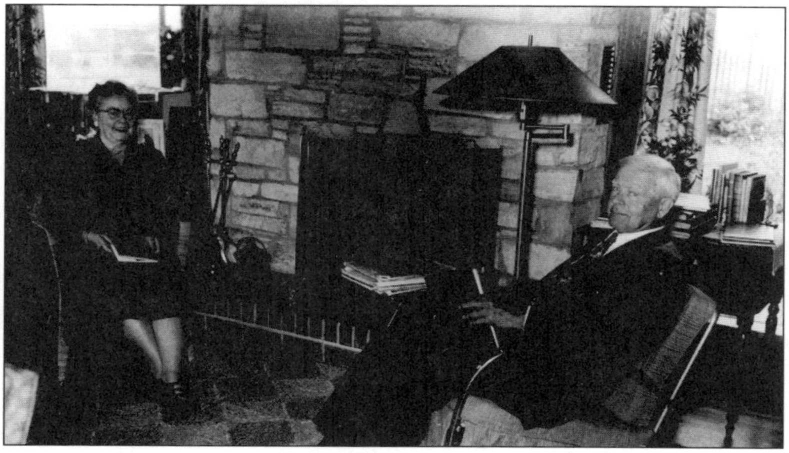

*Sonne, Schatten und Entscheidungen*

BILD 23: W. G. SUTHERLAND MIT SEINER FRAU ADAH IN PACIFIC GROVE, KALIFORNIEN, 1952. DAS BILD STAMMT VON EINER POSTKARTE UND WAR AUF DER VORDERSEITE MIT „GRÜßE VOM FULKRUM" BESCHRIFTET – EINE ANSPIELUNG AUF DAS ZUHAUSE DER SUTHERLANDS, DAS SIE NACH LANGEN REISEN IMMER ALS WOHLTAT EMPFANDEN. ES STAND FAST UNMITTELBAR AM STRAND UND IN NACHBARSCHAFT EINES LEUCHTTURMS. AUF DER RÜCKSEITE FINDET SICH U. A. DIE BEMERKUNG: „GERADE EINMAL EIN JAHR UND VIER TAGE SIND VERGANGEN, SEIT WIR AN DER PAZIFISCHEN KÜSTE GELANDET SIND. WIE DOCH DIE ZEIT VERFLOGEN IST..."

Ebenso strebte er mit seiner resoluten Art eine gesicherte Fortführung des Unterrichts entsprechend seinen ursprünglichen Vorstellungen an. Mit dem Blick auf die Zukunft hielt er dies für an der Zeit und angebracht. Bei seinen Untersuchungen stieß er auf mehr oder weniger auffällige Trends, die sich zu einer Bedrohung entwickeln könnten. Diese Bedrohung könnten sich innerhalb des professionellen Rahmens so ungünstig entwickeln, dass sie den kranialen Fortschritt, vielleicht sogar die gesamte osteopathische Struktur real behinderten. Indem sie unabhängig von jeglicher Zugehörigkeit agierte, würde die Stiftung weder die *Academy of Applied Osteopathy* noch ihren Ableger, der *Cranial Academy* behindern oder mit hineinziehen, falls sich einmal ein Scheideweg abzeichnen sollte. Die Berücksichtigung dieser Organisationen, die so eine großzügige Unterstützung gewährten, war einer der entscheidenden Faktoren für die Gründung der Stiftung.

Als wir 1953 von einer kranialen klinischen Konferenz an Wills Alma Mater in Kirksville zurückkehrten, sagte er leise zu mir: „Ich werde nicht mehr lange hier sein." Trotz meines Respekts für seine Meinungen konnte ich diese nicht in ihrer Endgültigkeit akzeptieren. So ist das mit jenen, die wir lieben. Als dann die Pläne, Entscheidungen und Verantwortlichkeiten hinsichtlich der Stiftung zunahmen, war er sehr glücklich und in sich vertieft. Sein verstörender Kommentar schien zur Seite gedrängt, obwohl es nach wie vor Zeiten gab, in denen ihm das Gehen schwer fiel.

Die Teilnahme an Kongressen wurde 1953 vermieden und zum ersten Mal nahm mein Mann nicht an allen geplanten Unterrichtsklassen teil. Er wurde durch die Aufzeichnungen seiner Vorlesungen vertreten. Von seinen Fakultätsmitgliedern sagte er: „Es wird Zeit zu sehen, wie sie ohne mich zurecht kommen. Sie müssen auf eigenen Füßen stehen; ich weiß, dass sie es können." Das war kein Grund zur Traurigkeit und das Sprichwort „Fröhlichkeit ist die Medizin Gottes" setzte sich wie immer durch. Die Tage wurden durch Briefe belebt, die von all den Dingen sprachen, die es noch zu tun gab.

Dr. Sutherlands Beharren auf „Sie müssen die Wahrheit dessen, was ich sage, zu ihrer eigenen Zufriedenheit überprüfen" erntete nach wie vor Früchte, wie dieser Brief eines Arztes zeigt: „... ein dreijähriger Mongoloide konnte weder aufrecht sitzen noch gehen oder sprechen. Nun, mit einundzwanzig Monaten, läuft, spricht und pfeift er und die Form seines Schädel ist fast normal. Ich hoffe, er kann eines Tages in die Schule gehen, denn er versucht bereits mit fünf Jahren das Alphabet zu lernen." Die Ergebnisse waren nicht immer so erfolgreich, aber der Anteil an Verbesserungen rechtfertigt jeden Optimismus.

## 21. Eine Reise und ein Vermächtnis

Das Jahr 1954 begann so, wie neue Jahre meist beginnen, d. h. mit spekulativen und unruhigen Fragen danach, was die kommenden Monate bringen werden. Die Fragen im „Fulkrum" verfolgten wie zu erwarten kraniale Wege. Würden die üblichen Reisen zu den Seminaren wieder aufgenommen werden? Würden ferne Freunde aus der Osteopathie vorbeischauen? Würden weitere Techniken entwickelt werden, die anderen helfen können? Würde dies ein Jahr mit wachsendem kranialen Interesse sein?

Die erste dieser Spekulationen erhielt eine sofortige Antwort, von der wir hofften, dass sie vorüber ginge. Dr. Sutherland konnte nicht gut gehen und musste zeitweise auf einen Rollstuhl zurückgreifen. Dieser Umstand untersagte ihm zumindest zeitweise die Reise zu Seminaren und Kongressen. Die Verfügbarkeit seiner fähigen Fakultät verringerte seine Sorgen, nicht aber seine Unzufriedenheit darüber, nicht dabei sein zu können.

Die Verlangsamung seiner physischen Aktivität ging nicht mit einer Verlangsamung seiner geistigen Aktivitäten einher. Er machte eine realistische Bestandsaufnahme vergangener, gegenwärtiger und zukünftiger beruflicher Unternehmungen. Weiterhin brachten Briefe die aufmunternde Sicherheit, dass die kraniale Komponente auf intelligente Weise zwar von wenigen unterrichtet, aber an viele weitergegeben wurde. Außerdem wurden schriftliche Beiträge zur Natur des kranialen Beitrages gelegentlich von anderen veröffentlicht.

Der Hinweis eines Arztes inspirierte neue Gedanken von nicht nur professionellem Interesse. Indem er seinem Glauben an die Existenz leichter Bewegungen der

Schädelknochen Ausdruck verlieh, lenkte er die Aufmerksamkeit auf die Tatsache, dass „Anatomen die kraniale Beweglichkeit als solche noch nicht beschrieben haben, da die existierenden Texte nur Studien an Toten wiedergeben." Welch ein Kontrast zu Dr. Sutherlands Schicksal, der sein Wissen durch die auf „lebender" Beweisführung basierende Forschungsexperimente erwarb!

Die Erforschung der Mysterien des Schädels nimmt in anerkannten medizinischen Zentren weiter zu. Als wissenschaftlich erwiesene Ergebnisse dieser Forschung erscheinen Aussagen, welche die Meinung vertreten, dass eine leichte Beweglichkeit im Bereich der Schädelnähte möglich ist. Ohne Frage hat die Revolutionierung des sich auf den Schädel beziehenden anatomischen Textmaterials bereits begonnen.

In den zwanziger Jahren noch bahnte ein einsamer Osteopath in einer kleinen Stadt im mittleren Westen dieser Forschungsrichtung den Weg. Ohne jeglichen finanziellen Rückhalt, mit einfachster selbstgemachter Ausrüstung bewies er zu seiner eigenen und später auch zur Zufriedenheit anderer die Existenz kranialer Beweglichkeit. Dieser Ausgangspunkt öffnete die Tür für weitere Entdeckungen. Bei seinen Entdeckungen wandte er immer die osteopathische Denkweise an. Er konzentrierte sich auf die funktionelle Bedeutung veränderter Strukturen. Er integrierte seine Entdeckungen in den Zyklus von Ursache und Wirkung, der bisher einer brauchbaren Erklärung entbehrte. Hier war er der Wegbereiter.

Als die Zeit reif war, berichtete er von seinen anatomischen, klinischen und physiologischen Erkenntnissen zusammen mit diagnostischen Prozeduren und korrigierenden Techniken. Niemand war so tief getaucht, so weit in dieses Gebiet eingedrungen und hatte die Reichweite und therapeutische Bedeutung für den ganzen Körper erkannt. Welche Eigenschaften begründen oder definieren Beweise auf dem Fachgebiet der Therapie?

Zurück zum „Fulkrum" und der zweiten unserer Neujahrsfragen. Ja, Freunde kamen von weither an unsere Tür, wobei sich ein Besuch an den anderen reihte. Oft überschnitten sie sich auch. Dann wurde das Wohnzimmer zum Klassenzimmer, in dem diskutiert wurde, Fragen gestellt und Antworten gegeben wurden. Während dieser Stunden säte Will zusätzliche Samen zum Nachdenken. Stifte schrieben eifrig in Notizbücher, ein Kassettenrecorder tat unermüdlich seine Pflicht. Ich war das Ungeheuer, das bei Anzeichen von Müdigkeit eine Pause verlangte. Obwohl die Nachtruhe körperliche Beschwerden verursachte, dominierte weder diese beunruhigende Unterströmung noch warf sie drückende Schatten. So gab es Raum für Gelächter und die wundervolle Kameradschaft, die wir alle bei unserem Beisammensein gewohnt waren. Es war aber nicht so schön, wie es hätte sein können. „Aber"... welche Tragweite kann dieses Wort beinhalten! Als der Sommer in den September überging, war es offensichtlich, dass ein störender Einfluss Wills physischen Fortschritt blockierte. Er erkannte sein Ausmaß nicht, sodass es keine Möglichkeit zu geben schien, seine Auswirkungen auf seine Genesung zu bannen oder zu meiden. Warum?

## IV. Mit klugen Fingern

Tief verwurzelte Verhaltensweisen, die den Großteil seiner beruflichen Jahre bestimmt hatten – genauer gesagt, das Muster von Forschung und Analyse – bildete nun eine bedrohliche Sackgasse. So lange hatte es selbstlos und zum Nutzen unzähliger Unbekannter seinen Dienst getan, in diesem Sinne war es ziemlich unpersönlich gewesen. Nun lag die Sache anders. Mit zwei befreundeten Ärzten, die zur Stelle waren, wurde es akut persönlich und bedrohlich, denn Will wandte sich mit der gleichen Intensität und Unbarmherzigkeit der Analyse seines eigenen Zustandes zu, die seine gesamte Forschung ausgezeichnet hatte. Was hat hiermit zu tun? Und was hat damit zu tun? Was ist die Ursache?

Hartnäckig wies er Vorschläge zurück, die zumindest vorübergehende Erleichterung gebracht hätten. „Ich möchte die volle Verantwortung für das übernehmen, was getan oder nicht getan wird." Das erklärte er beinahe wie ein Manifest, sein Standpunkt war unerbittlich, er war extrem. Noch lag dies im Bereich des Möglichen, wenn es auch schmerzvoll war. Sein einziges Ziel: Physiologische Anhaltspunkte seines eigenen Befindens interpretieren und Techniken zu erfinden und auszuprobieren, die wenn auch nicht mehr für ihn selbst, so doch für andere von zukünftigem Nutzen sein würden. Das, was er lernte, teilte er jenen mit, die gerade anwesend waren, damit sie das Wissen weitergeben mögen, das er erwarb. Diese Anstrengung war nicht umsonst.

Einer der Anwesenden schrieb an eine Gruppe Kollegen: „Die Urquelle in Pacific Grove sprudelt weiter. Neue Ansätze für die venöse Drainage und die Bewegung von Körperflüssigkeiten wurden entwickelt. Es ist Dr. Sutherlands Wunsch, dass sie zum Wohle aller verbreitet werden mögen."

Die aus dieser schrecklichen Disziplin und dem Erdulden entsprungenen Techniken werden unterrichtet und werden von jenen, die sie anwenden, als unbezahlbar eingeschätzt. Dieses unerbittliche Schicksal, noch ein wenig tiefer zu graben, und dann noch ein bisschen tiefer, damit anderen noch mehr angeboten werden könne, war ein Hindernis bei Dr. Sutherlands eigenem Fortschritt. Es war beinahe unmöglich geworden, es nicht als sinnlose Selbstaufopferung zu betrachten. Wenn es sich um einen geliebten Menschen handelt, werden die unbekannten anderen – die für Will so bedeutend waren – unwichtig. Das Drumherum weicht zurück und für eine Zeitlang gibt es nur einen Fokus.

Wird der Mann, der im Mittelpunkt dieser Erzählung von beruflichen Erfolgen, Zielen, Beiträgen und Ereignissen steht, es schaffen? Er würde darauf bestehen, dass der Scheinwerfer auf den Beitrag, nicht auf den Beitragenden gerichtet bleibt. Diese Einschränkung soll hier kurz ignoriert und der Blick auf den Menschen gerichtet werden. Ein Mann, der nicht zögerte hinter das Offensichtliche zu schauen und somit tief in die Dinge eindrang und vieles von der Richtigkeit und der Realitäten des Unsichtbaren ans Tageslicht brachte. Er gehorchte dem Gebot: „Sei still und wisse." Er war jemand, der aufgrund seiner Handlungsweise sagen konnte: „ER ist näher als der Atem." „ER" wurde von Will liebevoll „Vater" genannt. Er erklärte: „Für mich bedeutet das nicht Missachtung, sondern es macht es mir leichter IHN zu verstehen. Der immer anwesende Vater treibt mich mit elterlicher Liebenswürdigkeit an, wenn Disziplin vonnöten ist." Der Blick auf ihn enthüllt einen Menschenfreund, der ohne Kompromisse oder Sinn für Opfer einen resoluten Kurs verfolgte, obwohl die materiellen Verdienste, die materielles Wohlergehen ermöglicht hätten, sehr bescheiden ausfielen. „Ich tue lediglich, was ich tun muss und was ich für richtig halte"; sagte er. Das zeigt einen Mann von strenger Überzeugung, der in seinem Leben viel Mut bewiesen hat. „Ich halte an dem fest, von dem ich weiß, dass es für mich stimmt, aber ich dränge es anderen nicht auf." Ein Mann, der, wenn er sich irrte – und das tat er zuweilen – sich selbst wieder aufrichtete und weiter seinen Weg verfolgte; der danach strebte, weise das erworbene Wissen anzuwenden. Er hat dabei öfters das Stadium „so ein Blödsinn" auszurufen erreicht. Aber niemand wurde dadurch verletzt.

In diesem Buch muss das Bild eines bescheidenen und toleranten Mannes gezeichnet werden, der immer wieder betonte, „Warum sollte ich mich als Richter aufspielen? Ich bin bei weitem nicht perfekt." Welcher Freund kann sich keinen Begriff von seiner Hochachtung für Freundschaft, von seinem Edelmut machen? Wer würde wie er furchtlos und entschieden für Prinzipien einstehen, obwohl – das klingt vielleicht ein bisschen paradox – es ihm nicht lag streitsüchtig zu sein. Es ist interessant, dass er die von seiner Profession für am meisten kontrovers empfundenen Theorien vorgeschlagen hat; ausgerechnet er, der jede Kontroverse vermied.

Wenn ich neben den akademischen und ehrenhalber verliehenen Auszeichnungen anderer dazu aufgerufen würde, meine eigene Wahl zu treffen, wäre die höchste Auszeichnung für mich: William Garner Sutherland, ein Gentleman. Dies ist meine Auszeichnung einer seltenen und außerordentlich integren Persönlichkeit.

Nun zurück in die familiäre Umgebung des „Fulkrum", zu Will und einem befreundeten Arzt aus einer entfernten Stadt. Zurück zu ihrer gelegentlichen Fachsimpelei und der Maske guter Laune, die irgendwie aufrecht erhalten wurde. Es kam die Nacht, in der die körperlichen Beschwerden nicht mehr auszuhalten waren. Erst da war er einverstanden, in ein Krankenhaus zu gehen, allerdings nur unter der Bedingung: „Nur für zwei oder drei Tage. Ich möchte zu Hause sein, wo ich auf das Meer, die Hirsche und die Rosen blicken kann. Dort kann ich gesund werden." In physischer Hinsicht sollte es nicht so sein.

Am 23. September in seinem 82. Lebensjahr näherte sich Wills physische Reise dem Ende. Zwei Tage später, an einem wunderschönen Morgen, trafen sich jene, die ihn geliebt hatten und die kommen konnten, in der Kapelle am Meer auf einem sanften Hügel, nur zwei Blöcke vom „Fulkrum" entfernt. Wir waren oft dorthin gegangen, um durch den Panoramablick über das Meer, die Dünen und stattlichen Kiefern zu neuer innerer Ruhe zu finden.

Eine schlichte Gedenktafel aus Bronze kennzeichnet die Stelle, die seine konstante Quelle für Bestätigung, Inspiration und Stärke war. Jene, die von ihm lernten, hörten von ihm oft jene vier großartigen wesentlichen Worte... „Sei still und wisse".

## IV. Mit klugen Fingern

So fügte sich das Mysterium des Übergangs zu Will Sutherlands Forschungsreise hinzu. Ein dynamisches therapeutisches Vermächtnis, dass dem Fortschritt, nicht dem Stillstand verbunden ist, wurde überliefert. Jenen, die zuhörten, hat er immer gesagt: „Ich habe nichts anderes getan als einen Vorhang beiseite zu schieben, damit man besser sehen kann". Diese Worte spiegeln sowohl Wunsch als auch Hoffnung wider.

Für jene, deren Visionen weiterhin durch das Beiseiteschieben dieses Vorhanges bereichert werden, wird er nie mehr an seinen alten Platz zurück gleiten. Eher werden dank dieser Bereicherung andere Vorhänge beiseite geschoben werden und die Sicht wird sich noch mehr verbessern.

„Warum nicht?"
Wer einmal erkannt hat wie
Wahrheit zu Wahrheit führt,
Würde er je wagen
Dem Wissen Grenzen zu setzen? Die
Zeugnisse wachsen unaufhaltsam,
Und jedes neue Körnchen Wahrheit
Ist dem Radium gleich voller
Welten aus Licht.

Alfred Noyes
The Fulkrum, Pacific Grove,
Kalifornien.

## 22. Auszeichnungen

| | |
|---|---|
| 1946-1954 | Ehrenvorsitzender der *Osteopathic Cranial Association*. |
| 1949 | Medaille für ausgezeichnete Dienste, verliehen von der Minnesota *State Osteopathic Association*. |
| 1949 | Lebenslange Ehrenmitgliedschaft in der Minnesota *State Osteopathic Association*. |
| 1949 | Jahrbuch der *Academy of Applied Osteopathy*, Dr. William G. Sutherland gewidmet. |
| 1949 | Ehrenmedaille und lebenslange Ehrenmitgliedschaft, verliehen durch *die Academy of Applied Osteopathy*. |
| 1949 | Ehrendoktorwürde Doktor der osteopathischen Wissenschaften, verliehen durch das *Kirksville College of Osteopathy and Surgery*. |
| 1950 | Ehrenzertifikat „Fünfzig Jahre Praxis", verliehen durch die *American Osteopathic Association*. |
| 1950 | Psi Sigma Alpha Preis. |
| 1951 | *Osteopathy in the Cranial Field*, herausgegeben von Harold I. Magoun, A. B. D.O., M.Sc. (hon.), Dr. William G.Sutherland gewidmet. |
| 1951 | Zertifikat für ausgezeichnete Dienste, verliehen für „Leistungen in der Berufsentwicklung" von der *American Osteopathic Association*. |
| 1952 | Präsentation des Portraits durch die *Cranial Academy*. |
| 1953 | Bronzene Spange, verliehen durch die *Cranial Academy*. |
| 1953 | Erster Präsident der Sutherland *Cranial Teaching Foundation*. |

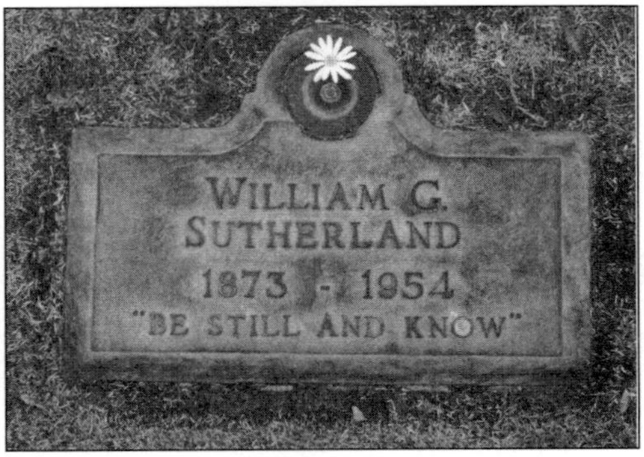

Bild 24

# IV. Mit klugen Fingern

*„Dig on!"*

# INDEX

---

## UNTERWEISUNGEN IN DER WISSENSCHAT DER OSTEOPATHIE

Abdomen. Siehe auch *Zwerchfell*.
– akutes, 185
– Behandlung, 180f, 242
– hintere Wand, 187
– Leber, 159
– Nieren, 183
Abschrägung, sutural, 20
– „Wie die Kiemen eines Fischs", 18
– Schädeldach, 73
– sphenosquamale Verbindung, *71f Zeichnung*
„Absenken des Sakrum", 121, 179
Academy of Applied Osteopathy, xv, xvi
American Academy of Osteopathy, xvi, 200
American Osteopathic Association, xv
American School of Osteopathy, 18, 67, 78, 159, 160
Ansatzpole. Siehe *Pole, Ansatz-*.
Ansatzstellen
– Falx cerebri, 46, 110
– Tentorium cerebelli, 46, 110
„Apotheke", 65, 116
Aquaeductus cerebri, 58
Arbuckle, Beryl E., xvi
Arey, Leslie Brainerd, 68
Arm, Mechanismus und Behandlung, 140, 151, 164, 165, 171, 222f
– Clavicula, 222f, *224 Abbildung*
– Handgelenk und Hand, *228f Abbildung*, 229
– Humerus, 193, 223f, *225 Abbildung*
– Radius, *227f Abbildung*
– Ulna, *226f Abbildung*
– Unterarm, Handgelenk und Hand, 224
„Atem des Lebens", 19, 21, 26, 44, 116, 149
Arterie oder Arterien
– A. carotis interna, 120
– Aorta, 121, 179, 186, 245
Arthritis, rheumatoid, 122
Atlas, Behandlung, 104, 156
Aufdehnen. **Siehe** *Ventrikel, Expansion*.
Auge(n)
– Ansätze, 80
– Bewegung des, 77
– Form des Bulbus, Torsionstyp, 142
– Os palatinum, bei Beschwerden des, 90
– Papillenödem, 133
Augenhöhle
– angewandte Anatomie, 77, 79
– Trauma, 133
Augenhöhle(n), 77
Ausgeglichene ligamentäre Spannung, 169, 187, 200
Austausch, Flüssigkeit, 63f, 146
– Behandlung, 123

Barnett, C.H., et al., 101
„Be Still und Know", 28
Becken, 169, 173, 212, 217f
– Dysfunktionen
– – bilateral, 219
– – haltungsbedingt, *221 Abbildung*
– – Prolapse, 245
– – respiratorische Extension, *220 Abbildung*
– – respiratorische Flexion, *218 Abbildung*
– – Symphyse, 220, *223 Abbildung*
– ligamentärer Gelenkmechanismus, 163, 200
– Trauma bezüglich des Os occipitale, 110
– Behandlung, 163, 174, 217
– – Lift, 182, 212, *246 Abbildung*
Becker, Rollin E., vii (Vorwort), xii, 249
Behandlungstechniken
– allgemeine Techniken, 167, 200
– allgemeine Überlegungen, 94, 150
– ausgeglichene ligament. Spannung, 169, 187, 200
– ausgeglichene membranöse Spannung, 195
– Brüche, 161
– „Cant hook", 81
– chronische Dysfunktionen, 167, 177
– direkte Aktion, 202
– Faszie, 168, 180
– Formen intraossärer Dysfunktionen, 194
– „Handschuh über den Finger", 179
– Geburt, 161
– Innere Organe, 160, 173, 175, 180, 241
– Kooperation, durch Atmung, 97, 106, 158, 167
– Kooperation, durch Haltung, 105, 158, 167, 174
– Krampf des M. psoas major, 169
– Krankenbett, am, 157
– Flexion, Vorteile, 157
– – Rippen, Dysfunktionen, 213, *212 Abbildung*
– lymphatisches System, 122f
– – Kompression der 4th Ventrikel, 149, 161, 177
– – Millers lymphatische Pumpe, 123, 161
– – Vibrationen, übertragene, 123
– M. deltoideus, Schmerz, 165
– manipulative Methode, 186
– mehrere Hände, 191
– Neugeborene, 103
– Riementechnik, alt, 180
– Ritter-Hocker, 202
– „Schoß-Technik", 54, 163, 169, 208
– „Schraube und Mutter", 129, 162, 165, 170, 202
– Steuerung der ZSF, 152f
– – Aktivierung, 154, 156
– – Anregung, 155
– – Exhalationsphase, halten, 65
– – Kompression des vierten Ventrikel, 45, 149, 177
– – laterale Fluktuation, 154
– – Lenken der „Tide", 148
– – Notfall, 156
– – Neugeborene und Kinder, 195
– – Os temporale, vom, 151, 154, 155
– – palliativ, 154
– – „Stillpunkt", 154
– „Stiefelknecht", 270

- Technik im Stehen, 173f, 174
- Trennung, 201
- Übertreibung der Dysfunktion, 176, 201
- Wirbelsäule, 173
- zirkulatorische Bedingungen, 161

Bein, Mechanismus und Behandlung, 164, 170, 229f
- Femur, *230f Abbildung*
- Fibula, *233f Abbildung*
- Fußgewölbe, *234f Abbildung*
- Hüftgelenk, 229
- Talus, Calcaneus, Fußgewölbe, 237
- tibio-calcaneo-talare Dysfunktionen, *236f Abb.*
- tibiofemorale Dysfunktionen, *232f Abbildung*

Beugung. Siehe *Flexion*.
Beweglichkeit. Siehe *Mobilität*.
Blutungen, subdural, 118f
Brooks, Rachel, xii
Bryant, Ward C., x

Calcaneus, 235, 237
„Cant hook", 81
Cerebellum
- Motilität, 21, 60, 64
- Struktur, 34, 59f, 196
- Verhältnis, 58

Chapman Reflexe, 123
Cistern(a)
- basalis, 59, 198
- interpenduncularis, 133
- magna, 59, 152, 198
- Receptaculum chyli, 181, *183 Zeichnung*
- superior, 62, 198

Clavicula, Behandlung der, 172, 222, *224 Abbildung*
Clivus, 35
Cranial Academy, xvi

Diagnose, **135f**
- allgemeine Überlegungen, 113, 131
- Beobachtung. Siehe *Palpation, Prinzipien, 135f*
- Dysfunktionen, 113
- Innere Organe, 184
- ligamentärer Gelenkstrain, 163, 200
- Lumbalbereich, 209
- membranöser Gelenkstrain, 109f, 131
- Neugeborene, Untersuchung, 188
- Spenobasilare Verbindung, Typen, *145 Zeichnung*
- thorakaler Bereich, 206
- zervikaler Bereich, 202f

Diploe, 195
Direkt. Siehe *Zerebrospinale Flüssigkeit, „Tide",
    Behandlung*
Dovesmith, Edith, 50
Ductus thoracicus, *124 Zeichnung*
Dura mater
- Ansätze, 35, 36
- Funktion bei Geburt, 100
- interossäre Membranen im Schädel, 46, 56
- mechanische Eigenschaften, 110
- venöse Kanäle, 117

Durchfall, 213
Dysfunktion(en)

- atlantoaxial, 205
- atlantookzipital, *204f Abbildung*
- Becken, 217
- Benennung, 109, 113f
- Definition, 113
- frontoparietal oder parietofrontal, 132
- kranial, 113, 186
- lumbal, 209
- okzipitomastoidal oder mastoidokzipital, 132
- Rippen, 211
- Thorax, 206
- Typen, 113f
- Übertreibung, bei der Behandlung, 176
- zervikal, 202

„Elektrolyse" in Lymphknoten, 122
Embryologie, Neuralrohr, 56
Engpass-Neuropathie, 84, **126f**, 162
Epiphysenkörper, 62, 64, 196, 197
Erbrechen, 182, 185
Ethmoid
- Gebiet, 78
- Incisura, 75
- Lamina cribrosa des, 32, 78
- Rotation, *49 Zeichnung*
- Wirbelsäule, 75, 78

Eustachische Röhre. Siehe *Tuba auditiva*.
Exhalationsphase, halten, 65
- Bewegung, 31, 110
Experimente, *22 Bild, 24 Bild*
Extension
- Dysfunktion, 113
- – zervikal, Behandlung, 204
- – lumbal, 210
- – Becken und Sakrum, *218 Abbildung*
- – Thorax, Behandlung, 208, 209
- Neugeborene und Kinder, 193
- Schädel, 49
- sphenobasilare Verbindung, 70

Extremitäten
- obere, 140, 151, 164, 165, 171, 222
- untere, 164, 170, 229

Falx cerebri, 32, 46, 79, 104, 111, 118, 198
- Sichelform, 46
Faszie(n), 237
- mediastinal, 121, 180
- prävertebral, 121, 181
- zervikales Gebiet, 180, *239 Abbildung*
- – anterior, 238
- – Lift, 182, *239 Abbildung*
„Faszienzug", 121, 181f, 186
Fazialisparese, 84
„Feinere Nerven...", 66, 123, 149
Femur, *230f Abbildung*
Fibula, *234 Abbildung*
„Flüssiges Licht ", 43, 196
Fissura orbitalis, 77
Flexion
- Dysfunktion, 113
- Neugeborene und Kinder, 193

– Os occipitale, 36, 112
– Sakrum, 21
– Schädel, *49 Zeichnung*
– – Becken, sakral, *218 Abbildung*
– – lumbal, Behandlung, 210
– – Thorax, Behandlung, 206, 208
– – zervikal, Behandlung, 204
– sphenobasilare Verbindung, 70, 82
– Os sphemoidale, 75, 112
– Wirbelsäule, 157
Fluktuation der Zerebrospinalen Flüssigkeit, 41f.
  Siehe auch *Zerebrospinale Flüssigkeit.*
Flüssigkeit, Zerebrospinal. Siehe auch *Zerebrospinale Flüssigkeit.*
– Austausch, 63f, 66, 116
– „innerhalb einer Flüssigkeit", 66, 149
Foramen oder Foramina
– jugularis, 35, 81, 118, 119, 127, 162, 192, 199
– lacerum, 120
– magnum, 35, 54, 58, 102, 145
– rotundum, 85
– sphenomaxillaris, 126
– vertebral, 119
Fossa(e)
– cranialis, 21, 199
– jugularis, 199
– nasalis, 88
– pterygoidea, pterygopalatina, 77, 93
– Rosenmüller, 77, 83
Frakturen, Behandlung mit der ZSF, 160
Fulkrum
– „automatisch verschiebend", 50f
– Behandlung der Extremitäten, 170
– frontosphenoidale Artikulationen, 70
– Punkt, 50
– Spannung in einem Balancepunkt, 27, 53, 118
– „Stillpunkt", 30, 52, 122
– Sutherland, 51
– Zähne, in Behandlung, 95
– Verschieben des Fulkrum, 50, 52, 136
Fuß
– Behandlung, 164, 234
– Tide palpieren, 148, 149
Fußgewölbe, 234, 237

**G**anglion oder Basalganglien, 198
– ciliare, 126
– impar, 90
– Grenzstrang, *127f Zeichnung*
– sphenopalatinum, 76, 77, *90f Zeichnung,* 127f
– sympathische, 127, *129 Zeichnung,* 181
– trigeminale, 126
Gefäßversorgung
– Anatomie, 117
– Augapfel, 80
– Dysfunktion im System, **116f**
– Gesicht, 81
– „Geschwindigkeitsbremser", 77
Gehirn
– Anatomie, 56f
– mediale Ansicht, *57 Zeichnung*

Gelenk oder Gelenke A, 20, 67
– frontal, 70f
– frontoethmoidal, 79
– frontosphenoidal, 70, 74, 81, 104
– Kondylen des Os occipitale und Gelenkfacetten des Atlas, 100, 204f
– kranial
– – Entstehung, 100
– – Beweglichkeit, 67f
– ligamentär, 163, 192, 200
– okzipitoatlantal, 101, 156, 192
– Os palatinum, *87 Zeichnung*
– Os sphenoidale, *71 Zeichnung*
– Os sphenoidale mit Os zygomaticum, 79
– parietomastoidal, 35, 72
– Proc. pterygoideus, *92 Zeichnung*
– Schädeldach, 73
– sphenobasilar. Siehe S*phenobasilare Verbindung.*
– sphenosquamal, 18, 69, *71 Zeichnung*
– zervikal, Behandlung, 202
Gelenk(e), okzipitoatlantal, 8, 31, 156, 194
Gelenkflächen („Schaltungen")
– Entstehung, 20, 30
– Typen, 20
Gesicht
– angewandte Anatomie, 75, **78f**
– ethmoidales Gebiet, 78
– orbitales und Sinusgebiet, 79
Gleitbewegung, 86
Grant, J.C. Boileau, 68
Gray, Henry, 63, 69
Gronemeyer, James, xii

**H**alladay, Virgil, 163, 175
Halswirbelkörper. Siehe *Wirbelkörper, Wirbelsäule.*
Hand, 229
Handgelenk, 135, 140, *228 Abbildung,* 228
Handy, Chester L., x, *51 Bild,* 249
Harakal, John H., xii, 249
Herpes zoster, 127
Herz
– – Hemmer oder Beschleuniger, 161
– Klappen, 186
Hiatushernie, 185
Hilton, John, 59, 163 (Hilton et al.)
„Höchste bekannte Element", 42, 59, 66, 147, 155
Hüfte, 173, 229
Hulburt, Ray G., 29
Humerus, *225 Abbildung*
Husten, 185
Hyperemesis gravidarum, 182
Hypophyse, kranial, 107

**I**lia und Sakrum, 21, 146, 175, 217
Iliosakrale Behandlung, 175, 202
iliosakraler Stuhl, 176
Infektion, Atemwegs-, 89, 90
Infundibulum, 64
Inhalation
– Bewegung, während der, 31, 110
– Position, 23

Innere Organe, 160, 173f, 180, 241, 278
„Intelligenz", 26, 121, 149, 196
Intraossäre Einheiten
– Neugeborene und Kinder, 193
– sphenoidal, 107f

**K**eller, James, 199
Kimberly, Paul E., xvi
Kinder. Siehe *Neugeborene und Kinder.*
Kleinkinder. Siehe *Neugeborene.*
Knochen
– als Flüssigkeit, 41
– Entstehung, 19
– Fraktur, ZSF Steuerung bei, 160
Koaxialkabel, 43, *42 Zeichnung*
Kompression
– Befreiung, 104, 157, 192
– kranial, 45, 144
– Partes condylares des Os occipitale, 100
– vierter Ventrikel, 45, 177
Kontrollzentrum/-zentren, 21, 58
– Geburt, 161
– physiologisch, 19, 21, 161
– respiratorisch, 19
Kooperation
– Atmung, 97, 105, 129, 140, 157, 167
– Bedeutung, 202
– Haltung, 104, 129, 140, 167, 170, 174
– Neugeborene und Kinder, 189
Kopfgelenk. Siehe *Gelenke, okzipitoatlantal.*
Kraniales Konzept, Prinzipien, vii, **67f**
„Krumme Zweige", 20, **100f**, 28, 144, 188f
„Kupferrohr", 43

**L**amaina(e)
– cribrosa des Os ethmoidale, 78, 93
– orbitalis des Os frontale, 75, 76
– perpendicularis des Os ethmoidale, 75, 79, 98, 99
– pterygoidei des Os sphenoidale (Proc. med./lat.), 76, 86, *87, Zeichnung* 95
Lamina pterygoidei, 76
Lamina terminalis cerebri, 65f
Läsion. Siehe *Dysfunktion.*
Leberdrehung, 181, 241
Lendenwirbelsäule. Siehe *Wirbelsäule.*
Ligament(e)
– arcuatum, *242 Abbildung*
– Behandlung, 201
– ligamentär, Mechanismus der Gelenke, 192
– ligamentär, Strain der Gelenke, 200
– reziproke Spannung, 109, 168
– sakroiliakal, 34, 175
Lippincott, Howard A., x, xi, xii, 25, *51 Bild*, 101, 169, 200 (Anhang), 249
Lippincott, Rebecca C., x, xi, *51 Bild*, 189 (auf einem Kurs basierendes Kapitel)
„Loch im Baum", 100, 144, 160
Lymphsystem, 44
– Behandlung, 122f, *124 Zeichnung*
– Einengung, 122
– „Elektrolyse" in Lymphknoten, 122

– „Feiner Nerven....", 43, 123, 149
– Fluktuation der Zerebrospinalen Flüssigkeit, 122
– Vergrößerung der Lymphknoten, 44

**M**. psoas major. Siehe *Muskulatur und Sehne.*
„Magische Zentimeter", 58
Magoun, Harold Ives, xi, 51
– *Osteopathy in the Cranial Field*, xi, xiii, 81, 152, 248
Maxillen, 79
– Fehlstellung, 90
McVicker, Raleigh S., xvi
Mechanismus der physiologischen Bewegung
– allgemeine Überlegungen, 114
– Maxillen, 77
– Os ethmoidale, 38
– Os occipitale, 69
– Os sphenoidale, 69
– Ossa palatina, 77
– Ossa parietalia, 118
– Ossa temporalia, 68, 112
– Proc. basilaris, 112
– Sakrum, 110
– Schädelschale, 112
– sphenobasilare Verbindung, 69
Mechanismus, komprimierende Kräfte, 108
– Corpus sphenoidalis und Proc. pterygoideus, 107
– faszial, 167
– „Geschwindigkeitsbremse", 77
– kraniosakral, 116
– Pivotarrangement, oval, 108
– Primäre Respiration, Siehe *Primärer Respiratorischer Mechanismus.*
– „Schalter", 43
– Untearm, 140, 151, 164, 171, 224
Membran(e)
– arachnoidea, 45, 120, 133, 199
– Einschränkung, Auswirkungen, 120
– interossea, 46
– knöchern, 79
– membranöser Strain der Gelenke, 109f, 131
– Motilität, 109
– Pole des Ansatzes, 30, 109, 152
– reziproke Spannung, 29f, **46f**. Siehe auch *Reziproke Spannungsmembran.*
– synovial, 105
Miller, C. Earl (Millers Lymphpumpe), 123
Miller, Edgar, xii
Mobilität
– Einschränkung temporal, Innen- und Außenrotation, 85, 136
– Membran, reziproke Spannungs-, 52, 109
– sakral, unwillkürlich, 33f
– Schädelbasis, 68
– Schädelgelenke, 18, 33f
Morbus Hodgkin, 122
Morris, Henry, 134
Motilität
– Aquaeductus cerebri, 61
– Demonstration, 21
– Gehirn und Rückenmark, 56f

# I - Unterweisungen in der Wissenschaft der Osteopathie

– kranial, 30
– mechanische Funktion, 30
– Neuralrohr, 30 , **56f**, 217
Muskulatur
– abdominale Hinterwand, 187
– Augapfel, 80
– Gesicht, 84
– Oropharynx und Tuba auditiva, 82
– psoas major, 173, 187, *244 Abbildung*

**N**asenmuscheln, 80
Nerv(en)
– accusticus, 84
– Gesichts-, 84
– Hirn-, 80, 84, 85, 126, 127, 162
– maxillaris, 90, 126
– sphenopalatinum (pterygopalatinum), Ganglion, *91f Zeichnung*
– trigeminus, 85
– vagus, 162
Neugeborene und Kinder, **188f**. Siehe auch *Krumme Zweige"*.
– Diagnose, 188, 188
– Geburt, I19f, 100, 188
– kraniale Motilität, 30
– Os occipitale bei Geburt, *103 Zeichnung*
– Os sphenoidale bei Geburt, *107 Zeichnung*
– Steuerung, 189
Neuralgie oder Neuritis, interkostal, 127
Neuralrohr
– Entwicklung, 56
– Funktion, 59, 196
– Membran, über Fissuren verschlossen, 120
– Motilität, 30 , **56f**
Neuropathie, Engpass-, **126f**
Niere, Behandlung, 184
Northup, George W, vii
Northup, Thomas L., xv

**O**hr(en), 77, 82
Okzipitoatlantale Behandlung, 104, 156
Opisthion
Oropharynx, 82
Os occipitale, 20, 45, 102
– Geburt, bei der, *103 Zeichnung*
– Rad, 35, *36 Zeichnung*, 54, 111, 46
– Verhältnis zum Becken, 110
– vier Teile bei der Geburt, 100 , 103
– Supraocciput, 21
– Zirkumrotation, 35, *49 Zeichnung*, 54, 111
Os sphenoidale
– Anatomie, 69, 70
– Geburt, bei der, *107 Zeichnung*
– intraossäre Einheiten, 107
– Rad, 27, 38, 121, 164
– Sella turcica of, 196
– Sinus, 197
– Zirkumrotation, 25, 35, 37, 64, 85, 111
Ossa frontales, 20, 70, 75
Ossa palatina, 75
– Behandlung, 89, 94f1

– Gebiet, 86
– posteriore Gelenkfläche, *87 Zeichnung*
Ossa parietalia, 19, 22, 118
Ossa temporalia, 18, 19, 72, 82, 112
– intraossäre Probleme, 108
– Rotation, 77, 82, 85
– „Unruhestifter" oder „Clown", 37
– „wackelndes Rad", 37, 112
Ossa zygomatica, 76, 80
Arcus, 76
Osteopathic Cranial Association, xv, xvi

**P**alpation
– Abdomen, 184
– akutes Abdomen, 185
– allgemeine Überlegungen, 135, 140
– Beobachtung, 139
– Kontakte, Schädeldach, 135, 190
– Lumbalbereich, 209
– Neugeborenes und Kind, 189
– thorakaler Bereich, 206
– zervikales Gebiet, 202
Parker, E. Tracy, 178
Parkin, I.G., und G.R. Harrison, 36
Partes condylares des Os occipitale
– Anatomie, 100f, 143
– Behandlung, der, 156
– Diagnose, 143
– Kontakte, 189f. Siehe auch *Palpation bei Neugeborenen und Kindern.*
– okzipitoatlantales Gelenk, 101f, 104, 156, 192, 204
– Proc. basilaris, 101f
Patten, Bradley M., 69
Pharynx, 77
Physiologische Zentren. Siehe *Zentren, physiologisch Pivotarrangement, 108.*
Plexus choroideus, 62, 66, 116, 118, 197
Pole, Ansatz-, *47 Zeichnung*, 52, 109, 152
Pons, 22, 60
Popliteale Drainage, *247 Abbildung*
Potency der Zerebrospinalen Flüssigkeit, 26, 41, 148
Primärer respiratorischer Mechanismus, vii, 18, **26f**, 197, 217
– Fluktuation der Zerebrospinalen Flüssigkeit, 26, **41f**, 119, 125
– Gelenkbeweglichkeit der Schädelknochen, 33, **67f**
– Motilität des Neuralrohrs, 30 , **56f**
– Reziproke Spannungsmembran, 29, **46f**, 55
– unwillkürliche Mobilität des Sakrum, 33, **67f**
Processus
– articularis, zervikal, 202
– basilaris des Os occipitale, 37, 55, 82, 101, 111, 118
– clinoideus des Os sphenoidale und/oder Sella turcica, 45, 47
– frontalis der Maxilla, 76
– jugularis des Os occipitale, 37, 55
– mastoidei der Ossa temporalia, 111
– orbitalis der Ossa palatina, 85, *87 Zeichnung*, 89
– pterygoideus des Os sphenoidale, 38, *87 Zeichnung*, 88, 94

- pyramidalis der Ossa palatina, 86
- Spina ossis ethmoidalis, 75
- temporalis der Ossa zygomatica, 76
- zygomatici der Maxillen, 80
- zygomatici der Ossa frontalia, 76
- zygomatici der Ossa temporalia, 76

Psychiatrische Beschwerden, 132

**R**ad
- Os occipitale, 35, *36 Zeichnung*, 54, 111, 146
- Os sphenoidale, 37, *39 Zeichnung*, 54, 111, 146

Rankin, William S., 220

Reflex(e)
- Chapmans, 123
- viszerosomatisch, 186

„Reise der Elritze, Die", 32, **196f**

Respiratorischer Mechanismus. Siehe auch, *Primärer Respiratorischer Mechanismus.*

Respiratorisches System, Behandlung, 160f

Restak, Richard, 58

Reziproke Spannungsbänder, 109, 169

Reziproke Spannungsmembran, 29f, **46f**, 109, 141
- Behandlung der Neugeborenen, 103
- Bewegung, 52
- Canalis spinalis, of, 54
- Pole, Ansatz-, 30, 46f, 152
- Sakrum und Os occipitale, 110
- „Sicheln", 46f, 104
- Spannung, 48, 52
- Zirkulation, Blut, 119

Rheumatismus, rheumatische Arthritis, 122

Rinne(n), 117
- Nerven, 56

Rippen
- Behandlung, 167, 172, *212 Abbildung*
- – Technik am Krankenbett, 213, *212 Abbildung*
- – elfte und zwölfte, 187, *215 Abbildung*
- – erste, 213, *214 Abbildung*
- – freie, 214
- – vierte bis zehnte, 212
- – „Schraube und Mutter", 129, 162, 165
- – zweite und dritte, 213
- – Liften, seitlich, 187
- – Hyperextension, spinal, *216 Abbildung*
- – Technik im Stehen, 173
- – zwölfte Rippe und Zwerchfell, 158, 187
- – vertebrale Extension, 130
- Dysfunktionen, 211
- Rotation, beim Ein- und Ausatmen, 127

Ritter-Hocker, 202, 208, 209, 218

Rotation/Sidebending. Siehe *Sidebending/Rotation.*

Rücken, Behandlung, 173

**S**acroiliac Technicians, The International Society of, xi, 73

sakroiliakale Behandlung
- anteriorer Zugang, 178
- direkte Aktion, 202
- Reiten, 158, 177
- Technik im Stehen, 174, 220

Sakrum
- Behandlung
- anteriorer Zugang, 178
- „respiratorische" Dysfunktionen, 218
- Kontrolle der Bewegung des Fulkrum, 53
- Diagnose der Tide, 162
- Durasack, Anatomie, 36
- Flexion und/oder Extension, 21, 36, 147, 218
- Gelenkbeweglichkeit, 33, 67f
- haltungsbedingte Dysfunktionen, *221 Abbildung*
- Ilia, 146, 217
- Kontrolle der Tide, 53
- Schädelbasis, 144, 192
- unwillkürliche Mobilität, 33, 67f, 147, 217

Schädel, *96 Zeichnung*
- Studium, 18f, 95, 112

Schädel. Siehe auch *Schädelschale.*
- Basis, Kompression, 144
- – Flexion, *49 Zeichnung*
- – Steuerung bei Kindern, 189f
- – Unterstützung, für, 74
- Drei Abschnitte, 68
- epiphyseale Einheiten bei Kindern, 105
- Gelenkbeweglichkeit, 23, 26, 33, 67f
- Neugeborene, 19
- Reziproke Spannungsmembran, im, *46 Zeichnung*
- Sakrum und, 21
- wesentliche Unterstützung, 74

Schädeldach
- Behandlung, 65
- Knochen, des, 73
- Mechanismus, 34, 108
- Neugeborene und Kinder, 191, 195
- Suturen, 23, 34, 73, 110
- „Vater Dura", 195

Schädelschale, 23, 110, 112
- Gelenkbeweglichkeit, 33, 67f
- Drei Abschnitte, 68
- Becken, 110

Schaltungen. Siehe *Gelenkflächen.*

Schielen. Siehe *Strabismus.*

Schlaganfall, 162

Schluckauf, 187

„Schoß-Technik", 54, 163, 194

„Schrauben-Mutter"-Techniken. Siehe *Behandlungstechniken.*

Schulter, Behandlung, 171, 222

Schwab, Walford A., 34

Schwalbenschwanz, 23

Sehne des M. Iliopsoas, 245

Sehne, des M. iliopsoas, 173, 245

Selbstversuch. Siehe *Apparat.*

Sichel. Siehe *Reziproke Spannungsmembran.*

Sidebending/Rotation frontal, 137, 141
- Dysfunktion, 113
- Maxillen, 141
- Neugeborene und Kinder, 193
- Os occipitale, 142
- Ossa parietalia, 141
- Os sphenoidale, 142f
- Ossa temporalia, 142f
- Ossa zygomatica, 141f

– Reziproke Spannungsmembran und, 52
– sphenobasilare Verbindung, 70, 113, 199
– – Achsen, 142
– – Diagnose, 137f
– – Experiment, 23
– Typen, *138 Zeichnung*
Sidebending/Rotation, vertebral
– lumbal, 210
– thorakal, 207, 209
– – Konvexität, links, *208 Abbildung* zervikal, 204
Sinus
– Akzessorisches System der Nase, 78f
– allgemeine Überlegungen, 79
– cavernosus, 35, 77, 82, 119
– lateralis, 34f, 46, 117
– maxillaris, 79
– Mittelohr, 83
– petrosi, 35, 82
– rectus, 50, 118
– sagittalis, 48, 118
– sigmoidei, 35
– sphenoidalis, 98
– transversus (lateralis), 46, 117
– venosus, 51
Slocum, Anna L., x, 188
Smith, William, 78
Soule, Duncan, xii
Spannung. Siehe *Reziproke Spannungsmembran.*
– Punkt der Balance, 30
– ligamentär, 201
Spencer, David L., et al., 36
Speransky, A.D., 32
Sphenobasilare Verbindung
– Anatomie, 111
– Behandlung, 111
– Bewegungen, 69
– Experimente, 23f
– Stellung, 21 (Fußnote)
– – „Inhalation", 23
– Strains, Siehe auch *Strain.*
– Typen, *138 Zeichnung, 145* Zeichnung
Spinale Dysfunktionen
– Behandlung, 173
– Benennung, 109
Spirale
– Bewegung, 28
– Form des Cortex cerebri, 65, 198
Steißgeburt, 160
Still, Andrew Taylor, vii, xiv, 18, 41, 67, 78, 73, 112, 117, 150, 203
– *Autobiography* der A. T.: 65, 114, 116, 248
– „die Leber drehen", 181
– *Dr. A.T. Still in the Living*, 42
– faszialer Mechanismus, 181
Fulkrum, im, 28, 30 , 52– Handgelenk-Technik, 135, 140, *228 Abbildung*
– „Loch im Baum", 100, 144, 160
– „Ziege und Felsbrocken", 121, 186, 245
– *Osteopathy: Research und Practice*, 74, 248
– *Philosophy der Osteopathy*, 248

– *Philosophy und Mechanical Principles der Osteopathy, The,* 26, 43, 64, 155, 248
– rostiger Nagel, 164
– „vertrocknendes Feld", 64
„Still Small Voice", 28
„Stillpunkt", 154
Stottern, 82
Strabismus, 107
Strain
– allgemeine Überlegungen, 30 , 53, 113
– Benennung, 109, 113, 139
– Gesichtsknochen, Mechanismus, 88
– kranialer Gelenkmechanismus, 131, 148
– – gering, 126
– lateral, 143, *145 Zeichnung*
– – Neugeborene und Kinder, 193, 195
– ligamentärer Gelenk-, 30 , 109, 192, 200f
– membranöser Gelenk-, 71, **109f**
– Typen, 113, 137f, *138 Zeichnung*, 143
– vertikal, 143, *145 Zeichnung*
– Neugeborene und Kinder, 193 Stretch
Streckung. Siehe *Extension.*
Supraoccipit. Siehe *Os occipitale.*
Sutherland Cranial Teaching Foundation, xvi, 249
Sutherland, Ada Strand, *With Thinking Fingers*, xiv, 19, 147, 248
Sutherland, William Garner, biografische Informationen, vii, x, xvii
– *Einige Gedanken*, xii, 67
– – (Auszüge), 109
– – (darauf basierendes Kapitel), 106
– – (teilweise darauf basierendes Kapitel), 119, 125, 173, 248
– *Die Schädelsphäre*, xi, 29, 67
– – (darauf basierendes Kapitel), 109
– – (teilweise darauf basierendes Kapitel), 248
– – allgemeine Technik, Demonstrationen, *203ff, Abbildung*
– – allgemeine Unterweisungen, xiv
– – formende Technik, 104
– – lymphatische Technik, *124 Zeichnung*
– – osteopathische Technik (Lippincott), 200f
– – persönliche Experimente, 21f, 147
– – Prinzipien, Zusammenfassung, vii
– *Mit klugen Fingern*, xiv, 19, 147, 248
– *Technik am Os temporale, 40 Bild*
– Unterricht, *29 Bild, 161 Bild*
Sutur(en), kreuzend, 99
– lamboidea, 73
– palatomaxillaris, *96 Zeichnung*
– sagittalis, 23, 34, 73
– sphenosquamosa, 18
Symphyse, 222
Synarthrose, 33
Synchondrose, 69

**T**alus, 235, 237
Technik. Siehe *Behandlungstechniken.*
Tendosynovitis (*Tennisarm*), 171
Tentorium cerebelli, 45, 46, 58, 104, 111, 198

Thorax
- anatomische Beziehungen, 127, *129* Zeichnung
- Behandlung, 129, 172, 180, 206f, *208 Abbildung*
- costovertebrale Verbindung, *128f Zeichnung*
- Wirbelsäule, Diagnose und Behandlung, 206f
Tibia, Femur, Fibula, 232, *233f Abbildung*
Tic douloureux. Siehe *Trigeminusneuralgie*.
„Tide", 19, 22, 147
- „Anstoß", 136, 150
- „Batterie", 33, 44, 59
- Behandlung, 97, 147f, 155
- Diagnose, 137f, 140, 147f
- „Fähre", 41, 153
- Fluktuation, 26, 140, 152
- „Intelligenz", 147, 149, 196
- Kontrolle, 53, 65, 122, 123, 153f
- lenken, 105, 148, 155, 194. Siehe auch *Behandlungstechniken*.
- Potency, 42, 122, 147
- spiralartige Bewegung, 28, 153, 198
- Stille, 29, 153, 154
Tonsillitis, 89
bei Kindern, 192
Tordorf, Edith, x
Torsion der sphenobasilaren Verbindung, 25, 70, 113
- allgemeine Überlegungen, 113
- Diagnose, 137f, 141
- Neugeborene und Kinder, 193
- Os occipitale, 141
- Ossa temporalia, 141
- Ossa zygomatica, 141
- Typen, 113, 137f, *138 Zeichnung*
Transmutation, 43, 65, 155, 196
Trauma, **131f**
- anatomische Bedingungen, 134
- Experimente, Wirkungsverdopplung, 23
- Kompression, 144
- langfristige Auswirkungen, 131
- Trägheit, 132
Trigeminusneuralgie, 126
Truhlar, Robert E., 42
Tuba auditiva, 82

**Ü**bersetzung der Kraft, 131
Übung, zur Erfrischung, 119
Ulna, 227
Unterarm. Siehe *Arm, Mechanismus und Behandlung*.

**V**ene(n)
- Augen, 77
- Galena, 48. Siehe auch *Vena magna, Venen*.
- kranial, 117
- magna, 62, 118
- subclavia, *124 Zeichnung*
Ventrikel, 27
- Expansion und Kontraktion, 31
- dritter, 32, *61 Zeichnung*, 62, 116, 196, 197
- Kompression, Methode, 65, 149, 177
- vierter, 19, 21, 45 , 53, 58, 125, 149, 196, 198
- Vogel, 31, 66

Verbindung
- condylobasilar, 102
- condylosquamal, 102
- costovertebral, *129f Zeichnung*
- sphenobasilar, Siehe auch *Sphenobasilare Verbindung*.
Verdauungsstörungen, 187
„Vertrocknendes Feld", 64
Vierter Ventrikel. Siehe *Ventrikel*.
Viszera. Siehe *Innere Organe*.
Vomer
- Behandlung, 98, 99
- Bewegung, 75
- Struktur und Funktion, 80
- „Wagendeichsel", 98

**W**ales, Anne L., x, (Vorwort), 249
Weeks, Elsie W, x
Wilson, Perrin T., xv
Wirbelkörper
- Hyperextension, mit Dysfunktion der Rippe, *216 Abbildung*
- Kontakt mit dem Schädel, 23, 74
- lumbal, 209f, *210f Abbildung*
- thorakal, 206f
- zervikal, 202
Wochenbettdepression oder -psychose, 111

**Z**ähne
- Kontakt, über die, 95
- Ziehen, 131
Zerebralparese, 118
Zerebrospinale Flüssigkeit
- Fluktuation, 26f, **39f**, 147f
- – Verletzungen, nach, 132
- – Geburt, bei der, 101
- – Diagnose, 147
- – anregend, 154
- – lateral, 153
- – Steuerung, 152, 160
- – Behandlung, Anwendung, 119, 122, 147
- – „Gleitmittel", 162, 168, 177
- Potency, der 26, 28, 41, 147
- Primärer Respiratorischer Mechanismus, und, 26f, 58
- Verteilung, 58f, 65
„Ziege und Felsbrocken", Parabel, 121, 186, 245
Zirbeldrüse, 62f, 196
Zirkumrotation, 35, 55, 111
Zusammenarbeit. Siehe *Kooperation*.
Zwerchfell. Siehe auch *Abdomen*.
- Beschreibung und Verhältnisse, 180, *183 Zeichnung*, 187, 240
- Fulkrum und, 110
- Liften, 182, *240 Abbildung*
- Lig. arcuatum, 158, *242 Abbildung*
- -schenkel, 121, 158, 186, 245
- Zug auf, 158, 182, 183, 240, 245
- Zusammenwirken mit Schädelgelenken, 111
„Zwiebeltränen", 90, 93

## I - Einige Gedanken

**A**bschrägung, sutural, 85, 90, 139, 141, 171, 200, 262, 273, 275
Acetabulum, 122, 130, 159, 220, 222, 236, 252, 272, 286
Achsen, der Bewegung, 144f, 250, 290, 292, 295
„Alters-Zentrum", 245
Aquaeductus cerebri, 118, 133, 140, 177, 180, 197, 246, 288
Arterien
– Carotis interna, 113, 162, 178, 276
– cerebri media, 298
– Plexus choroideus, des, 293
– Wände, im Schädel, 198, 277
Atem des Lebens, 133, 137, 140, 141, 143, 175, 183, 185, 190, 195, 253, 255, 257, 260, 297, 298
Atemwegserkrankungen, 81, 118, 132, 149
Auge, 89, 95, 113, 119, 158, 159, 163, 167, 208, 209, 234, 268, 272, 280, 284, 291, 297, 299
– extrinsische Muskulatur, 163, 273. Siehe auch *Augenhöhle; Sehstärke; visueller Cortex.*
Augenhöhle, 119, 159, 163, 188, 208, 209, 234, 272, 280, 284, 291, 297, 299

**B**alance Mechanismus, 76, 211, 214, 265, 295
Balancepunkt, 299
Beckenschale, 201
Beweglichkeit der Schädelgelenke, 50, 54, 64, 75, 85, 133, 140, 143, 157, 158, 161, 172, 195, 200, 203, 206, 287, 262, 263, 275, 289
– Palpation, 152
– Quelle, 97

**C**analis centralis, 141
Cisterna chyli, 183, 231, 237
Cisternae des Gehirns, 296, 297
– Cisterna interpeduncularis, 142, 291, 296, 297
– Cisterna magna, 142, 206, 215, 35, 295, 296, 300
Crura des Diaphragma, 42, 44, 231

**D**armbeschwerden, Behandlung, 23
dental-traumatisch. Siehe *membranöse Strains der Gelenke.*
Diagnose, 62, 71, 83, 94, 138, 147, 184, 190, 261, 297. Siehe auch *membranöse Strains der Gelenke, Diagnose.*
Diaphragma, 44, 51, 223, 236, 247 Siehe auch *Crura des Diaphragma.*
Diploe, 144, 275
Down Syndrom, 284
Ductus thoracicus, 237
Dura mater, 222, 275, 285, 295. Siehe auch *Reziproke Spannungsmembran.*
Dysfunktion. Siehe *membranöse Strains der Gelenke; ligamentäre Strains der Gelenke.*

**E**ndokrines System, 198
entzündlicher Rheumatismus, 74
Epiphyse. Siehe *Gehirn, Epiphyse.*

## II - Einige Gedanken

Eustachische Röhre. Siehe *Tuba auditiva.*
Extension des Schädels, 207, 213, 263

**F**alx cerebri. Siehe *Reziproke Spannungsmembran.*
Faszialer Zug, 215, 223, 244
Faszie, 215, 223, 244, 246, 247, 253, 300
– Hals-, 245
Fazialisparese, 87, 88, 167
Femur, bei der Geburt, 278
„Flüssiges Licht", 297
Fissura sphenoidale, 234
Fissura sphenomaxillaria, 119, 159, 234
Fissura supraorbitalis, 163, 273, 276
Flexion des Schädels, 209, 213, 263, 269
Fluktuation. Siehe *Zerebrospinale Flüssigkeit.*
Foramen jugulare, 30, 49, 50, 51, 58, 144, 164, 199, 273, 277
Foramina optici, 276
Forschung, 70, 71, 140, 154, 176, 203, 205, 238, 294
– Gesichtsknochen, Mechanismus, 208
– Hemisphären des Gehirns, 138, 205
– lymphatische Aktivität, 74
– Sakrum, 206
– Schädelkompression, 63, 70, 112, 205, 207
– Steuerung der ZSF, 135, 205
– Wirbelsäule und Sakrum, 115, 128, 206
Fulkrum, Sutherland. Siehe *Sutherland-Fulkrum.*

**G**anglien
– Basal-, 290
– pterygopalatinum (sphenopalatinum), 158, 167, 228, 272, 276, 281, 281, 285
– sympathische, 229
– trigeminale, 101, 108, 119, 163, 167, 222, 227, 276, 280
Geburtstraume, 78, 188, 242, 282
Gehirn, 118, 137, 288
– Aquaeductus cerebri, 133, 141, 180, 228, 288,
– Atemzentren. Siehe *Gehirn, physiologischen Zentren.*
– Basalganglien, 290
– Bulbi olfactorii, 228, 292, 294, 299
– Cerebellum, 98, 288, 297, 300
– Epiphyse, 246, 255, 289, 292, 300
– Gehirnhälften. Siehe auch *Hemisphären des Gehirns.*
– Geruchsknollen. Siehe auch *Bulbi olfactorii.*
– Hemisphären des Gehirns, 175, 289
– – Motilität, 137, 174, 180, 246, 289
– Hemisphären des Kleinhirns, 175
– Hypophyse, 59, 66, 77, 99, 118, 134, 142, 154, 176, 198, 228, 246, 254, 261, 290, 297, 299, 300
– Hypothalamus, 198, 228, 255, 261, 290
– Infundibulum, 141, 176, 178, 198, 228, 255, 290, 291, 292, 299, 300
– Lobus frontalis, 294
– Medulla oblongata, 98
– physiologische Zentren, 55, 133, 195, 204, 215, 277, 288, 289
– Plexus choroideus, 134, 154, 162, 174, 198, 276,

288, 290, 293
- Pons, 288
- Pyramidenbahnen, 295
- Tela choroidea, 293
- Thalamus, 98, 290
- Tractus opticus, 297
- Ventrikel. Siehe *Ventrikel des Gehirns.*
- vierter Ventrikel. Siehe auch *Ventrikel des Gehirns.*
- visueller Cortex, 294, 299
Gehirn, Gottes Apotheke, 176, 196
Gehirn, Motilität. Siehe *Hemisphären des Gehirns, Bewegung.*
Gehirnpathologien durch eingeschränkte Bewegung 199
Gelenkflächen, 206, 263, 270
Gelenkverbindungen
- frontosphenoidal, 85, 184, 186
- okzipitoatlantal, 19, 57, 108, 188, 246
- okzipitomastoidal, 166, 184, 186, 279, 300
- parietomastoidal, 90, 148, 152
- petrobasilar, 66, 91
- radioulnar, 38, 222
- sphenosquamös, 147, 227
- temporomandibular, 119, 280
- tibiofibular, 222
Glaukom, 159
Grippe. Siehe auch *Influenza.*

**H**emisphären des Gehirns, Motilität, 98, 118, 125, 137, 174, 180, 246, 289, 293
Herzerkrankungen, 231, 236
Hirnnerven, 228, 228, 288
Hypothalamus. Siehe *Gehirn, Hypothalamus.*

**I**liosakralgelenk, 206, 249
Influenza, 42, 44, 60, 78, 103, 113, 113, 118
Infundibulum. Siehe *Gehirn, Infundibulum.*
„Intelligenz" in der Zerebrospinalen Flüssigkeit, 175, 185
innewohnende Kraft, 212, 292, 299
Intraossäre Einheit, 199, 282, 286

**K**ern-, 201, 202, 295, 300
Kluge, fühlende, sehende, wissende Finger, 17, 29, 41, 115, 153, 191, 212, 256, 297
Knochen
- basilar, 103, 142
- Becken-, 129, 286, 300
- Clavicula, 24, 28, 36, 48, 88
- - Crista galli, 55, 76, 92, 292
- - Incisura, 213, 263, 271, 273, 291, 294
- - Lamina cribrosa, 292
- - Spina. Siehe *sphenoidal.*
- Conchae, 65, 93, 158, 273, 277, 280
- Femur, 128
- Fuß, 222
- Gesicht, 51, 63, 76, 91, 207
- Mandibula, 189
- Maxilla, 65, 66, 93, 158, 189, 263, 272, 277
- - Proc. Frontales (nasale), 263
- Os ethmoidale, 65, 76, 91, 117, 157, 234, 271,

273, 292, 299
- Os frontale, 90, 93, 157, 271
- Os nasale, Proc. frontalis, 158, 273
- Os occipitale, 144, 145, 212, 263, 265, 295
- - epiphysäre Einheit, 282
- - Foramen magnum, Distorsion, 199, 283, 294
- - Pars basilaris, 263, 283, 294
- - Pars condylaris, 187, 283
- - vier Teile bei der Geburt, 199, 204, 294
- Os palatinum, 158, 263, 263, 272, 285
- Os parietale, 89, 177, 209
- Os sphenoidale, 66, 84, 92, 113, 117, 144, 157, 198, 273, 276, 284
- - Alae majores, 52, 83, 271, 273, 284
- - Alae minores, 271, 273, 284
- - epiphysäre Einheit, 282, 284
- - Proc. clinoideus, 66, 77, 265
- - Proc. pterygoideus, 57, 66, 76, 92, 158, 263, 272
- - Rostrum, 271, 277
- - Sella turcica, 57, 59, 66, 77, 92, 99, 118, 141, 144, 162, 163, 198, 263, 290
- - Spina ethmoidalis, 92, 265
- Os temporale, 50, 86, 104, 134, 144, 268, 273, 274, 285
- - „wackelndes Rad", als Bewegung, 134, 145, 161, 274
- - Pars petrosus, 145, 163, 177, 211, 263, 265
- - Proc. mastoideus, 145, 212, 30
- Os zygomaticum, 51, 66, 93, 158, 272, 274, 277
- Proc. jugularis, 146, 273, 274
- Rippen, 24, 34, 38, 46, 107, 123, 219, 229, 238
- Sakrum, 140, 180, 195, 201, 206, 214, 215, 248, 263, 269, 271
- Schädeldach 103, 199. Siehe auch *Schädeldach.*
- Supraocciput, 204
- Vomer, 93, 158, 271, 277
Knorpelige Einheiten bei der Geburt, 199
Koaxialkabel, 228, 254, 260, 292, 300
Kompression der Partes condylares. Siehe *membranöse Strains der Gelenke (kraniale Dysfunktionen).*
Kompression des vierten Ventrikel. Siehe *Zerebrospinale Flüssigkeit, Steuerung; Leerlaufpunkt; Techniken.*
Kopfschmerzen, 80, 113
Kraft, bei der Anwendung, 212
Kraniale Dysfunktionen. Siehe *membranöse Strains der Gelenke (kraniale Dysfunktionen).*
Kraniale Gelenkflächen, 65, 73, 83, 85, 140, 140, 170, 262, 269
Kraniales Konzept innerhalb der Osteopathie, 139
„Krumme Zweige", 187, 34, 213, 256, 269, 282

**L**äsion. Siehe *Dysfunktion.*
Lenken der Tide. Siehe *Technik.*
ligamentäre Strains der Gelenke, 218
- Acetabuum, 122, 130
- occipitodental, 26, 28, 29, 32, 33, 109, 246
- - Diagnose, 23
- - Technik, 20
- Rippen, 34

– sakroiliakal oder iliosakral, 123, 128, 247
– sakrolumbal oder lumbosakral, 123
– talocalcaneal, 222
– temporomandibulär, 189, 227
– thorakal, 123, 247
– Wirbelsäule, Hyperextension, 41, 535
– zervikal, 12
Ligamenti
– arcuatum, 232
– sacrospinalia, 128
– talocalcaneale, 222
– von Trolard, 221
Lymphfluss, 40, 51, 61, 70, 95, 237

**M**. flexor digitorum profundus und M. flexor pollicis longus, 152, 181, 212, 268
M. obturatorius internus, 39, 222
M. serratus anterior, 123, 220
Membrane
– arachnoidea, 138, 295, 296, 298
– Dura mater, 108, 126, 134, 222, 275, 285, 295
– Duraschicht, (-blatt), 222, 227
– eingeschränkter venöser Fluss, 163
– interossär, 221
– intrakranial, 126, 128, 221, 280
– intraspinal, 126, 126, 128, 164, 201, 215, 221, 250, 262, 268, 277, 295, 295
– obturatoria, 222
– Pia mater, 296, 298
– reziprok. Siehe *Reziproke Spannungsmembran.*
membranöse Einschränkung der Venenkanäle, 178
membranöse Gelenkbeweglichkeit, 128, 133, 140, 159, 206, 206, 234, 274
membranöse Strains der Gelenke (kraniale Dysfunktion), 58, 60, 62, 78, 83, 148, 219, 241, 266, 278, 281, 297
– Ätiologie, 68, 79, 93
– bei Neugeborenen und Kleinkindern, 57, 78, 188, 199, 282
– dental-traumatisch, 57, 61, 75, 92, 119, 166, 214, 280
– Diagnose, 79, 94, 120, 149, 151, 164, 167, 281
– – durch Beobachtung, 209
– etmoidal, 168, 281
– expiratorische Spannung, 95
– fazial, 120, 167, 189, 273, 281
– frontoparietal, 165, 185, 279
– frontosphenoidal, 214
– inspiratorische Spannung, 94, 103, 148
– Kompression der Partes condylares, 188, 283
– Maxilla, 281
– okzipitomastoidal, 166, 186, 212, 224, 279, 280
– parietal, 166, 279
– parietofrontal, 165, 279
– parietosquamös, 165
– petrobasilar, 58, 59, 108
– Sakrum, anterior (abgesenkt), 201, 223, 230, 251, 300
– Sakrum, respiratorisch, 129, 129, 247, 252
– Schädelbasis, 83, 109, 163
– sphenobasilar, 94, 148, 152, 164, 201, 248, 277

– – Diagnose, 149, 152, 164, 274
– – Extension, 94, 149, 164, 278
– – Flexion, 94, 148, 164, 278
– – Sidebending/Rotation, 150, 164, 278, 299
– – Torsion, 150, 164, 278
– sphenoidal, 84, 88, 108, 113
– sphenosquamös, 227
– sphenozygomatisch, 285
– temporal, 60, 101, 108
– Terminologie, 177
– traumatisch, 118, 165, 279, 281
– zygomatisch, 281
membranöser Schädel, 275
meningealer Schock, 298
mentaler Stress, 68, 71, 202, 266, 298, 300
Migräne, 83, 99, 100

**N**. infraorbitalis, 227, 272
Nasennebenhöhlen, 68, 93, 106, 168, 281, 285
Neugeborene und Kinder, 187, 199. Siehe auch *Geburtstrauma; Schädel bei der Geburt; Neugeborene; pränatale Faktoren.*
Neugeborenes, 242. Siehe auch *Neugeborenes und Kleinkinder.*

**O**hr, 95, 280, 285. Siehe auch *Taubstumm.*
Orbit. Siehe *Augenhöhle.*
Osteopathie denken, 191, 212, 256

**P**arkinson, Morbus, 246
Physiologische Aktivität, sekundär, 204
Physiologischer Zentren, medullär, 55, 55, 133, 140, 195, 204, 215, 239, 277, 288
Plexus choroideus. Siehe *Gehirn, Plexus choroideus.*
Pole der Ansätze. Siehe *Reziproke Spannungsmembran.*
Potency. Siehe *Zerebrospinale Flüssigkeit.*
pränatale Faktoren, 170, 187. Siehe auch *Neugeborene und Kleinkinder.*
Primärer Respiratorischer Mechanismus, 117, 194, 211, 223, 234, 259, 295, 297
– allgemein, 140, 186
– im Verhältnis zum sekundären respiratorischen Mechanismus, 133, 135, 141, 223, 295
– Motilität, 117, 204, 289
– rhythmische Bewegung, 75, 98, 118, 128, 137, 140
– suturale Bewegung, 51, 71, 90
Proc. Clinoideus. Siehe *Knochen, Os sphenoidale;* Siehe auch *Reziproke Spannungsmembran, Pole der Ansätze.*
Pterygium, 234

**R**eziproke Spannungsmembran, 50, 53, 55, 57, 64, 76, 98, 118, 125, 134, 138, 142, 180, 195, 201, 211, 215, 221, 262, 264, 285, 290, 292, 295, 296, 300
– Bewegung während der Atmung, 265
– Falx cerebri, 51, 53, 55, 57, 64, 66, 69, 81, 92, 94, 98, 117, 211, 264, 265, 294
– Pole der Ansätze, 77, 125, 142, 264
– Spannung, erhöht, 104

- Steuerung über das Sakrum, 201, 269
- Tentorium cerebelli, 51, 53, 55, 57, 64, 66, 98, 179, 181, 211, 264, 265, 268
Rhythmische Bewegung, 75, 98, 118, 128, 137, 141, 211, 267, 295
Rhythmischer Balance-Austausch, 175, 177, 185, 196, 241, 289, 293, 295
Rippen, 24, 34, 38, 46, 47, 107, 123, 219, 229, 238
Rückenmark, 125, 288, 295

**S**akraler Zug. Siehe *membranöse Strains der Gelenke; Sakrum, anterior (abgesenkt)*.
Sakrum, Haltung (willkürlich), Bewegung, 128
Sakrum, respiratorisch (unwillkürlich), Bewegung, 128, 180, 206, 277, 285
Schädel bei der Geburt, 199, 282. Siehe auch *Neugeborene und Kinder*.
Schädel, pränatal, 171
Schädeldach, 67, 89, 103, 144, 161, 199, 275
Schädelentwicklung, 170, 187
Schädelschale, 155, 201, 202, 233, 300
Schaltungen, 181, 200, 204
Schicht der Dura. Siehe *Membrane, Duraschicht*.
Schiefhals. Siehe *Torticollis*.
Schielen, 284
Schöpfer des kranialen Mechanismus, 203, 267
Schräge. Siehe auch *Abschrägung*.
sehende, fühlende, kluge, wissende Finger. Siehe *Kluge, fühlende, sehende, wissende Finger*.
Sehne des M. psoas major, 39, 46, 122, 130, 236, 247
Sehstärke, 208
Senkung (Prolaps), 39, 124, 131
Siehe auch *Ligamentäre Strains der Gelenke; membranöse Strains der Gelenke*.
Sinus cavernosus. Siehe *Atemzentren, Gehirn, physiologische Zentren*.
Sinus venosus, 163, 163, 178, 241, 267, 273, 299
- Sinus cavernosus, 157, 163, 178, 267, 273, 299
Spannung der anterioren Bänder der WS, 43, 53
sphenobasilare Synchondrose, 163, 201, 209, 276, 281
- Beweglichkeit, 205
- Dysfunktionen. Siehe *membranöse Strains der Gelenke*.
- Stellung bei Sidebending, 209
- Stellung bei Torsion, 209
- Technik, 88, 104. Siehe auch *Technik*.
- Verknöcherung, 199
Steißgeburt, 286
Still, Dr. A.T., 139, 151, 156, 170, 183, 192, 200, 218, 228, 233, 240, 246, 255, 256, 260, 270, 282, 288, 293, 294, 295, 298, 300
Stillpunkt, 293, 298
Strabismus. Siehe *Schielen*.
Sutherland-Fulkrum, 265, 267
Sutura metopica, 265
Suturale Beweglichkeit. Siehe *Beweglichkeit der Schädelgelenke*.
Suturen
- frontosphenoidal, 263, 271
- frontozygomatisch, 93
- maxillozygomatisch, 95, 274
- okzipitomastoidal, 64, 212
- parietomastoidal, 64, 87, 160, 273
- petrobasilar, 64, 87, 160, 273
- Schädelbasis, 54, 86, 103, 143, 161, 162, 208, 274
- squamoparietal, 273
- squamös, 64, 76
- temporozygomatisch, 63, 76, 93, 274
Sympathische Ganglien, 229

**T**alocalcaneale Bänder, 222
Taub, 285
Technik
- Acetabulum, 122
- Annäherung, 30, 33, 36
- anterior, spinale Gewebespannung, 41, 535
- Bewegungstests, 152
- Clavicula, 36, 48, 88
- dental-traumatische Dysfunktion, 119, 214
- fazial, 118
- frontaler Kontakt, 50, 150, 152
- Handgelenk, von Dr. Still, 212
- Kanthaken, 186
- Kompression des vierter Ventrikel, 135, 137, 153, 178, 195, 205, 239
- Kompressionstypen, 112, 113, 118
- Lenken der „Tide", 184
- Liften des Schädeldachs, 104
- lymphatische Drainage, 25
- M. psoas major, Muskel und Sehne, 236, 247
- Pars petrosus, 501
- Prinzipien, 151, 181
- Punkt der Gelenklösung, 151
- respiratorische Kooperation, 152
- Reziproke Spannungsmembran, Spannung, 117
- rhythmische Bewegung, 76
- Rippen, 34, 38, 47, 123, 219
- sakraler Zug, 249
- sakroiliakal, 39, 49, 123, 129
- sakrolumbal, 123
- Sakrum, 130, 201, 250, 269
- sphenobasilar, 88, 104
- Stehen, im, 122, 128
- „Stiefelknecht", 19, 222
- Stillpunkt, 293, 298
- taktiler Sinn bei, 17, 28, 29, 33, 39, 152, 170
- thorakale Dysfunktionen, 123
- Tide. Siehe *Technik, Lenken der „Tide"*.
- Trachea, 48
- übertriebener Typ, 151
- Verdauungsstörung, 22
- verwendete Kräfte, 18, 151, 181, 261, 292, 299
Siehe auch *Zerebrospinale Flüssigkeit, Potency*.
- Zerebrospinale Flüssigkeit, anregend und palliativ, 181
- zervikal, 48
Tic douloureux. Siehe *Trigeminusneuralgie*.
Tonsillenabszess, 88
Torticollis, 55, 75

## II- Einige Gedanken

Transmutation, 178, 194, 240, 254, 290, 292, 300
Trigeminusneuralgie, 108, 119, 167, 222, 227, 280
Trolard, Bänder, 221
Tuba auditiva, 119, 161, 167, 272, 274, 280

Übelkeit, Erbrechen, 242, 246
Ureter, 234

Venen des Gehirns und Sinus venosus. Siehe *Venen, V. magna und Sinus venosus.*
Venen
– Plexus choroideus, 293
– V. magna cerebri, 293
venöser Fluss im Schädel, 163, 177, 199, 246, 267, 276
venöser Fluss, membranöse Einschränkung, 164, 177, 198, 241, 267, 277, 280, 299
Ventrikel des Gehirns, 98, 118, 141, 142, 174, 175, 180, 195, 197, 276, 288, 289
– dritte Ventrikel, 141, 174, 197
– seitliche Ventrikel, 174, 197, 294, 299
– vierter Ventrikel, 141, 163, 174, 195, 196, 277, 288
Verknöcherungszentren, 188
Visueller Kortex, 294, 299

„Widder der Vernunft", 208, 210, 214
„Wissende Finger". Siehe *Kluge, fühlende, sehende, wissende Finger.*
Wissenschaft der Osteopathie, 191, 192, 215, 217, 233, 239, 255, 282

Zähne, 75, 263. Siehe auch *membranöse Strains der Gelenke, dental.*
Zangengeburt, 188
Zentrales Nervensystem
– Beweglichkeit, 204, 206, 262, 290, 293
– Störungen, 268
Zerebralparese, 78
Zerebrospinale Flüssigkeit, 142, 154, 173, 192, 258, 276, 287, 296
– Anregung, 181
– Austausch mit dem Blut, 134, 137, 142, 154, 175, 177, 179, 182, 196, 198, 276, 292. Siehe auch *rhytmischer Balance-Austausch.*
– eingeschränkte Aktivität, 60, 61, 95, 98, 99, 103, 118, 133, 178, 268, 268, 279, 280, 298
– Fluktuation, 133, 135, 179, 181, 194, 196, 202, 206, 228, 239, 246, 253, 257, 261, 268, 280, 284, 288, 295, 296, 298
– „Leerlauf", 179
– Potency, 198, 206, 212, 261, 297
– Steuerung, Kontrolle, 61, 64, 95, 133, 135, 194, 196, 206, 240, 262, 268, 288, 293
– Stillpunkt, 293, 298

– Tide, 180, 184, 214, 215, 253, 288
– Transmutation, 178, 183, 185, 290
– Ventrikelbewegung, 98, 99, 135, 141, 143, 288
– wichtige Vorrichtungen, 173, 175, 178, 182
„Ziege und Felsblock", 231, 235
Zwerchfell. Siehe *Diaphragma.*

# III - DIE SCHÄDELSPHÄRE

**A**bschrägung
– Gesichtsknochen, 22
– Os Os temporale, 19, 41
– Os sphenoidale, 18, 22, 40, 41
– Ossa parietalia im Verhältnis zum Os occipitale, 38-41
Ala major des Os sphenoidale
– Diagnose, 33, 48
– L-förmige Gebiete, 18
– Liften des Os parietale, 38
Art. temporomandibulare
– dental-traumatisch, 45, 53-54
– Pars petrosus, 43
– sphenofaziale Dysfunktionen, 45
– Technik, 45
Atlas, okzipitoatlantal Dysfunktion, 50-51
Atmung. Siehe *Exhalation, Inhalation, Primärer Atemmechanismus.*
Auge
– Bewegung der Augenhöhle, 23, 54
– dental-traumatisch, 54
– Maxilla, 56
– Os palatinum, 23, 57
– Os sphenoidale, 22-23
Augenhöhle. Siehe auch *Auge.*
– Beweglichkeit, 19, 23, 54
– dental-traumatisch, 54
– fazialeDysfunktionen, 56-57
– Gelenkstruktur, 23, 54, 56
– Os sphenoidale, 22

**B**eweglichkeit. Siehe auch *kraniale Gelenkbeweglichkeit.*
– Expansive Kompensation, 39
– Experimente als Beweis, 13
– gleitend, 19, 20
– Rinne und Fulkrum, 20
– Ruhepunkt, 33, 48
– Schädel, 16, 18-19, 28
– Schädelbasis, 16, 17-20, 24, 26, 30, 33, 42
– wiegend, 20, 22-23

**C**rista galli (Os ethmoidale)
– Liften des Os frontale, 39
– Reziproke Spannungsmembran, 23, 26

**D**iagnose, kraniale Dysfunktionen, 33
– dental traumatische Dysfunktionen, 53-55
– faziale Dysfunktionen, 56-58
– formende Technik, 46-47
– traumatische Dysfunktionen, 48-52
Dura mater
– Hypophyse, Anker, 29
– venöse Kanäle, Wände, 29
– Zerebrospinale Flüssigkeitsaktivität, 28-29
Dysfunktionen, kraniale
– chronisch, 43
– Definition, 26
– dental-traumatisch, 53-55
– Diagnose, 33
– okzipitoatlantal, 49, 51
– Reduction, 35

– sphenobasilar, 52
– traumatisch, 48-52
– Übertreibung, 55
Dysfunktionen, spinal, Definition, 26

**E**xhalation
– Innenrotation des Pars petrosa, 42
– Reziproke Spannungsmembran, 26
– Ventrikel, 28
– Zerebrospinale Flüssigkeit, 31-32

**F**alx cerebri, frontoethmoidales Gelenk, 23
– Abspreizen des Os parietale, 39
– frontoparietale Technik, 48-49
– Liften des Os parietale, 37
– Pole, Ansatz-, 24, 26, 28
– Reziproke Spannung, 26
– traumatische Dysfunktionen, 48-51

**G**anglion sphenopalatinum (pterygopalatinum)
– dental-traumatisch, 54
– fazialeDysfunktionen, 56
Ganglion von Gasseri, dental-traumatisch, 54
– temporomandibulare Dysfunktionen, 45
Gehirn
– Bewegung, 28, 30-31 (Fußnoten)
– Einschränkung der Bewegung, 31
Gelenke der Schädelbasis
– Beweglichkeit, 16-20, 23, 26, 30, 32, 42
– knorpeliger Ursprung, 16, 20
– Liften des Os frontale, 39
– Maxilla, 57
– Zerebrospinale Flüssigkeit, 28-29
Gesichtsknochen
– Beweglichkeit, 18
– dental-traumatisch, 53-55
– Formung, 47
– Technik, 56-58

**H**erumprobieren, versus taktiler Sinn, 35
Hypophyse
– Beweglichkeit, 30
– Infundibulum, 29-30
– Sella turcica, Verankerung, 29

**I**liosakralgelenk
– Gelenkflächen, 17
– L-förmige Gebiete, 18
Incisura ethmoidalis
– Liften des Os frontale, 39
Inhalation
– Außenrotation des Pars petrosa, 41-42
– Expansive suturaler Dienst, 38-39
– Reziproke Spannungsmembran, 26
– Ventrikel, 28
– Zerebrospinale Flüssigkeitsaktivität, 31, 32
Interkraniale Membran. Siehe *Reziproke Spannungsmembran.*
kraniale Gelenkbeweglichkeit
– Ausgleich des Schädeldachs, 16, 21
– Gelenkflächenentwurf, 13, 19
– im Verhältnis zur Hypophyse, 30
– Membran, Begrenzung, 26
– unwillkürlich, 26, 28
– ursprüngliche Idee, 13, 19

# III - Die Schädelsphäre

**L**-förmige Gebiete
– Ala major des Os sphenoidale, 18, 22
– Iliosakralgelenk, 18
– Os frontale, 18
Lymphsystem
– Aktivität, 31, 36
– Rückkehr, 31 (Fußnote)
– Zerebrospinale Flüssigkiet, primär, 29

**M**. flexor digitorum profundus, 36-39, 40, 42-43, 47-51, 56-58
M. flexor pollicis longus, 36-39, 40, 42-43, 47-51, 56-58
Mandibula. Siehe *Art. temporomandibulare.*
Maxilla
– Augenhöhle, 54
– dental-traumatische Dysfunktionen, 23, 53-55
– Fehlstellung, 23-24, 56
– Kieferoperation, 47
– Os palatinum, 24, 57
– Os sphenoidale, 24
– Technik, 56-57
Membrana arachnoidea
– Ansatz Sakrum, 29
– Zerebrospinale Flüssigkeit, 28-29
Membrane. Siehe *Reziproke Spannungsmembran, Membrana arachnoidea, Dura mater.*
Migräne
– Dysfunktionstyp, 52
– sphenobasilar Dysfunktionen, 52

**N**asal
– Erkrankungen, 54, 56
– Maxilla 23, 24

**O**s ethmoidale. Siehe auch *Crista galli.*
– Beweglichkeit der Gelenke an der Schädelbasis, 23
– dental-traumatisch, 54
– Korrektur, 57
– Nase, Beschwerden, 54, 56
– Nebenhöhlen, Beschwerden, 57
Os frontale
– Ausgleichsfunktion, 18
– Formung, 46-47
– frontoethmoidales Gelenk, 22, 23, 39, 46-47, 57-58
– frontoparietale Dysfunktion, 48
– L-förmige Gebiete, 18
– Verknöcherungszentren, 22, 46
– Vier Hände-Technik, 43
– zwei Knochen, 46
Os occipitale
– Ausgleichsfunktion, 18
– Beobachtung und Palpation, 33
– Formung, 47
– Korrekturtechnik, 35
– Liften des Os frontale, 39
– Liften des Os parietale, 37
– okzipitomastoidale Dysfunktion, 50-51
– okziptoatlantale Dysfunktion, 49, 51
– Pars petrous-Technik, 42-43
– Reziproke Spannungsmembran, 26
– sphenobasilare Technik, 40-41
– traumatische Dysfunktion, 50-52

– Vier Hände-Technik, 43-44
Os palatinum
– Augenhöhle, 23, 54
– Maxilla, 56-57
– Proc. pterygoidei, 41
– Technik, 56
– zwischen Os sphenoidale und Maxilla, 24, 57
Os parietale
– Atmung, 31
– Ausgleichsfunktion, 18
– Formung, 47
– Liften des Os parietale, 37-38
– parietofrontale Dysfunktion, 49-50
– parietookzipitale Dysfunktion, 50-51
– parietosquamöse Dysfunktion, 48-49
– Spreizen des Os parietale, 38-39, 44
– Technik, 35, 37-39, 47, 49-50
– traumatische Dysfunktionen, 48-51
Os sphenoidale. Siehe auch *Proc. clinoideus, L-förmige Gebiete, Ala major, Proc. pterygoideus.*
– Augen, Funktion, 54
– Augenmuskulatur, 23 (Fußnote)
– dental-traumatisch, 52-55
– Fixation des Art. temporomandibulare, 45
– Gelenke, 18
– Gesichtsknochen, Beweglichkeit 22-24
– Gesichtsknochen, Dysfunktionen, 56-58
– Liften des Os frontale, 39
– Liften des Os parietale, 38
– Migräne, 52
– sphenobasilare Technik, 40-41
Os temporale. Siehe auch *Pars mastoidea, Pars petrosa, ars squamosa.*
– Beweglichkeit, 18
– dental-traumatisch, 19, 53-55
– Maxilla, 24

**P**ars mastoideus des Os temporale
– Gelenkverbindungen, 20, 43
– parietookzipitale Technik, 50-51
– Pars petrosa-Technik, 42-43
– Reanimation, 30-31 (Fußnote)
– Respiration, 30 (Fußnote)
– Vier Hände-Technik, 43-44
Pars squamosus des Os temporale
– Abschrägung, 19, 40-41
– Gelenke, 19, 20, 48
– Liften des Os parietale, 38
– parietosquamöse Dysfunktion, 48-49
Petrous portion des Os temporale
– dental-traumatisch, 53-55
– Liften des Os frontale, 39
– Os occipitale, 20
– Reziproke Spannungsmembran, 26
– Rotation, 33, 40-43, 50, 53-54
– sphenobasilare Technik 40-41
– Technik, 42-43, 52, 54
– traumatische Dysfunktionen, 48-51
– Vier Hände-Technik, 44
Primärer Atemmechanismus, 16
– diaphragmatische Atmung, sekundär, 16, 31-32 (Fußnote)
Proc. clinoideus (sphenoid)
– Liften des Os frontale, 39
– Reziproke Spannungsmembran, 26

# III - Die Schädelsphäre

Proc. mastoideus des Os temporale
– Palpation, 33
– Vier-Hände-Technik, 43-44
Proc. pterygoideus
– dental-traumatische Dysfunktionen 23-24
– Gelenkflächen, Bewegung, 23-24
– Os palatinum, 23-24
– sphenobasilare Technik, 41

**R**eziproke Spannungsmembran. Siehe auch *Falx cerebri, Tentorium cerebelli.*
– Ansätze, 25-26, 36
– Funktion, 26
– Liften des Os frontale 39
– Liften des Os parietale, 37
– Mechanismus, 25-27
– Strains und Einschränkungen, 29, 53
– Zerebrospinale Flüssigkeit, 28, 31 (Fußnoten)

**S**akrum
– Ansatz der Membrana arachnoidea, 29
Schädeldach, Ausgleichsfunktion, 16, 18, 20-21
– Formung, Technik, 47
– Liften, Techniken, 37-39
– membranöser Ursprung, 16, 21
Sella turcica, Bewegung, 22-23
– Hypophyse, 29-30
Sinus venosi
– intrakraniale Einschränkungen, 20, 29, 54, 56
– Liften des Os parietale, lateral, 37
– Spreizen des Os parietale, längs, 38
sphenobasilare Verbindung, 19
– Bandscheibe, 19
– Beweglichkeit, 40-41
– Dysfunktion, 52
– Migräne, 52
– Technik, 40-41
– Vier Hände-Technik, 43-44
Still, Andrew Taylor
– Art. temporomandibulare, Technik, 44
– Arterie, Bedeutung, 29
– Schädel, zerlegt, 13
Sutura coronaris
– Liften des Os frontale, 39
Sutura Lamboidea, Abschrägung, 20, 21, 38
– dental-traumatisch, 53
– Liften des Os parietale, 37
– Palpation, 33
– Spreizen des Os parietale, 38-39
– Vier-Hände-Technik, 43
Sutura sagittalis
– Liften des Os parietale, 37
– Spreizen des Os parietale, 38
– traumatische Dysfunktionen, 48-50
– Verzahnungen und Bewegung, 21-22, 38-39
Suturen
– knöcherne Fusion, 16
– Os frontale, zwischen, 22, 46
– Palpation, 33

**T**aktiler Sinn
– Diagnose und Technik, 33, 35, 57
– Herumprobieren, anstatt, 35
Technik zum Anregen der Zerebrospinale Flüssigkeit, 36

Technik
– Algemeine Idee, 35
– Anregend der Zerebrospinalen Flüssigkeit, 36
– dental-traumatisch, 53-55
– Fazial, 56
– Formung, 46-47
– Hebel. Siehe *M. flexor pollicis longus.*
– kraniale, ohne Kraftanwendung, 40
– Liften des Os frontale, 39
– Liften des Os parietale, 37
– Liften des Schädeldachs, 37-39
– Pars petrosa, 42-43
– sphenobasilar, 40-41
– Spreizen des Os parietale, 38-39, 44
– strukturell, 46-47
– temporomandibular, 45
– traumatisch, 48-52
– Vier Hände-, 43-44
Tentorium cerebelli
– Ansätze, 26, 28
– frontoethmoidaleale Gelenkverbindungen, 23
– Reziproke Spannung, 26
– Spreizen des Os parietale, 37, 39
Tic douloureux. Siehe *Trigeminusneuralgie.*
Trigeminusneuralgie
– dental-traumatisch, 45, 54
– mandibulare Dysfunktionen, 45
Tuba auditiva
– dental-traumatisch, 54
– Pars petrosa-Technik, 42

**V**entrikel
– Atmung, 28-30
– Aufweitung und Kontraktion, 28, 30
– Einschränkung, 29, 31
Verknöcherungszentren
– Formungstechnik, 46
– Os frontale, 22
– Os parietale, 46
– Wissen, notwendiges, 46
Vomer
– Rostrum des Os sphenoidale, 22

**W**irbelsäule
– Atmung, 28, 31
– Hochheben, 30 (Fußnote)

**Z**ahnarzt
– dental-traumatisch, 53-55
– Operation, Maxilla, 47
Zerebrospinale Flüssigkiet
– anregende Technik, 36
– Druck, 29
– Fluktuation, 28, 29, 31, (Fußnote)
– Liften des Os parietale, 37-39
– Liften des Schädeldachs, 37-39
– zirkulatorische Aktivität, 19, 27, 28, 30-31 (Fußnoten), 36-37, 39

*berarbeitung der amerikanischen Indices:*
*Christian Hartmann, Sophie Frenzel*